现代急诊医学

（上）

曹美芹等◎主编

吉林科学技术出版社

图书在版编目（ＣＩＰ）数据

现代急诊医学/ 曹美芹等主编. -- 长春 ：吉林科
学技术出版社，2016.9
　　ISBN 978-7-5578-1085-6

　　Ⅰ．①现… Ⅱ．①曹… Ⅲ．①急诊—临床医学Ⅳ．
①R459.7

中国版本图书馆CIP数据核字(2016) 第168057号

现代急诊医学
Xiandai jizhen yixue

主　　编	曹美芹　郝万明　杨贤义　吉孝祥　刘晓鹏　于乐泳
副 主 编	刘树峰　马　良　梅祖钧　陈长生
	庞永诚　鲁志炜　冯海娟　刘晓娟
出 版 人	李　梁
责任编辑	张　凌　张　卓
封面设计	长春创意广告图文制作有限责任公司
制　　版	长春创意广告图文制作有限责任公司
开　　本	787mm×1092mm　1/16
字　　数	1008千字
印　　张	41
版　　次	2016年9月第1版
印　　次	2017年6月第1版第2次印刷

出　　版	吉林科学技术出版社
发　　行	吉林科学技术出版社
地　　址	长春市人民大街4646号
邮　　编	130021
发行部电话/传真	0431-85635177　85651759　85651628
	85652585　85635176
储运部电话	0431-86059116
编辑部电话	0431-86037565
网　　址	www.jlstp.net
印　　刷	虎彩印艺股份有限公司

书　　号	ISBN 978-7-5578-1085-6
定　　价	160.00元

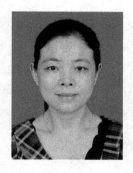

曹美芹

　　1974年出生。山东省菏泽市立医院，主管护师。1995年毕业于单县卫校，2005年毕业于潍坊医学院（本科），1996年参加工作，在急诊科从事护理专业至今，2001年在青岛医学院附属医院重症监护室进修学习。担任急诊科护士长，山东省毒理学会中毒救治专业委员会护理分会副主任委员和山东省医学会急诊医学分会护理学组委员。被评为菏泽市职业道德建设十佳标兵，授予菏泽市五一劳动奖章，多次被评为优秀护士和先进工作者。曾参与完成科研成果2项，著书1部，发表论文3篇。

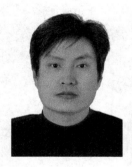

郝万明

　　1978年出生。医学硕士，临床医学博士在读。青岛市市立医院东院呼吸科，主治医师。2003年毕业于山东大学临床医学专业（英语班）；2010年获得青岛大学硕士学位；2015年青岛大学临床医学博士在读。呼吸内科专业工作13年，熟练掌握呼吸内科常见病、疑难病的诊治工作，擅长胸部影像诊断、气管镜下介入诊疗（支架置入、氩气刀治疗、高频电凝治疗、高频电圈套治疗、冷冻治疗等）。获得青岛市科技进步二等奖1项；山东医学科技奖二等奖1项；山东医学科技奖三等奖1项；发明专利2项。

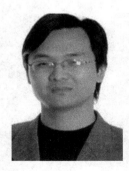

杨贤义

　　1974年出生。湖北省十堰市太和医院急诊科副主任医师，副教授，医学硕士。毕业于华中科技大学同济医学院。从事急诊与危重病临床、教学和科研工作16年，对严重创伤的紧急救治，各种中毒、重症胰腺炎、脓毒症及多器官功能衰竭的诊治经验丰富。现任中华医学会十堰市急诊医学分会常委，湖北医药学院急诊医学教研室副主任，十堰市急诊医学质量控制中心秘书长，十堰市太和医院急诊ICU主任。2015年赴奥地利维也纳医科大学附属医院交流学习。发表论文20余篇，主编（参编）著作3部，完成省市级科研课题5项，获得省市级科技奖励3项。

编 委 会

顾铭忠　东南大学附属盐城医院
　　　　盐城市第三人民医院
梅祖钧　荆州市中心医院
曹美芹　菏泽市立医院
康中山　十堰市太和医院
　　　　（湖北医药学院附属医院）
鲁志炜　内蒙古医科大学第四附属医院

前　言

　　近年来，急诊医学在我国的发展可谓日新月异，几乎涉及医学各个领域。在其从无到有、从小到大的发展过程中，由于受到各医院的发展理念、重视程度、地域以及经济发展水平的影响，使得各地区同级别医院的发展水平也极不平衡。急诊医师只有不断学习新理论、新技术才能提高自身诊治水平，更好地治疗患者，减轻患者负担，促进急诊医学地发展。

　　本书分上下两篇，上篇详细介绍了急诊室的设置、休克、常用的急救技能、ICU 等内容。下篇重点介绍了急诊科常见的呼吸系统、循环系统、消化系统、泌尿系统、内分泌系统的急症处置、创伤外科处置、急诊肿瘤内科急症及急危重症的急救护理等内容。本书内容选材较新颖，图表清晰，详细而不繁杂，实用性较强，希望对于临床一线医务工作者处理相关问题提供参考，也可作为各医学院校学生和基层医生学习之用。

　　在编写过程中，由于作者较多，写作方式和文笔风格不一，再加上时间有限，难免存在疏漏和不足之处，望广大读者提出宝贵意见和建议，以便在下次出版时修正，谢谢。

编　者
2016 年 9 月

目 录

上篇 总论

下篇　各论

总论

第一章 休克

第一节 低血容量性休克

低血容量性休克主要系指因大出血而引起的休克，其他因素则处于次要地位。其早期所引起的病理生理变化，主要由于循环血量的骤减所致。大出血首先造成绝对血容量丧失，血浆容量和红细胞都减少。静脉回心血量的减少，表现为CVP降低，结果导致心输出量减少。

出血时机体的反应决定于出血的量和速度，缓慢而少量的出血，甚至中等量的出血，机体都可通过血液和循环等各方面的代偿机制而得到代偿。

严重创伤亦引起有效循环血量不足，此种低血容量最常见的原因也是出血（内出血或外出血），产生急性低血容量的另一重要原因为细胞外液迅速转移到因物理、化学、烧伤或细菌等因素而受伤的部位。烧伤、骨折或其他创伤后的水肿明显可见，但各种创伤引起的血管内液体的损失往往不可见，因细胞外液存积于体腔及深部组织，单纯细胞外液的转移并不同时损失红细胞，可见血液浓缩、血细胞压积增加（除非同时有外伤引起的出血）。出血以及因细胞外液的转移而有血管内液体的进一步损失，故血细胞压积不能说明血容量丢失的程度。由创伤的组织、细菌而产生的毒素乃为严重创伤时产生休克的原因。然而，由创伤引起休克的起初原因总是低血容量，结果引起组织和重要器官的灌注不足。

一、诊断

体表失血，总是受到各种各样创伤的结果。应该注意，即使是小量的出血，也会造成休克的准备状态。手术过程中的出血，也是如此。重要的是关于内出血的诊断。

胸腔、腹腔中突然发生的大量出血，有时与创伤和手术有直接关系；有时却无明显原因；或是创伤十分轻微，未为患者所注意或已忘却；也有由胸腹腔脏器各种病变引起的继发性出血。

临床上常见的内出血有外伤性脾破裂、手术后出血、胃十二指肠溃疡出血、肝癌并发的出血、胸主动脉瘤破裂出血等。必须及时做出诊断，设法制止出血，才有可能使患者脱离险境，任何的延误都将危及患者的生命。必须注意，内出血的患者，突然发生休克，要弄清内出血的原因有时比较困难，如有外伤、手术等情况，应想到内出血的可能。

手术后大血管结扎处脱落引起的大出血，血压往往可从原来的高度突然下降到不能测得。这种迅速突然急剧的下降，是它的特点。

体征检查也十分重要，无论是胸腔或腹腔中的大出血，都会有胸、腹腔积液的征象。胸部叩诊、听诊，腹部叩诊和检查移动性浊音，都易做出胸、腹腔中有积液的诊断。

当初步诊断可能有内出血时，例如怀疑有脾破裂，则应不断地检查患者的红细胞数和血红蛋白，有时必须每1/2～1小时检查一次，如有内出血，两者均会不断下降。胸、腹腔穿刺，对诊断也很有帮助，如穿刺得血液，则有肯定的意义。必要时应作腹部超声检查以及诊断性腹腔灌洗。

二、治疗

由大出血引起休克的治疗，除了必须遵循一般休克治疗的原则以外，主要是针对出血的原因予以治疗。但出血的原因有时可能不清楚。外科医生都知道肢体或大动脉创伤时常有大量失血。即使无外观出血的严重失血也同样可以导致低血压和低血容量休克。脊柱、盆腔骨折可因腰部静脉撕破而致腹膜后大量出血，血液能积存于组织间隙达2 000ml以上。股骨骨折时血液可储存于大腿的软组织中，虽积血达1 000～1 500ml也常常不发生令人注目的急性肿胀。胸腔、胃肠道出血和游离腹腔的积血虽较易被察觉，但也可能被忽略，应予特别注意。同时应根据休克的发展和并发症，患者的年龄以及其原来循环系统的功能情况等决定治疗措施。其中最重要的是及时止血和正确地补充血容量。

1. 外出血的治疗　在创伤性出血时，首先遇到的问题是制止出血。止血的方法，在有条件时应作正规的清创术及手术止血。此外，还可根据出血的情况采用大动脉出血的临时止血法和局部加压包扎等。

2. 内出血的治疗　当怀疑休克是由于内出血引起，就应在准备大量输血的同时进行紧急手术，当然，此时的手术方法应该力求简单，主要的目的是制止出血。

不去设法制止出血，只顾用输血来补充血量以纠正休克状态，是无效和错误的，治疗出血的首要任务是止血。但在设法止血的同时，很多时候尤其是对有大量出血者，必须进行积极的补容治疗，以有效地提升血压纠正休克。

3. 补容　以往临床上遇到出血引起的休克总强调及时补足全血或血浆以恢复有效血容量。Hepp认为休克后微循环缺氧以30分钟内最为显著，如超过2小时往往难以纠正。而休克多发生于意外，不易及时获得血源。且大出血时常伴有大量细胞外液的丢失，成人可达2L，这种细胞外液的丢失是不能靠输血来纠正的。休克时输血还往往弊多利少。文献报告使动物出血导致休克后，单纯补血则犬死亡率极高，反之补以含钠溶液则可明显提高动物的成活率，此种补液治疗应越早越好。

休克时补液不单是补充循环血容量，更重要的目的是改善微循环、改善血液高凝状态，而使组织能进行有效血流灌注，以改善微循环的营养物质供应及废物的排出。只有改善血高凝状态，使血液稀释，才能改善微循环，增加回心血量，提高心搏出量，提高血压，从而增加各主要脏器的血流。因此，治疗休克时及时补足盐水比仅注意动脉血压及大循环内容量更为重要。

休克患者的院前急救和来院后的急救治疗，均可应用7.5%高张盐液或高张高渗液（7.5%氯化钠/12%右旋醣酐-70）4ml/kg，利用输注后患者血流动力学得以维持的3～4小时，进行各种综合的决定性治疗。

由于休克，儿童有时难以建立静脉通道，Kentner 等报告用猪实验以羟乙基淀粉经骨髓内注射，治疗实验性低血容量休克，和静脉输注同样有效。至于强心药物等，在一岁以内的婴儿，亦适用骨髓内注射，即经胫骨粗隆下内 1cm 处穿刺注入。

4. 实验研究进展　1997 年 9 月在德国举行的第 10 次世界急诊和灾难医学学术会议上，美国 Safar 复苏研究中心提出了下列两篇重要的报告：

（1）严重出血性休克时脑的保护：Peter Safar 等报告了猴和鼠和的实验研究结果。①猴的研究：常温、轻度麻醉的猴，控制放血使 MAP 达 4kPa，维持 2 小时，全力液体复苏和控制呼吸 20 小时，接着严密监护 72 小时，然后经灌注固定，在 20 个脑区作组织学损伤的评分，所有于 72 小时存活者，总体性能正常，神经缺陷检查正常，组织学上脑部无缺血的神经元。②鼠的研究：常温、轻度麻醉鼠 10 分钟内放血 2ml/100g，接着继续放血或重新输血以保持 MAP 5.3kPa 60 分钟，不用肝素化，然后全力液体复苏至正常血压、血细胞压积 0.30，维持 1 小时，并观察 10 天，10 只出血性休克鼠 10 天存活，自 72 小时起总体性能正常，神经缺陷检查正常，脑组织学检查和正常对照组无区别。故结论指出，出血性休克液体复苏若能维持 MAP 在 5.3kPa，则可防止脑的损害。

（2）延长鼠出血性休克耐受的黄金时间：S. Tisherman、P. Safar 等报告，出血性休克时保护重要脏器可以延长生存时间，在全力复苏后，防止迟发的多器官功能衰竭，可增加存活率。

用容量控制的鼠出血模型，出血量为 3.25ml/100g，中度低温或纯氧呼吸，延长存活时间和存活率，吸纯氧可增加 MAP。用一种新的三相模型，以剪去鼠尾巴作未控制的出血性休克 90 分钟（时相Ⅰ）、止血及全力液体复苏（时相Ⅱ）、观察至 72 小时（时相Ⅲ）。用乳酸林格液复苏维持最小低压（MAP 5.3kPa）的存活率较无液体复苏或用液体复苏至正常血压者为高。同样的模型，在中度低温下（30℃）未控制出血性休克的存活时间和存活率均较高，以低温加最小低血压液体复苏者最高。

5. 严重创伤的救治　处理多处创伤的严重患者，在搬动患者作 X 线检查或其他检查时可能进一步引起创伤及血容量降低，故必先矫正血容量，这对抢救极为重要。如必须进行手术控制严重的出血，亦必须同时补充血量。

处理创伤性休克的另一重要原则是，如经大量输入血容量扩张剂后才使血压正常，应考虑到这只是暂时掩盖了一处引起严重低血容量的隐蔽而致命的创伤，而并非已经得到矫治。事实上，此时为进行手术治疗的最好时机，不能被误认为病变已经自然恢复，此种情况常发生于肝脏、心脏及大血管损伤，由于压塞而获得暂时的低血压性止血。

对严重创伤患者，只对危及生命的创伤作必要的手术处理，并给以心肺方面的支持治疗。

（曹美芹）

第二节　心源性休克

心源性休克乃由于各种急性心脏病变引起心泵功能的损害，导致组织灌流不足以满足休息状态下代谢的需要。心源性休克是一紧急状态，需要迅速诊断和尽力救治以降低其极高的死亡率。

一、病因

心源性休克主要由心肌收缩力衰竭所致，此外，还有其他一些损害心排量的原因（表1-1）。由急性心肌梗死引起心源性休克者约占5%～70%，是急性心肌梗死院内死亡最常见的原因。

表1-1　心源性休克的病因

1. 心肌丧失有效的收缩力	②主动脉瓣狭窄
（1）急性心肌梗死	③肥厚性阻塞性心肌病
丧失大量左室心肌	④主动脉夹层动脉瘤合并急性
右室泵衰竭	主动脉瓣关闭不全
（2）左室室壁瘤	⑤室间隔破裂
（3）心肌病终末期	（2）左室流入道受阻
（4）心肌挫伤	①二尖瓣狭窄
（5）急性心肌炎	②左房黏液瘤
（6）继发于毒素和药物的左室功能衰竭	③大块肺动脉栓子
（7）心律失常，传导阻滞	④室间隔破裂
2. 收缩期血流的机械性故障	⑤心室游离壁破裂引起心脏压塞
（1）左室流出道受阻	⑥主动脉根部夹层动脉瘤破裂引起心脏压塞
①乳头肌失功能或断裂引起的急性二尖瓣反流	⑦心脏压塞

二、病理生理

1. **急性左室梗死**　虽然心源性休克有上述诸多原因，而最多见于急性左室梗死。一旦左室40%心肌失去收缩功能，便会出现休克的临床症状。

急性心肌梗死后的心源性休克，梗死区的边缘呈不规则形。因低血压而引起的侧枝血流不足，使这一区域的心肌细胞呈现细胞死亡的不同时期。在右室和左室出现灶性坏死，表示有广泛的冠脉病变的灌注不足，导致低血压，引起进一步的冠脉灌注下降，加重早已受损的心肌氧供并损失更多的心肌组织，心肌收缩力进一步下降，血压降低，这一过程迅速导致病情进行性的恶化，引起不可逆性休克。如患者发生肺水肿，则缺氧和酸中毒将进一步降低心肌收缩力。

由于心排量严重减低和随后的代偿机制，可引起急性少尿、肝功能衰竭、胃肠道缺血、乏氧代谢、乳酸酸中毒和缺氧，从而进一步损害心肌收缩力。

防止梗死扩展至边缘区以抢救心肌组织可防止产生休克。虽然损失左室大量心肌是产生休克的最主要条件，而其他冠脉的病变、丧失舒张功能以及心律失常均可加重负面影响，而使失功能的左室心肌少于40%，亦可产生休克。

急性心肌梗死经救治以维持心排量和组织灌流，可恢复许多代偿机制。最初，交感神经系统被激活，使心率增加，动、静脉收缩，交感兴奋增强心肌收缩力，但若未受损的心肌是纤维化的，或因广泛冠脉病变而血流受限，则不能见到这种高动力的代偿。缺乏代偿性高动力可导致收缩末左室容量增加，产生心源性休克的可能性增加。肾脏神经受交感兴奋的刺激和灌注不足，激活了肾素－血管紧张素系统。血管紧张素Ⅱ增高导致末梢血管收缩和醛固酮合成，引起钠、水潴留，增加血容量，如上述代偿作用不足或过度，结果便产生休克。

2. 急性右室梗死　下壁梗死 50% 可发生右室梗死，虽然低血压并不少见，而休克却不多见，仅占心源性休克的 3%～4%。右室梗死发生休克的决定因素是同时存在左室的失功能。由于左室收缩力下降，使正常的室间隔收缩帮助灌注肺血管床的功能亦受到损害，导致左室前负荷下降，低血压，进一步降低冠脉灌注压。

三、临床表现

进展中的心源性休克患者，往往表现为迅速进行的低灌注征象。临床评估、诊断和治疗应同时进行。由于患者病情十分严重，故不能详询病史，主要应了解患者现在用的药物、过敏史、心肌梗死和充血性心力衰竭的既往史。收缩压常低于 90mmHg，虽然这可算在"正常"范围内，如患者有高血压者则应重视。若平均动脉压下降 30mmHg 或脉压小于 20mmHg，则为更加敏感的指标。虽常见代偿性窦性心动过速而不需要特殊治疗，但心率过速或过慢，则需紧急治疗。代偿性交感兴奋导致皮肤湿冷。少尿反映肾灌流下降，脑灌流下降和低氧血症可引起焦虑和精神错乱。

急性左心衰竭的征象合并肺水肿者出现呼吸增速、肺部有啰音和哮鸣音、泡沫样痰，出现颈静脉扩张。有低血压而无肺水肿征象者，则为急性右心衰竭，由右室梗死、心脏压塞或肺血栓栓塞症所致。此外，应注意有无二尖瓣关闭不全和急性室间隔破裂的体征。

四、诊断

虽然最初的病史和体检可拟诊为心源性休克，但必须用一些辅助检查以确定诊断、明确病因和指导治疗。

1. 心电图　宜作 12 导联心电图，如发现急性心肌梗死的征象，则支持心源性休克，还应注意 ST 段和 ST－T 的改变，若缺乏支持急性心肌梗死心电图的改变，则应考虑其他原因，诸如主动脉夹层动脉瘤、肺血栓栓塞症、心脏压塞、急性瓣膜关闭不全、出血或严重感染。

2. 胸部 X 线片　观察有无肺血管充血的征象、心脏增大，纵隔是否增宽等。

3. 实验室检查　观察有无代谢性酸中毒，血清心肌损伤标志物如 CK－MB、肌钙蛋白 I（Troponin I）和肌钙蛋白 T。

4. 经胸超声心动图（TTE）　有重要意义，可以观察到局部心肌运动减弱，运动消失以及收缩功能的其他异常，表示心肌泵功能衰竭，并观察心肌未受损的部位有无代偿性的心肌过度运动等等。

5. 有创性血流动力学检查　常在监护病房进行，如 CI < 2.2L/min·m²，表示心排量下降，PCWP > 18mmHg，表示左室前负荷增高。

五、治疗

限制心肌梗死面积并使心肌得到再灌注，乃心源性休克成功治疗的关键。

（1）院前急救的医护人员应将疑为心源性休克的患者送至能进行确定性治疗的医院。

（2）立即给患者输氧，开放静脉通道，安置心脏监护仪，持续作脉氧监测，如发现有低氧血症、低血容量、心律失常、电解质和酸碱失衡，均应——纠治。

（3）阿司匹林：疑为急性心肌梗死，可立即给予阿司匹林，除非患者有绝对的禁忌。

（4）止痛：可审慎地静脉内注射硝酸甘油或吗啡，但需仔细观察并维持血压。

（5）输液：若患者无肺水肿征象，可小心地静脉滴注生理盐水 100～250ml，有些急性心肌梗死和低血容量患者，输液有一定效果，右室梗死合并低血压者，首选输液支持。

（6）多巴酚丁胺和多巴胺：多巴酚丁胺可改善心肌收缩力和增加舒张期冠脉血流而不引起过分的心动过速，心排量增加，左室充盈压下降。静脉内注射开始用 $2.5～5.0\mu g/kg \cdot min$，而后每分钟增加 $2.5\mu g/kg$，直至获得所需的疗效，最高剂量为 $15\mu g/kg \cdot min$。若血压很低（收缩压 $<70mmHg$），可用多巴胺，或和多巴酚丁胺合用。多巴胺开始用 $2.5～5.0\mu g/kg \cdot min$，逐渐增量到达有效的程度，多巴胺应尽可能用最小剂量，因它可以引起过度的心动过速、增加心肌氧耗和引起心律失常，则用药无效，应考虑用主动脉内球囊反搏支持。

（7）溶栓治疗：急性心肌梗死虽然早期应用溶栓治疗，可显著降低病残率和病死率，而且已发生心源性休克，则死亡率仍高，约为75%，这是因为虽然应用了溶栓剂，在心源性休克患者，梗死相关动脉内血栓的溶解和再灌注仅40%～50%。另外，休克合并多条冠脉血管的病变也限制了溶栓的效果。因此，溶栓剂在急性心肌梗死患者可以有效地防止心源性休克，但一旦已发生了休克，则应用溶栓剂的效果甚微。

（8）介入治疗和外科手术治疗：急性心肌梗死有时可用经皮冠状动脉成形术（PTCA）和急症冠脉旁路术（CABG）。急性二尖瓣关闭不全和心肌梗死后室间隔穿孔等，并作相应的外科手术治疗。

（曹美芹）

第三节　感染性休克

感染性休克的主要特征是血流动力学改变，包括低血压、低循环血管阻力以及对血管收缩剂无反应等。这主要是感染时机体释放大量介质如前列腺素、白介素 1、白三烯、TNF、γ-干扰素等。感染性休克时还易导致多器官功能衰竭（MOF）和急性呼吸窘迫综合征（ARDS），并与机体大量释放一氧化氮（NO）有关。

1. 感染性休克和 MOF　无论内科或外科的严重感染常是 MOF 的诱因。致病微生物及其毒素，除直接损伤机体组织细胞外，主要通过内源性介质的释放引起全身炎症反应，除前述的介质外，尚有血小板活化因子、血栓素 A_2、内皮素、缓激肽、凝血因子、凝血酶、纤维蛋白等。这些介质单独或相互作用，造成以下四组在时间上相互重叠的病理生理过程：①内皮细胞炎症反应导致血管通透性增加，激活后的补体 C_{3a}、C_{5a} 直接或间接参与这种作用。②凝血与纤溶。③血管张力异常。④心肌抑制损伤。而活性氧产生过多或消除不足，亦是导致 MOF 发生的一个重要方面。

2. 感染性休克和 ARDS　内毒素休克时，肺是敏感且最早受损的脏器，如革兰阴性杆菌内毒素引起的 ARDS 的发病率及病死率均极高，单独的革兰阴性杆菌败血症的病死率为40%～60%，合并 ARDS 时，病死率超过90%。黄念秋等报告，内毒素性家兔肺损伤的早期，肺的病理改变较其他脏器明显。

3. NO 和感染性休克的关系　最近有人提出，机体大量释放 NO 可能与感染性休克时血流动力学变化有关。NO 化学性质活泼而且不稳定，半衰期很短（1~5 秒），迅速与水、氧、超氧自由基反应生成硝酸盐和亚硝酸盐。NO 在体内是由左旋精氨酸与氧在一氧化氮合成酶（Nitric Oxide Synthose，NOS）的作用下合成的，NOS 分原生酶（Constitutive Ca^{2+} Dependent NOS）和诱生酶（Inducible Ca^{2+} Independent NOS）；糖皮质激素如地塞米松可抑制诱生酶的合成，L-精氨酸同系物如 L-NMME 既可抑制诱生酶，又可抑制原生酶，在正常情况下，基础释放的 NO 是由内皮细胞内原生酶催化所产生，在调节生理情况下的血流和血压起着重要作用。在许多病理情况下如感染性休克，脂多糖和细胞因子（Cy-tokines）能够诱导 NOS 的合成，使 NO 合成增加。感染性休克时，机体内 NO 和 cGMP 合成增加是低血压原因之一，其机制是 NO 激活血管平滑肌细胞内可溶性鸟苷酸环化酶（Soluble Guanylate Cyclase，SGC）使平滑肌细胞内 cGMP 增加．最后导致平滑肌舒张，NOS 抑制剂 L-NNE 可使感染性休克的低血压升高，降低血浆 NO 和 cGMP。

一、诊断

1. 主要原因　严重感染、广泛的非损伤性组织破坏，以及体内毒性产物的吸收，例如腹膜炎、绞窄性肠梗阻和化脓性梗阻性胆管炎等。

2. 征象　感染性休克早期往往不易做出正确的临床诊断。其原因主要是不重视在全身感染时有发生休克的可能性，以及不熟悉感染性休克的征象。对诊断有帮助的征象是：

（1）一个发热的患者突然发生意外的血压降低或其他循环虚脱症状。

（2）在没有出血或外伤时出现休克。

（3）使用抗生素以后，应警惕可能掩盖局部严重感染的征象。

（4）有增殖性心内膜炎的征象。

（5）休克对于一般常用的治疗无效者。

（6）白细胞总数增高，往往达 $20 \times 10^9/L$ 以上，中性粒细胞显著增加，并出现毒性颗粒，白细胞过低也表示有严重感染。

（7）有腹腔内脓肿的患者，突然出现休克。

（8）患者出现瘀斑以及不能解释的谵妄和腹胀。

猪在不洁的饲养环境，可患急性某种毒力很强的链球菌感染，导致死亡并易造成较大范围的流行。而私人土法屠宰此类病猪，屠宰者可因皮肤破损而感染，导致急性感染性休克，并可很快引发多器官功能衰竭，死亡率极高。此类人、畜发病的相关情况，应予重视。

二、治疗

在各种类型休克中，以感染性休克的治疗较为困难，一方面由于产生感染性休克的基本病变不易彻底清除，而且它的病理生理改变，特别是重要器官的损害和代谢的紊乱极其复杂。

1. 治疗的几个主要环节

（1）控制感染：①及时处理原发疾患：治疗感染性休克，必须尽早采取措施治疗原发疾患。对原发疾患的治疗本身也就是治疗休克的一个重要部分，原发疾患是否得到及时和合理治疗，对预后起决定性作用。及时治疗当然并不等于来院后立即手术，一般需要作数小时的术前准备，如做必要的检查和化验，以便进一步确定诊断和了解体液和电解质失衡的情况，还应采取积极措施改善患者的休克状态。对某些急待纠正且可能在短期内纠正的全身性失衡（如脱水及酸中毒等），应争取得到部分或基本改善，但患者情况能否改善及改善多少，应对每个患者提出不同的要求，不应把"必先治休克而后手术"视为不可更改的规律。过分地强调了先治休克而后手术的传统陈规，则可在一些病例不适当地拖延手术时间，甚至有的失去了手术治疗的机会，造成不良后果。②手术方法的选择原则：应尽量采取损伤小、时间短的手术，但也要防止草率。如肠梗阻患者肠内毒性物质的吸收对休克的发生起很大作用。故在手术中应尽可能清除瘀滞的肠内容，以减少毒素吸收、减轻手术后腹胀，以及改善肠壁血液循环。③麻醉的选择：对于外科休克患者要争取时间手术，以及早解除病因。但休克患者对一般麻醉剂耐受性差，常由于不能耐受麻醉和手术刺激而造成死亡，故一般应选用对全身代谢扰乱小、对呼吸及循环影响小且能供给氧气的麻醉方法。

（2）抗生素的应用：抗生素一定要用得早、用得足，以迅速杀灭病原菌，有效地控制感染。

对已知菌种或估计较正确之菌种，可根据病情、机体状态及药物敏感度选用，对暂不能估计其菌种者，可根据临床情况而选择同时对革兰阳性和阴性细菌均有效之广谱抗生素或联合用药，发挥药物协同作用，并可延迟细菌对抗生素的耐药性。

但是在用药前一定要进行有关细菌学检查，包括培养、药敏试验和涂片检查，使用抗生素过程中要注意和防止严重的过敏反应、毒性反应和副作用，要特别警惕二重感染，在急性重症感染时用药需坚持 3~5 日，调换抗生素过频可影响疗效，给药方式以静脉滴注或稀释后推注为好，因休克时血液循环不良可影响肌肉的药物吸收。

当肾功能减退时经肾排出抗生素的半衰期延长，使血中浓度增高。感染性休克患者常伴有轻重不同的肾功能损害，故在应用抗生素时必须注意肾功能情况，否则可加重肾脏的负担，引起肾功能衰竭。

对肾功能有损害者亦可用减少每日或每次用量的方法，肾功能轻度损害者给原量的1/2，中度损害者给 1/2~1/5 量，重度损害者给 1/5~1/10 量。

（3）改善机体状态、增强机体抵抗力供给足够的热量（特别是葡萄糖及维生素类），必要时输少量新鲜血液，应用丙种球蛋白3ml 或胎盘球蛋白6ml 肌内注射，每天一次，连用 3 天，调动机体内因，增加机体抵抗力。

2. 补容治疗　感染性休克时，均有血容量不足，因而提出了高血容量治疗的概念。Frank 报道经用放射性白蛋白稀释法反复直接测定血容量，其半数以上的感染性休克患者一开始即有血容量不足或有进行性减少，而根据其他检查，包括仔细的临床检查、连续测定CVP 以及反复测定血细胞压积等，往往不能发现。

在补液过程中，如有肺水肿出现，需仔细鉴别是由于输液过多还是由于感染本身所致。如因感染所致，则 CVP 低，虽有循环衰竭，仍应在适当控制下较快输液，这可能是救命的措施。但如 CVP 高而有循环衰竭存在，则应控制输液，并使用血管扩张药物。

补充血容量与使用血管扩张药两者是相辅相成的，补充血容量时给予血管扩张要，可增加输液的安全性，有助于控制肺水肿及心力衰竭的出现；而使用血管扩张药，又必须补足血容量，以避免血压进一步下降。

3. 血管活性药的应用　感染性休克具有动静脉短路，故不应根据假性心输出量增加外周总阻力降低而应用血管收缩剂。若给这类药物增加外周血管收缩以达到升压的目的，则会加剧缺氧，并不能提高存活率。而采用大剂量皮质激素治疗，如甲泼松龙30mg/kg，并给予足量补液及控制感染后，因组织灌流改善和血压升高，四肢转暖，皮色潮红、尿量增加，疗效大大提高。恢复正常氧消耗后，动脉血氧张力增加，静脉血氧张力降低。

感染性休克时往往伴有严重的水和电解质内稳失常，应予优先纠治。感染性休克早期，外周血管收缩极其显著，心血管系统常处于高动能状态，临床虽表现为低血压，但心输出量却高于正常或不低于正常，此时使用血管扩张剂，则往往导致心输出量的锐减，不易取得良好疗效；感染性休克晚期则几无例外地合并有心力衰竭，心输出量明显降低，心脏负荷相对增加，此时血管扩张剂可使外周血管总阻力降低而减轻心脏负荷，临床疗效较好。在血容量不足时，使用血管扩张剂是危险的，这类药物不应该用于低血容量性休克的治疗。

4. 心功能障碍的处理 在感染性休克后期，都显示不同程度的心力衰竭。有的实验证明，在应用内毒素（LD_{50}量的大肠杆菌内毒素）5~7小时后，左心室舒张期终末压明显升高和心肌收缩力减弱，显示有心力衰竭存在，早期应用地高辛可防止和纠正心力衰竭，表现为左心室收缩力增强和舒张期终末压下降。临床上对心脏功能加以维护，有助于休克补容治疗的顺利进行。

感染性休克时，由于动-静脉短路引起的正常和高心输出量，并不能有效地供应组织营养，对肾上腺素敏感的内脏和皮肤血管持续收缩，但当阻断其交感神经的兴奋作用时，则血管扩张，脏器的营养血流恢复。此时若动-静脉短路尚未闭合，其心输出量可能有倍增，一旦短路闭合和对各脏器的营养血流恢复，心输出量就恢复正常，心输出量增加期间，心工作量和能量消耗明显增加，由于心脏负担加重，再加上内毒素引起的心肌抑制，对老年人及患有冠状动脉硬化症者危害特别大。

感染性休克的较晚期，心肌功能是受抑制的，因而需要采用加强心功能措施，如CVP升高而动脉压下降，说明心功能低下，可快速洋地黄化。感染性休克早期使用地高辛，对心脏有保护作用，可防止心肌细胞线粒体的损害，预防心力衰竭，如晚期已发生心力衰竭，使用此药也可扭转病情。

出现心力衰竭的患者，应予如下处理：

（1）大量氧气吸入，最好加压给氧或用氧气面罩。

（2）应用氨茶碱。

（3）选用强心剂：心力衰竭，心率在110次/分以上，优先选用毒毛旋花子甙K，如心率过快或有心律失常时，则以用毛花苷C为宜。

（4）使用利尿剂：如有肺水肿急剧发作，可立即静脉注射呋塞米20~40mg。

（5）氢化可的松可增加心输出量、肾血流量和加大脉压。

（6）休克并发心衰者禁用吗啡。

5. 呼吸功能障碍的处理 对休克患者若供氧不足，呼吸功能障碍时则循环功能亦不易维持，其处理方法为：

（1）针对肺部炎症、水肿及肺血管痉挛采取相应的措施。

（2）给氧：有低氧血症情况时，应迅速给氧，有时需作气管内插管或气管造口。必要时需使用呼吸器，加入含足够氧的混合气体，以提高PaO_2，并使呼气终末压维持在3~6mmHg，保持肺的高度充气，可减少动-静脉短路。

（3）对神志不清及无力咳痰的患者，可将细吸引管直接送入气管内吸痰，这样不但较易将痰吸出，且可刺激下呼吸道引起咳嗽反射，促其自动将痰咳出。痰量过多且不能自行咳出者，有时行气管内插管（清醒插管），必要时需及早作气管造口术。

（4）改善肺的弥散功能（应用阿托品、氢化可的松、渗透性利尿剂）。

（5）适当应用镇静剂以减少氧耗量。

（6）呼吸浅表时应用适当的呼吸兴奋剂。

（7）适当应用有效的抗生素。

（8）避免使用对呼吸抑制作用明显的药物，如吗啡等。

6. 纳洛酮的应用　近年来，无论实验研究和临床报道，均说明纳洛酮对感染性休克有一定的治疗作用。Murray 等报道对内毒素休克犬以纳洛酮 2.0mg/kg 静脉注射作预治疗，继而以 1.7mg/kg·h 维持，6 条实验犬均有血流动力学改善，并均存活 24 小时。Hackshaw 等报道 13 例感染性休克，经 1L 补容治疗无改善，即以纳洛酮 0.03mg/kg 静注，以后 0.2mg/kg·h 静脉滴注维持，MAP 和收缩压均明显升高，无副作用，但对生存率和死亡率并无影响，故认为纳洛酮可作为治疗严重感染性休克一种权宜性药物。

7. 东莨菪碱和前列腺素 E_1（PGE_1）　黄念秋等报告东莨菪碱（首次剂量为 2mg/kg，维持量为 1mg/kg）和 PGE_1 每隔 1 小时缓慢静脉注射 $10\mu g/kg$ 1 次，对实验性感染性休克时急性肺损伤具有明显的保护作用。东莨菪碱具有"类肾上腺皮质激素作用"，它可稳定溶酶体膜，抑制溶酶体酶等释放，维持线粒体膜和细胞膜的完整，对缺血缺氧有保护作用，在革兰阴性菌败血症所致家兔急性肺损伤中可抑制粒细胞在肺内聚集，降低毛血管通透性，改善微循环及抑制 TxA_2 的产生，提高 PGE_1/TxA_2 比值，从而改善肺血管张力的稳定性，有利于减轻急性肺损伤。而 PGE_1 乃通过提高细胞内 cGMP 水平和调节 Ca^{2+} 浓度，抑制中性粒细胞趋化、聚集、兴奋性及溶酶体释放，从而有效地抑制由粒细胞在肺内扣押引起的一系列损伤过程。此外，PGE_1 还能通过降低血浆 TxA_2 浓度而提高 PGE_1/TxA_2 比值，改善血管张力和逆转增高的肺通透性，对肺损伤起到积极的保护作用。实验结果并显示东莨菪碱和 PGE_1 联合用药或两药单独治疗的疗效基本相同。

8. 实验性免疫吸附抗介质治疗　内毒素休克的 MOF 乃机体过分的免疫应答所产生的多种内源性细胞因子所致。肿瘤坏死因子 $-\alpha$（$TNF-\alpha$）是最早释放且起关键作用的介质。

龙海波等研究兔应用免疫吸附的方法特异性消除血循环内 $TNF-\alpha$ 对内毒素休克的影响。内毒素休克时血浆 $TNF-\alpha$ 明显升高，而采用抗 $TNF-\alpha$ 单克隆抗体亲和免疫吸附剂处理的兔，休克后 2、3、6 小时 $TNF-\alpha$ 活性明显降低，MAP 升高，检测血清 ALT、AST、BUN、Cr、LDH 和 $\alpha-$羟丁酸脱氢酶（HBDH）亦均显著低于对照组，12、24 小时存活率明显高于对照组。

实验结果表明，免疫吸附治疗可快速高效地清除血循环内的 $TNF-\alpha$，抑制其高峰的出现。随着血循环内 $TNF-\alpha$ 水平的降低，低血压状态明显改善，延缓和显著减轻了肝肾功能损害及心肌、细胞膜和溶酶体损伤的发生，从而使实验动物的存活率显著提高，因此，通过免疫吸附进行特异性抗介质（如 $TNF-\alpha$）治疗内毒素休克，可能是一条新的有效途径。

（曹美芹）

第四节 过敏性休克

过敏性休克的发生非常突然，常由于应用一些药物或接触致敏性的蛋白类物质引起。注射血清蛋白造成的过敏性休克动物，经组织切片观察有弥散性的肺纤维蛋白血栓，这些血栓造成了微循环突然阻塞，立即引起低血压，甚至可以死亡。

据文献统计，50%过敏性休克的症状发生于给药后5分钟内，10%出现于30分钟后，少数患者在连续用药的过程中出现。

过敏性休克的发生是由于过敏原的作用使机体致敏后产生抗体，这种抗体目前认为是免疫球蛋白E（IgE），吸附在循环血中的嗜碱粒细胞和位于血管周围的肥大细胞上，使之"致敏"，与特异抗原接触后，释放出一些药理活性物质。

一、诊断

过敏性休克的临床征象大致相似，一般表现为四组症状：

1. 呼吸道阻塞症状 表现为胸闷、心悸、喉头阻塞感、呼吸困难、脸色潮红等，并伴有口干、头晕、眼花、脸部及四肢麻木。

2. 循环衰竭症状 常有畏寒、冷汗、面色发绀、烦躁不安、脉搏细弱、血压下降等。

3. 中枢神经症状 意识丧失、昏迷、抽搐、大小便失禁等。

4. 皮肤过敏症状 可出现皮肤瘙痒、荨麻疹及其他皮疹等。

除上述症状，其他少数患者尚可有腹痛、腹泻、恶心、呕吐、打喷嚏、发热等。

由于过敏的原因不同，症状亦可稍有不同，但大致上是相似的。青霉素过敏性休克的临床表现为：①由喉头和支气管水肿及痉挛引起的呼吸道症状：胸闷、气短、呼吸困难、窒息、发绀。②循环系统症状：面色苍白、出冷汗、四肢发冷、脉搏细弱、血压急剧下降。③神志丧失，大小便失禁、晕倒、昏迷。因此，如遇患者在应用药物或作过敏试验时，或应用动物血清时，突然出现上述症状，应立即考虑到过敏性休克的发生。

二、预防和治疗

1. 预防 过敏性休克往往可以预防，最好的治疗是周密的预防，杜绝过敏性休克的发生。

平时在病房及注射室内经常置备肾上腺素、苯海拉明、低分子右旋糖酐、氧气及止血带等，以备万一发生休克时应用，因为过敏性休克的发生非常突然，进展及快，如不及时抢救，往往可以在短时间内死亡。因此必须在事先做好准备，才不至由于寻找药物而失去宝贵的抢救时间。

对有可能发生过敏现象的患者，注射药物或作皮内敏感试验时，应在肢体的远端进行。如万一发生过敏现象，可立即在注射近端扎上止血带，防止药液的迅速吸收，情况许可时，可迅速将注射处切开冲洗，尽量吸出注射的药液。

2. 治疗 青霉素过敏性休克和其他原因引起的过敏性休克的处理方法大体相似，一旦发生过敏性休克，应分秒必争，紧急进行抢救，可立即皮下注射1:1 000肾上腺素，一次用量：成人0.5~1.0ml，小儿0.5ml，必要时静脉注射，如症状不缓解，每20~30分钟继续皮下或静脉注射 0.5ml，直至脱离危险期为止。应注意就地抢救，在患者未脱离危险期以前，不宜转移就诊或作不必要的移动。在上述抢救的同时，应用抗组织胺类药物及静脉滴注肾上腺皮质激素类药物。若患者心搏呼吸骤停，应立即就地进行心肺复苏。

（杨贤义）

第二章 急诊科的设置与管理

第一节 急诊科的任务和范围

一、急诊科的任务

急诊科是医院保证急救医疗工作顺利进行，及时、迅速、准确的抢救急、危、重病人或伤员，维护人民生命安全的第一线。急诊科应有严密的组织机构，保证在救治疑难危重病例、重大意外伤亡、事故或大规模抢救时及时组织人力、物力，共同协作完成急救任务。在急救中，如涉及交通、治安等法律事宜，应及时与保卫、公安等有关部门密切关系，妥善处理。同时，急诊科应不断提高急救医疗护理水平，积极开展急救医学、急救护理学的科研工作，培养急救专业人才，搞好教学工作，为发展我国急救医学，赶上国际先进水平做出努力。

1. 急诊 对来院的急诊病人进行迅速的诊断和处理。

2. 急救 制定各种急诊抢救的实施预案。对生命受到威胁的急、危、重病人或伤员，要立即组织人力、物力进行及时、有效地抢救。在保障急诊工作正常运转的前提下，做好充分的人力、物力准备，以便随时有能力承担意外灾害性事故的抢救工作。

3. 培训 建立健全各级各类急诊工作人员的岗位职责、规章制度和技术操作规范，培训急诊医学专业医师和护士，加速急诊人才的培训。

4. 科研 开展有关急症病因、病程、机制、诊断与治疗、护理质量和护理管理等方面的研究，寻找规律，提高急救工作水平。

二、急诊范围

凡病人由于疾病发作，突然外伤受害及异物侵入体内，身体处于危险状态或非常痛苦的状态时，医院均需进行急诊抢救。

（1）呼吸、心搏骤停。

（2）各种危象。

（3）突发高热，体温超过38.5℃。

（4）突发外伤，如脑、胸、腹、脊柱、四肢等部位的创伤、烧伤、骨折等，24h内未经处理者。

（5）急性腹痛。

（6）急性大出血，如外伤性出血、咯血、呕血、便血、鼻出血、妇科出血、产科出血、可疑内出血等。

（7）急性心率、心律失常、心动过速、心动过缓、心肌梗死、高血压。

（8）昏迷、晕厥、抽搐、休克、急性肢体运动障碍及瘫痪等。

（9）小儿腹泻、严重脱水及电解质紊乱。

（10）呼吸困难、窒息、中暑、溺水、触电、各种急性中毒。

（11）耳道、鼻道、咽部、眼内、气管、支气管及食道异物。

（12）急性过敏性疾病、严重哮喘、急性喉炎。

（13）眼睛急性疼痛、红肿、突发视力障碍。

（14）急性尿潴留。

（15）急性感染。

（16）烈性传染病可疑者。

（17）其他经预检医护人员认为符合急诊条件者。

以上规定，不可机械执行耽误病人，如情况模糊难定，应由医师根据病人全面情况斟酌决定，在门诊停诊时，为方便病人诊治，可适当放宽急诊范围，对于那些短时间内反复急诊和辗转几个医院都未能收治的病人，尤应注意，即使其临床表现不符合急诊条件，也应适当放宽条件予以恰当处理，避免以机械地强调急诊条件而贻误病情。

（吉孝祥）

第二节　急诊科的设置原则与布局要求

一、设置原则

（1）急诊科应设置在医院邻马路的醒目处，便于老百姓就诊，争取时间抢救病人，有专用的救护车停靠通道。

（2）设有"绿色通道"，对于急、危、重病人，直接进入抢救室先行急救处理。

（3）急诊科应有直接通道与住院部和门诊部相连，有单独的出入口。

（4）急诊大厅应宽广，设有病人候诊空间，分诊台应设在大厅明显位置。

（5）急诊科各科室系列应是独立设施，门口加宽，通道宽敞。

（6）急诊科及各诊疗室和辅助部门的标志必须醒目、突出。

（7）内部单元安排既要考虑医疗流程，也要考虑人员的有效利用，如分诊、抢救室、治疗室应毗邻。急诊医疗中有两个病人密集点，即分诊挂号处和交费取药处，这两个密集点应分开配备足够的车床、轮椅供急诊病人使用。

二、布局要求

1. 分诊台　设在大厅入口醒目位置，有足够的使用面积，就诊记录实行计算机信息化管理。备有对讲机、呼叫系统、电话，各种检查用品如生命体征测量仪、听诊器、手电筒、体温表、压舌板、初步止血包扎物品等，以及病人就诊登记本、常用化验单和候诊椅。

2. 各科诊室　设立内科、外科、儿科、神经科、妇产科、眼科、口腔科、耳鼻咽喉科、皮肤科等诊室，并配置相应的器械，外科附近设立清创室。

3. 抢救室　设立抢救室，能够适应各种大型抢救，抢救室单间面积不应 < 50m²，应有足够的空间、充足的照明；室内备齐各种抢救设备（如床边血压心电监护仪、心电图机、

除颤起搏器、呼吸机等），最好配置 2 张多功能抢救床，床旁备有墙式氧气、负压吸引器、输液架；备齐全套气管插管和气管切开用物、各种无菌用品、吸氧管、导尿管、胃管、三腔管、吸痰管等；备齐常用液体及常用抢救药品。

室内有护士操作台、一般物品柜和无菌物品柜，安装紫外线灯，有效距离为 2m，每日消毒 1 次，备齐各种消毒物品。以方便护士为急诊病人进行治疗护理。

4. 注射室　室内有护士配剂操作台、无菌物品柜，病人注射床或椅。方便护士为急诊病人进行注射治疗。

5. 急诊输液室　设立输液床或椅，为一般急诊病人需输液治疗而设立。应备有轨道式输液架、备有中心氧气、负压吸引、常用急救药物及物品。

6. 急诊监护室　急诊监护室 EICU 应选在急诊楼的较中心位置或相对独立的单元，邻近急诊抢救室与急诊手术室。EICU 的床位数一般为 4～6 张，常见圆形、长方形或 U 形布局。从中央监护台能观察到所有病人，病床排列宽敞，便于抢救；应备有重症多功能监护装置，包括心电、血压、体温、血氧饱和度、呼吸等；心肺脑复苏用物、呼吸机、除颤器、心电图机、输液泵、微量注射泵、中心静脉压管、中心供氧和吸引装置以及各种抢救药品和物品。有条件的可增设动脉血气分析机。

7. 观察室　原则上按医院内正规病房设置及管理，设置正规床位，床号固定，有单独的医护办公室、治疗室、换药室、库房、配餐间等。护理工作程序基本同院内普通病房。

8. 急诊手术室　位置应与抢救室相邻，重危创伤病人经过抢救和初步处理后情况不稳定者，须在急诊手术室手术。常规设立无菌手术间和清创手术间各一个，并有配套的更衣室、器械准备室、洗手间等。

9. 传染病隔离室　20～30m^2，以便疑有传染病的急诊病人暂留待转送，防止进一步交叉传染。急诊科分布。

（吉孝祥）

第三节　急诊科的护理管理

一、急诊护理组织形式

在护理部、科主任领导下的科护士长或护士长负责制。有一支责任心强、业务技术熟练、服务态度好的相对稳定的护理队伍，包括副主任护师（科护士长）、主管护师（护士长）、护师、护士、助理护士、辅助人员等。

二、急诊护理人员素质要求

（一）急诊护理人员上岗标准

（1）从事急诊护理工作的护士必须经过正规护理专业教育并毕业，并取得护士执业注册资格后方能独立承担急诊工作。

（2）担任急诊护士长必须获得大学专科学历，并取得护士执业注册资格，有 5 年护理工作经验的护师或护师以上职称的人员。

（二）急诊护理人员的基本要求

急诊护士是急救医疗的重要力量，是抢救、护理急症病人和危重病人的主要成员。因此，急诊护士素质和技术水平的高低直接关系到急救工作的质量。对急诊科护理人员的工作要求是快速、尽职、准确。

（1）急诊护士必须热爱急诊护理事业，对病人有高度责任感和同情心。

（2）急诊护士有沉着应对各种突发事件的能力。

（3）急诊护士要有熟练的护理技术，动作迅速，思维敏捷。

（4）急诊护士必须具有各科急诊临床知识和经验，并具备一定的应急能力和基本抢救技术。

（5）掌握急诊分诊原则，鉴别分诊快而准，以缩短候诊、分诊和诊疗时间。

（6）要熟练掌握抢救技术操作，掌握监护仪器、呼吸机、除颤器、输液泵的使用方法和管理技术。掌握心电图的操作和阅读，掌握气管插管、除颤及小伤口的清创缝合术。

（7）熟练掌握常用急救药物的名称、剂量、药理作用、用法、禁忌证及注意事项等。

（8）掌握急诊常用化验正常值及临床意义。

（9）急诊护士要举止端庄、文明礼貌、作风严谨、语言精练贴切、能宽容患者并具有良好的沟通能力及自我调节能力。

（10）急诊护士必须具有良好的身体素质，方可应对繁忙而紧张的急救护理工作。

三、急诊护理工作的制度和常规

（1）建立健全各项规章制度：如各项工作制度、各岗位职责、抢救制度、差错事故防范制度、规范服务制度、奖惩制度等，使护理人员职责明确、有章可循。

（2）健全常见疾病抢救常规：如呼吸衰竭、心力衰竭、脑出血、心搏骤停、心肌梗死、休克、中毒等的抢救常规，使抢救工作规范化，护理人员配合程序化。

（3）健全抢救护理常规，如 CPCR、昏迷、出血、休克、气管插管、呼吸机、三腔双囊管等护理常规，使护理工作规范化，护理操作程序化。

（4）建立急救物品的保障制度：要求急救药品、物品、器材齐备，性能良好，合格率100%。做到专人负责、定期检查、及时补充；无药品过期、失效、变质；消耗性物品要定位、定量、无过期。

（5）注意安全护理：在应急抢救中更需严格执行查对制度和消毒隔离制度，防止差错事故的发生。

（6）建立对不同层次的护士制定学习和培训计划的制度：如专题讲座、护理查房、模拟急救的配合演习等，定期组织操作与理论考核，及时了解护理急救的最新动态，更新知识，提高护士的应急能力。

（7）急诊护理教学要统筹安排：制定教学计划并指定专人带教，选拔护师以上职称人员承担护理实习生的临床教学工作，对护生严格要求、严格培训，圆满完成教学任务。

（8）定期组织病案讨论和工作讨论：及时解决工作中存在的问题。

四、急诊护理工作流程管理

完善急诊护理工作流程是加强急诊护理内涵建设，完善急诊医疗体系的一个重要内容，包括急诊接诊、分诊、急诊护理处理 3 个方面，这些环节紧密衔接，构成了急诊护理工作流程的基本程序。设置科学、高效的急诊护理工作流程，可以使急诊护理管理工作规范化，并可使病人尽快获得专科确定性治疗，最大限度地降低急诊病人的伤残率、病死率。

病人到医院看急诊，其基本的就诊流程为接诊－分诊－急诊处理。

（1）接诊：急诊接诊是指医护人员对到达医院急诊科的急诊病人，以最短的时间，用最精练的医学技巧，迅速对病人的病情作出一个较明确的判断。

（2）分诊：分诊是指根据病人主诉及主要症状和体征，分清疾病的轻、重、缓、急及隶属专科，进行初步诊断，安排救治程序及分配专科就诊的技术。

（3）急诊处理：一般病人由分诊护士送到相关科室就诊，病情复杂难以确定科别的，按首诊负责制处理。需要临时化验、治疗的病人到急诊注射室进行处置。需要观察的可住留观区进行观察护理。由"120"转入的病人，分诊护士应立即去接诊，迅速安置。因交通事故、吸毒、自杀等涉及法律问题者，应立即通知有关单位。危重病人由分诊护士送入抢救室进行紧急处理，然后再办理就诊手续。在医生到来之前，抢救护士可酌情予以急救处理，如吸氧、建立静脉通道、CPR、吸痰、止血等。凡是抢救病人都应有详细的病历和抢救记录。病情平稳允许移动时，可转入病房；不稳定者可送入监护室继续抢救。需要手术者，应通知手术室做准备。不能搬动的急需手术者，应在急诊手术室进行，留监护室继续抢救治疗。无论转入何处都要由抢救医护人员负责护送，并将病人病情及处理经过向相关科室医护人员交班。在急诊，病人的血、尿、便、生化检查均统一由护工送检。需做 X 线、B 超、CT 等，检查应有专人陪送。病情需要可请专家会诊，遇有成批伤员就诊及需要多专科合作抢救的病人，应通知上级部门，协助调配医护人员参加抢救。复合伤病人涉及 2 个专科以上的，应由病情最严重的科室首先负责处理，其他科室密切配合。严格执行床边交接班制度、查对核对制度、口头医嘱复述制度、伤情疫情报告制度。

（吉孝祥）

第三章 急诊科麻醉

第一节 急症手术的麻醉

大多数的急症手术病人的病情虽然都较急，但未必严重。如局部小的创伤、单纯性骨折、急性阑尾炎、嵌顿疝、一般的剖腹产、卵巢囊肿蒂扭转等都属急症，但病人周身情况都较良好，不致给手术或麻醉构成困难。然而也有一部分患者的病情极其严重，其中有的患者其外科疾患已显著影响周身情况；有的患者则外科疾患未必严重，但其并存病或并发病已足以影响其治疗；也有的病人则二者兼而有之。

急症危重病人系指病人病情已达濒死阶段，按 ASA 分类属第 V 类 E。

各种病因的危重病人，无例外地先后出现循环、呼吸、代谢等系统功能严重损害，因而构成病情复杂多变的特点。部分危重病人手术治疗原发病是挽救生命的唯一方法。危重病人的生理代偿功能多已消耗殆尽，麻醉非常危险，而危重病人的病理生理改变显著地影响麻醉药物的反应。所以麻醉前应尽可能使内环境的稳定重建，达到较为满意的程度。

一、急症手术病人的麻醉特点

（一）危重程度评估

创伤病人，可根据病人意识状态，血压、脉搏、呼吸状况，体温改变，以及身体各部位创伤性质与程度，将病情分为轻、重、严重、危重四级。

急性脑损伤的病人，可用 Glasgow 昏迷分级计分法（依病人睁眼反应，言语反应，运动反应）评估病人预后。

麻醉医师对病人病情的评估，除应参考上述评估指标，还应特别注意下列几个方面：循环功能；呼吸功能；水、电解质及酸碱平衡情况。

（二）准备不足

术前进行充分准备无疑将增加麻醉和手术的安全性，但这仅适用于常规手术病人，急症手术常常时间紧迫，术前难以做到完善的准备，故麻醉和手术的危险性、并发症和死亡率都相应增高。应在术前短暂的时间里，迅速全面地、有重点地做好术前准备，及早施行手术治疗。

二、麻醉前准备及治疗

麻醉前急救及治疗是提高麻醉、手术安全性的重要环节，若立即手术是挽救病人生命的唯一手段，则应在积极采取有效治疗措施的同时，立即进行手术。如无立即危及病人生命的病情，可先抓紧时间进行有效治疗，待病人一般情况改善后再行手术治疗，麻醉危险性可减少。

（一）保证气道通畅及供氧

急症危重病人常伴神志不清或昏迷，丧失调节呼吸道通畅能力，加上呼吸道分泌物不断增多，呕吐误吸及舌后坠等，很难使呼吸道通畅。通气障碍，经常加速病情恶化，使病人丧失救治时机。

深度昏迷或脑疝病人，以及颌面部严重创伤病人，可紧急气管内插管，吸净分泌物及呕吐误吸物，以确保气道通畅。因舌后坠阻塞咽部使呼吸道不畅，可置口腔通气道或喉罩。对估计长时间昏迷的病人，可考虑气管造口。

$PaO_2 8kPa$ 或 $SaO_2 90\%$ 是氧治疗的指征，目的是通过提高吸入气体氧浓度提高 PaO_2 到 $10.7kPa$ 以上，即使 SaO_2 达96%以上。由于 SpO_2 监测与 PaO_2 呈正相关，所以监测 SpO_2 可指导氧治疗。当用鼻管吸氧甚或面罩吸氧都不能使 SpO_2 达96%时，应考虑用 PEEP 通气以改善缺氧。

（二）保证静脉通路补充血容量

开放静脉通路是能够及时补充血容量的可靠保障。急症危重病人，由于血管床状态异常，不管有否体液及循环容量欠缺，充分补充循环容量对改善循环状态都是有益的。多数急症危重病人由于身体多处外伤，或内脏破裂出血、穿孔，使大量的细胞外液及血液存积于创伤部位或丢失体外，造成循环容量严重欠缺，使机体陷入低血容量性休克状态，如果不及时补充血容量，难以争取以手术救治的机会。

（三）纠正水、电解质与酸碱平衡紊乱

脱水及代谢性酸中毒是急症危重病人普通存有的病理生理改变，特别是烧伤、创伤、肠梗阻、胰腺炎及局部缺血引起的休克，由于毛细血管渗透性增加，血浆蛋白外渗，血容量减少。血生化检查呈现低 Na^+、Cl^-，高血 K^+。充分补充乳酸林格注射液，不仅可补充功能性细胞外液的体外丢失和体内转移，而且可以改善和恢复细胞膜电位，有利于细胞膜功能的恢复。乳酸林格注射液的补充量已能使脱水的临床症状消失、排尿量恢复正常、CVP 升到正常为准。液体补充速度以右心、左心功能能承受为依据，即 CVP 不超过 $8.8kPa$，随着液体的不断进入血压呈进行性升高，而不是降低。

此外，还应及时根据血气分析结果补给 $5\% NaHCO_3$ 液纠正代谢性酸中毒。

（四）监测

急症危重病人还应进行呼吸功能、循环功能、体温、出凝血功能等监测，但需注意，切莫为完成某项监测而延误对病人的抢救。

三、麻醉处理原则

对急症危重病人，特别是严重创伤的病人，应给适量止痛、镇静药，消除病人紧张及恐惧，但应注意所用药以不使血压降低、不抑制呼吸为前提。对已昏迷或垂危病人只应用抗胆碱药。对处于休克状态病人，最好是小量、分次静脉给药。

此类病人的麻醉选择以采用气管内插管全麻为宜，它可保证充分吸氧，并能使麻醉医师全力处理术中循环方面的问题。

（一）气管内插管全身麻醉

危重急症病人对疼痛反应迟钝，常能在浅麻醉下完成较复杂手术。尽管如此，为清除手术创伤对机体的不良反应，不仅镇痛应完全，而且还应千方百计地阻断手术创伤对中枢的不良影响。为防止呕吐或胃液反流误吸，应常规置放胃肠减压管，应给一定量西咪替丁。采用气管表面麻醉清醒插管或静脉注射（安定 10mg + 芬太尼 0.1mg + 氟哌啶 5mg + 25% 葡萄糖稀释至 20ml）清醒健忘式插管，插管后给乙咪酯等行麻醉诱导。麻醉维持可采用安氟醚、异氟醚并用肌松药维持麻醉，麻醉中尽量减少麻药用量，麻醉深度要适宜。肌松药量要偏大些，以能保证进行手术的最浅麻醉，能保持机体的正常反应。术中采用呼吸机通气，维持呼吸道通畅，术中保证充分供氧。必要时做好扶助呼吸或控制呼吸。防止特殊体位对呼吸的影响。要预防呕吐、反流导致误吸。若发生反流及误吸时，按误吸方案处理。

（二）麻醉药选择

急症危重病人的循环功能已处于崩溃边缘，为维护已经十分脆弱的循环功能，应慎用各种麻醉药。硫喷妥钠抑制循环作用显著，不宜应用。安氟醚、异氟醚、笑气等吸入麻醉药，如能妥善的控制吸入浓度，皆能取得满意麻醉效果。氯胺酮、乙咪脂、芬太尼等静脉麻醉药，为急症危重病人经常选用的麻醉药，咪达唑仑及异丙酚的循环抑制作用与剂量及注药速度呈正相关，特别危重病人应控制使用。

（三）维持血流动力学平稳

从缺血、损伤及坏死组织中释放出的毒性物质对心脏及血管床的影响，细胞外液、特别是血液的大量丢失所致的有效循环量减少，以及脱水所致的血浓缩，是破坏血流动力学稳定的主要原因。使用洋地黄类药增强心脏功能，充分输血输液，特别是输入大量乳酸林格液，以及适当使用改善微循环灌流的药，如地塞米松、654－2 等，是使血流动力学稳定的常用措施。麻醉中继续纠正休克，纠正水电解质紊乱，代谢性酸中毒、补充血容量。术中严密观察血压、脉搏和呼吸的变化，并维持在正常范围。只有尽可能地保持血流动力学平稳，才能为手术顺利完成提供保证。

（四）补充血容量

急症危重病人普遍存在血容量欠缺，它是循环功能不全的首要因素，用各种方法测得的血液亏损量都难以指导临床实践。因血管床状态及体内血液分布情况，难以做出定量性估计。因此，只能根据血流动力学的改善情况去估计血容量是否已补足。为能使血容量补充顺利进行，需监测 CVP，以免造成循环超负荷。

（刘晓鹏）

第二节　门诊手术病人的麻醉

一、安全要求

某些手术适合在门诊进行，但是门诊手术的麻醉必须在安全前提下施行。尤其对实行全麻、基础麻醉、神经阻滞或椎管内阻滞者，更应慎重。

（一）门诊麻醉的要求

（1）麻醉效果要确切、镇痛完善。

（2）麻醉诱导要迅速，副作用少，尽可能不出现或少发生生理紊乱，尽早苏醒。

（3）不影响早期离院，做好各种预防，使病人能比较舒适地离开门诊，在家恢复。

（二）门诊麻醉的对象

（1）全身健康情况属 ASA 分类的Ⅰ级或Ⅱ级。如为Ⅲ级病人，其内科情况必须已有良好的控制。

（2）择期手术不超过 2h 手术时间，术中无需输血，术后不会发生出血。

（3）保证病人术后不会发生呼吸道阻塞、排尿困难或软组织肿胀压迫气管和肢体血运等并发症的手术。

（4）适于早期起床活动的手术。

（5）病人或其陪伴亲友对"术前、术后护理指导"具备充分理解能力者。

（6）病人年龄不过高：病人年龄太大，术后容易并发呼吸系感染、排尿障碍、心脑血管意外，或暂时性精神障碍。故不易列为适应对象。对新生儿或小婴儿仅施行表浅手术为妥。

二、麻醉前准备

（1）禁食禁饮 4~6 小时。最好 >8 小时。

（2）精神过分紧张、急性焦虑反应，可给予适量短效镇静药，如安定 5~10mg 手术前 2h 口服。一般成人不用麻醉前用药。

（3）基础麻醉 氯胺酮 4mg/kg 肌注。凡基础麻醉，阿托品 0.02mg/kg 术前 1h 肌注。

（4）有剧疼的病人，口服美沙酮 10.0mg，小儿 0.1mg/kg。

（5）麻醉诱导前，麻醉医师对病人反复认真复查，是否有麻醉禁忌证，或是否禁食禁水不严格。发现有异常，即延期，以策安全。

三、麻醉选择

（1）黏膜表面麻醉、局麻、区域阻滞和周围神经节阻滞：为门诊麻醉的最佳选择，最常用。一般用于手术者自行操作。较复杂的由麻醉医师施行。

（2）骶麻、硬膜外麻醉：适用于下肢、会阴区手术。用 1%~2% 利多卡因。操作要严格。

（3）腰麻：效果好，恢复较快，但用于门诊病人，术后头痛发生率较高，一般禁用。

（4）全麻要求：门诊的全麻方法应以简单有效、苏醒迅速，对病人生理扰乱少、副作用少为原则。

凡不适于部位麻醉和基础加神经阻滞者，应选用起效快、消退迅速及降解产物无不良作用的全身麻醉药。异丙酚不仅可作为全麻诱导，也可维持麻醉，其苏醒完全且较少恶心呕吐，病人感受较舒适，其对呼吸和循环的抑制除与药量和给药速度有关外，病情稳定者多可耐受。吸入麻醉在门诊手术仍属多选用的方法。

四、注意事项

（1）采用部位麻醉，必须注意预防局麻药中毒反应。尤其硬膜外麻醉，用药量较大，增加毒性反应的危险。中枢神经系统的毒性反应表现为精神状态的变化和心血管的症状，应立即紧急处理。

（2）局麻等效果不佳时，辅助短时效的药物。如安定 $0.1 \sim 0.2mg/g$，$\gamma - OH\ 50mg/kg$，芬太尼 $0.05 \sim 0.1mg$，或氯胺酮 $1mg/kg$、小量分次。不使用氟哌利多、氯丙嗪、异丙嗪、哌替啶、吗啡等作用时间冗长，或术后容易并发恶心、呕吐、尿潴留、呼吸抑制的药物。

（3）门诊手术不论采用神经阻滞或硬膜外阻滞，手术后必须等待到肢体的感觉和运动功能完全恢复正常后方准许离院。否则容易发生体位性低血压或摔跌等可能有继发性损伤，因此应避免使用长效局麻药。

1）恶心、呕吐对门诊病人不利，加上麻醉药的催吐特性，病人术后特别容易发生恶心、呕吐。恶心可能是药物、手术本身或术后疼痛等诸因素共同作用所致。预防上，用阿托品、升压药如麻黄素和安定药等可减少恶心。

2）术后允许离开门诊的标准

a. 病人神志已完全清楚，下肢的感觉和肌张力恢复正常。

b. 呼吸与循环功能恢复正常、稳定。

c. 切口无渗血，有排尿能力。

d. 坐起与走动后，无明显眩晕、恶心或呕吐。

e. 必须反复向病人及其家属交代清楚，离开门诊时需有陪伴。

f. 未能达到上述标准者，应继续留麻醉恢复室观察处理。同时静脉输液以纠正脱水和补充糖，对少儿尤为重要。

（刘晓鹏）

第三节　休克病人的麻醉

机体在创伤、失血或感染等严重病因打击下，出现以组织灌流不足和细胞代谢障碍为主的病理生理变化时，通称为休克。组织灌流不足若得不到及时纠正，可转入不可逆的地步，最终将死于多器官功能衰竭。保证组织灌流正常的因素主要有三方面：心脏泵血功能；体液有效容量；血管收缩功能。只要三者之一发生严重障碍，即可构成休克。根据休克的不同病因，可将休克分为三大类：低血容量性休克；心源性休克；血管舒缩功能障碍性休克。血压高低是判断休克程度的重要依据，但尚不够全面，应以组织灌流正常与否作为判断休克程度以及评价治疗效果的主要依据。

休克的共同征象为：低血压；脉搏快（>120 次/min）；脉压窄；面色苍白，四肢皮肤湿冷；尿少（$<30ml/h$）或无尿；浅表静脉塌陷，静脉压下降，周围循环时间延长，口唇或甲床青紫；烦躁不安，或对周围淡漠，甚至昏迷；呼吸浅快；口渴；呕吐、体温不正常等。

一、休克病人的麻醉特点

失血性、创伤性和中毒性休克等病人，往往需要手术除去病因，方能根本好转。但由于手术病人处于休克状态，麻醉工作十分复杂，矛盾重重。主要特点是：

（1）麻醉可加重原有休克，而手术又势在必行，麻醉难度大。

（2）既要做好适当的术前准备，又不能贻误手术时机，麻醉时间紧。

（3）休克病情严重，手术危险性大，必须麻醉熟练，并持积极而慎重的态度，才能保证手术进行，麻醉技术要求较高。

二、麻醉前准备

（一）原则

（1）尽管休克的病情危急、来势凶猛，但仍应强调抓紧麻醉前 2~3h 的短时间进行积极全面的准备，争取初步纠正休克。

（2）首先处理严重威胁生命的紧急病情，例如：颜面部创伤、上呼吸道烧伤等并存的呼吸道阻塞、呼吸困难或窒息，首先在局麻下施行紧急气管造口术；门脉高压上消化道反复大量出血时，先安置双气囊三腔管压迫出血点；胸部创伤合并严重张力性气胸时，立即在胸腔积液间的安置导管施行水封瓶引流减压术；急性心包填塞时，立即施行心包穿刺减压引流等。

（3）麻醉前下胃管。吸引减压，预防误吸。

（4）紧迫情况时，如内出血性休克，血压测不到，立即送手术室抢救。立即输血，边抗休克边手术。

（二）低血容量休克的准备

1. 补充血容量 开放 2~3 处静脉通路，严重者静脉切开，或行深静脉穿刺，积极抗休克，其中一处安置中心静脉侧压管，并抽取血样检查血型、交叉配血、红细胞、血红蛋白、白细胞计数和分类、血细胞压积、出凝血时间、二氧化碳结合力、钾、钠、氯、钙等。以及进行胸透、心电图等检查。有条件时，施行血气分析。估计出血量的多少，备好抢救用血量。输血输液，补充失去血容量，使收缩压 >12.0kPa，尽快改善休克状态，争取早施行手术，解除休克原因。根据"缺什么、补什么"的原则，输入晶体液和胶体液；晶体液以平衡盐液为主，输注量为失液量的 1~3 倍；禁忌单纯输注葡萄糖液，也不宜单用生理盐水；胶体液以输全血为主，失血量不足总血容量10%~15%者，可暂不输血，仅给2~3倍失血量的平衡盐液 1 000~2 000ml，再输适量全血，即输血量不比等于失血量，可施行中度血液稀释，但以保持血色素在80g/L、血红蛋白28%以上为原则；大量输用库血时，需补充钙剂，每输毕血库血需静注 10% 葡萄糖酸钙，首次 10ml，以后每次 5ml；胶体液中，中分子右旋糖酐能扩容 4 小时，低分子右旋糖酐能扩容仅次于 1.5 小时，对两者的 24 小时输用量应控制在不超过 1 000ml，且于输注前先抽取血样送检血型和交叉配血，否则有可能导致凝血障碍和血型鉴定错误。

2. 应用血管活性药物 对低血容量休克的治疗原则为提升血压，首先采取扩容治疗，严禁立即使用缩血管药升压。但在下列场合仍有使用血管活性药物的适应证，如：扩容已满意而血压仍不能有效回升时，可静脉滴注小剂量多巴胺 < 2.5 ~ 10mg/（kg·min）以提升血压；扩容后血压虽已恢复，但四肢仍冰凉、苍白、花斑，同时尿少、血乳酸增高，提示组织灌注仍然不足、休克尚未解除，可静脉滴注小剂量多巴胺或酚妥拉明，以求改善微循环和组织灌注。应用血管活性药物必须在严密监测心率、血压、CVP 或 PCWP、CO 及尿量下，合理控制滴速，严防血压升降波动。

3. 保护脏器功能　从休克治疗开始之初，及应重视保护脏器功能，防止往 MOP 方向发展，具体应注意：保证呼吸道通畅及通气良好，吸入 50% ~ 60% 氧气，必要时人工呼吸或呼吸器治疗，支持呼吸；留置导尿管，观察尿量，预防急性肾衰，以尽快纠正低血容量为首要措施；切忌滥用缩血管药升压；在血容量未补足前，也禁忌使用利尿药，以防血容量进一步减少；保护心肺功能，用 CVP 或 PCWP 指导补液，防止输注过多、过急；一旦出现肺水肿或心衰，按心源性休克处理；治疗心律失常，从纠正诱因着手，如纠正缺氧、电解质紊乱、酸碱失衡等。

（三）感染性休克的准备

1. 维持循环稳定　补液治疗，同低血容量休克，并注意纠正酸碱失衡；适量应用正性变力药和血管活性药，但也需强调只有在血容量基本补足的基础方可使用。

2. 控制感染　尽早应用广谱抗菌素，按需施行手术彻底清除感染病灶。

3. 维护呼吸功能　保持呼吸道通畅，吸入 50% ~ 60% 氧气；有 ARDS 倾向时，尽早开始机械通气施行 IPPV 及 PEEP，以改善氧合。

4. 激素治疗　对近期已用过激素，或抗休克综合治疗效果不理想者，可试用大剂量激素治疗，如强的松龙 30mg/kg·24h，连用 48 小时；或地塞米松 3mg/kg q4 ~ 6h，连用 48 小时。

5. 凝血障碍处理　全身感染时易并发凝血酶原时间延长、部分凝血活酶时间延长及血小板减少等凝血功能异常。一般通过控制感染后可自动纠正，但也有可能演变为 DIC，故宜尽早输用新鲜冰冻血浆及浓缩血小板等治疗。

（四）心源性休克的准备

1. 纠正休克　尽管心源性休克的来势凶猛、病情危急，但仍应抓紧麻醉前 2 ~ 3h 的全面准备，力争初步纠正休克。

2. 对症治疗　充血性心衰在治疗过程中，容易出现各种新的矛盾，应予个别对待。如利尿可致水、电解质紊乱、低血容量、低血钾、低血钠和酸血症，使原有的心脏病情复杂化。低血钾容易诱发围术期洋地黄中毒，术前应予纠正至少达 4mmol/L 或更高些。应用地高辛的病人，术前应了解血清地高辛浓度，因某些麻醉药与地高辛之间存在相互协同，由此可构成术中并发洋地黄中毒的潜在危险因素。

3. 增强心肌收缩力　急性心衰期一般不主张用洋地黄治疗，因其作用出现缓慢，且容易发生洋地黄中毒，一般以选用正性变力药为适宜，常用的有：多巴胺 2.5 ~ 10μg/kg·min 静脉滴注，有强心、升压和利尿效应；多巴酚丁胺 2.5 ~ 10μg/kg·min 静脉滴注，其正性变力效应比多巴胺强；急性心衰合并严重低血压时，可慎用去甲肾上腺素 1 ~ 8mg/kg 单次静注，或短时间静脉滴注 1 ~ 8μg/kg·min；经上述处理，血压虽已回升，但脉压不增大、药量反而减少时，应重点调整心脏前负荷及降低后负荷。

4. 调整前负荷 急性心衰期中，由于病人不能进食、呕吐、出汗，或应用血管扩张药，容易合并血容量不足。因此，在应用正性变力药的同时，必须同时纠正血容量，调整心脏前负荷以提高心输出量，争取在 PCWP 指导下调整输液速度和输液量，要求 PCWP 逐步提高到 2 ~ 2.4kPa，以保证最适宜的每搏量。急性心衰时，由于中心静脉压的变化一般要比 PCWP 的变化晚出现 15 ~ 130 分钟，因此，不能适时反映心脏前负荷情况，故价值不大。

5. 降低后负荷 经正性变力药及调整血容量治疗后，如果血压仍低，提示心肌泵功能受损，需考虑使用血管扩张药以降低后负荷，藉外周血管阻力下降以提高心输出量、降低 PCWP 和提升血压。常用的血管扩张药有：酚妥拉明 0.1 ~ 0.5mg/min·静滴；硝酸甘油 10 ~ 500μg/min 静滴；硝普钠 8 ~ 25μg/min 静滴。不论采用何种血管扩张药，都必须严防血压过降，特别对并存冠状动脉硬化和脑血管硬化的病人尤需避免，应严格控制滴注速度，最好采用微泵注射器用药。当心输出量增高并稳定后，及时逐步减慢滴速，直至停用。一旦出现低血压，除减慢或停用血管扩张药外，应及时加用正性变力药多巴胺或多巴酚丁胺纠正。

6. 应用利尿药 有利于控制心衰，但利尿速度必须缓和，并于手术日晨停用，同时静脉补液。利尿过急，易致低血容量和水电解质紊乱，全麻或椎管内麻醉中易并发低血压、严重心律失常和洋地黄中毒。手术后则可酌情继续使用利尿药。

7. 对慢性或亚急性心衰用洋地黄制剂的控制效果较好，但洋地黄化需至少数天至 1 周以上，期间需加强观察。洋地黄化的方法：初载量地高辛 0.25mg 口服 q6h，连用 3 次；继以维持剂量 0.25mg 口服 qd；如伴有肾衰，维持剂量需减小；用药开始后 24 ~ 36h 期间应测定地高辛血药浓度，以观察疗效和预防洋地黄中毒；心衰已被控制后，手术日晨应停用地高辛，待术后当天再恢复使用。

8. 其他治疗 包括通气、氧合、调整电解质、纠酸、止痛、治疗心律失常以及保护脏器功能等，均需切实做到。

9. 对充血性心衰、心源性休克病人必须做好围术期的各种监测准备。

10. 麻醉前用药 麻醉前用药的选择取决于休克程度，一般应酌减剂量；对并存休克者，免用镇静药，仅用小剂量阿托品即足。鉴于外周循环已衰竭，经皮下或肌注途径用药，其效果不稳定，宜常规静注用药。选用全麻者，可静注安定 5mg 和阿托品 0.5mg；伴剧痛者用杜冷丁 25 ~ 50mg 或芬太尼 0.1mg。

三、麻醉期监测

对充血性心衰或心源性休克病人实施监测的总则是：急救之初，先采取最简捷有效的临床观察，包括神智、皮肤、脉搏、呼吸、心电图、尿量等，同时开放静脉抽取血样送检验，应尽早开始治疗；待各项治疗措施开始以后，紧急病情获得初步解除后，再施行各种特殊监测措施；监测所获得的数据，务必与临床症状和体格检查紧密结合，综合分析，然后用以指导处理。

（一）血流动力监测

1. CVP 能反映静脉回心血量是否足够，结合动脉压及尿量，对血流动力、血容量及心脏泵功能的现状可做出初步判断。但用于心衰病人，往往不能反映瞬间的血流动力变化，存在不够及时和灵敏的缺点，故对于其数据需要客观综合分析，避免产生错误指导，最好改用 PCWP 监测。

2. 直接动脉压　可连续动态监测，即使血压很低，也能正确测知，故特别适用于充血性心衰休克的场合。

3. PCWP　反应左室心泵功能状况，变化灵敏、适时，一般可比 CVP 至少提前 15min 出现变化，故对指导输液扩容、正确使用正性变力药和血管扩张药、判断心脏功能的归转程度等关键问题，都十分有价值，特别适合用于心衰、心源性休克病人的监测。

4. 心输出量　可正确反映左室泵功能及血容量。心源性休克病人经治疗后，若心输出量增加，提示处理正确有效，反之，应进一步追究原因并及时纠正。

5. 外周血管阻力（SVR）　休克必然伴 SVR 增高。通过治疗若 SVR 下降，结合心输出量增加，尿量增多，提示心脏后负荷减轻，心泵功能正在恢复，病情显著改善。

（二）呼吸功能监测

1. 通气功能　包括潮气量，频率，每分钟通气量，每分钟有效通气量，通气效率，正常值为 0.3；若增大，提示通气效率减退。

2. 通气/灌流比值　正常值 0.8；若增大，表示无效死腔量增加；若减小，提示肺内分流加大。

3. 肺泡 - 动脉血氧分压差　其正常值于吸入空气时，为 0.53～3.3kPa；吸入纯氧时为 3.3～10kPa。若增大，反应肺泡弥散功能异常或动静脉短路加剧；超过 13.3kPa，提示严重通气异常。

4. PaO_2、$PaCO_3$　有助于判断通气功能和诊断 ARDS。

5. 动 - 静脉血氧分压差　反应组织血流灌注、组织摄氧及利用氧的能力。若缩小，提示组织灌流减少、摄氧及氧利用下降；若增大，说明组织灌流改善，摄氧和氧利用能力增高。

（三）生化监测

1. 酸碱监测　测定 BE、$PaCO_2$、HCO_3^-，判断酸碱失衡情况。

2. 血乳酸含量　当微循环灌流不足，组织处于乏氧代谢时，乳酸值上升；待休克治疗后微循环改善，乳酸值回降。乳酸值持续增高，提示存在广泛的无氧代谢和肝功能不全，对判断休克预后有实用价值。

3. 电解质　K^+、Na^+、Cl^-、Mg^{2+}。

（四）微循环监测

通过临床观察口唇颜色、皮肤毛细血管充盈时间、尿量、血压、脉率、皮肤温度，并前后比较，可判断微循环灌流情况。

（五）凝血功能监测

严重休克时，为及时发现 DIC，需定时检查纤维蛋白原、血小板、凝血酶原时间、试管内全血凝固和溶解情况、部分凝血活酶时间、凝血酶时间、纤维蛋白降解产物等。

四、麻醉前用药

（1）病情严重者免用，或经静脉给药，即入手术室后静脉追补，仅用阿托品或东莨菪碱。

（2）或入室后加用对循环、呼吸抑制少的药物，如安定等。

（3）如有疼痛，可加重休克，用哌替啶、吗啡类药物时应减量，并严密观察，小量分次应用。

五、麻醉选择

尽量选用对病人血液动力学影响小、对循环抑制少，又能满足手术要求的麻醉。保持呼吸道通畅，充分吸氧，保证有效的通气量。避免加重休克，减少麻药的用量，因休克病人对麻药耐受性减小。

（一）局部麻醉

适用于高危休克病人，对全身影响最小，但局麻药的耐受量均相应减小，需严格控制单位时间用药量。

（二）椎管内麻醉

在休克未得到纠正之前，绝对禁忌施行椎管内麻醉，尤其是蛛网膜下腔麻醉。只有待血容量得到一定补充、病情转稳定后，方可考虑采用连续硬膜外麻醉，并需遵循下列处理原则：穿刺置管成功后，宜先暂不注药，待改为平卧位、并开始静脉输液扩容以后，才允许作分次小量试探性注射局麻药，每次仅用通用量的1/2，密切观察血压、脉搏的反应；如出现明显下降，提示血容量仍然不足，不应再注药，待纠正后再小量分次，边用药、边观察，目的在尽量控制最小而有效的阻滞范围，以确保安全。对休克病人绝对禁止按"常规"刻板用药，更忌一次大量用药。

（三）吸入麻醉

必须掌握浅麻醉，严禁任何阶段的深麻醉。$N_2O - O_2 - $肌松药气管内麻醉，辅用短时间低浓度安氟醚（或异氟醚等）是较常用的方法。并用肌松药可做到浅麻醉，符合休克病人的要求，但需重点注意：休克病人对肌松药的耐量均减小，作用时间也相对延长，故应酌情减量；对大面积软组织损伤、大块肌肉坏死变性、或并存截瘫的病人，应避用琥珀胆碱，应有可能诱发高血钾反应而猝死；对肾功能障碍病人，应禁用通过肾脏排泄的肌松药，如氨酰胆碱、三碘季氨酚、潘库溴铵等，可用琥珀胆碱、维库溴铵、卡肌宁等。

（四）静脉全麻

适用于血容量已初步纠正的病例。诱导可用安定、羟丁酸钠、咪达唑仑、乙咪酯、异丙酚或氯胺酮等，但剂量均应偏小、注射速度应缓慢，随时注意血压、脉搏的变化。一般禁忌使用硫喷妥钠，因极易导致血压剧降。维持麻醉可用普鲁卡因、氯胺酮（加琥珀胆碱）复合液，滴速应适当减慢1/3。

六、麻醉管理

（一）维持血压、支持心功能

麻药对循环和代谢有不同程度的影响，给麻药量要慎重，可采用少量试探性给药法，小量麻药即可满足手术的需要。或采取少量多次给药法。休克病人对镇静、镇痛、肌松和各种麻醉药耐量很差，尽量减少药物对休克病人的不利影响。麻醉全程继续抗休克综合治疗，维持动脉压接近正常，但不应为单纯追求血压的绝对数值而任意使用缩血管药升压。

血压是否适宜：应以能否维持脏器充分灌注为唯一的衡量标准，例如血压虽只有 90/65mmHg，但尿量 30ml/h，表示此较低的血压已能维持满意的肾脏灌注，这样就无需再用升压药处理。

休克期对升压药的使用必须持慎重态度，切忌滥用，只有在下列情况下考虑使用：休克持续过久，确诊血管舒缩功能已明显减退时，在扩容和纠酸的基础上可静脉滴注适量血管收缩药；感染性休克高排低阻时，可静脉滴注小剂量多巴胺以维护肾功能；突然大出血而血压骤降至 6.7kPa 以下时，为应急可单次注射一次升压药，而后继以快速输液输血。

在血容量已补足情况下，血压仍无明显回升时，应用强心药，以改善心肌功能，纠正心率和心律失常。一般用毛花苷 C 0.4mg 缓慢静注。

（二）应用血管扩张药的指征

晚期休克时，低血容量而致心衰，心输出量降低，外周血管总阻力以及 CVP 升高，此时则以应用血管扩张药为适宜，但要同时补充血容量。任何原因引起的休克，如出现肺动脉高压或左心衰竭，在补充血容量的同时，也是用血管扩张药的指征。

（三）纠正酸中毒

要彻底改善微循环和保持肾功能的健全，方能彻底纠正酸中毒。一般使用缓冲剂缓解，以 5% $NaHCO_3$ 最常用。

（四）保持安定

尽量不要搬动病人。如需变换体位时，搬动要小心，以免体位改变对血压的影响。并注意保暖。

（五）加强呼吸管理

应常规气管内插管施行手法呼吸管理，保证充分的气体交换，或用定容型呼吸器施行 IPPV，适当加大潮气量。如果不能保持 PaO_2 在 10.7kPa 以上，应考虑加用低压（0.2～0.5kPa）PEEP 通气。

（六）改善微循环

应用肾上腺皮质激素、抗胆碱药、东莨菪碱或 654－2 等。激素有增强心肌收缩力、稳定细胞膜的通透性、保护溶酶体的作用，并有轻度 α 受体阻滞作用。对抗休克有利，特别是中毒性休克疗效更好；在补足血容量的前提下，应用酚妥拉明等血管扩张药以解除微血管痉挛。

（七）广泛渗血的原因及处理

严重休克病人在手术中有时出现难以控制的广泛渗血现象，是休克死亡的原因之一。

原因：大量输入库存血，使凝血功能受障碍。DIC：出现弥散性血管内凝血后，病情恶化，凝血因子被大量耗损，出现广泛凝血。原发性纤维蛋白溶解，休克、出血、大量输入库存血时，纤维蛋白溶酶原被激活转变为纤维蛋白溶酶，导致纤维蛋白过度溶解，亦引起凝血障碍。

处理：

（1）对输入大量库存血引起的凝血功能紊乱，以输新鲜血或浓缩血小板与新鲜冰冻血浆治疗。

（2）如为血浆纤维蛋白原含量降低，形成的血块在 1~2 小时内又重新溶解者，可能系原发性纤溶，应用对羧基苄胺等抗纤维蛋白溶解药物治疗。

（3）DIC 诊断一经确立，输用新鲜血补充已消耗的凝血因子外，应先进行肝素治疗。首次肝素 4 000~6 000U 静注，以后 q4~6h 给药一次，保持凝血时间在 15~30min 内。当凝血酶原时间恢复正常或缩短 5s 以上，即可停用肝素。DIC 期间，纤维蛋白过度溶解是继发的，不宜用抗纤溶药治疗。

七、术中监测

监测便于对病情和疗效进行正确估计和判断。监测项目有 Bp、P、CVP、ECG、尿量及血气分析等。记录监测每小时尿量，预防肾功能衰竭的发生。一旦出现肾功能衰竭应及时予以处理。

（一）主要是保护肾功能

尽快补充血容量，维持滤过压；不使用对肾有害的血管收缩药；尿量减少时使用利尿药等。

（二）肾功能不全的治疗

少尿期要限制液体；治疗酸中毒与高血钾症；病情严重者可行腹膜或血液透析；多尿期要注意低血钾的纠正与水的平衡。

八、术后拔管时机

视病人的具体情况而定。

（1）休克病人病情好转，休克状态改善，血压稳定，病人又不能耐受导管，可拔管，送回病房。否则继续在手术室内严密观察和治疗。

（2）病情严重时，可将导管带回病房或 ICU，以便保持呼吸道通畅，抢救和术后呼吸治疗的需要。回病房后要测血压，以防止发生体位性低血压。必要时，协助抢救，抗休克治疗。

（刘晓鹏）

第四章　临床常用急救技能

第一节　吸痰术

一、适应证

吸除气道内沉积的分泌物；获取痰标本，以利培养或涂片确定肺炎或其他肺部感染，或送痰液做细胞病理学检查；维持人工气道通畅；对不能有效咳嗽导致精神变化的患者，通过吸痰刺激患者咳嗽，或吸除痰液，缓解痰液刺激诱导的咳嗽；因气道分泌物潴积导致肺不张或实变者，吸痰可促进肺复张。

二、禁忌证

气管内吸痰术对人工气道患者是必要的常规操作，无绝对禁忌证。

三、主要器械

（1）必要器械：负压源，集痰器，连接管，无菌手套，无菌水和杯，无菌生理盐水，护目镜、面罩和其他保护装置，氧源，带活瓣和氧源的人工气囊，听诊器，心电监护仪，脉氧监测仪，无菌痰标本收集装置等。

（2）吸痰管：吸痰管直径不超过气管插管内径的 $1/2$。

四、吸痰操作

（1）患者准备：如条件允许，吸痰前应先予 $100\% \ O_2 > 30s$（最好吸纯氧2min）；可适当增加呼吸频率和（或）潮气量，使患者稍微过度通气，吸痰前可调节呼吸机"叹息（sigh）"呼吸 $1 \sim 2$ 次，或用呼吸球囊通气数次（$3 \sim 5$ 次）；机械通气患者最好在不中断通气的情况下吸痰或密闭式吸痰；吸痰前后最好有脉搏氧饱和度监测，以观察患者有无缺氧；吸痰时可向气道内注入少许生理盐水以稀释痰液或促使气内道的痰液移动，以利吸除。

（2）吸引负压：吸引管负压一般按新生儿 $60 \sim 80mmHg$，婴儿 $80 \sim 100mmHg$，儿童 $100 \sim 120mmHg$，成人 $100 \sim 150mmHg$。吸引负压不超过 $150mmHg$，否则可能因吸引导致气道损伤、低氧血症和肺膨胀不全等。

（3）吸痰目的至少达到下列之一：①呼吸音改善。②机械通气患者的吸气峰压（PIP）与平台压间距缩小，气道阻力下降或顺应性增加，压力控制型通气患者的潮气量增加。③PaO_2 或经皮氧饱和度（SPO_2）改善。④吸除了肺内分泌物。⑤患者症状改善，如咳嗽减少或消失等。

（4）吸痰前、中、后应做好以下监测：呼吸音变化，血氧饱和度或经皮氧饱和度，肤色变化，呼吸频率和模式，血流动力学参数如脉搏、血压、心电，痰液特征如颜色、量、黏稠度、气味，咳嗽有无及强度，颅内压（必要时），通气机参数如 PIP、平台压、潮气量、FiO_2，动脉血气，以及吸痰前后气管导管位置有无移动等。

（5）吸痰：吸痰时遵守无菌操作原则，术者戴无菌手套，如有需要可戴防护眼镜、隔离衣等。吸痰管经人工气道插入气管/支气管时应关闭负压源，待吸痰管插入到气管/支气管深部后，再开放负压吸引，边吸引边退出吸痰管，吸痰管宜旋转式返出，而非反复抽插式吸痰。每次吸痰的吸引时间约 10~15s，如痰液较多，可在一次吸引后通气/吸氧至少 10s（最好能吸氧 1min 左右）再吸引，避免连续吸引，以防产生低氧血症和肺膨胀不全等。吸痰完成后，应继续给予纯氧约 2min，待血氧饱和度恢复正常或超过 94% 后，再将吸氧浓度调至吸痰前水平。目前不少多功能呼吸机有专用的吸纯氧键，按压该键后，会自动提供纯氧约 2min（具体时间因厂品不同而异）。吸除气道内的痰后，再吸除患者口鼻中的分泌物（特别是经口气管插管或吞咽功能受影响者）。

五、并发症

气管内吸引主要并发症包括低氧血症或缺氧；气管/支气管黏膜组织损伤；心跳骤停；呼吸骤停；心律失常；肺膨胀不全；支气管收缩/痉挛；感染；支气管/肺出血；引起颅内压增高；影响机械通气疗效；高血压；低血压。这些并发症大多是吸引不当所致，规范的操作，可大大降低有关并发症的风险。

（刘晓鹏）

第二节　洗胃术

洗胃（gastric lavage）是一种清除胃内物方法，主要是消除胃内摄入过多的药物或毒物。

一、适应证

洗胃主要是在摄入过量药物或毒物后 1~2 小时内、在无禁忌的情况下清除胃内容物，已知或疑有胃排空延迟如摄入抗胆碱能药或鸦片类摄入时或毒物为片剂尚未完全溶解或排空时，超过 2 小时仍可考虑洗胃。

具体来说，洗胃主要适于以下情况：

（1）农药中毒：有机磷酸酯类、有机氯类或氨基甲酸酯类农药等，这仍是我国最常见的毒物中毒。

（2）明显或高危病死率的药物：β 阻滞剂、钙通道阻滞剂、氯喹、秋水仙碱、氰化物、重金属、杂环类抗抑郁药、铁、百草枯、水杨酸盐、亚硒酸。

（3）活性炭难吸收的物质：重金属、铁、锂、有毒醇类。

（4）形成凝结块：肠溶制剂、铁、酚噻嗪类、水杨酸盐。

（5）无抗毒剂或治疗无效者：钙通道阻滞剂、秋水仙碱、百草枯、亚硒酸。

（6）其他不明原因摄入中毒又无洗胃禁忌者。

二、禁忌证

意识进行性恶化且无气道保护性反射者是绝对禁忌证，如必须洗胃者，应在洗胃前先作气管插管做好气道保护和通气，而后再考虑洗胃。腐蚀性物质摄入者禁忌洗胃；局部黏膜损害可能引起插管穿孔，应权衡利弊后进行；较大片剂、大块异物、有锐利边缘的异物禁忌洗胃；烃类如苯、N己烷、杀虫剂等摄入是洗胃的相对禁忌；少数情况下有严重上气道或上胃肠道异常如狭窄、畸形或新近完成移植等限制进行插胃管。呕吐可排出胃内毒物，反复呕吐已排出大量毒物者，洗胃应权衡利弊；其他相对禁忌包括凝血功能障碍者、摄入无毒或低毒物质者等。

三、洗胃器械

洗胃器械包括：脉氧仪、心电监护仪、无创血压监测仪、防毒服装、开口器或牙垫、经口气道、呕吐盆、吸引源、吸引管、大注射器（50～100ml）、清水或生理盐水、球形吸引装置或自动洗胃机、水溶性润滑剂、经口洗胃管、必要的复苏装置和药物。

1. 胃管插入深度估算方法

（1）根据不同身高估算经鼻或经口胃管插入的长度（cm）方法见（图4-1）。

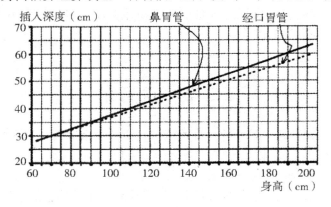

图4-1 身高-胃管插入深度估算图

（2）根据体表标志估算胃管插管深度：①传统的也是临床上最常用的估算方法采用（图4-2）中A的方法，即经鼻插入胃管的深度为"耳垂经鼻翼至剑突的距离"。②或按照（图4-2）中B的方法，即经鼻插入胃管的深度为"左口角或鼻翼经耳郭至肋缘的距离"。③按照耳垂经剑突至脐的距离来估算。

通常经口插入胃管的深度比经鼻胃管插入更短些，插入深度具体估算方法可参照上述四种方法，并根据不同患者的实际情况和临床医生个人经验综合确定，不宜完全教条。

2. 胃管选择　成人一般选择法氏30～50号胃管，青少年选择法氏30～34号胃管，儿童可选择法氏24号胃管，新生儿和婴儿一般禁忌洗胃或充分权衡利弊后请儿科专家指导处理。值得注意的是，如拟洗出胃内容物，应经口插入大口径胃管，经鼻插入胃管仅适于向胃内灌溶液或吸出稀薄胃内容物，很难吸出胃内残渣类物质，更不可能吸出未溶解的药片或药丸等。

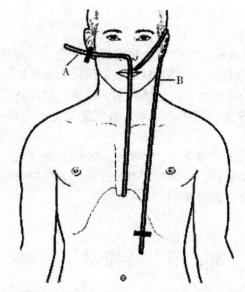

A.耳垂经鼻翼至剑突的距离；B.左口角或鼻翼经耳廓至肋缘的距离

图 4 - 2　体表标志估算胃管插入深度

3. 洗胃液　通常用清水或生理盐水洗胃，但儿童避免使用清水洗胃，否则易导致电解质紊乱。某些特殊物质可能需要特定的洗胃液，如氟化物摄入宜用 15 ~ 30mg/L 的葡萄糖酸钙溶液（可产生不溶性的氟化钙而起解毒作用）；甲醛摄入宜用 10mg/L 的醋酸铵水溶液；铁剂摄入宜用 2% 的碳酸氢钠生理盐水溶液（可产生碳酸亚铁）；草酸摄入宜用 5 ~ 30g/L 的葡萄糖酸钙溶液（可产生不溶性的草酸钙）；碘摄入宜用 75g/L 的淀粉溶液等。但无特殊洗胃液时，仍考虑使用清水或生理盐水进行洗胃。

四、洗胃操作

（1）胃管插入：患者取 Trendelenburg 位（垂头仰卧位），头低约 15° ~ 20°，这种体位有利于最大限度地排出胃内容物，仰卧位或侧卧位增加误吸风险。胃管插入和确认方法参见"经鼻胃管插入"。插入胃管后应常规地抽吸有无胃内容物，而后再注入 50ml 气体听诊左上腹部有无吹气音或气过水声，只有完全确认胃管在位后才可开始洗胃。虽然 X 线是最可靠的确认方法，但由于条件限制，有时无法在洗胃时拍摄 X 线片。另外，插管和洗胃时最好行心电监护、脉氧监测和无创血压监测。

（2）洗胃：灌洗液温度最好与体温相当，但临床上很难做到，灌洗液温度与室温一样是合适的。洗胃前应尽量抽空胃内容物，再向胃内灌入洗胃液。每次最大灌入液量为 300ml 左右（儿童可按 10 ~ 15ml/kg 计算，最大也不超过 300ml）。灌入量过大会导致呕吐、误吸，促进胃内容物向下进入十二指肠或空肠，加快毒物进一步吸收。至洗出液澄清、无颗粒物或无明显药物气味方可停止洗胃，洗胃液总量一般需数升，有时需 10 000ml 或更多。必要时洗胃后可向胃管内灌入活性炭（30g + 240ml 生理盐水或清水）。

五、并发症

从插胃管开始直至洗胃后 6~8 小时均应监测有无并发症。一般很少发生严重并发症，但如未经认真确认或插管者操作不熟练，并发症的发生风险大大增加。

洗胃相关性并发症包括：心律失常、电解质异常、脓胸、食管撕裂或穿孔、胃穿孔、低体温、喉痉挛、鼻或口或咽喉损伤、气胸、误吸、梨状隐窝穿孔、误插入气管内、胃管阻塞等。

为防误吸，洗胃液量不宜过大，通常每次不超过 300ml；由于经口胃管较粗且弹性差，插管时不应过大用力插入或粗暴插管。一旦发现严重并发症如气管内插管、穿孔等应立即拔管并给予机械通气或请外科专家会诊处理。

（刘晓鹏）

第三节　导尿术

一、适应证

导尿是临床上最常用的泌尿外科和非泌尿道疾病的诊断和治疗措施之一。其适应证包括：外科手术、急诊和危重患者，常需导尿观察尿量变化；急慢性阻塞性尿潴留或神经性膀胱，需导尿缓解症状；膀胱功能不全者，导尿用作排尿后残余尿量评估；导尿留取非污染尿标本检查作为泌尿系感染的重要诊断手段（多为女性患者）；其他如利用导尿作为逆行性膀胱造影和尿动力学检查的方法。

二、禁忌证

导尿唯一的绝对禁忌证是确定性或疑似下尿道损伤或断裂者，主要见于骨盆骨折或盆腔创伤者，多表现为会阴部血肿、尿道口出血或前列腺高位骑跨（high-riding）。只有尿道连续性得到确认后，方可进行导尿术，非创伤者镜下或肉眼血尿并非导尿的禁忌证。相对禁忌证如尿道狭窄、近期尿道或膀胱手术、狂躁或不合作者等。

三、主要器械

消毒剂如聚维酮碘，水溶性润滑剂如甘油，无菌巾，无菌棉球及纱布，无菌手套，连接管，无菌盐水，10ml 注射器，尿量计，接尿器（或接尿袋），固定胶带等。

四、导尿管选择

成人常用 Foley-16 或 18 号导尿管，儿童多用 5~8 号导尿管。尿道狭窄者宜选择较小导尿管如 Foley-12 或 14 号，而有血尿者应选择相对较大的导尿管如 Foley-20 至 24 号，以免导尿管被血块阻塞。多数导尿管为乳胶管，如条件允许，对乳胶过高敏或过敏者可选用硅胶管，有高危感染风险者，可选用银合金涂层的抗菌导尿管。

五、 操作前准备

操作前先向患者作适当解释，消除顾虑，取得其充分合作。患者多取仰卧位或半卧位，双大腿可略外展。男性包茎者应翻开包皮暴露尿道口，清除包皮垢。然后用浸有消毒液的棉球或海绵块消毒，注意，在消毒时，应以尿道口为中心向外消毒。消毒后常规铺无菌巾或洞巾，导尿管外涂润滑剂备用。

六、 导尿操作

（一）男性患者导尿术

术者戴无菌手套，消毒铺巾后，一手握阴茎，使之垂直向上，另一手持带有滑润剂的导尿管，自尿道口插入，导尿管至少插入大部分或见尿液流出，见有尿液自导尿管流出后仍应继续推入导尿管数厘米，而后将导尿管外端接上接尿袋，用 10ml 注射器抽取无菌生理盐水注入球囊管，再将向外牵拉导尿管，直到遇到阻力，固定导尿管于一侧大腿上，完成导尿（图 4-3）。

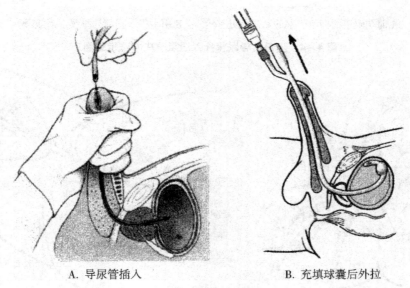

A. 导尿管插入   B. 充填球囊后外拉

图 4-3　男患者导尿管插入方法示意图

有时导尿管插入阻力较大，可能是在前列腺膜部狭窄或尿导尿管硬度较大，致使导管前端阻于前列腺膜部前方的尿道后皱襞处，此时可用手指在前列腺下方轻托尿道或适当旋转导尿管方向，便于导尿管前端顺利进入尿道前列腺部（图 4-4）。

（二）女患者导尿术

患者取仰卧位，双大腿略向外展或呈膀胱截石位，用手指撑开阴唇后自尿道口向周围消毒并常规铺无菌巾。术者用一手拇、食指分别撑开两侧小阴唇，另一手持导尿管自尿道口插入导尿管（图 4-5），见尿液处导尿管外流时，继续向内插入导尿管数厘米，用注射器抽取 10ml 无菌生理盐水，向球囊导管内注入生理盐水，而后向外牵拉导尿管，直到遇到阻力即可，而后固定导尿管于一侧大腿根部即完成导尿。

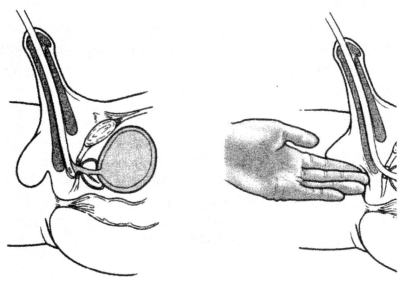

A.前端阻于前列腺膜部的后皱襞处　　　B.用手指轻托前列腺膜部后皱襞

图 4 - 4　男患者导尿管插入遇阻解决方法示意图

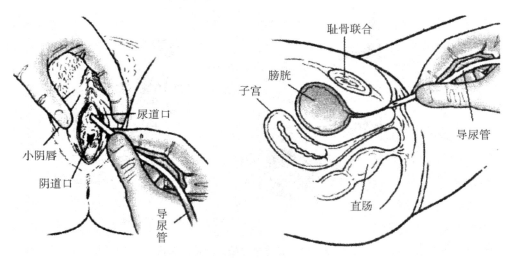

拇、食指分别撑开两侧小阴唇，自尿道口插入导尿管

图 4 - 5　女性导尿方法示意图

七、并发症

导尿的主要并发症包括造成假通道，尿道穿孔，出血，感染。尿道炎是最常见的并发症，发生率达 3% ~ 10%。每个导尿管留置口，特别多见于尿道狭窄或前列腺肥大者，主要是无症状性菌尿；附睾炎，膀胱炎和肾盂肾炎是少见并发症，多见于长期留置导尿管合并感染者。减少感染的最有效方法是尽可能减少导尿管的留置时间，严格无菌操作。导尿者无需常规预防性使用抗生素，但感染高危风险者如免疫功能受抑、经尿道前列腺切除术、肾移植

者等，需要预防性使用抗生素。医源性创伤可导致尿道狭窄，出血和血尿，少量出血大多是自限性的，无需特殊处理，但出血较多者，应给予止血药如立止血 1KU 肌注或静脉注射，凝血功能障碍者应处理原发病。包茎者导尿后包皮未复原易致包皮嵌顿。

（刘晓鹏）

第四节 胸腔穿刺与引流术

一、胸腔穿刺术

（一）适应证

（1）诊断：胸腔穿刺作为新发或不明原因性胸腔积液的诊断性穿刺，抽取胸液分析是渗出液抑或漏出液，胸液涂片、培养、细菌学和生化学检查有助于进一步判断病因，诊断性胸腔穿刺抽液一般抽取 50 ~ 100ml 即可，但明确为充血性心力衰竭所致的少量胸腔积液如不合并感染，可不做胸腔穿刺抽液。

（2）治疗：胸腔穿刺抽液可缓解大量胸腔积液产生的压迫症状。

（3）气胸抽气。

（二）禁忌证

胸腔穿刺无绝对禁忌证。相对禁忌证包括：

（1）严重凝血障碍，如血小板 $<5 \times 10^9/L$、凝血酶原时间（PT）或部分凝血酶原时间（APTT）延长 >2 倍正常值上限者，如必须穿刺，操作前宜给予适当纠正措施，如输注血小板、新鲜血浆等，穿刺后应密切观察有无出血表现。

（2）局部皮肤感染者，避开此处进行穿刺。

（3）机械或人工通气患者慎重考虑穿刺的必要性。

（4）患者不合作者，可适当给予镇静等处理后再行穿刺。

（5）其他如病情垂危、大咯血或血流动力学不稳定者，应待病情稳定后再行穿刺。

（6）严重肺结核或肺气肿、肺大疱等也作为胸腔穿刺的相对禁忌证。

（三）主要器械

消毒液、无菌洞巾，胸腔穿刺针（25 号、22 号），无菌纱布或敷料，大注射器（35 ~ 60ml），麻药（1% ~2% 利多卡因），5 ~10ml 注射器，引流管，标本试管（至少 1 支真空试管），装废液广口容器等。备好肾上腺素等抢救药品。

（四）穿刺步骤

（1）患者体位：患者坐位，可反坐在靠背椅上，椅背垫枕头，双前臂平置于椅背上缘，头伏于枕头上；或让患者坐于床边，头伏于床上。病重者可取半卧位（床头抬高≥30°），拟穿刺侧的手臂上举，置于枕后，无力支撑手臂者，可由助手协助托起患者手臂。

（2）穿刺定位：胸腔积液的穿刺部位应取叩诊实音处，一般于肩胛下第 7 ~ 8 肋间、腋中线第 6 ~7 肋间、腋前线第 5 肋间进针，或超声定位标志处。包裹性积液应经超声检查决定穿刺部位。气胸应取患侧锁骨中线第 2 肋间（床头抬高≥30°）。

（五）操作过程

（1）消毒与麻醉：术者戴口罩及无菌手套，常规消毒皮肤，铺无菌洞巾，以利多卡因行局部浸润性麻醉直达壁层胸膜，抽到胸液或气体者不必再注入麻醉药。麻醉进针应与胸壁垂直，进针时应固定皮肤，以免皮肤滑动移位，麻醉穿刺时注意进针深度。

（2）穿刺抽液：沿麻醉进针方向应沿肋间隙下交或肋骨上缘缓慢刺入，进针时注射器应抽吸成负压状态，边抽吸边进针；如用带乳胶管的穿刺针穿刺时，乳胶管应先用钳子夹闭。当穿过壁层胸膜时，多有突空感。穿刺成功后，接上注射器或三通管及引流袋，再放开钳子，进行抽液或引流。断开注射器前，应确保乳胶管夹闭或关闭三通管，以防空气进入胸腔形成液气胸。抽液完毕，拔出穿刺针，以无菌纱布外敷，胶布固定，如有凝血功能障碍，拔针后应压迫数分钟，直至针眼无出血再作固定。嘱患者卧床休息。目前，不少单位使用静脉穿刺导管，更加方便引流，但成本增加，积液黏稠者易致堵管。

（3）穿刺抽气：一般取病侧锁骨中线第二肋间，麻醉及进针同抽液。注意，在更换注射器过程中，防止气体进入胸腔。如一侧胸腔已抽出4L气体，抽吸时仍无明显阻力，表明肺与胸膜腔的破口仍未闭合，此类患者应行胸腔闭式引流。张力性气胸者，胸腔穿刺排气减压只能作为临时措施，在快速完成减压后，应行胸腔闭式引流。

（4）拔针与观察：闭合性气胸穿刺完毕拔针后应拍摄胸片，了解肺复张情况，至少观察4~6小时后，再复查胸片，如肺复张且气体不再增加者，可考虑离院；张力性气胸者经胸腔闭式引流肺持续复张24~48小时后可考虑夹管观察至少6~12小时，以评估患者是否有症状再现，并应复查胸片，如经至少6~12小时观察胸腔内仍无新的积气，可考虑拔管。拔管后应备有重新插管所需的各种器械，以便病情反复随时插管。拔管观察至少12小时且经胸片证实无新发气胸者，可考虑出院随访，并告之如发生新的变化及时就诊。注意，短期内应避免重体力劳动或剧烈活动，保持大便通畅以避免增加腹压导致再次发生气胸。

（六）并发症

最常见的并发症是损伤脏层胸膜引起气胸或加重气胸，甚至造成张力性气胸，如胸腔穿刺抽液过程中吸出气体，表明已造成气胸，应动态观察，必要时作胸腔引流。通常穿刺后应拍摄胸片，既有利于了解胸腔积液减少情况，又可及时发现气胸等并发症。如抽到气体，或出现胸痛、呼吸困难、低氧血症，或多部位穿刺，或危重患者，或机械通气患者，穿刺后必须拍摄胸片。

其他并发症包括胸痛、咳嗽、局部感染（<2%），严重并发症如血胸、损伤腹腔脏器如肝或脾、气体栓塞、复张性肺水肿（<1%）。一般每次抽液不超过1 500ml者极少出现复张性肺水肿；如为急性气胸，全部抽气也很少发生复张性肺水肿，但发病时间不明的慢性大量气胸，如一次抽尽，可能会出现复张性肺水肿。复张性肺水肿的处理以对症为主，必要时给予机械通气支持。另外，穿刺时出现头晕、出汗、咳嗽、心悸、面色苍白、胸部压迫感或剧痛等，可能是胸膜反应，轻者可暂停观察数分钟，症状缓解后继续操作；重者宜立即拔针终止操作，让患者平躺，必要时可给予肾上腺素0.5mg皮下注射，可择期再做穿刺。壁层胸膜充分麻醉，可大大减少胸膜反应的发生。

二、胸腔引流术

（一）适应证

气胸（任何通气的患者、张力性气胸针刺抽气缓解后、简单抽吸后持续或反复气胸、50 岁以上者继发大量自发性气胸）；反复胸腔积液；恶性胸腔积液；脓胸和肺炎旁胸腔积液；血胸；创伤性血气胸；乳糜胸；胸膜剥脱术；手术后引流（如开胸术后、食管手术后或心脏手术后引流）。

（二）禁忌证

需要开胸手术治疗者、肺与胸廓紧密粘连者是胸腔引流的绝对禁忌证。创伤特别是钝性创伤后少量气胸（<20%），如不伴血胸者可不必引流，但应密切观察，并在 3 ~ 6 小时后复查胸片，以排除气胸扩大或迟发性血胸。相对禁忌证包括凝血功能障碍，肺大疱，肺粘连，分房性胸腔积液，结核和既往有胸腔引流术史者，这类患者应在 CT 或超声引导下行胸腔引流。肺切除术后的空隙作胸腔引流应先请胸心外科医生会诊或咨询。有凝血功能障碍者如不必紧急胸腔引流，宜先纠正凝血状况，再作引流。引流前充分鉴别包裹性气胸还是大疱性疾病，如 COPD 伴随的肺大疱；还应鉴别胸片提示的单侧"大白肺"是肺炎还是胸腔积液，超声检查可鉴别。另外，院前胸腔引流虽有报道，但尚未得到广泛认可。

（三）主要器械

胸腔引流的器械包括：无菌手套和手术衣；皮肤消毒剂如碘酒或聚维酮碘；无菌巾；无菌纱布；21 ~ 25 号注射器；局麻药如 1% ~ 2% 的利多卡因；手术刀柄及刀片；缝线如"1"号线；钝性分离器具虹弯钳；带扩张器的导丝（如用小引流管）；胸腔引流管；连接管；密闭引流系统（或一次性引流瓶）；敷料。一些医院现已包装成胸腔引流专用包。

（四）操作步骤

（1）患者体位：引流术前应取得患者或家属认可，告之手术操作的器官损害风险、感染、其他可能的并发症等。一般情况下患者可采取仰卧位或半卧位，拟引流侧上臂向上举起或手放在颈下，以充分暴露手术视野。

（2）手术部位：第 5 肋间腋中线至腋前线是引流的最佳部位，因为呼吸时隔肌可升达乳头水平，第五肋间腋中 – 腋前线处不会损伤膈肌和腹腔脏器，同时此处肌肉最少，最容易进入胸膜腔。如为气胸，一般选择锁骨中线第二肋间。由于肋间血管和神经多靠近肋骨下缘或肋间隙上缘，一般手术切开选择肋骨上缘或肋间隙下缘。2003 年英国胸科协会推荐胸腔引流的穿刺部位是"安全三角区"，分别以腋窝、腋前线、腋中线和乳头水平线为边界构成的类似三角形区域，作为引流的入口（图 4 – 6）。

安全三角边界分别是：上界为腋窝，前为腋前线，后为腋中线，下为乳头水平线，在安全三角进行穿刺引流相对安全。

（五）操作过程

完成定位后，术者穿手术衣，戴帽子和口罩，用碘酒或聚维碘酮常规消毒、铺无菌巾，再用 1% ~ 2% 利多卡因局部浸润麻醉，直至壁层胸膜。

麻醉成功后，用 10 号手术刀片在肋间隙下缘沿患者横轴作一长度约 3 ~ 5cm 的切口，深达皮肤全层，而后用止血钳行钝性分离肌肉，分离肌肉长径约1cm，直至胸膜，见胸膜后用止血钳尖端刺破胸膜，插管胸腔，但钳子尖端不应插入过深，以免伤及肺脏，插入胸腔后可有气体或液体会向外溢出或喷出（减压引流时），而后用止血钳扩大胸膜开口，并用手指探查肺和壁层胸膜有无粘连，如广泛粘连，应另选引流部位。

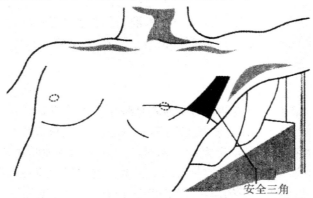

安全三角边界分别是：上界为腋窝，前为腋前线，后为腋中线，下为乳头水平线，在安全三角进行穿刺引流相对安全。

图4-6 胸腔引流"安全三角"示意图

完成胸腔探查后，以止血钳夹住预先准备好的带侧孔的引流管前端，将引流管送入胸腔，插入深度为胸腔引流口距离引流管的侧口约4~5cm［引流管后端（接引流瓶端）预先用另一止血钳夹闭］，引流管就位后，拔出止血钳，用0号或1号缝线缝合切口并固定引流管于合适的深度。缝合结束后，用消毒液（碘酒或聚维碘酮）消毒切口及周围皮肤，无菌凡士林纱布包绕引流管入口处，再用无菌纱布外敷手术切口，胶带固定。引流管的另一端与引流瓶相连接后方可放开夹管的止血钳，可见胸液引出或气体溢出（引流瓶装置见气胸）。注意固定时避免直接将胶带粘在乳头上，如确要经过乳头，应用小纱布片盖住乳头后粘上胶带。完成引流手术后听诊两肺呼吸音并拍摄胸片，以了解引流管的位置，发现有无气胸、手术相关性皮下气肿等并发症。简要操作步骤见（图4-7）。

（1）引流管选择：一般血胸或血气胸者应选用大口径导管（>24F），以免血块堵塞引流管；如为脓胸或较稠厚的胸腔积液，可选择中号导管（16~24F）；如为气胸、普通胸腔积液或分房性脓胸，可选用小口径导管（8~14F）。注意引流管应有侧孔以防阻塞。

（2）引流管的拔除：胸腔放置引流管后，应定时观察水柱波动，如肺复张持续24~48小时，可考虑夹闭引流管观察至少6~12小时，夹管后要密切观察有无新的临床症状发生，如持续6~12小时无新的气胸或肺持续张开，可考虑拔除引流管。拔管后至少应观察12小时，经胸片复查确定无新发气胸者可考虑离院。

近年来，不少临床医生特别是内科性胸腔积液做胸腔引流时，选用深静脉穿刺导管作为引流管，穿刺方法与静脉导管相似，即在完成定位、消毒、铺无菌巾和局部浸润麻醉后，用穿刺针完成胸腔穿刺，而后沿穿刺针孔插入导丝，导丝插入胸腔后退出穿刺针，再将扩孔针沿导丝插入，扩开胸腔入口处皮肤、皮下组织和壁层胸膜后，退出扩孔针，最后将深静脉穿刺导管沿导丝插入胸腔内，插入胸腔内的导管深度一般约5~10cm（过短易滑出，过长易打结，酌情确定），穿刺导管插入后退出导丝，消毒胸腔入口后固定导管，引流导管远端接引流袋完成操作。此法多适于胸腔积液，且积液稀薄者较好。优点是患者痛苦少，操作简便易学，可持续引流，无需外科手术，导管易于固定，操作后患者舒适度好，微创易愈，穿刺孔不易感染。缺点是导管价格仍较贵，导管口径较细，易堵塞，不适合血胸或脓胸等胸液黏稠的胸腔积液。

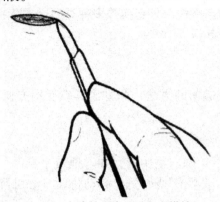

A.在肋骨上缘处沿患者横轴作一直径3~5cm的皮肤切口

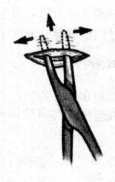

B.钝性分离，扩张皮肤及皮下组织至直径约1cm，并用Kelly钳穿过壁层胸膜

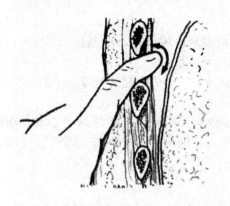

C.用手指探查有无肺-胸膜粘连

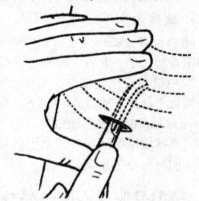

D.以Kelly钳持引流管沿切口送入胸腔内，引流管所有侧孔均需进入胸膜腔内，再行固定

图4-7 胸腔引流管插入操作示意图

（六）并发症

胸腔引流操作相对简单，但如操作不慎，也可能发生严重并发症，包括损伤肺脏和（或）腹部脏器，已有发生死亡的报告。如果损伤迷走神经，会刺激发生心动过缓；如左前胸腔引流可能损伤心脏和大血管；止血钳插入过深过猛也会损伤或刺破肺脏，因此插入止血钳时应控制深度。如用套管针作引流，更易引起严重的肺损伤。其他并发症包括气胸再发、气体残留、胸腔感染、出血、疼痛和复张后肺水肿等。

（冯海娟）

第五节　心脏起搏

心脏起搏分为临时性和永久性两种，危重症患者的抢救以临时心脏起搏为主，包括经静脉心内膜起搏、心外膜起搏、经食管心脏起搏和经胸壁心外起搏等多种类型。本节主要介绍临床应用最广、疗效最好的经静脉临时人工心脏起搏。

一、体外心脏起搏

体外心脏起搏是一种非介入性临时人工心脏起搏的方法，此方法具有使用方便、快捷、无创伤等优点，使用时机选择得当则效果肯定。

（一）适应证

（1）各种原因［包括器质性心脏病（如心梗）和药物中毒，如洋地黄中毒等］引起的缓慢性心律失常（包括Ⅱ度以上房室传导阻滞、窦性停搏、窦性心动过缓、心脏骤停等），且导致了血流动力学障碍者。

（2）高危心血管患者需行外科手术者，可作备用对象。

（二）操作方法

（1）电极位置：圆形电极（FRONT）置于相当于心尖部，方形电极（BACK）置于左肩胛下约第6肋水平，安置电极前应用酒精棉球擦洗皮肤。

（2）将电极与导线连接好，起搏电流一般选40~80mA，起搏频率选60~80次/min，将工作旋钮置于起搏方式（PACE ON）即可。

（3）注意每一起搏是否能激动心室，外周动脉有无搏动，若不能激动心室，动脉无搏动，应调大起搏输出电流（可选范围0~140mA），若仍无效，应争取立即安装经静脉临时心脏起搏，同时行心外按摩。

二、经静脉临时人工心脏起搏

（一）适应证

（1）急性下壁心肌梗死伴有高度或三度房室传导阻滞、药物治疗无效或急性前壁心肌梗死伴Ⅱ度以上的房室传导阻滞；急性心肌梗死伴窦性停搏、窦-房阻滞引起晕厥者。

（2）急性心肌炎症引起的Ⅲ度、Ⅱ度Ⅱ型房室传导阻滞或严重窦缓伴晕厥者。

（3）慢性房室传导阻滞和病窦综合征症状加重，出现晕厥或阿-斯综合征者在安装永久性起搏器前。

（4）心肺复苏成功后出现完全性或Ⅱ度Ⅱ型房室传导阻滞、双束支或三束支阻滞、窦缓（<40次/min）、由于心动过缓而引起频发室性早搏或室速须用抗心律失常药物治疗时，以及心室率过缓造成组织灌注不足者。

（5）心脏外伤或心脏手术后引起的Ⅲ度房室阻滞、逸搏心律（<40次/min）者。

（6）药物中毒（如洋地黄、奎尼丁、锑剂等）以及电解质紊乱（如高血钾）引起的严重窦缓和高度房室传导阻滞伴晕厥者。

（7）具有心律失常潜在危险的患者施行大手术、心血管造影检查和电击复律时。

（8）超速起搏抑制以治疗其他方法不能终止的折返性室上性或室性心律失常。

（二）操作方法

临时心脏起搏的起搏器为体外佩带式，其电极导管经静脉植入。常用的静脉有颈内静脉、锁骨下静脉和股静脉。目前全部采用经皮静脉穿刺法进行，穿刺用具包括穿刺针、短导引钢丝、扩张管和导引鞘管。

穿刺前先用肝素液冲洗穿刺用具。常规消毒、铺巾。以1%奴夫卡因或利多卡因局麻。在穿刺处，先用刀尖切一0.2cm小口。以止血钳轻扩皮下组织，右手持针与皮肤呈一定角度进针，当有"阻力消失感"，回抽针尾的注射器或撤出穿刺针芯后有静脉血涌出时，即由穿刺针尾送入导引钢丝至血管内，退出穿刺针，顺导引钢丝送入扩张导管及外鞘管，最后将扩张管与导丝一同撤出，仅将外鞘管留于静脉内，将起搏导管由外鞘管尾孔送入静脉，经右房、三尖瓣送达右室心尖部。

关于颈内静脉、锁骨下静脉和股静脉的解剖与定位可见前面章节。值得一提的是，经股静脉起搏穿刺部位距会阴部较近，导管走行长，易并发感染或血栓形成，仅用于上肢血管穿刺失败时。

一般情况下，临时起搏多用于危重患者的床旁急救，导管的推送过程无X线指导，可利用心内心电图作为电极定位的参考。具体方法是：将起搏电极的负极（端电极）与心电图机 V_1 导联连接，观察并记录心内膜心电图。电极头端进入右心房时，P波振幅高而QRS振幅低。电极进入右心室时，P波振幅减小，QRS振幅增大。当电极接触到心内膜时，心电图上ST段高抬可达数毫米到十几毫米。此时可进行起搏阈值、心内膜R波振幅等起搏参数的测定，并立即开始起搏。常用的起搏电压5V，脉宽0.5ms，起搏频率70次/min左右。如果心内膜心电图引导插管不成功，则应在X线引导下插管。

临时起搏期间应注意起搏器的起搏功能和感知功能是否良好、有无电极脱位或电极穿孔、穿刺处有无感染等，并注意有无自身节律的恢复，如果自身节律恢复，应根据自身节律逐渐增加相应地减低起搏频率，以至完全撤除临时起搏。临时起搏的持续时间以2周内为宜，最长不应超过3周，否则因临时起搏电极较硬，易造成手术切口感染、血栓形成或心肌穿孔。如果3周内自身心律仍无恢复正常的可能，应尽早更换永久起搏器。

三、永久性人工心脏起搏

各种原因引起的不可逆性心脏自搏或传导功能障碍者须酌情安装永久性人工心脏起搏器。

（马　良）

第六节　心律转复与除颤

临床上多数心律失常是可以通过药物转复的，但由于抗心律失常药物有一定的副作用、起效时间慢，对于一些严重的心律失常如室颤等，药物转复不能作为首选手段，而应选电击复律，此方法安全、有效、快速且副作用小，自20世纪50年代以来，已广泛应用于危重患者救治。

一、原理

异位心律的出现是由于心肌内存在一异常的连续折返运动，如果能于短时间内给予一适当量的电流刺激，使心肌全部除极，这一异常折返激动即可去除；如窦房结和房室传导功能良好，即刻可转复为正常窦性心律。应用电击造成瞬间心脏停搏，排除异位节律点所发出冲动的干扰，使窦房结重新成为心脏起搏点，从而恢复窦性心律，必须具备两个条件：①必须使心肌纤维全部除极。②窦房结要有正常起搏功能。心脏接受外来电流刺激并非绝对安全。正常的心动周期中存在一个所谓"易损期"（vulnerable period），约相当于 T 波顶峰前 20～30ms 时间内（约等于心室肌的相对不应期），在室速、室上速等情况下，如果这一时期内心肌受电流刺激，则容易引起心室纤颤。这是由于此期间正是心肌刚开始复极不久，各部心肌复极程度不等，彼此存在极化程度差异，此时若有电刺激，则易形成折返激动。同步电击转复心律可避开这个"易损期"，它利用心电图 R 波触发放电，其同步装置使电流刺激落在心室肌的绝对不应期，而不落在 T 波上，避免发生室性心动过速及心室纤颤的危险。带此装置的机器，称为"同步心律转复器"，其方法临床上常称作"直流电同步电击转复"。若患者存在心室纤颤须紧急处理时，则直接按压触发电钮，放出电流除颤，此称为直流电非同步电击转复心律。

二、适应证和禁忌证

（一）适应证

（1）心室纤颤：为电击复律的紧急适应证。采用直流电非同步除颤，除颤距发生室颤时间越早，成功率越高。

（2）室性心动过速：若药物治疗无效且伴有血流动力学障碍，临床出现低血压或肺水肿，或阿-斯综合征发作，应行紧急同步直流电击复律。

（3）预激综合征伴室上性心动过速或房颤、房扑当出现血流动力学障碍时，首先直流电同步电击复律。

（二）禁忌证

由于以上各种心律失常如已导致血流动力学改变，不紧急电击复律将危及患者生命，所以临床上往往顾不及患者有无电击复律禁忌证，尤其是心室纤颤。对于非室颤的心律失常若病情不是十分危重，应在电击复律前纠正水电解质失衡。在病态窦房结综合征，应先安装临时起搏器，以防电击后心脏停搏。

三、操作步骤

（1）选择病例时应严格掌握紧急电击复律的适应证。

（2）若患者清醒，应解除思想顾虑，使患者密切配合。电击前静脉推注安定 20～50mg，应边注射边注意患者神志，待患者进入朦胧状态时即行电击。

（3）准备好各种抗心律失常药、升压药及临时起搏器及呼吸机，并建立静脉输液通道。

（4）电击前去除假牙，解开衣领。操作者不要与患者、病床相接触，以防触电。

（5）所用电极不宜太小，否则因电流密度过高导致心肌损伤。电极板放置位置有多种，在紧急电击时通常将一个置于左侧乳头下（心尖部），另一个置于右侧第 2 肋间隙胸骨旁（心底部），两电极板距离约 10cm。注意不要使导电糊或盐水散开，以免放电时短路。

（6）心室纤颤使用非同步装置，电功率为 200~400W/s。若除颤后仍为室颤应增加电功率 50W/s，再次除颤，直至室颤转复为窦性心律为止。若室颤为细颤，可静推异丙肾上腺素 1mg，使细颤变为粗颤，再行除颤，以提高成功率。室颤以外的心律失常用同步电击复律，电功率 100~200W/s，若无效，可增加电功率行再次电击，但两次电击间隔最好不短于 3min，以尽量减少心肌坏死的发生。

（7）电击时应用除颤器连续监测，若电击后心跳未恢复，应立即行胸外按压，静脉推注肾上腺素、异丙肾上腺素，注意监测血压，必要时紧急行临时心脏起搏。

（8）电击心律转复成功后注意患者神志、肢体活动情况及言语功能，注意有无血尿、腹痛，防止栓子脱落，并注意电击部位皮肤保护。

四、电击复律的有关问题

（一）影响疗效的因素

1. 与心脏病病因的关系　据文献报道，风湿性心脏病较缺血性心脏病疗效为好，而风湿性心脏病中又以手术后才发生房颤者疗效较好。风心病联合瓣膜疾患的房颤电除颤后最易复发，其次为二尖瓣病变，但二尖瓣狭窄（尤以手术后出现房颤进行电击者）复发率则较小。电击复律不易成功，或容易复发的可能原因是：心肌损伤程度较重，使心房内起搏点兴奋性提高，心房肌应激性不一致而诱发环行运动或折返，或因窦房结损害严重，对心律失去正常控制。

不同室颤类型对电击转复成败的影响：既往分为原发性室颤及继发性室颤。近年有人将室颤分为五类：①原发性室颤。②药物引起的室颤（如奎尼丁、锑剂、洋地黄等）。③合并性室颤，合并于休克或心衰，但非临终前出现的。④人工起搏器引起的室颤。⑤终末期室颤（即临死前心律）。据观察，对①、②型电击除颤效果较好，③型次之，对⑤型（终末期室颤）则无效。

2. 与电功率大小的关系　理想的是以最小、不损伤心肌的功率获得转复成功。上海部分学者报告强调，对心房纤颤的转复以 150~200W/s 为好，而北京阜外医院则认为 100~150W/s 为宜，有学者介绍曾用 75W/s 获得成功的病例。临床实践表明，如用较低的功率转复无效，即使采用大功率也往往告失败，对此国内外文献已不乏报道。为减少转复对交感及副交感神经的影响，近年来多提倡采用尽量小的电能进行转复心律。

3. 与心律失常的种类和病程的关系　一般文献均认为心房扑动效果最好。上海学者报道 90 例次中 10 例心房扑动均以 80~200W/s 一次电击成功，重复电击两次以上或失败者均为心房纤颤。北京学者介绍心房扑动 15 次亦全获成功。有人认为心房纤颤的 f 波的高低与电击转复率存在一定关系，高于 2mm 以上者仅 4% 无效，低于 1mm 者无效率可达 20%，但也有人持不同意见。心房纤颤发生时间的长短与电击转复成功率成反比，即心房纤颤时间越长，转复越困难，且转复后亦较难维持。上海在一组 90 例次的经验介绍中，心房纤颤在一年以内 40 例中仅 3 例（7.5%）电击转复失败，心房纤颤在 3 年以上者 21 例中有 6 例（30%）电击转复失败。哈尔滨医科大学在一组 112 例次电击转复中，心房纤颤病程在半年内者转复成功率为 92.5%；3 年以内者为 86.7%；5 年以上者效果极差，5 例中仅 1 例成功，并且不能巩固。

4. 心脏功能 心脏功能的好坏对电击转复成功率也有影响。同一病例，在心力衰竭控制、心功能好转后用相同电功率可获转复成功。

5. 电解质、酸碱平衡对电击转复成败的重要性 心律失常的发生与这些因素有密切关系，如有异常则须及时纠正，特别是保持正常的钾浓度、氧分压及 pH 值是保证电击转复成功的重要因素。低血钾时，心肌兴奋性升高，电击后易发生异位心律，而且在低血钾时，Q - T间期延长，期前收缩易落在心动周期的易损期而诱发心室纤颤。此外，如合并有感染、风湿活动等，须先给充分治疗，否则势必影响电击转复效果。

（二）心律转复后用药维持的问题

室颤及室性心动过速电击复律后患者往往存在室性早搏，甚至再次出现室速或室颤，若静脉输注利多卡因 1 ~ 4mg/min，可减少心律失常的复发。对于房颤、房扑、室上速心律转复后可用 I a、Ⅲ类抗心律失常药如奎尼丁、胺碘酮口服预防复发，由于同时有预激，Ⅱ类、Ⅳ类抗心律失常药疗效差。电击复律后如仍存在心功能不全或电解质紊乱常常易导致心律失常复发，所以应同时纠正电解质失衡及心功能不全。

（三）电击复律并发症问题

据目前国内报道，还未见过电击转复而直接致死亡者。在临床上所出现的某些并发症，多因患者的选择或准备工作欠妥或机器操作存在技术错误之故，出现率为 4.1% ~ 14.5%。此外有资料介绍，并发症发生率与所用电功率有一定关系，在用 150W/s 电功率时为 6%，400W/s 时可增高至 30% 以上。常见的有：

1. 心律失常 电击转复后出现其他短暂的心律失常是最常见的并发症，如窦性心动过缓、交界性逸搏、房性期前收缩等。这是由于窦房结长期未发出激动，异位节律点消除后，仍需一定的"温醒"时间（"warming - up"time）之故。多在数分钟之内即能恢复稳定的窦性心律，但在短时间内还可见短阵的房性期前收缩连续出现。有些房颤持续较久的患者转复后可出现形状较奇特的"窦性 P 波"插入一些房性期前收缩。这一异常现象为"病态窦房结综合征"所致。这种患者房颤常不久即复发。Duvernoy 等（1976 年）报道一组 203 例患者，经电击转复心律后，其中 6 例（3%）于电击后 4 ~ 105s 才转复为窦性心律。心律失常经电击后出现延迟转复的机制可能有：①在心房易损期电击可引起不稳定的心房节律；再自行转为正常窦性节律；电击时使血管活性物质（如乙酰胆碱和儿茶酚胺）释放。②电击可能仅引起心房部分除极，当同步心房纤维达一定数量时，才转为正常窦性心律。③电击可暂时引起以窦性心律为主导心律的房室分离，再转复为窦性心律。基于此现象，若电击转复心律失败时，不宜立即进行较高能量的再次电击，因延迟转复可见于电击后 2min，故应观察 2min 后才考虑再次电击。

电击后室性异位心律的出现并不多见，其发生率有人报道为 0.8% ~ 9.05% 之间，但较为危险。一种是电击时立刻出现室性心动过速或心室纤颤，此常系机器同步性能发生故障所致，国外曾有因此而死亡的病例报道。另一种是电击后（常出现于过高功率转复）在正常心律或室上性异位心律的基础上，出现室性异位节律点，可能是因为心肌条件不好、洋地黄过量或电解质紊乱等所造成。有的未做特殊处理而很快自行恢复正常心律，少数须用抗心律失常药物。

2. 栓塞　有人报道用奎尼丁转复心房纤颤400例，栓塞发生率约1.1%；450次电击转复中栓塞发生率为1.22%；100例接受过抗凝治疗的转复病例治疗中没有发生栓塞，但这并不能说明抗凝疗法的效果，因栓塞的发生率本来就不高，所以目前主张抗凝治疗只用于过去曾有反复栓塞史者。

3. 皮肤灼伤　如电极板接触不良或有其他短路，则可灼伤皮肤。多次电击的患者，与电极板接触的皮肤可有充血，局部有轻微疼痛，多在2~3天内自行消失。

4. 低血压　有学者报道，在用高能量电击后可出现低血压（约3%），可持续数小时，但常不须特殊处理。

5. 其他　有的资料报道，电击后可能发生肺水肿。有人认为可能为"肺栓塞"所致，亦有人认为此与电击转复后左房机械性功能抑制有关。另外可出现短时间的呼吸变浅、乏力、嗜睡、头晕等，多在数小时内恢复。

此外曾有报道，电击转复后个别病例可出现心电图的ST段下降，QRS波增宽，甚至出现心肌梗死图形，多在短期内恢复。也有资料介绍，在电击转复后SGOT有明显升高，而SGPT及LDH无改变，据认为SGOT的升高并不是由于心肌受损伤，而是因为胸壁和骨骼肌受损的结果。最近有报告证明在部分患者，肌酸磷酸激酶（MB）的心肌部分增高。

（马　良）

第七节　Seldinger 穿刺技术

瑞典 Sven Ivar Seldinger 博士（1921—1998）于1953年首创经皮动脉穿刺置鞘技术，称为 Seldinger 穿刺技术。由于该方法操作简单，损伤小，无需缝合血管等优点，完全替代了以往外科暴露切开血管的方法，成为现代介入放射学的基本操作技术。这一简单但革命性的技术经受住了时间的考验，成为目前经典的动、静脉穿刺置鞘方法。并且该技术的原理还应用到其他管腔的穿刺中，如气管造瘘术等。1984年《介入放射学杂志》撰文纪念 Seldinger 技术发明30周年时曾写道："所有从事放射介入学的人士都应该感谢 Seldinger 的非凡想象力，他的成就使放射学朝着新的令人振奋的方向发展，给医学影像诊断和介入治疗留下了永久的印记"。

一、无菌技术

1. 术者准备　穿戴帽子和口罩及X线防护设施（包括铅衣、颈围、铅帽等），常规刷手消毒，穿手术衣，戴无菌手套。

2. 穿刺点准备　用消毒液（如聚乙烯吡咯烷酮碘液、氯已定等）消毒穿刺部位及其邻近区域约1分钟，从穿刺点开始，以同心圆形式逐渐向外扩大约25cm。

3. 手术野准备　铺无菌手术巾和手术被，手术被应完全覆盖DSA检查台，暴露穿刺点即可，一般采用中间带有圆孔的无菌手术被。

二、麻醉

目前脑血管造影或介入治疗多采用局部麻醉。局麻药在注射后数秒内，阻断相应神经末梢的感觉冲动，其作用时间取决于所用药物种类。血管穿刺时的局麻一般采用1%利多卡因。利多卡因作为局麻药的急性过敏反应发生率相当低，但如果快速吸收大量药物或患者为高敏体质，也会出现全身中毒反应。这一现象在老年患者中更易发生。局麻药的副作用在给药后数秒钟即可出现，应及时识别和处理。最早的表现为恐惧和嗜睡，随后可出现循环和呼吸减弱，表现为低血压，面色苍白，皮肤湿冷，呼吸不规则，呼吸暂停，如不及时处理可出现抽搐和惊厥，甚至危及生命。对局麻药反应的处理包括维持气道通畅，吸氧，密切监测心率、血压和呼吸。必要时可使用升压药物。如患者发性抽搐或惊厥，可用安定和苯巴比妥类药物。在实施局麻前应准备好心肺复苏的设备。

利多卡因作用快，是最常使用的局麻药物，一般剂量为 1% 利多卡因 5～10ml。实施局部麻醉时，首先使用 25G（5 号）注射针穿刺皮肤，斜面向上，注射适量利多卡因（约0.5ml）形成小皮丘。沿预定穿刺方向刺透皮下组织，缓慢注射利多卡因。作深部注射前，先抽吸针管，确认针头不在血管里。多方向注射利多卡因，每次需要改变方向注射时，针头应先退至皮下然后再进针。

三、穿刺的操作步骤

（1）用 11 号手术刀片作皮肤切口（2～3mm），以利动脉鞘通过。

（2）以 18 号带针芯的薄壁针头穿刺血管，进针角度约 30°～45°（根据患者的胖瘦和血管深浅调整）。

（3）拔出针芯，缓慢回撤针头，直到血液自针尾无阻力流出（静脉穿刺时）；动脉穿刺时，则血液呈搏动性喷出。

（4）针尾流出血液后，稍微减小穿刺角度，再稍向血管里进针，让血液继续流出，以证实针头在血管里。

（5）插入引导导丝，插入的导丝应超越针尖进入血管约 15～20cm。

（6）左手在穿刺点上方按压穿刺血管，右手拔出穿刺针。静脉穿刺时左手轻轻加压，动脉穿刺时左手稍用力加压。

（7）沿导丝插入动脉鞘，注意当动脉鞘头端进穿刺点时，导丝尾端应露出动脉鞘约10cm；动脉鞘插入时会遇到一定阻力，可在小幅度旋转下使鞘尖穿过皮肤进入血管。

（8）撤出导丝和鞘芯，抽吸导管并弃去抽吸物，肝素生理盐水冲洗导管后将其连到灌洗设备上。抽吸时血液通畅，证实导管在血管腔中，清除操作系统中的凝血块或气泡。

四、穿刺和置鞘技术注意事项

1. 导丝插入过程中遇到阻力　经穿刺针向血管内插入导丝时，一旦遇到较大阻力时，决不能强力再往前送，应首先拔出导丝，观察导丝是否有损伤，再抽吸穿刺针验证针头是否在血管腔内。对弯曲血管应用小弯或大弯 J 形导丝。如果仍有阻力，可通过穿刺针注射少量造影剂（2～3ml），在透视下观察局部血管的状况。这有助于正确判断血管走向以及血管弯曲的部位和范围，根据血管形态调整穿刺方向。

2. 置入血管鞘

（1）在置入动脉鞘时，应防止弄弯，扭结或损伤动脉鞘。如前送动脉鞘遇到阻力时，不要强行推送。应拔出动脉鞘，保留导丝；仔细检查鞘管，如果动脉鞘有扭结、粗糙、口缘缺损或弯曲，应予以更换。如果无以上情况，而导丝又在血管腔内，可尝试用扩张器扩张皮肤和皮下组织，使之足以通过鞘管；然后拔出扩张管，再置入动脉鞘。

（2）拔出导丝和鞘芯时，应固定鞘管，保持其位于血管中，此时，失去支持的鞘管很易发生弯曲或扭结，使得再次送入导丝或导管时发生困难。如果送入导丝时遇到阻力，可边送导丝边稍微回撤鞘管，这样常能解除阻力。如强行将导丝或导管送过已弯曲的鞘管将可能造成鞘管穿孔。

（3）经动脉鞘插入导管时，应有一小段柔软导引导丝伸出导管内，以减少血管壁损伤。这对于将猪尾导管尖端伸直送过鞘管的操作尤其重要。

（4）应持续滴注或间断冲洗鞘管侧臂，以防止血栓形成和栓塞。

3. 冲洗导管 为防止血栓形成，应常规对位于血管内的导管进行冲洗。对静脉内导管，可在抽吸后即行冲洗；但对动脉内导管，抽吸导管（或鞘管）后，应先弃去抽吸物，然后再用肝素生理盐水冲洗。冲洗动脉导管时动作应轻柔（尤其是桡动脉内导管），冲洗时如遇到较大阻力应明确原因，不可强行推注灌洗液。

4. 压迫穿刺点 撤出导管后，手压穿刺部位一段时间（静脉穿刺轻压 3～5 分钟，动脉穿刺重压 10～30 分钟）。

（马　良）

第八节　动脉穿刺置鞘技术

第一次有记录的动脉插管是 1733 年。当时 Hales 将一根铜管插入经手术显露的马的动脉，并用普通血压计进行了压力测定。之后，动脉穿刺技术不断发展，目前神经介入多采用 Seldinger 穿刺技术。

一、动脉穿刺置鞘基本器械

（1）J 形导引导丝，扩张管，动脉鞘，11 号刀片，注射器等。
（2）适合于肱动脉，桡动脉，腋动脉和股动脉的导管。
（3）其他特殊材料：细导引导丝，用于桡动脉经皮穿刺置鞘等。

二、禁忌证

严重动脉粥样硬化伴穿刺部位或其远端血流减少者；出血性疾病和正接受抗凝治疗者，可能发生出血；均属动脉导管穿刺术的相对禁忌证。

三、穿刺部位的选择

1. 股动脉逆行（血流方向）穿刺 适用于主动脉弓及其分支血管的造影或介入治疗。如果两侧股动脉均可穿刺，大多数右利手术者会站在患者右侧，选择穿刺右侧股总动脉。

2. 股动脉顺行穿刺 适用于同侧腹股沟下的血管。应注意血管分叉高或患者过度肥胖难以应用这种方法。

3. 臂动脉或腋动脉逆行穿刺 适用于同侧主动脉弓及其分支的造影或治疗。多选择左侧，如果动脉鞘直径大于 6F 或 7F，应采取血管暴露穿刺法。其并发症的发生率大于股动脉穿刺。

4. 左侧锁骨下动脉逆行穿刺　适用于主动脉弓及其分支。并发症的发生率大于股动脉穿刺。可代替臂动脉或腋动脉。

四、股动脉穿刺置鞘技术

股动脉穿刺法是脑血管介入诊疗过程中最常用的途径，是介入穿刺最理想的位置之一。这是因为股动脉穿刺点在股总动脉靠近骨性平台便于压迫止血；股总动脉管径较粗，可使用直径较大的动脉鞘，并可使用血管闭合器。股动脉径路具有穿刺成功率高、可重复穿刺、导管操作方便、并发症发生率较低等优点。在实施股动脉穿刺时，穿刺部位的选择对穿刺的成功和减少术后并发症至关重要。如穿刺点过高，则可能损伤髂外动脉，因缺乏骨性平台，拔鞘后不易压迫止血，有发生腹膜后大出血的危险；如穿刺点过低，则易穿刺到股动脉分叉，可能损伤股深动脉或股浅动脉，易发生假性动脉瘤、动静脉瘘或血栓形成等并发症。因此掌握好股动脉的解剖结构及选择好股动脉穿刺点是非常重要的。

1. 股动脉解剖　股动脉源于髂外动脉，自大腿根部紧靠腹股沟韧带下方起始。如果自耻骨联合到髂前上棘作一连线，则股动脉恰好在这一连线中点的腹股沟韧带处通过。股三角位于股前部上1/3，为底在上、尖朝下的三角形凹陷。底边为腹股沟韧带，外侧边为缝匠肌内侧缘，内侧边为长收肌的内侧缘。股三角的尖位于缝匠肌与长收肌相交处，此尖端向下与收肌管的上口相连续。股三角的前壁是阔筋膜，其后壁凹陷，自外向内依次为髂腰肌、耻骨肌和长收肌及其表面的筋膜。股三角中，股神经位于股动脉外侧，股静脉位于股动脉内侧（从外到内为股神经，股动脉，股静脉，淋巴管）。可在股三角腹股沟韧带下2~3cm触到股动脉搏动。

掌握好以下几个两点、三线、一面的关系，对成功穿刺股动脉非常重要。两点：腹股沟韧带下股动脉搏动点，以腹股沟韧带下股动脉搏动点下方约2cm处作切口点；三线：找到腹股沟韧带、股动脉在体表的投射线、切口到股动脉虚拟的穿刺线；一面：股动脉体表的投射线、切口点均在一个面上。这样只要穿刺针深度够了，必然下面会穿刺到股动脉。

2. 单壁和双壁穿刺术　单壁穿刺指采用斜面针头穿透血管前壁，进入血管。双壁穿指刺采用带有针芯的穿刺针，针芯带有斜面针尖，穿刺时先后穿透血管前后壁；拔去针芯；缓慢回撤穿刺针至针头进入血管腔，可见搏动性血液喷出。

3. 操作步骤

（1）沿腹股沟韧带进行股动脉触诊，判断股动脉走向，确定穿刺点。

（2）穿刺点作2~3mm的皮肤切口（切开真皮层）。

（3）右手拇指和示指持血管穿刺针，中指堵住针尾，经穿刺点皮肤切口、以与皮面成30°~45°角、与正中线成10°~20°角向股动脉进针，左手持续触诊股动脉搏动。

（4）将带针芯的血管穿刺针穿透股动脉，当针头进入动脉可感到明显搏动。

（5）如刺穿股动脉，穿刺针将随股动脉搏动而摆动。拔出针芯，缓慢回撤穿刺针，直至针尖进入动脉腔内（血液搏动性喷出）。

（6）用示指压住针尾止血。

（7）再略微回撤穿刺针，使针尖完全位于血管腔内。将导丝软端通过穿刺针插入血管内约15~20cm。

（8）一手握紧导丝保持不动，另一手从血管内撤出穿刺针，再以左手加压穿刺部位以防出血。

（9）用肝素盐水纱布擦净导丝。

（10）通过导丝插入鞘芯－动脉鞘管组件，在插入皮肤前应保证导丝露出动脉鞘管尾端10～15cm。

（11）用左手给穿刺部位加压，同时右手拇指和示指握住血管鞘头端，在顺时针方向旋转下送过皮肤，进入动脉。

（12）动脉鞘顺利插入后，从动脉鞘中拔出鞘芯和导丝，保留动脉鞘于原位。

（13）抽吸动脉鞘，弃去抽吸物，肝素生理盐水冲洗动脉鞘，侧臂连接加压输液装置，持续肝素生理盐水灌洗。穿刺置管成功后，即刻静脉给予肝素。

4. 不正确的穿刺　穿刺位置不能太低，如穿刺太低，可能穿刺到股浅动脉，而不是股动脉，如果股浅动脉很细，则可能发生血管阻塞。穿入分叉后的股深动脉则不易压迫，可致出血。穿刺部位过高，进入髂外动脉易致腹膜后血肿。

5. 导丝不能通畅插入的处理

（1）穿刺针头可能抵在血管后壁上，应缓慢回撤穿刺针1～2mm后再前送导丝。

（2）如果导丝碰到血管后壁的斑块，可能导致栓塞，不可用力推送。

（3）在透视下插入导丝，确定导丝受阻的部位，有时可能进入血管侧支。

（4）更换细导丝，如0.025英寸的导丝。

（5）在同侧重新选择穿刺点。

（6）如果血液回流正常，可注入造影剂作路径图。如穿刺局部有狭窄或病变，应选择对侧或上肢进行穿刺。

五、肱动脉穿刺置鞘技术

1. 解剖　肱动脉在上臂起源于腋动脉，位于肱二头肌内侧缘下方，在肘窝处位于正中神经外侧。在肘窝以下，肱动脉分成桡动脉和尺动脉。肱动脉在上臂走行浅表，可触及搏动，其走行可用锁骨中点和肘窝中点之间的连线表示。

2. 患者准备

（1）肘窝近端约5cm处触诊定位肱动脉。

（2）检查双上肢血压，如果两侧收缩压相差20mmHg以上，则选用血压较高一侧，因为血压较低一侧锁骨下动脉有可能存在狭窄。

（3）将血压计袖带留在所选择手臂下面。

（4）将准备穿刺的手臂与躯体摆放成30°～45°夹角，并固定在检查床上。

3. 操作步骤

（1）局麻后，用11号刀片在穿刺点皮肤上作一2～3mm的小切口。

（2）将一手示指和中指压在肘窝上方5cm处取穿刺点的上下方，手指应正好按在肱动脉上。

（3）将带针芯的18号穿刺针以20°～30°的角度穿皮肤刺入动脉，注意不要刺穿动脉后壁。

（4）拔除针芯，若穿刺针尾有搏动性血流喷出，通过穿刺针将J形导引导丝插入动脉约10～15cm。

（5）一手按住穿刺点上下方固定导引导丝，另一手撤出穿刺针。用消毒湿纱布擦净导引导丝。

（6）通过导丝送入 4F 或 5F 鞘管－鞘芯组件，进皮肤前应保证导丝露出鞘管尾端 5 ~ 10cm。以拇指和示指握住鞘管，旋转下插入动脉。

（7）鞘管全部送入动脉后，一起拔出鞘芯和导引导丝，保留鞘管。

（8）抽吸鞘管并弃去抽吸物，冲洗鞘管。

4. 注意事项　交换导管时，可将血压计袖带充气，使压力高于患者收缩压用以止血。

六、桡动脉穿刺置鞘技术

1. 解剖　桡动脉是肱动脉的末级分支，管径较小，位置较表浅，起源于肘窝，从前臂桡侧下行至腕部，其搏动在腕部桡骨侧前缘屈腕肌腱前很易触到。在掌部与尺动脉汇合，形成掌深弓，背弓和掌浅弓。

2. 患者准备　改良 Allen 试验：在桡动脉穿刺前，必须证实有足够的侧支循环供应手部。检查方法有超声多普勒，手指脉搏监测或 Allen 试验。改良的 Allen 试验按下述步骤操作。

（1）将患者手臂抬至高于心脏水平。

（2）抬高侧主动或被动握拳。

（3）检查者将一个拇指按在患者尺动脉上，另一拇指按在患者桡动脉上，同时加压约 5 秒钟。

（4）在持续加压下放低手臂并松开拳头，此时手臂可能变苍白。

（5）放松尺动脉压迫。

（6）观察并记录掌部，拇指和其余手指变红的时间。整个手部应在 15 秒内恢复红色，为 Allen 试验阳性。如不能在 7 ~ 15 秒内恢复红色则为尺动脉充盈延迟，说明手部主要靠桡动脉灌注，此为 Allen 试验阴性，这是桡动穿刺的绝对禁忌证。Allen 试验应在桡动脉上重复一次，即仅解除桡动脉压迫，评价桡动脉血供。如果其中任意一条血管表现颜色恢复延迟，都不能用桡动脉进行穿刺。

（7）如可能在手掌处将患者非优势手臂固定在检查床侧臂上，使腕部约外伸 60°。

3. 操作步骤

（1）触诊桡动脉搏动，确定其位置及走向。

（2）以 11 号刀片在桡动脉上方作 1 ~ 2mm 长的浅皮切口。

（3）使用带针芯的 20 号穿刺针，以 30°的角度在腕部上方约 3 ~ 4cm 处向桡动脉进针。

（4）一手触诊桡动脉搏动，另一手持穿刺针并穿透桡动脉。

（5）拔出针芯，缓慢回撤穿刺针，直到针尖进入桡动脉，此时有鲜血自针尾喷出，说明位置适当。

（6）将 0.018 英寸（0.46mm）导引导丝的柔软端送入血管内 10 ~ 15cm，紧握导引导丝拔出穿刺针，用湿纱布将导引导丝擦干净，通过导引导丝送入短的（15cm）5F 血管鞘，拔出导引导丝。

（7）抽吸血管鞘，弃去抽吸物，轻柔冲洗血管鞘，将肝素化输液三通接到血管鞘上。

4. 特殊注意事项

（1）桡动脉搏动消失：有时利多卡因浸润麻醉后，桡动脉搏动减弱或消失，但一般是短暂性的，轻轻按摩血管周围组织可促进脉搏恢复。

（2）搏动性血流停止：如果在前送血管鞘的过程中发生桡动脉血流停止现象，应缓慢回撤血管鞘直到血流恢复，继续回撤 1～2cm 后，再前送鞘管，如果第二次回撤鞘管仍不见血流喷出，应拔出鞘管，穿刺点按压 5 分钟后再行穿刺。如果一直没有血流出现，那么不能再穿刺这根动脉，而且在选择其他动脉进行穿刺，不必再压迫此动脉。

（3）穿刺方法：穿刺时，即可直接刺入血管，也可先穿透血管，再回撤穿刺针。对小动脉常采用穿透血管的方法。这两种方法的并发症无显著区别。

（4）桡动脉血栓形成的影响因素：影响桡动脉血栓形成最重要的因素是鞘管的大小，形状，制作材料以及在动脉内留置的时间。因此，主张采用 5F 以下，头端不变细的鞘管。

（5）手部血循环的评价：应每 4 小时检查一次手部血循环，如发现循环不良应立即拔出鞘管。

（6）预防出血：拔管后，在穿刺点压迫 5～10 分钟可防止出血。然后再观察数分钟，确认止血良好后，轻压加盖敷料，经常检查桡动脉搏动和手部血流情况。在鞘管置入时，如动脉穿刺次数增加，动脉阻塞的危险性亦增加。尽管桡动脉穿刺的血栓并发症较高，永久性血管损伤并不多见，且通常在拔管后 48h 到 7 天后症状即可缓解。

七、腋动脉穿刺置鞘技术

1. 解剖　腋动脉与进入腋窝的锁骨下动脉相延续，在腋窝胸大肌下缘水平成为肱动脉进入臂部。腋动脉被在其前面穿过的胸小肌分成三部分，第一部分穿过脂肪间隙，从第一肋外侧缘延续到胸小肌上缘；第二部分紧贴胸小肌后面走行，距喙突尖一指宽；第三部分最长，在三块腋后肌起始处穿过，延续到胸大肌下缘。腋动脉，腋静脉和臂丛形成神经血管束，位于腋鞘内。

2. 患者准备　将预定穿刺侧的手枕于头部，手臂充分外展外旋。腋下区域备皮。在腋窝内胸大肌后外缘定位腋动脉。

3. 操作步骤

（1）触诊定位腋动脉走向，选定胸大肌或三角肌－胸大肌沟近端 3～4cm 处为穿刺点。局麻后，以一手中指和示指按在穿刺点上下方加以固定。

（2）另一手将 18 号穿刺针刺入腋动脉。

（3）当穿刺针尾端出现搏动性血流时，通过穿刺针将 J 形导引导丝送入血管内约 10～15cm。

（4）嘱咐患者 24 小时内不要使用穿刺侧手臂，以免穿刺点出血。

4. 注意事项　腋窝局部麻醉时应特别小心，因此处神经分布丰富。

八、动脉穿刺置鞘技术的并发症

常见并发症包括出血（血肿）、栓塞、穿刺血管远端出血或坏死、血栓形成、动脉夹层等。

九、 动脉穿刺置鞘径路的选择

1. 股动脉　股动脉穿刺置鞘的优点是血管腔大，易于穿刺，阻塞较小；在血管收缩和低血压时也易穿刺；不易损伤导管；拔管后易压迫止血。缺点是患者活动受限；肥胖患者穿刺困难；肥胖患者不易止血，易致血肿。

2. 桡动脉　桡动脉穿刺置鞘的优点是容易触摸到搏动；侧支循环丰富；部位浅表；穿刺进行前能评价侧支循环状态。缺点是，由于管径小，阻塞危险性高；易于损坏导管；当休克，低血压或外周血管收缩时，不能反映主动脉压。

3. 肱动脉　优点是有外周血管疾病者常选此径路。缺点是并发症多，部位深，止血困难。

4. 腋动脉　优点：利于双平面造影和斜位观察；对患者限制少；左腋动脉穿刺利于放置导管；管径大，较少阻塞。缺点：易损伤神经；易致血肿和假性动脉瘤。

（马　良）

第九节　静脉穿刺置鞘技术

一、 臂静脉穿刺置鞘技术

1. 解剖　手臂的静脉主要源于二条交通静脉：贵要静脉和头静脉。贵要静脉走行较深，沿前臂尺侧面上升，在肘前与肘正中静脉汇合，再沿肱动脉内侧继续上行，形成腋静脉。头静脉在前臂桡侧上升，在肘前与肘正中静脉和贵要静脉交通，再沿外侧上升，直到通过胸锁筋膜时形成一个大弯，然后横过腋动脉，在锁骨下汇入腋静脉，或偶尔汇合到颈外静脉。对于这种解剖特点，使得在进行头静脉穿刺置鞘时较困难，故临床上多采用贵要静脉穿刺。

2. 患者准备　定位静脉，可在肘窝上方暂时扎一止血带并嘱患者握拳以扩张静脉，便于定位。外展穿刺侧手臂，使之与身体长轴成30°～45°夹角，平放在带棉垫的前臂支架上。在没有透视帮助下放置中央静脉血管鞘时，可先伸直圈好的鞘管，比试一下从穿刺点到上腔静脉相应位置所需的鞘管长度。

3. 操作步骤

（1）在上臂扎一止血带。

（2）绷紧穿刺点远端皮肤，使针尖斜面向上，成15°～20°角穿刺静脉。

（3）穿刺针回血后，向静脉内插入导引导丝，使之在血管内伸出针尖约2～4cm。松解止血带，再缓慢前送导丝数厘米。

（4）拔出穿刺针，同时握紧导引导丝使之保留在血管内。

（5）用消毒湿纱布清洁导丝。

（6）通过导丝将所选择的鞘芯－鞘管插入静脉。

（7）将鞘芯和导丝一起拔出，冲洗鞘管侧臂。

（8）用臂板固定操作侧手臂。

二、股静脉穿刺置鞘技术

1. 解剖 股静脉是下肢的主要静脉干，其上段位于股三角内。股静脉在大腿根部紧邻股动脉，在腹股沟韧带下方，股三角走行的结构自外向内依次为股神经，股动脉，股静脉和淋巴管。寻找股静脉时应以搏动的股动脉为标志，触诊定位股动脉可帮助定位股静脉，后者在股动脉内侧约1cm处与之平行走行。股静脉有几个静脉瓣，前送导管时可能遇到。

2. 操作步骤

（1）触诊股动脉搏动，股静脉位于股动脉内侧1cm，腹股沟韧带下方2~3cm处。

（2）在预定穿刺点用11号刀片作一小斜行皮肤切口（约3mm），用蚊式钳轻轻钝性分离皮下组织形成一个小窦道。

（3）刺入穿刺针，针芯斜面向上，针尖指向正中线的肚脐，成30°~45°角刺入切口。

（4）轻柔前送穿刺针至股三角，直到针尖触及骨膜。

（5）拔出针芯，在穿刺针尾接上含1%的利多卡因5~10ml的注射器（用利多卡因冲洗针头可保证其通畅并提供适当麻醉）。

（6）在注射器保持一定负压下缓慢回撤穿刺针，直至针头退至股静脉内，此时注射器内有静脉血回流。

（7）一手固定穿刺针，另一手撤走注射器，立即用拇指按住针尾，以免出血和空气进入静脉。

（8）将导引导丝柔软端插入穿刺针，用消毒湿纱布清洁导引导丝。

（9）通过导丝插入鞘芯-鞘管组件，保证导丝露出鞘管尾端约5~10cm。

（10）用拇指和示指靠近皮肤握住鞘管，在旋转下将鞘芯，鞘管送入血管。

（11）鞘管全部进入血管后，从鞘管中一起拔出鞘管和导引导丝。

（12）抽吸并冲洗鞘管侧臂后，暂时关闭或将其接上静脉输液管。

（13）通过鞘管插入所选导管，在透视指导下前送。

3. 注意事项

（1）误穿股动脉：如果误穿股动脉而又不打算插入动脉鞘管，则应拔出穿刺针，在穿刺针点压迫5分钟，如果准备同时作股动脉穿刺置鞘，最好就在此时进行。

（2）定位股静脉：如果定位股静脉有困难，可嘱患者作Valsalva动作（用力屏气），这将膨胀静脉，有利于成功穿刺。

（3）长时间放置的股静脉导管应注意防止感染。隔离拔管后遗留的皮下隧道和会阴部可以减少感染。

（马　良）

第十节　拔除动脉鞘

术后动脉鞘一般在肝素作用消退后拔除，一般采用徒手拔鞘后进行压迫止血，然后加压包扎，沙袋压迫6~12小时。患者需要制动12~24小时。也可以采用血管缝合器缝合动脉穿刺点，术后4小时即可下床活动，减少卧床时间，减轻患者痛苦。

一、拔鞘后徒手压迫止血

（1）左手的中指和示指放在穿刺点上方，拇指放在穿刺点下方，右手握紧鞘管。

（2）迅速从股动脉拔出动脉鞘管，同时在穿刺点上方加压阻断动脉，防止血栓流向肢体远端。

（3）让穿刺点出血几秒钟后，在穿刺点上方压迫止血约15分钟。

（4）加压期间经常查股动脉和足背动脉脉搏，确认手工压迫并没有完全阻断血流。如果脉搏很弱或消失，应减轻压迫力量，但不减少压迫时间。

（5）如压迫15分钟后，穿刺部位出血仍很明显，应不间断地再加压10分钟。只有在适当止血后，才能改用沙袋或其他形式压迫。

（6）完全止血后，再观察几分钟，然后涂抹碘伏，加盖无菌敷料，用弹性绷带包扎。

（7）可在穿刺点上压上2~5kg的沙袋，患者绝对卧床6~8小时。

（8）拔鞘后经常检查肢体远端的循环状况（肤色，运动和感觉），必要时可用B超评价远端血流情况。

（9）拔鞘过程中应注意患者的血压、心率及有无出汗肤色等情况，以防拔鞘时引起的迷走神经反射的发生。

二、血管封堵器

血管封堵器种类较多，根据其止血原理，可以分为三类：通过血管平滑肌自然弹性回缩用止血伞封堵，胶原海绵辅助血管封堵器，缝线缝合。股动脉止血器主要是通过止血伞封堵股动脉穿刺口，通过血管平滑肌的自然弹性回缩，使动脉穿刺口回缩到穿刺针口大小。体内不留异物，可在分叉部位使用。股动脉止血器由于止血伞是由聚氨脂覆膜，镍钛记忆合金构成，即使操作原因封堵失败，对血管几乎没有损伤，无需外科手术。只要改为常规压迫止血即可。各种封堵器的具体使用方法不同，详细参考各自产品的详细说明书。

根据目前的临床观察，使用封堵器后出现的穿刺点并发症主要包括：血肿（需要输血或外科手术）、动脉受损（动脉狭窄、栓塞、血栓形成、需要外科取出封堵器）、假性动脉瘤、动静脉瘘（有明显的临床表现需要处理）、感染等。

目前尚没有充分的证据来确定封堵器获益人群，所以2010年AHA发表声明，不建议常规使用血管封堵器。对考虑使用封堵器的患者，要确定穿刺部位是否存在动脉硬化和钙化等情况，确保解剖结构适合应用血管封堵器。对于只是5F导管血管造影术患者，应使用标准和人工压迫止血。

（马　良）

第五章 心肺脑复苏技能

第一节 心肺复苏

心肺复苏（cardiopulmonary resuscitation，CPR）是心肺复苏技术的简称，是针对心跳和呼吸停止所采取的抢救措施，即采用胸外按压或其他方法建立暂时的人工循环并恢复心脏的自主搏动和血液循环，用人工呼吸代替自主呼吸并恢复自主呼吸，达到恢复苏醒和挽救生命的目的。现代心肺复苏包括基本生命支持（basic life support，BLS）、高级生命支持（advance cardiovascular life support，ACLS）和持续生命支持（persistent life support，PLS）三个部分。

一、生存链

1992年《心肺复苏指南》提出"生存链"的基本概念。具体描述了早期识别与启动急救系统、早期心肺复苏、早期除颤以及早期高级生命支持。生存链包含的重要原则：①如果生存链中的任何一个环节薄弱或中断，都将会使生存率降低。②其中"早期识别与启动急救系统"这一环节最为重要。2010年《心肺复苏指南》（以下简称2010年指南）继续强调，有效BLS是ACLS成功的基础，即开始尽可能少地中断高质量CPR，数分钟内对室颤（VF）/无脉室速（VT）患者进行电除颤。新"生存链"的第五个环节即心脏骤停后续治疗，强调多学科综合优化救治的重要性。

二、基本生命支持

BLS是一系列的操作程序，包括对心跳、呼吸停止的判断，基本循环和呼吸支持等干预的技术。CPR中有A、B、C、D四步，即：A：开放气道；B：人工通气；C：循环支持；D：电除颤。现场急救人员首先要对患者有无反应、有无意识，呼吸和循环体征做出准确判断。只要发现无意识、无呼吸（包括无效呼吸）立即向急救医疗服务系统求救，如果有2名以上急救人员在场，一名应立即实施CPR，另一名则快速求救。心肺复苏的基本程序：识别判断、呼叫急救系统和心肺复苏（CPR）。

1. 识别判断　BLS的"识别判断"阶段极其关键，经过准确识别，无意识、反应、呼吸即实施CPR（按C－A－B顺序）。正确判断患者心跳、呼吸停止需要急救人员有迅捷的反应能力，无论是判断过程，还是相继采取的急救措施，时间要求非常短暂和迅速，不应超过10s。只要发病地点不存在危险并适合，应就地抢救。急救人员在患者身旁快速判断有无损伤和反应。可轻拍或摇动患者，并大声呼叫："您怎么了！"如果患者有头颈部创伤或怀疑有颈部损伤，要注意可能造成脊髓损伤，对患者不适当的搬动会造成截瘫。

2. 启动急救系统　如发现患者无反应、无意识及无呼吸，只有一人在现场，要先拨打急救电话，启动急救系统，目的是求救于专业急救人员，并快速携带除颤器到现场。如果是淹溺或其他原因窒息所致，应立即进行五组 CPR（约 2min），再去打电话。2 人以上时，一人打电话，另一人马上实施 CPR。

3. 心肺复苏准备　如果患者无反应，急救人员应判断患者有无呼吸或是否为无效呼吸，先使患者取仰卧位，即先行 30 次心脏按压，再开放气道。患者无反应时，因肌张力下降，舌体和会厌可能把咽喉部阻塞（舌是造成呼吸道阻塞的最常见原因）。有自主呼吸时，吸气过程气道内呈负压，也可将舌或会厌（或两者同时）吸附到咽后壁，造成气道阻塞。常用的开放气道方法有两种，即仰头提颏法和推举下颌法。如无颈部创伤，两种方法都可以采用，对非专业人员因推举下颌法难于学习，故不推荐采用；专业急救人员对于怀疑有颈椎脊髓损伤的患者，应避免头颈部的延伸，可使用推举下颌法。

三、人工呼吸

检查呼吸开放气道后，不再推荐采用感觉有无气息（流），观察胸部有无起伏动作，听有无气流呼出声音的方法。一经观察确定无意识，及无呼吸或出现无效呼吸，即判断为心搏骤停。

绝大多数呼吸或心搏骤停患者均无呼吸，偶有患者出现异常或不规则呼吸，或有明显气道梗阻征的呼吸困难，这类患者开放气道后即可恢复有效呼吸。开放气道后发现仍无呼吸或呼吸无效时，应立即行人工通气，如果不能确定通气是否有效，也应立即进行人工通气。采用人工呼吸时，每次通气必须使患者的肺膨胀充分，可见胸廓上抬。常用的人工呼吸的方式包括口对口呼吸、口对鼻呼吸、口对气管套管呼吸、口对面罩呼吸以及球囊－面罩通气。

四、循环支持

1. 循环评估　2010 年指南规定对非专业急救人员，在行 CPR 前不再要求将检查颈动脉搏动作为一个必需的诊断步骤。因此，非专业急救人员无需根据脉搏检查结果来确定是否需要胸外按压或电除颤，如果发现无反应、无自主呼吸即按心搏骤停处理。对于专业急救人员可检查脉搏，但不能超过 10s，如不能确定有无脉搏，应立即进行 CPR。专业急救人员在检查循环体征时，要一方面检查颈动脉搏动，一方面观察呼吸、咳嗽和运动情况，专业人员能鉴别正常呼吸、濒死呼吸，以及心搏骤停时其他通气形式。评价时间不要超过 10s，如果不能肯定是否有循环，则应立即开始胸外按压。

2. 胸外按压　CPR 期间循环支持的主要措施是胸外按压，部位要求在胸部正中进行按压，要求按压可产生 60～80mmHg 的收缩压，通过增加胸内压或直接挤压心脏产生血液流动，通过胸外按压使血液流向肺，并辅以适当的呼吸，就可为脑和其他重要器官提供充足的氧气，以便行电除颤。2010 年专家达成共识：①CPR 时为保证组织器官的血流灌注，必须实施有效的胸外按压。②成人按压频率至少 100 次/分，按压深度不少于 5cm，每次按压后胸廓完全回复，按压与放松比大致相等。③尽量避免胸外按压的中断。④在建立人工气道前，成人单人 CPR 或双人 CPR，按压/通气比率都为 30：2，气管插管以后，按压与通气可能不同步，通气 8～10 次/分，按压频率大于 100 次/分。

3. 单纯胸外按压的 CPR　如果旁观者未经过心肺复苏培训，则应进行单纯胸外按压的心肺复苏，即仅为突然倒下的成人患者进行胸外按压，并强调在胸部正中用力快速按压，或者按照急救调度人员的指示操作。所有经过培训的非专业施救者应至少为心搏骤停患者进行胸外按压。另外，如果经过培训的非专业施救者有能力进行人工呼吸，应按照 30 次按压对应 2 次呼吸的比率进行按压和人工呼吸。单纯胸外按压（仅按压）心肺复苏对于未经培训的施救者更容易实施，而且更便于调度员通过电话进行指导。另外，对于心脏病因导致的心搏骤停，单纯胸外按压心肺复苏或同时进行按压和人工呼吸的心肺复苏的存活率相近。

4. 咳嗽 CPR　目的是启动本身自主的 CPR，这在理论上是可能的，但在临床应用时有一定限制。临床上要求严密监护患者，心搏骤停一定要在目击下发生，在患者意识丧失之前要用力咳嗽，而且这一情况只有在心脏骤停前的 10~15s 可行。咳嗽可使患者胸内压升高，使血流继续流动，以保持清醒的意识。

五、电击除颤

大多数成人突发非创伤性心搏骤停的原因是 VF，电除颤是救治 VF 最为有效的方法。早期电除颤也是心脏性猝死患者复苏成功的关键。心律分析证实为 VF/无脉性 VT 应立即进行 1 次电除颤，之后做 5 组 CPR，再检查心律，必要时再次除颤。单相波除颤器首次电击能量选择 360J，双相波除颤器首次电击能量选择 150J 或 200J。心脏静止与无脉电活动电除颤均无益。如果任何施救者目睹发生院外心搏骤停且现场有 AED，施救者应从胸外按压开始心肺复苏，并尽快使用 AED。在医院和其他机构使用现场的 AED 或除颤器治疗心搏骤停的医务人员应立即进行心肺复苏，并且尽快使用准备好的 AED/除颤器。

六、心肺复苏药物的应用

心脏停搏时，用药应考虑在其他方法之后，如急救人员应首先开展基本生命支持、电除颤、适当的气道管理，而非先应用药物。开始 BLS 后，尽快建立静脉通道，同时考虑应用药物抢救。心肺复苏期间常用的复苏药物包括：

1. 肾上腺素　肾上腺素作为血管收缩药有百年历史，作为 CPR 基本用药已有四十多年历史。主要药理作用有：增强心肌收缩力；增加冠状动脉及脑血流量；增加心肌自律性和减低除颤阈值等。目前肾上腺素仍被认为是复苏的一线选择用药，可用于电击无效的 VF/无脉性 VT、心脏静止或无脉性电活动（PEA）。用法是 1mg 静脉推注，每 3~5min 重复一次，每次从周围静脉给药时应该稀释成 20ml，以保证药物能够到达心脏。因心内注射可增加发生冠状动脉损伤、心脏压塞和气胸的危险，同时也会延误胸外按压和肺通气开始的时间，因此，仅在开胸或其他给药方法失败或困难时才考虑应用。

2. 血管加压素　血管加压素实际上是一种抗利尿激素。当给药剂量远远大于其发挥抗利尿激素效应时，它将作为一种非肾上腺素能样的周围血管收缩药发挥作用。血管加压素是通过直接刺激平滑肌 V1 受体而发挥作用的。平滑肌的收缩可产生一系列的生理效应，包括皮肤苍白、恶心、小肠痉挛、排便感和支气管痉挛，对女性还可引起子宫收缩。如果动脉给药，血管加压素因其对血管的收缩作用，对食管静脉曲张破裂出血有良好的治疗效果。此外，在腹部血管造影时，血管加压素可以促进胃肠道平滑肌收缩，减少肠道内气体的影响。对意识清楚的冠心病患者并不建议使用该药，因为该药增加周围血管阻力作用可诱发心绞痛的发作。在正常循环的模型中，血管加压素的半衰期为 10~20min，这较心肺复苏时肾上腺素的半衰期要长。

CPR 时血管加压素与 V1 受体作用后，可引起周围皮肤、骨骼肌、小肠和血管的强烈收缩，而对冠状动脉血管和肾血管床的收缩作用相对较轻，对脑血管亦有扩张作用。因该药没有 β 肾上腺素能样活性，故 CPR 时不会引起骨骼肌血管舒张，也不会导致心肌耗氧量增加。血管加压素被认为是与肾上腺素相比对心搏骤停可能同样有效的一线药物，在长时间缺血情况下，两者联合使用的效果是单用肾上腺素或血管加压素的 3 倍。血管加压素一般可在第一或第二次电除颤后通过静脉或骨髓途径给药一次（40U），肾上腺素可每 3~5min 给药一次（1mg），血管加压素或许可替代第一或第二剂肾上腺素。40U 的血管加压素加 1mg 肾上腺素，疗效优于 1mg 肾上腺素（Ⅱa 级推荐）。

3. 胺碘酮　胺碘酮属于Ⅲ类抗心律失常药物。2005 年《心肺复苏指南》更加突出了胺碘酮治疗各种心律失常的主流地位，更适合于严重心功能不全患者的治疗。如射血分数 < 40% 或有充血性心衰征象时，胺碘酮为首选的抗心律失常药物。因为在相同条件下，胺碘酮作用更强，且比其他药物致心律失常的可能性更小。2005 年《心肺复苏指南》推荐：当 CPR、2 次电击除颤以及给予血管加压素后，如 VF/无脉性 VT 仍持续，应考虑给予抗心律失常药物，优先选用胺碘酮静注，若无胺碘酮，可使用利多卡因 75mg 静注。胺碘酮用法：心搏骤停患者如为 VF/无脉性 VT，初始剂量为 300mg 溶入 20~30ml 生理盐水或葡萄糖液内快速推注，3~5min 后再推注 150mg，维持剂量为 1mg/min 持续静滴 6h。非心搏骤停患者，先静脉给予负荷量 150mg（3~5mg/kg），10min 内注入，后按 1~1.5mg/min 持续静滴 6h。对反复或顽固性 VF/VT，必要时应增加剂量再快速推注 150mg。一般建议每日最大剂量不超过 2g。

胺碘酮具有负性心肌收缩力和扩血管的作用，可引起低血压和心动过缓。这常与给药的量和速度有关，预防的方法就是减慢给药速度，尤其是对心功能明显障碍或心脏明显扩大者，更要注意注射速度，监测血压。

4. 利多卡因　仅作为无胺碘酮时的替代药物：初始剂量为 1~1.5mg/kg 静脉推注。如 VF/VT 持续，可给予额外剂量 0.5~0.75mg/kg，5~10min 一次，最大剂量为 3mg/kg。

5. 异丙肾上腺素　异丙肾上腺素是纯 β 受体兴奋剂，具有正性肌力作用，加速时相效应，增加心肌耗氧，加重心肌缺血和心律失常。其适应证是心动过缓，需植入起搏器者，或者尖端扭转型室速（除外先天性长 QT 间期后，可临时使用），滴速宜慢，不能静脉推注。

6. β 受体阻滞剂　对于一些难治性多形性 VT、尖端扭转型 VT、快速单形性 VT 或室扑（频率大于 260 次/分）及难治性 VF，可试用静脉 β 受体阻滞剂。美托洛尔每隔 5min，每次 5mg 静脉注射，直至总剂量 15mg；艾司洛尔 0.5mg/kg 静脉注射（1min），继以 50~300μg/min 静滴维持。

7. 硫酸镁　仅用于尖端扭转型 VT（Ⅱb 类推荐）和伴有低镁血症的 VF/VT 及其他心律失常两种情况。用法：对于尖端扭转型 VT，紧急情况下可用硫酸镁 1~2g 稀释后静脉注射，5~20min 注射完毕；或 1~2g 加入 50~100ml 液体中静滴。必须注意，硫酸镁快速给药有可能导致严重低血压和心搏骤停。

8. 儿茶酚胺类药物　本类药物不仅能较好地稳定心脏电活动，而且具有良好的正性肌力和收缩外周血管作用。当不需要肾上腺素的变时效应时，可考虑使用多巴胺或多巴酚丁胺。多巴胺的推荐剂量：5~20μg/（kg·min），超过 10μg/（kg·min）可以导致体循环和内脏血管的收缩。多巴酚丁胺具有很强的正性肌力作用，无明显血管收缩作用，常用于严重收缩性心功能不全的治疗，剂量范围 $5 \sim 20 \mu g/$（$kg \cdot min$）。

9. 钙剂 钙离子在心肌收缩和冲动传导中有重要的作用。但回顾性和前瞻性研究均表明，心搏骤停患者应用钙剂治疗无效。另外，有理论根据表明，补钙过多导致的高血钙可能对机体有害。只有高血钾、低血钙或钙通道阻滞剂中毒时，钙剂治疗有效，其他情况均不用钙剂治疗。对于高血钾触发的难治性 VF，可给予 10% 葡萄糖酸钙 $5 \sim 20ml$ 静脉注射。

10. 碳酸氢钠 在心搏骤停和复苏后期，足量的肺泡通气是控制酸碱平衡的关键。高通气可以通过减少二氧化碳潴留，纠正呼吸性酸中毒。很少有研究表明，缓冲碱治疗可以改善预后。只有在一定的情况下，应用碳酸氢盐才有效，如患者原有代谢性酸中毒、高钾血症、三环类或苯巴比妥类药物过量。此外，对于心脏停搏时间较长的患者，应用碳酸氢盐治疗可能有益。但只有在除颤、胸外心脏按压、气管插管、机械通气和血管收缩药治疗无效时方可考虑应用该药。应根据患者的临床状态应用碳酸氢盐：使用时，以 1mmol/kg 作为起始量，在持续 CPR 过程中每 15min 重复 1/2 量，最好根据血气分析结果调整补碱量，防止产生碱中毒。

11. 阿托品 阿托品（atropine）可阻断或逆转胆碱能介导的心率下降和房室结传导的降低，是治疗急性症状性心动过缓的一线药物（Ⅱa 类）。成人临床试验表明静脉用阿托品可提高心率，改善心动过缓相关的症状和体征，应考虑作为症状性窦性心动过缓、房室结水平传导阻滞或窦性停搏患者等待经皮或经静脉起搏器治疗时的临时治疗措施。对将要停搏的缓慢心律，阿托品 1mg 静注，每 $3 \sim 5min$ 一次，总剂量不超过 3mg，对心脏静止和 PEA，使用阿托品治疗可能无获益。

（杨贤义）

第二节　除颤与电复律

一、定义

心脏电复律（cardioversion）是指在严重快速心律失常时，将一定强度的电流直接或经胸壁作用于心脏使全部或大部分心肌在瞬间除极，将异常心脏节律转复为正常窦性节律，然后心脏自律性最高的起搏点（通常是窦房结）重新主导心脏节律的治疗过程。电除颤（defibrillation）是以一定量的电流冲击心脏从而使室颤终止的方法，用于治疗室颤。电复律主要用于治疗快速性心律失常。

二、电复律/电除颤的种类

1. 直流电复律/除颤 根据所使用电流的性质不同可以区分为直流电与交流电复律/电除颤。交流电放电时电流量大，放电时间长达 20ms，不易避开心室易损期，易引起心肌损伤及更严重的心律失常，甚至可直接导致心功能恶化。因此，交流电复律/电除颤很快便废弃不用。近四十多年来世界各国均采用直流电复律。与交流电复律相比，直流电复律放电量容易控制，安全性较高，且便于同步电复律。

2. 同步与非同步电复律/电除颤 临床根据治疗过程中是否采用同步触发可以将电复律/电除颤区分为同步与非同步电复律/电除颤。同步电复律是指利用同步触发装置，用体表心电图 R 波来控制电流脉冲的发放，使电流仅在心动周期的绝对不应期中发放（脉冲电流落在 R 波的下降支上，而避免落在 T 波顶峰前 20~30ms 以内的易损期），避免诱发室颤，临床上用于除室颤或心室扑动以外的其他快速性心律失常的转复。不用同步触发装置可在任何时间内放电，用于转复室颤或心室扑动，称为非同步电复律，临床上通常仅用于室颤或心室扑动的复律治疗；还有就是无法识别 R 波的快速室性心动过速，由于无法以同步直流电进行电复律，只能非同步电击（相当于除颤）。

3. 体内与体外电复律/电除颤　根据复律（除颤）电极板位置不同可以分为体内与体外电复律/电除颤。体内电复律/电除颤常用于心脏手术或急症开胸抢救的患者，一个电极板置于右室面，另一个电极板置于心尖部，电流能量通常为 20~30J，一般不超过 70J。非手术情况下，大多采用经胸壁复律（除颤），亦即体外电复律/电除颤；通常将 APEX（阴极电板）放在左前胸或心尖部，STERNUM（阳极电板）放在右胸或后背，从而保证电流可以正好通过心脏，达到理想的除颤效果。

4. 单向波和双向波电复律/电除颤　根据除颤波形的不同，现代除颤仪分为两种类型，即单向波和双向波。单向波是指半个正弦波，双向波是指完整的正弦波。双向波的优点是单向波结束心脏干扰杂波后再给出一个方向的引导性电波，该引导性电波接近心脏正常电信号，因此能更有效激发起心脏的正常工作。

5. 经食管内低能量电复律　所需能量较小（20~60J），患者不需要麻醉即可耐受，同时可避免皮肤烧伤，但仍需对食管电极导管的设计和安置进行不断改进，将来有望成为一种有前途的处理快速性心律失常的新方法。

6. 经静脉电极导管心脏内电复律　通常采用四极电极导管，在 X 线透视下将导管电极通过肘前或颈静脉插入右心，该导管可兼作起搏、程序刺激和电复律之用。所需能量一般为 2~6J，患者多能耐受，初始电击从低能量开始，然后逐渐增加电能。主要适用于心内电生理检查中发生的房颤。

7. 埋藏式心脏复律除颤器　近年来，经静脉置放心内膜除颤电极已取代了早期开胸放置心外膜除颤电极。埋藏式心脏复律除颤器的体积也明显减小，已可埋藏于胸大肌和胸小肌之间，甚至像起搏器一样可埋藏于皮下囊袋之中。可同时具备抗心动过缓起搏、抗心动过速起搏、低能电转复和高能电除颤等功能。

8. 自动体外除颤仪　自动体外除颤仪（automated external defibrillator，AED）AED 是一种由计算机编程与控制的、用于体外电除颤的、自动化程度极高的除颤仪。AED 具有自动分析心律的功能。当电极片粘贴好之后，仪器立即对心搏骤停者的心律进行分析，迅速识别与判断可除颤性心律（心室颤动或无脉性室速），一旦患者出现这种可除颤性心律，AED 便通过语音提示和屏幕显示的方式，建议操作者实施电除颤。AED 体积小、重量轻，便于携带与使用，不仅专业人员，即使是非专业人员，在经过规定的学时培训之后，也完全可以安全、正确地掌握 AED 的操作方法。其操作步骤是相同的，即开机、分析心律、建议是否电击。现代的 AED 大多采用双向波技术。

目前一般情况下所说的电复律/电除颤均指在体外采用直流电进行的电击操作，因此，下文所述电复律/电除颤均指体外直流电复律（除颤）。

三、电复律/电除颤的适应证

心脏电复律对终止折返性心动过速特别有效。原则上，任何形式的心动过速，只要导致低血压、充血性心力衰竭或心绞痛，而内科治疗又不能迅速奏效时，均应电击终止。转复成功后，患者的血流动力学状态几乎均能改善。

1. 心室颤动和心室扑动　一旦出现心室颤动或心室扑动，通常即可引起显著的血流动力学障碍，应立即使用非同步电击复律，而且越早越好，因为除颤成功的可能性随着时间的流逝而降低且室颤可能在数分钟内转为心脏停搏。对于顽固性心室颤动患者，必要时可静脉推注利多卡因或胺碘酮等药物；若电击前室颤波很细小，可以静脉注射肾上腺素，使颤动波变大，以提高转复的成功率。

2. 室性心动过速　室性心动过速经药物治疗无效或伴有严重血流动力学障碍及频发阿斯综合征应紧急行同步直流电电击复律；但是对于无法识别R波的快速室性心动过速，有时只能进行非同步电复律治疗。

3. 心房颤动　心房颤动是选用同步直流电复律中最常见的一种心律失常。电复律即刻成功率在70%~96%。由于心房颤动的病因各异，病程长短不一，对药物反应差异较大，故在电复律的选择上应多方权衡。心房颤动行电复律治疗应遵循下述原则：有血流动力学障碍或症状严重，但药物治疗未能有效时需尽快电复律；无明显血流动力学障碍不需紧急电复律，但电复律后可望维持窦律，改善心功能，缓解症状。

心房颤动有下列情况者可考虑电复律：①心室率快、药物治疗无效；②房颤后心力衰竭或心绞痛恶化或不易控制；③持续房颤病程在1年以内且房颤前窦房结功能正常；④心脏、左房扩大不明显（心胸比例<60%，左房直径<55mm）；⑤二尖瓣病变已经手术纠治6周以上者；⑥原发病（如甲状腺功能亢进、急性心肌梗死、肺炎、肺栓塞等）已得到控制，但心房颤动仍持续存在的患者；⑦预激综合征合并快速房颤，如药物无效且存在血流动力学障碍，应尽快电复律；如心室率过快（>200次/分）时应考虑同步直流电复律，当心室率达250次/分，立即给予同步直流电复律。

但是近年来对以心房大小、瓣膜病变严重程度来决定是否进行电复律有不同意见，不少临床学家认为对房颤患者都应给予1次电复律的机会。

4. 心房扑动　心房扑动药物治疗通常较为困难，而电复律对心房扑动有较高的转复率，成功率几乎为100%，且所需能量较小，50J以下能量电击，95%的患者可转复为窦性心律。故有人提出电复律是终止心房扑动的首选方法，特别是快速心室率引发低血压、心力衰竭或心绞痛的患者，可立即同步电复律。

5. 阵发性室上性心动过速　绝大多数室上速不需要首选电复律，应根据具体情况首选兴奋迷走神经的方法转复，或选用药物转复方法，也可选用食管调搏治疗。但少数顽固性阵发性室上速经治疗无效，发作持续时间长，并伴有血流动力学障碍，如血压下降、诱发或加重心绞痛或心力衰竭，此时无论是窄QRS波还是宽QRS波均应立即行直流电复律治疗。

6. 异位性心动过速性质不明　异位性心动过速而性质不明（如室上性心动过速伴差异性传导抑或室性心动过速不能明确鉴别时）而导致用药困难且伴有明显血流动力学障碍者也可进行电复律。

四、 电复律/电除颤的禁忌证

下列情况禁用电复律：①洋地黄中毒引起的快速性心律失常。洋地黄中毒时心脏对电击的敏感性增加，容易导致恶性室性心律失常（如心室颤动）的发生，因此，若此时电刺激可引起不可逆的心搏停止。②室上性心律失常伴高度或完全性房室传导阻滞或持续心房颤动未用影响房室传导药物情况下心室率已很缓慢。③伴有病态窦房结综合征（即快－慢综合征）。④近期有动脉栓塞或经超声心动图检查发现心房内存在血栓而未接受抗凝治疗者。

房颤患者存在下列情况时不宜进行电复律：①拟近期接受心脏外科手术者。②电解质紊乱尤其是低血钾，电复律应该在纠正后进行。③甲状腺功能亢进伴房颤而未对前者进行正规治疗者。④左心功能严重损害者，因转复后有发生急性肺水肿可能。另外，心脏、心房明显增大（心胸比例 > 65%，超声显示左房内径 > 55mm）者，即使成功转复维持窦律的可能性也不大。⑤复律后在奎尼丁或胺碘酮的维持下又复发或不能耐受抗心律失常药物维持治疗者。⑥伴风湿活动或感染性心内膜炎而未控制的心脏病患者。⑦房颤为阵发性，既往发作次数少、持续时间短，预期可自动转复者，因为电复律并不能预防其复发。

此外，尖端扭转型室性心动过速或多形性室速伴有低钾血症者，QT 间期延长者应慎用电复律。异位起搏点自律性增加所致的快速性心律失常电复律疗效较差，即使复律成功后也容易复发。因此，自律性增高的房性心动过速、非阵发性交界性心动过速、加速性室性自主心律一般不主张用电复律治疗。

以上所列适应证及禁忌证都是相对的，应从每个患者的具体临床情况出发全面评估获益与风险，不能生搬硬套。

五、 常见并发症

除了对患者选择和操作方法不当外，电复律的并发症可能与原有心脏疾患和所用电能大小有关。据报道，电击能量为 150J 时，并发症的发生率为 6%，大于 300J 时，并发症发生率可达 30%，因此，应尽量避免高能量电击。

1. 心律失常 ①常见房性或室性早搏，窦性心动过缓和房室交界性逸搏，多为暂时性，一般不需处理；②窦性停搏、窦房阻滞或房室传导阻滞，多见于原有窦房结功能低下或房室传导系统有病变者，静脉滴注异丙肾上腺素或阿托品有助于提高心室率。

2. 心肌损伤 高能量电击后血清心肌酶（CK、LDH、AST）升高，大多可在 5～7 天恢复正常。少数患者心电图可见 ST－T 改变，偶见异常 Q 波和高钾性 T 波改变。

3. 低血压 多发生于高能量电击后，可持续数小时，多可自行恢复；如血压下降明显可用多巴胺、间羟胺（阿拉明）等血管活性药物。

4. 皮肤灼伤 几乎所有患者在电复律后电极接触部位均有皮肤灼伤，可见局部红斑水疱，多由于电极板按压不紧、导电糊过少或涂抹不均所致，一般无须特殊处理。

5. 血栓栓塞 心脏电复律后血栓栓塞的发生率约为 1.5%，多为心房栓子脱落导致外周动脉栓塞；过去曾有反复栓塞史者，尤其是房颤患者复律前应注意评估给予抗凝治疗的必要性。

6. 肺水肿及心力衰竭 由于电复律后左房机械性功能受到抑制，或受到肺栓塞的影响而出现肺水肿及心力衰竭，可使用扩血管药物及利尿剂治疗，必要时给予机械通气治疗。

六、电复律/电除颤的能量选择

电复律/电除颤的能量通常用焦耳来表示，即能量（J）＝功率（W）×时间（s）。能量大小的选择主要根据心律失常的类型和病情，在实际操作中需要考虑患者的体重等指标，如体重轻者可选用较小能量，而体重重者则常需使用较大能量。一般情况下，不同心律失常的单向波电复律/电除颤能量选择如下：心房扑动 50 ~ 100J，心房颤动 100 ~ 200J，室上性心动过速 100 ~ 150J，室性心动过速 100 ~ 200J，心室颤动 200 ~ 360J。而双向波电复律/电除颤能量则常为单向波能量的一半。一般一次电击未奏效时可增加电能再次电击。

七、电复律前的注意事项

（1）电复律/电除颤一般需要住院进行，需要进行全面的体格检查和有关实验室检查（包括心电图和血液化验等）。

（2）正在抗凝治疗者，应测定凝血酶原时间和活动度。如果患者正在服用洋地黄类药物，应在复律前停服 24 ~ 48h。

（3）电击前 8h 内应禁食禁水，避免复律过程中发生恶心和呕吐。

（4）12 导联心电图记录及心电连续监测，建立静脉通道，末梢氧分压达 90% 以上。

（5）房颤持续 48h 以上或不能确定房颤时间，转复前应常规抗凝治疗。转复前应用华法林 3 周，转复成功后持续应用 4 周，且应控制国际标准化比值（INR）在治疗范围内（1.8 ~ 3.0）。

（6）服药的目的是建立相应药物的血药浓度以利于复律后窦律的维持，同时明确对药物的耐受性。另外，亦有少数患者用药后可转复为窦律从而免于电击。常用的可选择药物包括 I c 类和 III 类抗心律失常药物。

（7）在电复律/电除颤时，应注意两个电极之间的胸壁不要涂凝胶、乳膏或盐水等导电物质，以避免电流可能沿胸壁表面流动，而未通过心脏。

若心电显示为细颤，应坚持心脏按压或用药，先用 1% 肾上腺素 1mL 静脉推注，3 ~ 5min 后可重复一次，使细颤波转为粗颤波后，方可施行电击除颤。触电早期（3 ~ 10min 内）所致的心搏骤停，宜先用利多卡因 100mg 静注。

八、操作过程中的注意事项

施行电复律的房间应较宽敞，除了除颤器外，还应具备各种复苏设施，例如氧气、急救箱、血压和心电监护设备等。患者仰卧于硬板床上，松解患者衣领、腰带，一般需要快速、安全和有效地麻醉，以保证电复律和电除颤时患者没有不适感和疼痛感，目前最常使用的是丙泊酚或咪达唑仑直接静脉注射。

患者一旦进入理想的麻醉状态后，暴露胸部，连接除颤器心电监测导联，记录心电图。并将两个涂有导电糊或裹有湿盐水纱布的电极分别置于相应位置。将一电极板置于胸骨右缘第 2、3 肋间，另一电极板置于心尖部。两个电极板之间距离不少于 10cm，电极板放置要紧贴皮肤，并有一定压力。准备放电时，操作人员不应再接触患者、病床以及同患者相连接的仪器，以免发生触电。电击复律成功后关闭除颤仪电源，充分清洁电极板并放回电极槽内。

九、电复律/电除颤后注意事项

电复律后应立即进行心电监测，并严密观察患者的心率、心律、血压、呼吸和神志，监测应持续 24h。观察电复律术后是否有并发症：如皮肤烧伤、心肌损伤、循环栓塞、肺水肿以及各种形式的心律失常等。

心室颤动的患者复律后在监护室留院观察，房颤、室上性心动过速复律后于普通病房留院观察 1~7d。

患者清醒后，卧床休息 1~2d，清醒 2h 内避免进食水，防止恶心、呕吐。活动量以不引起心慌、胸闷为度。

清醒 2h 后给予高热量、高维生素，易消化饮食，保持排便通畅，避免情绪激动、吸烟、过度劳累、进食刺激性食物等。

严格按医嘱服药，定期复查；有心慌胸闷、呼吸困难应立即就诊，条件允许的情况下，反复发作的室性心动过速、心房颤动，应尽早安装除颤起搏器或经皮导管射频消融治疗。

指导患者规律服药，告知服药的注意事项，避免诱发因素，保持心情舒畅，适当增加活动。心脏病有复发的可能性，告知患者做好心理准备。

对于心房颤动患者，即使复律前未使用抗凝药物治疗，但是复律后仍需要抗凝 4 周，因为心房功能的恢复可能延迟至窦性心律恢复后 3 周。

十、最新国际指南亮点

最新国际指南亮点主要包括以下几点（详见表 5-1）。

表 5-1　2010 年版《心肺复苏指南》的更新

2000 年版	2005 年版	2010 年版
(1) 婴儿和儿童 CPR 时，按压/通气比为 5：1；成人 CPR 时，按压/通气比为 15：1	(1) 强调胸外按压的质量和频率，要求"用力而快速按压，按压频率 100 次/分"	(1) 调整了心肺复苏的流程，由 A-B-C 更改为 C-A-B，把心脏按压放在了最重要的位置
(2) 未强调胸外按压的质量和速率、胸腔完全恢复状态，以及减少中断胸外按压的重要性	(2) 所有单人 CPR 时，按压/通气比均为 30：2	(2) 在除颤之前进行胸外按压，在除颤 1 次结束之后马上再进行胸外按压
	(3) 每次按压后使胸廓完全恢复到正常位置，压/放时间 50%：50%	(3) 按压频率至少 100 次/分，按压深度至少 5cm
	(4) 应尽量控制中断胸外按压的时间	(4) 连续按压，尽可能减少按压中断，持续按压，不过早放弃患者
		(5) 可以在治疗科室使用机械按压

(1) AHA《心肺复苏指南》中的按压通气要求比发生了显著变化，从 5：1 到 15：2 到目前的 30：2 或连续按压，并要求避免过度通气。在 2005 年版本之后，美国亚利桑那大学心脏中心 GordonA. Ewy 等提出了纯胸外按压不通气的方式，并通过临床证实持续胸外按压即可提供充足的氧供。

(2) 指南越来越强调在除颤之前，先进行胸外按压，使心脏得到足够的灌注。尤其是 2010 年《心肺复苏指南》，调整了心肺复苏的流程，由 A-B-C 更改为 C-A-B，并要求更高的按压频率和按压深度。强调高质量的有效胸外按压。

(3) 指南越来越重视不间断按压，和持续按压，减少中断次数并且不要过早放弃患者。

（4）2010 年《心肺复苏指南》针对心肺复苏的高质量要求促使我们考虑使用一种高效、便携的移动心肺复苏设备来辅助或部分替代人工按压。

（杨贤义）

第三节　食管调搏技术

早在 1774 年，内科医生 Squires 首次提出，体外电刺激可以作用于人体心脏。次年（1775 年），丹麦的内科医生 Abildgaard 进行了电刺激作用于人体心脏的研究。1952 年美国哈佛大学医学院 PauJM. Zoll 医生首次在人体胸壁的表面施行脉宽 2ms、强度为 75～150V 的电脉冲刺激心脏，成功地为 1 例心脏停搏患者进行心脏复苏。此后拉开了心脏电刺激与心脏电生理研究的序幕。

1957 年食管心房调搏技术被成功地应用于临床。1969 年 Burack 将食管调搏技术成功地应用于起搏心室。1972 年 Stopczyk 经食管测定了心房不应期。1973 年 Monotoyo 应用食管心房调搏术进行心脏电生理检查，并将其用于各种快速性心律失常的治疗。自此，经食管起搏心脏成为心脏电生理的重要检查方法。

1978 年蒋文平教授率先在国内应用食管调搏技术进行心脏电生理检查，其后的十余年间，各项心脏电生理检查（测定窦房结、房室结功能，终止与诱发心动过速等）基本依赖于食管调搏，该技术如雨后春笋般在我国蓬勃发展，成为我国最热门的心脏电生理检查技术。1990 年后，随着心内电生理与射频消融技术在我国迅速开展，加之食管心房调搏技术存在多个难以逾越的瓶颈，使这项红极一时的电生理检查跌至冰点，极少有人问津，甚至形成"谈食管调搏而色变"的局面。但是改革与坚守始终是这项技术的坚持与进取者们的信念，经过十余年的不懈努力，终于使其华丽转身，打破了束缚多年的瓶颈，进入了一个崭新的发展阶段，成为真正意义的具有我国特色的安全、便捷、实用、易于掌握的无创心脏电生理检查技术，特别适用于射频消融术前的诊断、急诊终止快速性心律失常，并成为那些尚不具备心内电生理检查条件的医院进行心脏电生理检查时的主要选择，也成为衔接心电图与临床的不可或缺的桥梁。

一、刺激仪的发展历程

早在 20 世纪 80 年代初，由徐大栋工程师设计，蒋文平、郭继鸿等教授参与研发，由苏州东方电子仪器厂生产的第一代食管电生理刺激仪（XD－1 型）问世，并开始应用于临床。其采用模拟电路产生刺激波，以变压器隔离人体和电源，随机发放的模式进行食管心房起搏。虽然当时的刺激仪电路简单，但开启了我国自主设计、研发与生产心脏电生理刺激仪的先例。为了迎合临床的需求，各种品牌、型号的刺激仪如雨后春笋般出现，使食管心房调搏检查技术进入了临床的鼎盛期。此后，一些品牌的刺激仪因存在各种设计上的欠缺，逐步退出历史舞台。然而，生产我国自己的心脏刺激系统一直是坚持者的信念。在自主研发理念的推动下，苏州东方电子仪器厂先后推出了 XD－2、DF－3、DF－4、DF－5 型心脏刺激仪。内部设计也从早期的数模混合程控电路，逐步发展为程控电路；从原来电路复杂，故障率高，进展到使用精密激光微调技术的集成电路，使数字处理与医学数据分析合为一体，系统技术指标完全符合 12 导联心电图的行业标准。

二、消除、降低插管与刺激引起的痛苦

插管引起的咽部不适感，甚至恶心、呕吐是伴随食管调搏检查的一个重要的临床不良反应。虽然有多种解决方法，例如下管同时吞咽食物或水等，但均没有形成系统的、规模性的临床研究与解决方案。李中健等报告从 1995 年起，连续 6 年借鉴消化内科胃镜检查中使用润滑止痛胶（内含 1% 的盐酸丁卡及适量氯己定）的经验，在 548 例食管调搏患者中试用润滑止痛胶，通过多项指标观察，结果显示：该方法可减少或消除因插管引起的咽部不适感，也可解除部分因调搏刺激引起的灼痛等不适反应。该方法虽然未能从根本上解决食管调搏引起的刺激与烧灼感，但至少解决了插管中的不适感或呕吐症状，有利于更多的适应证患者接受检查和治疗。

三、刺激、记录系统的革新

1. 解决落后的存储方式　自 2005 年起，为了解决以往食管调搏检查中的种种不便与问题，历时 3 年由我国自行设计、生产的集刺激与记录技术于一身的新型心脏电生理刺激仪 DF－5 问世，其采用嵌入式系统和计算机联机系统，融合数－模混合电路、数字处理技术以及医学数据分析等先进技术，实现了心脏电生理刺激、记录、分析、报告、存档等一系列功能的一体。经浙江省人民医院和苏州大学第一附属医院反复的临床试验与厂家不断完善硬件的改革与软件设

集刺激、记录、分析、报告与存档等功能于一身的新型心脏电生理刺激仪，不仅可以随意调整记录速度、心电图波形振幅，还可直接测量各种间期。本图为将速度调整为 100mmis 后测量右房到左房（食管电图记录）的房间传导时间计，新一代刺激仪科学与人性化设计的存储方式使经食管调搏技术的存储从原来的纸质记录，手工剪贴的方式转变为计算机硬盘储存，这种存储方式可完整地保存患者检查过程中所有的心电图资料，彻底结束了依靠手工进行心电图记录、整理、剪贴、测量与分析的时代。

2. 食管导联心电图记录方法的改革　以往利用胸导联（单极）连接食管电极导管的方法记录出单极食管导联心电图，或利用双极肢体导联记录双极食管导联心电图，虽然 P 波也高大、清晰，但同步记录时必须舍弃某一胸导联（单极食管导联心电图），或出现同步的肢体导联都变为食管导联心电图（双极食管导联心电图）的弊病，无法做到真正同步记录食管导联与 12 导联心电图。新型无创心脏电生理仪设有独立的心电图记录系统与滤波双极食管导联心电图（EB）记录系统，不需要在体表心电图与食管电极导管之间反复连接。

3. 随意调整心电图电压、增减导联、改变速度　普通 12 导联心电图机只能依照设定的程序选择记录导联，极大限制了心电图的记录与分析。新型的心脏电生理刺激仪吸纳了多通道心内电生理记录仪的精华部分，增加了记录或分析时随意调整心电图电压、增减心电图导联和随意改变心电图显示与记录速度的功能，该三项功能对病例的分析与诊断提供了极大便利（图 5－1）。

4. 增加刺激时同步记录食管导联心电图的功能　在刺激时不能同步记录食管导联心电图一直是食管心房调搏多年来不能解决的难题，新型心脏电生理刺激仪的记录系统破解了这道难题。该系统除了在自主心律时记录食管导联心电图外，还可在发放刺激的同时记录到清晰的食管导联的 P 波（图 5－2），解决了长期以来，食管调搏对诱发出的短暂心律失常不能

确诊或无法进行鉴别诊断的问题。如果进行横向比较的话，新型电生理刺激仪的记录系统有与心内多导记录仪异曲同工之妙。

图5-3为1例刺激后即刻出现短暂心律失常患者的心电图。图中给予 S_1S_2 刺激，S_2 刺激后出现连续3个窄 QRS 波群，如单纯从体表心电图分析无法得出确切诊断。从同步记录的食管心电图可见：在3个窄 QRS 波群前面均有 P 波，且 RP 间期 >70ms，结合体表心电图有心室预激的表现，提示这3个连续、快速出现的窄 QRS 波为 S_2 刺激诱发的短暂房室折返，比较 V_1 导联与食管导联 P 波的发生顺序，提示右侧旁路，与体表心电图结论一致。食管心房调搏诊断：预激综合征诱发短暂房室折返，右侧房室旁路。

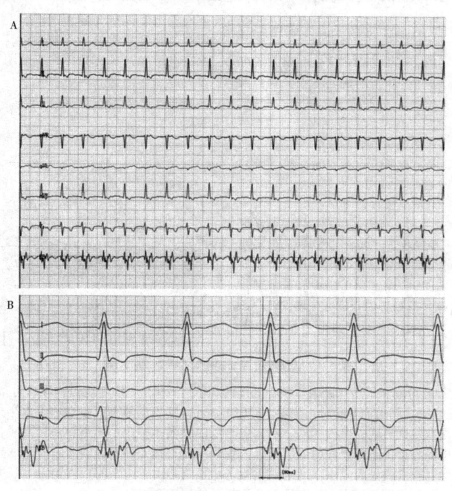

图5-1 随意增减振幅、导联与速度后的心电图

A. 心动过速时记录的常规6个肢体导联、V_1 导联和食管导联心电图；B. 在 A 图的基础上减少了导联，增加了导联振幅、提高纸速，使测量更清晰，诊断更便捷

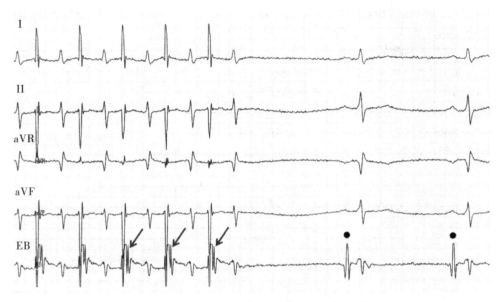

图 5 - 2　刺激时同步记录食管与体表心电图

图中刺激脉冲后的食管导联（EB）箭头指示处可见明显的起搏的 P 波，其与窦性心律时记录的食管导联心电图的 P 波（圆点指示）形态一致

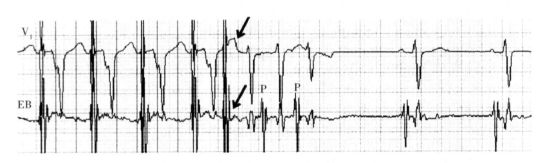

图 5 - 3　起搏停止后出现短暂心律变化心电图

5. 增加起搏同步记录双极胸导联心电图的功能　Fontaine 发现双极胸导联可增加 Epsilon 波的检出率，创建了 Fontaine 导联。利用 Fontaine 提出的原理，新型心脏电生理仪增加了同步记录双极胸导联心电图功能。对体表心电图 P 波不清晰的患者，应用同步记录双极胸导联心电图亦可提高对 P 波的识别能力。图 5 - 4 为开启双极胸导联功能后记录的常规 12 导联心电图、双极胸导联（BC）和食管导联心电图（EB）。与普通 12 导联相比，双极胸导联记录的 P 波振幅明显增高。特别是在发放刺激信号后食管导联 P 波与脉冲信号十分贴近时（B 图），双极胸导联记录的 P 波可明确标识出有效夺获，使对夺获的判断更加容易。如果双极部位靠近右胸部位，对诊断隐匿性旁路的部位、测量窦律或起搏时的房间传导时间等有更大的临床价值。

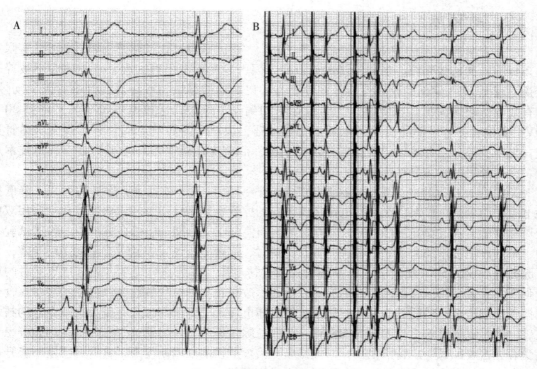

图 5 - 4　双极胸导联使 P 波电压增高

晚近有人对 51 例食管调搏诱发出顺向型房室折返性心动过速的患者发作前及发作时常规 12 导联、滤波双极食管导联和双极胸导联心电图进行分析，观察各导联 P 波形态及发生先后顺序。结果：心动过速发作时，双极胸导联 P 波清晰者 21 例（41.2%）明显高于体表心电图 V_1 导联（17 例，33.3%）；双极胸导联 P 波出现率（61.4%）明显高于 V_1，导联（52.9%）（P < 0.05）；且右侧旁路伴有顺向型房室折返性心动过速发作时，双极胸导联 P 波领先于食管双极导联 P 波，左侧旁路伴有顺向型房室折返性心动过速发作时，食管双极导联 P 波领先于双极胸导联 P 波。该研究证实双极胸导联心电图可记录到清晰的 P 波，与 V_1 导联相结合，可进一步提高顺向型房室折返性心动过速定位诊断的准确率（图 5 - 5）。

心动过速发作前　　　　　　　　　　　　心动过速发作时

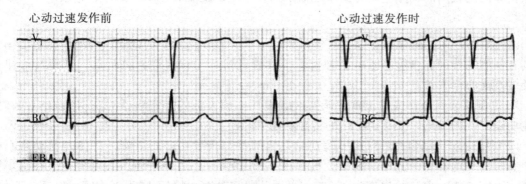

图 5 - 5　双极胸导联在顺向型房室折返性心动过速发作前与发作中的心电图

四、有效降低起搏电压的革命

对食管调搏起搏电压的技术革命经历了几个关键的阶段。食管调搏早期，刺激脉宽限定在2ms内，使有效夺获心房的起搏电压过高，因引起受检者严重的食管烧灼感而不被普遍接受。直至1978年新的研究发现，在食管与心房之间的组织与腔隙可起到电容器的功效，能有效降低起搏阈值，当脉宽从2ms逐渐增加到9.8ms后，起搏电压可明显下降到20~30V，受检者食管局部的烧灼感也随之明显减轻，该技术因而被大部分患者接受。尽管如此，仍有少部分患者难以耐受这种强度的刺激。起搏电压过高始终是制约食管调搏技术广泛、深入开展的最主要难题。

2012年，根据将刺激正极对称置于刺激负极两侧时可以有效增加阳极的面积，降低接触电阻，使刺激电极单位面积的电流密度下降的原理，刺激仪生产厂家研发并成功应用双阳极对称刺激方式（图5-6），有效降低了起搏阈值电压。近期一项仍在进行中的临床试验表明，采用该项技术的大部分患者进行食管调搏时，起搏电压均低于15V，平均10~12V，最低起搏电压仅为5V，接近心内电生理检查的起搏电压。临床研究证实，10~12V左右的刺激强度，患者食管的烧灼感全部消失。该项技术改革具有划时代的意义，破除了笼罩在食管调搏头顶三十余年的阴霾，完全推翻了食管调搏电压无法降低的理念，是一次革命性的技术突破，更是食管调搏受检者最大的福音，从而免除了那些不是必须进行心内电生理检查患者接受有创检查的风险。特别是在介入性诊断与治疗严格的准入制度下，食管调搏使不能开展心内电生理的医疗机构进行心脏电生理检查成为可能。

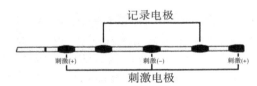

图5-6　新型5极食管电极导管设计原理示意图

五、食管调搏技术的临床应用

食管调搏技术的临床应用可简单地概括为8个字：复制、诊断、治疗、急救。

（一）复制

电生理与心电图最本质的区别在于后者对心律失常仅是简单的记录，而前者则对心律失常具有复制的能力。食管心脏电生理技术（食管调搏）可以复制各种折返性快速性心律失常及缓慢性心律失常。

1. 复制缓慢性心律失常　食管调搏对缓慢性心律失常的复制包括对窦房结自律性、传导性功能降低的检出以及对房室结的传导功能下降的复制。

（1）检出窦房结自律性降低：窦房结的自律性与传导功能的下降，在体表与动态心电图中的检出率均不高，近年国内文献报告在2 800例同步12导联动态心电图中，检出窦性停搏≥3.1s者130例，检出率为4.6%。另一项研究对46例有不同程度胸闷、气短、头晕、黑朦及发作性晕厥等症状的患者进行动态心电图与食管调搏检查，结果：动态心电图记录到窦性停搏、窦性心动过缓者11例（24%），而经食管调搏检出窦房结功能异常者高达41例

（88.1%）。提示对窦房结功能的筛查仍然主要依靠心脏电生理检查，其不仅可对窦房结功能定性，还可以定量。

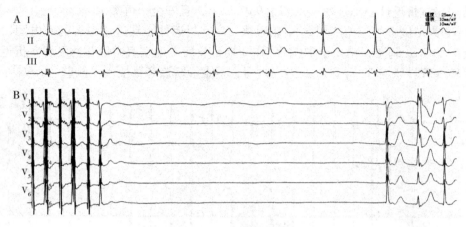

图 5-7　测定窦房结功能

图 5-7　患者男，反复晕厥，心电图示窦性心动过缓。为了解窦房结功能行食管调搏检查。A 图为安静状态下的心电图示窦性心动过缓。B 图给予 200 次/分的 S_1S_1 刺激，连续刺激 30s，停止刺激后，出现窦房结长达 6 100ms 的停搏（正常值 < 1 500ms）。提示窦房结自律性降低。

（2）复制房室结的传导功能下降：房室结传导能力可通过食管心房调搏逐步提高起搏心房的频率，观察房室结前向传导的能力。房室结功能正常时，给予 150 次/分的 S_1S_1 刺激，房室结出现文氏阻滞；给予 180 次/分的刺激，房室结出现 2∶1 阻滞。如果检查中低于该值提示房室结传导功能降低。

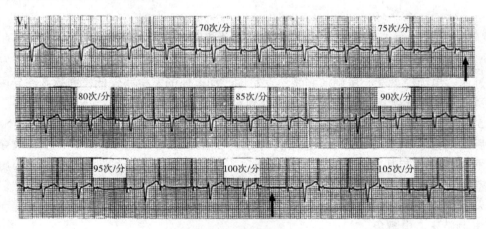

图 5-8　检测房室结功能

图 5-8 为食管调搏检出房室结传导功能低下的心电图，图中第 1 个箭头指示处，心房起搏频率 75 次/分，出现房室结文氏传导，此后逐渐提高起搏频率，房室结阻滞程度逐渐加重，当起搏频率增加到 100 次/分时（第 2 个箭头），房室呈 2∶1 传导。提示该患者房室结传导能力明显降低。

2. 复制快速性折返性心动过速

（1）复制室上性心动过速：食管调搏复制折返性室上性心动过速的成功率高，特别是对房室结与房室折返性心动过速，可高达95%以上，且安全、可靠。

图5-9为1例食管调搏应用S_1S_1刺激诱发房室折返性心动过速患者的心电图，图中可见仅发放2个S_1S_1刺激，第2个刺激后PR间期延长后出现室房逆传并诱发房室折返性心动过速，比较食管导联与V_1导联P波出现时间，不难诊断该旁路位于左侧壁。

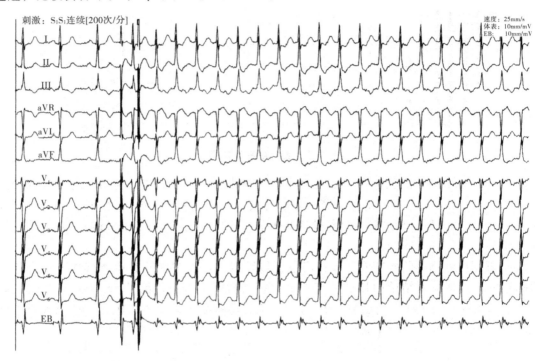

图5-9　S_1S_1刺激诱发房室折返性心动过速

（2）复制室性心动过速：食管调搏除复制室上性心动过速外，还可复制部分特发性室性心动过速。单纯经食管心房调搏刺激诱发室性心动过速的发生率较低，静脉滴注异丙肾上腺素后诱发室速的比例可从原来的20%提高到40%。

图5-10为1例应用食管调搏诱发宽QRS波心动过速的心电图。图中可见连续S_1S_1刺激停止后出现宽QRS波心动过速，根据食管导联心电图可明确看到第2个P波有效夺获心室，测量该QRS波与其前面QRS波时限无缩短，说明该QRS波为室性融合波，且心房频率慢于心室率；根据体表心电图V_1导联呈右束支传导阻滞，Ⅱ、Ⅲ、aVF导联呈rS型，电轴位于无人区，提示该宽QRS波心动过速为特发性左室室性心动过速。

3. 复制特殊心电现象

（1）复制裂隙现象：裂隙现象是指在激动或兴奋传导的方向上（正向或逆向），心脏特殊传导系统中存在不应期及传导性显著不同的区域，当远侧水平面有效不应期长，而近端水平面相对不应期较长时，激动传导就可能出现一种伪超常传导的现象，称为裂隙现象。食管调搏可复制多种裂隙现象，例如：食管电极周围组织与心房肌之间的裂隙现象、希浦系统与房室结之间的裂隙现象、束支与房室结之间的裂隙现象等。

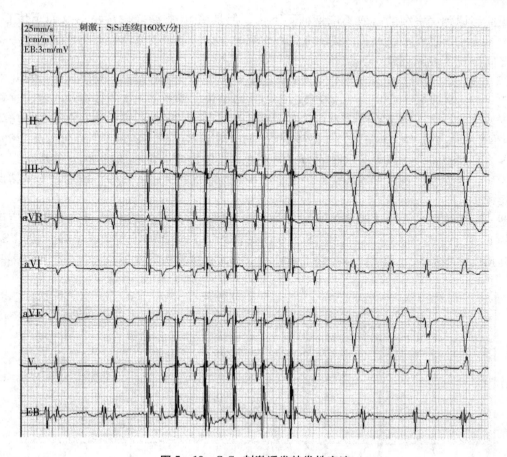

图 5 – 10 S₁S₁ 刺激诱发特发性室速

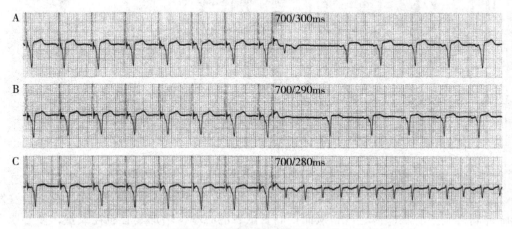

图 5 – 11 食管心房调搏复制裂隙现象心电图

图 5 – 11 是食管心房调搏时记录的心电图，应用 S_1S_2 程序起搏，S_1S_1 间期 700ms，每条心电图的第 2 个数字表示 S_1S_2 的联律间期值，观察 S_2 刺激后的反应，A 条 S_1S_2 间期 300ms，S_2 刺激后心房冲动经房室结下传，QRS 波群正常。B 条中 S_1S_2 联律间期缩短到 290ms，S_2 刺激后房室结不能下传心室，C 条 S_1S_2 联律间期再次缩短到 280ms，S_2 刺激更加提前，下

传时更应当遇到房室结的有效不应期而不下传，但是该 S_2 刺激之后房室结反而下传心室，并诱发了房室折返性心动过速，提示电生理检查时，在房室结的近端与远端或房室结与希浦系统之间出现了裂隙现象。

（2）复制房室结 1：2 下传心室现象：房室结 1：2 下传心室是一种临床十分罕见的房室结双径路传导现象，表现为 1 次窦性激动经房室结快、慢径路 2 次下传激动心室，这种情况连续发生，导致 2 倍于心房率的心室率。心电图特点：①窦性心律；②心室率为心房率的 2 倍；③出现长短 2 种 PR 间期，且每种 PR 间期时限基本一致，即短 PR 间期和长 PR 间期时限各自相对恒定。文献中曾将此称为"阵发性非折返性室上性心动过速"，临床呈现心动过速无休止性发作，长期平均心室率增快，可进展为心动过速性心肌病。应用食管调搏可以复制该现象。

图 5 - 12 为应用 S_1S_2 刺激复制房室结 1：2 下传心室现象。图中 S_2 刺激的脉冲后可见起搏的 P 波（食管导联），其后跟随 2 个 QRS 波群，第 2 个 QRS 波群前无 P 波，提示 S_2 脉冲后起搏的 P 波同时分别经快慢径路下传心室，引起心室除极两次。

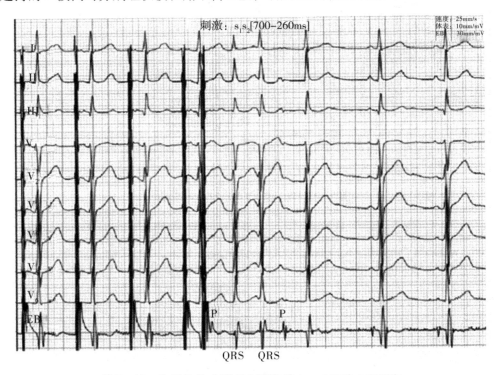

图 5 - 12 应用 S_1S_2 刺激复制房室结 1：2 下传心室现象

4. 复制心肌缺血 经食管心脏起搏负荷试验通过食管电极导管，应用心脏刺激仪发放起搏脉冲间接刺激心脏起搏心房，从而提高受试者的心率，增加其心肌耗氧量，使心肌出现暂时性供氧与需氧的失衡，从而揭示心肌缺血，达到心脏负荷试验的目的。食管心脏起搏负荷试验的阳性标准（出现以下任一项者为阳性）：①以 R 波为主的导联中 ST 段水平型或下斜型压低≥0.1mV，ST 段与 R 波顶点垂线的交角 >90°，持续 0.08s（J 点后 0.08s 出现缺血性水平或下斜型 ST 段压低≥0.05mV，并维持 2min；如原有 ST 段下移者应在原基础上再下移 >0.05mV，并维持 2min）。食管心房起搏停止后，最前 3 个或 3 个以上 QRS - T 波形中出现缺血型 ST 段压低 >0.1mV。②典型的心绞痛发作。③严重心律失常（频繁发作，室性心动过速及心室颤动；多源性室性期前收缩还应结合有无 ST 段改变及当时的症状来判定）。④收缩压下降≥20mmHg。文献报道，食管心房起搏负荷试验检测冠心病的敏感性为 64% ~ 85%，特异性为 72% ~ 88%。晚近有人比较单纯应用食管调搏负荷试验与静脉使用多巴胺 10μg/（kg·min）+食管调搏负荷试验，结合冠状动脉造影，结果：单纯食管调搏负荷试验诊断冠心病的敏感性为 57.1%，特异性为 77.8%。多巴胺联合食管调搏负荷试验诊断冠心病的敏感性为 81.0%，特异性为 88.9%，联合负荷试验敏感性明显高于单纯食管调搏负荷试验（P <0.05）。

（二）诊断

1. 食管调搏的诊断作用　食管调搏通过复制各种心律失常、心电现象以及心律失常时同步记录食管导联心电图得以对复杂心律失常进行诊断。

（1）食管调搏对预激综合征的诊断：食管调搏不仅可以检测旁路不应期，诱发房室折返性心动过速，测定折返的诱发条件和终止窗口以及检出预激的高危患者，明确房室折返性心动过速的发生机制、特点和折返的类型，对显性旁路进行定位诊断，还可以利用旁路与房室结不同的电生理特性检出不完全显性预激，从而可以对不完全显性预激进行诊断与旁路定位，特别是可以对隐匿性预激进行确诊及旁路定位。

图 5 – 13 为 1 例显性预激伴有阵发性心悸病史患者的心电图，为诱发心动过速，确定心动过速的发生机制行食管调搏检查。检查前体表心电图示预激伴右前侧壁旁路。检查中给予 $S_1S_2S_3$ 刺激，当 S_2S_3 刺激缩短至 500/320ms 时，S_3 脉冲后 δ 波消失，PR 间期延长，提示旁路进入有效不应期，心房冲动经房室结下传，呈窄 QRS 波群。该 QRS 波群后 V_1 与食管导联均可见明显的逆传 P 波，测量上述 2 个导联 RP 间期：食管导联的 RP 间期明显短于 V_1，导联，说明房室逆传时左房率先除极，高度提示左侧的房室之间存在 1 条快速逆向传导通道 – 旁路。食管调搏结果证实：本例患者除了右前侧壁的显性旁路外，左侧壁还有 1 条隐匿性旁路。

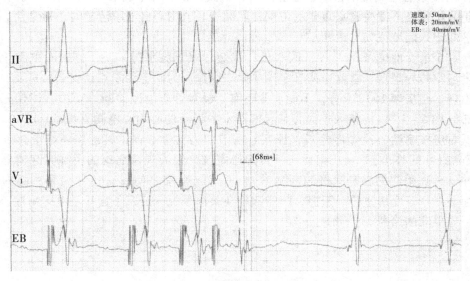

图 5 – 13　食管调搏检出房室双旁路

（2）食管调搏对房室结双径路的诊断：人体房室结存在传导速度和不应期截然不同的两条径路，称为房室结双径路、其中一条径路传导速度快但不应期长称快径路，其是房室结的优势传导径路；另一条径路传导速度慢而不应期短称为慢径路，心率正常时慢径路不显露或极少显露。食管调搏可以用早搏刺激检出房室结双径路，表现为 S_2 刺激后，S_2R 间期在传导过程中突然延长，且延长时间 >60ms 并可以持续一段时间，提示房室结存在双径路传导。食管调搏是检出房室结双径路最有效的无创性检查方法。

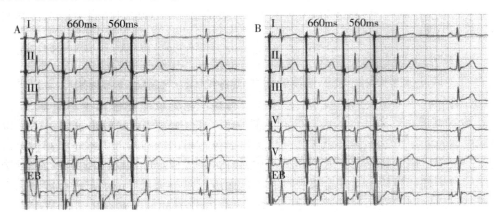

图 5-14　S_1S_2 刺激诊断房室结双径路

图 5-14 显示给予患者 S_1S_2 刺激。A 图 S_2 刺激后，S_2R 间期 220ms；B 图将 S_1S_2 联律间期缩短 10ms 后，再次给予 S_1S_2 刺激，S_1 刺激后，S_2R 间期突然延长至 430ms，延长量达 210ms，提示房室结除正常传导途径外，还存在 1 条缓慢传导通路，即慢径路。该图证实了房室结双径路的诊断。

2. 食管心电图对复杂心律失常的诊断作用　食管心电图因其 P 波高大，对诊断复杂心律失常有独到之处。

（1）对复杂心律失常的诊断：心房波（P/F 波）的频率、部位、极性以及与 QRS 波群的关系是分析复杂心律失常最重要的依据，当体表心电图心房波不清楚时，常常使心电图的分析与诊断陷入困境或误导诊断。

图 5-15 为女性患者，59 岁，因心慌、气短、双下肢水肿入院，体表心电图诊断：房颤、三度房室传导阻滞、室性逸搏、室性早搏二联律。为确定诊断描记食管心电图，发现 P 波规律出现，心房率 100 次/分，不能下传心室。经食管心电图诊断为窦性心律伴三度房室传导阻滞（图 5-15A）。植入永久心脏起搏器术中记录的心内心电图（图 5-15B）可见高右房和低右房按窦性心律顺序除极，证实心房节律为窦性心律，其经房室结下传到希氏束（希氏束电图可见 H 波），希氏束后无下传的心室波，仅为规律出现的由临时起搏器发放的起搏脉冲（S_1）引起的心室除极波（V 波），心房与心室之间没有传导关系。心内电图诊断：窦性心律、三度房室传导阻滞，阻滞部位在希浦系统，证实了食管心电图窦性心律、三度房室传导阻滞的诊断。

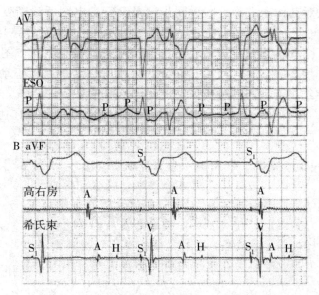

图 5 - 15　经食管心电图（ESO）排除房颤的诊断

（2）对宽 QRS 波心动过速的鉴别诊断：食管心电图对宽 QRS 波的鉴别诊断有神奇的、一锤定音的作用。

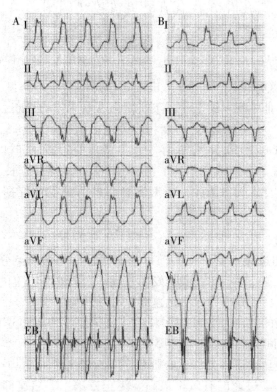

图 5 - 16　食管心电图对宽 QRS 波心动过速的鉴别诊断

图 5 - 16 的 A、B 图均为宽 QRS 波心动过速（肢体导联 + V_1 导联 + 食管导联心电图），

单纯依靠心电图无法对其作出准确诊断，同步记录食管心电图后诊断变得容易。图 A 通过食管心电图可见 RP 间期固定，且 > 70ms，提示心室与心房之间有传导与被传导的关系，根据诊断标准不能判断图 A 为房室折返性心动过速伴左束支传导阻滞。图 B 中的 P 波埋藏在QRS 波群内，提示心房与心室同时除极，该特点只在房室结折返性心动过速时才出现，因此图 B 的诊断为房室结折返性心动过速伴左束支传导阻滞。

（3）对室速时室房逆传的诊断：食管心电图对室速逆传的诊断有独到之处，不仅能够快速判断室房分离，而且可以确定不同比例的室房逆传。

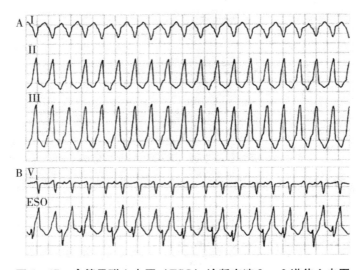

图 5 - 17　食管导联心电图（ESO）诊断室速 3 ∶ 2 逆传心电图

图 5 - 17 为 1 例宽 QRS 波心动过速心电图，根据图中心房率慢于心室率，V_1 导联呈类左束支传导阻滞，Ⅱ、Ⅲ 导联主波直立，不难做出右室室速的诊断。如果单纯观察体表心电图，特别是 V_1 导联时，可以发现 RP 间期相对固定，似乎室速呈 3 ∶ 1 逆传心房，结合与V_1 导联同步记录的食管心电图时，室速伴 3 ∶ 1 逆传的诊断立即被推翻。食管心电图中可清晰看到 QRS 波群后有 2 个连续逆传的 P 波，且 RP 间期逐渐延长，第 3 个 QRS 波群后没有逆传 P 波。该现象重复出现，因此，根据食管心电图提供的证据，诊断为室性心动过速伴室房 3 ∶ 2 逆传。

（三）治疗

1. 终止室上性心动过速　室上性心动过速是指起源于希氏束分叉以上的连续 3 个或 3个以上自发的心动过速或程序心房刺激诱发的连续 6 个或 6 个以上的心动过速。室上性心动过速发作时，可用食管心房调搏的方法迅速终止心动过速。

（1）终止心动过速的机制：心脏程序刺激终止折返性心动过速的机制是通过刺激脉冲打入折返环路的可激动间隙而完成的（图 5 - 18）。

（2）终止折返性心动过速的方法：心脏程序刺激的 3 种方法均可终止折返性心动过速。其中以 S_1S_1 刺激终止心动过速的有效率最高。终止方法：①超速抑制：用高于患者心动过速心率的 20% ~ 30% 或 30 次/分的频率发放 S_1S_1 刺激，可有效终止心动过速。②亚速刺激终止心动过速：刺激频率小于患者心动过速的心率，通过非同步的起搏方法将刺激脉冲打入可激动间隙，以终止心动过速，该方法终止成功率低于超速抑制的方法。③早搏刺激：可选用 RS_2 和 S_1S_2 刺激，适时的早搏刺激打入可激动间隙后，也可终止心动过速，但其有效率低于 S_1S_1 刺激的超速抑制。

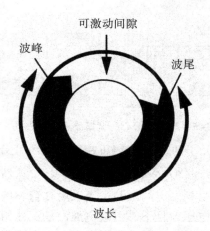

图 5 – 18　可激动间隙示意图

图中白色部分代表折返环中的可激动间隙，黑色表示折返环中处于有效不应期的部分，这部分也称为折返波波长，前部为波锋，尾部为波尾。图中两部分之和等于折返周期。可激动间隙（ms）＝折返周期（ms）－波长（波长＝传导速度×有效不应期）

图 5 – 19 为用 3 种不同刺激方法终止室上性心动过速，图 A 采用超速抑制，连续发放快速 S_1S_1 刺激后心动过速有效终止。图 B 采用亚速刺激时，未能有效终止心动过速。图 C 应用早搏刺激，心动过速被终止。

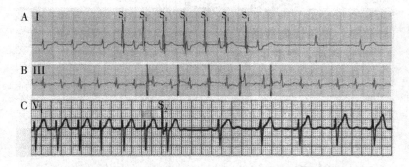

图 5 – 19　应用不同方法终止室上性心动过速。图中数字单位为 ms

2. 终止心房扑动　心房扑动是临床较常见的心律失常，心房扑动的患者多数合并器质性心脏病或在心脏外科手术后、房颤药物复律的过程中等出现，少数为特发性心房扑动。心房扑动多数为阵发性，也可以持续数天，甚至数年。心房扑动发作时心房肌连续地快速除极和复极，频率一般在 240～350 次/分之间，其经常伴房室 2：1 下传，使心室率较快并伴有明显的血流动力学改变，能使器质性心脏病患者合并的心衰加重，心功能恶化而导致死亡。心房扑动对药物治疗反应差，是常见的内科急症，需要紧急处理。

食管心房调搏主要用于终止典型心房扑动，对不典型心房扑动的终止效果差。终止时选择 S_1S_1 刺激。利用快速的 S_1S_1 刺激脉冲（刺激频率在 400～500 次/分左右，连续 5～15 个刺激）打入房扑折返环的可激动间隙，达到终止房扑的目的。典型心房扑动终止的成功率可高达 80% ~ 90% 。心房扑动终止后有 3 种反应：①心房扑动直接转为窦性心律（图 5 - 20）；②心房扑动先被转为心房颤动再自行恢复为窦性心律；③心房扑动终止后成为心室率缓慢的房颤。

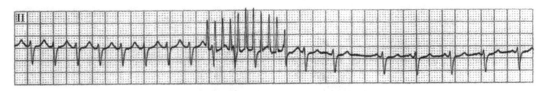

图 5 - 20　食管心房调搏终止心房扑动

应用刺激频率为 500 次/分的 S_1S_1 刺激终止房扑，刺激停止后房扑恢复窦性心律

3. **终止室性心动过速**　经食管心室超速刺激终止室性心动过速需要较高的起搏电压，且不易成功起搏，使临床应用受到一定的限制。而采用食管心房刺激终止室性心动过速所需要的起搏电压远低于心室起搏电压，且不易引起室颤，是一种相对简单、安全的方法。

经食管心房刺激终止室速时，心房激动需要进入心室折返环路的可激动间隙方可终止室速（图 5 - 20），因此只有具备了下述条件，室速才能够被终止：①心房肌、房室结不应期较短的室速，其利于快速心房刺激时的心房冲动下传心室；②心房刺激频率的选择需符合房室结下传的能力，过快的心房刺激频率可使心房冲动下传心室时，因遇到房室结生理性阻滞而不能全部到达心室，影响终止效果；③频率较慢的室速终止率相对高，因为频率较慢室速折返环路更长，可激动间隙也更大，利于经房室结下传的传导打入折返环。从安全角度考虑，建议应用食管调搏终止室速时，应选择血流动力学相对稳定的室速。

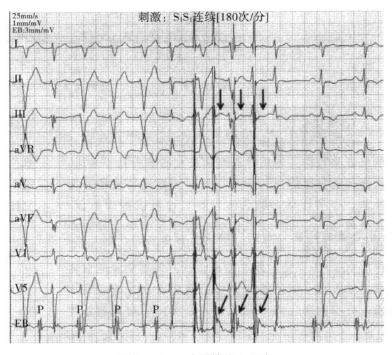

图 5 - 21　心房调搏终止室速

图 5-21 患者因反复心动过速伴心悸就诊，同步记录体表与食管心电图可见宽 QRS 波心动过速，V_1 导联呈 Rs 型，电轴位于无人区，伴有室性融合波与房室分离，心电图诊断：特发性左室室速。给予 180 次/分的 S_1S_1 心房刺激，竖箭头指示的第 2 个刺激脉冲后起搏脉冲有效夺获心房并下传心室（食管导联可见起搏的 P 波），QRS 波群变窄，提示该刺激通过房室结下传并有效打入室速的折返环路，夺获了心室，有效终止了室速。此后的 2 个刺激仅为心房起搏并通过房室结下传，与终止心动过速无直接关系。

（4）对特殊人群的治疗：对特殊人群的治疗主要是指该类人群特别是妊娠者发生了快速性心律失常后，不能或不便使用药物终止心动过速时，食管心房调搏是终止心动过速的首选方法（图 5-22）。

图 5-22 为 1 例 30 岁妊娠女性，妊娠期间多次发生室上性心动过速。图 5-22A 为同步记录的体表与食管心电图，图中可见 P 波与 QRS 波群重叠，说明心房与心室同时除极，该现象是房室结折返性心动过速的特征性心电图表现，经食管导联心电图诊断该心动过速为房室结折返性心动过速。图 5-22B 经食管给予心房 200 次/分的 S_1S_1 刺激有效终止了心动过速。此后该患者每次心动过速时都主动要求应用食管调搏终止心动过速。该病例提示食管心房调搏对于那些不能或不便使用药物终止心动过速的患者而言是临床终止室上性心动过速的首选方法。

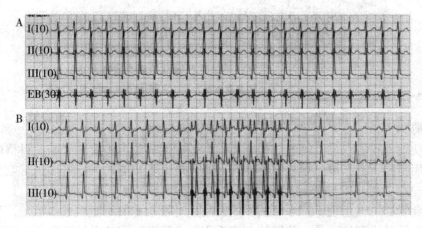

图 5-22 应用食管调搏终止妊娠患者房室结折返性心动过速

（四）急救

食管调搏开展的早期就不断有应用食管心房调搏进行急救的相关报告。1984 年张永庆率先报告了经食管调搏抢救 1 例严重心动过缓伴晕厥的 71 岁女性患者，图 5-23 为该患者入院时记录的心电图，心电图显示窦性静止、交界区性逸搏心律、一度房室阻滞（图 5-23A、B）。图 5-23C、D 为经食管心房起搏时心电图，持续给予 68 次/分（起搏电压 35V）的 S_1S_1 刺激及药物治疗后，患者神志恢复。图 5-23E 经静脉滴注异丙肾上腺素 1mg 后，患者恢复窦性心律，进而停止经食管心房起搏。

此后，不断有经食管调搏抢救危重患者的报告。需要指出的是，虽然食管心房调搏在以往的急救中起到了一定的作用，但因食管心房调搏是心房起搏，而经食管心室起搏不稳定，对三度房室传导阻滞引起急性心室频率过缓导致晕厥的病例不适用。因此，在使用食管心房起搏抢救危重病例时，应该注意适应证的选择。在有条件的医院急诊救治过缓性心律失常引起的晕厥或猝死需要紧急心脏起搏时，仍应首选临时起搏器而不是经食管心房/心室起搏。

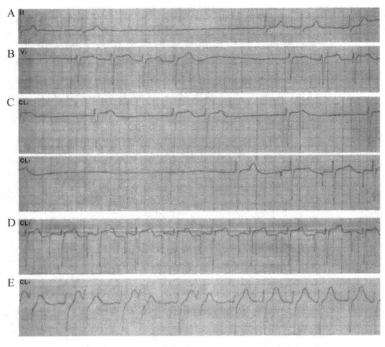

图 5 – 23　食管调搏抢救严重心动过缓病例

六、食管调搏技术绚丽的未来

食管调搏除了长期以来用于诱发与终止快速性室上性心动过速、测定传导系统不应期、测定窦房结功能等检查之外，随着起搏电压的有效降低使原本不宜开展的项目得以实施，使其临床的应用范围得以拓展，填补了不能开展心内电生理检查的医疗机构进行电生理检查的空白，可进一步提高临床与心电图医生对心律失常的认识水平。

随着对食管心脏电生理认识水平的不断提高，对该技术的不断改进与革新，我们有理由相信：食管心脏电生理这一具有我国特色的无创性心脏电生理技术将迎来更加绚丽的春天。

（庞永诚）

第四节　心脏临时起搏技术

一、概述

自 20 世纪 30 年代初期，Hyman 首先应用钟表式机械发生器在人体进行了经胸心脏起搏术。20 世纪 50 年代初，Zoll 经皮穿刺进行心脏临时起搏成功地抢救了一例心脏停搏的患者。20 世纪 50 年代末，经皮和经食管心脏起搏的可行性得到肯定。在过去的二十年里，临时起搏术已成为处理严重心动过缓和某些心动过速的可靠方法。

心脏临时起搏的方法有以下几种：经皮起搏、经静脉心内膜起搏、经食管起搏和经胸起搏。临时起搏方式的选择通常取决于当时的情况，如紧急状况、是否可能需要植入永久心脏起搏器、患者本身的特殊因素（如身体状况、解剖部位情况、可利用的静脉入路等）和可能的并发症等。这些因素中大多数可能是发生在紧急情况下，而需要进行临时起搏的患者血流动力学常不稳定（或即将不稳定），并常需要迅速对心血管的衰弱状态进行预防和治疗干预。通常对不同的患者所采用的临时起搏方法因人而异，比如极严重的心率减慢发生在抢救室内，应首选经皮穿刺进行起搏，一旦稳定则改用经静脉心内膜起搏。各种临时起搏方法的优缺点比较见表 5 - 2。本节将简要介绍几种常用的临时起搏方法，主要侧重于经静脉心脏临时起搏术，经食管起搏在我国已普遍开展，本节不再赘述。

表 5 - 2　临时起搏的方法学

方法	优点	缺点
经皮	无创	缺点
	并发症少	不能长期应用
短期内可靠		
经静脉	较舒适	需要中心静脉入路
	可靠	
	可行房室顺序起搏	
经食管	相对无创	只能起搏心房
经胸	开始迅速	起搏钢丝常常放置困难
		起搏效果不一（常因为患者非常危重）
并发症高		
经心外膜	心脏直视手术后短期	仅用于心脏直视手术后
	内非常有效	
	并发症少	

二、经皮心脏起搏

在所有的临时起搏方法中，经皮心脏起搏是指出现严重缓慢性心律失常时在几秒内可以即刻施行的唯一非介入性治疗手段。尽管在 20 世纪 50 年代初其可行性已得到肯定，但直到最近由于一系列技术和仪器的改进，经皮起搏才得以更广泛应用。经皮心脏起搏现已成为迅速治疗缓慢性心律失常的有效治疗手段。由于经皮起搏属于非介入性治疗手段，其并发症发生率非常低，目前为止还未出现骨骼肌损伤、皮肤损伤或与经皮起搏有关的其他问题的报道。经皮起搏的最大弊病是不能保证稳定有效和可靠的心脏起搏。早期的研究显示，经皮起搏的总有效率为 70% ~ 80% 。当出现持续性心动过缓或心脏收缩功能丧失（5min 以内），迅速进行经皮起搏是非常有效的（90%）。现今，经皮起搏失败者多见于心肺复苏的延误并最终导致循环衰竭的患者，在这部分患者中，缺血、缺氧及电解质紊乱的状态下有效起搏常更加困难。

经皮起搏心脏是依赖安放在胸壁上的电极片使电流通过，并可激动心肌和起搏心脏。标准的电极片为 70 ~ 120cm^2 大的贴片，以提供对胸部窗口足够的覆盖面，并减少皮肤与电极片之间的电流密度，从而减轻对皮肤的刺激。儿科所用的电极片面积为 30 ~ 50cm^2。起初，高阻抗（500～1 000Ω）电极片可以降低皮肤与电极片之间的电流密度而使患者更能适应，但该电极不能用于心脏转复或除颤。更新设计的低阻抗电极（50～100Ω）能够获得更有效的起搏，患者更易耐受，而且又可以用于心脏转复和除颤。

合适的电极放置是决定经皮成功起搏的最重要的因素之一，标准的负极电极应直接覆盖在心尖部相当于体表心电图 V_3 的位置，阳极应安置于（建议）背部脊柱与左侧或右侧肩胛骨的下半部之间，如果使用背部电极无效，也可选用以右前胸乳头上方大约 6～10cm 的距离为中心安置电极阳极。由于骨骼可增加阻抗，背部电极不应直接安置于脊柱或肩胛骨上。假如电极松脱，起搏夺获的可能将下降 10%。电极片所致的阈值增加可能和心室与电极片负极之间的距离较大有关。

所用的脉冲发生器（多数情况是除颤器/起搏器二者结合的仪器）必须在较宽的脉宽下产生强电流夺获心肌组织，在 20～40ms 脉宽下起搏阈值的范围在 20～140mA（通常为 40～70mA）。由于高而宽的起搏刺激信号可以产生明显的伪差，有时使标准心电图的记录图形难以辨认。现在的经皮起搏系统有特殊的模拟心电图显示功能，其对每次刺激信号有 100ms 的抑制，以降低伪差的影响。一旦电极安置后，必须确定是否有效起搏夺获。在患者能够耐受下起搏夺获确定后，应当应用高于阈值 5～20mA 的输出进行起搏。

经皮起搏的并发症发生率非常低，患者主要不能耐受的原因是疼痛和咳嗽。然而，由于设计方法的改进已使皮肤表面的电流密度明显减低，引起皮肤神经刺激的情况明显减轻，但对骨骼肌的刺激还有发生，且患者很不适应。因此，进行经皮起搏的所有患者必须适当镇静，一旦病情稳定，应当立即改用经静脉心脏起搏。

三、经静脉心内膜起搏

近年来随着介入医学的普及和提高，越来越多的临床医生可以在 X 线指引下熟练地安置心脏临时起搏器，该方法简单，容易操作。但在实际临床工作中，相当多的患者由于疾病危重或条件所限，要求必须迅速在床旁进行心脏临时起搏。简单而适用的方法是应用漂浮电极导管在床旁植入，但由于目前缺乏规范的植入方法以及大量的临床病例的经验，使许多医师在床旁临时起搏方面得不到正规培训，并走了许多弯路。

应用漂浮电极导管进行床旁心脏临时起搏于 1973 年首先由 Schnitzler 等报道，并使此项技术在国外迅速得到推广应用，并已成为医院急救必不可少的医疗技术之一，挽救了许多患者的生命。20 世纪 80 年代 Roberto Lang 等对此项技术进行了更深入的研究，并与 X 线指导下植入临时起搏器进行了比较，结果显示该项技术具有操作时间短、脱位率和心律失常发生率低的优点。北京大学人民医院自 1995 年开始在体表心电图指导下完成了数百例应用漂浮电极导管进行床旁心脏临时起搏术，现将经验和体会作一简要介绍。

（一）适应证

应用指征主要包括：①严重病态窦房结综合征、房室传导阻滞伴明显血流动力学障碍及严重脑缺血临床症状；②有永久起搏器植入指征而需行心脏临时起搏过渡者；③心肌梗死合并窦性停搏、房室传导阻滞而又避免应用增加心肌耗氧量药物者；④快慢综合征或慢快综合征应用抗心律失常药物困难者；⑤长 QT 间期合并多形性室速者；⑥超速刺激终止室性心动过速；⑦心肺复苏的抢救等。

（二）器械及设备

普通心电图机或监护仪、心脏临时起搏器、18号普通穿刺针和6F或7F动脉鞘、5F漂浮电极导管及必要的局部麻醉和抢救药品、除颤器和消毒包（如静脉切开包等）。

（三）右心室起搏心电图的特点

右心室起搏主要有两个部位，即右室心尖部起搏和右室流出道起搏。右室心尖部起搏区域起搏的特点是起搏稳定，脱位率低，如电极导管预留长度合适，即使患者站立、行走，导管也不易脱位。其起搏点位于心室的下方，引起的心脏激动必然经心尖部通过心室肌逆向沿室间隔向上扩布，并先后激动右室、左室游离壁、基底部，最后终止于左室基底部，心室电轴将向左、向上、向后，心电图表现为类左束支传导阻滞伴电轴左偏图形，其Ⅱ、Ⅲ、aVF导联呈主波向下图形。右室流出道为另一常用起搏部位，也是漂浮电极导线最容易到达的部位。我们知道右室呈近似锥体形，室上嵴将其分为下方的固有心室和上方的漏斗部。漏斗部为肺动脉的起点，即肺动脉圆锥。右室流出道肺动脉圆锥系一近乎垂直的短管，始于室上嵴的游离缘，止于肺动脉瓣，长约1.5cm，此部位无肌小梁，表面光滑。该部位由于起搏的最早激动点位于心室心底部，心室电轴常指向左下，表现为电轴正常或轻度右偏。起搏心电图在Ⅱ、Ⅲ和aVF导联呈主波向上图形。

（四）植入方法

1. 穿刺部位的选择　主要有三个，即左锁骨下静脉、右侧颈内静脉和右侧股静脉。首选左锁骨下静脉，其优点是导管走行方向与血管走向一致，不易进入其他分支，另外植入后不影响患者的肢体活动。对穿刺技术经验不足的医师建议可首选右侧股静脉，尽量不选用左股静脉。穿刺部位选择应因时、因地而异，当受到其他原因的限制如呼吸机、心脏按压等影响时，应果断决定最佳起搏部位。

2. 导管深度的判定　根据我们研究的结果，三种不同穿刺部位到达心腔的距离不同，经左锁骨下静脉、右侧颈内静脉和右侧股静脉到达三尖瓣口的距离大约分别为30cm、20cm和40cm，当然要受到患者身高和穿刺点远近等因素的影响。这样，术者根据起搏部位的不同可相应继续把电极送入相应的长度，以避免导管送入过多或过少造成起搏不良。有时由于进入流出道导管过多，造成导管顶端在肺动脉口上下弹动，则引起起搏和感知功能不良。此时根据导管的进入深度和Ⅱ导联起搏图形特点将导管回撤几厘米即可。

3. 具体操作过程　以经左锁骨下静脉起搏为例，首先连接好肢体导联心电图，并描记Ⅱ导联（或Ⅲ、aVF导联）心电图，常规消毒皮肤，铺无菌巾，应用Seldinger穿刺技术在局麻下穿刺成功，根据血液颜色、血管压力判定进入静脉系统后送入6F或7F动脉鞘。无菌状态下取出漂浮电极导管，以1ml空气向远端球囊充气，观察球囊是否完好，之后使球囊恢复非充气状态，把电极的尾端交给助手，并根据正负极与临时起搏器相连，开启临时起搏器，选择起搏电压大于5V，感知敏感度1.0～3.0mV，起搏频率高于自主心率10～20次/分。在"带电"状态下沿鞘管送入漂浮电极导管，结合鞘管的长度，当球囊穿过鞘管后由助手向球囊充气1.0ml，继续向前送入导管，连续描记观察Ⅱ导联心电图，一旦出现心室起搏后，说明电极导管的顶端已跨过三尖瓣环，应立即让助手对气囊放气，并迅速继续向前送入电极导管，当出现Ⅱ导联主波向下的起搏图形，则继续送入7～8cm，如出现Ⅱ导联主波向上的图形，则继续送入4～5cm即可。一般情况下，无论是右室流出道起搏，还是心尖部起搏，只要起搏阈值较低（一般小于 1.0V），临时起搏器起搏和感知功能正常，均可认为起搏成功。如患者确实需要搬动、转院等，对操作熟练者，可以通过调整导管位置，尽量保持心尖部起搏。

4. 其他　危重患者可保留鞘管，可连同导管一起固定于皮肤上，如患者条件允许，为减少感染机会，尽可能在保持导管稳定的情况下，把鞘管退至体外，对电极导管进行固定。术后应注意抗感染，定期换药，应用抗生素预防感染等。原则上，临时电极导管保留一般不超过两周。

（五）VVI 起搏心电图起搏、感知功能的判定

心脏临时起搏器的安置，首要条件要求医生必须掌握 VVI 起搏心电图起搏、感知功能的判定，临时起搏器植入后，注意观察有无感知或起搏功能障碍。起搏功能常常容易判定，感知功能常需仔细分析。

四、存在问题及解决办法

心脏起搏在心肺复苏中的作用是肯定的，但不是万能的，切记不能忽视原发病的抢救，尤其是呼吸功能的改善与维护，否则电 - 机械分离是不可挽回的，多数患者的电活动常可维持很长时间，机械活动常很快丧失，尽管有人曾试用大剂量钙剂来试图改善这种电 - 机械分离现象，但常收效甚微。植入心脏起搏电极后尽管起搏图形尚可，但已出现心脏电 - 机械分离，之后 QRS 波形将逐渐增宽、振幅逐渐减低。这种情况下如果机械活动丧失，漂浮电极肯定是无效的，必须改用普通电极"盲插"或直接心腔穿刺进行起搏，但起搏成功率常下降。对存在严重三尖瓣反流的病例，漂浮电极常植入困难，容易脱位，应加以注意，必要时只能在 X 线指导下应用普通电极植入进行起搏。

在体表心电图指引下应用漂浮电极导管进行床旁心脏临时起搏，是一项简单而适用的方法，具有省时、迅速、简单易行的特点，易于在临床推广应用。只要正规操作，临床医生非常容易掌握，必将对挽救患者的生命、提高抢救成功率起到积极的作用。

五、经食管心脏起搏

经食管心脏起搏在我国已应用多年，也是我国早期心脏电生理检查的主要手段。由于食管位于心脏后方，上段与左房后壁紧贴，下段靠近左室。当把记录电极置于食管时可记录食管心电图，并进行心脏电生理检查。由于上述特点，通过食管进行心脏临时起搏成为可能。由于起搏的部位主要是左心房，因此经食管心脏起搏主要适用于严重窦性停搏而房室结功能正常的患者，而对于房室传导阻滞而引起的心室停搏无效。当出现这种情况时，早期也有报道，当把食管电极继续向下推送时，起搏的食管电极可以与左心室比邻而夺获心室达到临时心脏起搏的作用，偶有对昏迷患者通过已插入的气管插管送入食管电极起搏心室的报道。

经食管心脏临时起搏适用于病窦综合征的患者，同样也适用于快速性心律失常的诊断和终止。其主要不足是需要更大的体外起搏脉冲的发放，输出电压常高达 10V 以上，起搏脉宽达到 10~20ms。当患者清醒时，持续食管起搏患者常不能耐受，可尽早更换经静脉起搏等措施。

六、心外膜心脏起搏

多种心脏手术后常使用经心外膜起搏保驾，以防止术后发生缓慢性心律失常，也适用于起搏器依赖而需电极导线拔除的患者。手术时，暴露出顶端的钛包裹的电极，缝合在心房和心室的外膜上。在外面连接临时起搏器，一般放置电极的目的是预防心脏手术后短期合并的缓慢性或快速性心律失常。并可同时记录心房、心室的心电图与体表心电图对照，用于鉴别诊断不同类型的心动过速，而这一系统最重要的作用为维持和改善患者术后的血流动力学，通过调整恰当的心率和房室顺序，可使每搏量和心排血量达到最佳状态。在一项对连续 70 名开胸术患者的研究中，术后应用心外膜起搏术，其诊断或治疗的有效性达 80%。心外膜起搏的导联是用于标准的双极或单极，但安置后数天起搏阈值和感知阈值有升高的倾向，特别设计的心外膜起搏导联与非绝缘加硬导线可提供更低的起搏阈值，导线可简单地由体外拔出。使用临时心外膜起搏相当安全，在一组包含 9 000 名患者的大规模临床观察中，除有 3 例患者无法取出电极外，未发现其他并发症，而对这 3 名患者的电极导线于皮肤处剪除后，也无任何后遗症发生。心外膜起搏因其有效性和安全性已在临床广泛应用。

总之，心脏临时起搏术是临床必备的抢救技术，也是心血管医生必须了解和掌握的重要治疗手段，应用得当可以及时挽救患者的生命。医生应根据患者的不同情况及时采取不同的临时起搏措施，为后续的有效治疗赢得宝贵的时间。

（梅祖钧）

第五节　心包穿刺术

心包腔包裹在心脏表面，位于脏层心包（内层）和纤维壁层心包（外层）之间，正常情况下腔内含有大约 50ml 浆液，其压力在 $-5cm\ H_2O$ 至 $+5cm\ H_2O$ 之间波动。一旦心包内液体容量和压力增加，将压迫心腔并限制心室充盈，导致心排血量下降和心脏压塞。往往需要行心包穿刺术，必要时还需要留置引流装置。

一、心包穿刺术的适应证

心包穿刺既可用于诊断，也可用于治疗，主要适应证包括：大量心包积液出现心脏压塞症状者，穿刺抽液以解除压迫症状；抽取心包积液协助诊断，确定病因；心包腔内给药治疗（详见表 5 - 3）。

表 5 - 3　心包穿刺的适应证

心脏压塞或心包积液即将发生压塞
心包积液原因未明，需要抽液分析
心包积液由感染所致，需要抽液培养
复发或特拉韦夫性心包积液
缓解心包积液相关的症状如呼吸困难、食管压迫等
心包腔内给药

二、心包穿刺术的禁忌证

对于已出现心脏压塞的患者,心包穿刺是挽救生命的重要措施之一,因而无绝对禁忌证。然而,当心包穿刺的风险增高时,则必须特别小心。另外,在某些情况下,外科手术也是心包穿刺的重要替代手段。

由升主动脉夹层所致的心脏压塞或心包积血,由于心包穿刺有可能加重出血和导致休克,应列为心包穿刺的禁忌证,此时应选择急诊外科修补主动脉并行心包积血引流。不过,也有学者认为,在患者转运至手术室前,为了稳定病情,也可行心包穿刺以少量引流积血而适当升高血压。另外,由心肌梗死后左心室游离壁破裂或创伤导致的心包积血也往往需要外科手术。出血素质患者(如 INR、PT、APTT 升高或血小板减少)也是非急诊心包穿刺的相对禁忌证,必要时应考虑使用维生素 K 和血制品(如新鲜冰冻血浆、血小板等)。对于反复或化脓性心包积液,外科手术可能优于心包穿刺。此外,对于多腔分隔的包裹性、位置偏后或容量较小的心包积液,经皮穿刺在技术上往往存在困难,且效果不佳,而外科手术则更具优势。心包穿刺前必须特别注意的临床情况见表 5-4。

表 5-4 心包穿刺前需要特别注意的临床情况

- 继发于 A 型主动脉夹层的心包积血
- 外伤性心包积血
- 继发于心肌梗死后心室游离壁破裂的心包积血
- 出血素质
  - ——使用抗凝剂
  - ——INR、APTT、PT 升高
  - ——血小板计数低于 50 000/mm³
- 反复心包积液
- 化脓性心包积液
- 需要引流的小量心包积液
- 包裹性心包积液
- 拟穿刺部位有感染者或合并菌血症或败血症者
- 无法配合手术操作的患者

三、心包穿刺的术前准备

(1)药品:2% 利多卡因及各种抢救药品。

(2)器械:5ml 注射器、50ml 注射器、22G 套管针、胸腔穿刺包。如行持续心包液引流则需要准备:穿刺针、导丝、尖刀、扩皮器、外鞘管、猪尾型心包引流管、三通管、肝素帽 2 个、纱布等。

(3)心脏监护仪、除颤器。

(4)术前行超声心动图检查协助确定部位、进针方向与深度。同时测量从穿刺部位至心包的距离,以决定进针的深度。

(5)开放静脉通路。

(6)向患者及家属说明手术目的及方法,解除紧张情绪。

(7)签署手术知情同意书。

四、心包穿刺的监测与判断

心包穿刺术中可能发生心律失常等并发症，必须在心电监护下完成。另外，在穿刺过程中，若将穿刺针与心电或压力监测器等相连，可以协助判断穿刺针的位置；通过穿刺针注射生理盐水，还能通过超声确认穿刺针的位置。确认穿刺针或导管进入心包腔的技术见表 5-5。

表 5-5　确认穿刺针或导管在心包腔的技术

·通过穿刺针监测心电信号
　——ST 段抬高/室性早搏提示刺激或穿刺心包
　——PR 段抬高/房性早搏提示进入右心房
·监测压力
　——观察心包腔压力曲线（出现右心室压力波形提示进入右心室）
·注射摇动后的生理盐水，超声观察到达心包腔的微泡
·于透视引导下注射对比剂
·插入 0.889mm（0.035 英寸）的 J 型导丝，透视下观察导丝包绕心脏走行

五、心包穿刺操作技术

1. X 线透视与造影剂指示下心包穿刺引流　急性心脏压塞一旦确诊，应立即在 X 线透视和造影剂提示下行心包穿刺引流术。通过采取这一措施，多数急性心脏压塞患者可避免开胸手术，同时为需行心脏修补术的患者赢得宝贵时间。超声指引下的心包穿刺引流被公认是一种安全有效的措施。但是，在必须立即穿刺时超声设备不一定到位，相比之下造影剂指示下心包穿刺引流术操作简单、快速、准确、可靠，该穿刺方法可作为在介入操作时急性心脏压塞紧急处理的首选措施。

穿刺途径：①剑突旁穿刺：为目前最常用的途径，尤其适用于急性心脏压塞的紧急心包穿刺。由剑突与左肋弓角下方 1~2cm 经膈肌穿刺心包前下方。取平卧位，局部麻醉，逐层浸润，当穿刺针越过左肋弓，应迅速将针尾下压使穿刺针与腹壁呈 15°角，穿刺方向指向左肩。一般进针 3~5mm 可达心包壁，有抵抗感后轻微用力再进针 3~5mm，如阻力突然消失，则表明进入心包腔。该穿刺径路的主要缺点是可能穿刺肝左叶；②心尖区穿刺：由第 5或第 6 肋间心浊音界内侧 2cm 处穿刺，穿刺针向后、向内指向脊柱的方向进针，肥胖的患者可选择该穿刺途径。该穿刺径路不适用于慢性阻塞性肺疾病患者，有损伤冠状动脉左前降支、胸膜及肺的风险，应用较少。如果剑突穿刺失败，心尖区穿刺是可选择的替代途径。③胸骨左缘穿刺：注射器负压下于胸骨左缘 3~4 肋间垂直进针，抽吸出血液后先注射造影剂证实进入心包腔后，方可置入导丝和鞘管。该途径的优点是不会伤及肝，但技术要求较高，在积液量较小或进针过快时均可能刺入右心室。

使用长度为 8cm 的 18 号穿刺针，如图 5-24 所示，穿刺时应在后前位持续 X 线透视下缓慢负压进针，回抽出血性液体后推注少量造影剂，如造影剂沿心包腔分布，则证实穿入心包。如进针过程中未抽出血性液体，但 X 线透视显示针尖可能已经位于心包腔，亦可推注少量造影剂予以证实或者排除。如果造影显示穿刺针进入心室，应迅速而平缓地回撤穿刺针，穿刺针穿破心室肌一般不引起严重出血。穿刺针进入心包腔后，经穿刺针送入

0.889mm（0.035 英寸）、145cm 长的导丝至心包腔内，通过长导丝送入动脉鞘，沿导丝经动脉鞘送入猪尾导管进行引流。多数患者在引流后症状迅速缓解。患者血流动力学稳定后，可通过向心包内注射少量造影剂观察残存积血量及新积血量产生的速度。每次经猪尾导管抽出心包积液后均应使用 5ml 生理盐水冲入导管，以防导管被血栓堵塞。待无新出现的积血或积血产生的速度已非常缓慢时，可将引流管固定于皮肤，尾端连于三通管后保持无菌，引流管腔内充入肝素盐水，保留 12～24h 引流液少于 50ml，可拔除引流管。

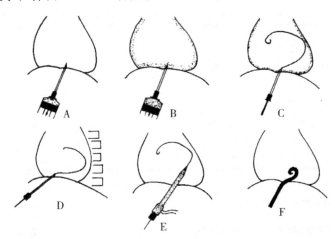

图 5-24 心包穿刺示意图

A. 18 号穿刺针连于装有造影剂的注射器，在剑突与左肋交角处进针；B. 抽出血性液体后推注造影剂 3～5ml，造影剂沿心包腔分布证实穿入心包；C. 经穿刺针送入 0.889mm（0.035 英寸）、145cm 长导丝至心包内足够长度（确保不被弹出）；D. 可用左前斜位进一步证实导丝在心包；E. 经导丝送入鞘管（也可用扩张器扩张后直接经导丝静脉留管），如患者症状重，鞘管进入心包后即可经鞘管引流；F. 经鞘管将猪尾导管送入心包足够深度。引流完后将猪尾导管固定，尾端无菌包裹，以备可能的再次引流

2. 超声引导下心包穿刺引流　急性心脏压塞多是在导管室处理的，如果病情允许，行心脏超声检查明确心脏压塞的诊断，并在超声引导联合 X 线透视与造影剂指示下进行心包穿刺引流，有助于提高心包穿刺引流的成功率，减少并发症。如果急性心脏压塞发生于床旁，可于床旁行超声引导下心包穿刺引流。

穿刺前行心脏超声检查可确定心包积液的量、积液最深的位置和积液与体表最近的位置。穿刺时采取平卧位，如在床旁穿刺可采用 45°半卧位，穿刺针针尾连接装有 10ml 生理盐水或利多卡因的注射器，进针位点采取剑突旁或心尖区途径。以负压进针，超声探头在剑突旁可指导进针方向和进针深度。当回抽到血性液体提示穿刺针已在心包腔，必要时还可通过穿刺针注射生理盐水或利多卡因作为对比剂，多普勒超声可根据声学影在心包腔内还是心腔内明确穿刺针的位置。如果经剑突旁途径失败，可采用经心尖区途径，但是超声不能透过空气，应避免在有肺遮挡心脏的位置进针（也为避免气胸）。穿刺针进入心包腔后的后续处理同 X 线透视与造影剂指示下心包穿刺引流。

3. 心包穿刺引流失败的处理　如果经皮心包穿刺失败，而心脏压塞引起心跳、呼吸骤停，情况危急，为进一步抢救赢得时间可采用非常规的经心腔心包腔引流。Verrier 等首先在动物的心脏压塞模型中通过穿刺右心耳将 4F 导管置入心包腔引流证明了该方法的有效性和安全性。Verrier 等将 8F 长鞘置于右心耳，头端装有穿刺针的 4F 导管在长鞘辅助下刺穿右心耳，0.356mm（0.014 英寸）的长导丝通过 4F 导管和穿刺针被置入心包腔。撤出装有穿刺针的 4F 导管，沿导线将普通 4F 导管置入心包腔。通过 4F 导管向心包腔注入生理盐水或肝素化的血液，成功建立了急性心脏压塞的模型。最终通过 4F 导管抽吸引流，成功处理急性心脏压塞。Fisher 报道两例经穿房间隔途径行左侧旁路消融术时发现消融导管进入心包腔，患者出现心脏压塞的症状。Fisher 将消融导管继续向心包腔送入一段以后，沿消融导管将 8.5F Daig 长鞘送入心包腔，沿 8.5F Daig 长鞘将 0.813mm（0.032 英寸）长导丝送入心包腔，通过 Daig 长鞘抽吸心包腔积液。当心包腔内积液抽吸干净后，保留导丝，撤出 Daig 鞘而将 5F 多功能导管沿导丝送入心包腔继续引流。观察 30~75min 后，超声证实无心包腔积液，撤出多功能导管，保留导丝，1h 后仍无心包积液，拔除导丝，超声随访观察无心包腔积液。采用 Fisher 等方法的前提是在长鞘辅助下导管明确位于心包腔。

六、心包穿刺术中的注意事项

（1）严格掌握适应证，应由有经验的医师操作或指导，并在心电监护下进行穿刺。穿刺及引流过程中要密切观察患者症状和生命体征的变化。

（2）为了避免损伤心肌和血管，最好用套管针进行心包穿刺。

（3）向患者做好解释工作，嘱其在穿刺过程中不要深呼吸或咳嗽，麻醉要充分。

（4）穿刺过程中如出现期前收缩，提示可能碰到了心肌，要及时外撤穿刺针。

（5）引流液有血时，要注意是否凝固，血性心包积液是不凝固的，如果抽出的液体很快凝固，则提示损伤了心肌或动脉，应立即停止抽液，严密观察有无心脏压塞症状出现，并采取相应的抢救措施。

（6）抽液速度要慢，首次抽液量一般不宜过大。

（7）取下空针前应夹闭橡胶管，以防空气进入。

（8）为了防止合并感染，持续引流时间不宜过长。如果需要长期引流，应考虑行心包开窗术等外科处理，并酌情使用抗生素。

七、心包穿刺术的并发症处理

如果穿刺的目的是为了缓解心脏压塞，则术后应注意压塞复发征象。如果未留置导管或导管堵塞，这种危险的确存在。心包穿刺术的并发症可能包括：心腔被穿破或撕裂，冠状动脉撕裂，心室颤动，气胸，穿入腹腔，感染。

1. 心腔被穿破或撕裂　这种危险经常存在。当积液量少或为分隔包裹性积液时容易发生，要想完全避免不太可能。一般而言，刺入心肌，尤其是左室心肌后果不大，但右房或右室被刺破后，尤其是合并肺动脉高压时，可能需要手术修补。除非操作者有十足把握肯定导引钢丝是在心包腔内，否则决不可顺导丝插入扩张管或导管，否则后果不大的穿刺孔可能被扩大成裂口而危及患者生命。

如果确认穿刺针进入了心腔，应尽快采取如下措施：①立即拔出穿刺针，拔出导引钢丝。②监视心脏压塞的征象及其进展。③请心胸外科医师会诊。④如心脏压塞进展迅速，应做好准备以便再次穿刺引流，必要时手术引流。

2. 冠状动脉撕裂　对此人们常有担心，实际上非常罕见。倘若发生，可引起急性心脏压塞或心室颤动。

3. 心室颤动　可由冠状动脉撕裂引起。当术者接触穿刺针头并同时接触未接地的心电图机外壳，在针尖触及心室（左室或右室）之际，心电图机外壳上的漏出电流即可由术者和穿刺针导入心脏而引起室颤。一旦发生应立即拔针除颤。

4. 气胸　发生气胸表明穿入胸腔，损伤了肺。慢性阻塞性肺疾病患者或采用肋骨旁或心尖途径穿刺时容易发生。治疗气胸一般无需插管引流。

5. 穿入腹腔　大量腹水时可能发生，如果操作时未将针尖送至肋缘、继而将针尖略偏移以避开肋缘面时也可发生。如有腹水时可抽出草黄色液体，术者因此误认为穿刺针已进入心包，并随即将导管送入腹腔。穿入腹腔一般无严重后果，除非误穿腹内脏器。

（梅祖钧）

第六章 气管与支气管插管技术

第一节 气管插管术

根据插管经路可以分为经口、经鼻气管插管。按插管时是否显露声门裂，又可分为明视和盲探插管，简称视插法和探插法。不论经口或经鼻均可采取明视或盲探插管。

一、优点及适应证

全麻时应用气管插管可以免除因咽部肌肉松弛及舌后坠造成的气道梗阻；免除了喉痉挛引起的窒息；如应用套囊，还可防止口鼻腔内手术时脓血误吸及呕吐或反流误吸的危险；更便于呼吸管理和进行控制呼吸或扶助呼吸；也有利于心肺复苏；由于降低膈肌运动，有助于腹肌松弛。气管插管还减少无效腔量 60~75ml，几乎减少一半；麻醉操作也更为方便，尤其在头颈部手术，不致影响手术野。

适应证：几乎绝大部分全麻患者均应用气管插管，至于开胸、开颅手术、并用肌松药、腹胀患者或术前进食患者、口内手术、俯卧位手术、头颈部手术及气道部分梗阻的患者，当然更需应用。

当患者患喉水肿、气道急性炎症时应禁忌。胸主动脉瘤压迫气管常使气管壁脆弱菲薄，插管时有可能造成动脉瘤损伤出血，以及严重出血素质患者，则应百倍谨慎，挑选柔软稍细导管，轻柔操作，避免呛咳、挣扎，完成气管插管。

二、经口插管术

利用喉镜显露喉头、声门裂，使导管在明视下插入气管，是最确实方便而常用的插管方法。选用直喉镜显露喉头、声门时需挑起会厌，刺激较大，应在Ⅲ期2~3级麻醉深度进行操作。弯喉镜不需挑起会厌，仅插入会厌与舌根间，在Ⅲ期初即可显露喉头。

1. 抬头后仰　插管时，先用右手推患者前额，务使头部抬起后极度后仰，并使口张开，此时经口、经咽和经喉轴线重叠，便于经口插管。

2. 置入喉镜　置喉镜时易使下唇卷入下切牙与喉镜片间，造成下唇挤伤，故应先推开下唇。左手持喉镜沿右侧口角置入，轻柔地将舌体推向左侧，使喉镜片移至正中，见到腭垂（图6-1），然后顺舌背弯度置入，切勿以上切牙为支点，将喉镜柄向后压，以免碰掉上切牙。喉镜片进入咽部即可见到会厌，如用直喉镜片，应挑起会厌，上提喉镜即可显露声门裂（图6-2）。如用弯喉镜片，也顺舌背置入，见到会厌后必须将喉镜片置入会厌与舌根交界处，即舌会厌正中襞（图6-3），再上提喉镜，使皱襞中的舌骨会厌韧带紧张，才能使会厌翘起上贴喉镜片，显露声门（图6-4）。如喉镜片未抵交界处即上提喉镜，则会厌不能翘起，同时舌体隆起挡住声门（图6-5），影响插管操作。

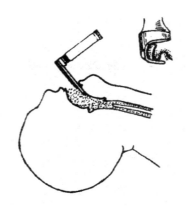

图6-1 直喉镜片正中置入时，先见到腭垂

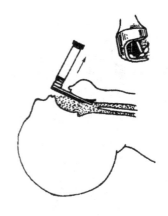

图6-2 直喉镜片挑起会厌，显露声门

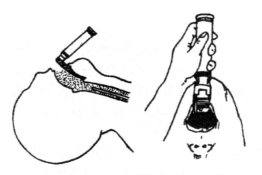

图6-3 镜片前端达舌会厌正中襞间

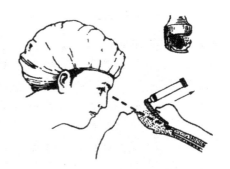

图6-4 提起喉镜，使镜片前端上挑即见声门裂

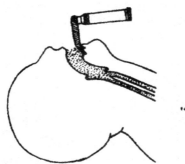

图6-5 镜片置入过浅，上提时舌体隆起

3. 导管插入　显露声门后，右手持导管将其尖端对准声门裂，轻柔地随导管弧形弯度插入气管内（图6-6）。如果导管内带有管芯，则过声门后即应将管芯拔出，以免损伤气管。如果插管时麻醉变浅，应重新加深麻醉或用喷雾器对准声带进行表面麻醉，以抑制反射，便于插管。插管操作熟练者，也可把导管送到声门附近，待声带张开时，迅速插入并立即加深麻醉。如声带较高，需将导管前端翘起以接近声门，可用中指按压导管中段，借上切牙支点以增加弯度，使管前端上翘。切勿把导管向后下用力，徒使导管变形，导管前端反而远离声门，甚至把管芯弯成双曲形（图6-7），更难插入气管内。

插管后应塞入牙垫才能退出喉镜，妥善固定导管和牙垫，并将导管连接各种麻醉装置再进行麻醉维持。清醒插管后应用静脉麻醉诱导较佳。

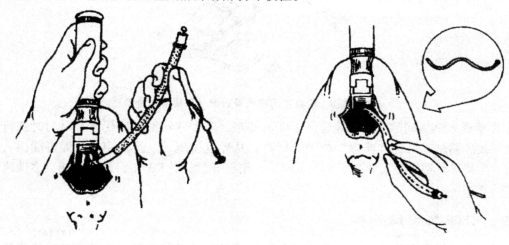

图6-6　气管插管时正确持管与插入方法　　　　　图6-7　错误的插管方法

当患者开口不大，不能置入喉镜或置入喉镜后声门显露困难时，尽量先经口盲探插管。可利用管芯把导管变成"L"字形，然后根据导管内通气响声判断声门位置。在响声最强处，把持住导管同时抽出管芯，此时多能使导管自然滑入气管。

三、经鼻插管术

经鼻插管多应用于张口困难或喉镜不能置入的患者及口腔内手术，所以常应用盲探插管法。盲探插管必须保持患者自主呼吸，利用呼吸气流以听取导管的响声强弱，移动患者头位调整导管的方向，以便插入气管内。

1. 插管前准备　麻醉后，即从鼻前孔滴入1%麻黄碱溶液，促使黏膜血管收缩。因气管导管斜口均面向左侧，因而选左侧鼻前孔插管比较容易接近声门，临床上多在经左侧鼻前孔插管妨碍手术时才选右侧鼻前孔。

2. 盲探插管　插管时先将鼻翼外翻，然后将涂抹滑润剂的导管插入鼻前孔，与鼻纵线垂直，沿鼻底经总鼻道出鼻后孔，从导管口即可听到响亮的呼吸声，往往导管的气流响声未发生改变，已顺利插入气管。一般用左手调整头位，右手插管，然后移动头位，在导管气流响声最明显时进行探插多能成功。

3. 盲探插入受阻时处理　如导管前进受阻，呼吸响声中断，可能为导管滑入一侧梨状窝，如同时出现窒息症状，则可能为头部过度后仰，插至会厌与舌根交界处，造成会厌压住声门。如阻力消失，而呼吸响声中断，多为头前屈过度，导管误入食管所致。如出现以上情况，应将导管退出少许，待出现呼吸响声后，再调整头位重新探插。导管出鼻后孔后，反复盲探插管如遇到困难，也可用喉镜经口腔显露声门，右手推进导管，在明视下插入气管。也可用插管钳夹持导管尖端送入声门（图6-8），再将导管推进3~5cm即可。

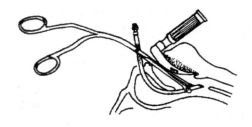

图 6-8　经鼻腔明视气管插管（用插管钳协助）

4. 导管误入咽后间隙处理　导管误入咽后间隙，多为导管抵鼻后孔遇有阻力时施行暴力探插所致。偶尔可出现"咔嚓"响声，同时，从导管传出的气流声中断，即可能误入咽后间隙。应将导管逐渐拔出，当听到气流声后，稍将导管旋转90°角，重新探插，多能离开盲道达咽喉腔。

四、清醒气管插管术

清醒气管插管术主要用于麻醉诱导时不能保持气道通畅的患者，由于患者保持清醒状态，麻醉前一定要向患者解释清楚，并取得患者的充分合作。

插管的途径也为经口及经鼻法，具体操作步骤与全麻下插管相同。成败的关键在于局部表面麻醉是否完善。

适应证：颌面、口腔或颈部病变，并有解剖畸形或压迫气道影响气道通畅或颞颌关节强直、小颌症、颈椎强直、颈椎骨折脱位及颏胸粘连等。此外，肠梗阻及饱胃患者先清醒插管再行全麻诱导可避免反流误吸。因咽后壁脓肿或甲状腺肿压迫气管造成气道部分梗阻时，清醒插管也更为安全。但有颅内压增高、严重张力性气胸等患者应慎用。

五、异常气管插管方法及纤维支气管（喉）镜的应用

当患者颈部屈曲伸张受阻、舌腭解剖变异、小颌畸形、牙列不齐、甲-颏距离过短（<5cm）及张口受阻等情况，常使气管插管异常困难。Cormack 和 Lehane 按直接喉镜下所见解剖来评价气管插管困难程度：1级为易看清喉部，插管顺利；2级仅见会厌后部，压环状软骨时可见杓状软骨；3级只见到会厌，气管插管可经会厌后盲探插管；4级会厌和其他气道结构均见不到。所以，遇到上述异常情况（4级）时，多需用特殊措施协助插管。介绍如下。

1. 纤维光导支气管（喉）镜引导插管法　利用纤维光导支气管（喉）镜引导气管导管插入气管，是较理想的方法。应用前先用抗雾剂擦净管端镜面，以防水蒸气模糊镜面。纤维光导支气管镜外径约6mm，应充分涂抹水溶性滑润剂，预先插入内径8.0mm以上的气管导管。小儿纤维光导支气管镜直径3.5~4.5mm，可通过内径5.5mm以上的气管导管。表面麻醉后，置入牙垫后随同气管导管经口或鼻插入至咽喉部，需要时可经纤维光导支气管镜吸引管吸分泌物或给氧。同时经纤维光导支气管镜窥见会厌，深入声门，然后气管导管可沿纤维光导支气管镜引导插入气管（图6-9），再拔出纤维光导支气管镜。

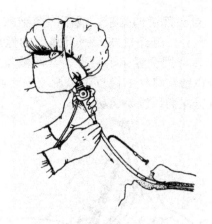

图6-9 用纤维支气管镜引导插管法

　　注意事项为分泌物过多时常使镜像不清，所以麻醉前必须使用足够的抗胆碱能药。纤维支气管镜必须置于正中位，以免误将梨状窝当做声门，纤维支气管镜头部一旦通过声门即可从颈前部见到喉及气管处透亮。否则，可能喉镜进入食管。气管导管内径如小于6mm，则插入纤维喉镜将堵塞通气，应引起注意。

　　2. 顺行引导管引导插管法　此法类似上述纤维光导支气管镜引导，但无光纤装置，仍需用通用喉镜协助。多应用于声门过高（前），喉镜只能暴露会厌，或导管过声门受阻于前壁不能深入。应用前先调整气管导管位置，使通气声最响亮，再插入带钢丝的塑料输尿管导管，一旦进入气管，常有呛咳反应，然后沿此管引导插入气管导管。如能用2.5mm直径的螺纹钢丝作引导管，效果更佳。此法也可应用于术中更换气管导管或拔管后可能发生气管萎陷梗阻的患者，在拔管前先放置引导管，便于再插管时沿引导管插入，较为实用。目前有中空引导管，一端有接头，可与呼吸机相连，不但具有导引功能，还可吸氧或辅助通气。

　　3. 逆行引导管引导插管法　表面麻醉后，局部用普鲁卡因浸润，再用连续硬膜外穿刺针刺透环甲膜，针头斜口向头，然后经穿刺针插入连续硬膜外导管作为引导管，逆行通过抵声门口咽处（图6-10），即拔去穿刺针，用插管钳夹引导管至口外。或经鼻先插入吸痰管至口咽处，再把此引导管置入吸痰管一起拉出鼻孔外。气管导管可套入此引导管经鼻或口导入声门，再拔去引导管后深入气管中段（图6-11）。此法对插管径路可能有损伤，故应慎用。

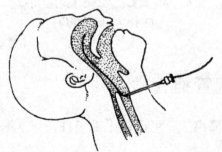

图6-10　引导管经环甲膜穿刺针逆行通过声门

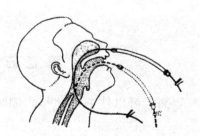

图6-11　气管导管沿引导管导入

4. 鼻插管辅用橡皮带套　对头部后仰受限，或不能容纳喉镜的患者，因盲探插管时很难调节导管方向，常遭失败。此时，可经口塞入一有弹性的橡皮带（也可用胃管、导尿管或细塑料管代替）所形成的半弧形圈套置于咽后壁，其两端留在口外。当经鼻插入的导管出鼻后孔入此圈套时，即可牵拉留在口外的橡皮带以调节导管斜口的方向（图 6 – 12），根据导管传出的呼吸响声强弱进行探插，较易成功。

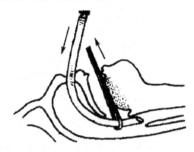

图 6 – 12　将橡皮带置于咽后壁套住导管上提

5. 辅用特殊喉镜　严重颏胸粘连的患者，头极度前屈，置入喉镜片后即不能拉开镜柄（因顶住胸壁），不得不应用 Polio 喉镜（图 6 – 13）。也可将普通喉镜柄锯断一半，另接电池盒，即可使喉镜片置入并使镜柄拉开成直角（图 6 – 14）。必要时也可先局麻下切断粘连瘢痕，使头后仰，便于插管。

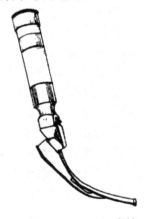

图 6 – 13　Polio 喉镜

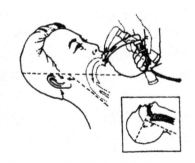

图 6 – 14　对颏胸粘连的患者使用短柄喉镜以显露声门

（曹美芹）

第二节　支气管插管术

支气管插管可以使健康肺和病侧肺的气道隔离，还可改进手术条件，使开胸侧肺不通气。

一、适应证及优点

大咯血患者、肺脓肿或支气管扩张痰量过多、肺大疱有明显液平面、支气管胸膜瘘、气管食管瘘等患者拟行肺叶或全肺切除术时特别适用支气管插管，以避免大量血液、脓汁或分泌物淹没或污染健肺。外伤性支气管断裂及气管或支气管成形术时，则可防止患侧支气管漏气，保证健肺有足够通气量。分侧肺功能试验或单肺冲洗治疗时必须插入双侧支气管导管。

二、单侧支气管插管术

单侧支气管插管所用支气管导管的长度应为 32~36cm，管径相当于 F26~34 号。导管前段如附有套囊，其长度不应超过 2cm，且紧邻导管斜口。左支气管导管顶端斜口与一般气管导管相同，但右侧支气管导管顶端斜口应凹向右后方（图 6 - 15）。因右主支气管起始部距右肺上叶支气管开口处仅 2cm，支气管导管不可插入过深，以免堵塞上叶支气管，若过浅则不易固定。所以，右侧支气管导管顶端形状需适于固定导管，又不致堵塞上叶支气管。

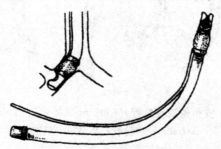

图 6 - 15　右侧支气管导管及其在右支气管内的位置

插管方法：麻醉要求与一般气管内插管相似，可以在清醒表面麻醉或全身麻醉下进行操作，但全身麻醉下插管也应在气管内喷入表面麻醉药，以免刺激隆突引起反射性心律失常或心跳骤停。导管插入声门后即可使患者头部尽量侧向患侧，并使导管向健侧插入，导管即可进入健肺支气管，直到遇阻力为止。然后用听诊器细听两侧肺呼吸音，证实健侧肺呼吸音与插管前相同，而患侧呼吸音减弱或消失，插管即告成功。如导管前段有套囊，可给以充气。如右主支气管插管后，右肺上叶呼吸音消失，即应稍向外拔管，直到上叶呼吸音恢复为止。在翻动体位后还应重复检查。

单侧支气管麻醉不必堵塞咽喉，可采用体位引流方法（下叶有病变采取头低位），使患肺内大量分泌物或脓痰沿导管外壁流至咽喉腔，便于吸引清除，可保证健肺不受播散。单侧支气管插管在使用功能上极其有限，只能用于单肺通气（single pulmonary ventilation），已经不常使用了。

三、双侧支气管插管术

利用支气管双腔导管插入支气管内，使左、右支气管通气隔离，可任意通过一侧或双侧管腔通气（图 6 - 16）。当吸引患侧肺内分泌物时，健侧仍可保证通气。所以是目前最常用的支气管内麻醉方法。

早期应用卡伦双腔管（carlens tube）或怀特双腔管（white tube），卡伦双腔管左分支管插入左主支气管常妨碍左全肺切除。应采用右分支管插入右主支气管的怀特双腔管，其右分支管顶端有向右上叶支气管开口的小孔。近年随着 Robertshaw 管的问世，由于它的特点，是一次性使用的塑料制品；管壁透明，易于观察；管壁薄，管腔相对较大；取消了卡伦钩，使插管操作更加方便，使这种导管代替了以前应用的卡伦管或怀特管，成为现在最常应用的双腔管。

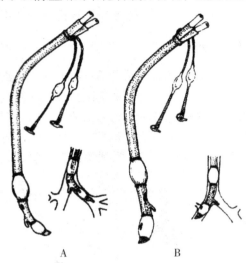

图 6-16　支气管双腔导管（Carlens 双腔管及 White 双腔管）
A. Carlens 双腔管；B. White 双腔管

支气管双腔导管外径较粗，常用的 39 号及 37 号双腔导管外径分别较单腔导管 F40 号及 F38 号为粗，而内径较小，双腔导管 39 号及 37 号内径分别相当于单腔导管 F28 号及 F26 号。以卡伦管为例，卡伦双腔管的左分支管形态近似左主支气管，可以插入左主支气管内。其右分支开口较左分支管为高，导管插入后，即对准右主支气管口。在右分支开口部下方分出一舌状小钩（即卡伦钩），导管插入后，此小钩正好进入右主支气管，与左分支管共同"骑跨"于隆突上。左分支管上附有套囊及"红"色充气管，充气后可达到堵塞左主支气管的目的。在右分支开口上方，另有一套囊及"白"色充气管，充气后可达到密闭气管的目的。所以插管后必须先将左分支管套囊充气后，才能将阻塞气管的套囊充气。

插管方法：麻醉要求同气管插管。还以卡伦管为例，插管时，患者仰卧，尽量使头后仰，然后将导管左分支端向上进行明视插管，便于进入声门。一旦进入声门，即将导管旋转 180°角，使舌状小钩位于上方，左分支管端向下与气管走行相符，所以整个导管即可进入气管。只要舌状小钩通过声门，再依顺时针方向转 90°，同时推进导管，遇到阻力时即为双腔导管的左分支管与舌状小钩"骑跨"于隆突部，左分支管也能准确地进入左主支气管。应用 Robertshaw 管则无需特殊旋转，导管前端过声门后只需将分支管端向同侧推进即可。插管后先将分支管侧套囊充气，如需做控制呼吸，再将导管套囊充气，然后用听诊器分别听左、右肺呼吸音，闭住左分支管时，左肺呼吸音应消失，右肺呼吸音正常；闭住右分支管时，则相反。如果出现反常现象，可能为插管时旋转不当，误将左分支插入右主支气管，使导管过度扭曲，应立即将导管退至气管内，端正导管后再行深插，直至遇有阻力为止，测听呼吸音合适后，再予固定。进行左侧全肺切除术，当处理左主支气管时，手术者应注意勿将导管左分支管缝上或切断，必要时可先将卡伦双腔管退到气管内再行处理。所以，左肺切除术采用怀特双腔管更为适宜。如有支气管镜，应在插管后及侧身后进行镜检定位，更为确切。

支气管双腔导管管腔较窄，呼吸阻力大为增加，即使采用大号（F39）导管，呼吸阻力仍为正常的 4 倍，所以麻醉过程中必须持续进行控制呼吸。同时吸痰管应采用细长稍硬的塑料管，并用滑润剂滑润后才能顺利插入，切勿使用暴力，否则一旦将导管间隔插破，即失去双腔隔离的目的，应予警惕。如遇呼吸阻力过大、通气不足或脓痰吸引不畅，也可在病肺切除后改换粗单腔导管。但侧卧位操作困难，且在开胸情况下要求较高，所以经验不足时也可将导管分支管退至气管内，以增强通气效果。另外，左、右分支管应分别用两根吸痰管吸痰，以免交叉感染或造成肿瘤播散。Robertshaw 双腔管因在隆突处无卡伦钩支撑，侧身位时导管的高位开口易贴附于气管壁，阻塞主支气管通气，应特别警惕！

四、支气管阻塞引流导管插管术

早期在气管镜明视下用纱布条堵塞患肺主支气管后，再行麻醉和手术。由于阻塞不牢或纱布条掉入气管内可引起意外，所以改用支气管阻塞引流法，既可阻塞病侧支气管，还能将其脓痰吸引出来。临床上最好采用附有支气管阻塞引流管的气管内导管，即把阻塞引流管附在气管导管上（图 6 - 17），阻塞管管端距导管斜口约 6cm，可以一次完成插管和阻塞引流操作，较为方便。具体操作类似单侧支气管插管术。但是当阻塞引流管与导管通过声门后，需将患者头部偏向健侧，使阻塞引流管进入患侧主支气管，同时导管斜口正好处在气管之中，先将阻塞引流管套囊充气并于开口端接吸引器，用听诊器确定阻塞支气管为手术侧，然后再将气管导管套囊充气。此种导管所附的阻塞引流管插入右主支气管或右肺下叶支气管更为容易。

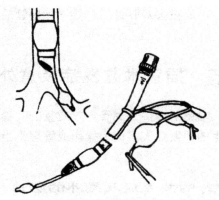

图 6 - 17　附有支气管阻塞引流管的导管

五、支气管插管注意事项

基本与气管内插管相似。由于导管或阻塞管插入支气管内，必然增加对隆突部的机械刺激，更易发生反射性心律失常或心跳骤停。因此，进行支气管插管操作，不论全麻下或清醒插管，都应该在气管内进行完善的表面麻醉以抑制反射。插入支气管的导管或阻塞引流管均应涂上带局麻药的滑润剂。对导管必须妥善固定，严防脱出而造成意外。由于支气管导管内径较小，增加呼吸阻力，再加上肺脏通气面积的减少，很容易产生缺氧和二氧化碳蓄积。所以必须给予扶助呼吸或控制呼吸。如呼吸阻力过大，可并用肌肉松弛药抑制呼吸运动，便于呼吸管理，也可降低机体代谢，减少氧耗量。

（曹美芹）

第三节　气管、支气管拔管术

全麻终了，吞咽反射恢复，血压、脉搏平稳，如通气量足够，即可准备拔管。拔管前先吸净气管内分泌物。有时分泌物非常黏稠而透明，常堵在吸痰管口上不易吸出，需一并将吸痰管带出洗净，再反复吸引。支气管拔管时还需将导管先退到气管内吸痰，然后再吸净口咽部及导管周围的分泌物，充分给氧膨胀肺后，才放松套囊，拔出导管，同时患者头位转向一侧，以防误吸。饱食患者麻醉终了，应在患者完全苏醒后，再采取侧卧位拔管较为安全。颌面外科手术妨碍张口者，也应全醒后拔管。怀疑有气管萎陷时，应先置入喉镜，明视下将导管退到声门下，一旦出现呼吸困难，可立即将导管重新插过萎陷部，也可预先插入引导管，一旦出现拔管后呼吸困难，在其引导下可迅速再次插入气管导管。

麻醉过浅时，拔管前 2 分钟应静脉注射利多卡因 1mg/kg，可有效地防止拔管时引起呛咳、喉痉挛、高血压、心动过速及心律失常等反应。

值得注意的是，曾有人主张拔管时把吸痰管插入气管导管并超出导管斜口少许，边吸引边拔管，可把积存在咽喉内导管周围的分泌物一并吸出，但不断吸引所导致的低氧血症，更促进拔管刺激引起的神经反射，曾因此发生心跳骤停，此法已为众所弃用。最好在拔管时同时压麻醉机呼吸囊，在充气过程中拔管，避免缺氧及防止导管周围分泌物的误吸。

双腔导管有时吸痰困难，术终需更换气管导管，便于吸尽痰液，可在拔双腔管前先插入一细长的引导管滞留气管内，以便拔去双腔管后引导气管导管插管，同时还可供氧吸入。

（曹美芹）

第四节　插管术并发症及意外防治

随着麻醉者技术的提高、喉镜的改进及气管导管质量的改善，气管插管的并发症及意外的发生率已明显减少。但发生的并发症大多仍为操作或管理不当所致，因而更应重视预防和处理，以免招致严重后果。

一、气管插管操作时的并发症及意外的防治

1. 对困难气道插管估计不足　患者颌面、口腔、颈部及喉、气管如有病理性解剖改变，常可妨碍面罩通气和气管插管操作，如插管前估计不足，一旦全麻后出现窒息处理不当，还能威胁生命。认真询问有关气道方面的病史（打鼾、睡眠时呼吸暂停或憋醒）、回顾医疗记录（既往外伤及手术史和麻醉记录）和气道物理检查（上门齿长度、上下门齿关系、腭垂显露、腭弓形状、下颌间隙软组织顺应性、甲颏距离及颈部长短、粗细和活动度等），有助于发现困难气道。此外，口腔内肿物直接影响上呼吸道通畅，如扁桃体或增殖腺过度增大、巨舌症或咽后壁脓肿等，在清醒状态下，咽喉肌肉处在紧张状态，尚能维持气道通畅，一旦全麻或用肌松药使咽喉部肌肉松弛，即可使气道阻塞。而口内肿物又能影响喉镜置入及声门的显露，不能及时插入气管导管，以致造成窒息。所以，如小儿不能实行清醒插管，常需做气管造口准备。又如气管长期受肿瘤或肿物压迫，不但使气管内径狭窄，置管困难，而且还能使气管软骨环软化塌陷。所以术前必须参考 X 线片，准备气管导管应较 X 线片上气管内

径小2号（F）为宜，争取在表面麻醉下先插入气管导管，一旦全麻后出现窒息、牙关紧闭，插管非常困难，可紧急用16号粗针或环甲膜穿刺针穿刺环甲韧带解除窒息，即可能置入喉镜进行插管。如果已知或怀疑困难气道，麻醉医生应告知患者或监护人可能的风险和相应的处理办法，至少有一位助手提供帮助，预先氧合并在处理过程中积极寻找机会补充氧气，如通过鼻导管、面罩和喉罩等，还要准备各种式样和规格的喉镜片、硬质纤维喉镜、喉罩、食管气道联合插管及环甲膜切开包等。

2. 气管导管误入食管　气管导管滑入食管通常不难及时发现，也不致引起窒息意外。但如插管前给肌松药和氧吸入，导管误入食管而不能迅速出现发绀现象，有可能混淆窒息体征。尤其肥胖患者呼吸时胸廓运动不明显，腹壁较膨隆，误插后加压通气也不显著，都是易引起误诊的原因，甚至有因此而造成窒息死亡者。其实稍加注意，即可确诊，如插管后按压胸壁时气管导管无气体喷出，或呼气时贮气囊不见膨胀及在加压通气时听诊上腹部有咕噜音等，关键是提高警惕。

近年应用呼气末 CO_2 分压（$PETCO_2$）监测，则可迅速确诊，值得采用。

3. 机械性损伤　多因插管时操作粗暴所造成。例如：①置喉镜不当，易将下唇或舌尖挤在喉镜片和下切牙之间，造成下唇切伤或血肿，应予以避免。喉镜置入过猛过深，还可损伤咽后壁黏膜引起出血，偶尔挑破梨状窝，还可发生严重颈部皮下气肿，影响呼吸，应立即用粗针头在颈部皮下穿刺吸引。如果上提喉镜不当，误将上切牙作支点，用力向后旋压，常造成上切牙松动或脱落。②经鼻插管时损伤黏膜、下鼻甲软骨等造成出血，尤其当导管插入鼻前孔后，盲目向头顶方向深插，易损伤黏膜引起出血；过鼻后孔后，暴力探插误入咽后间隙，可造成术后咽后壁血肿。所以，插管前必须向鼻腔内滴入麻黄碱溶液使血管收缩，增加鼻咽腔容积，导管外壁涂抹滑润剂，插管操作力求轻柔、准确。暴力插管还有发生刺破气管的报道，发现插管后不通气，同时在患者颈部皮下触到导管前端，甚至并发纵隔气肿，虽属少见，也应引起警惕。

4. 高血压及心动过速　置入喉镜、气管插管或套囊充气时，均可能并发一过性血压升高，尤以置入喉镜挑起会厌时显著，平均可升高收缩压45mmHg。同时常伴有窦性心动过速，偶尔出现室性心动过速，主要为交感神经效应。原先有高血压的患者，升压反应更显著，冠状动脉硬化患者常可因此使心肌耗氧量剧增，造成心肌缺血。咽喉部及会厌追加表面麻醉可能减轻此反应，但不完全。加深吸入麻醉或用大剂量阿片类药物也可减少此反应。高危患者在插管前给予利多卡因静脉注射可减轻此反应。偶尔在插管时发生窦性心动过缓，如氧合良好，多不严重，也不持久。如置喉镜前给氧通气1分钟，则停止呼吸2~3分钟，动脉血氧分压仍可高于清醒时。

5. 颅内压升高　置入喉镜及气管插管操作本身即可引起颅内压升高，通常对正常颅内压的患者，影响不大。但在颅内有占位病变的患者，颅内压本已很高，插管操作引起的颅内压进一步增高更为明显，并可出现血压稍降，脉搏变快，呼吸停止不恢复，甚至出现瞳孔散大。笔者曾遇一例，经紧急开放脑室引流管，放出脑脊液30ml，瞳孔当即恢复正常，血压回升，呼吸恢复。丙泊酚和大剂量硫喷妥钠可以降低颅内压，但要注意会影响血压。对已有颅内压增高的患者，为了防止插管引起的颅内压急剧增高，建议静脉注射利多卡因 1mg/kg，并需中等过度通气。

二、气管导管留置期间的并发症

1. 气管导管本身造成的呼吸道梗阻 气管插管后虽可确保气道通畅，但也存在部分梗阻甚至窒息的可能，应给予重视。

（1）气管导管斜口被阻塞：由于肿物压迫气管、气管周围病变的牵引或脊柱严重弯曲畸形等，都能使气管变形和移位。当气管插管后，导管前端未能超过气管变形部位，可能造成气管壁阻塞导管斜口（图6-18）。由于体位与头位改变时，也能造成气管移位，如右侧卧位时头部未垫枕，或左侧卧位时垫枕过高，均使头位向右偏斜，有可能使导管斜口（多向左开口）与气管壁相贴造成阻塞。

（2）气管导管或套囊本身造成的梗阻：导管应用过久可变质、变软，稍受压力容易产生折曲，增加呼吸阻力。套囊壁厚薄不均，充气过多时可使套囊壁薄侧膨胀隆起，将导管前端推向一侧，造成斜口与气管壁相贴或套囊本身阻塞导管斜口（图6-19），甚至导管过软，套囊充气后造成导管内腔变窄（图6-20），都可能产生气道完全或部分梗阻。

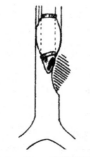

图6-18 导管斜口与变形气管壁相贴

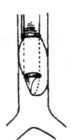

图6-19 套囊壁厚薄不均，充气过多，导管斜口与气管壁相贴或被套囊阻塞

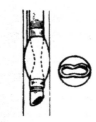

图6-20 导管过软，套囊充气后导管壁受压，管腔变窄

（3）管理不当造成导管脱出或梗阻：如牙垫固定不牢，脱出口外或进入口内。麻醉减浅时，紧闭牙关即可咬住导管造成梗阻。又如导管插入过浅，一旦头部变位，过度前屈，有可能使导管斜口脱出声门外（图6-21）造成呼吸道不畅。近年来，采用高容量低压套囊，长时间间断正压通气，也可能使导管脱出。

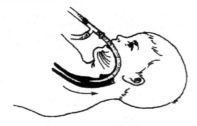

图6-21 头部前屈时导管脱出声门外

气管内导管发生完全或不全梗阻时，均应寻找原因并进行处理。首先可用吸痰管探插导管内腔，以便及时发现管内梗阻原因。当套囊充气、体位改变后出现气道突然梗阻时，应立即将套囊放气或改变体位，即可解除梗阻。遇有不全梗阻时，应保持自主呼吸，调节导管深

度，变换头位、体位或将套囊放气后重新缓缓注气等措施，逐步给以试验纠正。

2. 导管误入单侧支气管　造成对侧肺叶不能通气，尤其在小儿插管更容易发生。有怀疑时，应对照听诊两肺上叶呼吸音。如导管误入右主支气管，左侧呼吸音听不到，而且由于将右上叶支气管口堵塞，使右肺上野呼吸音减弱，应及时将导管退至气管内。

3. 呛咳动作（bucking）　麻醉过浅，未用肌松药勉强插入气管导管后，常可出现剧烈的呛咳动作；即插管后声门不能关闭，不能使腹压升高，突然开放声门形成真正的"咳嗽"，但胸壁及腹壁肌肉仍可出现类似咳嗽的阵发性收缩动作、增加耗氧量又妨碍通气。甚至胸腹肌强直形成一过性呼吸停顿，同时血压增高、心动过速或心动过缓。早年对严重心脏功能不全患者曾因此造成心脏停跳的意外，也应引起警惕，足量肌松药、芬太尼 0.2mg 静脉注入或利多卡因 50mg 静脉注入，均可预防呛咳动作。

4. 吸痰操作不当　气管内麻醉时可直接把吸痰管插入气管内吸痰，有效地吸尽积痰。如果吸痰时不注意无菌操作，常增加麻醉后肺部感染。术中痰量过多或肺内出血过多时，必须勤吸，如间隔时间过久，血液或分泌物可凝成支气管状凝块，不易吸出，有时需随吸痰管吸住后一起拖出，以免术后形成肺萎陷。此外，每次吸痰时间切忌过长，因持续吸引过久可引起严重缺氧，引起心动过缓甚至心跳骤停。如吸痰管过长刺激隆突，易产生心跳骤停，更应引起注意。

5. 支气管痉挛　在浅麻下插管或插管后肌松药作用消失，出现下呼吸道梗阻体征。如用密闭式麻醉机时，贮气囊难以向肺内挤入气体，患者出现发绀、呼气费劲，并使副呼吸肌一起参加收缩。听诊有明显的喘鸣音，多与导管插入过深刺激隆突有关。首先应排除原因，吸入氟烷等卤烃类吸入麻醉药常很有效。

三、气管拔管时的并发症及意外

1. 拔管时心跳骤停　拔管时患者如有缺氧和二氧化碳蓄积，则拔管操作的刺激和插管时一样，可能导致迷走神经自身反射，引起心律失常，甚至心跳骤停，所以拔管前应充分给氧。边吸引边拔导管导致的缺氧因素，易造成心跳骤停，不宜再用。

2. 喉痉挛引起拔管困难　拔管前偶尔也能出现喉痉挛，以致拔管困难，甚至拔管时见到颈部喉结被拽动而不能将导管拔出，如勉强拔出，有造成严重喉痉挛窒息的危险。应在充分供氧的情况下，稍加深麻醉缓解喉痉挛后，再行拔管，极个别需用肌松药才能缓解喉痉挛。通常拔管后也常发生轻度喉痉挛，但多能自行缓解。所以，拔管前仍应准备开口器和麻醉机等急救用具，以备急用。

3. 拔管时异物堵塞声门　当口腔、颌面及咽喉手术时，往往有大量血液流至咽喉部，凝成血块；手术者又常用纱布球堵在口内，防止血液流入咽喉部；偶尔在行鼻腔手术时，使乳头状瘤掉入咽喉部。拔管前如未彻底清除，拔管后正好误吸堵塞喉头，引起窒息，应引起高度警惕。

4. 拔管时呕吐物误吸意外　拔管时更多见的意外为分泌物或呕吐物误吸。尤其产妇及创伤患者术前多曾饱食，拔管时同样有呕吐物误吸引起窒息的危险，应待患者意识完全清醒后再行拔管。如拔管前发生呕吐，可待患者吐尽胃内容物，并消除口腔内呕吐物后，再放松套囊拔除导管。否则，应使患者处在侧卧位拔管，拔管后即把患者置于半俯卧位较为安全。

5. 拔管后气管萎陷窒息　颈部肿瘤或胸骨后甲状腺肿（或癌），压迫气管过久，容易引起气管软化。切除肿瘤后，气管失去周围组织的支持，拔管后吸气时即可产生气管塌陷，出现完全窒息意外。应紧急重新插管，并做气管造口术，以保持气道通畅。

四、气管拔管后延迟并发症

1. 咽喉并发症

（1）咽炎或喉炎：插管后发生咽炎多为咽部黏膜受损害，发病率为 5.7% ~ 40%，主诉为咽痛，48 ~ 72 小时即可自行消失。女性较男性多见，因为声门后的黏膜女性较男性的薄。喉炎较少见，主要为声哑，自感喉部发紧。也能自行恢复。

（2）喉水肿或声门下水肿：多在拔管后 2 ~ 3 小时后逐渐发生，也可在拔管后立即发生。由于婴幼儿喉头黏膜下组织脆弱、疏松，血管及淋巴管较丰富，插管时容易受损害而致水肿。所以，婴幼儿插管后喉水肿远较成人多见。又因婴幼儿喉室呈漏斗状，声门下狭窄，所以更易发生声门下水肿。颈部手术时如果不断牵引气管，使导管与气管和喉头不断摩擦，也可导致水肿，故应避免。喉水肿或声门下水肿，都可使喉阻塞，通气阻力明显增大，导致缺氧及 CO_2 蓄积。又因通气气流剧增，便促使声带水肿，直至发生严重梗阻。所以一旦出现喉水肿，首先要使患者（儿）镇静安定，减少耗氧量以降低通气流速。可以肌内注射地西泮 0.2mg/kg 或异丙嗪 1mg/kg，局部可用蒸气雾化吸入或用地塞米松 5mg 或麻黄碱 30mg 加注射用水 5 ~ 10ml 雾化吸入。静脉滴入地塞米松 0.2 ~ 0.4mg/kg，再适当选用抗生素预防感染，多能缓解。但当严重喉阻塞出现严重呼吸困难，吸气时出现三凹陷现象，同时血压上升，脉搏增快，发绀明显时，还应做气管造口。

（3）声带麻痹：单纯因气管插管引起的两侧声带麻痹极为少见，偶尔引起单侧声带麻痹，发生机制也不清楚，可能因素为颈部过度旋转、后伸及套囊膨胀不规则压迫喉返神经末梢分支于甲状软骨上。左侧声带麻痹比右侧多 2 倍。主要症状为声音嘶哑及说话困难，间接喉镜显示单侧声带麻痹。一般持续 7 ~ 8 周多可恢复声带功能或为对侧声带所代偿。如双侧声带麻痹，可能涉及其他原因，常见的为颈、胸手术损伤喉返神经所引起。

（4）声带肉芽肿：插管后发生声带肉芽肿，近 20 多年来已非常少见，主要因应用肌松药使插管条件更满意，插管操作已日趋熟练，导管灭菌处理更趋完善。发病机制为插管后黏膜水肿、出血及发生炎症，上皮结构破坏以至消失。溃疡可波及软骨膜和软骨，溃疡面上覆盖发炎的肉芽组织，最后生长上皮，形成肉芽肿。发生病因可能为：①患者插管后过度伸屈头颈，使声带后部受压。②呼吸道感染。③声带创伤。④导管过粗。一般女性较男性为多见。

临床症状多在手术后出现喉痛不适，半数以上有声音嘶哑，呼吸困难。往往在 10d 至 4 个月后才被诊断。间接喉镜即可见到声带及杓状软骨黏膜发红，在声带后 1/3 的杓状软骨声带突起处，或声带下可见到肉芽肿。带蒂状肉芽肿可在直接喉镜下摘出。无茎肉芽肿应用病理钳子咬除，即可立即解除呼吸困难。

（5）杓状软骨脱位：杓状软骨脱位多为直喉镜置入过深直达环状软骨后挑起喉镜片所致，很少因气管导管本身所引起。多在拔管后声哑或不能发出声音，持久不愈。间接喉镜可见到杓状软骨脱向侧位或后位，环杓关节脱位，使声带外展、内收受限，从而引起声带不能正常震颤发出声音。治疗上可行脱位整复及环杓关节固定术。

2. 气管并发症　随着人工呼吸器的应用，气管插管及充气套囊滞留时间也日益延长。

如导管套囊压力过高，气管壁黏膜受压时间过久，尤其在低血压时，很容易造成局部黏膜坏死、溃疡愈合后形成瘢痕狭窄，多在拔管后数月出现，甚至影响呼吸，需要进行气管成形术。高容量低压套囊虽然压力低于黏膜毛细血管灌注压，但受压范围更广，拔管后引起咽喉痛的并发症更多，所以，临床上预防气管黏膜受压，长时间插管仍以每 4 小时放松套囊一次为宜。

3. 经鼻插管的并发症　经鼻插管除了容易损伤鼻黏膜造成鼻出血外，还曾报道并发全身性菌血症或上颌窦炎，所以，临床麻醉时除了必须经鼻插管外，应尽量选用口腔插管。上颌窦炎多与插管前未用鼻黏膜血管收缩药、导管过粗及损伤鼻黏膜有关。病理机制多为上颌窦分泌引流不畅所致。主要表现为术后数天出现脸痛、鼻闷胀感、流脓性分泌物及发热。7~8 天后，X 线片即可显示上颌窦影像模糊，有时有气液面。应取脓汁做细菌培养，选用适当抗生素。鼻腔滴入麻黄碱以收缩鼻黏膜血管，以使脓汁顺利流出，必要时还应采取外科引流处置，约数周才能痊愈。菌血症多因鼻腔内经常有一定量的细菌，经鼻插管不可避免地把鼻腔内细菌随导管带入气管内所致。细菌也容易经气管黏膜进入血流。同样，鼻黏膜损伤也容易使细菌入血，所以，经鼻插管所引起的菌血症并不罕见，对心脏病患者还因此引起急性细菌性心内膜炎或脑脓肿。插管前鼻腔滴麻黄碱及充分消毒，可减少此并发症。

（曹美芹）

第七章 ICU

第一节 危重患者的转运与 ICU 病房的感染控制

一、危重患者转运规程

（1）转运结束后对危重患者的转运过程要向科主任、主管护士或护士长汇报完成转运的全过程。

（2）在转运过程中，医务人员的动作应迅速、敏捷、准确，并争取在最短的时间内把患者安全送到目的地。

护理人员接到转运医嘱后，应立即准备好在转运过程中可能使用的仪器设备，并电话通知与接收患者的部门确认，对方是否做好接应准备。护士长应安排有经验的护士负责患者转运。院内危重患者的转运使用病床进行转运，到达转运目的地后，除有诊断或治疗上的必要外，原则上患者不再换床。转运患者时按需要准备以下设备：①急救型号的简易人工呼吸器。②携带手提式多功能监护仪，持续心电图、血氧、血压监测。③给氧，备氧气袋或小氧气筒。④开静脉通路最好选择使用留置针，开辟两条静脉通道。

（3）转运前应派人确认转运道路畅通无阻，电梯做好接应准备。

（4）下达患者转运医嘱前，负责医生应事先与接收患者的部门取得系，提前了解接收医院或科室的基本情况，比如医院的设备、床位、医疗条件等是否有能力接收患者或者是愿意接收转出的患者，告知患者的情况以及需做的准备，并记录告知内容。下达书面医嘱后，医生应向负责转运患者的护士交代转运注意事项，并协助护士转运患者。

（5）在转运前和到达后，责任护士应检查生命体征。如脉搏、呼吸、血压、瞳孔、神志。

（6）如患者是病区间的转移，如转运至手术室或其他病区时，负责转运责任护士应与接收部门的责任护士进行交接。交接内容包括转运过程中任何的病情变化、与转运有关的其他特殊情况、交接时患者的生命体征指标、静脉通路、液体性质和量、各种管道、患者随身物品、治疗情况、病历等，并记录在《患者转科交接记录单》中。只有当双方交接完成后方可离开。责任医生同样应进行床旁交接。书写转科记录和转入记录。

（7）向院外转运危重患者时，应派具有相应资历的合格医生、护士负责转运。转运途中发生的病情变化及救治应记录在《转诊记录单》中。

（8）转运时患者的病情记录应随同患者转移。医护人员在交接患者的同时交接病历。

（9）病情危重的患者原则上应尽量减少对患者的搬运，以就地检查和抢救为原则。如确有必要进行转运时，应征得科主任和专业负责人的同意。转运前向患者及家属说明情况，阐明患者进行转运的必要性、危险性，并征得患者和（或）家属的同意。病情虽然危重，但不是紧急转运的必须签署危重患者转运知情同意书。在抢救情况下危重患者的转运也须征得患者家属或关系人的口头同意，并记录在病历中。在特殊情况下可请示医务部主任或总值班。

二、危重患者的安全转运流程

（一）概述

（1）危重患者常因诊断和治疗的需要而进行医院院前、院内、院外的转运，而这种转运需要持续药物和生命体征的维持，所以危重患者的转运是一件大事。

（2）对危重患者安全转运关键在于掌握转运的指征及风险评估，转运人员的组成，转运的急救器械、药品的准备，转运前的预防处理，途中的观察与抢救。

（二）危重患者的转运

1. 转运指征

（1）众多的转运患者中哪些属危重患者：①有单个或多个重要脏器功能障碍的患者，此类患者在病房或转运途中都有可能随时发生病情恶化。②有循环、呼吸或中枢神经系统疾病的患者，此类患者在搬运过程中有可能随时发生意外，甚至立即死亡。

（2）为何需要转运：①院际转运：a. 向专科医院转运：特殊的治疗。b. 向上级医院转运：更多更好的资源。c. 院前转运：交通事故、院外紧急发病等。②院内转运：a. 特殊检查：CT、MRI、血管造影等。b. 介入治疗或手术。c. 专科治疗。

（3）禁止转运：心跳、呼吸停止；有紧急插管指征，但未插管；血流动力学极其不稳定者。

2. 转运风险评估

（1）危重患者的转运其收益和风险是并存的，无论是医生的需要还是面对家属，我们都要在转运前和转运中进行风险评估。风险评估来自于医务人员的经验和患者的生理学参数。

（2）转运风险：①转运风险较大的患者主要涉及呼吸、中枢神经和心血管系统功能障碍的疾病。②转运风险较小的科室是ICU，ICU的患者得到高级监护，病情为医生基本掌握，容易把握和选择转运时机。③转运风险较大的科室是急诊科，急诊的患者伤情未知成分多，需要迫切的检查和治疗。

3. 转运的危险因素

（1）转运过程中的并发症：①窒息（2%）；②血氧饱和度改变（31%）；③人工气道移位或滑脱（2%）；④输液通路堵塞或滑脱（5%）；⑤导管脱落（19%）；⑥心率改变（41%）。

（2）危险因素：①转运设备及基本药品准备不足：尤其是紧急转运或院际转运（路途远、时间长）。交接不完善：交接病情（包括路途中特殊的病情变化和处理）、治疗方案、心理状况等。转运陪送人员组成不合理：低年资护士、护理员、实习生甚至无医务人员。②转运计划不周：路线选择、辅助部门或科室的准备。

三、转运过程中的危险事件

（一）与病情相关的危险事件

（1）中枢神经系统颅内压增高、剧烈烦躁。

（2）呼吸系统 低氧血症、高气道压、分泌物阻塞、剧烈咳嗽。

（3）循环系统低血压、高血压、心动过速或过缓、其他心律失常。

（4）其他：出血、高热等。

（二）与设备相关的危险事件

1. 负压系统 无负压吸引或吸引力不够。

2. 输注设备 断开、电池不足、长度不足、输液架出现问题。

3. 监护仪 功能异常、电池不足、干扰、看不到屏幕。

4. 通气设备 呼吸回路断开、呼吸囊漏气、密封不够、氧气源不足、电池不足。

四、院内安全转运

（一）负责转运的人员

（1）一定的抢救经验和应急能力。

（2）熟练的气道管理技术。

（3）熟悉转运中使用的各项设备。

（4）现场心肺复苏技术。

（5）危重患者的转运至少由两人陪同：通常是一名医生和一名护士。

（二）转运的设备

（1）设备与急救药品要根据患者选配，达到流动式专科 ICU 的标准。

（2）确保足够的后备电能（电池），配带在目的地可用的电源线。

（3）氧气要比预计转运时间多 30min 的供应量。

（4）具备声音或可视的报警功能。

（5）设备通常有不同的型号，请选择合适型号的设备。

（6）选择熟悉的设备并检查以确保它能正常运转。

（7）易于固定在床边，不要将设备放在患者身上。

（8）轻巧可移动，适用于电梯等环境。

（三）注意事项

（1）做好应急处理转运途中突然出现呼吸心搏骤停，立即就地抢救行心肺复苏，同时呼叫附近医务人员协助救护；做好转运中记录。

（2）密切观察患者的病情变化如神志、瞳孔、呼吸、脉率及末梢血氧饱和度等情况，保持静脉通路通畅以及各种引流管的固定及引流情况；机械通气患者注意观察气道、呼吸机运转及氧气供应情况。

（3）转运时拉起床栏，保持安全合适的体位。一般置平卧位，头（置于平车大轮端）偏向一侧，上下坡时保持头高位，防止窒息；如有骨折的患者，注意保护患肢；椎体骨折的患者体下垫一块木板。

五、重症监护室感染控制制度

（一）重症监护室消毒隔离制度

（1）设备表面：呼吸机、监护仪、输液泵、微量注射泵等操作面板用75%乙醇或500mg/L含氯消毒液擦拭，外壳用500mg/L含氯消毒液擦拭，每日一次。

（2）严格遵守无菌技术操作原则，诊疗操作前后均用洗手液洗手或使用速干手消毒剂，无菌持物钳、容器每日灭菌一次，4~8h更换一次，注明启用时间，无菌物品应单独存放并有明显标志，定期检查疑有污染或过期必须重新灭菌。

（3）病房每天两次开窗通风，每次不少于30min，墙面及门窗每日清水擦拭一次，遇血体液污染时，立即使用含有效氯1 000mg/L消毒液擦拭；刷套一床一套，病房床头柜一柜一抹布，各室抹布分开使用，使用后清洗消毒，晾干分类放置。监护室空气每日用多功能动态杀菌机消毒2~3次，每次2h并有记录。

（4）各区地面每天用清水湿试拖擦，被呕吐物、体液或粪便污染时，立即使用1 000mg/L含氯消毒剂擦拖，出现多重耐药菌感染流行趋势或爆发时，使用1 000mg/L含氯消毒剂擦拖，每日至少2次。拖把分区使用，分开清洗、放置，每天消毒一次。

（5）其他物体表面如护士站桌面、患者床、床栏、床头柜表面，每天使用500mg/L含氯消毒液擦拭一次；电话按键、电脑键盘等使用75%乙醇消毒，被血体液污染时，立即使用1 000mg/L含氯消毒剂消毒。

（6）医务人员上班时应衣帽整齐，穿着ICU室内工作服，不准戴戒指、留长指甲，离开工作场所要脱去工作服，私人用品不得带入治疗室。

（7）呼吸机螺纹管、雾化器等一人一用，用后清洗，呼吸机螺纹管送供应室清洗及灭菌处理。

（8）治疗车物品摆放有序：上层为清洁区、下层为污染区，治疗患者顺序先非感染患者，治疗车每日用500mg/L含氯消毒液擦拭。治疗室空气每日用用臭氧杀菌机消毒1~2次，每次1h并有记录。

（9）注射时应做到一人一针一管一用一灭菌；止血带一人一用一消毒；注射药品应现配现用。启用的无菌密封瓶溶液、棉签、棉球袋、针袋等应注明开启时间，超过24h应重新灭菌；抽药液在无菌盘内不得超过2h。

（10）每季度进行消毒后空气、物体表面、医务人员手、消毒剂、消毒物品等采样监测，并保留结果。

（11）传染患者及多重耐药菌感染患者隔离标记醒目，物品单独使用；传染或特殊感染污单应标记"传染"字样送洗衣房洗涤。

（12）一次性医疗用品不得重复使用，医疗垃圾和生活垃圾应分别放置，传染及特殊感染患者生活垃圾视同医用垃圾用双层黄袋封口并送焚烧，登记规范。

（13）便器专人专用，腹泻患者一用一消毒，使用1 000mg/L含氯消毒剂浸泡30min，晾干备用。

（14）连续使用的湿化瓶、输氧面罩、雾化吸入器管道每日消毒；体温表消毒后干放备用；听诊器、血压计每床固定使用保持清洁有污染及时消毒，出院时再终末处理；所有消毒液要现用现配，测试浓度合格。

（二）重症监护室工作人员手卫生管理制度

（1）手消毒剂选择应符合国家相关规定，皮肤刺激性小，有较好的护肤性能。

（2）洗手池每日清洗，定期用500mg/L含氯消毒剂进行消毒。

（3）盛放皂液容器，应定期清洁或消毒，禁止将皂液直接添加至未用完的取液器中。

（4）脱手套或更换手套，应洗手或手消毒。

（5）每次诊疗，护理操作前后，应洗手或者手消毒。

（6）医务人员在接触污染源之前，应戴一次手套（或）乳胶手套（必要时戴双层双套）再进行操作。

（7）医务人员手被感染性物质污染时，应先用流动水冲洗干净，然后用手消毒剂消毒双手，再用流动水洗净干燥后进行各种操作。

（8）病房的治疗车，换药车，病历车，应配备速干手消毒剂。

（9）接触患者黏膜、血液、体液时手可能污染，应戴清洁手套。

（10）在进行手术操作，护理免疫力低下患者，进入体腔的侵入性操作时，应戴无菌手套。

（11）一次性手套在有效期内使用，不得重复使用。

（12）外科洗手，禁止指甲化妆，戴假指甲、戒指等饰品。

（13）科室应配备：皂液，流动水，速干手消毒剂，干手设施，非手触式水龙头（尤其是医院感染重点部门）

（14）医务人员应正确掌握洗手方法及相关知识，保证洗手与手消毒效果。

（三）重症监护室空气消毒制度

1. 床单消毒　患者出院或转出后，紫外线车照射床单60min并登记。枕芯，被褥，血压袖带等一并放置内紫外线照射消毒。

2. 治疗室空气消毒时间　夜班紫外线照射60min并登记。

3. 病区走廊空气消毒时间　夜班紫外线照射60min并登记。

4. 病室内空气消毒及换气时间

（1）动态杀菌机：①6：00～8：00；②14：00～16：00；③23：00～1：00。

（2）换气时间：①5：00～6：00；②12：00～13：00；③21：00～22：00。

（四）重症监护室物品消毒制度

（1）特殊感染患者按特殊处理。

（2）其他医疗仪器：如氧气流量表、血压计、微量注射泵、听诊器、输液泵、监护仪等。尤其是频繁接触的物体表面，如仪器的按钮、操作面板，应每天仔细消毒擦拭，建议用75%酒精擦拭消毒。每天一次。

（3）便盆及尿壶应专人专用，每天消毒，对腹泻患者应一用一消毒，方法：1 000mg/L含氯消毒剂浸泡30min，晾干备用。

（4）护理站桌面、患者的床、床栏、床旁桌、床头柜、治疗车、药品柜、门把手等，每天用500mg/L含氯消毒剂擦拭。电话按键、电脑键盘等，应定期用75%乙醇擦拭消毒。每天一次。

（5）吸引瓶用 1 000mg/L 含氯消毒剂浸泡消毒。每天一次。

（6）呼吸机及附属物品：500mg/L 含氯消毒剂擦拭外壳，按钮、面板则用 75% 乙醇擦拭。每天一次。

（五）呼吸机清洗与消毒制度

1. 过滤器

（1）一般有两种，分别为一次性或重复使用，具体应按呼吸机说明书掌握。

（2）对可重复使用的过滤器，可酌情定期用气体消毒，如环氧乙烷、甲醛溶液熏蒸等。

2. 日常消毒

（1）指长期使用呼吸机所进行的工作，通常是每日清洁呼吸机表面一次。

（2）根据具体情况，每周拆卸消毒全部管路、湿化器，并更换备用管路继续工作。

（3）更换管路后，登记备案。

（4）呼吸机主机空气过滤网，需每日清洗，以防引起灰尘堆积，影响机器内部散热。

3. 加温湿化器

（1）塑料部分送供应室清洗及灭菌处理。

（2）金属与电器加热部分，应先用清水冲洗干净，装有过滤纸者应更换内衬过滤纸。

（3）使用中的呼吸机，湿化器内的液体需每天用无菌蒸馏水更换一次，以减少细菌繁殖。

（4）每次使用后，应倒掉湿化器内的液体，避免病原微生物的生长、繁殖及腐蚀呼吸机。

4. 气源过滤网

（1）先将过滤网从压缩泵上取下，用清水冲净表面尘埃后，用力甩干，然后放回原位。

（2）呼吸机在使用过程中，一般 24～72h 清洗一次。

5. 呼吸机外壳

（1）可用温水纱布轻轻擦拭机壳，祛除表面的污物和尘埃。

（2）如果呼吸机推至层流无菌病房时，还需用消毒液清洁表面，尤其是轮胎部分的污垢，需仔细清除。

6. 呼吸机管道

（1）呼吸机螺纹管送供应室清洗及灭菌处理。

（2）管道需定时（每周）更换或消毒，污染时随时更换。

7. 终末消毒　呼吸机终末消毒是指患者停用呼吸机后的消毒处理，这时需要将呼吸机的所有管路系统逐一拆下，彻底消毒后，再按原结构重新安装、调试。

（六）特殊感染隔离区医护人员防护制度

（1）为患者实施近距离操作时（如进行气管切开、气管插管、气管全麻、吸痰、口腔护理、换药等），须戴特殊防护头套、有效防护口罩等，严格进行防护。

（2）为每一位患者诊疗、护理等操作后，应首先将戴手套的双手浸泡于消毒液中 3min（消毒剂选用含有效氯 1 000mg/L 含氯消毒剂），然后摘去手套进行手消毒。

（3）接触每一患者前、后或接触同一患者不同部位前、后必须立即更换手套或进行手消毒。手消毒时要求对其所有表面进行强有力的短暂揉搓 2～3min（手消毒剂选用 0.3%～

0.5%碘伏或0.5%氯已定乙醇溶液等快速手消毒剂）。

（4）医护人员必须严格按照清洁区、半污染区、污染区三区划分和人、物流程要求着装、操作，实施消毒隔离措施，防止人流、物流交叉和逆流。

（5）若接触患者分泌物、排泄物等时应严加防护，加戴防护手套、隔离衣等防护用具，操作后立即实施手浸泡消毒。

（6）护人员应严格遵守留观室、隔离病区的各项操作规程，落实各项消毒隔离措施，按要求穿脱工作服、隔离衣、戴工作帽、戴手套、鞋套等防护物品。

（7）注意呼吸道及黏膜的防护。每次下班前，应采用氯已定（洗必泰）漱口液漱口、浸湿的棉球擦拭消毒鼻孔，0.5%氯已定乙醇溶液浸湿的棉球擦拭外耳道、耳郭，然后淋浴、更衣、更鞋。

（8）采用消毒液进行室内空气和物体表面等消毒时，要严格按照消毒药物使用浓度、剂量和作用时间操作，消毒完毕后分别采用打开门窗通风对流、清水冲洗、擦洗等方式消除残留消毒剂。

（9）房间应打开门窗对流通风，自然通风不良则必须安装足够的通风设施。

（10）医护人员若出现发热，伴有呼吸道症状、体征者，应及时接受必要的检查，以尽快确诊，隔离治疗。

六、重症监护病房的医院感染预防

（一）对留置导管导线的感染预防

在 ICU 病房内引起患者严重感染，特别是菌血症的来源，首推因留置的各种导管所引起，三通管的应用给治疗带来了许多方便，但如控制不严或使用不当，便是引起菌血症的极其危险的入口。工作人员应熟悉操作的规范，严格执行。导管一般争取在 2～3d 内拔除，最长不宜超过 7d。长期留置导尿管极易引起感染。对昏迷及休克患者需长期导尿者，每日需冲洗膀胱并用新洁而灭消毒尿道外口。另外，心内膜临时起搏导线，胸腔或纵隔引流管留置时间不宜超过 1 周，否则都易引起感染。导管导线皮肤出入口处，每天用 75% 酒精或碘伏涂擦后更换敷料。血管内留置导管，如留置时间 3d，特别是见导管尖有纤维条索或血栓者，应常规将导管尖端作细菌培养和药敏试验。

（二）交叉感染的控制

气管插管留置时间较长，经气管插管抽吸痰液，由术者操作带入污染而致肺炎者机会较高，而气管切开，抽痰或作雾化吸入治疗机会更多，应该对其严格消毒，术者戴口罩、帽子与消毒手套，主张采用一次性吸痰管。而新近发展的完全密闭式的经人工呼吸机导管抽吸气管内痰液的装置可以杜绝交叉感染。

（三）环境污染的控制

监护病房应处于环境安静，阳光充分，邻近手术室，必须与外界隔离。一般设床 4～6 个，床与床之间最好用屏障分隔，有条件者应该设置层流空气，经 5μm 过滤器输入室内，以杜绝污染。每日及时有效处理患者换药敷料、排泄物、遗弃物，各种引流管等，墙、柜、床定时用消毒液擦拭，病室每日用紫外线消毒空气 2 次，每次 1h。严重限制进入 ICU 内的人员，更换 ICU 内专用拖鞋，衣帽，口罩整齐，进行无菌操作前，坚持洗手并严格执行无菌操作技术。在处理不同患者或直接接触同一患者不同部位前后必须认真洗手。

（四）合理使用抗生素

外科 ICU 感染率较高的原因之一，就是术前，术中预防性应用抗生素较多，长期大量应用抗生素，不仅增加患者经济负担，还会增加细菌对抗生素的耐药性，反而增加了感染的机会。特别是难以控制的霉菌感染。目前国外趋势对预防性应用抗生素主张缩短疗程，手术前即由静脉滴入，术中继续滴注，术后维持 2 ~ 3d，必要时延续到 5d，很少超过 1 周者，对延长应用抗生素的患者，应每日检查是否有霉菌感染，并加以预防。

（五）防止术中感染

手术中各个环节都有污染手术器械用具、组织及血液的机会，尤以施行体外循环手术时污染机会更多，有时无法判断从何环节受污染，对此，医务人员应加强无菌概念，严格执行消毒隔离制度，执行无菌操作，尤其对用医用人工植入人体心血管系统者更应严格无菌操作，以杜绝污染源。

（六）重视术前隐蔽病灶

如口腔或五官科疾病的潜在感染灶，慢性支扩感染，术前感染未被控制而术后感染发作影响全身。

七、重症监护室医院感染管理

（一）重症监护室工作人员管理

1. 手卫生　应严格执行手卫生标准。下列情况应进行手卫生：接触患者前、接触患者后、进行清洁或侵入性操作前、接触患者体液或分泌物后、接触患者使用过的物品后。建议酒精擦手液（ABHR）消毒法作为 ICU 内主要的手卫生方法。当手上有血迹或分泌物等明显污染时，必须洗手。摘掉手套之后、医护操作在同一患者的污染部位移位到清洁部位时，也必须进行手卫生。有耐药菌流行或暴发的 ICU，建议使用抗菌皂液洗手。

2. 工作帽　一般性接触患者时，不必戴帽子。无菌操作或可能会有体液喷溅时，须戴帽子。

3. 鞋套或更鞋　进入病室可以不换鞋。但如果所穿鞋子较脏，或 ICU 室外尘埃明显时，应穿鞋套或更换不裸露脚背的 ICU 内专用鞋。

4. 口罩　接触有或可能有传染性的呼吸道感染患者时，或有体液喷溅可能时，应戴一次性外科口罩；接触疑为高传染性的感染如禽流感、SARS 等患者，应戴 N95 口罩。当口罩潮湿或有污染时应立即更换。

5. 手套　接触黏膜和非完整皮肤，或进行无菌操作时，须戴无菌手套；接触血液、体液、分泌物、排泄物，或处理被它们污染的物品时，建议戴清洁手套。护理患者后要摘手套，护理不同患者或医护操作在同一患者的污染部位移位到清洁部位时要更换手套。特殊情况下如手部有伤口、给 HIV/AIDS 患者进行高危操作，应戴双层手套。

6. 工作服　可穿着普通工作服进入 ICU，但应保持服装的清洁。不建议常规穿隔离衣，但接触特殊患者如 MRSA 感染或携带者，或处置患者可能有血液、体液、分泌物、排泄物喷溅时，应穿隔离衣或防护围裙。

7. 人员数量　必须保证有足够的医护人员。医师和护士人数与 ICU 床位数之比必须为

（0.8~1）：1和（2.5~3）：1以上。

8. 避免接触　患有感冒、腹泻等可能会传播的感染性疾病时，应避免接触患者。

9. 预防接种　岗前应注射乙肝疫苗（乙肝指标阴性者），每年注射流感疫苗。

10. 培训　每年应接受医院感染控制相关知识的培训，尤其要关注卫生保洁人员的消毒隔离知识和技能的培训、监督。

（二）重症监护室患者管理

（1）重视患者的口腔护理。对存在医院内肺炎高危因素的患者，建议氯已定漱口或口腔冲洗，每2~6h一次。

（2）医务人员不可同时照顾正、负压隔离室内的患者。

（3）对于MRSA、泛耐药鲍曼不动杆菌等感染或携带者，尽量隔离于单独房间，并有醒目的标识。如房间不足，可以将同类耐药菌感染或携带者集中安置。

（4）对于重症感染、多重耐药菌感染或携带者和其他特殊感染患者，建议分组护理，固定人员。接受器官移植等免疫功能明显受损患者，应安置于正压病房。

（5）对于疑似有传染性的特殊感染或重症感染，应隔离于单独房间。对于空气传播的感染，如开放性肺结核，应隔离于负压病房。

（6）如无禁忌证，应将床头抬高30°。

（7）应将感染与非感染患者分开安置。

（三）重症监护室访客管理

（1）在ICU入口处，建议以宣传画廊、小册子读物等多种形式，向访客介绍医院感染及其预防的基本知识。

（2）访客有疑似或证实呼吸道感染症状时，或婴、幼儿童，应避免进入ICU探视。

（3）探视呼吸道感染患者，建议戴一次性口罩。对于疑似有高传染性的感染如禽流感、SARS等，应避免探视。

（4）进入病室探视患者前，和结束探视离开病室时，应洗手或用酒精擦手液消毒双手。

（5）探视期间，尽量避免触摸患者周围物体表面。

（6）若被探视者为隔离患者，建议穿访客专用的清洁隔离衣。访客着鞋较脏，或ICU室外尘埃明显时，建议穿鞋套或更换ICU内专用鞋。

（7）尽量减少不必要的访客探视。

（四）重症监护室建筑布局和相关设施的管理

（1）放置病床的医疗区域、医疗辅助用房区域、污物处理区域和医务人员生活辅助用房区域等，应相对独立。

（2）每个ICU管理单元，至少配置2个单人房间，用于隔离患者。设正压病室和负压病室各1个。设置病床数量不宜过多，以8到12张床位为宜。尽量多设为单间或分隔式病房。

（3）ICU每病床使用面积不得少于9.5m²，建议15~18m²，床间距应在1m以上；单人房间的每床使用面积建议为18~25m²。

（4）配备足够的手卫生设施。医疗区域包括单人房间，必须设置洗手池。采用脚踏式、肘式或感应式等非手接触式水龙开关，并配备擦手纸和手套。每张病床旁须放置手部消毒装置（酒精擦手液）1套。

（5）不主张在入口处设置风淋。

（五）重症监护室医疗操作流程管理

（1）除非紧急状况或生命体征不稳定，气管切开、大伤口的清创术等，应尽量在手术室中进行。更换伤口敷料时遵守外科无菌技术。

（2）放置引流管应严格执行无菌操作，保持整个引流系统的密闭性，减少因频繁更换而导致的污染机会。对于胸腔引流管留置时间较长的患者，水封瓶可以每周更换一次，更换时应严格执行无菌操作。必须保持水封瓶在引流部位以下、直立，并告知患者协助及时报告发生的问题。

（3）气管插管/机械通气：严格掌握气管插管或切开适应证。使用呼吸机辅助呼吸的患者应优先考虑无创通气。对气管插管者，吸痰时应严格执行无菌操作。呼吸机螺纹管每周更换2次，有明显分泌物污染时应及时更换。湿化器添加水须使用无菌水，每日更换。螺纹管冷凝水应及时清除，不可直接倾倒在室内地面，不可使冷凝水流向患者气道。每天评估是否可以撤机和拔管。

（4）留置导尿：尽量避免不必要的留置导尿。插管时应严格无菌操作，动作轻柔，减少黏膜损伤。对留置导尿患者，采用密闭式引流系统。不主张使用含消毒剂或抗菌药物的生理盐水进行膀胱冲洗或灌注来预防泌尿道感染。悬垂集尿袋，不可高于膀胱水平。保持尿液引流系统的完整性，不要轻易打开导尿管与集尿袋的接口。保持尿道口清洁，日常用肥皂和水保持清洁即可，但大便失禁的患者清洁以后还需消毒。每天评估能否拔除导尿管。

（5）留置深静脉导管：置管时遵守最大限度的无菌操作要求，包括戴口罩、帽子、铺设大无菌单、无菌手术衣、戴无菌手套前洗手或酒精擦手。权衡利弊后选择合适的穿刺点，成人尽可能选择锁骨下静脉。建议2%氯己定消毒穿刺点皮肤。更换穿刺点敷料的间隔时间，建议无菌纱布为2d，专用贴膜可达7d，但敷料出现潮湿、松动、玷污时应更换。对无菌操作不严的紧急置管，应在48h内更换导管，选择另一穿刺点。怀疑导管相关感染时，应考虑拔除导管，但不要为预防感染而定期更换导管。由经过培训且经验丰富的人员负责留置导管的日常护理。每天评估能否拔除导管。

（六）重症监护室物品管理

（1）便盆及尿壶应专人专用，每天消毒，对腹泻患者应一用一消毒，方法：1 000mg/L含氯消毒剂浸泡30min。

（2）其他医疗仪器：诊疗、护理患者过程中所使用的非一次性物品，如监护仪、输液泵、微量注射泵、听诊器、血压计、氧气流量表、心电图机等，尤其是频繁接触的物体表面，如仪器的按钮、操作面板，应每天仔细消毒擦拭，建议用75%乙醇消毒。对于感染或携带MRSA或泛耐药鲍曼不动杆菌的患者，医疗器械、设备应该专用，或一用一消毒。

（3）护理站桌面、患者的床、床栏、床旁桌、床头柜、治疗车、药品柜、门把手等，每天用500mg/L含氯消毒剂擦拭。电话按键、电脑键盘、鼠标等，应定期用75%酒精擦拭消毒。当这些物品有血迹或体液污染时，应立即使用1 000mg/L含氯消毒剂擦拭消毒。为避免含氯消毒剂对物品的腐蚀，消毒一定的时间（通常15min）后，应使用清水擦抹。

（4）勤换床单、被服，如有血迹、体液或排泄物等污染，应及时更换。枕芯、被褥等使用时应防止体液浸湿污染。

（5）呼吸机及附属物品：500mg/L含氯消毒剂擦拭外壳，按钮、面板则用75%乙醇擦拭，每天一次。耐高热的物品如金属接头、湿化罐等，首选压力蒸汽灭菌。不耐高热的物品如一些种类的呼吸机螺纹管、雾化器，首选洗净消毒装置进行洗净、80~93℃消毒、烘干自动完成，清洁干燥封闭保存备用。亦可选择2%戊二醛、氧化电位水、0.1%过氧乙酸或500mg/L含氯消毒剂浸泡消毒，无菌水冲洗晾干密闭保存备用。不必对呼吸机的内部进行常规消毒。

（七）重症监护室环境管理

（1）不宜在室内及走廊铺设地毯，不宜在ICU入口处放置踏脚垫并喷洒消毒剂，不宜在门把手上缠绕布类并喷洒消毒剂。

（2）墙面和门窗：应保持无尘和清洁，更不允许出现霉斑。通常用清水擦洗即可，但有血迹或体液污染时，应立即用1 000mg/L含氯消毒剂擦拭消毒。各室抹布应分开使用，使用后清洗消毒，晾干分类放置。

（3）地面：所有地面，包括患者房间、走道、污物间、洗手间、储藏室、器材室，每天可用清水或清洁剂湿式拖擦。对于多重耐药菌流行或有医院感染暴发的ICU，必须采用消毒剂消毒地面，每日至少一次，推荐的消毒剂包括0.2%过氧乙酸和1 000mg/L含氯消毒剂，但后者刺激味较大。地面被呕吐物、分泌物或粪便所污染，可用1 000mg/L含氯消毒剂擦拭。不同房间使用的清洁工具，应分开放置，每天至少消毒一次，可用巴斯德消毒法（常用65℃ 10min）或消毒剂浸泡消毒。

（4）禁止在室内摆放干花、鲜花或盆栽植物。

（5）空气：开窗通风、机械通风是保持ICU室内空气流通、降低空气微生物密度的最好方法。洁净ICU，气体交换每小时至少12次。普通ICU，建议开窗换气每日2~3次，每次20~30min。室外尘埃密度较高的ICU，自然通风对精密仪器防护存在隐患。动态空气消毒器，可作为替代方法，但要正确估算仪器的数量和安放位置，并进行效果评价。不建议紫外线照射或消毒剂喷洒消毒空气。负压隔离病室气体交换每小时至少6次。

（八）重症监护室废物与排泄物管理

（1）患者的尿液、粪便、分泌物和排泄物应倒入患者的厕所或专门的洗涤池内。

（2）ICU室内盛装废物的容器应保持清洁，但不必加盖。

（3）拥有ICU的医院，应有完善的污水处理系统，患者的感染性液体可直接倾倒入下水道。否则在倾倒之前和之后应向下水道加倒含氯消毒剂。

（4）生活废物弃置于黑色垃圾袋内密闭运送到生活废物集中处置地点。医疗废物按照《医疗废物分类目录》要求分类收集、密闭运送至医疗机构医疗废物暂存地，由指定机构集中无害化处理。

（5）处理废物与排泄物时医务人员应做好自我防护，防止体液接触暴露和锐器伤。

（九）重症监护室监测与监督

（1）早期识别医院感染暴发和实施有效的干预措施：短期内同种病原体如MRSA、鲍曼不动杆菌、艰难梭菌等连续出现3例以上时，应怀疑感染暴发。通过收集病例资料、流行病学调查、微生物检验，甚至脉冲场凝胶电泳等工具，分析判断确定可能的传播途径，并据此制订相应的感染控制措施。例如鲍曼不动杆菌常为 ICU 环境污染，经医务人员手导致传播和暴发，对其有效的感染控制方法包括严格执行手卫生标准、增加相关医疗物品和 ICU 环境的消毒次数、隔离和积极治疗患者，必要时暂停接收新患者。

（2）加强医院感染耐药菌监测，对于疑似感染患者，应采集相应微生物标本做细菌、真菌等微生物检验和药敏试验。

（3）应进行 ICU 抗菌药物应用监测，发现异常情况，及时采取干预措施。

（4）不主张常规进行 ICU 病室空气、物体表面、医务人员手部皮肤微生物监测，但怀疑医院感染暴发、ICU 新建或改建、病室环境的消毒方法改变，应进行相应的微生物采样和检验。

（5）医院感染管理人员应经常巡视 ICU，监督各项感染控制措施的落实，发现问题及时纠正解决。

（6）应常规监测 ICU 医院感染发病率、感染类型、常见病原体和耐药状况等，尤其是三种导管（中心静脉导管、气管插管和导尿管）相关感染。

（王　威）

第二节　氧气疗法

一、氧疗

（一）低氧

低氧是氧的供应与消耗间的不平衡，组织细胞代谢处于乏氧状态，它比低氧血症有更广泛的含义，因组织细胞氧合不足时的低氧也可能 PaO_2 正常，相反在某些条件下一定程度的低氧，细胞仍进行有氧代谢而无低氧的表现。临床上 PaO_2 低于 10.64kPa（80mmHg）即为低氧，PaO_2 低于 8.0kPa（60mmHg）为低氧血症。

（二）低氧的原因

（1）肺泡中氧分压（PaO_2）下降

1）空气中氧分压低。

2）吸入气中氧浓度低：包括吸入混合气中氧浓度不足和氧源供应中断。

3）通气不足。

（2）肺泡弥散功能减退。

（3）通气/血流比例失调。

（4）循环功能不全

1）心排出量降低。

2）器官血流量不足。

（5）红细胞携氧能力降低。

（6）组织细胞处释氧障碍。

（7）机体氧耗增加。

（三）氧疗的指征

1. 氧疗的目的　在于改善低氧血症，凡用于通气功能不足，灌流不平衡所引起的低氧血症，氧疗有一定帮助。至于较大的右向左分流、静脉血掺杂所致的动脉血氧合不足，氧疗效果颇为有限。氧疗只能预防低氧血症所致的并发症，故氧疗只是防止组织低氧一种暂时性措施，绝不能代替对病因的治疗。

2. 氧疗有两个主要危险　①呼吸中枢借助于缺氧作为兴奋条件的患者，因氧疗而消失其驱动能力，有导致通气量进一步下降的危险。②长时间吸入高浓度氧引起肺部损害（氧毒），在进行氧疗时应特别注意。

3. 氧疗的适应证　需要氧疗的患者大致可以分为两类：第一类包括所有通气正常或有轻度抑制的患者，这类患者任何较高浓度的氧，都能维持满意的血氧分压，只要注意避免长时间吸入高浓度氧的危险。第二类包括所有通气功能异常，主要依赖低氧作为兴奋呼吸中枢的患者，大多数有长期 PCO_2 升高，当肺部慢性疾患急性发作时，呼吸中枢对于 CO_2 的敏感性降低，在开始氧疗以前，必须考虑通气情况，若有疑问，在给予高浓度氧疗以前，先应观察患者对较低浓度氧疗的反应。对通气不良，呼吸依靠低氧兴奋来维持的患者，同时也并发心肌梗死、循环衰竭或大脑缺氧等。保持动脉血的良好氧合，为抢救这类患者的必需措施。在给予高浓度氧吸入时，使用机械通气治疗以控制 PaO_2。对于心搏骤停复苏，低血压治疗，一氧化碳及其他药物中毒以及高热等治疗时，应辅助给予氧疗。

（四）氧疗的方法

1. 控制性氧疗　有 CO_2 潴留的患者，其呼吸中枢对 CO_2 已不敏感，呼吸节奏主要来自低氧对外周化学感受器刺激。这种患者吸氧后易加重 CO_2 潴留，故接受氧疗时，必须控制吸入氧浓度，采取持续低浓度吸氧，亦称控制性氧疗。

2. 中等浓度氧疗　吸入氧浓度在 35% ~ 50%。适用于有明显 VA/Q 失调或显著弥散障碍无 CO_2 潴留的患者，特别是血红蛋白浓度很低或心输出量不足的患者，在出现缺氧时宜采用中等浓度氧疗。

3. 浓度氧疗　吸入氧浓度在 50% 以上。适用于无 CO_2 潴留的极度 VA/Q 失调即有明显静 - 动脉分流的患者，如成人呼吸窘迫综合征，一氧化碳中毒的患者多采用高浓度氧吸入抢救。Ⅰ型呼吸衰竭经吸中等浓度氧未能纠正低氧血症者，也可采用高浓度氧吸入。心肺复苏患者在复苏后短时间内一般都采用高浓度氧疗法。

（五）给氧装置和方法

1. 鼻导管、鼻塞　鼻导管为普遍使用的方法，导管宜柔软，顶端剪开一个侧孔，以分散气流，导管尖端应送入鼻咽腔。鼻塞是由塑料或有机玻璃制成球状物鼻塞，插入一侧鼻孔。鼻塞大小以恰能塞住鼻孔为宜。

2. 普通面罩　固定在鼻与口部的面罩有多种规格，一般借管道连接贮气囊和氧源（中心供 O_2 或储气筒）。给氧浓度随每分钟通气量而异，但很难使吸入氧浓度达 100%。

3. 空气稀释面罩（Venturi 面罩）　这种面罩是根据 Venturi 原理制成，氧以喷射状进入面罩，而空气从面罩侧面开口进入面罩。因输送氧的喷嘴有一定口径，以致从面罩侧孔进入空气与氧混合后可保持固定比率，比率大小决定吸入氧气浓度的高低。该面罩对容易产生 CO_2 潴留的患者特别有用，患者也感到舒适，其缺点是饮食，吐痰时要除掉面罩，中断给氧。

4. 氧帐　希望高浓度氧治疗的患者，使用氧帐常不理想。因为必须给予高流量（大约 20L/min）方能提高氧帐内氧浓度，而且往往需要 30min 才能达到 60%，若出现漏气氧浓度便会降低。

5. 机械呼吸合并氧疗　机械呼吸可扩张细支气管和肺泡，提高氧疗疗效。为了防止氧中毒，使用呼吸器时，一般采用中等吸氧浓度达到有效的 PaO_2 水平最为理想。但成人呼吸窘迫综合征患者开始机械通气时，可用高浓度氧吸入。

（六）氧疗注意事项

1. 氧疗效果估价

（1）全身状况：若出现收缩压降低、脉压减小和心律失常，都表明病情恶化，说明氧疗未起到作用。皮肤温暖、干燥表示灌注良好。患者意识清楚，表明脑供氧尚好，若神志淡漠，昏乱或躁动，表明脑低氧。若氧疗后，心律失常消失，呼吸困难，发绀有所改善，血压稳定，神志兴奋或抑制状态好转，提示氧疗有效。

（2）血气分析：可直接估量氧疗效果，反应 PaO_2 高低，此外 PaO_2 及酸碱状态有助于对氧疗实际效果作全面了解。

2. 吸入气湿化　鼻咽导管、鼻塞给氧或通过人工气道给氧（气管造口、气管内插管等），干燥气未经过呼吸道生理湿化区，直接进入下呼吸道，使分泌物黏稠，呼吸道纤毛运动减弱。吸入气应有 70% 湿度，故氧疗时吸入气应通过湿化良好的湿化器。

二、氧疗的不良反应及处理

（一）一般并发症

1. CO_2 蓄积　吸高浓度氧有两种情况可引起 CO_2 蓄积。一为慢性阻塞性肺病，其通气动力主要依靠低氧对外周化学感受器的刺激。一旦吸入高浓度氧，失去了低氧对外周感受器的刺激，通气量急剧降低，造成 CO_2 麻醉。另一种情况是慢性低氧血症的患者 VA/Q 比值低下的区域，因低氧收缩血管，吸氧后有不同程度的舒张，增加 CO_2 蓄积。

2. 收性肺不张　呼吸道不完全阻塞的患者，呼吸空气时，肺泡内氧被吸收后，留下氮而维持肺泡不致塌陷。吸氧后 VA/Q 低落的肺泡内，大部分的氮被吸入的氧所替代，肺泡内氧又迅速弥散至肺循环，肺循环吸收氧的速度超过肺泡吸入氧的速度，而致呼吸道部分阻塞的肺泡萎陷。

（二）氧中毒

1. 晶状体后纤维组织形成　患呼吸窘迫综合征的新生儿接受高浓度氧治疗，可产生眼晶状体后纤维变，从而导致失明。这主要与 PaO_2 高以及视网膜血管发育不成熟有关，成人吸氧不易发生此并发症，新生儿 $PaO_2 > 13.3kPa$（100mmHg）时，发病率最高。

2. 中枢神经系统损害　长期的高浓度氧可出现抽搐和癫痫样发作。

3. 氧中毒性肺损害　吸氧浓度 > 50% 达 48h 以上，可产生氧中毒，其中肺对氧中毒最为敏感。因为吸入高浓度或高张力氧后，肺是第一个接触器官，其氧分压水平高于其他组织，而高氧引起肺实质细胞与血管内皮细胞受损，可吸引大量白细胞与巨噬细胞，释放大量炎性介质，导致一系列炎性反应，造成氧中毒性肺损害。氧毒性肺损害取决于吸入气中氧分压，而不是氧浓度；肺损害的早期变化是可逆的，及时治疗可以痊愈。

三、高压氧治疗

（一）高压氧治疗的基本原理

1. 提高氧的弥散

（1）高压氧下肺泡氧分压增高，使肺泡与血液间的氧分压差增大，结果氧从肺泡向血液弥散的量也增大，动脉血氧分压增高。

（2）高压氧下动脉氧分压的增高，使血液的氧向组织弥散增加。另外，高压氧下氧在组织中的有效弥散半径亦有延伸，从而使弥散范围扩大。

2. 增加血氧含量　在高压氧下，血液中氧分压大幅度提高使血氧含量增加。由于在常压下吸空气时，血红蛋白氧饱和度已达97%，无论通过什么手段也不可能再大幅度提高氧合血红蛋白的含量，但是溶解氧量却可以随着血氧分压成正比例地增加。当动脉血氧张力（分压）达 266.7kPa 时，溶解氧较常压吸空气时增加 20 倍，即每 100mL 血液中溶解氧量已有 6mL，相当于机体动-静脉血的氧差，这时在没有循环红细胞的情况下，机体大部分组织细胞仍能得到适当的氧供，以满足机体氧化代谢的需要。

3. 增加组织氧含量和储氧量　在高压氧下，不同组织的氧含量都相应增加是毫无疑问的。

4. 抑菌作用　高压氧对需氧菌、厌氧菌和随意厌氧菌都有不同程度的毒性或抑制作用。

5. 促使组织内气泡消失　高压氧可使气泡的体积相应缩小，氧气可把气泡内的惰性气体置换出来，促进气泡气体的溶解，加速组织内气泡消失。

6. 增强化疗放疗对恶性肿瘤的作用　在某些恶性肿瘤的治疗中，采用化学药物和放射线治疗和高压氧疗法相结合的方法可以提高疗效。

（二）高压氧舱种类和治疗方法

1. 高压氧舱种类　高压氧舱（加压舱、高压舱）是 HBO 治疗的专用设备。为了承受高于大气压的治疗压力，一般用钢材或有机玻璃特制而成。一个完整的高压氧舱应有以下几部分组成，即舱体和舱内设施，加压系统，供氧系统，空调系统，通信系统，照明和监护装置，控制操作系统等。一般高压氧舱有以下两种。

（1）单人氧舱：单人舱体积小，只容纳一个患者，舱内直接用纯氧进行加压，患者在舱内吸纯氧。这种舱的特点为造价低；便于移动；但治疗范围较局限，主要用于抢救及治疗减压病，不宜应用于昏迷有窒息危险的患者；高压纯氧极易燃烧，应严格防燃、防爆。

（2）多人氧舱：舱的体积大，整个舱体为 3 个舱室。最大的可进行外科手术为手术舱；可容纳一批患者同时吸氧治疗的为治疗舱；允许医务人员进出手术舱、治疗舱的小舱为过渡舱。舱内用压缩空气进行加压，舱内氧浓度低于 30%。患者在舱内通过面罩、头部氧帐或气管插管吸入氧气（一般为纯氧）。这种舱的特点为造价昂贵；不能移动；一次治疗患者多，治疗范围广，可同时进行手术和吸氧治疗；允许医务人员进出舱内护理患者。

2. 治疗方法　将患者置于高压氧舱内，关闭舱门，在密闭的环境下进行治疗。治疗大体分为 3 个步骤。

（1）加压：将压缩空气或氧气注入加压舱内，以提高舱内的气压，称之为加压。加压速度一般不受特别限制，但当压力从 1ATA 增加到 1.3ATA 时，部分患者由于咽鼓管口开张动作不适应，往往发生耳部胀痛，可减慢加压速度。以后如无不适又可适当加快加压速度。

（2）稳压吸氧：当舱内气压升高至规定值后维持不变，称为稳压。在稳定阶段，患者在舱内可接受吸氧或手术治疗。稳压时间的长短和吸氧时间的分配根据不同的适应证、具体病情及需要确定。高压氧治疗的压力范围一般为 2~3ATA。

（3）减压：治疗完毕后将舱内压逐渐降低至常压的过程，称为减压。减压方法有匀速减压和阶段减压两种。

（三）适应证和禁忌证

1. 适应证　HBO 治疗的适应证很多，并且还在不断地增加，这里仅经海底医疗协会高压氧委员会批准的高压氧疗法的适应证介绍如下：

（1）减压病及气体（空气）栓塞症这是需要 HBO 治疗的绝对适应证。

（2）一氧化碳中毒需要 HBO 治疗的指证为：①昏迷、有神经系统症状和体征、心电图 S-T 段下降或碳氧血红蛋白水平超过 40%。如有条件，即使碳氧血红蛋白较低（25%）又未出现其他症状和体征也可开始 HBO 的治疗。②一氧化碳中毒引起呼吸心跳骤停者，最好在 HBO 中复苏。

（3）气性坏疽如有可能，必须在患者得病早期用 HBO。

（4）挤压伤及区隔综合征当因毛细血管血流量减低引起局部缺血性缺氧时。

（5）有病变的移植皮片及皮瓣在皮瓣发绀或不能成活的最初征象出现时即给予治疗。

（6）软组织的各种感染对外周性缺血 [组织 PO_2 < 4.4kPa（33mmHg）]，白细胞失去杀菌功能时，HBO 则有一定作用。

（7）烧伤深二度烧伤在 24h 内开始治疗，再早些更好。

（8）烟雾吸入烟雾吸入通常包括 CO 或氰化物中毒并有严重化学性肺炎。

（9）放射性软组织坏死在不能立即进行手术治疗前，先用 HBO 治疗以创造手术条件。

（10）放射性骨坏死。

（11）慢性顽固性骨髓炎对手术及抗生素治疗无效者。

（12）失血性贫血的特殊病例拒绝接受血液制品、严重溶血或无合适供血者的病例，

（13）放线菌病对抗生素和手术治疗无效，不能进行手术切除术者。

2. 禁忌证

（1）未经处理的气胸这是 HBO 疗法的绝对禁忌证。

（2）早产儿容易发生晶状体后纤维组织形成，所以禁用 HBO。

（3）相对禁忌证有凝血机制异常或有出血倾向者；自发性气胸病史者；胸部手术史者；任何肺部病变者；卡他性与化脓性中耳炎，耳咽管阻塞或通气困难者，急慢性鼻窦炎；青光眼，视网膜剥离，视神经炎病史者，未被控制的高热；癫痫；精神失常；孕妇或月经期；氧过敏试验阳性者；血压在 21/13kPa（160/100mmHg）以上者；先天性球性红细胞症；全身极度衰竭与疲劳者等。

（王　威）

第三节 ICU 常用抢救技术

一、急性中毒

1. 概述 凡进入人体达一定量并对组织、器官发生生物化学或生物物理作用，破坏机体正常生理功能的物质，称为毒物。中毒分为急性和慢性中毒两大类，主要由接触毒物的剂量和时间决定。大量毒物短时间内经皮肤、黏膜、呼吸道、消化道等途径进入人体，致使机体受损并发生功能障碍，甚至危及生命称之为急性中毒。急性中毒发病急躁，变化迅速，如不积极治疗，可能危及少命。

2. 病因和发病机制

（1）病因：①职业性中毒：在生产过程中，有些原料、中间产物或成品是有毒的，如不注意劳动保护，与毒物密切接触可发生中毒。在保管、运输及使用过程中，如不遵守安全防护制度，也可能发生中毒。②生活性中毒：在误食、意外接触毒物、用药过量、自杀或谋害等情况下，均可发生中毒。

（2）发病机制：中毒途径系指毒物进入体内产生中毒反应的通路。毒物可通过呼吸道、消化道、皮肤黏膜等途径进入人体。①呼吸道吸收：气体毒物如一氧化碳、硫化氢、砷化氢等，固体毒物分散形成气体状如雾、烟等；②消化道吸收：由于误食有毒的食物或有意服毒所致。可溶性毒物（包括溶于水和醇类）如氰化钾、氰化钠等可从消化道吸收。少数毒物如毒鼠强可从口腔和食道黏膜吸收；③皮肤黏膜吸收：脂溶性毒物如有机磷化合物，可经健康皮肤进入体内。大多数毒物不被完整的皮肤吸收，但皮肤破损后，易从创面吸收。

（3）中毒机制：①抑制酶的活力：氰化物抑制细胞色素氧化酶；有机磷农药抑制胆碱酯酶；重金属抑制含疏基的酶等。②麻醉作用：有机溶剂和吸入性麻醉药亲脂性强。由于脑组织和细胞膜脂类含量高，故可进入脑内而抑制脑功能。③对血红蛋白输氧功能的阻断：如亚硝酸钠的亚硝酸基将血红蛋白的二价铁氧化成为三价铁，形成高铁血红蛋白；一氧化碳与血红蛋白结合形成碳氧血红蛋白。两者均使血红蛋白失去运输氧的功能造成组织缺氧。④对组织的直接化学性损伤：强酸、强碱等腐蚀性化学物质直接与接触部他的组织发生化学反应，引起组织损伤、坏死而产生刺激和腐蚀作用。⑤竞争受体：如筋毒与 N_2 - 乙酰胆碱受体结合，导致骨骼肌神经肌肉接头传导功能阻断，产生骨骼肌麻痹。酚妥拉明、普萘洛尔等分别对 α、β 肾上腺素能受体的阻断，适量时起治疗作用，过量则引起中毒。

二、有机磷农药中毒

有机磷农药属有机磷酸酯或硫化磷酸酯类化合物，是应用最广泛的一类高效杀虫剂，按其毒性大小可分为四类：①剧毒类：甲拌磷（3911）、对硫磷（1605）、内吸磷（1059）以及苏化 203 等；②高毒类：敌敌畏、三硫磷、甲胺磷及氧化乐果等；③中度毒类：乐果（4049）、乙硫磷、敌百虫等；④低毒类：马拉硫磷、锌硫磷等。多呈黄色或棕色油状脂溶性液体，挥发性很强，有大蒜臭味，少数为黄白色固体，易溶于多种有机溶剂，不溶或微溶于水，遇强碱性物质可迅速被分解、破坏，毒性可减低或消失。但敌百虫例外，其在碱性溶液中能变成毒性更强的敌敌畏。有机磷农药对人、畜均有毒性，可经皮肤、黏膜、呼吸道、消化道侵入人体，引起中毒。

1. **中毒机制** 毒物进入人体分布在肝、肾、肺、脾、肌肉、脑等，主要在肝脏氧化分解，大部分由肾脏排出。体内的有机磷酸酯类的磷酸根与胆碱酚酶活性部分紧密结合，形成磷酰化胆碱酯酶，使其丧失水解乙酰胆碱的能力，导致胆碱能神经释放的乙酰胆碱过多积聚，引起胆碱能神经及部分中枢神经功能过度兴奋，继而转入抑制和衰竭，产生一系列中毒表现。

2. **中毒程度** 根据其中毒的程度，临床表现可分为轻、中、重三种情况。①轻度中毒：有头痛、头晕、流涎、恶心、呕吐、腹痛、多汗、乏力、肢体麻木、视力模糊、瞳孔缩小，血胆碱酯酶活力降为 50% ~ 70%。②中度中毒：除上述症状加重外，进而出现精神恍惚、言语不利、步态蹒跚、呼吸困难、肌束颤动、中度瞳孔缩小等，血脏碱酯酶活力降为 30% ~ 50%。③重度中毒：除上述症状外，出现下列情况之一者：a. 肺水肿；b. 昏迷；c. 呼吸肌麻痹；d. 脑水肿；e. 胆碱酯酶活力在 30% 以下。

3. **救护措施** 急性有机磷农药中毒病情危重者来势凶猛，病情变化多，发展快，应予准确、及时的抢救与治疗，同时要严密观察病情，施以护理，防止并发症，方能使患者转危为安。

4. **解毒治疗** 尽早使用胆碱酯酶复能剂和抗胆碱药。

（1）胆碱酯酶复能剂：氯解磷定、解磷定类药物是肟类化合物，使被抑制的乙酰胆碱酯酶活力恢复，有解除烟碱样毒作用，但只对形成不久的磷酰化胆碱酯酶有作用，数日后，磷酰化胆碱酯酶"老化"，其酶的活性即难以恢复。故此类药物中毒早期使用效果较好，对慢性中毒无效。本药须与阿托品合用，可提高疗效。一般用量可予以解磷定 0.5 ~ 1g，加入葡萄糖液 500mL 中静脉滴注，中度以上中毒者，首剂还可予以静脉注射 0.5g。大剂量肟类药物亦可抑制胆碱酯酶活力，甚至引起呼吸抑制，故应用中需加强呼吸监测。

（2）抗胆碱药：阿托品是胆碱能神经抑制剂，可拮抗毒蕈碱样症状，并解除支气管痉挛，抑制支气管腺体分泌，防止肺水肿的发生及拮抗胆碱酯酶大量积累引起的中枢抑制。合理、准确、及时使用阿托品对有机磷农药中毒的抢救成功起着至关重要的作用。

三、镇定催眠药中毒

镇静催眠药是临床常用的一类药物。其种类有巴比妥类、苯二氮䓬类，除此两类外，常用的还有甲喹酮、格鲁特、水合氯醛等。其中巴比妥类根据其起效时间和作用持续时间分为：①长效类：巴比妥、苯巴比妥，作用持续时间 6 ~ 8h；②中效类：异戊巴比妥、丙烯巴比妥，作用持续时间 3 ~ 6h；③短效类：戊巴比妥、司可巴比妥，作用持续时间 2 ~ 3h；④超短效类：环己巴比妥、硫喷妥钠，作用持续时间 30 ~ 45min。苯二氮䓬类常用的有氯氮䓬、地西泮、奥沙西泮、硝西泮、氯硝西泮、氟西泮、阿普唑仑、艾司唑仑、三唑仑、劳拉西泮等。镇静催眠药服用过量即可导致中枢神经系统抑制的一系列急性中毒的临床表现，甚至死亡。

1. **中毒机制**

（1）巴比妥类药物：易被消化道吸收，脂溶性高的如硫喷妥钠易通过血脑屏障，故作用迅速，脂溶性低的如苯巴比妥钠，进入脑组织速度甚慢。体内消除方式为经肝脏代谢和肾脏排泄，脂溶性高者以肝脏代谢为主，作用快而短，脂溶性低者作用慢而久，部分以原形经肾排出。其作用机制是阻断脑干网状结构上行激活系统。急性中毒时首先出现中枢神经系统受抑制，较大用量能抑制呼吸中枢和血管运动中枢，且可直接损害毛细血管，导致以中枢神经系统和呼吸、循环系统为主要表现的中毒症状和体征，对肝、肾功能的损害是脂肪变性和功能不全。

（2）苯二氮䓬类：主要作用于脑干网状结构和大脑边缘系统（杏仁核、海马等），与促进中枢神经抑制性递 γ－氨基丁酸（GABA）的释放或突轴的传递有关。该类药物的消除半衰期都很长，其代谢物又具有药理活性，反复服用易产生蓄积，长期服用易产生耐药，甚至出现药物依赖。由于药物的脂溶性高，吸收后很快透过血脑屏障，出现中枢神经系统抑制，死亡主要原因为呼吸抑制。

2. 中毒程度

（1）轻度中毒：头痛，眩晕，嗜睡，言语不清，感觉迟钝，判断力和定向力障碍，反射存在，但一般体温、脉搏、呼吸、血压无明显变化，对外界有一定反应。

（2）中度中毒：昏睡，用强刺激可唤醒，不能言语，眼球震颤，瞳孔略小，对光反射迟钝，腱反射和咽喉反射减弱，体温低，尿少，呼吸浅慢，血压偏低。

（3）重度中毒：昏迷，早期四肢强直，反射亢进，后期全身弛缓，反射消失，瞳孔散大，呼吸不规则，脉搏细弱，血压下降，最后呼吸循环衰竭。

3. 救护措施

（1）支持疗法：维持呼吸功能和循环血容量最为重要，深昏迷者立即行气管插管机械通气，吸氧。急性中毒后血管扩张、血管通透性增加、回心血量减少等致血压降低，故要加强心血管功能监测，扩充血容量，纠正酸中毒，必要时应用多巴胺。

（2）清除毒物：可选用催吐、洗胃、导泻和活性炭吸附等方法清除胃肠道内残余药物。高锰酸钾液洗胃，洗胃后注入硫酸钠导泻并加入活性炭混悬液。

（3）促进毒物排出：①利尿：可加速药物经肾排泄，但不同药物的差异很大，长效巴比妥类增加最显著，短效类排泄量增加不明显。②碱化尿液：用碳酸氢钠、乳酸钠碱化尿液能使肾小管内游离型药物增加，累吸收减少，加速肾脏排泄，可使长效巴比妥类排泄速率增加 3～5 倍。可给予 5% 碳酸氢钠溶液 100～200mL 静脉滴注。③速析疗法：常用血液透析，适用于常规治疗无效、病情变化、血药浓度过高和肝肾功能受损影响药物清除者。该法能加快体内药物清除，对巴比妥类的清除相当于健康肾的 20～30 倍。且能缩短患者的昏迷时间。对长效类效果最明显，中效类次之，短效类几乎无效。后者脂溶性较大，与血浆蛋白结合率高，血浆浓度与组织浓度比值较小，透析效果差。④血液灌流：将患者血通过含有活性炭的滤毒罐，将毒物吸收后输回体内。活性炭对此类药物有较好的吸附性，所以要尽早使用。将活性炭调成 15% 的悬浮液，成人活性炭用量为 50～100g，1～15 岁用 20～50g，1 岁以下按 1g/kg 使用。活性炭在误服后 1h 内使用效果较好，必要时可间隔 2～4h 重复使用活性炭一次，用量减半。

（4）解毒治疗：氟马泽尼是苯二氮䓬类药拮抗剂，能拮抗其所有的药理效应，作用机制是抑制苯二氮䓬类药与其受体结合，它对苯二氮䓬受体的亲和力比地西泮强 9 倍。一般采用小量分次静脉注射，每次 0.1～0.2mg，每隔 2～3min 0.1mg，直至患者苏醒或总量达 2mg，为维持疗效，则用 0.1～0.4mg/h 进行静滴。

（5）对症治疗：①应用中枢神经系统兴奋剂：对安眠药过量引起意识障碍、反射减弱或消失、呼吸受抑制的患者，可根据病情轻重选用以下药物并注意掌握好剂量。a. 贝美格：50～100mg 加入葡萄糖液 500mL 静脉点滴，根据患者的反应决定继续用药与否及维持剂量。本药比较安全、平稳；b. 可拉明、洛贝林：多用于呼吸中枢衰竭病例，可静脉滴注。②血压下降者：以及时纠正，对用升压药物。③昏迷或抽搐者：可用脱水剂减轻脑水肿。④防止并发症：急性中毒的常见并发症有休克、肺部感染、肾衰竭、体温降低、血栓性静脉炎等，应针对不同情况予以处理。

四、急性一氧化碳中毒

在生产和生活环境中，含碳物质在氧气不足情况下燃烧时可产生大量一氧化碳。如不注意煤气管道的密闭和环境的通风等预防措施，吸入过量一氧化碳后可发生急性一氧化碳中毒，俗称煤气中毒。一氧化碳是无色、无味、无臭的气体，比重 0.967。

1. 发病机制　一氧化碳经呼吸吸入肺后，通过肺泡壁弥散入血与血红蛋白结合成碳氧血红蛋白。由于 CO 与 Hb 的亲和力比氧大 240 倍，而 COHb 离解却比正常 Hb 慢 3 600 倍。因此，血液中 CO 与氧竞争 Hb 时，大部分血红蛋白成为 COHb。COHb 携氧能力差，引起组织缺氧，而 COHb 解离曲线左移，血氧不易释放更加重组织缺氧。此外，一氧化碳还可与还原型细胞色素氧化酶的二价铁结合，抑制该酶活性，影响组织细胞呼吸与氧化过程，阻碍对氧利用。由于中枢神经系统对缺氧耐受件最差，首先受累，严重者发生缺氧窒息死亡或造成永久性神经系统损害。

2. 中毒程度

（1）轻度中毒：可有剧烈的头痛、头晕、四肢无力、恶心、呕吐、嗜睡、意识模糊。原有冠心病的患者可出现心绞痛。血液 COHb 浓度可高于 10%。

（2）中度中毒：可出现皮肤黏膜呈樱桃红色，浅昏迷，对疼痛刺激可有反应，瞳孔对光反射和角膜反射可迟钝，腿反射减弱，呼吸、血压和脉搏可有改变。若及时救治，可无明显的后遗症。血液 COHb 浓度可高于 30%。

（3）重度中毒：深昏迷，各种反射消失。可呈去大脑皮质状态即患者可以睁眼，但无意识，不语，小动，并有肌张力增强。常有脑水肿、呼吸抑制。可有休克和严重的心肌损害，出现心律失常，偶可发生心肌梗死。暂时并发肺水肿、上消化道出血、脑局灶损害、急性肾小管坏死和肾功能衰竭。血液 COHb 浓度可高于 50%。

3. 救护措施　迅速纠正缺氧。

（1）面罩或鼻导管给氧：吸入氧气可加速 COHb 解离，增加 CO 的排出。吸入新鲜空气时，CO 由 COHb 释放出半量约需 4h，吸入纯氧时可缩短至 30～40min，吸入 3 个大气压的纯氧可缩短至 20min，可使心脏和神经系统的并发症和后遗症明显减少。面罩及鼻导管给氧简单而有效。

（2）高压氧舱治疗：高压氧舱是治疗急性一氧化碳中毒最有效的方法。早期显效率 95%，晚期效果欠佳。在高压氧下能非常明显地提高肺氧分压和血氧张力，增加血液组织的氧含量，改善组织的缺氧状态，恢复正常代谢，特别是改善脑组织的氧供，增加脑组织的氧储量，以延缓或控制脑水肿的发生发展，减少脑细胞的缺氧损害。高压氧是通过提高组织氧含量和储氧量，对组织尤其是脑组织的缺氧起着十分重要的保护作用。

（3）自血光量子疗法：即将患者一定量的外周血在体外抗凝、经紫外线照射和充氧后再回输给患者。通过输注充氧血，能促进体内红细胞的氧合作用和显著增加血氧饱和度，改善组织微循环和氧的利用，是治疗一氧化碳中毒的理想疗法。

（4）输血及换血疗法：氧疗时，一氧化碳从体内排出体外需一定的时间。输血应与氧疗同步进行，直接输入新鲜血，正常的血红蛋白可以与氧结合，部分改善缺氧状态。换血疗法即每次静脉放血，继之输入等量的新鲜血或等量的量子血，把重危患者的血每次从静脉中放出 400mL。

（王　威）

第八章　急危重症患者的监测技术

第一节　心电监测

一、概述

持续心电监测可用于监测心率、判断心律失常及评价起搏器功能，并有助于发现心肌缺血及电解质紊乱。对有发生心律失常风险的患者，尤其是急性心脏梗死、创伤性心肌挫伤、心脏手术后以及既往有心律失常病史者应进行心电监测。对有出血风险、进行液体复苏的患者需监测心率。对有心脏冠脉基础病变，在创伤、其他疾病及手术等情况下具有心肌缺血风险的患者，应行心电图 ST 段监测。同时心电监测也可以用于判断某些电解质紊乱，如糖尿病酮症酸中毒治疗过程中出现的低钾血症等。

皮肤表面能够监测的心脏电位在 $0.5 \sim 2.0$mv。因为信号水平较低，所以心电监测系统必须具有较好的敏感性、增益及显示设备。通常在黏附电极中填充银－氯化银作为导电胶。应注意在放置黏附电极前需保持皮肤清洁与干燥，因为皮肤的颗粒层具有 $50\,000\Omega/cm^3$ 的电阻，通过简单的清洁皮肤油渍及坏死细胞，可以将其降至 $10\,000\Omega/cm^3$，而监测信号过低的问题通常可以通过清洁皮肤后重新放置电极得到解决。

合适的电极位置有助于获得干扰最小的心电监测信号。与常规监测相比，"改良的 II 导联"通过将肢导电极移向近心端，并越过肩关节放置于骨性突起处，可以减少因肌肉收缩产生的电位干扰。

心电监测用于诊断与监测时还需要适当的信号放大器及显示设备。与监护模式时采用的信号放大范围（$0.5 \sim 50$Hz）相比，诊断模式的范围更大（$0.05 \sim 100$Hz）。为减少基线漂移，减少不必要的干扰并改善整个扫描的质量，在进行常规心率及心律失常监测时应选用监护模式，而在心肌缺血为原发疾病时，监护模式可能导致对 ST 段增高或压低的判断错误，此时应选择诊断模式。

二、临床应用

（一）心电监测

将 II 导联放置于肩部平行于心房的位置，可以获得所有表面导联中电位最明显的 P 波，这有助于识别心律失常和下壁缺血。将 V_5 导联沿腋前线放置，可以监测前壁和侧壁缺血。由于患者体位因素可能导致实际 V_5 导联放置困难，可以选择将左肢体导联放置于左侧乳头外侧、下肢导联放置在髂嵴上进行监测。若条件许可，应尽可能同时监测 II 导联和 V_5 导联。食管导联在监测心律失常应用中比 II 导联更好，但其除了可用于麻痹或镇静的患者外，在其他患者中很难应用，因此在 ICU 中也很少采用。

（二）并发症

心电监测相关的并发症主要因技术错误或设备故障产生。当电极老化、干燥或黏附不牢时，将不能很好地发挥其监测功能。心电监测的干扰通常由于电极松脱、导线损坏、接头接触不良或相关电子设备的问题。患者靠近电线（如电源线等）时会通过电容耦合，即共模电压产生电位差。耦合电容通常只有几毫伏，但亦可产生高达 20 伏特的电压。共模电压通常产生 60 赫兹的干扰，可以通过恰当放置屏蔽线、良好的皮肤准备及心电信号放大器产生共模抑制削弱其作用。

为了确保大的 T 波在心率测定时不被"重复计数"，必须设置合适的信号放大器及记录仪灵敏度。而对装有心脏起搏器的患者，有时需额外的滤波器以避免其起搏波被认作 QRS 波群。

（刘树峰）

第二节　血压监测

一、概述

因为血压与心脏功能及外周循环有关，所以血压监测可以提供与整个循环状态有关的信息。血压监测在危重患者中广泛采用，应根据患者个体的诊断及病情决定监测的类型及频次。

血压是指血流对血管的侧压力。血压在心室收缩后短时间达最大值（即收缩压，SBP），而舒张压（DBP）指在心脏舒张后循环过程中最低的压力。平均动脉压（MAP）指在动脉循环中的持续的压力，通过以下公式计算：$MAP = (SBP + 2 \times DBP)/3$。

脉压是指收缩压和舒张压的差值。脉压随每搏输出量和血管顺应性的变化而变化。在低血容量状态、心动过速、主动脉狭窄、缩窄性心包炎、胸腔积液及腹水时脉压多低于 30mmHg。而动脉反流、甲状腺毒症、动脉导管未闭、动静脉瘘以及主动脉缩窄则可能使脉压增加。脉压和收缩压在呼吸周期的变异率与血管内容量反应性相关。

左心室射血产生动脉波形的上升支及峰值，收缩末期出现短暂的血压下降，直至主动脉瓣关闭血液反流入主动脉。在主动脉或近心端动脉可以监测到"重搏切迹"。当监测远心端动脉血压时，波形更尖更高，初期的上升支延长，产生更高的收缩压和更低的舒张压。

因为大动脉具有可扩张性，扩张可使势能增加动能减少，所以血流在大动脉速度最慢。在大动脉如锁骨下动脉脉搏波的速率为 7～10m/s，而在远端小动脉增至 15～30m/s。

当压力波进入小的不可扩张的动脉时，部分血流可能反流入近心端血管。如果反流波与下一个压力波相遇，其综合效应则是产生更高的血压。这就导致远端外周动脉比主动脉血压高 20～30mmHg 的现象。

动脉血压取决于心输出量（CO）和体循环阻力（SVR）。后者通过以下公式计算：$SVR = (VAP - CVP) \times 80/CO$

当平均动脉压（MAP）和中心静脉压（CVP）以 mmHg 单位，心输出量以 L/min 为单位。该公式表明在体循环阻力或心输出量增加时，平均动脉压会增高。

二、血压测量方法

动脉血压既可以用仪器直接在血管内测量，也可以通过间接方法测量。间接的技术通常通过充气囊以阻断动脉，在气囊放气时血流恢复，从而确定动脉血压。

（一）无创动脉压力监测

1. 触诊　将血压计袖套放到容易触诊的动脉上，充气直至脉搏消失。再放气至动脉搏动恢复，此时的压力即为收缩压。这种方法的缺陷在于低估了动脉血压，且不能测得舒张压。

2. 听诊（Riva－Rocci 法）　当充好气的袖套内压力低于收缩压时，血流开始通过受压的动脉，产生的湍流与血管壁产生撞击，产生回音（柯氏音，Korotkoff 音）。在袖套内压力高于收缩压时，在舒张期远端血管没有血流，因此上述回音自然规律地出现。一旦袖套内压力低于舒张压，在整个心搏过程中都有血流，则回音消失。在监测时必须采用比肢体直径宽20%的袖带以测得准确的复合血压。如果袖带过窄，收缩压及舒张压将增高，反之则降低。其他引起血压监测误差的原因包括放气速度过快或过慢。不恰当的过慢放气会导致静脉充血，使袖带内压力接近舒张压时的柯氏音强度减弱。

与动脉内测得的压力相比，听诊法得到的血压收缩压相差 1～8mmHg，舒张压相差 8～10mmHg。在血管内监测收缩压低于 120mmHg 时，听诊法可能会高估血压；而高于120mmHg 时则会低估血压。

3. 振荡测压法　振荡测压仪应用串联的两个袖套，一个用于阻断近心端动脉，而另一个用于监测搏动的出现。在测收缩压时，近心端袖带缓慢放气可以使无液气压针振荡或水银柱变化。振荡测压法是无创技术中唯一可以确定平均动脉压的方法，平均动脉压与测压仪振荡幅度峰值一致。尽管舒张压记作振荡停止时的压力值，但实际测得值是不准确的。因此振荡测压法需要几个心搏周期以获得更准确的血压监测。

自动振荡测压仪多采用单袖套交替充放气。放气时气囊内的压力变化通过仪器内的换能器感知，电子储存对应的振荡信号和袖套内压力，从而测得收缩压和舒张压。自动监测设备在心律不齐及无法减少活动的患者中应用受限。另外在低血容量状态的监测结果亦误差较大。

4. 指容积脉搏波法　动脉搏动使末梢血容量产生细微变化。这种手指血容量变化可以通过指容积脉搏波法以光度测定法测得。该方法比交替压力监测法准确度差，尤其是在低血容量和应激状态时误差更明显。

5. 多普勒　多普勒效应即在声束传播途径上任何物体的运动都会改变传播信号的频率。在晶体上应用电位，使其在无线电波谱范围内发生振荡，产生通过组织的声波。这种声束通过导声凝胶与相应的组织相对应。

当声束碰到运动的红细胞时，反射声束的频率发生与反射面速率成比例的变化。目前有连续波多普勒仪及脉冲式波多普勒仪。连续波换能器将两个晶体装在单个探头上。一个持续发送声波，另一个持续接收。这种检测仪只能检测血流速和方向。因为只有在血流运动与换能器相对时才会发生多普勒频移，所以必须应用角度校正：$\triangle f = 2feV（cos\theta）/C$。$\triangle f$ 指频移频率，fe 指接收超声波的频率，V 指血流速，θ 指接收超声波的入射角，C 指组织中声束的速度。

声束组织穿透的深度与接收超声波的频率成反比。因为通常关注的动脉都较表浅，所以可以应用10MHz的探头。从公式中可以看出，当探头与动脉平行时可以获得最大的频移。在垂直的位置频移减小（$\cos\theta \to 0$）。多普勒通过将超声探头放置在袖带远端动脉从而测得血压。

当袖带内压力低于动脉压时即出现多普勒超声。尽管所有的关联性都较好，但应用多普勒探头测得的动脉血压通常比触诊法测得的血压高，而比直接测得的值低。应用多普勒原理制成的一种自动设备（超声波血压仪）直接应用2MHz的超声波频率监测肱动脉，准确性很好，尤其是在低血压状态时，超声波技术及触诊法都比听诊法更加准确。其缺点包括对运动过于敏感、需要准确的定位以及需要应用导声凝胶。

（二）有创动脉压力监测

放置动脉导管是最准确监测血压的方法。动脉导管通过管路与压力换能器连接，换能器将压力转换为电信号。因为动脉压力波本身太弱，不能产生电脉冲信号，所以大部分换能器实际监测的是导管内部膜的移位。这种膜片与一个电阻桥连接，并将膜的运动转换为适当的电流。换能器的灵敏度即单位压力变化时相应电流的变化。

因为换能器毕竟是机械的，所以会消耗监测系统中的能量。如果换能器膜吸收的能量突然释放，就将按其固有的频率（共振频率）开始震动。这种震动依赖于系统的阻尼而逐渐停止。阻尼减小时，震动频率增加。共振频率与固有频率和阻尼系数相关。通常系统的阻尼系数通过压力释放后波形的振幅变化进行判断。

系统顺应性增加时，测压系统的阻尼增加，因而软的（顺应性好的）连接管路使传导的压力衰减更明显。其他增加阻尼的因素包括换能器圆顶或管路中有空气、管路过长或卷曲、连接头有隔膜以及应用活塞。因为空气比水更易压缩，所以即使是小水泡也会增加系统阻尼。过高的阻尼使测得的收缩压偏低、舒张压偏高，而对平均动脉压无明显影响。阻尼过低的系统则产生相反的结果。另外在顺应性差的系统中易产生"环"效应，即在快速压力变化时，在系统内引起振荡。相反的，阻尼过高会降低系统的频率响应，则可能不会发生快速的压力变化。最佳阻尼系数接近0.7，因为当测量频率不接近系统固有频率时，这种阻尼对血压的振幅基本没有影响。

三、临床应用

通常应用有创动脉血压监测优先选择桡动脉、尺动脉、足背动脉、胫后动脉、股动脉及腋前动脉。优先选择桡动脉是因为其易于置管，且严重并发症发生率相对较低。尺动脉在90%患者中是手部优势动脉，在95%的患者中与桡动脉通过掌弓相连。因为血管充盈不足可能引起优势血管闭塞，所以所有患者在置管前都应进行Allen试验，并将结果记录于病历中。然而一项前瞻性研究表明血管并发症与Allen试验结果无直接相关。总之，在成人中置入20G导管1～3d，动脉闭塞的发生率为10%，而应用22G导管似乎可以降低其发生率。

动脉血栓在女性中的发生率比男性低，其具体原因尚不明确。女性即使发生血栓，通常也是暂时性的。桡动脉远端闭塞后可能会因为血流反射增加而导致收缩压偏高，而近端闭塞后常会因阻尼过高导致测得压力减小。动脉置管的另一并发症为感染，大部分感染局限于皮肤，有时也会累及血管，但很少出现远端感染性栓子。感染的发生率及严重度可以通过严格执行以下措施降低，包括每日导管检查、更换无菌敷料及避免在5d内在同一部位重复置管等。假性动脉瘤是动脉置管的远期并发症，可以通过应用小号导管、缩短导管留置时间及预防导管感染等措施降低其发生率。

将三尖瓣处血管内压力定义为零，生理压力监测均以此为参考点。静脉静力学轴线与体型无关。体位的变化导致参考点的压力改变小于1mmHg。静脉静力学零点被定义为：①从后至前61％。②完全位于中线。③剑突下以上四分之一的位置。可以通过简便的方法对系统进行定标，通过一个开放的活塞与充有液体的管路及换能器连接，将其放置到患者腋中线水平。监护仪显示的读数可用于确定腋中线在换能器的上方（正压）或下方（负压），然后调节床的高度直至压力读数为零。

监护仪非零压力定标可以通过内部或外部的方法实现。外部定标可以用水银血压计测量全身动脉血压。利用充满液体的连接管路在压力范围较低的肺动脉导管（达60cmH$_2$O）进行简单定标。在确定零参考点后，将三通连接并高于换能器，高于换能器的单位为厘米（压力为厘米水柱 cmH$_2$O），而在监护仪上的读数为毫米汞柱（mmHg），毫米汞柱为厘米水柱的 1.36 倍。因此，如果系统精确定标，当三通高于换能器20cm时，压力读数为14.8mmHg。

动脉置管的另一方面应用是留取血液标本。常用于需要频繁留取血液标本进行血气或其他检查的患者。

（刘树峰）

第三节　脑功能监测

一、颅内压监测

多种类型的脑损伤可导致颅内压（ICP）升高，如颅内占位（肿瘤、创伤、出血）、脑脊液循环失调以及弥漫性脑水肿。颅腔为一半封闭、刚性腔隙，内容物包括脑组织、血液和脑脊液。脑组织的可压缩性很小，当ICP升高时，血液和脑脊液被挤压出颅腔，作为代偿机制。脑血流量降低造成脑缺血性损害，是发生继发脑损伤的主要原因。早在1960年，Lundberg就建议对脑损伤患者进行持续ICP监测，以作为早期发现继发损伤的手段。近年来的非随机对照研究表明，ICP监测可能改善脑创伤、脑出血和蛛网膜下腔出血患者的转归。

（一）颅内压力－容积曲线

ICP与颅内容积之间并非线性关系（图8-1）。当颅内容积开始增加时，ICP的升高并不明显，表现为平坦阶段，代偿机制（颅内血容量和脑脊液容量降低）尚能发挥作用。随着颅内容积的进一步增加，代偿机制逐渐耗竭。这时即使小幅度的颅内容积增加，将导致ICP快速升高，表现为陡峭阶段。最后，当ICP升高到一定水平时（临界压力），曲线再次表现出平坦的形状，ICP与平均动脉压（MAP）几乎相等，提示颅内动脉的可扩张性达到了极限，脑灌注压（CPP）几乎为0，脑动脉受到周围脑组织的压力开始闭塞，这种颅内压力－容积曲线再次出现平坦形状称为代偿耗竭阶段，可见于ICP极度升高的脑损伤患者。图8-1还同时显示了ICP波形随动脉搏动的变化幅度（灰色波形）。起始平坦阶段时，ICP波形的幅度很小，说明脑动脉的弹性和自身调节机制正常，动脉搏动未影响到ICP。进入陡峭阶段后，随着ICP的升高，ICP波形的搏动幅度越来越大，说明脑动脉的自身调节机制受损的程度越来越重。当到达代偿耗竭阶段后，ICP 的波动幅度再次减小，提示脑动脉受压几乎闭塞，颅内几乎无血流灌注，动脉搏动无法传导到颅腔内。

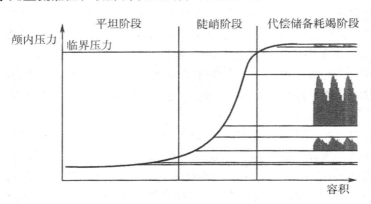

图 8 - 1 颅内压力 - 容积曲线

从以上颅内压力 - 容积曲线的变化趋势可见，从代偿到失代偿之间的转化是非常迅速的。在代偿阶段，临床表现可能并不明显。而一旦进入到失代偿阶段，ICP 迅速升高，脑血流灌注将在短时间内极度降低，临床常常表现出脑疝症状。这时再采取处理措施，可能挽救脑组织的机会已经丧失。因此，进行 ICP 监测的临床意义在于及时发现 ICP 升高的趋势，在进入失代偿期之前采取措施。

（二）颅内压监测的技术特点

1. ICP 监测的类型　根据所采用的技术不同，ICP 监测可分为多种类型，如脑室引流测压、脑实质探头、蛛网膜下腔探头、硬膜外探头、腰穿测压以及经颅多普勒等。图 8 - 2 显示了各种测压部位的示意图。表 8 - 1 列出了常用监测手段的优缺点。

（1）脑室内测压：脑室穿刺置管测压被认为是 ICP 监测的"金标准"，置管位置多选择一侧侧脑室前角。通常在颅骨钻孔处和头皮穿刺处之间建立皮下隧道，目的为降低感染发生率，并便于固定。以往多选择颅外水柱压力传感器，测压管路中充满生理盐水。应用这种测压装置的注意事项包括

1）一定要选择非注入式压力传感器。应用于血管内测压的传感器常外接压力袋，当压力达到 300mmHg 时，每小时将有 3ml 液体持续注入管路系统，目的是防止血液回流，凝血块堵塞管路。这种持续注入泵统将导致 ICP 升高。

2）一定不能将肝素加入测压管路预充液体中，否则将使出血的危险性大为增高。常规使用生理盐水作为预充液。

3）测压系统可反复校正零点：准确的零点位置应是室间孔（foramen of Monro）水平，确定方法包括：①外眼角与耳屏连线的中点。②外眼角后 1cm。③翼点上方 2cm。④外耳道连线中点。临床常以平卧位患者的外耳道水平作为简便定位。

4）水柱传导测压有赖于脑脊液的持续流出。脑水肿脑室受压常导致穿刺或监测失败。

现有将压力传感器整合在导管尖端的脑室测压系统，压力监测不依赖于脑脊液流量。但探头一旦置入，则无法重新校正零点。

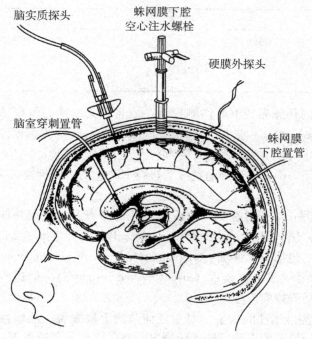

脑实质探头　蛛网膜下腔空心注水螺栓　硬膜外探头　脑室穿刺置管　蛛网膜下腔置管

图 8-2　主要 ICP 监测部位

表 8-1　常用 ICP 监测手段的优缺点

监测手段	优点	缺点
脑室内置管	被认为是 ICP 监测的"金标准" 可作为脑脊液引流和采样的途径 可作为局部给药途径 可校正零点	创伤性操作 感染发生率较其他方法为高 并非所有患者均可穿刺到脑室 导管可能被血块或组织堵塞 头部位置变化时，需要重新校正零点
蛛网膜下腔 空心注水螺栓或导管探头	感染发生率较低 操作简单快速 不损伤脑实质	准确性有限 管路堵塞，或肿胀的脑组织堵塞螺栓 内表面，监测失败率较高 需要反复冲洗管路
硬膜外或硬膜下导管	创伤性较小 导管容易放置	准确性有限
光纤/电 - 张力探头	可放置到脑室、脑实质、硬膜外、硬膜下、蛛网膜下腔等部位 易于固定和患者转运 ICP 波形显示良好 刺激性小，感染发生率较低 无需校正零点，便于患者体位改变	监测参数随时间漂移 探头置入后无法校正零点 有导管断裂的报道 价格昂贵

监测手段	优点	缺点
间接监测手段 包括鼓膜移位、经颅多普勒和 视觉诱发电位	无创监测	准确性有待进一步验证

（2）尖端整合压力传感器的 ICP 监测导管：顾名思义，这类监测导管的尖端配有传感器，有光纤（fiberoptic）和电－张力（electrical strain－gauge）传感器两种。探头尖端可放置到脑室、脑实质、蛛网膜下腔、硬膜外等部位（图 6－2），扩大了监测适应证，操作也变得相对简单。目前欧美等国家多选择这类导管进行 ICP 监测。但价格昂贵可能是限制国内使用的主要因素。

（3）间接 ICP 监测：对于存在 ICP 监测禁忌证的患者，如凝血功能异常，人们一直希望能寻找到一种无创方法。但是，到目前为止，尚未开发出能够准确实时反映 ICP 的无创手段。近年来研究较多的包括鼓膜移位（tympanic membrane displacement）、经颅多普勒（transcranial Doppler）和视觉诱发电位技术（visual evoked response）。但这些技术的准确性尚有待验证，临床应用尚处于摸索阶段。

2. 影响颅内压监测准确性的因素　对于任何监测手段来说，准确性都是影响其临床应用的重要因素。监测结果不能准确反映实际情况，将对临床处理造成不良影响。对于液体传导测压系统，其连接密闭性、管路质地、长度、内径、管路中气泡和管路通畅性，都会影响到监测结果，这些影响因素与血管内压力监测相同。影响 ICP 监测准确性的特殊因素包括：

（1）监测手段：不同监测手段所获得的结果存在差异。一直以来，都将脑室内测压作为 ICP 监测的标准方法，当前使用最多的则是脑实质内尖端传感器导管。有研究表明，硬膜外、硬膜下和蛛网膜下腔导管显示的监测结果可能不能真实反映深部脑组织内的压力。如前所述，对于无创方法获得的监测结果，准确性尚有待于进一步验证。

（2）监测部位：颅腔内容物并非均匀同质，由于组织和毛细血管密度不同，压力也不同，如脑组织和脑脊液之间、小脑幕上和幕下之间、左右半球之间。但这种差异在生理情况下的表现并不明显。人体和动物试验表明，ICP 监测部位与局部脑损伤（无论是创伤、出血或梗死）部位之间的关系明显影响监测结果。由于这些研究应用的监测手段不同，目前尚未得出确切结论。但总的趋势是，监测部位离损伤部位越近，所获得的 ICP 越高。

（3）基线漂移：尖端整合压力传感器的 ICP 监测导管，由于置入后无法再校正零点，因此存在基线漂移的问题。市售 ICP 监测导管均应符合行业标准，包括：①压力监测范围应达到 0～100mmHg。②在 0～20mmHg 范围的准确性应在 ±2mmHg 以内。③20～100mmHg 范围的误差应在 10% 以内。各种品牌的导管，说明书均表明有基线漂移的数据，一般在 ±2mmHg/24h 以内。说明书同时给出了推荐的持续使用时间，应用时应尽可能遵守。

（4）零点校正：对于液体传导测压系统，零点校正是容易导致监测误差的重要因素之一。体外传感器的水平应与体内零点位于同一水平面。推荐的校正手段包括：①水平尺（carpenter's level）。②封闭水柱管路（closeloop with water colume）。③激光水平仪（laser level device）。虽然有这些零点校正手段，仍然有很多单位选择目测方法。有比较研究显示，目测将导致平均 3.2mmHg 的监测误差，激光水平仪的误差最小。这项针对大学医院神经

ICU 的研究还显示，有15%的护士根本就不知道如何校正 ICP 监测零点，操作的正确性与工作时间和受训次数相关。因此，在开展 ICP 监测的单位，应制订操作常规，并加强技术培训。

3. 颅内压监测的主要并发症　ICP 监测的主要并发症是感染和出血。由于缺乏统一的诊断标准，很难给出确切的并发症发生率。

（1）感染：文献包括的 ICP 监测感染率在 0 ~ 27% 之间，许多研究并未描述感染的诊断标准。表 8 - 2 列出了不同监测手段的感染发生率。皮下隧道可明显降低感染危险，脑实质探头的感染发生率较低。发生颅内感染的危险因素主要包括监测装置的置入时间 >5 天和手术室外置管。置管和日常操作监测装置时严格遵守无菌原则（手套、口罩和隔离衣）。常见病原菌包括金黄色葡萄球菌、表皮葡萄球菌、大肠埃希菌、克雷白杆菌和链球菌。目前尚无证据表明预防性应用抗生素可降低感染发生率。

表 8 - 2　不同 ICP 监测手段的感染发生率

监测手段	感染发生率
脑室置管	5.6% ~ 20.5%
脑室置管 + 皮下隧道	0 ~ 4%
脑实质探头	0.3% ~ 3.7%
硬膜下导管	9.8%
蛛网膜下腔导管	10%

（2）出血：所有颅内置入的监测都存在导致出血的危险性。与其他创伤性操作相同，恰当的培训并获得实际经验是减少出血的主要手段。Blaha 将 ICP 监测导致的出血进行了分级（表 8 - 3），该分级有助于比较各种监测手段的出血危险。对于脑实质测压，1 级和 2 级出血的发生率为 6.4% ~ 9.2%，无 3 级出血的报道。脑室测压中，需要手术干预的出血发生率约为 17%。

表 8 - 3　ICP 监测导致的出血分级诊断标准

分级	诊断标准
1 级	穿刺部位少量出血，或局部蛛网膜下腔出血
2 级	脑实质出血，或弥漫性蛛网膜下腔出血，但无新出现的神经系统损害，不需要进行开颅血肿清除
3 级	脑实质出血，或弥漫性蛛网膜下腔出血，出现新的神经系统损害，需要进行开颅血肿清除

患者的凝血功能状态是临床实施 ICP 监测时关注的焦点。通常情况下都建议将患者的凝血功能纠正到正常范围之后，再进行 ICP 监测。暴发性肝功能衰竭患者可能合并严重的颅高压。对于这类患者，很难做到短时间内完全纠正凝血异常。虽然近期有研究提示了肝移植患者在应用脑实质 ICP 监测时的安全性。但多数单位仍然倾向于为肝功能衰竭患者选择硬膜外或蛛网膜下腔探头进行 ICP 监测。

（3）其他并发症：其他 ICP 监测的并发症还包括：ICP 监测装置故障、置管困难、导管脱出或探头位置不良等，发生率较低。有光纤导管断裂的个案报道。

（三）颅内压监测的临床应用

需要指出的是，目前尚缺乏 ICP 监测与脑损伤患者转归间关系的随机对照研究，临床应用 ICP 监测的依据多来自非随机研究或观察性研究。由于 ICP 几乎已经成为脑损伤患者的常规监测指标，开展 ICP 监测对转归影响的随机研究也几乎失去了可能性。各单位应用 ICP 监测的情况存在差异。2007 年欧洲的一项针对重度脑创伤患者的流行病学调查显示，ICP 监测比例为 64%，其中脑实质探头的应用最多、占 77%，其次为脑室置管测压、占 10%。

有文献报道的 ICP 监测群体包括重度脑创伤、脑出血、蛛网膜下腔出血、缺血性卒中后并发严重脑水肿、缺氧性脑损伤、中枢神经系统感染以及暴发性肝功能衰竭。明确有指南推荐的是创伤和出血患者，分别是美国神经外科医师协会（AANS）2000 年创伤指南（待定位 BTF2003）、美国心脏学会（AHA）1999 年脑出血指南和欧洲卒中促进委员会（EUSI）2006 年指南（表 8 - 4）。

表 8 - 4 指南推荐的 ICP 监测适应证

学会（年代）	适应证
AANS（2000）	GCS 为 3 ~ 8 分，CT 异常
脑创伤指南	GCS 为 3 ~ 8 分，CT 未见异常时
	■ 年龄 ≥40 岁
	■ 单侧或双侧肢体瘫痪
	■ 动脉收缩压 <90mmHg
	对于具有脑内占位的轻中度脑损伤患者，医师可根据习惯决定是否进行 ICP 监测
AHA（1999）	GCS <9 分
脑出血指南	病情恶化考虑继发于 ICP 增高者
EUSI（2006）	对需要接受机械通气的患者应用持续
脑出血指南	ICP 监测

需要临床干预的 ICP 界值，依患者病种和年龄的不同而有所区别。对于脑创伤患者，目前公认的界值是 20 ~ 25mmHg。在多数 ICU，患者 ICP 超过 25mmHg 时会给予积极处理。对于儿科患者，近期有文献推荐婴幼儿为 15mmHg，8 岁以下儿童为 18mmHg，8 岁以上为 20mmHg。ICP 监测的实际意义在于维持脑灌注。因此，越来越多的单位采用脑灌注压（CPP = MAP - ICP）作为干预措施的目标参数。2000 年 AANS 指南推荐维持 CPP 在 70mmHg 以上，在此之前的研究结果提示 CPP 应维持在更高水平（80mmHg）。CPP 的维持水平与患者脑血管自身调节机制的受损程度相关。正常情况下，CPP 在 50 ~ 150mmHg 间变化时，脑血流不会发生明显改变（图 8 - 3）；脑损伤使自身调节曲线右移，使得引起脑血流减少的 CPP 阈值升高，理应适当提高 CPP 才能保证脑灌注。但是近期的两项研究提示，过分强调将 CPP 维持在过高水平可能造成脑损伤患者的不良转归。2003 年，AANS 在其指南更新中也将推荐的 CPP 界值更改为 60mmHg，并指出若患者不存在脑缺血情况，不必将 CPP 维持在 70mmHg 水平以上，否则增加急性呼吸窘迫综合征的危险。由于脑损伤患者脑血管自身调节机制受损程度存在个体差异，因此维持 CPP 也应采取个体化原则。但是目前临床很难确切判断到脑血管对 CPP 变化的反应，整合其他脑功能监测手段可能会有所帮助，如对脑血流和代谢的监测。

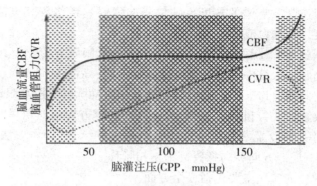

图 8 - 3　脑灌注压与脑血流和血管阻力之间的关系

二、脑血流监测

脑血流量（CBF）一直是临床渴望获得的监测指标。床旁脑血流监测可追溯到 1945 年，Kety 和 Schmidt 两位医师首次介绍了以 N_2O 作为惰性示踪剂，应用 Fick 原理测定全脑血流量。到了 1960 年，又出现了 Xenon - 133 脑血流测定方法，采用的是相同的原理。Xenon - 133 具有较高的脂溶性，吸入或注射后迅速穿过血脑屏障，且代谢率极低，基本以原型经肺排出。根据 Xenon - 133 的洗出曲线，可计算出 CBF。Xenon - 133 测定法是实验研究中最常采用的脑血流测定方法，其他新型测定方法多以其作为比照。但是就临床应用而言，Xenon - 133 法也存在较多局限性，包括：①这种方法测定的主要是大脑中动脉供应的皮质和皮质下血流。②仪器庞大、操作复杂。③患者暴露于离子辐射。④不可能持续监测。正是由于这些局限性，使 Xenon - 133 多应用于实验室或临床研究，限制了作为常规监测手术应用于临床。

随着影像学技术的进步，近年来也开发出多种能够监测脑血流的功能神经影像手段，主要包括：①Xenon 计算机断层扫描（Xe - CT）。②正电子发射断层扫描（positronemission tomography，PET）。③单光子发射断层扫描（single photon emission computed tomography，SPECT）。④CT 灌注成像。⑤磁共振（MRI）灌注成像。这些影像学技术能够提供局部脑血流灌注的资料，但是对于 ICU 患者也存在较大的局限性，例如：所提供的是脑血流灌注的瞬间状态；患者必须转运到放射科，且检查时间较长，患者的病情必须足够稳定才能耐受检查。

目前适合于 ICU 床旁监测脑血流的手段主要包括三种：经颅多普勒血流测定、激光多普勒血流测定和热弥散血流测定。

（一）经颅多普勒脑血流测定

经颅多普勒（transcranial doppler，TCD）脑血流监测技术于 1982 年引入临床应用，具有无创、便于使用、可反复操作等优点。TCD 将脉冲多普勒技术和低频发射频率相结合，从而使超声波能够穿透颅骨较薄的部位进入颅内，根据多普勒位移原理检测红细胞移动速度，直接获得颅底动脉血流速度，无创动态连续检测脑血流动力学。TCD 所监测到的是颅底动脉血流速度（测量单位为 cm/s），而非 CBF。TCD 测量的血流信号以音频和频谱两种方式表达。多普勒频谱显示包括多普勒信号的振幅、频率和时间，图像的横轴为时间，纵轴为频移数值——代表血流速度，频谱的灰度反映信号的强弱。频移数值包括收缩峰值血流速度，舒张末期血流速度，平均血流速度。

TCD 监测窗口包括三种：①颞骨窗口－颞弓上方，从眼眶外侧至耳之间的区域，观察大脑前动脉、前交通动脉、大脑中动脉、颈内动脉终末段、后交通动脉、大脑后动脉和基底动脉分叉，是最常用的监测窗口。②眼眶窗口：观察颈内动脉虹吸段和眼动脉。③枕骨大孔窗口：头前倾，探头放置在枕骨粗隆下 1~1.5cm 处，超声方向指向眉弓，观察椎动脉颅内段和基底动脉。最常用的 TCD 监测部位是大脑中动脉（MCA），操作方法为：经颞骨窗口，取样深度为 50~55mm，血流方向朝向探头，为正相频移。

TCD 在脑损伤患者中的应用主要包括三个方面：

1. 诊断脑血管痉挛　脑血管痉挛是蛛网膜下腔出血的严重并发症之一，是导致迟发性缺血损害的重要危险因素。应用 TCD 可对脑血管痉挛作出快速诊断，监测部位常选择 MCA。MCA 平均血流速度的正常值为 55cm/s。当 MCA 血流速度增快时，应进行血管痉挛和高动力循环状态的鉴别诊断。可应用 Lindegaard 比值（MCA 血流速度/颅外动脉血流速度，多选择颈内动脉）协助鉴别，MCA 平均血流速度 >120cm/s，Lindegaard 比值 >3，提示脑血管痉挛；MCA 平均血流速度 >120cm/s，Lindegaard 比值 <3，提示高动力循环状态。以脑血管造影为标准，TCD 在诊断脑血管痉挛方面具有较高的敏感度和特异度。

2. CBF 的间接评估　当超声探测角度和血管内径维持稳定时，MCA 平均血流速度的变化程度与 CBF 的变化程度显著相关。这时可应用下列公式估算 CBF：

$$CBF = FVmean \times AV \times CosAI$$

公式中 FVmean 为平均流速；AV 为 MCA 截面积；AI 为超声束与血管间的交角。

当无血管硬化或血管痉挛、动脉压和血液流变学状况无变化时，可应用该公式估算 CBF。

3. 评价脑血管自身调节功能　正常情况下，当脑灌注压发生变化时，脑血管阻力随之改变，以维持脑血流量稳定（图 8-3）。因此，脑血管阻力的变化是自身调节功能的核心。TCD 监测时，搏动指数（PI，也称 Gosling 指数）可反映探测部位远端的血管阻力。

$$PI = \frac{FVsys - FVdias}{FVmean}$$

公式中 FVsys 为收缩流速；FVdias 为舒张流速；FVmean 为平均流速。

PI 的正常范围为 0.6~1.1。初步研究显示，同时应用 ICP、CPP 和 TCD 计算 MCA 的搏动指数，可能对判断脑血管自身调节能力有所帮助。

（二）激光多普勒血流测定

激光多普勒（laser doppler flowmetry，LDF）可以测定多种部位的微循环血流，脑组织是其中之一。探头需放置于颅内（通常选择脑白质区域），发射单色激光束，通过测量红细胞的数量和运动速度，整合得出表示血流量的相对数值——PU。LDF 测定范围很小，仅约 $1mm^3$，是一种局部血流量监测手段。连续和简便是这种监测手段的优点，而局部和只能获得反映 CBF 的相对变化则是其主要缺点。目前 LDF 主要应用于术中 CBF 监测。

（三）热弥散血流测定

热弥散血流测定（thermal diffusion flowmetry，TDF）是另一项近年来引入临床的新型脑血流监测技术。TDF 的原理基于组织的散热特性。监测探头也需放置于颅内脑组织中。探头具有两个温度传感器。之间保持一定距离，一个传感器对脑组织加温（39℃），另一个传感器探测温度变化，脑血流量越高，两传感器间温度差越大，以此通过微处理器计算出脑血流量。TDF 与 LDF 的相同之处在于其监测的连续性和局部性，不同之处在于 LDF 所获得的是 CBF 的绝对数值 [ml/（100g·min）]。近来 TDF 技术的发展趋势是探头体积缩小，但监测的脑组织范围增大。

（四）其他监测技术

其他可床旁实施的 CBF 监测技术还包括：颈静脉热稀释血流测定（jugular blood flow，JBF）、经脑双示踪剂稀释技术（transcerebral double – indicator dilution technique，TCID）和对比增强超声技术（connrast – enhanced ultrasonography，CEU）。其中 CEU 可提供无创、实时的 CBF 测定，目前正在进行临床试验。

（五）脑血流监测的临床应用

如前所述，脑缺血可能是导致脑损伤患者不良转归的重要因素。然而临床难以回答的问题是究竟应将 CBF 维持在什么水平。针对狒狒的研究提示，造成脑缺血的 CBF 阈值为 15ml（100g·min）。进行该试验的研究组（Symon 等）后来提出了缺血"半暗带"（penumbra）的概念，指梗死灶周围尚能挽救脑组织。应用 PET 手段提示，人脑梗死的 CBF 阈值为 8ml/（100g·min），半暗带为 20ml/（100g·min）。目前的共识是应尽快抢救半暗带。对于现有的床旁 CBF 监测手段，多数尚处于临床摸索阶段，尚无绝对监测值的推荐指标。临床实践中多是观察动态趋势和对治疗的反应性。许多单位将 ICP、CPP、CBF 和脑代谢监测相结合，确定救治方案。

三、脑氧及脑代谢监测

大脑具有极高的代谢率。虽然脑的重量只占体重的 2%，但静息脑血流量却占到心输出量的 15%，氧耗量是全身的 20%。因此，大脑需要持续稳定的血流灌注。当存在缺氧或灌注不足时，大脑将发生一系列生物化学异常。脑氧和代谢监测的目的就是尽早发现这些异常情况。脑氧监测包括多种，其中临床最常应用的是颈静脉氧饱和度监测，其他还有近红外光谱仪经颅脑氧饱和度监测和脑组织氧分压监测。近年来逐渐成熟的脑组织微透析技术则是脑代谢监测的主要进展。

（一）颈静脉氧饱和度监测

颈静脉氧饱和度（$SjvO_2$）监测是最早出现的脑代谢相关监测手段，早在 1900 年就有经颈静脉采血测定氧饱和度的报道。1990 年出现了置管持续监测 $SjvO_2$ 的报道。与体循环的肺动脉血相似，颈静脉血中包含了未被脑组织利用的氧。$SjvO_2$ 监测可提示脑氧供给和消耗之间的平衡，并间接反映脑血流的情况。

1. $SjvO_2$ 的决定因素和参数判读

（1）$SjvO_2$ 的决定因素：脑的氧耗量（$CMRO_2$）等于单位时间内进入和流出脑的氧量之差：

$$CMRO_2 = CBF \times (CaO_2 - CjvO_2)$$
$$= CBF \times [(Hb \times 1.34 \times SaO_2 + PaO_2 \times 0.003\ 1) - (Hb \times 1.34 \times SjvO_2 + PjvO_2 \times 0.003\ 1)]$$

公式中 CaO_2、SaO_2 和 PaO_2 分别为动脉血氧含量、氧饱和度和氧分压；$CjvO_2$、$SjvO_2$ 和 $PjvO_2$ 分别为颈静脉血氧含量、氧饱和度和氧分压；Hb 为血红蛋白浓度。

血液中物理溶解的氧量很少，可忽略不计。公式可表示为：

$$CMRO_2 = CBF \times Hb \times 1.34 \times (SaO_2 - SjvO_2)$$

公式可变形为：

$$SjvO_2 = SaO_2 - \frac{CMRO_2}{CBF \times Hb \times 1.34}$$

可简化为：

$$SjvO_2 = SaO_2 - \frac{CMRO_2}{CBF \times Hb}$$

由该公式可见，$SjvO_2$ 由动脉血氧饱和度、脑氧耗量、脑血流量和血红蛋白浓度共同决定。临床实际中，血红蛋白浓度一般不会在短时间内发生剧烈变化，公式可再次简化为：

$$SaO_2 - SjvO_2 = \frac{CMRO_2}{CBF}$$

正常情况下，当脑氧耗量升高时，脑血流量随之升高；脑血流量降低时，脑氧耗量也随之降低，称为脑代谢血流耦联。这时 $SjvO_2$ 维持不变，脑氧提取率也维持不变。病理情况下，脑代谢 – 血流耦联受损，将导致脑氧提取的变化，表现为 $SjvO_2$ 降低或升高。$SjvO_2$ 监测的主要目的也就是提早发现 $SjvO_2$ 的变化，反映出的问题是脑血流与脑代谢之间的平衡失调。因此，许多文献也将 $SjvO_2$ 监测归入脑血流监测的范畴。

（2）参数判读：导致 $SjvO_2$ 降低的因素主要包括：

1）脑氧输送降低，原因可以是全身缺氧，也可以是由低血压、血管痉挛或颅高压导致的脑灌注压降低。

2）脑氧耗增加，原因多是癫痫和发热。

$SjvO_2$ 升高的临床情况更具挑战性，也有研究提示 $SjvO_2$ 升高与不良转归相关。导致 $SjvO_2$ 升高的可能因素包括：

1）脑血流高动力循环状态，自身调节机制受损时则表现为 $SjvO_2$ 升高。

2）脑氧耗显著降低，如低温。

3）脑组织失去提取氧的机会，如 ICP 明显升高达到 MAP 水平，此时若不给予紧急处理，将很快导致死亡。

4）脑细胞失去提取氧的能力，有研究监测到脑死亡患者的 $SjvO_2$ 呈升高趋势。

2. $SjvO_2$ 监测的技术特点　$SjvO_2$ 经历了单次采血、导管置入间断采血和光纤导管持续监测几个阶段。由于深静脉导管的广泛使用，现已不再采用单次采血方法。目前可供临床选择的 $SjvO_2$ 持续监测仪主要包括两种：AbbOtt Laboratories 的 Oximetrix3® 系统和 Baxter Health-care 的 Edslab 系统。这两种仪器的基本原理相同，差别在于 Oximetrix 3® 系统采用三波长技术，可同时测定血红蛋白浓度和氧饱和度。

在进行 $SjvO_2$ 监测时应注意的技术细节主要是导管的置入位置。从测定原理可见，$SjvO_2$ 提示全脑氧利用情况。那么左右颈静脉的氧饱和度的一致性会影响到监测结果的准确性。尸体解剖发现，皮质下区域的静脉多回流至左侧静脉窦，而皮质区域多回流至右侧。对于弥漫性脑损伤患者的研究提示双侧 $SjvO_2$ 的数值无限制性差异，目前倾向于选择优势侧颈静脉作为监测部位，临床确定方法包括三种：

（1）对于实施 ICP 监测的患者，交替按压双侧颈静脉，ICP 升高幅度较大的一侧为优势侧。

（2）观察 CT 显示的颈静脉孔，较大的一侧为优势侧。

（3）超声扫描血流量较多的一侧为优势侧。

当缺乏上述确定方法时，由于大多数个体的右侧静脉窦较大，可首先选择右侧作为监测部位。有些研究建议选择病变侧作为监测部位，但尚存在争论。

颈内静脉逆向置管的技术相对简单，标准方法为在环状软骨水平，沿胸锁乳突肌锁骨头内侧，针尖指向头部穿刺置管。置管成功后导管放置深度却是影响监测结果的关键问题。颈内静脉出颅后还汇集面静脉血流，因此应将导管尖端置入颈静脉球部（图 8-4），此处约掺杂 3% 的面静脉血流。应将导管尖端尽量靠近颈静脉球部顶端，导管后撤 2cm 将使面静脉血流掺杂升高到 10%。临床测量时可应用乳突作为颈静脉球部的体表标志。但是放置导管后应常规进行 X 线定位。颈部侧位片要求导管尖端超过第 1~2 颈椎，并尽可能靠近颅底。在后前位片，导管尖端应超过寰枕关节与眶底连线，并超过双侧乳突连线。

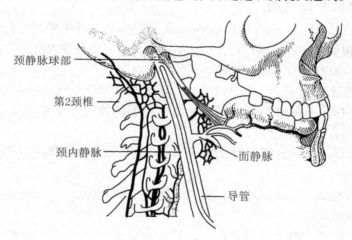

图 8-4　颈静脉球部解剖示意图

对于间断采血（进行血气分析）监测，采血速度也是影响因素之一。若抽血速度过快，将由于血液回流导致掺杂。现推荐采血速度应小于 2ml/min。对于持续监测导管，置入后应定期校正（推荐至少每日 1 次，或当对监测结果存在疑问时），否则也会影响准确性。

3. $SjvO_2$ 监测的临床应用　健康人采样显示，$SjvO_2$ 的正常范围在 55%~71% 之间，平均 62%。该范围是否适用于脑损伤患者还存在疑问。$SjvO_2$ 监测是目前 ICU 中除 ICP 之外的另一种常用脑功能监测。队列研究提示，$SjvO_2$ 低于 50%，脑损伤患者的死亡率增加 1 倍。对接受心血管手术的患者，$SjvO_2$ 低于 50% 将导致术后神经系统并发症的发生率明显增多。文献报道的应用群体包括了脑创伤、蛛网膜下腔出血、弥漫性脑缺氧损伤以及心血管围术期。尽管如此，目前尚缺乏有关 $SjvO_2$ 监测参数和转归的确定证据。对于究竟应将脑损伤患者的 $SjvO_2$ 维持在何种水平，也缺乏相应的推荐意见。多数单位选择 55%~75% 为 $SjvO_2$ 的目标界限。另一方面，由于 $SjvO_2$ 监测的是全脑氧利用状况，对于局灶性病变，其监测灵敏度可能存在问题。与其他脑代谢监测手段相同，单独应用 $SjvO_2$ 进行脑功能监测的价值是有限的。成功的临床报道几乎全部是整合了多种监测手段，并动态观察参数的变化趋势，及时调整处理策略。

（二）经颅脑氧饱和度监测

光线穿过色基（chromophore）时被散射和吸收，光线衰减的程度与色基的浓度相关（BeerLambert 定律）。波长为 700 ~ 1 000nm 的近红外光具有良好的组织穿透力，且其衰减程度与血红蛋白中的铁及细胞色素 aa3 中的铜含量呈正比。氧合血红蛋白与去氧血红蛋白的光吸收波长不同，由此可计算出组织氧饱和度。近红外光谱仪（NIRS）正是利用这一原理进行脑氧饱和度测定。NIRS 的优点在于无创和连续。与脉搏血氧饱和度不同，NIRS 测定的脑氧饱和度不能区分动静脉血，所监测的是整个脑组织血管床的氧饱和度，包括动脉、静脉和毛细血管，其中约 70% 的成分来自静脉血，此外，由于很难排除颅外组织对光线的吸收和散射，使 NRS 测定结果的可靠性受到质疑。现已开发出多种 NIRS 装置，临床主要应用的是美国的 INVOS 系列和日本的 NIRO 系列。总的来看，作为床旁脑氧监测手段，NIRS 仍需要进一步摸索。

（三）脑组织氧分压监测

脑组织氧分压（pamal pressure of brain oxygen，$PbIO_2$）是近年来开发出的脑组织局部氧监测技术，将微电极放置于脑组织，可持续监测脑实质氧分压和局部温度。有些监测设备还可同时监测脑组织二氧化碳分压和 pH 值。

1. $PbrO_2$ 监测的技术特点　　$PbrO_2$ 的监测导管具有弹性，监测探头细小（直径 < 0.5mm），可在 ICU 床旁行颅骨钻孔放置，并由专门的螺栓固定于颅骨。目前有两种市售 $PbrO_2$ 监测仪：

（1）Licox 监测仪：采用极谱分析技术（Clarke 电极），监测 $PbrO_2$ 和脑温，采样范围约为 14mm²。

（2）Neurotrend 监测仪：采用光纤电极，除 $PbrO_2$ 和温度外，还可监测脑组织二氧化碳分压和 pH 值，采样范围约为 2mm²。

$PbrO_2$ 监测引入临床的时间还不是很长，目前尚处于摸索阶段，需要回答的问题主要有：$PbrO_2$ 监测结果究竟代表什么？$PbrO_2$ 监测探头应当放置在什么部位？

综合多项研究结果提示，$PbrO_2$ 与吸入氧浓度、脑灌注压、脑血流量和血红蛋白成正相关，与脑氧提取率成负相关。但是，$PbrO_2$ 并不能直接替代这些参数，它应该是反映脑氧代谢的综合指标，也可以理解为监测当时的脑组织氧储备。$PbrO_2$ 升高并非仅代表脑血流灌注的增加，发热（使脑氧摄取增加）和高动力循环状态也可使 $PbrO_2$ 升高。$PbrO_2$ 降低也并非仅代表脑缺血，脑组织氧需要减少（如治疗性低温）也可使 $PbrO_2$ 降低。因此，目前尚不能单独依靠 $PbrO_2$ 监测提示脑代谢和血流改变。

与其他监测手段相同，人们也希望将 $PbrO_2$ 用作一种脑缺血的预警指标。应用不同的比照手段和不同的 $PbrO_2$ 监测方法，提示脑缺血的 $PbrO_2$ 下限指标也略有差异（表 8 – 5）。虽然仍存在争议，目前普遍认为 $PbrO_2$ 降低至 10 ~ 15mmHg 时应引起重视。

表 8 – 5 有关预示脑缺血的 PbrO₂ 下限

	PbrO₂ 下限	PbrO₂ 监测技术	比照手段
Doppenberg 1998	22mmHg	Neurotrend	Xe – CT 显示
			CBF = 18ml/100g/min
Kiening 1996	8.5mmHg	Licox	SjvO₂ < 50%
Menon 2004	10mmHg	Neurotrend	PET 显示脑平均氧提取率明显升高
Johnston 2005	14mmHg	Neurotrend	PET 显示脑平均氧提取率明显升高

文献报道最多的监测部位是额叶白质，弥漫性脑损伤患者多选择右侧，局部脑损伤患者多选择病变侧。对于同时应用脑实质 ICP 监测的患者，也常选择相同的探头部位。理论上讲，将脑氧探头放置在半暗带区域的临床指导意义最佳，但实际操作中很难准确到位。探头放置的深度多为硬膜下 2 ~ 3cm。由于 PbrO₂ 监测的是局部脑组织氧分压，探头与脑动脉的相邻关系、局部脑血流速度和探头的监测半径均会导致监测结果的差异。因此，连续监测的临床意义大于单一读数。

2. PbrO₂ 的临床应用 虽然有观察性研究显示发生 PbrO₂ 事件的次数和持续时间与不良神经系统转归相关，但是目前尚缺乏确定的证据证明。有些单位建立了以 PbrO₂ 为目标的诊疗流程，也进行了对转归影响的研究，但病例数均较少。这些诊疗流程中均配合了其他监测评估手段，如 ICP 和 SjvO₂ 等，也说明脑损伤的多元化监测理念的流行。

从患者群体来看，PbrO₂ 主要应用于脑创伤和蛛网膜下腔出血。有个别研究报道了动脉瘤术中和心搏骤停后应用 PbrO₂。从全世界范围来看，应用 PbrO₂ 最多的国家依次是德国、意大利、西班牙、荷兰、英国、美国。总的来说，PbrO₂ 是一种新型脑氧代谢监测手段，其临床应用价值有待进一步探索。

（四）脑组织微透析监测

葡萄糖为细胞代谢的能量底物，氧则是高能释放所必需。有氧条件下，每分子葡萄糖代谢生产 38 分子 ATP，而糖的无氧酵解仅生成 2 分子 ATP。脑的能量储备很低，因此依赖于持续的血液（氧）供应。缺氧缺血时，能量储备在短时间内耗竭，造成一系列病理生理学损害。组织的代谢监测反映了供血供氧情况，以期在出现生化异常的早期给予积极处理。通过监测细胞外液的生化指标，微透析技术（microdialysis）代表了组织代谢监测的重要进展。肝脏是最早应用微透析监测的组织，已经有近 30 年的历史。人体脑组织微透析监测始于 1990 年。随着市售微透析监测仪的出现和改进，使微透析成为一种床旁持续监测手段，越来越多的临床单位将该技术应用于脑损伤患者的代谢监测。

1. 脑组织微透析监测的技术特点 与脑实质 ICP 监测和脑组织氧分压监测相同，微透析监测也需要将监测导管放置到脑组织中。导管很纤细，直径仅为 0.62mm。导管壁为聚酰胺材料的微透析膜，内充透析液（一般为生理盐水）。脑细胞外液中小于微透析膜孔径的物质（一般为 20 000D 以下），可由于浓度梯度弥散到透析液。定时收集透析液进行生化分析，提示脑组织细胞外液的代谢改变。目前市售的微透析监测仪（CMA600）可完成定时自动分析，与应用高效液相色谱测得的结果具有良好的相关性。理论上，凡是可透过微透析膜的物质均可进行监测。目前临床主要监测的参数包括：

（1）能量代谢相关参数：葡萄糖、乳酸、丙酮酸、腺苷、黄嘌呤。其中乳酸/丙酮酸比值是反映缺血的主要指标。

（2）神经递质：谷氨酸、天冬氨酸、GABA。

（3）组织损伤和炎症反应参数：甘油、钾离子、细胞因子。

（4）外源性物质：药物浓度。

微透析监测也存在部位问题。在 2004 年进行的一项研究中，有人对 33 例接受硬膜下血肿清除的重度脑创伤患者进行了包括微透析在内的多种脑功能监测。微透析和 $PbrO_2$ 探头放置于脑损伤周围。其中 17 例发生术后损伤局部脑梗死的患者，$PbrO_2$ 明显降低，微透析监测乳酸水平明显升高，而反映全脑代谢的 $SjvO_2$ 并未发现明显改变。另 5 例发生难治性颅高压患者，微透析显示乳酸丙酮酸比值和谷氨酸水平明显升高，葡萄糖浓度降低。Engstrom 等则进行了更加细致的比较，在 CT 定位后，将微透析探头放置在损伤周围、损伤侧远离损伤的区域和损伤的对侧。结果显示，损伤周围区域的葡萄糖浓度明显降低，乳酸/丙酮酸比值明显升高。但是这些研究并未提供患者转归的资料。2004 年，一组来自多所著名脑创伤中心的微透析监测专家发表了一篇共识声明，推荐了微透析监测探头的放置部位。对于弥漫性脑损伤患者，探头放置于右侧额叶；局灶性脑损伤患者，应在损伤部位周围实施微透析监测，有条件时，可在非损伤区放置第 2 个监测探头。

微透析监测技术的另一种进展体现在监测导管半透膜的孔径上。随孔径增大，生物大分子（如细胞因子）透过半透膜的可能性越大，对细胞损伤和炎症反应的提示越强。目前已经拥有 20 000、100 000 和 3 000 000 道尔顿孔径的监测导管。对这些导管的应用研究也越来越多。

2. 脑组织微透析监测的临床应用　微透析监测的应用范围广泛，包括脑创伤、蛛网膜下腔出血、癫痫、缺血性脑卒中、肿瘤和神经外科术中监测。反映脑缺血的敏感指标是乳酸/丙酮酸比值和葡萄糖浓度，预警界限分别为 > 30 和 < 0.8mmol/L。小样本病例对照研究提示，该界值是不良转归的危险因素。与其他监测手段相同，目前也缺乏微透析监测的随机对照研究。将微透析整合到多元化监测，可能为改善脑损伤患者的转归提供良好前景。

四、脑电图监测

脑电图是诊治癫痫的重要手段，能为癫痫的诊断、分型、确定局部病灶和观察治疗反应性提供帮助。近年来，随着计算机技术引入脑电监测装置，使床旁持续监测和数据分析有了较大的改进，也推动了脑电图在其他神经重症患者的应用。ICU 可利用的神经电生理监测还包括诱发电位技术，主要应用于脑干、脊髓和视神经病变的患者。

脑电图监测：

脑电图（electroencephalography，EEG）记录了大脑皮质神经元自发而又有节律的电活动，为兴奋性和抑制性突触后电位的总和。脑电波由振幅、周期、位相等特征组成（表 8 - 6）。正常脑电波的波幅在 $10 \sim 200 \mu V$ 之间，癫痫发作时可高达 $750 \sim 1\,000 \mu V$。锥体细胞排列方向一致，又同步放电，兴奋通过神经元回路循环产生节律性 α 波。放电失去同步性，兴奋通过皮质内小神经元回路循环，则出现快波。神经细胞代谢速度减慢或形态改变，则出现各种慢波。神经细胞兴奋性异常增高，引起超同步放电，则出现棘波、棘慢波。

表 8-6 基本 EEG 波形频率

波形名称	频率（Hz）	提示的状态
δ	<4	深睡眠、麻醉或脑缺血
θ	4~7	早产儿或儿童深睡眠的正常波形
α	8~13	正常成人清醒、安静（闭眼）
β	>13	清醒、警觉，或浅麻醉

EEG 是监测大脑癫痫放电的最佳方法。无抽搐样发作性癫痫在顽固性癫痫、脑外伤、脑卒中、颅内感染、脑肿瘤和代谢性昏迷患者中具有较高的发病率，而且影响转归。应用动态 EEG 监测可以及时发现病情变化并及时处理，降低癫痫持续状态的死亡率和并发症发生率。

EEG 主要由脑皮质锥体细胞产生，锥体细胞对缺血具有相对易损性。因此，EEG 对脑缺血也十分敏感。CBF < 20~25ml（100g·min）时，脑电活动开始减慢；16~17ml/（100g·min）时，自发脑电活动衰竭，诱发脑电波幅进行性降低；<12~15ml（100g·min）时，诱发脑电消失；能量衰竭则在 CBF <10ml/（100g·min）时才发生，而在脑皮质发生不可逆损害之前，EEG 已经变成等电位。

各种原因造成的昏迷患者，EEG 监测可有助于了解中枢神经系统功能。体外循环、颅内手术、低温麻醉、控制性降压以及心肺复苏后，进行 EEG 监测有助于判断中枢神经系统的情况。对深度昏迷患者，EEG 常表现为慢波。若病情好转可恢复到正常波；若病情恶化，则逐渐进入平坦波形。对怀疑脑死亡患者，其脑电活动消失，呈等电位改变，若持续 30 分钟以上，结合临床可协助脑死亡诊断。由于 EEG 受麻醉药的影响，因此判断脑功能状态时，必须排除麻醉药的作用。

EEG 波型是大脑皮质的突触后兴奋与抑制电位在时间和空间上的综合表现。而突触后电位又受到来自间脑投射的网状系统活动的影响。这些成分中任何一个或多个障碍都会导致 EEG 异常。这种多层系统使 EEG 具有较高的敏感性。但也同时说明了 EEG 的弱点，即特异性相对不足。因此，EEG 监测应有明确的目的和针对性，并配合其他监测手段。此外，由于 EEG 也同时记录了头皮上两点和头皮与无关电极之间的电位差，因此其波形受到机体多种生理和病理因素的影响，各种干扰都可能使记录出现伪差，例如同时使用其他仪器、患者的肌肉活动、肢体的动作等。这些影响因素在 ICU 的表现尤其突出，在判读监测结果时应给予充分注意。

五、脑功能的多元化监测

从以上讨论可见，各种脑功能监测手段都具有各自的优点和局限性，目前尚缺乏任何单一准确有效的监测手段。以 ICP 监测为例，2005 年发表了一项非随机研究，比较了两个创伤中心重度脑创伤患者的治疗程序和转归。其中一个中心以灌注压为目标（ICP < 20mmHg/CPP >70mmHg），另一个以临床经验和 CT 结果为目标。结果显示，单纯以灌注压指导临床救治，并不能改善转归，却明显增加住院时间和费用。正是在这种背景下，近年来越来越多的研究推荐，脑功能的监测应该采取多种手段、综合评价，逐渐形成了多元化的监测理念（multimodal monitoring）。脑灌注、血流、代谢以及脑电活动之间相互联系、互为因果，监测指标也具有互补性。图 8-5 显示了一种以 ICP、$SjvO_2$ 为主的脑损伤多元化监测处理程序。

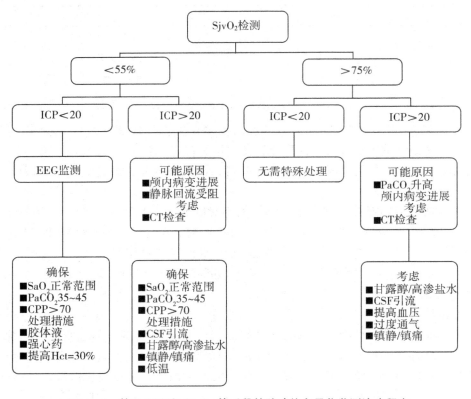

图 8-5　基于 ICP 和 $SjvO_2$ 等手段的脑功能多元化监测治疗程序

多元化监测并不是指应用的监测手段越多越好。盲目采用多种监测势必会增加操作并发症的发生概率，且增加患者的医疗费用。另一方面，由于单位时间内所获得的信息量增加，数据处理又成为瓶颈问题。近期发表的有关多元化监测的研究表明，临床获得的微透析监测数据庞大，且具有明显的个体差异，与 ICP、CPP 和 GCS 组成具有不同特征的组合。面对这种庞大的数据资源，迫切需要可靠的分析系统。从 20 世纪 70 年代开始，就有应用计算机进行资料整合的研究。1994 年，剑桥大学的研究组开发出利用 RS232 接口进行数据收集的计算机集成监测分析系统，用于神经危重患者的监测。近期，一种称为"Global Care Quest®"的资料传输系统，可将诸如影像、脑电和生理数据无线传输到护士站或医师办公室的终端机上，甚至可发送到手机，大大提高临床信息的整合效率，缩短作出反应的时间。但是，任何资料的最终判读者仍然是人，对医护人员进行基础知识和操作技能的培训，也是一个关系到患者转归的关键问题。

（郝万明）

第四节　肺动脉漂浮导管

一、概述

肺动脉漂浮导管是 CVP 监测的有效补充，它能够提供左室充盈压的数据，并可以从肺动脉留取标本以监测混合静脉血氧饱和度。通过末端带热敏电阻导管，以热稀释法测量心输出量。

随着球囊漂浮导管通过心脏，特征性的压力波形可以确定导管远端的位置。当导管通过右心室时心电监测可能会检测出室性心律失常。当获得肺毛细血管楔压波形时，必须球囊放气并后退导管，直至充气 1ml 即可获得肺毛细血管楔压波形。可能会出现因心内导管打结引起导管置入过长的情况。如果在导管再次进入 15cm 仍无肺动脉波形时，就应考虑是否有导管在心内绕圈。经锁骨下静脉或颈内静脉置入导管时，一般导管置入长度如下：右心房 10～15cm；右心室 20～30cm；肺动脉 45～50cm；肺动脉嵌顿处 50～55cm。在导管经过右心室时可能会出现类似楔压的波形。"伪楔压"是由于导管尖端进入肺动脉瓣下或心肌小梁内而产生。将导管退出 10cm 可以解决该问题。球囊过度充气可能导致球囊从导管尖端脱出，使测得的压力持续增加至很高的水平。在尝试再次送入导管前，应将球囊放气并将导管退出一小段距离。

导管尖端最终的位置是非常关键的。根据气道及血管内压力的关系，可以将其分为三个肺区。在 I 区和 II 区，平均气道压间断高于肺静脉压，导致导管尖端和左心房之间的血管血流阻断。在该位置测得的压力更多反映的是气道内压，而不是左心房压力。只有在 III 区导管和心房间的血流是持续的。仰卧位时 III 区被假定为心房的尾部。气道压降低改变了通气血流的关系，使 III 区相对增多。低血容量状态使血管内压力减小，进而使 III 区减少。

导管放置后应通过胸部 X 线片确定其位置。尽管多数导管都会发生尾部向右侧移位，但很少发生导管在腔静脉前嵌顿的情况。实际肺毛细血管楔压在这个位置可能比肺泡压低，而导致测量值错误地增高。当认为导管在该位置时，应该行胸部 X 线片检查确定。证实导管尖端位置合适的指标包括：①当导管从肺动脉进入"嵌顿"位置时压力降低。②能够从远端抽出回血（排除过嵌的可能）。③气囊充气后呼气末 CO_2 浓度下降（因肺泡无效腔增加所致）。在患者应用呼气末正压（PEEP）时，另一种证实导管在位的指标是任何 PEEP 的增加使肺毛细血管楔压增加值都小于前者增加值的 50%，这是因为一般情况下肺和胸廓的顺应性在呼气末是近似相等的，所以胸腔内压增加 PEEP 的 50%，肺毛细血管楔压也最多增加 PEEP 的 50%。肺部疾病（整个肺的顺应性降低）可能影响上述关系，但肺毛细血管楔压的增加几乎仍都小于 50%。如果肺毛细血管楔压增加超过 PEEP 的 50%，则需考虑重新定位导管。

肺毛细血管楔压（肺毛细血管闭塞压，PCWP）反映了左室舒张末期压，因此可以作为左心前负荷评价指标。因为肺循环是低阻力系统，肺动脉舒张压通常只比平均肺毛细血管楔压高 1～3mmHg，所以在肺毛细血管楔压无法正确获得时可用肺动脉舒张压评价左室压。但这在肺部疾病、肺动脉高压及心动过速等情况下是不准确的。

肺毛细血管静水压（PCAP）是驱动液体从肺循环到血管间隙和肺泡腔的压力之一，流体静水压和渗透压影响液体滤出的差别可以通过 Starling 定律描述。PCAP 与平均肺动脉压、肺毛细血管楔压及肺毛细血管静水压有关，其公式为 PCAP = PCWP + 0.4（PA － PCWP）。急性呼吸窘迫综合征（ARDS）时肺动脉压与肺毛细血管楔压关系的曲线斜率增加，进而使肺毛细血管静水压增加而引起肺水肿。

二、临床应用

（一）压力监测

一般来说，PCWP 可以准确反映左心舒张末期时的压力。对于存在心肺疾病的重症病患者而言，由于左心和右心功能差异导致 CVP 和 PAWP 的相关性比较差。在这类患者中，因为肺血管床压力的变化可以影响右心后负荷而不能同样影响左心，所以 CVP 的绝对值和动态的变化都是不可靠，这一点在肺栓塞患者的血流动力学改变中特别明显，肺栓塞时右心后负荷明显增加而左心舒张末期压力即前负荷并不增加，所以 CVP、肺动脉收缩压和肺动脉舒张压反映右心前后负荷压力指标均升高，而反映左心室前负荷的 PCWP 降低。

当左心房压力低于 25mmHg 时，PCWP 与左心房压力相关性较好，然而，当患者容量不足并且在吸气流速峰值时，由于肺血管的塌陷会导致 PCWP 低于左房压；当患者发生急性心肌梗死时，左心室顺应性下降，由于左心室功能恶化，左心房代偿性收缩使左心室灌注增加，当左房压增至 25mmHg 以上时，左心舒张末期压力会比 PCWP 明显增高，所以依靠 PC-WP 可能会低估左心舒张末期压力。

还有许多因素会影响 PCWP 反映左心舒张末期压力的精确度。诸如：当患者存在二尖瓣狭窄时，左心房压力在心脏舒张期比左心室压力高，这可以通过 PCWP 波形上的大"V"波来诊断；当患者左心房存在黏液瘤时，PCWP 会高估左心舒张末期压力；在主动脉瓣反流时，因为左心室压力的增高，二尖瓣过早的关闭，所以 PCWP 会低估左心舒张末期压力；而二尖瓣反流时因为收缩期的反流，会导致左心舒张末期压力增高；当患者存在心包填塞时，因为各心腔舒张均受限，受到的影响几乎相同，所以 CVP 和 PCWP 几乎相等；PEEP 的使用可以影响 PCWP 的监测结果，当 PEEP > 15mmHg 时，部分肺血管塌陷，导致 PCWP 反映气道内压力而不是左心房压力。和 CVP 类似，食管压力传感器监测到的并不是跨胸壁压而是跨食管压，另外由于肺顺应性不均一分布，食管压力传感器监测到的压力并不能准确反映心包周围的压力。

PCWP 常用来近似的估计左心舒张末期压力，但这些数据不能精确的反映左心室舒张末期容积和心肌收缩前受到的压力，即左心室前负荷。患有左心肥大、舒张性心功能衰竭和左心容量不足的患者经常被曲解左心舒张末期压力和左心前负荷的关系。总之，连续 PCWP 的监测辅以容量负荷试验和利尿剂治疗对临床指导作用要强于单次 PCWP 数值的监测。

（二）混合静脉血氧饱和度

混合静脉血氧饱和度是通过抽取肺动脉导管远端的静脉血而获得的血氧饱和度。抽取肺动脉血时应该尽量缓慢以避免不慎将"肺毛细血管"血与肺动脉血混合而影响氧饱和度结果。

混合静脉血氧饱和度是组织氧利用的一个指标。一般情况下，外周氧消耗是不依赖于氧输送的，因此，当心输出量下降导致氧输送下降时，外周氧消耗增加以维持组织细胞供氧，这个结果就导致混合静脉血氧饱和度下降。反之，会引起外周氧消耗的下降，从而导致混合静脉血氧饱和度升高。

混合静脉氧分压一般是 40mmHg，血氧饱和度是 75%。可以通过下面的公式计算动脉血和静脉血氧含量：

$$CxO_2 = 1.34 \times Hb \times 100\% \times Sat + （0.0031 \times Pxo_2）$$

血红蛋白浓度单位 mg/dl，氧含量的单位是 ml/dl。尽管溶解氧在氧含量中所占的比重不大，但是在重度贫血的患者中其意义却是非常重要的。正常的动静脉氧含量差［C（a－v）O_2］是 5ml/dl，低血容量和心源性休克的患者差值会增加（＞7ml/dl），而感染性休克时，差值会减少（＜3ml/dl）。左向右分流的心脏病患者右心室血氧饱和度升高，因此 C（a－v）O_2 会降低。

通过纤维光学血氧监测技术于肺动脉导管末端持续监测混合静脉血氧饱和度，二元血氧测定法联合静脉血氧饱和度和动脉脉搏血氧测定可以持续监测氧摄取率和肺内分流情况。通过持续血氧测定，通气血流比例可以经过下面的公式计算：

$$\frac{V}{QI} = \frac{1.32 + Hb \times （1 - SpaO_2） + （0.0031 \times PAO_2）}{1.32 + Hb \times （1 - SvO_2） + （0.0031 \times PAO_2）}$$

其中 PAO_2 是肺泡内氧分压，是通过肺泡气体公式计算出的。通气血流比例在临床上与肺内分流相关性很好。

（三）并发症

肺动脉导管在置入和随后导管留置过程中可能会出现一些并发症。颈内静脉和锁骨下静脉置管气胸的发生率接近 2%～3%。导管打结与导管形状及插入深度有关，较细的导管更经常在心室内打结。置入导管导致希氏束的直接损伤而引起的右束支一过性的传导阻滞发生概率在 0.1%～0.6%。当患者已经存在左束支传导阻滞时，右束支传导阻滞的发生率可高达 23%。尽管导管留置过程中会发生短暂的室性心律失常，一般不需要特殊治疗，但仍需要持续监测心电图的变化。其他的并发症还包括气管撕裂、无名动脉的损伤和出血等。

肺动脉破裂可能发生在放置导管的过程中，发生的原因主要有导管尖端对血管的机械性损伤和导管尖端球囊在肺动脉末梢的过度充气。导管引起的肺动脉破裂发生率不到 1%，影响导管引起肺动脉破裂的因素有：导管远端的位置、血管内径、系统抗凝治疗和球囊长时间充气。咯血常常是肺动脉破裂的最初表现。当患者出现肺动脉破裂时，导管应退出至近端位置，并且将患者侧卧位以改善通气血流比值。是否需要移除导管目前尚有争议，需要权衡病情监测的需要和并发症之间的关系。当患者出现难以控制的出血时，应给予紧急开胸手术，但这种情况是比较少见。

空气栓塞经常发生于更换输液管路和换能器校准时。20ml/s 空气进入人体，患者即会出现不适症状；75ml/s 时可产生血流动力学的障碍，甚至引起患者死亡。其机制主要是由于气栓导致右室流出道机械梗阻。当患者出现空气栓塞症状时，迅速将其左侧卧位或者头低脚高仰卧位，以使右室流出道处于较低位置，使空气滞留在心室内。由肺动脉导管发生的空气栓塞会导致不同的后果，如气栓导致肺血管的阻塞会引起低氧、肺动脉压力增高和右心脏衰竭，如果气栓通过未闭的卵圆孔可以引起脑栓塞和休克的发生。

来源于导管尖端或导管体部的血栓，可能导致肺栓塞；导管留置时间过长可能导致锁骨下和颈内静脉血栓形成；其他并发症包括血栓引起的感染性心内膜炎、感染性休克、无菌性血栓性心内膜炎和腱索断裂等。

避免肺动脉导管感染的措施和深静脉置管的处理措施相同。每日常规护理、更换敷料和常规更换导管穿刺点是减少导管相关性感染的重要措施。

（刘树峰）

第五节　心输出量监测

一、床旁热稀释法监测心输出量

床旁热稀释法监测心输出量为 ICU 监测提供了一项新的监测心功能的手段。使用已知定量的热（或冷）溶液作为指示剂，注入循环内，产生一个时间 – 温度曲线，从而可以计算心脏射血流速。时间 – 温度曲线下面积和心输出量成反比，并且可以通过 Stewart – Hamilton 指示剂公式计算心输出量：

$$CO = \frac{V_1 \times (T_B - T_1) \times S_1 \times C_1 \times 60}{S_B \times C_B}$$

其中 V_1 是指示剂注入的剂量，而 T_B、T_1、S_1、S_B、C_1 和 C_B 分别代表温度（T）、不同的比重（S）、血和指示剂不同的比热（C）。

冰指示剂和室温指示剂均可以使用，但是使用冰指示剂可以轻微改善信噪比。在患者心输出量不是非常低的情况下，室温的指示剂能够准确监测心输出量。在血温和指示剂的温度相差不少于 12℃ 时，监测结果较准确，而室温指示剂是能够达到这样要求的。指示剂注射的速度和指示剂通过导管的加温作用对于结果的影响是非常小的（±3%）。当测量技术熟练时，测量结果的重复性差异在 10% 以内。严重的心律失常可导致测量结果的重复性差异增加，并且不能准确反映平均心输出量。在固定的呼吸时相（呼气末）注射指示剂能够使测量结果保证一致性，而患者的频繁活动可能导致结果的漂移。

特殊的肺动脉导管可以进行持续的心输出量监测。其中的一种类型是通过处于右心室的导管加热装置将血液加热至稍高于体温的温度，而导管下游的热敏装置记录血液温度的变化；另外一种类型是通过获得维持导管某一部分温度稍高于血温所消耗的电能来评估血流量，在这种类型中血流以一种复杂的方式与计算出的维持高于血温所消耗的电能直接相关。这些方法和常规的热稀释法相关性很好，只是形式不同而已。

二、其他监测心输出量的方法

（一）指示剂稀释法监测心输出量

这种方法依靠染料的稀释度监测心输出量。其操作方法是从中心静脉中注入一定量的染料，通过光密度计持续监测外周动脉血染料浓度，以获得染料浓度变化的曲线下面积进而通过 Stewart – Hamilton 公式进行计算出心输出量，但这种技术很少用于 ICU。

$$CO = \frac{60 \times 指示剂量（mg）}{平均浓度 \times 时间}$$

（二）多普勒超声

多普勒超声通过放置在胸骨颈静脉切迹处，持续监测升主动脉血流量并计算出心输出量。一种 A 型脉冲多普勒探头定位于第三或第四前肋间隙以监测主动脉根部直径，根据主动脉根部的直径和平均血流速可以计算出每搏输出量。是通过心率和每搏输出量的乘积计算出心输出量。这种监测手段的误差原因主要在于：①多普勒束未校准时，在监测血流速时会产生误差。②计算每搏输出量时假设前提是主动脉是圆形的。③假设主动脉血流是层流。以上原因可以导致多普勒监测与其他方法监测相比，其误差率高达 15%。胸骨上多普勒超声监测和标准的热稀释法监测的心输出量的差异波动在 −4.9 ~ +5.8L/min。目前可以使用食管探头持续监测降主动脉血流速并计算心输出量。食管探头插入深度为 30cm 以到达"食管监测窗"，通过校准胸骨上多普勒监测得到的心输出量数值，达到持续监测的目的。这种监测手段可以得到较准确的监测结果，并且可以提供持续心输出量监测数据。最近还有气管内放置脉冲式多普勒探头监测心输出量的方法，研究表明该方法也能取得较好的结果，但还需要进一步的临床验证。

（三）Fick 方法

心输出量可以通过将氧消耗和混合静脉血氧饱和度代入 Fick 公式而计算出。

$$CO = \frac{VO_2}{C\ (a-v)\ O_2 \times 10}$$

Fick 公式计算心输出量需要参考其他测量方法的结果。其中动静脉氧含量的差异通过肺动脉导管取得混合静脉血计算得出，氧消耗通过监测吸入气和呼出气之间氧含量的差异计算得出。此外一种改良的方法是将混合静脉 CO_2、动脉 CO_2 分压和呼出气 CO_2 容积数值代入 Fick 公式中从而计算心输出量。

（四）脉搏波形分析

尽管在许多报道中脉搏波形分析计算的心输出量精确度不同，但是其作为一种无创监测手段还是具有宽广的前景。波形与每搏输出量有一定关系，但其受血管上游、下游动脉血管床的容量、阻力和其他特性影响较大。其中阻力效应对两者关系影响最大，但在不同患者之间其影响效应也不相同。因此，使用动脉波形和热稀释法矫正一个非有创监测系统（或者患者留置了动脉导管）是必要的。最近有报道，一些商品化脉搏波形分析系统与常规监测手段的结果具有相似的精确度。

三、误差原因

正确校正注射液体的温度和容量是获得热稀释法准确结果的重要因素。如果实际注射指示剂的用量少于预设的指示剂，那么指示剂温度的下降将会低于预期水平，从而导致心输出量会被高估；如果实际注射指示剂的温度高于预设的指示剂，那么心输出量也会被高估。一种新型计算心输出量电脑的引入已经解决了后一个问题，这种机器可以监测指示剂的温度，随后自动将数值代入计算出心输出量。

当患者患有右向左分流的心脏疾病时，由于指示剂在分流过程中的损失，会导致心输出量的高估；相反，左向右的分流使指示剂在肺循环中出现了再循环，会在时间 - 温度曲线上出现心输出量监测仪不能解释的双峰，从而导致错误报警；当患者存在三尖瓣反流时，指示剂和血会在右心室内反复混合，从而使指示剂的时间曲线延长，表现为缓慢的上升支和下降支，曲线下面积增大，导致了心输出量的低估。

四、其他参数

通过心输出量联合动脉、静脉和肺动脉压力等监测数值，可以进行一系列重要的血流动力学参数、氧输送相关参数的计算，进而评价重症患者的血流动力学和氧代谢状态。

（刘树峰）

第六节　脉搏血氧饱和度测定法

一、概述

脉搏血氧饱和度测定法是通过在动脉搏动期间血管床对光吸收的变化，无创监测动脉血氧饱和度的一种方法。在 ICU 中，脉搏血氧饱和度测定法已经作为常规监测手段而广泛应用。但是，目前还有一些问题在监测过程中需要注意，比如，当患者存在严重的低氧、异常的动脉搏动和局部低灌注时会限制这一监测手段的应用。

当一定波长的光束穿过含有某种溶质的溶剂中时，溶质会对光进行吸收，那么光的吸收量与该溶质的浓度、传播路径长度和消光系数（与溶质和波长有关）相关。在血液中，含氧血红蛋白和去氧血红蛋白对某种光波长的消光系数不同，因而可以通过分光光度计测出含氧血红蛋白和去氧血红蛋白在血液中的浓度。

脉搏血氧饱和度测定法的原理是在光通过血管床时血红蛋白对光的吸收，并且通过光在脉搏搏动的波峰和波谷强度的不同以区别其他光波，来监测动脉氧饱和度。这种方法在计算血氧饱和度时需要一些假设和复杂的计算。测定发光二极管产生的红光和红外光在血管床吸收的状况，脉搏血氧饱和度测定法可以估计出含氧血红蛋白占含氧血红蛋白和去氧血红蛋白之和的比例，从而计算出我们所说的功能性血氧饱和度。脉搏饱和度仪通过和正常志愿者血氧饱和度对照后校正，才能进行患者的血氧饱和度监测，它可以将含氧血红蛋白的比值转化为可以直接在界面上读数的血氧饱和度数值。脉搏血氧饱和度测定法易受人为因素影响而出现误差，比如，血氧计探头的移动、外来入射光干扰（特别是搏动性的光）、动脉搏动的变化、重力依赖位置、静脉搏动的影响等。脉冲传导血氧仪在临床上应用广泛，其原理主要是探头发出红光及红外光在通过组织（耳、手指）后由另外一边的接收器接收；也有一种反射脉搏血氧仪，它的原理主要在于光通过组织并且反射回原光源，然后得到血氧饱和度监测结果。

二、有效性

当患者存在轻度和中度低氧血症时，脉搏血氧监测法的精确性较高。然而当患者存在较为严重低氧时，比如动脉血氧饱和度低于 75%，脉搏血氧监测法的精确性就明显下降了，在这个范围内，测量的动脉血氧饱和度和脉搏血氧监测法的差异达到 5% ~ 12%。

（一）患者因素

重症患者经常存在低血压、末梢循环灌注障碍和氧输送障碍或者患者已经接受升压药和扩血管药物治疗，这些因素都会影响监测局部的血液灌注、局部轮廓的改变和用以计算氧饱和度的脉搏搏动强度的改变。大部分血氧仪在监测患者存在低灌注和低脉搏信号时不会出现氧饱和度数值。但是一些研究也发现，当患者存在血流动力学不稳定时，脉搏血氧仪也可以显示血氧饱和度监测结果（85% ~ 88%）。然而，还有一些研究表明，尽管一些患者存在末梢循环灌注不足和严重的低血压，但是脉搏血氧仪也能够持续监测并且显示监测结果。这些研究结果可能不可靠，并且一些学者已经关注到在这些情况下，脉搏血氧饱和度监测的结果会有很大的偏差。脉搏血氧监测技术还在进一步的研究中，最近研制出的血氧仪能够改善移动位差和低灌注的干扰。新一代的血氧仪有望能够更加精确和可靠的监测 ICU 中的重症患者。

（二）异常血红蛋白

脉搏血氧计既不能监测碳氧血红蛋白含量，也不能在碳氧血红蛋白存在的情况下精确监测氧合血红蛋白。氧饱和度实际上相当于总血红蛋白和还原血红蛋白的差值（100% 去氧血红蛋白所占总血红蛋白的比例），但是含氧血红蛋白和碳氧血红蛋白浓度之间的关系仍不明了。血液中的其他物质对于脉搏血氧饱和度监测的影响目前也不明确。胆红素对脉搏血氧饱和度监测几乎没有影响；亚硝酸盐和磺胺类药物通过氧化作用可以将血红蛋白生成高铁血红蛋白，而高铁血红蛋白一般会增加功能性血氧饱和度和氧合血红蛋白的差值，但是当患者体内存在足够高浓度的高铁血红蛋白时，会出现一种特殊的效应：不管外部条件如何，脉搏血氧饱和度监测均提示氧饱和度为 85%；另外，一些染料比如吲哚菁绿和亚甲蓝都会影响血氧饱和度的监测结果。

三、临床应用

脉搏血氧饱和度测定法在 ICU 中得到了广泛的应用，特别是在调整吸入氧浓度、脱机过程的评价、PEEP 的选择、反比通气和其他呼吸机参数调整的监测中成为一项重要的监测指标；还应用于支气管镜检查、胃肠镜检查、心脏电复律、血液净化和放射摄影术等操作过程的监测。当患者存在轻中度低氧时（氧饱和度 >75%）并且没有严重的低灌注和低血压时，脉搏血氧饱和度测定法的精确度很高，但因为缺少 PaO_2 和 pH 测定，并且在血氧饱和度大于 90% ~95% 时 PaO_2 和氧饱和度的依赖关系，所以它仍然不能代替动脉血气测定。在患者患有碳氧血红蛋白血症和高铁血红蛋白血症时，应当慎重解读脉搏血氧饱和度测定的结果。

（刘树峰）

第七节　经皮血气监测

一、概述

经皮血气监测仪通过加热皮肤电极可以监测局部组织的氧分压和二氧化碳分压。这种仪器可以反映局部组织氧代谢状况，具有很高的临床应用价值，但是目前仍然不能替代血气监测。

克拉克电极与血气分析仪上监测电极类似，改良后可以用于皮肤表面监测局部组织的血气变化。电极监测局部皮肤被加热至 43 ~45℃，使皮肤对氧气通透，但是其不良反应是增加了局部组织的血液灌注。尽管经皮 PO_2（$PtcO_2$）反映了局部组织的氧张力，但动脉氧分压、系统组织和局部组织灌注均可影响其结果。当患者存在正常心功能和局部血液灌注时，$PtcO_2$ 可以反映动脉 PO_2。正常成人 $PtcO_2$ 与动脉 PO_2 的比值为 0.8，而儿童两者的比值会高一些（对于新生儿来说，两者几乎相同）。然而当心功能或局部灌注降低时，$PtcO_2$ 与动脉 PO_2 的比值随着局部灌注的减少相应降低，因此经皮氧监测可以用来监测局部组织氧合和灌注的情况。$PtcO_2$ 降低提示患者可能存在低氧或低灌注状态（至少已经存在局部灌注减少）。

经皮 PCO_2（$PtcCO_2$）监测是通过一种改良的 PCO_2 电极在局部皮肤表面监测局部组织的 PCO_2。与 $PtcO_2$ 不同的是，CO_2 比 O_2 的可溶性好，所以组织中的 CO_2 可以作为缓冲剂，排除了局部组织血流和代谢的影响。理论上和动脉 PO_2、$PtCO_2$ 之间比较，$PtcCO_2$ 更能反映动脉 PCO_2，并且在监测时不需要加热局部皮肤。最新设计带有加热器的传感器已经进入临床研究，但其结果尚未明确。

$PtcO_2$ 和 $PtcCO_2$ 均需要动脉 PO_2 和 PCO_2 校正，并且由于 $PtcO_2$ 监测时需要局部加热，所以每 $4 \sim 6h$ 需要更换监测电极位置以减少热损伤。

二、临床应用

许多新生儿 ICU 中常规使用 $PtcO_2$ 监测技术，并且已经发现对于新生儿，除非患有严重心脏疾病，$PtcO_2$ 和动脉 PO_2 均有很好的相关性。对于成人，$PtcO_2$ 可以用于评价是否存在局部低灌注，特别是在脉搏血氧计未能提示患者存在低氧的情况下，$PtcO_2$ 的降低可能是局部低灌注的早期预测指标。

（刘树峰）

第九章　烧伤脓毒症及多器官功能障碍综合征

第一节　烧伤脓毒症

一、病因及发病机制

炎症是机体对外来损伤的反应，这些损伤可能是机械性的、化学性的、物理性的（如高温低温、辐射、电流等），或是由于微生物侵入体内而致。无论是何种原因引起的炎症，都是一种机体防御反应的表现，借以调动局部和全身的防御机制，限制损伤作用的扩散，消除入侵的损伤物质，移除已破坏的组织、细胞，启动愈合机制，促进修复。以微生物侵入为例，经过一定的时间，局部炎症可能消退，也可能导致局部组织坏死，或是向邻近组织或身体远处扩散。在炎症发展的过程中，轻则全身可不呈现任何明显症状，重则即有相应的全身症状，如体温的变化，血液内一些细胞和成分的变化等。如果机体抵抗力强，病原菌致病力弱，则这些全身炎症反应的表现随着局部炎症消散而逐渐消退；但是如果侵入的致病微生物侵袭性很强，体内缺乏应对的特异抵抗力，或体内防御功能低下或发生紊乱，则全身可诱发一系列剧烈的，而且具有破坏性的反应，产生众多的不利于机体的病理生理变化。如果这剧烈的炎症反应是由于微生物引起的，在临床上就形成所谓脓毒症。必须强调脓毒症并非是一种合乎疾病定义的通常在临床上所认识的"疾病"，甚至不能称为"综合征"，而仅是由于微生物侵入人体而引致的具有损伤性的激烈全身反应的一组临床症状，是机体对感染的失控的应答。换言之，微生物侵入人体可以导致感染，如果机体应答正常，所接受的治疗得当，并不至于发生脓毒症。但是如果机体由于各种原因处于某种内环境失衡的状态，微生物乘虚而入造成异常的应答反应，或是某些致病的微生物具有强烈的致病性侵入机体后导致激烈的内环境失衡，以致机体对感染的应答失控，均有可能导致脓毒症。

（一）烧伤脓毒症的诱因

脓毒症多发生于危重烧伤和早期有较严重休克或复合伤的病人，免疫力低下为其内因，感染为其外因，感染绝大多数由细菌引起。如前所述，引发烧伤后脓毒症的细菌和细菌毒素的来源有两个方面：一方面是外源性感染，主要有创面感染、呼吸道感染、泌尿系逆行感染、导管性感染等，其中创面感染是诱发烧伤脓毒症最常见原因；另一方面是内源性感染，主要是肠道细菌内毒素移位引起。这与肠道黏膜屏障功能破坏有关。肠道黏膜屏障主要由三个方面构成。①机械屏障：由肠黏膜上皮紧密连接构成；②免疫屏障：由分泌型 IgA 和黏膜基底的潘氏细胞分泌的杀菌物质构成；③生物屏障：主要由肠道细菌间的微生物平衡构成。大面积烧伤后普遍存在肠道血供障碍，特别是当有休克时血供障碍更为严重。现已证明肠道血供障碍可以破坏肠道三个屏障功能，诱导细菌、内毒素易位，进而诱发脓毒症。

(二) 烧伤脓毒症的发病机制

脓毒症是细菌和毒素进入体内后诱导机体炎症反应的结果。其中发挥主要作用、研究也比较透彻的是细菌内毒素；参与炎症的主要细胞是单核－巨噬细胞（Mφ）。内毒素进入体内后，先与血浆中游离的脂多糖结合蛋白结合（LBP）。LBP 将内毒素转运至 Mφ 细胞膜上的内毒素受体 CD14 并与之结合，通过一系列信号转导诱导细胞激活，分泌炎症介质，诱导机体炎症反应。近年来发现 Mφ 细胞膜上具有内毒素受体功能的，除了 CD14 外还有 CD11b－CD18 和 Toll 样受体等，这些受体功能各有差异，其确切信号转导途径和效应尚未十分明了。在 Mφ 所释放的炎性介质中，以 TNF－α、IL－1、IL－6 的作用最为突出。其中 TNF－α 可能起核心作用。这些炎性介质，可进一步激活中性粒细胞、内皮细胞、淋巴细胞和血小板等效应细胞，释放化学介质或生物活性物质，如脂质介质、溶酶体酶、细胞因子（白细胞介素和肿瘤坏死因子等）、磷脂酶 A2 和肽类物质，引起发热、白细胞增高、心率呼吸增快等炎症反应，同时产生细胞毒作用、诱导微循环障碍、组织细胞代谢紊乱等。上述反应也可由细菌外毒素引发。

一般情况下，机体在炎症启动同时也有抗炎机制的激活，其中巨噬细胞产生的 IL－4、IL－10、IL－13 和 TGF－β1 被认为是最重要的抑炎因子。近年来发现，热休克蛋白在抑炎反应中发挥重要作用。机体炎症反应失控所致脓毒症不仅与细胞因子等炎症介质子过度表达、分泌有关，也与机体内源性抑制物产生相对不足有密切关系。内毒素除能通过激活 Mφ 产生炎性效应外，还是强有力的补体激活触发物，它可激活补体启动"瀑布效应"，诱导炎症反应。

细菌外毒素诱发脓毒症的效应与上述过程类似，但作用机制更为复杂。它可能先与淋巴细胞受体 TCR 结合，诱导 T 淋巴细胞，诱导 β－干扰素，进而激活 Mφ，产生炎症介质，介导炎症反应。

脓毒性休克的发病机制主要通过以下四条途径：①刺激神经系统，内毒素是神经毒，通过神经系统而发挥作用；②体液因素，包括血管活性物质、内源性介质和氧自由基；③细菌毒素对细胞的直接损害；④弥散性血管内凝血。

二、病理组织学变化

目前认为，细菌及其毒素可刺激体内单核－吞噬细胞系统分泌大量细胞因子，进而形成复杂的细胞因子网络，最终导致过度的炎症反应及组织损害。细胞因子包括白细胞介素（IL）、干扰素（IFN）、肿瘤坏死因子（TNF）－α、生长因子、转移因子、集落刺激因子、血小板活化因子（PAF），其中 TNF－α 起关键作用。感染可以触发炎症初期的炎症反应，但由于机体产生多种炎性介质所形成的瀑布效应，则可使炎症反应扩大甚至失去控制，最终导致以细胞自身性破坏为特征的全身性炎症反应。另外，机体炎症反应失控所致脓毒症不仅与细胞因子等炎症介质过度表达、分泌有关，也与机体内源性抑制物产生有关，如 IL－4、IL－10、IL－13、转化生长因子－β1（TGF－β1）等均能明显抑制单核巨噬细胞的致炎作用，表现在抑制 TNF－α 和 IL－1 的合成与释放。TNF－α 是介导多种细胞因子合成和严重感染并发症的关键物质，烧伤脓毒症动物血循环及主要脏器中 TNF－α 含量均可显著改变，与脓毒症的一系列病理生理异常有关。

在脓毒症发生发展过程中，机体内出现了广泛而复杂的细胞因子，它们之间形成了彼此交错的细胞因子网络，其中有的起促进（上调）作用，有的起抑制（下调）作用，它们之间的相互作用形成了许多正反馈，导致了所谓的"瀑布效应"。从而加重了机体损伤，而抑制因子如 IL-4、IL-10、IL-13 和 TGF-β1，可抑制多种细胞因子的产生，有利于维持体内炎性物质与抗炎物质之间的平衡。脓毒症可能除与细胞因子等炎性介质过度表达、分泌有关外，也与机体内源性抑制物产生不足有密切关系。

脓毒性休克与其他休克一样，都是有效的组织灌注不足，导致细胞缺氧引起的一系列病理生理变化。其主要特点是：体循环阻力下降，心排血量正常或增多，肺循环阻力增加，组织有效血流灌注减少等。主要包括：①心功能降低，早期可有一过性心功能指数下降，晚期可有不同程度的心力衰竭，心肌细胞出现严重的线粒体水肿、破裂；②肺的变化有两个特点，即肺动脉高压及肺毛细血管通透性增强，病人往往发生呼吸窘迫综合征；③肝可出现淤血或炎症病灶，肝细胞内溶酶体增大，胞质内形成大空泡，线粒体肿胀，化验检查出现肝功能异常；④肾血管收缩，肾小球毛细血管内有纤维蛋白沉着，使肾血流量明显下降，当缺血严重时，可引起肾小管坏死发生肾功能衰竭；⑤肠道细菌及内毒素可经肠黏膜进入血液循环，引起脓毒性休克。这在脓毒症的发生发展中占有相当重要的位置。另外，内毒素本身也可破坏肠黏膜的完整性，促使细菌及其产物被肠道吸收，使病人出现腹胀、肠鸣音消失等肠麻痹症状。

三、临床表现

脓毒症的临床表现大致如下。①一般指标包括：体温升高（>39℃）或过低（<36℃）持续 3d 以上、心率增快、呼吸增快、白细胞计数异常等；②炎症指标：血清 C 反应蛋白或前降钙素升高 >正常值 +2SD；③血流动力学指标：高心排血量、低末梢阻力、氧摄取率低下；④代谢指标：胰岛素需要量增高；⑤组织灌流：表现为皮肤灌流差，尿量减少等；⑥器官功能障碍：如尿素氮和肌酐升高、血小板数减少或其他凝血异常，高胆红素血症，神志障碍等。

从本质上讲，脓毒症系一种临床综合征，它包括多种症状、体征及实验室指标，它是一个疾病的症候群。基于这一认识，某些传统的观念将被改变。例如：当观察到某一患者脓毒症日趋加重，首先想到的应是患者机体反应加剧，而不一定就是感染加重。抗菌药物的正确应用只在一部分人中有效，而在另一些人中可能完全无效。同样，曾经认为是隐匿性或不可控制的细菌性感染造成的 MODS，实质是过度炎症反应引起的广泛的组织破坏。经典的抗感染治疗不足以遏制这一过程，把治疗的焦点集中在对整体器官功能的支持方面有其片面性。从总体看，防治策略应当是通过多水平阻断过度释放的炎症介质，抑制激活的炎症细胞；同时，积极补充内源性抑制物，尽可能恢复炎症介质与内源性抑制物的平衡，从而使炎症反应局限，并注重机体免疫功能的调理，以合理干预 SIRS 和脓毒症，防止 MODS 的发生与发展。

四、诊断标准

（一）脓毒症的诊断标准

1991 年美国胸科医师学会和危重病学学会（ACCP/SCCM）联席会议委员会经共同商讨，对脓毒症及相关的术语作出了明确定义，脓毒症（sepsis）指由感染引起的全身炎症反应综合征（systemic in flammatory response syndrome，SIRS），证实有细菌存在，或有高度可疑的感染灶，其诊断标准包括下列两项或两项以上体征：①体温 >38℃ 或 <36℃；②心率 > 90/min；③呼吸频率 > 20/min 或 PaCO$_2$ < 4.27kPa（32mmHg）；④外周血白细胞计数 > 12.0×10^9/L，或未成熟粒细胞 >10%。但在烧伤临床实践中证明此标准过于宽松，如按此标准判断大部分烧伤病人可诊断为脓毒症，但事实并非如此，解放军总医院第一附属医院柴家科等对此进行了修订，烧伤病人符合下述前四条中两条以上，再加上第五条中任何一条即可诊断烧伤脓毒症。即①体温 >39.℃ 或 <35.5℃，连续 3d 以上；②心率 >120/min；③外周血白细胞计数 >12.0×10^9/L 或 <4.0×10^9/L，其中中性粒细胞多于 80%；④呼吸频率 > 28/min；⑤烧伤临床症状：精神抑郁、烦躁或谵语；腹胀、腹泻或消化道出血；舌质绛红、毛刺、干而无津等表现。又经过九年的临床实践，1999 年某学者制定的烧伤脓毒症诊断标准仍不能全面反映临床实际，故在此诊断标准基础上补充 4 条标准。①胰岛素需要量增加；②高排低阻，氧摄取率降低；③血小板计数 <100×10^9/L 或其他凝血指标异常；④痂下组织细菌定量 >10^5/g，并有侵袭周围组织的现象。

（二）创面脓毒症的诊断

1. 创面表现

（1）细菌定量：痂下细菌定量 >10^{5}cfu/g。

（2）活检：侵袭邻近正常组织——创面活检，活组织中找到细菌。

2. 脓毒性反应的表现

（1）体温：往往突然升至 39℃ 以上，持续数天，可有寒战或体温降至 36℃ 以下，低体温常为革兰阴性杆菌感染的征象。

（2）呼吸：呼吸浅快，过度通气，进而为呼气性呼吸困难，如排除其他原因所致呼吸方式的改变，须考虑脓毒性反应所致。

（3）意识：一般开始为兴奋症状，以后转为抑制，表情淡漠，神志恍惚。

（4）腹胀：腹胀是严重感染的明显症状，可腹胀如鼓，肠鸣音消失，大量胃内容物潴留。

（5）出血倾向：出现紫斑、出血点，血小板降低是其原因之一。

（6）水肿：水肿回吸收前，表现水肿消退延迟，水肿回收后又出现水肿。

（7）舌象：舌质红绛，舌苔焦黄或焦黑，光剥少津，甚至干裂，尤其舌象变化具有早期诊断价值。

五、预防与治疗

烧伤后发生脓毒症的临床有关因素是多方面的，除与烧伤面积的大小、深度、伤员年龄、是否有吸入性损伤密切相关外，重度休克和全身感染是烧伤后脓毒症发生发展的两个最主要的因素。因此，明确了烧伤脓毒症的概念、诊断及其诱因后，重点就是消除脓毒症的根源，防治脓毒症。在临床上我们重点放在伤后早期脓毒症的防治，即如何在烧伤休克的复苏，内、外感染源的控制及处理以及内脏器官的功能保护和营养支持上采取更为完善、合理、有效的措施。

（一）脓毒症的预防与治疗

1. 保证防治休克质量是降低烧伤脓毒症的最重要措施之一。

（1）休克的危害在于：①持续低灌注导致组织氧传递下降，从而导致全身细胞尤其是内皮细胞缺氧损害和代谢障碍；②休克复苏带来的难以避免的再灌注过程能造成组织细胞的氧自由基损伤；③肠道缺血再灌注损伤尤其持久和严重，可损伤肠黏膜屏障功能，随之肠内细菌和内毒素进入血循环。

（2）伴随防治休克治疗的进步，直接死于烧伤休克的病例已很少见，但仍存在由于休克期处理不当，导致患者虽然度过休克期，但休克所造成的严重后果，为发生和发展烧伤脓毒症创造了条件。因此，要预防烧伤脓毒症，首先必须保证防治休克质量。认识到早期休克是脓毒症的重要诱因，针对休克的特点和危害，防治休克必须达到三个目标，并将之贯彻到临床实践中：①及时快速充分的液体复苏。这是因为烧伤后渗出速率最快的时间在伤后 0.5~2h，及时快速补液成为防治休克的最重要措施之一。充分的液体复苏要求在伤后 3~4h 输入总液量的 30%，伤后 8h 输入总液量的 60%~65%，使尿量达到 80~100ml/h，使各项指标迅速恢复至生理水平，保证了广泛的组织氧供。②迅速恢复肠道血供。烧伤后有效循环血容量降低，循环总量将发生重新分布，以保证心脑等生命器官获得较充分复苏，使血流动力学指标恢复生理值。但肠道缺血仍持续 2~3d，而肠道缺血性改变势必导致需氧较高的黏膜损伤，以致肠黏膜功能损伤，有利于肠道细菌和内毒素移位，因此，以纠正组织缺血缺氧为目标的抗休克治疗，必须重视恢复肠道血供。应使用 pHi 胃管监测烧伤早期胃肠血流，在适当大量补液的同时对大面积深度烧伤病人添加山莨菪碱 20mg，每日 3~4 次。实践证明该药物能舒张收缩的肠黏膜血管，迅速提高 pH 值，使肠道血供在短时间内获得恢复，减轻黏膜损伤，在一定程度上保护肠黏膜屏障，阻止了肠腔内细菌源源不断地进入血循环。③防止氧自由基损伤。采用 Swan-Ganz 导管对危重烧伤病人行血流动力学监测，指导烧伤休克补液。将补液系数提高至 2.0，尿量达 80~100ml/h，使 CO 等各项循环指标恢复至生理水平，保证广泛组织的氧供。鉴于复苏措施使组织血供恢复，而恢复血供即组织再灌注可产生氧自由基损伤。实践证明，维生素 C 和甘露醇的联合应用可较好地防止氧自由基损伤并能预防组织细胞损伤，保护脏器功能。同时临床实践也证明，这些药物可以明显减轻处于防御第一线的中性粒细胞功能的损伤，从而有助于预防烧伤脓毒症的发生。

2. 尽早封闭烧伤创面，从源头上防治脓毒症　深度烧伤，尤其是大面积深度烧伤，是导致机体病理生理变化的根源，是引发免疫功能异常、高代谢的诱因，更是感染的直接原因和诱发脓毒症多器官功能障碍综合征的根本原因。研究发现，烧伤坏死组织切除之前血液中的 IL-6、IL-8、TNF-α 和 LPS 水平都明显高于坏死组织切除后，而随着感染组织的清除，烧伤创面的覆盖，脓毒症得到控制，器官功能障碍也得到改善，同时血浆中 IL-6、IL-8、TNF-α 和 LPS 水平也明显回落。可见及时清除坏死、感染组织并封闭创面，在烧伤创面脓毒症的救治中至关重要。大量坏死组织的存在是创面感染和脓毒症的根源。因此，及早清除创面坏死组织是削弱炎症反应、防治创面脓毒症的关键措施。开展休克期切痂，在细菌感染来临之前大大减少了坏死组织的量，因而可在一定程度上阻止创面脓毒症的发生。

3. 早期肠道喂养，避免生理无效腔形成　病人入院后即置入十二指肠喂养管，根据病人胃肠道耐受情况用营养泵持续泵入营养液，如乳果糖、谷氨酰胺、精氨酸等。肠道营养配方中可包含麦滋林（一种可被肠道分解吸收的谷氨酰胺多倍体），避免了肠黏膜萎缩，保证了其屏障功能。

4. 脏器功能支持与保护在防治脓毒症中起重要作用

脓毒症病人一旦出现器官损伤和功能障碍的表现，无论器官损伤或功能障碍多轻微，即应采取更加积极、强有力的支持方案处理。

（1）药物治疗：①重度烧伤患者使用毒毛旋花子苷 K、1，6 - 二磷酸果糖或参脉注射液以辅助心功能；②多巴胺，2 ~ 12μg/（kg·min），用于调整胃肠道、肾等内脏低灌注；③对脓毒症休克血小板明显减少的患者辅以双嘧达莫，以防治冠脉循环功能不全，抑制血小板聚集；④甘露醇、连续肾替代治疗（CRRT）保护肾功能，避免肾毒药物的应用；⑤谷氨酰胺保护肠黏膜；⑥乌司他丁抗炎保护脏器功能。

（2）其他治疗：①对于头面、颈部严重烧伤或中度、重度吸入性损伤、呼吸功能不全、脓毒症休克患者，一入院就应果断行气管切开，以保证呼吸道通畅；②$FiO_2/PaO_2 < 300$ 时给予导管吸氧、雾化吸入湿化呼吸道以及气管冲洗；③当 PaO_2 降至 70mmHg 以下时，对导管给氧尚不能纠正低氧血症患者，及时应用呼吸机支持、辅助呼吸、呼气末正压通气，配合雾化吸入和气管内冲洗。机械支持不宜历时过长，一旦呼吸功能好转，血气指标改善，就应果断撤机，防止因呼吸机使用时间过长而导致继发肺部感染等其他并发症的发生。

5. 重视营养代谢支持与调理在防治烧伤脓毒症中的作用

营养支持与调理在烧伤脓毒症的防治中占有重要地位，也是防治感染的重要环节。烧伤所致的内环境紊乱，炎症介质的过量释放，往往使机体处于高代谢或高分解代谢状态，尤其是合并脓毒症时高代谢反应更为显著，机体的消耗更加严重，此时机体往往处于负氮平衡状态。若体重较伤前降低 10%，则发生感染的机会明显增加，当体重降低 40%，体内蛋白质的丧失量将达到机体总蛋白的 1/4，可危及生命。由此可见，卓有成效的营养支持和调理是挽救烧伤患者生命的重要措施之一。

在烧伤营养支持与调理中经口摄入是最好的途径，最符合生理要求。根据能量代谢的需要摄取各种营养成分和水分，保证蛋白、脂肪、糖及各种维生素、电解质、微量元素不致缺乏。然而，严重烧伤患者胃肠道功能往往不佳，单由经口饮食难以达到能量所需，因而需实施静脉营养。实践证明，静脉营养无法补充肠道黏膜代谢所需的谷氨酰胺，单纯静脉营养可引起肠黏膜萎缩，同时旷置的肠道容易形成菌群紊乱，这是导致肠道细菌、内毒素移位引发高代谢的重要原因。解放军总医院第一附属医院提倡患者入院后即置入十二指肠喂养管，根据患者胃肠道耐受情况用喂养泵持续泵入营养液。

（1）GIK 溶液：G 代表葡萄糖（glucose），糖类中葡萄糖最符合人体生理要求，能被所有器官组织利用，是肠外营养的主要能源。工代表胰岛素（insulin），严重烧伤后机体内分泌和代谢功能紊乱，胰岛素分泌减少，周围组织对胰岛素产生抵抗（insulin resistance），儿茶酚胺、皮质醇、胰高血糖素分泌增加，使机体对输入的葡萄糖利用率下降，因此通常需由外源性补给胰岛素，以改善细胞膜对葡萄糖的通透性，有助于糖被吸收氧化和糖原合成。K代表钾离子，细胞合成需要 K +，糖和胰岛素促进细胞代谢的同时，也将 K +带进细胞内，因此需要增加钾盐。

（2）脂肪乳剂：输入脂肪的目的是为机体提供能量，以及生物合成用的碳原子和必需的脂肪酸。脂肪乳剂的优点：①供热能值高，每克脂肪代谢后可供热能 38 ~ 39kJ（9.1 ~ 9.3kcal），10% 脂肪乳剂所含热能是等渗葡萄糖液的 5 倍余，且不从尿便中排出，全部被机体利用；②渗透效应小，无刺激血管内膜作用，故可经周围静脉输入；③能提供亚油酸等必需脂肪酸，防治因缺乏必需脂肪酸所致的皮炎、湿疹、生长不良等并发症；④脂肪作为脂溶性维生素的载体，有利于吸收利用维生素 A、维生素 D、维生素 K 和维生素 E 等脂溶性维生素；⑤脂肪代谢后的呼吸商（0.7）低于糖（1）和蛋白质（0.9），不增加肺功能负担；⑥与氨基酸联合应用，可提高氨基酸的利用率，节氮效应明显。其节氮作用必须有两个前提：一是在葡萄糖供能的基础上；二是有外源性氮源补充，缺一则无节氮作用。

（3）氨基酸：氨基酸是蛋白质最简单的结构单位，复方氨基酸注射液是肠外营养唯一的氮源。

高代谢、高消耗是大面积深度烧伤伤员重要的代谢特征之一。尤其是脓毒症时的代谢具有"自噬"性和强制性的特点，这种促进体内蛋白分解、抑制糖和脂类利用的高代谢反应，可使机体在短期内迅速陷入营养不良和负氮平衡，组织器官以及各种依赖酶的结构和功能均会全面受损。脓毒症病人的合理营养支持与代谢调理是治疗脓毒症、防止病情恶化的重要手段之一。而对烧伤脓毒症病人能量消耗的及时监测，了解其能量代谢特点是合理营养支持与代谢调理的前提。而以往决定烧伤脓毒症病人的能量需要量，采用公式推算，有估计的缺点，应尽可能使用代谢车测定病人当时的能量消耗，根据测定结果给予必要的调整，从而达到合理的补充。

使用重组人生长激素可改善烧伤后高代谢，降低静息时能量消耗（REE）水平，增加蛋白合成代谢。生长激素（GH）是由 191 个氨基酸组成的单链多肽，是垂体中含量最多的激素。GH 的靶组织比较广泛，成纤维细胞、淋巴细胞、血管内皮细胞、脂肪细胞等都存在 GH 受体，对全身很多组织的糖、蛋白、脂肪、磷及水盐代谢均能发挥调节作用。GH 对蛋白质代谢的影响主要通过胰岛素样生长因子 –1（IGF–1）发挥作用，GH 刺激 IGF–1 的合成与释放，IGF–1 对肌肉有很强的合成代谢效应，抑制蛋白质分解。GH 能增加氨基酸的摄取和细胞增生，促进骨骼肌蛋白合成，减少尿氮的排出，改善正氮平衡。危重烧伤病人在营养支持的同时，于切痂植皮手术后每日皮下注射 GH0.3～0.6U/kg，连续 10～14d，可见血浆蛋白升高，创面及供皮区愈合速度加快，感染及并发症减轻，精神及食欲好转，住院日缩短，总的住院费用节省。有的例可能出现一过性血糖升高，可增大胰岛素的用量对抗血糖升高，停药后血糖即可恢复正常。

6. 审慎使用抗生素

（1）抗生素在大面积深度烧伤后侵袭性感染的预防和控制方面有不容忽视的作用，但其应用须审慎合理。不合理的抗生素应用将引发更难应对的耐药菌感染甚至二重感染，其后果不良。注意抗生素应用时机和时限，控制抗生素使用数量、剂量及时间，减少医源性脓毒性感染的发生。当前烧伤临床使用抗生素存在不少问题，主要表现为以下几个方面：①适应证掌握不严；②选择用药不合理；③联合用药搭配不当；④用药方案不合理；⑤监测不够，无的放矢。

（2）抗生素治疗一般是在获得细菌培养药敏结果之前开始的，属经验性用药。一般来说，烧伤病人同时表现有精神抑制、低体温、白细胞计数降低，多为 G－杆菌感染；而精神兴奋、烦躁不安、高热不退、白细胞计数剧增，多为 G＋球菌感染。临床工作中常有混合感染，临床表现复杂，要根据病人以往使用抗生素的情况、临床表现，综合分析判断，施以相应的抗生素治疗。同时应收集各种标本作细菌培养及药敏试验，根据结果进行针对性用药。

选用抗生素后要严密观察病人的治疗反应，使用 3d 对疗效做出评价，不宜频繁变更。

（3）大面积深度烧伤患者早期入院时选用抗生素时要考虑来自肠道的病原菌，应选用主要针对革兰阴性杆菌兼顾革兰阳性球菌的抗菌药。住院患者要根据本烧伤病房常见病原菌的耐药状况或细菌培养药敏结果，选用杀菌性强、毒性作用小、耐药菌株少、相对广谱的杀菌抗菌药。选用一种有效抗菌药，至多选用两种联合应用，使用常用剂量静脉给药。

7. 冲击疗法　对烧伤创面脓毒症，尤其是合并 MODS、脓毒症休克患者，在强有力地抗生素使用情况下，应用大剂量地塞米松、山莨菪碱和双嘧达莫短程联合治疗，可有效改善机体状况，为后续治疗赢得时间。

8. 血液滤过在防治烧伤脓毒症中的作用　烧伤脓毒症病人体内可产生多种炎性介质，一旦形成瀑布效应，不断扩大、失控，而不能得到有效遏制，必将导致多器官功能障碍综合征的发生。针对严重烧伤脓毒症状态下的炎性介质过度释放，使用血液滤过治疗能有效地清除部分循环中的炎性介质，如外周血炎性介质 IL-1、IL-6、IL-8 和 TNF-α 浓度降低的同时，在滤液中亦可检测到同样的炎性介质。血液滤过过程中或滤过后脓毒症病人临床症状明显好转，主要表现在精神症状减轻，高热的体温有所降低，血流动力学趋于稳定，动脉血氧分压、氧饱和度回升，氧摄取率提高，这为进一步治疗奠定了基础，赢得了时间。

9. 中医中药的应用　中医中药为我国的医药宝库。目前已有些单位在临床上应用活血化瘀的法则或是大黄制剂来治疗脓毒症，收到一定的疗效。相信并期在深入研究后，在防治脓毒症和 MODS，尤其是免疫功能调节等方面，可发现有效的治疗途径。

（二）脓毒症并发症的防治

1. 高钠血症的防治

（1）高钠血症（血钠浓度高于 150mmol/L）是烧伤脓毒症病人的常见并发症，其病死率高达 80%，这比其他疾病引起高钠血症 75% 的病死率还要高。目前由于对严重烧伤合并高钠血症的病因、发病机制尚不清楚。以往对其治疗临床上采取的主要措施是：①限制钠盐入量。②补充水分的同时使用利尿药以增加血钠的排出量。③使用醛固酮对抗药，如螺内酯，也常使用直接抑制 Na+-K+ 交换的药物如氨苯蝶啶，通过保钾排钠的利尿作用以使血钠浓度降低。这些措施在降低高钠血症中虽起到一定作用，但在相当多的病人中却效果不显著。笔者的高钠血症临床资料就说明了这个问题，以往只要外周血钠离子浓度大于 160mmol/L、持续不降者，无一例病人救治成功。④腹膜透析相对安全和简便易行，其缺点是清除效率较低。对于特大面积烧伤患者，腹膜透析需经过烧伤创面，极易导致腹腔内感染的严重并发症。⑤传统的血液透析疗法需常规应用抗凝血药，但容易导致大面积烧伤患者致命的出血并发症。

（2）近些年来，应用血仿膜肝素吸附无肝素血液透析治疗烧伤患者高钠血症，较有效地降低了由高钠血症导致的病死率。血仿膜吸附无肝素血液透析的基本原理是通过带正电荷的血仿膜与带负电荷的肝素分子结合，肝素吸附于血仿膜，而透析过程中抗凝血药不进入人体循环，从而避免了对凝血系统的干扰，故该方法适用于凝血机制障碍的高钠血症患者的治疗。笔者的临床经验证明，无肝素血液透析疗法解决了传统的血液透析法需要常规使用抗凝血药、对大面积烧伤患者凝血功能造成影响、导致出血并发症这一致命的难题，同时在较短的治疗周期中可获得明显的疗效。

（3）值得强调的是，高钠血症病人病情进展迅速，应尽量缩短外周血高钠血症的持续时间，同时又要防止血钠浓度的急剧变化。因此，置换液钠离子浓度与血钠浓度应保持相对稳定的梯度差，从而使病人外周血钠离子浓度以相对稳定的速度逐渐地降低，使血液和细胞外液、细胞外液和细胞内液之间始终保持较小的渗透压差，以避免渗透压的急剧变化带来的不良后果。

2. 脓毒症并发 DIC 的治疗

尽管导致 DIC 的原发病多种多样，诱发 DIC 的途径与机制也不完全相同，但一旦发生 DIC，它们的发展规律仍然是大同小异的。因此对于 DIC 来说，病因学防治的特殊性强，但发病学治疗则共同性较大。

（1）原发病因治疗：及时正确治疗原发病，尽速去除引起 DIC 的病因，这是治疗 DIC 的基本措施。临床研究表明，大多数感染引发的 DIC，早期只要及时有效地控制感染，无需使用抗凝血药，DIC 即可自停。对于不同细菌感染所致的脓毒症，正确使用足量有效的抗生素是十分重要的。其次，适当地采用对抗或清除致病成分（如内毒素、肽聚糖等）的措施，以及设法促进促炎/抗炎平衡。对于防治感染所致脓毒症并发 DIC 而言，更应积极考虑与及时正确处理。

（2）生命支持措施：包括补充血浆容量，解除血管痉挛或无反应状态，维持电解质与酸碱平衡，给氧和保证气道通畅，保护生命重要器官功能。

（3）阻断微血栓形成：中断血管内凝血过程是阻断微血栓形成的基本措施。

1）肝素：肝素抗栓机制包括：①通过与抗凝血酶结合，灭活凝血过程中的丝氨酸蛋白酶（凝血酶、因子 Xa、因子 IXa、因子 XIa、因子 $VIIa$ 等）；②刺激血管内皮细胞表面组织因子途径抑制物（TFPI）释放；③抑制组织因子（TF）表达。

2）抗凝蛋白：包括抗凝血酶（AT）、TFPI、活化蛋白 C（APC）。

3）水蛭素：水蛭素作为一种抗凝中药，已有悠久历史，其对凝血酶具有选择性抑制作用，这一作用并不依赖于抗凝血酶。

4）消除已形成的微血管栓塞问题：DIC 时一般不主张使用纤溶药，因为随着 DIC 进行，机体必然出现继发性纤溶亢进。在 DIC 晚期，继发性纤溶通常是出血的主要原因，但若有广泛而严重的微血栓形成且伴有纤溶受抑制时，可慎用促纤溶药。应用尿激酶或链激酶静脉滴注，必须严密监测出血并发症。

（4）积极处理出血倾向：若 DIC 患者出现出血倾向，应迅速地针对原因给予积极处理。包括补充耗竭物质及抑制残存纤溶活性问题。

（三）脓毒症休克的治疗

脓毒性休克的病理生理变化包括一系列复杂的环节应针对这一切采取治疗措施，主要有 3 条原则：①消除感染源；②增加组织的血流灌注，正确使用血管活性药物，补充血容量控制弥散性血管内凝血；③纠正器官功能失调及代谢紊乱。

脓毒性休克是全身性脓毒症的特殊类型，是感染所致 MODS 的一个发展阶段。因此，对脓毒性休克的治疗是防治 MODS 的一个重要组成部分。对脓毒性休克的治疗应从损伤出现的即刻开始。如病人呈现脓毒性休克症状，则首先应加强液体复苏，使中心静脉压达到 8～12mmHg，平均动脉压达 65mmHg，尿量 >0.5ml/（kg·h），中心静脉或混合静脉血氧饱和度 >70%。升压药以异丙肾上腺素 0.01～3μg/（kg·min）为佳，也可伍用盐酸多巴酚丁胺。严重的脓毒症有时可并发高钠血症，如用一般的措施不能改善，可施行血仿膜肝素吸附无肝素血液透析或连续肾替代治疗（CRRT），后者的流量可 > 300ml/min。滤液 > 70 ~ 80L/d，滤膜面积 1.6m²，不仅能纠正高钠血症，而且对脓毒症也有一定的疗效。

（四）严重脓毒症的治疗

大面积深度烧伤后出现大面积创面严重侵袭性感染而并发严重脓毒症，最确切有效的措施是通过快速静脉推入地塞米松 100mg、双嘧达莫（潘生丁）100mg、山莨菪碱 40mg 以改善全身情况（使血压趋于平衡，脓毒症症状获得改善，末梢血血小板数上升，出血倾向消失），不失时机地施行手术，立即切除所有已有侵袭性感染的创面，然后予以植皮、封闭创面。

上述三种药物的作用分别是：①严重脓毒症时，病人肾上腺皮质对促肾上腺皮质激素丧失反应性，因此患者有相对的糖皮质激素缺乏症，加之小动脉对升压药的反应性丧失，供应大量糖皮质激素可以予以纠正。同时糖皮质激素可抑制 NF－κB 的活化，有益于控制全身炎症。②双嘧达莫为花生四烯酸代谢中环氧合酶（COX－2）的抑制剂，除抑制血栓烷产生外，尚可驱散聚集的血小板。③山莨菪碱则起到改善微循环的功效。但这些药物的作用是短暂的，因此当病人的脓毒症症状获得改善时，应立即进行手术，不可丧失时机。

（鲁志炜）

第二节　多器官功能障碍综合征

20 世纪 70 年代初，一种新的临床综合征在外科领域引起人们的重视，即当全身或某个器官遭受严重创伤打击后，能导致远隔器官的功能相继损害，以致衰竭，造成很高的死亡率。Tilney 首先较详细地描述此症，称之为叙贯性系统衰竭，随后，Baue 和 Eiseman 等将其作为一个新的综合征正式命名为多系统器官衰竭（MSOF）和多器官功能衰竭（multipleorganfailure，MOF）。美国胸科医师学会（ACCP）和危重病医学会（SCCM）联合倡议将 MOF 改称为多器官功能障碍综合征（MODS）。这一更名体现了对该综合征更深入地了解和认识，更准确地反映其进行性和可逆性特点，即器官衰竭只是各种严重伤病中一系列病理过程的终末阶段，此前，往往先出现器官功能障碍或不全。新的命名，有利于对该综合征及时诊断和实施较早的干预，从而尽可能的改善其预后。

一、MODS 的基本概念

对 MODS 概念的理解，虽然可以简单地被定义为"同时或相继发生的 2 个或 2 个以上器官或系统功能不全或衰竭"，但这一定义有两个很大的缺陷：①不能区别 MODS 与其他种类的器官衰竭。因为仅就器官衰竭而言，许多病理情况下均可发生。如早在 MODS 提出以前，即已存在诸如"肝肾综合征"、"肝性脑病"、"肺性脑病"、"心源性肺水肿"等涉及多个器官衰竭的诊断。此外，如多发伤暴力直接作用于多个器官时，病员濒临死亡前或长期慢性疾病器官功能退化失代偿时，都可以出现多个器官衰竭，但都不属于 MODS 的范畴；②过于强调器官衰竭这一终点，不能全面反映 MODS 的发生发展过程。因为如果强调以器官衰竭作为诊断标准，那么诊断成立时，患者几乎已无存活的希望，这种晚期诊断，难以指导 MODS 的早期临床防治，也不利于 MODS 早期诊断和发病机制研究。另外，器官衰竭仅是 MODS 的临床特征之一，在 MODS 发生发展过程中还表现为失控的全身炎症、高动力循环状态和持续高代谢等临床特征，这些特征理应在 MODS 诊断标准中有所体现。

根据日前的最新认识，MODS 很可能是由创伤、休克、感染和炎症等打击导致失控的全身炎症和组织氧代谢障碍引起的急性全身性器官功能损害，以至衰竭。MODS 的发展，是一个由 SIRS 或脓毒症－MODS－MOF 的动态的病理发展过程，各阶段间缺乏明显界限。可能在 SIRS 早期就有了血管内皮或细胞结构的损伤，但临床上尚缺乏测定方法。因此，只能宏观上认识其相互关系。将 MSOF 更名为 MODS，就是为了纠正既往过于强调器官衰竭程度，而着眼于 SIRS 发病的全过程，重视器官衰竭前的早期预警和治疗。

MODS 可分为原发和继发两种。原发性 MODS（也称单相速发型），是由某种打击直接造成的器官损伤，可以没有明显的炎症反应。继发性 MODS（又称双相迟发型）是某种打击在导致 SIRS（全身炎症反应综合征）基础上发展的结果，器官衰竭只是其晚期表现。此时，SIRS 是基础，全身性感染与免疫功能低下是 SIRS 的后续过程。继发性 MODS 就是这种 SIRS 或脓毒症持续发展造成的一种最严重后果。

二、MODS 的临床特征

根据 Deitch 的总结，MODS 主要特征有：①器官衰竭通常不是来自原发伤；②从原发伤到发生器官衰竭在时间上有一定间隔；③并非所有患者都有细菌学证据；④30% 以上患者临床或尸检无病灶发现；⑤明确并治疗感染未必能改善患者存活率。

大多数创伤后 MODS 患者在发病过程中历经了创伤性休克和失控炎症两次打击或应激过程。患者在原发性打击过程中，经历了较长时间的低血容量休克和血容量恢复所致的再灌流损伤，也常有复苏不全或延迟的情况，数天或数周后，患者又经受了再次打击（常见于感染、肠源性脓毒症等），从而出现高代谢、高动力循环、过度炎症等 SIRS 症状。

SIRS 的持续失控发展，必然过渡到 MODS 阶段，此时一些系统、器官的功能障碍常按一定顺序表现出来。肺脏是最常见或最先受累的器官。由于肺脏不仅是气体交换的场所，而且是一些激素和介质产生或灭活的场所。肺脏功能障碍不仅导致全身氧供减少，细胞氧代谢障碍，而且可以造成血液循环中某些介质如激肽、5－羟色胺和血管紧张素等含量的改变。肠黏膜功能在 MODS 发病过程中较早受损和衰竭，由于胃肠道是人体内最大的细菌和内毒素库，肠屏障受损能引起肠道细菌转移和门静脉内毒素血症，从而激活肝脏单核－巨噬细胞系统，启动全身炎症反应。随着 MODS 的进展，常可出现肝肾衰竭及胃肠道出血，而心血管或血液系统衰竭一般是 MODS 的终末表现。

此外，MODS 还有以下特点：①在病理学上，MODS 缺乏特异性，主要发现是广泛的急性炎症反应，如炎细胞浸润、组织细胞水肿、器官湿重增加等。休克则以缺血坏死为主；慢性器官衰竭则以坏死增生为主，同时伴有器官萎缩、纤维化；②MODS 往往来势凶猛，病情发展急剧，难以被迄今的器官支持治疗所遏制，病死率很高。相比之下，器官的直接损伤只要不是立即致命，经过及时的外科修复和适当的器官支持，通常可以获得较高的生存率；慢性器官衰竭也可通过适当治疗而反复缓解，使患者获得较长的生存期；③MODS 虽然十分凶险，但毕竟是炎性损伤，只要能有效地遏止炎症的发展，有希望逆转，而且一旦治愈，临床上一般不会遗留器官损伤的痕迹或转入慢性病程。

三、MODS 的诊断

根据对 MODS 概念、发病过程和临床特征的重新认识，近年来提出新的 MODS 早期诊断依据：诱发因素 + SIRS + 多器官功能不全，即：①存在严重创伤、休克、感染及大量坏死组织存留或急性出血性胰腺炎、病理产科等诱发 MODS 的病史或病因；②存在持续高代谢和高动力循环等全身炎症反应或脓毒症的表现及相应的临床症状；③存在 2 个以上器官或系统功能不全。上述 3 项内容中，诱发因素通过详细的体检和病史收集不难获得，而后两项内容的具体化对临床早期诊断至关重要。根据临床和实验研究证实，过度的全身炎症、高动力循环状态和持续高代谢是 SIRS 典型和突出的表现。

SIRS 的诊断标准：在有致病因素情况下，出现下面 2 种或 2 种以上表现即可诊断：①体温 > 38℃，或 < 36℃；②心率 > 90 次/min；③呼吸频率 > 20 次/min，或 $PaCO_2$ > 32mmHg（4.3kPa）；④白细胞计数 > $12/10^9$/L，或 < $4/10^9$/L，或杆状核 > 0.10。

对于 SIRS 除临床表现外，在实验室早期诊断指标方面，现多推荐动态监测患者血中内毒素、补体 C_{5a} 和细胞因子（TNF、IL－1、IL－6 和 IL－8）水平。对于器官功能不全的早期实验室诊断，现认为监测胃肠屏障和肺血管内皮等"敏感器官"的功能损害有重要意义，并提出胃肠黏膜内 pH、血中二胺氧化酶、尿中乳果糖/甘露醇比值以及血中血管紧张素转换酶和Ⅷ因子Ⅳ抗原等预警指标供临床参考。

四、MODS 的防治

1. 及时有效地复苏休克、减轻缺血和再灌流损害　烧伤后若能迅速合理补液，多数患者能平稳度过休克期，若对烧伤休克处理欠妥，它所造成的后果将为发生和发展脓毒症和 MODS 奠下关键性的基础。为了尽可能消除或减轻烧伤休克对机体的有害影响，必须在防治休克时达到 3 个目标：①及时、快速、充分的液体复苏，使心排量等各项血流动力学指标迅速恢复至生理水平，保证广泛组织的氧供；②迅速恢复肠道血供。既知休克时肠道血供锐减，且持久不能恢复正常，导致需氧较高的黏膜损伤，因此，应强调研究恢复肠道血供的措施；③防治氧自由基损伤。鉴于复苏使组织获得灌流，产生氧自由基，触发广泛组织尤其是肠黏膜的氧应激损伤，因此在防治休克时应重视消除氧自由基，在复苏方案中引入氧自由基清除剂和钙离子拮抗剂等复合措施将是有益和必要的。

2. 防治感染　感染是烧伤患者的严重并发症，成功地防治感染，能有效地降低 MODS 发生率，烧伤感染主要来自创面。在不影响治疗休克的前提下，烧伤应尽可能清洁创面，清洁创面上的异物和脱落的腐皮，保留Ⅱ度完整的水疱皮，局部使用有效广谱抗菌药物。创面已经感染，应定期监测细菌的变化，采用敏感抗生素。及时清除感染病灶。感染来自化脓性静脉炎者，应予高位结扎，切除病变静脉，开放引流。注意防治内源性（胃肠道、呼吸道、泌尿道）感染。尽早开始胃肠道营养，对保护胃肠道黏膜、改善胃肠道血流、减少应激性溃疡、防止肠源性感染，均有一定作用。伴吸入性损伤者，要加强气道管理。要及时清除患者血浆中导致炎症综合征、脓毒症的各种溶质，吸附内毒素等，为达到这一目的，血液净化系统的应用是可行的。

3. 血液净化技术的应用　血液净化技术在 MODS 的治疗中主要达到两个目的：一是利用血液净化方法去除循环中的细胞因子从而达到减轻和治疗 MODS 的目的。其次，利用血液净化技术可将由于 MODS 导致的肾衰竭不能从尿中排除的有毒物质排出体外。应用血液净化技术去除循环中的细胞因子及炎性介质始于 20 世纪 90 年代，通过动物试验发现多黏菌素 B 能使细胞因子及炎性介质固定于灌流柱内，不进入患者体内循环系统，对内毒素包括 TNF、IL-1、IL-6、IL-8 等炎性介质的吸附效果十分明显。采用持续血液吸附技术，可以持续对内毒素进行吸附，直至原发病得到有效控制，内毒素生成减少为止。临床上患者应用血液净化技术后，监测发现动脉血压上升、肺动脉压下降、氧合指数上升、血清 IL-6 和 IL-8 下降，这些细胞因子的下降与临床症状的改善密切相关。证实血液净化技术的合理应用，可明显改善患者的救治水平。

4. 尽早切痂，消灭创面　烧伤创面不仅是烧伤早期发生损害性炎症反应的基本原因，而且在其愈合前的漫长病程中，烧伤创面的坏死组织 - 焦痂或痂皮，还是病原微生物赖以生存繁殖、侵入人体的物质基础条件，它仍将释放众多毒性物质，激发炎症介质释放，参与 MODS 发病。因此，尽早切除坏死的深度烧伤创面，有条件者，可将深度烧伤创面一次性切除，用自（异）体皮全创面覆盖，也是防治烧伤 MODS 的基本措施。

5. 心肺支持　心肺支持应从伤后即开始，并贯穿 MODS 始终。即使处于高动力循环状态，给予正性心肌药物仍是必要的，同时应注意维持足够的循环血量，注意血流动力学监测。由于这类患者交感兴奋性增强，加上代偿的需要，因此，实际容量要比压力所作出的反应要小。将各压力参数维持略高水平可能更符合机体的实际需要。除非出现严重低血压，不要轻易使用缩血管药物，以免加重左心后负荷或影响内脏灌注。

采用呼吸机对伤员进行容量控制呼吸加呼气末期正压呼吸（PEEP）是目前呼吸衰竭治疗的主要方法。治疗要及时，撤机要凭指征，在未控制感染前不要轻易撤机。加强气道湿化吸痰和气道冲洗。尽量使伤员采取半卧位，避免长时间吸 50% 以上的高浓度氧。吸入一定浓度的 NO 对呼吸衰竭可能有良好治疗作用，有待深入研究以便确切评价。

6. 尽早实施肠道营养，降低代谢率　研究证明，早期肠道营养可保护胃肠黏膜。肠道饮食对维持胃肠黏膜完整性及其功能至关重要。肠道本身的营养需要大而特殊，谷氨酰胺及酮体是肠道最佳的"呼吸燃料"，而葡萄糖和脂肪酸几乎不被肠道细胞所利用。禁食后，即使补充静脉高价营养，肠道也无法得到所需的特殊营养物质。早期肠道营养还通过提供大量代谢底物，增强肠黏膜屏障功能，使内源性炎症介质释放减少等作用降低烧伤后高代谢。

MODS 是危重患者死亡的重要原因，尽管早期液体复苏，抗生素治疗，代谢支持及重要器官支持性治疗均到位，仍无法使死亡率有显著性的下降。目前，认为严重感染所诱发的全身性炎症反应及器官功能损害，其本质在于机体过度释放众多介质引起炎症反应失控和免疫功能紊乱，炎症反应和免疫功能抑制并存的矛盾直接影响 MODS 的发生、发展过程。MODS 的治疗除了控制感染、妥善供养、支持治疗外，还应设法阻断或抑制炎症介质及其连锁反应，同时积极恢复机体自身的免疫调控能力，以合理干预炎症反应的病理生理过程，防止 MODS 的恶性发展。

五、肺功能不全

严重烧伤、感染、休克等并发的 MODS，肺脏是最常见或最先受累的器官，因为肺脏是气体交换的场所，也是一些激素和介质产生或灭活的场所，在 MODS 各器官病变中，肺的病变较其他器官研究的更为深入。急性呼吸窘迫综合征（ARDS）在 MODS 中的发生率最高，而且往往最早，其主要临床表现为低氧血症或伴有高碳酸血症。

（一）病因

与下列因素有关。

1. 吸入性损伤　烧伤时吸入蒸气或有强烈化学毒性的烟雾，直接损害肺部组织，是烧伤后急性呼吸功能衰竭的最主要原因。因其直接损伤呼吸道和肺，因而与体表烧伤所致的呼吸功能衰竭有一定差别：①吸入性损伤主要为热力和烟雾等理化因素对肺的直接损害所致；②肺水肿出现较早，病程发展较快，一般为伤后数小时至 3～4d；③呼吸衰竭的原因，除了肺水肿等肺实质病变外，尚有气管、支气管损伤或阻塞等因素。这是体表烧伤并发的呼吸功能衰竭一般所不具有的；④伤后呼吸功能障碍多为持续进行性加重，直至发生衰竭，而无明显的缓解期。因而吸入性损伤所致呼吸衰竭的病情更为严重，死亡率也更高，可达 70%以上。

2. 休克　烧伤休克时，交感、肾上腺素系统和肾素—血管紧张素系统功能亢进，使肺血管收缩，造成肺毛细血管静水压增高；同时周围血管阻力也增高，使左室后负荷加重，左室舒张末压上升，致肺毛细血管内压增加。休克时肺组织血液灌流减少，以及复苏后的再灌注损害，损伤肺毛细血管内皮细胞，使之通透性增加；烧伤后体内炎症反应失控，炎症介质大量释放，可直接或间接增加肺毛细血管通透性，或使肺血管收缩等，均将导致肺充血、水肿。

3. 大量输血输液　烧伤早期复苏补液过量或短时间内补液过快，特别是有右心功能不全者，易并发肺水肿；并发肾衰竭者，补液不当，也易并发肺水肿；伤后输入库存血液，大量颗粒物质存积于肺，产生微血栓，库存血的血小板易被破坏，释放血管活性物质，均可引起肺水肿。

4. 感染　严重肺部感染是烧伤后呼吸衰竭的重要原因。严重烧伤后，尤其是吸入性损伤后，肺部感染可予数小时内发生。全身性感染时，也易发生肺部感染。

（二）病理变化

病变早期，肺体积增大，重量增加，瘀血呈暗红色，可见出血斑点，有水肿液体流出；病程持续发展，至后期瘀血、水肿减轻，肺间质及肺泡纤维化严重，使体积变小、变硬，严重者可形成"固缩肺"。镜下观察，早期表现为肺泡隔毛细血管及肺间质小血管充血、管腔内中性白细胞集聚，充塞管腔，并见充血、微血栓形成及肺间质水肿。随病情变化，水肿、出血更加明显，晚期肺泡 II 型上皮细胞及成纤维细胞明显增生，造成肺弥漫性纤维化。

（三）诊断标准

1. 低氧血症　根据氧离曲线，动脉血氧分压（PaO_2）低于 8kPa，氧饱和度急剧下降，表明肺气体交换功能明显减退。PaO_2 低于 5.33kPa，表明组织缺氧。根据不同吸入氧浓度，进行 PaO_2 动态监测，可了解缺氧的发展变化情况。

2. $PaCO_2$　动脉血二氧化碳分压（$PaCO_2$）能反映通气状况，大于 6.7kPa，表示通气不良，使 CO_2 潴留。

3. 肺内分流量增大　正常吸入空气时，$A-aDO_2$ 不超过 2kPa，吸入纯氧 15min 后，亦不超过 6.67kPa。呼吸衰竭时，吸入空气情况下，$A-aDO_2$ 可大于 4kPa，吸纯氧后大于 13.3～26.7kPa。分流量若超过心输出量的 40%，预后多不良。

4. 肺顺应性下降　呼吸无效腔增加，正常潮气量（VT）450ml，呼吸无效腔量（VD）150ml 两者比值约为 0.3。肺功能衰竭时，潮气量可降至 300ml 以下，VD/VT 增至 0.5 以上。肺顺应性下降至100mE/0.098kPa 以下。

5. 酸碱失衡　早期可发生呼吸性酸中毒，稍后有代谢性酸中毒和呼吸性碱中毒，后期可有代谢性和呼吸性酸中毒，甚至三重酸碱紊乱。

（四）治疗

本症发病率高，治疗困难，因此要强调预防。关键在于尽快纠正休克与感染。一旦发病，其治疗主要针对肺水肿和肺萎陷，逆转进行性发展的低氧血症，稍后要注意控制感染。

1. 持续气道通畅　气道通畅是治疗本症的基本要求。应加强呼吸道护理，鼓励深呼吸、用力咳嗽，清除口、鼻腔分泌物，翻身拍背等。患者出现急性梗阻性呼吸困难，则需要机械辅助呼吸；或气道内分泌物很多、有坏死脱落黏膜时，均须施行气管切开。短期内需要人工气道者，可采用气管插管。

2. 给氧　ARDS 的治疗，必须纠正低氧血症，给氧是必要的治疗措施，维持 $PaO_2$10.7kPa 左右，早期可用鼻导管或面罩给氧，氧流量可达 4～6L/min，吸氧浓度一般不宜超过 40%。长时间吸入高浓度的氧可能造成氧中毒，已并发呼吸衰竭者，应采用呼吸机行辅助呼吸。

3. 机械通气　机械通气能确切有效地给氧，同时能防止小气道闭合，使已萎缩的肺泡扩张，改善肺顺应性，减少肺分流。早期可用间歇正压呼吸（IPPV），潮气量 10～20ml/kg，或用高频通气，$PaCO_2$ 较低时，频率可至 200～300/min，$PaCO_2$ 高时，频率减至 80～100/min。若上述通气模式疗效不显著，应及时改为呼气末正压呼吸（PEEP）。压力宜从 0.49kPa 开始，一般不超过 1.47kPa。严重肺实质损伤，尚可采用反比呼吸，即延长吸气时间，缩短呼气时间，有助于开放并稳定顺应性低的肺泡，缩短呼气时间以防肺泡排空，保持较高平均气道压，又避免高峰压和压力变动，达到改善氧合的目的。

4. 控制感染　烧伤后肺部感染常因误吸或呼吸道感染引起，也可是创面感染导致的全身性感染的一部分。因此，防治误吸、清理气道应是防止肺部感染的基本措施。一旦肺部出现感染征象，应根据检出细菌敏感度应用有效抗生素。

5. 药物治疗　烧伤后可根据呼吸衰竭的不同症状应用不同的药物治疗，如发生支气管痉挛，可用氨茶碱、地塞米松等扩张支气管药物；出现肺高压时，可用东莨菪碱、山莨菪碱等胆碱能阻滞剂。

六、肾功能不全

肾衰竭常继发于肺之后或与肺功能衰竭同时发生。急性肾衰竭（ARF）一般都继发严重创伤、烧伤或脓毒症等呼衰或肝衰以后，很少为首发器官，故必须根据引起 ARF 病因进行有针对的治疗。具体内容见上节。

七、胃肠道损伤

Swan 曾描述过烧伤后的急性肠胃道病变，但至 Curling 才明确提出烧伤后并发急性十二指肠溃疡，以后即称之为 Curling 溃疡。目前的研究发现，胃肠也是常见的功能障碍器官，而且胃肠常常是导致 MODS 的原始器官，即首先发生肠道损伤，细菌迁移，导致 MODS，其主要表现有应激性溃疡、胃肠道出血等。急性胃肠黏膜损伤（ACMI）是严重创伤早期最常见的并发症之一。胃肠道黏膜出血是 AGMI 形成的主要原因。在强烈应激状态下，胃肠是血流灌注最早受到影响、又是最后恢复的器官，故通过胃肠黏膜 pH 的监测可及时发现胃肠功能状态、指导治疗。

（一）发病机制

尚不够清楚，是在烧伤本身、休克、感染的基础上发生的并发症，与下列因素有关。

1. 胃肠道组织血液灌流不足　本症的始发因素可能是烧伤后胃肠道组织血液灌注不足引起的缺氧性损害。早期胃镜检查发现胃黏膜普遍发白，有瘀斑、出血和糜烂点；活检发现微血管充血、水肿和局灶性黏膜出血以及表层上皮坏死。烧伤后血容量减少，心排出量下降是胃肠道缺血的基本原因；胃黏膜动静脉分流增多，某些血管活性物质（如儿茶酚胺、组胺、皮质激素、前列腺素等）改变微血管的舒缩能力，细菌内毒素直接降低局部血流，以及血管内凝血等都将恶化胃肠道组织的血液灌流。

2. 胃液中氢离子返渗　正常胃液的 pH 值可低至 1.0，但其氢离子不会返渗。因而胃壁组织间液的 pH 值仍能维持在 7.4 左右，这是由于胃黏膜细胞能分泌黏液和重碳酸盐，具有化学性缓冲能力和物理保护作用；同时胃黏膜细胞的更换，速度很快，细胞间排列非常紧密，以及细胞膜具有类脂质性质。这样构成胃黏膜屏障，阻止胃酸中氢离子和钠离子返渗。烧伤后，胃黏膜分泌减少，从而降低其缓冲能力，同时胃黏膜屏障的完整性也遭破坏，使胃液中的氢离子返渗至组织内，使组织自我消化；加以氢离子刺激肥大细胞分泌组胺，使毛细血管扩张、黏膜水肿、胃酸分泌增加，更加剧了组织损害。

至于胃酸分泌量的作用，尚无定论，一般认为是有关系的。烧伤后胃酸分泌量差异很大，多数并发急性消化道溃疡时，胃酸不高。有时还低于正常，烧伤后胃黏膜已受损，不高的胃酸也可损伤胃黏膜。

3. 其他因素　烧伤后低蛋白血症和负氮平衡将引起黏膜水肿，妨碍上皮细胞再生。低蛋白血症的患者放置胃管，易引起胃黏膜损伤。虽非主要病因，但也是附加因素。烧伤后常有胆汁和肠液反流，实验及临床材料均表明胆汁反流是烧伤后胃黏膜屏障破坏的重要原因，胰蛋白酶等消化酶将使缺血的黏膜细胞坏死。

（二）病理变化

胃肠黏膜早期显示充血、水肿，稍后可出现黏膜出血及糜烂，后来可出现黏膜溃疡，多为多发性，一般较小，但也有大至占据整个胃小弯的。边缘界限清楚，圆形或椭圆形，少数可不规则，周围组织较软，很少或无纤维组织增生。多数溃疡较表浅，位于黏膜下层或肌层以上。常侵蚀壁内血管，但也有较深者，溃疡底部仅为一薄层浆膜，或可穿透至附近组织。在表浅溃疡及其周围，可见黏膜上皮坏死、黏膜下层出血、水肿，中性多核粒细胞浸润。这些溃疡的深浅和周围组织的增生情况，都不相同，说明溃疡并非同一时间内发生的。镜下可见胃肠道黏膜及黏膜下层充血、水肿，稍后胃肠黏膜可脱落，形成糜烂并伴有灶性出血，可见黏膜多处表浅溃疡。

（三）诊断

严重烧伤的病象常掩盖急性消化道溃疡的症状，增加本症早期诊断的难度，许多患者待并发大出血或穿孔后才引起注意。因此要提高对本症的认识，仔细观察，仍有许多症状可供参考。如上腹不适、腹胀、上腹疼痛、黑便等，完全无症状者甚少。但多缺乏返酸或典型的与饮食关联的周期性上腹疼痛等症状。疑及本症时，可行纤维胃镜检查，多能确诊。大出血和溃疡穿孔的诊断，一般较容易。但有时在呕血或便血前，已因大出血而休克，而误诊为中毒性休克。考虑及此，应行指肛检查，多可发现柏油样大便或鲜血。需要明确出血部位时，可在局麻下经股动脉插入聚乙烯导管至腹腔动脉进行选择性血管造影，必要时还可行胃左、胃右、胃十二指肠或肠系膜上动脉的血管造影，出血处的血管外可见造影剂。

严重烧伤并发溃疡穿孔、特别伴腹壁烧伤者，腹膜炎的刺激征象常不明显，易被忽略。行腹部 X 线平片检查，可发现腹腔内有游离气体，有助诊断。

（四）预防

严重烧伤后，开始即应采用预防急性消化道溃疡的措施，首先要注意防治休克和感染。由于胃酸是重要的致病因素，早期应用抗酸药物或组胺 H_2 受体拮抗剂，有助于预防本症。严重烧伤早期最好采用要素饮食，除提高营养、增加热卡外，有利于维持胃肠道细胞的稳定和维持胃液 pH 值中性，能降低消化道溃疡的发病率。开始饮食，应选用清淡、少刺激的食物。维生素 A 是胃肠道黏膜分泌黏液所必需，烧伤后即可应用。生长激素刺激核糖核酸和蛋白合成，有助于胃黏膜细胞的再生，早期应用有益。

（五）治疗

（1）烧伤后急性消化道溃疡，开始应采用内科治疗，控制脓毒血症，纠正酸碱平衡，胃肠减压，注意饮食或管饲营养，口服抗酸药物。

烧伤后急性消化道溃疡并发穿孔者，一般应立即手术治疗，因烧伤患者抵抗力已降低，企图采用非手术疗法使腹膜炎局限的机会甚少，个别小穿孔虽可局限成腹腔脓肿，但常成为全身感染的病灶，难以根除。

急性溃疡并发穿孔的手术方式应根据患者情况、溃疡的部位、范围和类型而定。原则上手术应简单，但除了病情特别沉重者外，一般不宜采用单纯穿孔缝合术或迷走神经切除加胃引流术，因其复发率高。情况允许，以采用大部胃切除或部分胃切除加选择性迷走神经切除术的效果较佳，一般术后多能控制出血，复发者较少。复发出血多发生于首次手术时遗留有溃疡未切除者，因此手术时应切开胃或十二指肠，仔细检查溃疡情况，不要满足于单一病灶。

（2）对于消化道出血患者，也宜先采用非手术疗法，输新鲜血液，用冰冷抗酸溶液反射行胃灌洗，能排除血凝块，使胃壁血管收缩，促进止血，同时降低胃酸浓度，胃内 pH 值低于 7.0 时，即注入抗酸药物。灌洗液中还可加入去甲肾上腺素，可使胃黏膜出血区的小动脉收缩，还能减少胃酸分泌而不影响分泌胃黏液。出血量不大，应用非手术治疗，多数能够止血，但常有复发。

如果出血难以控制，则应采取手术治疗。所谓出血难以控制，系指：①大量呕血或便血后，迅即发生严重休克；②输血反应不佳，12h 内输血 2000～2500ml 以上，仍未能纠正休克；③出血持续48h 以上；④内科治疗后，血红蛋白无回升迹象；⑤短期内反复出血；⑥伤前曾有溃疡病大出血病史。

八、心功能不全

近年来的发现认为，烧伤后心肌受损，心收缩力受抑，可迅速出现心输出量下降，且烧伤后心功能障碍的发生率很高，在内脏功能障碍中，仅次于肺功能不全。

（一）病因及发病机制

1. 心肌缺血和缺氧损害　严重烧伤后，由于血流灌注不足，心肌很快缺氧缺血，造成心肌细胞能量代谢障碍，ATP 生成减少，乏氧代谢。而且，血流再灌注时，生成大量的氧自由基，损伤细胞膜，进而使细胞死亡，致心肌损伤。

2. 心肌收缩力受抑制　烧伤休克时，心肌收缩蛋白结构破坏，心肌肌节变形，肌丝排列紊乱，使心肌舒缩的基本单位——肌小节受到损害，另外，烧伤后心肌抑制因子、内皮素等均具有心功能抑制作用，使心肌收缩力进行性降低。

3. 感染　烧伤后并发的心功能不全多与感染有关，可并发于全身感染或肺部感染，少数病例也因心脏本身感染，感染可通过多种途径增加心脏负荷或妨碍心肌的舒缩功能。

（二）临床表现与诊断

1. 症状　心慌、气急等。

2. 心脏听诊　心率持续性增快，有时出现舒张期奔马律，系心功能减退的征象。

3. 心电图　QRS 波低电压、ST 段抬高和降低等心肌缺氧和劳损，心室肥大图形等。

4. 胸部 X 线摄片　如发现心脏扩大，有助于诊断。

5. 心功能监测　①心输出量降低：正常值 $3.5 \sim 5.5 L/min$，心衰时可低于 $2.5 L/min$；②射血分数降低；③心室舒张末期压升高：是较早的变化。左心室收缩功能减弱或容量负荷过度都可使左心室舒张末期压力增高，可用肺动脉楔压来反映左室功能状态，肺动脉楔压正常值 $<2.4 kPa$，$>4.0 kPa$ 时可出现肺水肿；④中心静脉压增高：右心功能不全时中心静脉压可高达 $1.47 kPa$ 以上。

（三）防治

1. 一般处理　尽可能保证休息，必要时给予镇静剂，有缺氧表现者，应给予吸氧。如果氧分压低于 $8.0 kPa$，出现明显呼吸困难者可直接使用呼吸机辅助呼吸。及时纠正酸碱及水与电解质平衡紊乱。有心源性哮喘时，给予氨茶碱 $0.25 g$ 稀释后缓慢静滴，或静脉内注射地塞米松，以解除支气管痉挛。

2. 减轻心脏前、后负荷　心脏前负荷增加的表现有颈静脉怒张、血压升高、心率快而有力、肺充血、肺动脉楔压及中心静脉压升高等表现，应根据伤情立即减慢输液速度、减少输液总量，同时可用利尿剂（呋塞米 $40 \sim 80 mg$ 或依他尼酸钠 $50 mg$）。主要由后负荷引起的心功能不全，如果系使用血管收缩药物所致，应立即停止血管收缩剂，并适量应用血管扩张药物，如患者有明显的肺水肿、肺动脉楔压及中心静脉压升高，可应用苄胺唑啉 $5 \sim 10 mg$ 加入 5% 葡萄糖液 250ml 缓慢静滴，使周围血管扩张，减轻心脏负担。

3. 恢复心肌收缩力　对心率较快者，一般可缓慢静脉内注射毛花苷 C（$0.4 mg$，加入 10% 或 50% 葡萄糖液 20ml 中缓慢静注），必要时 $4 \sim 6 h$ 后可重复 $0.2 \sim 0.4 mg$，亦可用毒毛花苷 K（$0.125 \sim 0.25 mg$，加入 10% 或 50% 葡萄糖液 20ml 中缓慢静注）。如果心率不快，可选用多巴酚丁胺（250mg，加入 5% 葡萄糖液稀释后滴注），多巴胺（$20 \sim 40 mg$，加入 5% 葡萄糖液 250ml 静脉滴注）。

4. 改善心肌能量代谢　可给予极化液（葡萄糖、胰岛素、10% 氯化钾混合液）、ATP、辅酶 A、肌苷等，补充心肌能量供给。改善心肌缺血可给予拮抗剂，如氨氯地平（5mg，口服，1次/d），可增加心肌供氧量，减少心肌需氧量。

5. 纠正心律失常 最常见者为心动过速，如果心率在120/min左右，多不需处理，若持续在140/min以上，多给予毛花苷C或β-受体阻滞剂。

九、肝功能不全

（一）病因和发病机制

烧伤后肝功能不全的病因是多因素的，但基本原因可能是烧伤后血液灌流不足引起的缺氧性损害，在此基础上，其他原因特别是感染，可使其加重。

1. 血液灌流不足 正常肝脏血流量由门静脉和肝静脉双重供应，70%的血流来自门静脉，供应需氧量的50%～70%；而门静脉的氧分压较低，故平时肝脏的血氧分压偏低。烧伤后，肝血流量，首先是门静脉血流量减少，这是由于门静脉对儿茶酚胺更为敏感，门脉阻力明显增高所致。缓慢的门脉血流，通过肝窦系统时，使肝窦迅速扩大，红细胞聚集，逐渐增多、增大流向中心静脉，使之阻塞，而使肝组织缺血、缺氧。由于中心小叶细胞较之小叶的周围细胞接受的血氧含量更低，故其最先受累，损害最重。

2. 感染 烧伤后肝功能障碍虽然早期即可发生，但是多较轻微，症状不明显，直至伤后3～7d，有脓毒血症表现时，才显露出症状。表明感染加重了肝脏损害。烧伤后期发生的肝功能不全，感染更是其主要病因，某些细菌毒素，如产气荚膜杆菌的磷脂酰胆碱酶，可诱发溶血或直接损害肝细胞；其他如厌氧菌、曲真菌、毛真菌等，也是肝损害的常见菌。严重感染引起肝脏损害时，常同时引起其他内脏并发症，实系多系统内脏并发症。尤其注意的是，烧伤后肝脏的网状内皮吞噬功能减弱，有利于细菌侵入，感染后更使其功能减退。

3. 肝毒性物质 某些化学烧伤（如磷烧伤），即可直接损伤肝脏，引起严重肝细胞损害。烧伤后也常并发医源性肝功能不全。如有的麻醉药物对肝脏有毒性作用，氟烷的过敏性反应，可引起严重肝细胞坏死。其他如红霉素、磺胺类、氯丙嗪及一些镇静药物，用量过大，特别烧伤后已有肝功能不全时，将加剧肝脏的损害。

4. 胆红素增多 大面积深度烧伤后，红细胞破坏，释放大量的胆红素，可加重烧伤后已经存在的肝脏损害。另外烧伤后需大量输血，据分析，保存14d的库存血，输入后24h，约10%破坏，500ml库存血可产生705g血红蛋白，250mg胆红素。偶尔也有发生溶血性输血反应而产生大量胆红素。

（二）临床表现

烧伤后早期发生的肝功能障碍，一般为可逆性，可以恢复而不遗留严重损害。但若烧伤深度面积过大，伴有某些化学烧伤，烧伤休克过久，或并发严重感染者，也可发展成为难逆的肝功能衰竭。

本症的自觉症状多不明显，可有食欲缺乏，疲乏、恶心、厌油、上腹部不适等一般肝病症状。具有特征表现的是黄疸，根据黄疸的有无，本症大致可分为两类。

1. 非黄疸型肝功能不全 主要表现血清转氨酶增高，而胆红素不高，部分患者可有肝大。伤后24h内血清谷丙转氨酶即可成倍增高，伤后3～14d达高峰，乳酸脱氢酶也可增高。若烧伤病情稳定，一般于伤后2～3周较快地恢复正常。恢复时，早期正常的血清碱性磷酸酶可成倍增高。本症的表现似病毒性肝炎，但肝炎相关抗原（HAA）检查阴性。本症的发生可能主要是烧伤后的缺氧性损害，而无其他附加病因。

2. 黄疸型肝功能不全　主要临床表现为黄疸。根据血清胆红素的不同，又可分为两类。

（1）溶血性黄疸：发生于烧伤早期，血清胆红素超过 1.5mg/100ml，主要游离胆红素增高，部分病例结合胆红素也可轻度增高，伤后 5～6d 恢复。也可伴有轻度血清转氨酶升高。多为烧伤早期红细胞破坏或输血过多所致，预后较好。

（2）肝细胞性黄疸：发生较晚，多于伤后 1～2 周发生感染时出现。血清胆红素明显增高，有高达 30mg/100ml 者。主要是结合胆红素增高。也可为双相反应，烧伤早期肝功能多属正常，但也可有轻度血清转氨酶和胆红素增高。此时碱性磷酸酶、血清转氨酶均明显增高。预后甚差，多数病例死亡，其主要病因为感染。

由于烧伤后肝功能不全可以同时存在多种病因，其临床表现多变。因此，应全面检查、综合分析，才能得出正确诊断。同时要区别其他疾病引起类似的化验异常，例如，某些药物色素引起的巩膜黄染；深度烧伤，肌肉等组织破坏，血清转氨酶也可增高等。

（三）治疗

烧伤后肝功能不全与严重休克和感染关系甚为密切。因此，烧伤后应及时补液，尽快纠正休克，维持肝组织的良好血液灌流，缩短缺血时间。休克期应慎用血管收缩药物。要尽早切痂，及时清除感染病灶。以利于防治感染和减少毒性物质对肝脏的损害。

除少数严重肝细胞坏死者外，大多数患者随着烧伤愈合，肝功能障碍也可逐渐消失。因此治疗的关键在于保肝，避免增加附加因素加重其损害。注意避免应用对肝脏有毒的药物，如麻醉药氟烷、某些抗生素（如红霉素、四环素、磺胺类等）、某些激素（如睾酮、苯丙酸诺龙等）、某些镇痛镇静剂（如氯丙嗪、巴比妥类等）。

加强营养，可经口补充要素饮食。补充葡萄糖是有益的，但在高分解代谢期间，长期单纯给糖而不补充氨基酸或蛋白，可导致脂肪肝，也对肝脏不利，要注意给予多种维生素，采用三磷腺苷、辅酶 A、肌苷等高能药物；给予少量胰岛素以促进糖代谢。

十、免疫器官障碍

免疫器官障碍是 MODS 发病机制中的一个重要因素。

（一）病理变化

1. 脾　早期脾窦充血，巨噬细胞增生，中性白细胞浸润，稍后淋巴细胞变性，坏死明显，巨噬细胞及中性白细胞浸润更明显，白髓生发中心明显。

2. 胸腺　皮质淋巴细胞减少，巨噬细胞增多，形成较多的"凋亡小体"。

3. 淋巴结　皮质区淋巴细胞退变、坏死，形成凋亡小体，巨噬细胞增生，大量浆细胞及中性白细胞浸润，淋巴滤泡增生。

（二）治疗

严重感染所诱发的全身性炎症反应及器官功能损害，其本质在于机体过度释放众多介质引起炎症反应失控和免疫功能紊乱，炎症反应和免疫功能抑制并存的矛盾直接影响 MODS 的发生、发展过程。

1. 抗介质治疗和免疫调理　现代免疫治疗的目的是阻止机体由免疫中间产物所致炎症反应转变为脓毒症状态，而预防威胁生命细菌感染最有效的方法是尽可能早期阻断多种因素对宿主异常炎症反应和免疫功能的激活。理想的增强免疫力的方法应当是预防创伤后全身炎症反应发展至不可逆转的自身损害效应，这种治疗一定要在创伤后尽可能的早期给药，才能起到预防作用，作用方式可以防止宿主细胞过度激活和细胞损害。Faist 提出一种联合的免疫调理方法：①急性损伤早期下调巨噬细胞和中性粒细胞的活性；②应用大剂量多价免疫球蛋白和可溶性补体受体，中和循环内外毒素以防止巨噬细胞的活化；③注射胸腺类激素、粒细胞集落刺激因子来增强细胞介导的特异免疫反应以克服创伤后的免疫功能障碍。

2. 抗内毒素及结合蛋白　革兰染色阴性菌内毒素是导致 MODS 的重要致病因子，有效的预防与控制革兰染色阴性菌感染、内毒素休克是提高 MODS 救治率的关键之一。实验证明，内毒素核心糖脂（CGL）抗体对同源或异源革兰染色阴性菌及其内毒素的攻击有良好的保护作用。

3. 抗 TNF 抗体　严重感染所诱发的 MODS 不仅有微生物及其毒素的损害作用，而且还与众多的细胞因子及其相互作用密切相关。多种致病因素均可以直接或间接刺激机体产生，释放过量的 TNF 等细胞因子，形成瀑布样连锁反应，引起一系列全身性损害，最终导致 MODS，甚至死亡。因此，在 MODS 的防治中，不仅要注意应用重症监护技术、早期液体复苏、代谢与器官支持，抗生素治疗等传统手段，而且必须考虑毒素对宿主的作用及细胞因子网络效应，即综合性治疗措施，通过多途径的干预以达到控制过度全身性炎症反应的目的。鉴于 TNF 在 MODS 发生、发展中起关键作用，目前针对阻断或削弱其生物活性的抗细胞因子治疗已广泛应用于动物实验和临床观察之中。

4. 其他　目前，IL-1 抑制剂及氧化亚氮抑制剂的应用也受到了普遍关注。

十一、血液系统改变

（一）烧伤后红细胞的变化

贫血是严重烧伤后常见的并发症之一，Ⅲ度烧伤 10% 以上者循环中红细胞多减少，并与烧伤严重程度明显相关。

1. 烧伤后 12h 内红细胞的损失　Ⅲ度烧伤 10% 以上者，在伤后几小时内，即可发生中度贫血。血红蛋白降至 8.0g 以下，红细胞数低于 $(2 \sim 3) \times 10^{12}/L$ 以下，是大量溶血的结果。烧伤面积 40% 以上者，在伤后 $4 \sim 8h$ 内，红细胞损失量占 8% ~ 17%；烧伤面积大于 40% 者，在伤后 12h 内，可损失 17% ~ 34%。烧伤早期红细胞的损失主要是热力直接损伤的结果。烧伤周围组织的温度在 65℃ 以上时，经过血管的红细胞立即溶解，在体外将血液加热至 50℃ 时，红细胞膜通透性发生改变，细胞内 Na^+ 浓度升高，K^+ 逸出细胞外，同时红细胞形态改变，烧伤后立即进行血液涂片检查，可发现大量不规则形态红细胞、红细胞碎片及由这些碎片形成的小红细胞。有时还可见到小球形红细胞。这些异常的红细胞及其碎片，于伤后 12h 内消失。

2. 烧伤后 12 ~ 48h 红细胞的损失与变化　在此阶段内，中、重度烧伤患者的红细胞继续损失。再次出现血红蛋白尿，这种继发性红细胞损失可能比早期更为严重。烧伤面积大于 40% 者，红细胞损失量约为 35%。此时，血浆亦同时丢失。因此，测定的血细胞压积、红细胞数及血红蛋白浓度，往往无助于判断红细胞损失的程度。如果未给患者输血，伤后 5 ~ 6d，血浆容量增加，血容量恢复正常时，血细胞压积及血红蛋白下降。所以，在伤后 1 周末，血红蛋白浓度才能反映红细胞损失的程度。

烧伤后 48h 所发生的延迟性溶血，主要是因为部分红细胞受到热力损伤后，虽没有立即破裂，但由于受损的红细胞变形性降低，渗透脆性和机械脆性升高，在通过微血管时相继破裂或被网状内皮系统清除所致。

3. 烧伤后期红细胞的损失与贫血　烧伤后期，血细胞压积和血红蛋白浓度的测定结果表明，红细胞损失的速度比早期慢得多，大约每天损失量为循环红细胞总量的 1%～2%。而且后期贫血的程度与Ⅲ度烧伤面积大小、肉芽创面大小及感染、切痂、植皮手术和应激性溃疡出血等因素有关。造成烧伤后期红细胞损失（贫血）的因素是复杂的、多方面的。包括循环红细胞的寿命缩短、红细胞内 2，3 – 二磷酸甘油酸（2，3 – DPG）减少、严重感染、营养不良等。

（二）烧伤后粒细胞的变化

烧伤后外周血液粒细胞浓度与功能的变化可划分为烧伤早期和感染期两个时相的改变。

1. 烧伤后粒细胞浓度的变化　烧伤后数小时内，外周血液粒细胞计数显著升高，可达到正常值的两倍，8～12h 左右达最大值 25×10^9/L，尤以中性多核粒细胞明显增加，可达 80%～95%，其中多数为未成熟的粒细胞。与此同时，淋巴细胞数减少，酸性粒细胞甚至检不出。粒细胞增多一般持续 2～3d，之后逐渐减少。一般认为，这是由于在烧伤应激的情况下，骨髓储备池受到强烈刺激而大量中性粒细胞释放进入循环池的结果；亦可能与微血管通透性增加、大量液体外渗、引起血液浓缩有关。

2. 烧伤后中性粒细胞功能的变化　中性粒细胞是循环血液中主要的吞噬细胞，在病原菌或其他致炎因子作用于宿主时，中性粒细胞不但吞噬循环中的细菌和异物，而且依赖其化学趋向性游出到组织内吞噬细胞及异物，通过脱颗粒和细胞内杀灭达到防御的目的。

（三）烧伤后血小板的变化

血小板来自骨髓巨核系细胞前体，血小板具有黏附、聚集、收缩、分泌等特性，其主要功能是参与凝血过程。

1. 烧伤后血小板数量的变化　体表面积 35% Ⅲ度烧伤后 30～60min，外周血小板计数高于伤前值，以后呈进行性下降。大面积深度烧伤患者，在伤后 3～7d 内，外周血小板计数明显减少，减少的程度往往与烧伤的严重程度平行。以后的 1～3 周内血小板逐渐增加，甚至高于正常水平，有时达一倍于正常值。如发生败血症，尤其是绿脓杆菌败血症，血小板计数又急剧减少。

2. 烧伤后血小板功能的变化　在正常情况下，血小板有维护血管壁完整性的功能。严重烧伤的患者和实验动物，在烧伤后不久，血小板聚集率低于正常，可能由于从烧伤组织释放的一种抑制剂所引起的暂时现象。在烧伤后 24～48h，血小板聚集的速度与程度高于未烧伤动物，显然是由于新形成高代谢血小板的内在变化所致。烧伤后，血小板黏附的程度与纤维蛋白原 B 的浓度之间始终密切相关，不论在烧伤局部还是远隔部位，微血管内都可见到有血小板聚集物和白色血栓形成。

（四）烧伤后微循环功能的变化

严重烧伤时微循环功能障碍十分明显，不少研究中发现内毒素所致 MODS 中，机体处于高动力循环状态，但器官的血流灌注明显下降，原因系外周血管阻力减少或丧失。细菌内毒素以及细胞因子、炎症介质直接作用及缺血后再灌注的氧自由基损伤，导致微循环变化如下。

1. 微血管舒缩功能异常 病因刺激下交感神经兴奋，释放缩血管物质致微血管痉挛；缺血后缓激肽等增高，致微血管异常舒张；旁路开放致组织缺血缺氧。

2. 微血管通透性增强 由于血管活性物质增多及酸性产物增多，至内皮细胞中微丝收缩、纤维连接蛋白被破坏，致血管内皮细胞间隙加大致通透性增强。

3. 微血管流态紊乱 内毒素导致红细胞膜流动性下降，变形力减弱而发生聚集；中性粒细胞增高及被激活，血管内皮损伤，黏附因子表达增强，中性粒细胞、内皮细胞黏附，致血流瘀滞，微血栓形成；此时由于毛细血管水平上发生微循环阻塞，致短路形成，加重了组织、细胞缺血损伤。

（五）治疗

（1）及时、快速、充分的液体复苏，使心排量等各项血流动力学指标迅速恢复至生理水平，保证广泛组织的氧输送量，使循环指标稳定。盛志勇院士指出：大面积烧伤后第一个24h的输液量应为每千克体重每1%烧伤面积，电解质和胶体溶液各0.9ml，加5%葡萄糖3000ml，作为补液复苏的估计量，在伤后3~4h内输入总量的30%，伤后8h输入总量的60%~65%，尿量达每小时80~100ml。第二个24h可酌减电解质和胶体溶液量至每千克体重每1%烧伤面积1.5ml。

（2）改善微循环状态：对大面积烧伤患者在现有各种救治措施无效时，以超大剂量山莨菪碱（654-2）为重点的综合救治方案可望挽救垂危患者的生命。①适应指征：当处于休克晚期或顽固性休克时，患者出现血压不升、无尿、四肢厥冷等休克症状，经综合治疗无效时，建议采用以超大剂量654-2为重点的综合救治方案；②使用方法：短时间内超大剂量应用654-2，可每3~5min静脉注射654-2，20mg，24h总量可＞1 000mg，直至血压稳定、休克症状消失。总剂量可达2 000~3 600μg；③疗效判定：用药后患者出现面色及全身皮肤转红润，四肢皮肤温度转暖等周围循环改善征象，呼吸平稳，血压回升至100/70mmHg，脉搏有力，尿量增多。此时，可延长给药时间间隔，每30~60min给药1次，每次10~20mg，以后可根据病情逐渐延长至2~4h给药1次，直至病情稳定。

（3）氧自由基清除：鉴于复苏使组织获得灌流产生氧自由基（OFR），触发广泛组织尤其是肠黏膜的氧应激损伤，因此在防治休克时应重视消除氧自由基。复苏过程中应用维生素C、维生素E、甘露醇等，阻止重灌流过程中产生氧自由基继续造成的损害。

十二、烧伤后播散性血管内凝血

凝血功能紊乱，特别是弥散性血管内凝血（DIC）；早被认识到其既是靶器官，又是其他脏器损伤的病理基础。近年研究发现，微血管内存在微血栓是SIRS的重要特征之一，提出了在凝血瀑布的被激活过程中，凝血紊乱的起始因素是组织因子，其与Ⅶ因子结合启动凝血瀑布反应；LPS、TNF、IL-1及巨噬细胞源性前凝血质可直接激活凝血系统；内皮损伤后胶原暴露致内皮细胞与中性粒细胞黏附亦是重要环节。

近年来研究发现，细胞膜内层的磷脂酰氨基酸在细胞受损后，由内层转移到外层而激活血管内凝血系统，引起红细胞下降，白细胞下降，溶解纤维蛋白，还可启动补体旁路激活系统等。而凝血机制紊乱、DIC可引起循环障碍并导致MODS。

（一）烧伤后凝血因子的变化

现已证明，烧伤后早期，烧伤患者或动物血浆纤维蛋白原（凝血因子Ⅰ）、凝血酶原（凝血因子Ⅱ）、凝血因子Ⅴ、凝血Ⅷ和凝血Ⅻ的浓度有中度减少。在烧伤后24h内，纤维蛋白原含量减低，但由于应激使合成超过消耗，含量很快增加，超过正常水平。严重烧伤患者凝血酶原含量明显降低，持续达1周之久。因此，凝血酶原时间（PT）和部分凝血活酶时间（APTT）延长，其持续时间与烧伤严重程度相关；一般在伤后1周恢复正常。烧伤患者伤后2d内，凝血因子Ⅴ含量明显低于正常，以后升高；凝血因子Ⅷ含量在伤后12~24h处于正常水平，2d后明显增加。

烧伤后凝血因子的减少，主要是由于烧伤局部小血管内进行性凝血而引起凝血因子大量消耗的结果。早期凝血酶原含量减少的患者，对维生素K的治疗效果不明显。提示肝脏合成凝血因子的功能受到一定程度的损害。因此，烧伤早期，凝血因子减少是导致血液凝固性降低的主要原因。

（二）烧伤后纤维蛋白溶解系统的变化

严重烧伤后立即有一短暂的纤溶活性增强，纤溶酶原激活浓度增加，纤溶酶原含量迅速减少的过程。随后，由于纤溶酶原和纤溶酶原激活物消耗性减少，以及抗活素增多，使纤溶过程处于低水平。在严重烧伤或创伤后，发现血液内纤溶酶原活化抑制物的浓度升高，因而纤溶过程受抑制，这是促使播散性血管内凝血（DIC）产生的重要条件之一。

（三）烧伤后播散性血管内凝血

播散性血管内凝血（DIC）是指在某些致病因子的作用下，凝血系统被激活，使血液凝固性增高，引起微血管内广泛产生纤维蛋白沉积及血小板凝集，造成播散性微血栓形成，并继而使凝血因子耗损。纤溶系统被激活，引起严重的出血，并导致因多发性微血栓栓塞所引起的相应内脏功能障碍等。在各种原因引起的急性播散性血管内凝血发病原因中，烧伤约占3.1%~6.4%，烧伤合并感染者更为多见。

1. 发病机制　严重烧伤以后，由于组织损伤，血管内皮受损，大量红细胞破坏，启动外源性及内源性凝血过程，促使血液凝固，形成微血栓。烧伤后由于热力及化学因素的直接作用，以及缺氧、酸中毒及细菌毒素等，都可以引起血管内皮细胞损伤、变性和脱落，基底和胶原暴露，因胶原中带负电荷的谷氨酸和天门冬氨酸残基较多，可以激活凝血因子Ⅻ而启动内源性凝血系统。大面积烧伤后，受损伤的皮下脂肪组织释放大量的组织因子——凝血活酶（凝血因子Ⅱ）入血，启动外源性凝血系统。

2. 病理生理

（1）高凝状态：发生在DIC早期，由于内源性和外源性系统被激活时生成大量凝血酶。导致纤维蛋白原形成纤维蛋白单体；Ⅻa因子使可溶性纤维蛋白聚合变为不可溶性纤维蛋白；血小板产生不可逆性聚集；加强凝血因子Ⅴ与Ⅷ活性。

（2）低凝状态：随着致病因素继续作用和病理过程进一步发展，另一方面大量凝血因子被激活，一方面纤溶系统被激活，形成大量纤溶酶。纤溶酶可使凝血因子Ⅴ、Ⅷ、Ⅹ、Ⅻ等水解，又可使纤维蛋白（原）降解生成FDP。因此，在DIC后期，血液处于低凝状态，并出现低血压、出血等一系列现象。

（四）治疗

1. 早期抗凝治疗　近年来十分强调在大面积烧伤后早期进行抗凝治疗，认为早期的抗凝治疗对缓解 DIC 及阻止 MODS 的发生、发展会起到重要作用，目前很多地方已作为治疗的常规方案。治疗主要是补充抗凝物质如抗凝血酶Ⅲ，要求抗凝血酶的血中水平达到正常值 1.5 倍以上，另外还可使用肝素治疗。使用低分子肝素可以减轻出血风险，作为预防用药 40~80mg/d 是安全的，治疗中可将活化部分凝血酶原时间（APTT）维持在正常值上限至正常值的 1~2 倍，这样既可抗凝，又可防止出血。国外也试用活化蛋白 C，24μg/（kg·h），连续输入 96h，认为其可在蛋白 S 辅助下，使因子Ⅴa、Ⅷa 失活，阻止凝血酶产生，控制微血管内凝血，还可抑制 PAI-1，而增强纤溶。

2. 纤溶治疗　尿激酶和组织纤溶酶原激活剂。局部或全身促凝效应的增加是感染和炎症后普遍存在的问题。全身炎症反应期间，虽然应该考虑 DIC 引起的出血，但同时出现的微血管血栓或终末器官衰竭的损害可能对治疗效果的影响更重要。在使用纤溶剂或纤溶酶原激活物治疗 DIC 时，并没有引起严重的出血，实际上使用纤溶酶原激活剂将会阻止 DIC 引起的凝血障碍，而且，应用尿激酶治疗脓毒性休克的Ⅰ期临床试验非常安全。目前，尿激酶只能用于手术或烧伤后 5d 的患者，在使用尿激酶前，凝血指标必须正常。

（鲁志炜）

各论

第十章　呼吸系统急症处置

第一节　急性上气道梗阻

上气道梗阻（upper airway obstruction，UAO）是一类由多种原因所致的上气道气流严重受阻的临床急症，其临床表现不具特异性，易与支气管哮喘及慢性阻塞性肺疾病等疾病相混淆。临床上，该症以儿童多见，在成人则较为少见。引起上气道梗阻的原因较多，其中，以外源性异物所致者最为常见，其余较常见者有喉运动障碍、感染、肿瘤、创伤以及医源性等。对上气道梗阻的及时认识和治疗具有极为重要的临床意义，因为大多数患者既往身体健康，经有效治疗后可以完全康复。

一、上气道解剖

呼吸系统的传导气道包括鼻、咽喉、气管、主支气管、叶支气管、段支气管、细支气管直至终末细支气管等部分。根据周围小气道和中心大气道在机械力学等呼吸生理功能上的不同，一般将呼吸道分为三个部分，即：①小气道，指管径小于2mm的气道。②大气道，指隆凸以下至直径2mm的气道。③上气道，为自鼻至气管隆凸的一段呼吸道，包括鼻、咽、喉及气管等，见图10-1。

通常以胸腔入口或胸骨上切迹为界将上气道分为胸腔外上气道和胸腔内上气道两个部分。胸腔外上气道包括下颌下腔（包括可产生Ludwig咽峡炎的区域）、咽后腔（包括可生产咽后脓肿的区域）和喉部。广义的喉部范围上至舌根部，下至气管，可分为声门上喉区（会厌、杓会厌皱襞及假声带）、声门（包括杓状软骨的声带平面内的结构）和声门下区（为一长约1.5~2.0cm，由环状软骨所包绕的气道）。

成人气管的总长度为10~13cm，其中胸腔内的长度约6~9cm。胸腔外气管的长度约为2~4cm，从环状软骨的下缘至胸腔入口，其在前胸部约高于胸骨上切迹1~3cm。正常气管内冠状直径，男性为13~25mm，女性为10~21mm。引起气管管径缩小的因素有以下几种：①Saber鞘气管。②淀粉样变性。③复发性多软骨炎。④坏死性肉芽肿性血管炎。⑤气管支气管扁骨软骨成形术。⑥鼻硬结病。⑦完全性环状软骨。⑧唐氏综合征。

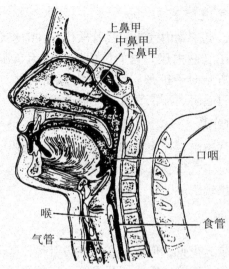

上鼻甲
中鼻甲
下鼻甲

口咽

喉
食管
气管

图 10-1 上气道的解剖结构

二、上气道梗阻的病理生理学

正常情况下，吸气时，呼吸肌收缩使胸内压力降低，气道内压力低于大气压，气体由外界进入肺内；相反，呼气时，呼吸肌松弛使胸内压力升高，气体由肺内排出体外。急性上气道阻塞则可直接影响机体的通气功能，外界的氧气不能被吸入肺内，机体代谢所产生的二氧化碳亦不能排出体外，引起急性呼吸衰竭，如未能获得及时救治，每因严重缺氧和二氧化碳潴留导致患者死亡。

上气道的胸外部分处于大气压之下，胸内部分则在胸内压作用之下。气管内外两侧的压力差为跨壁压。当气管外压大于胸内压，跨壁压为正值，气道则趋于闭合；当跨壁压为负值时，即气管内压大于气管外压，气管通畅。上气道阻塞主要影响患者的通气功能，由于肺泡通气减少，在患者运动时可产生低氧血症，但其弥散功能则多属正常。上气道阻塞的位置、程度、性质（固定型或可变型）以及呼气或吸气相压力的变化，引起患者出现不同的病理生理改变，产生吸气气流受限、呼气气流受限，抑或两者均受限。临床上，根据呼吸气流受阻的不同可将上气道阻塞分为以下三种：可变型胸外上气道阻塞、可变型胸内上气道阻塞和固定型上气道阻塞。

（一）可变型胸外上气道阻塞

可变型阻塞指梗阻部位气管内腔大小可因气管内外压力改变而变化的上气道阻塞。可变型胸外上气道阻塞，见于患气管软化及声带麻痹等疾病的患者。正常情况下，胸外上气道外周的压力在整个呼吸周期均为大气压，吸气时由于气道内压降低，引起跨壁压增大，其作用方向为由管外向管内，导致胸外上气道倾向于缩小。存在可变型胸外上气道阻塞的患者，当其用力吸气时，由于 Venturi 效应和湍流导致阻塞远端的气道压力显著降低，跨壁压明显增大，引起阻塞部位气道口径进一步缩小，出现吸气气流严重受阻；相反，当其用力呼气时，气管内压力增加，由于跨壁压降低，其阻塞程度可有所减轻。

（二） 可变型胸内上气道阻塞

可变型胸内上气道阻塞，见于胸内气道的气管软化及肿瘤患者。由于胸内上气道周围的压力与胸内压接近，管腔外压（胸内压）与管腔内压相比为负压，跨壁压的作用方向由管腔内向管腔外，导致胸内气道倾向于扩张。当患者用力呼气时，Venturi 效应和湍流可使阻塞近端的气道压力降低，亦引起阻塞部位气道口径进一步缩小，出现呼气气流严重受阻。

（三） 固定型上气道阻塞

固定型上气道阻塞指上气道阻塞性病变部位僵硬固定，呼吸时跨壁压的改变不能引起梗阻部位的气道口径变化者，见于气管狭窄和甲状腺肿瘤患者。这类患者，其吸气和呼气时气流均明显受限且程度相近，出现明显的呼吸困难。

三、 病因

临床上，上气道阻塞虽较为少见，但可由多种疾病引起，这类原因主要包括：①气道瘢痕狭窄：多为气管结核、外伤、气管插管或切开术等治疗所致。②气道壁病变：如咽喉部软组织炎、咽后壁脓肿、扁桃体肿大、声带麻痹、喉或气管肿瘤、气管软化以及复发性多软骨炎等。③气道腔内病变：以气道内异物为多见，以及带蒂气管内息肉或肿瘤和炎性肉芽肿。④气道外部压迫：气道周围占位性病变如甲状腺癌、食管癌、淋巴瘤、脓肿、血肿或气体的压迫。⑤气道内分泌物潴留：呼吸道出血或大量痰液未能咳出，胃内容物大量吸入等。将引起成人和儿童不同解剖部位上气道阻塞的常见原因，总结于表 10 - 1，供临床诊断时参考。极少数情况下，功能性声带异常或心理性因素，亦可引起上气道阻塞。

表 10 - 1　成人和儿童上气道阻塞的常见原因

1. 化脓性腮腺炎
2. 扁桃体肥大/扁桃体周围脓肿
3. 化脓性颌下腺炎（Ludwig 咽峡炎）
4. 舌　①巨舌症。②舌下血肿。③舌蜂窝织炎
5. 咽后壁脓肿
6. 喉　①喉癌。②错构瘤。③喉部狭窄。④喉部水肿：a. 血管性水肿：过敏反应；酯酶抑制剂缺乏；血管紧张素转换酶抑制剂；b. 气管插管拔管后；c. 烧伤。⑤喉结核。⑥会厌：会厌炎；杓会厌皱襞肿大。⑦声带：a. 息肉及乳头状瘤；b. 声带麻痹：单侧麻痹（鳞癌，喉返神经损伤，迷走神经损伤）；双侧麻痹（喉张力障碍）：帕金森病，Cerhardt 综合征，镇静药物过量，Shy - Drager 综合征，橄榄体脑桥小脑萎缩；代谢原因：低血钾，低血钙；复发性多软骨炎；颅内肿瘤；喉运动障碍；类风湿关节炎；c. 异物
7. 气管　①气管软化。②肿瘤：a. 鳞癌，腺样囊腺癌；b. 霍奇金淋巴瘤；c. 卡波西肉瘤。③气管受压迫：a. 甲状腺肿/甲状腺癌；b. 食管源性：食管异物，食管癌，食管失迟缓症；c. 血管原因：动脉穿刺出血，胸主动脉破裂，上腔静脉阻塞，主动脉创伤，肺血管悬吊，无名动脉瘤；d. 液体从中心导管外渗；e. 支气管囊肿；f. 霍奇金淋巴瘤纵隔转移。④气管狭窄：a. 声门下狭窄：喉气管支气管炎，坏死性肉芽肿性血管炎．b. 气管：气管切开后，气管插管后，外伤，气管结核。⑤气管缩窄。⑥气管导管源性黏液瘤。⑦气管炎。⑧异物

四、 临床表现

上气道阻塞的症状和体征与气道阻塞的程度和性质有关。上气道阻塞早期一般无任何表现，往往在阻塞较严重时始出现症状。急性上气道阻塞起病急骤，病情严重，甚至导致窒息

而死亡，常有明显的症状和体征。上气道阻塞的临床表现并无特异性，可表现为刺激性干咳、气喘和呼吸困难，患者往往因呼吸困难而就诊；其呼吸困难以吸气困难为主，活动可引起呼吸困难明显加重，且常因体位变化而出现阵发性发作。少数患者夜间出现打鼾，并可因呼吸困难加重而数次惊醒，表现为睡眠呼吸暂停综合征。吸入异物所致者，可有呛咳史，常有明显的呼吸窘迫，表情异常痛苦，并不时抓搔喉部。偶见慢性上气道阻塞引起肺水肿反复发生而出现肺水肿的表现。

临床上所见的大多数上气道阻塞为不完全性阻塞。主要体征为吸气性喘鸣，多在颈部明显，肺部亦可闻及但较弱，用力吸气可引起喘鸣明显加重。出现喘鸣提示气道阻塞较为严重，此时气道内径往往小于5mm。吸气性喘鸣多提示胸外上气道阻塞，多见于声带或声带以上部位；双相性喘鸣提示阻塞在声门下或气管内；屈颈时喘鸣音的强度发生变化多提示阻塞发生于胸廓入口处。儿童出现犬吠样咳嗽，特别是夜间出现，多提示为喉支气管炎，而流涎、吞咽困难、发热而无咳嗽则多见于严重的会厌炎。一些患者可出现声音的改变，其改变特点与病变的部位和性质有关，如单侧声带麻痹表现为声音嘶哑；双侧声带麻痹声音正常，但有喘鸣；声门以上部位病变常出现声音低沉，但无声音嘶哑；口腔脓肿出现含物状声音。

五、特殊检查

（一）肺功能检查

气道阻塞时，流量－容积曲线出现明显的变化，具有一定的诊断价值。但肺功能检查对有急性窘迫的患者不能进行，且对上气道梗阻的敏感性并不高。因此，目前已逐渐为内镜检查所替代。

（二）影像学检查

1. 颈部平片　气道平片对上气道阻塞的诊断虽可提供重要信息，但其准确性较差，应与病史和体征相结合进行判断，目前已较少使用。

2. CT扫描　气道CT扫描可以了解阻塞处病变的大小和形态，气道狭窄的程度及其与气道壁的关系，以及病变周围组织的情况，是目前诊断上气道梗阻的主要检查手段之一。对疑为上气道梗阻的患者应进行颈部和胸部的CT扫描，必要时进行气道三维重建。增强CT扫描尚有助于明确病变的血供情况。对气道内占位性病变，CT扫描可清楚地显示，见图10－2。

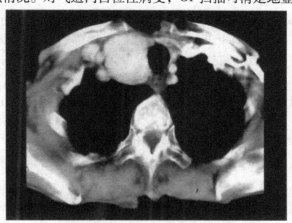

图10－2　颈部CT扫描显示气管内占位性病灶

3. MRI 检查　具有很好的分辨能力，可预计气道闭塞的程度和长度，对评价纵隔情况具有较好的价值。

（三）内镜检查

内镜如纤维喉镜或纤维支气管镜检查能直接观察上气道情况，观察声带、气管环的变化以及呼吸过程中病变的动态特征，且可采集活体组织进行病理学检查，故对诊断具有决定性作用，其价值优于影像学检查。因此，对疑为上气道阻塞者，均应考虑进行内镜检查。但严重呼吸困难者不宜进行检查，且对血管性疾病严禁进行活组织检查。

六、诊断

要对上气道梗阻做出及时而准确的诊断，关键在于要考虑到上气道梗阻的可能性。虽然呼吸困难为上气道梗阻的主要表现，但呼吸困难常见于其他疾病。因此，对临床上存在以下情况者，应及时进行 CT 扫描和内镜检查：①以气促、呼吸困难为主要表现，活动后明显加重，有时症状的加重与体位有关，经支气管扩张剂治疗无效者。②存在上气道炎症、损伤病史，特别是有气管插管和气管切开史者。③肺功能检查示最大呼气流速、最大通气量进行性下降，肺活量不变，FEV_1 降低不明显，与最大通气量下降不成比例者。根据影像学检查和内镜检查，即可做出上气道梗阻的诊断。

七、治疗

由于引起上气道梗阻的原因较多，治疗方法的选择须根据其病因和严重程度而定。对严重的上气道梗阻应采取紧急处理措施，解除呼吸道阻塞，挽救患者生命。对一些类型的上气道梗阻，改变体位可以使其症状得以减轻；对感染性疾病所致者，如会厌炎、咽后壁脓肿等应及时给予敏感而有效的抗生素治疗。

急性上气道梗阻常发生在医院外，如不能及时获得诊断和处理，易导致患者死亡。由于上气道梗阻不可能允许进行临床治疗的对比研究，其治疗措施均基于有限的临床观察资料，且存在较大的争议。但有关内镜下治疗上气道梗阻，近年来获得长足的发展，取得了较为满意的疗效。

（一）上气道异物阻塞的救治

1. 吸入异物的急救手法　首先使用牙垫或开口器开启口腔，并清除口腔内异物；以压舌板或食指刺激咽部，同时以 Heimlich 手法使患者上腹部腹压急速增加，可排出一些气道内异物；对清醒可直立的患者，施救者可从患者后面抱住其上腹部，右手握拳，拇指指向剑突下方，左手紧压右拳，急速地向上向内重压数次；对于仰卧的患者，施救者可面向患者跪于其双腿两侧，上身前倾，右手握拳置于剑突下方，左手置于右手之上，急速地向下向前内重压上腹部。

2. 支气管镜摘除异物　经上述手法不能取出的异物，或不适宜手法取出的异物如鱼刺，应尽快在喉镜或支气管镜的窥视下摘除异物。

（二）药物治疗

对于喉或气管痉挛所致的上气道梗阻，以及一些炎症性疾病引起的黏膜水肿所致上气道梗阻，药物治疗具有重要的价值。对这类上气道梗阻有效的药物主要为肾上腺素和糖皮质激素，常可挽救患者的生命；但应注意，这两类药物对会厌炎的治疗效果不佳，甚至导致不良反应而不宜使用。

1. 肾上腺素　可兴奋 α 肾上腺素受体，引起血管收缩，减轻黏膜水肿，对喉支气管炎具有良好的治疗作用，也可用于治疗喉水肿。使用时，多采用雾化吸入或气管内滴入，每次 1~2mg，亦可选用皮下或肌肉注射，每次 0.5~1mg，起效迅速，但维持时间短暂，应多次用药。

2. 糖皮质激素　具有消除水肿，减轻局部炎症的作用，可用于多种原因所致的上气道阻塞，如气管插管后水肿等。对于病毒性喉支气管炎，吸入激素具有良好的效果。Durward 等发现给予布地奈德（budesonide）吸入治疗，可明显降低插管率。但激素治疗对上气道瘢痕或肿瘤性狭窄所致者无效。

（三）气管插管或气管切开术

气管插管或切开可建立有效的人工气道，为保持气道通畅和维持有效呼吸提供条件。尤其对需要转院治疗者，气管插管可明显降低患者的死亡率。对于喉水肿、喉痉挛、功能性声带功能失调、吸入性损伤、咽峡炎、会厌炎、喉和气管肿瘤等，可考虑进行气管插管或切开。但应注意，气管插管或切开本身亦可引起上气道阻塞，故对接受这类治疗的患者更应密切观察。

（四）手术治疗

对于喉或气管肿瘤或狭窄所致的上气道阻塞，可采用喉气管切除和重建进行治疗，87% 的患者可获得良好的治疗效果。对于扁桃体肥大的上气道阻塞，进行扁桃体摘除可使其症状明显改善。对于口咽部狭窄所致者，进行咽部手术具有一定的治疗作用。对于内镜下无法摘除的异物，亦应行手术治疗。

（五）激光治疗

激光治疗可使肿瘤、肉芽肿等病变组织碳化、缩小，并可部分切除气管肿瘤，从而达到解除气管狭窄，缓解症状，具有一定的治疗作用。激光治疗可经纤维支气管镜使用。目前临床上使用的激光主要是以钇铝石榴石晶体为其激活物质的激光（Nd：YAG 激光），其穿透力较强。

（六）气管支架

气道支架置入即通过气管镜将支架安置于气道的狭窄部位，以达到缓解患者呼吸困难的目的。可用于气管肉芽肿、瘢痕所致的良性狭窄或肿瘤所致的恶性狭窄。近年来，纤维支气管镜下支架置入在临床使用较多且疗效显著。诸多文献对其疗效及并发症等进行评价，大部分作者认为，支架置入的近期疗效显著，并发症较少，远期疗效尚待评估。目前广泛使用的镍钛记忆合金制备的气管支架，具有较好的临床效果，且长期置入后无变形及生锈变色等，对气道不产生严重的炎症反应和刺激。一般先将支架置于冰水中冷却并塑形为细管状，并装入置入器内，经纤维支气管镜检查将导引钢丝送入狭窄气道，让患者头部尽量后仰，将置入器沿导引钢丝置入气道狭窄部位，然后拔出导引钢丝。再次纤维支气管镜检查确定支架良好地置于狭窄部位。置入后，支架受机体温度的影响，恢复其原有形状与气道紧密贴合，并逐渐将狭窄部位撑开扩张，达到解除狭窄的效果。

（刘树峰）

第二节　哮喘急性危重发作的诊治

一、概述

支气管哮喘（哮喘）是常见慢性呼吸道疾病，具有反复急性发作的特点，严重发作可威胁生命。哮喘发病率各地不一（20%～30%），但均有不断增高趋势。20世纪90年代世界卫生组织哮喘全球防治创议（CINA）曾发布"哮喘防治策略"，之后并曾多次修订，对推动和规范哮喘防治，减轻和减少反复急性发作，提高生活质量，起到一定作用。许多国家和地区亦参照该文件，根据各自的具体条件制定相应指南。我国于2003年发布新修订的"支气管哮喘防治指南"，对哮喘急性发作期的治疗较以往版本有更详细的阐述。虽然哮喘治疗策略不断完善，哮喘治疗药物不断发展，但是哮喘的死亡率仍高，估计全球哮喘死亡人数达180 000人/年。英国哮喘死亡率为3.5～4.0/100 000人口，而挪威则达101 100 000人口。患者多死于哮喘急性高危发作。提高急性重危发作的救治水平，避免或减低因哮喘急性发作所致死亡，是当前关注的课题。

哮喘急性重危发作有2种类型，即：①哮喘急性发作，经常规治疗无效，症状进行性加重，最终危及生命。②哮喘急性重度发作，在数小时甚至数分钟内心肺骤停，导致死亡（哮喘猝死）。发生原因往往与患者对哮喘认识不足，以及对规范化长期计划治疗依从性差有关。因此，推行哮喘规范化治疗防治，加强患者教育宣传，增加治疗依从性，至关重要。另一方面加强对哮喘急性发作严重程度客观评价和及时正确的抢救治疗措施，降低急性高危发作的病死率，甚为关键。

二、哮喘急性重危发作的触发因素

重症哮喘形成的原因较多，发生机制也较为复杂，哮喘患者发展成为重症哮喘的原因往往是多方面的。作为临床医生在抢救重症哮喘患者时应清醒地认识到，若要有效地控制病情，除对重症哮喘进行及时的诊治外，寻找每个患者发展成重症哮喘的病因并排除是非常重要的。目前已基本明确的病因主要有以下几点：

（一）变应原或其他致喘因素持续存在

哮喘是由于支气管黏膜感受器在特定的刺激后发生速发相及迟发相反应而引起支气管痉挛、气道炎症和气道高反应性，造成呼吸道狭窄所致。如果患者持续吸入或接触变应原或其他致喘因子（包括呼吸道感染），可导致支气管平滑肌的持续痉挛和进行性加重的气道炎症，上皮细胞剥脱并损伤黏膜，使黏膜充血水肿、黏液大量分泌甚至形成黏液栓，加上气道平滑肌极度痉挛，可严重阻塞呼吸道，引起哮喘持续状态而难以缓解。

（二）β_2 受体激动剂的应用不当和/或抗炎治疗不充分

目前已证实，哮喘是一种气道炎症性疾病，因此抗炎药物已被推荐为治疗哮喘的第一线药物。然而，临床上许多哮喘患者长期以支气管扩张剂为主要治疗方案，抗炎治疗不充分或抗炎治疗药物使用不当，导致气道变态反应性炎症未能有效控制，使气道炎症日趋严重，气道高反应性加剧，哮喘病情日益恶化。而且长期盲目地大量应用自 β_2 激动剂，可使自 β_2 受体发生下调，导致其"失敏"。在这种情况下突然停止用药可造成气道反应性显著增高，从而诱发危重哮喘。

（三）脱水、电解质紊乱和酸中毒

哮喘发作时，患者出汗多和张口呼吸使呼吸道丢失水分增多；吸氧治疗时，加温湿化不足；氨茶碱等强心、利尿药使尿量相对增加；加上患者呼吸困难，饮水较少等因素。因此，哮喘发作的患者常存在不同程度的脱水。因而造成组织脱水，痰液黏稠，形成无法咳出的黏液痰栓，广泛阻塞中小气道，加重呼吸困难，导致通气功能障碍，形成低氧血症和高碳酸血症。同时，由于缺氧、进食少，体内酸性代谢产物增多，可合并代谢性酸中毒。在酸中毒情况下，气道对许多平喘药的反应性降低，进一步加重哮喘病情。

（四）突然停用激素，引起"反跳现象"

某些患者因对一般平喘药无效或因医生治疗不当，长期反复应用糖皮质激素，使机体产生依赖性或耐受性，一旦某种原因如缺药、手术、妊娠、消化道出血、糖尿病或治疗失误等导致突然停用糖皮质激素，可使哮喘不能控制并加剧。

（五）情绪过分紧张

患者对病情的担忧和恐惧一方面可通过皮层和自主神经反射加重支气管痉挛和呼吸困难。另一方面昼夜不眠，使患者体力不支。此外，临床医师和家属的精神情绪也会影响患者，促使哮喘病情进一步的恶化。

（六）理化因素和因子的影响

有些报道发现一些理化因素如气温、湿度、气压、空气离子等，对某些哮喘患者可产生不同程度的影响，但迄今为止机制不清楚。有人认为气候因素能影响人体的神经系统、内分泌体液中的 pH 值、钾与钙的平衡及免疫机制等。空气中阳离子过量也可使血液中钾与钙起变化，导致支气管平滑肌收缩。

（七）有严重并发症或伴发症

如并发气胸、纵隔气肿或伴发心源性哮喘发作、肾功能衰竭、肺栓塞或血管内血栓形成等均可使哮喘症状加重。

三、哮喘急性发作的病理生理

哮喘急性发作时，常常有气道炎症的加重，黏膜及黏膜下组织水肿、充血，嗜酸性粒细胞等炎症细胞浸润，支气管平滑肌肥厚与痉挛，气道狭窄和肺泡过度膨胀。哮喘严重发作时，还可见广泛的支气管细支气管内充满大量黏稠的黏液栓。气道的炎症加重和狭窄，导致气道阻塞，通气功能下降。广泛的气道内黏液栓可使阻塞持续并不断加重，通气功能严重降低。

哮喘轻度发作时，通气功能轻度受损，患者通过增加呼吸频率和幅度来增加通过量，肺血流量代偿性增加，以与充气增加的肺泡保持通气和血流比例不变，随着哮喘发作的加重，气道阻力进一步增加，通气功能障碍加重，峰值呼气流速（PEF）和第一秒用力呼气流量（FEV）逐渐下降。由于患者为呼气性呼吸困难，呼气时下肺区气道提前关闭，气流受限，吸入气量多于呼出气量，肺泡气体潴留，肺泡过度充气膨胀，使功能残气量，残气量和肺总量，以及残气占肺总量百分比增加或显著增加。哮喘严重发作时，患者在高功能残气量下进行呼吸，其潮气量处于肺的压力容积曲线平坦段，要以较大的经肺压方能得到足够的潮气量，因此要增加呼吸功，易使呼吸肌发生疲劳。

同时，哮喘急性发作状态下肺内各区域气道阻塞程度不一，不同区域肺泡气体滞留的量不同，使吸入气在肺内分布不均。由于各部位肺泡内压不等，对肺泡周围毛细血管血流灌注产生的压力不同，肺内血流分布也不均，这些变化利用核素扫描均已得到证实。肺内吸入气体分布不均和血流灌注不均导致通气与血流比例失调，引起低氧血症。当有黏液栓阻塞一部分气道，引起肺小叶不张，可加重通气与血流比例失调，增加肺内分流，并使肺内弥散面积减少，气体弥散量下降，进而加重低氧血症。低氧血症可刺激颈动脉窦和主动脉体化学感受器，使呼吸加深加快。哮喘急性发作初期，通气代偿性增加，可使二氧化碳（CO_2）排出增加，出现动脉血 $PaCO_2$ 下降（低碳酸血症）。但随着气道阻塞加重，气道陷闭，肺泡通气不足和通气血流比例失调加重，以及由于肺高度膨胀时，呼吸肌不仅要克服肺的弹性回缩力，还要克服胸廓的弹性回缩为，呼吸功明显增加，长时间必然发生呼吸疲劳。使低氧血症进一步加重，并出现 CO_2 潴留（高碳酸血症），表现为呼吸性酸中毒及混合性酸中毒。

在重度和危重型哮喘，由于气道陷闭和肺过度充气，吸气时胸腔负压加大，右心回心血流量增加，右心室充盈压升高，呼气时胸腔压力增高，过度充气的肺泡压迫肺泡间毛细血管，使肺血管阻力增加，导致肺动脉高压。同时，右心室充盈压增高使室间隔左移，左心室充盈不足，在吸气相胸腔负压的情况下，心脏收缩期左心排出量下降，造成吸气相收缩压明显下降，出现奇脉。

四、哮喘急性发作的临床特征

（一）临床表现

哮喘急性发作时的症状有呼吸困难、喘息、咳嗽、胸闷，中至重度发作者不愿或不能平卧、心情焦躁、烦躁不安、大汗淋漓、讲话不连贯，平时所用支气管舒张剂的剂量和次数增加。如果是由呼吸道感染诱发的哮喘发作，则有相应症状如流涕、咽痛、声嘶、咳痰，痰为黏脓性或脓性状。体格检查时可见患者呼吸频率增快（严重时 >30 次/min），呼吸窘迫，喘鸣，由于肺过度充气使胸廓前后径增大，运动幅度下降、辅助呼吸肌参与工作（胸锁乳突肌收缩、三凹征）、两肺听诊可闻哮鸣音，呼气延长，亦可有干啰音，心率增快。哮喘发作加重可出现奇脉，吸气相收缩压下降（≥10mmHg），奇脉明显（≥25mmHg）时多为重症哮喘。当出现紫绀时，提示哮喘病情已属危重。此外，两肺哮鸣音消失和奇脉消失，除可能是经治疗病情改善的表现外，亦可以是病情极度恶化和危重的征象，须高度警惕，危重型哮喘气道内若有广泛的黏液栓塞和呼吸肌衰竭，可使两肺哮鸣音消失，称为"沉默胸（silent chest）"，同时还有胸腹矛盾运动，心动徐缓和意识障碍，如嗜睡、昏迷。

（二）实验室及相关检查

1. 实验室检查　患者血清与痰中嗜酸性粒细胞及其活性产物如嗜酸细胞阳离子蛋白（ECP）含量增加。呼出气中一氧化氮水平升高，及尿中白三烯代谢产物（LTE_4）水平增高反映了气道炎症加重，在急性发作期更为明显。同时应检测血清钾和血糖，大剂量使用 β_2 受体激动剂和糖皮质激素，以及患者有脱水和呼吸性碱中毒可引起低钾血症。全身使用糖皮质激素可引起血糖升高。

2. 肺功能测定　PEF 和阻 FEV_1 为最常用于诊断哮喘急性加重的肺功能指标。根据 PEF 和 FEV_1 下降的绝对值或占预计值的百分比来诊断并判断哮喘发作的严重程度，并可在使用支气管舒张剂治疗后，根据 PEF 或 FEV_1 的改善程度，来评估患者对治疗的反应，判断病情的严重性及预后，并以此来决定患者是否需住院治疗。

3. 动脉血气测定　在哮喘发作早期或轻度发作，动脉血气是正常的（Ⅰ期）。呼吸急促和情绪焦虑紧张使通气过度，出现低碳酸血症（呼吸性碱中毒）（Ⅱ期）。如果气道阻塞加重，呼吸肌疲劳，则 $PaCO_2$ 回至正常，称 $PaCO_2$ 假性正常（pseudonormalization of $PaCO_2$），同时有 PaO_2 下降（Ⅲ期）。随着病情进展变得危重时，通气严重不足将导致 CO_2 潴留（呼吸性酸中毒），PaO_2 进一步降低，此时为Ⅱ型呼吸衰竭（Ⅳ期）。

哮喘急性发作时，如一直在进行肺功能（PEF 或 FEV_1）监测则并不需要常规测定动脉血气。但如患者气道阻塞症状严重或进行性恶化，必须做出将患者收住医院的决定时，应测定动脉血气。脉氧仪具有移动方便，可无创和持续监测的优点，尽管不能测定 $PaCO_2$，但也可依据 SaO_2 来判断有无缺氧及呼吸衰竭的发生。

4. 其他　X 线胸片检查显示两肺过度充气，当有黏液栓塞时可有灶性肺不张。有时危重型哮喘的原因为并发气胸和纵隔气肿，通过胸片可被检出。胸片还可发现并发的肺部感染。心电图检查可示窦性心动过速，严重哮喘发作时由于肺动脉高压使右心室负荷增大和两肺过度充气压迫心脏，心电图可表现有右心室肥厚和心脏显著顺钟向转位，此类心电图改变在哮喘完全缓解后可恢复。

多数哮喘患者的肺功能是在几天内逐渐恶化的，但也有少数患者的哮喘急性发作病情演变迅速，在几分钟到数小时内即可出现呼吸、循环衰竭危象。因此有人将发生急性呼吸衰竭的哮喘分成两类，即急性严重哮喘和急性窒息性哮喘。

五、哮喘急性发作严重程度客观评估

哮喘急性重危发作的病死率约 1% ~ 2%。正确估计病情严重度，及时正确治疗措施是成功救治的关键。对哮喘急性发作严重程度认识不足是影响预后的重要原因之一。患者往往习惯急性发作时在家自行吸入支气管舒张剂以缓解症状，并且治疗无效或疗效不持久时反复使用，忽视对每次急性发作严重程度的自我评估，亦很少意识到哮喘急性发作可能威胁生命，以致延误就医。医务人员在诊治患者时亦可能忽视必要的检查和客观的评估，造成对发作严重程度估计不足。应详细询问病史，包括过去发作情况和近期用药情况，全面体检和必要的化验检查，尤应重视动脉血氧分析。"支气管哮喘防治指南"对哮喘病情的评估分两部分，即：①治疗前和治疗期间哮喘病情严重程度分级。②哮喘急性发作时病情的严重程度分级，见表 10 - 2。

表 10 - 2　哮喘急性发作时病情严重程度的分级

临床特点	轻度	中度	重度	危重
气短	步行、上楼时	稍事活动	休息时	
体位	可平卧	喜坐位	端坐呼吸	
讲话方式	连续成句	单词	单字	不能讲话

临床特点	轻度	中度	重度	危重
精神状态	可有焦虑，尚安静	时有焦虑或烦躁	常有焦虑、烦躁	嗜睡或意识模糊
出汗	无	有	大汗淋漓	
呼吸频率	轻度增加	增加	常 >30 次/min	
辅助呼吸肌活动及三凹征	常无	可有	常有	胸腹矛盾运动
哮鸣音	散在，呼吸末期	响亮、弥漫	响亮、弥漫	减弱、乃至无
脉率（次/min）	<100	100~120	>120	脉率变慢或不规则
奇脉	无，<10mmHg	可有，10~25mmHg	常有，>25mmHg	无，提示呼吸肌疲劳
使用 β₂ 激动剂后 PEF 预计值或个人最佳值%	>80%	60%~80%	<60% 或 <100L/min 或作用时间 <2h	
PaO₂（吸空气，mmHg）	正常	≥60	<60	
PaCO₂（mmHg）	<45	≤45	>45	
SaO₂（吸空气,%）	>95	91~95	≤90	
pH			降低	

急性发作时除按照临床表现进行分级外，并根据动脉血气分析作为分级的量化指标：①轻度：PaO_2（吸空气）正常或轻度降低，$PaCO_2$ < 45mmHg，SaO_2（吸空气）> 95%。②中度：PaO_2（吸空气）≥ 60mmHg，$PaCO_2$ ≤ 45mmHg，SaO_2（吸空气）91%~95%。③重度 PaO_2（吸空气）≤ 60mmHg，$PaCO_2$ > 45mmHg，SaO_2（吸空气）≤ 90%。动脉血气分析的动态变化能较准确地反映病情。当 PaO_2 进一步降低而 $PaCO_2$ 由"轻度"时因过度通气而降低，以后因气道阻塞加重和发生呼吸肌疲劳，肺通气量不足，因此 PaO_2 进一步降低，而 $PaCO_2$ 由降低而逐步增高，最终因体内二氧化碳潴留，$PaCO_2$ 明显增高，而发生通气衰竭，病情危重，有生命危险，须及时抢救。传统上认为哮喘持续状态表示病情危重，但是哮喘持续状态的定义为哮喘持续 >24h，药物治疗无效，症状进行性加重。该定义缺乏客观量化指标，而且将时间限定在 24h 以上不够合理，因为哮喘急性重危发作可在数小时内危及生命，拘泥于时间标准，可能延误治疗。

六、哮喘急性重危发作的治疗

（一）一般综合治疗

1. 氧疗　重症哮喘常有不同程度的低氧血症存在，因此原则上都应吸氧。吸氧流量为 1~3L/min，吸氧浓度一般不超过 40%。此外，为避免气道干燥，吸入的氧气应尽量温暖湿润。

2. β₂ 受体激动剂　短效 β₂ 受体激动剂吸入治疗药物能直接兴奋气道平滑肌和肥大细胞 β₂ 受体，舒张气道平滑肌，缓解喘息症状。

对于重症哮喘患者不宜经口服或直接经定量气雾剂（MDI）给药，因为此时患者病情重，无法深吸气、屏气，也不能协调喷药与呼吸同步。因此传统的压力型定量气雾剂（PM-DI）和干粉吸入剂并不适用。可供选择的给药方式包括：

（1）持续雾化吸入：以高流量氧气（或压缩空气）为动力，雾化吸入 $β_2$ 受体激动剂。一般情况下，成人每次雾化吸入沙丁胺醇或特布他林雾化溶液 1~2ml，12 岁以下儿童减半，在第 1 个 h 内每隔 20min 重复一次。中高档呼吸机一般配备可进行雾化吸入的装置，故对于插管的危重患者，雾化吸入也可经呼吸机相连的管道给药。

（2）借助储雾罐使用 MDI 给予自 $β_2$ 受体激动剂，每次 2 喷，必要时在第 1 个小时内每隔 20min 可重复一次。

（3）静脉或皮下给药：沙丁胺醇 0.5mg（或特布他林宁 0.25mg）皮下注射，以后再将沙丁胺醇 1mg 加入 100ml 液体内缓慢滴注（每分钟约 2~8μg）。无心血管疾病的年轻患者可皮下注射 1∶1 000 肾上腺素 0.3ml，1h 后可重复注射一次。注意：高龄患者、患有严重高血压病、心律失常的患者或成人心率超过 140 次/min 时应慎将 $β_2$ 受体激动剂静脉或皮下使用。此外尚应注意患者可能在来院前已反复自行使用短效 $β_2$ 受体激动剂 PMDI 或干粉吸入治疗，导致呼吸道 $β_2$ 受体功能下降，若继续使用大剂量雾化吸入剂非但无效，反可能增加不良反应的发生。

3. 糖皮质激素的应用　是最有效的抗变态反应炎症药物。哮喘急性重危发作患者因严重支气管平滑肌痉挛和气道变应性炎症而引起支气管广泛阻塞，若单用短效 $β_2$ 激动剂或茶碱等支气管舒张剂，仅能暂时缓解症状，但未能有效控制气道变应性炎症，因此随病情发展，气道阻塞症状复现，且更严重，甚至引起死亡，应该根据病情，及早联合使用糖皮质激素口服或滴注。目前认为对哮喘急性重危发作应及早全身应用糖皮质激素与支气管舒张剂作联合治疗，因为糖皮质激素抗炎作用起效较慢，通常需经 4~6h 才起显效。因此两者联合使用可以达到即时舒张支气管平滑肌，并继而控制气道变应性炎症的作用。若按传统方法先用支气管舒张剂治疗无效后才用糖皮质激素治疗，则病情已进一步加重，失去早期有效治疗的机会。建议对哮喘急性重危发作或过去急性发作时曾用糖皮质激素治疗，以及近期口服糖皮质激素者应及时联合使用糖皮质激素和支气管舒张剂。

一旦确诊患者为重症哮喘，就应在应用支气管扩张剂的同时，及时足量从静脉快速给予糖皮质激素。糖皮质激素全身治疗的建议剂量为琥珀酸氢化可的松 400~1 000mg/天，或甲基强的松龙 80~160mg/天，也可用地塞米松 5~10mg 静脉注射，每 6h 可重复一次。无糖皮质激素依赖者，可在短期内（3~5 天）停药，有糖皮质激素依赖倾向者，应延长给药时间，待症状控制后，改为口服给药，并逐渐减少激素用量。地塞米松虽然抗炎作用较强，但由于在血浆和组织中半衰期长，对脑垂体肾上腺轴的抑制时间长，故应尽量避免使用，或仅短时间使用。

4. 静脉给予氨茶碱　首剂量氨茶碱 0.25g 加入 100ml 葡萄糖液中静滴或静推（不少于 20min），继而以 0.5~0.8mg/（kg·h）的速度作静脉持续滴注，建议成人每日氨茶碱总量不超过 1g。由于茶碱治疗域狭窄，茶碱代谢有较大个体差异，因此对于老年人、幼儿及肝肾功能障碍、甲亢或同时使用西咪替丁、喹诺酮或大环内酯类抗生素等药物者，应监测氨茶碱血药浓度，使血药浓度维持 6~15mg/L 以保有效和安全，严重不良反应包括心律失常和血压下降，甚至死亡。

5. 抗胆碱能药物　吸入抗胆碱能药物，如溴化异丙托品，可阻断节后迷走神经传出支，通过降低迷走神经张力而舒张支气管，其扩张支气管的作用较 $β_2$ 受体激动剂弱，起效也较缓慢，但不良反应很少。可与 $β_2$ 受体激动剂联合吸入治疗，使支气管扩张作用增强并持久。

尤其适用于夜间哮喘及痰多的患者。可用定量吸入器（MDI），每次 2~3 喷，每日 3 次，或用 100~150μg/ml 的溶液 3~4ml 加入雾化器持续雾化吸入。

6. 纠正脱水　重症哮喘患者由于存在摄水量不足，加之过度呼吸及出汗，常存在不同程度的脱水，使气道分泌物黏稠，痰液难以排出，影响通气，因此补液有助于纠正脱水，稀释痰液，防治黏液栓形成。根据心脏及脱水情况，一般每日输液 2 000~3 000ml。

7. 积极纠正酸碱失衡和电解质紊乱　重症哮喘时，由于缺氧、过度消耗和入量不足等原因易于出现代谢性酸中毒，而在酸性环境下，许多支气管扩张剂将不能充分发挥作用，故及时纠正酸中毒非常重要。建议在 pH<7.2 时可使用碱性药物，每次 5% 碳酸氢钠溶液 150ml 静脉滴注。如果要立即实施机械通气，补碱应慎重，以避免过度通气又造成呼吸性碱中毒。由于进食不佳和缺氧造成的胃肠道反应，患者常伴呕吐，常出现低钾、低氯性碱中毒，故应予以补充。

8. 针对诱发发作的因素和并发症或伴发症进行预防及处理　如及时脱离致敏环境；对于感染导致哮喘加重的患者，应积极针对性的抗感染治疗，包括使用抗生素，但抗生素的使用不能乏滥，除非有证据表明患者存在有肺部细菌性感染，否则不提倡常规使用抗生素。另外，也应对危重哮喘并发症或伴发症进行预防及处理，包括心律失常、颅内高压、脑水肿、消化道出血等。

（二）重症哮喘的机械通气治疗

对哮喘急性重危发作、出现急性呼吸衰竭者应作通气支持治疗。鼻（面）罩等非创伤性通气方式使用方便，有利于早期进行机械通气治疗，但神志障碍、自主呼吸弱者不宜使用。对无创通气治疗无效或不宜作无创通气治疗者，应及时采取有创（经口、鼻气管插管或气管切开插管）机械通气治疗，以挽救患者于垂危。

哮喘患者行机械通气的绝对适应证为心跳呼吸骤停，呼吸浅表伴神志不清或昏迷。一般适应证为患者具有前述临床表现，经氧疗、全身应用糖皮质激素、支气管舒张剂等药物治疗后，临床表现仍继续恶化，尤其是 PaO_2 进一步降低，而 $PaCO_2$ 进行性升高，甚至 >45mmHg 伴酸中毒者，应及时使用辅助机械通气治疗。

1. 非侵入性正压通气（NIPPV）　由于气管插管具有一定的并发症，且气道阻力可明显增加，重症哮喘者应尽早应用鼻或口（鼻）面罩机械通气。最理想的是先使用简易呼吸囊随患者的呼吸进行较高氧浓度的人工辅助呼吸，待患者适应，酸中毒缓解后再行呼吸机辅助通气，则更为安全。现提倡持续气道正压通气（CPAP）联合压力支持通气（PSV），也称为双水平正压通气（BiPAP）。其方法为：起始 CPAP 水平为 0，PSV 为 10cmH$_2$O。患者逐渐适应后，调节 CPAP 为 5cmH$_2$O，以后 PSV 逐步增加以达到最大呼气潮气量（VT）≥7ml/kg，呼吸频率<25 次/mm。但问题在于：①在危重哮喘，紧扣面罩，患者常觉憋气更严重而不能耐受。②由于患者呼吸频率快、焦虑烦躁，人机协调不好。③胃肠胀气时增加胃内容物吸入的危险性。④张口呼吸时，易出现气道分泌物干燥。另外，面罩不利于分泌物清除。⑤不利于气道给药。

下列情况不宜进行 NIPPV：

（1）收缩血压<90mmHg 或应用升压药物。

（2）心电图显示心肌缺血或严重心律失常。

（3）昏迷、抽搐或需建立人工气道以清除分泌物。

（4）危及生命的低氧血症。

2. 气管插管进行机械通气 对无创通气治疗无效或不宜作无创通气治疗者，应及时采取有创（经口、鼻气管插管或气管切开插管）机械通气治疗，以挽救患者于垂危。

推荐经口气管插管，理由是：经口插管相对容易，操作快，必要时给予镇静剂后再操作。经口气管插管口径相对较大，有利于减少阻力并便于吸痰。再者，哮喘插管上机时间一般较短，无需长期进行口腔护理。

为避免肺过度膨胀，甚至造成气压伤，故目前多主张低通气、低频率、可允许性高碳酸血症（PHC）的通气策略。虽然各类文献中并未阐明最高安全的 $PaCO_2$ 及最低安全的 pH 范围，但许多报道指出，$PaCO_2$ 80~100mmHg 及 pH 值为 7.15 要比由于过高的通气压力所造成的肺损伤更为安全。也有学者认为，PHC 时主要注意的应当是 pH 值，而并非 $PaCO_2$ 的水平。呼吸机的起始设置模式以容量控制通气（VCV）为宜，各参数可设置为：潮气量 8~10ml/min，频率 10~15 次/min，每分钟通气量 ≤115ml/kg（8~10L），呼气末正压（PEEP）=0cmH_2O，吸呼比 1:3.0通过调整吸气流速，或采用流量触发（auto-flow）方式，在保持较合适的每分钟通气量的前提下，尽可能保持吸气末平台 <30cmH_2O。应强调 PHC 是为避免并发症的一个过渡阶段，待肺过度充气缓解，胸廓运动幅度增大，气道压力降低，则不必去追求允许性高碳酸血症的应用，所以要结合不同患者及其不同阶段的具体情况来妥善地应用机械通气。

3. 镇静剂、肌松剂的应用 对危重哮喘患者在使用气管插管或气管切开行机械通气时要重视镇静及肌松剂的应用。镇静剂能给患者以舒适感，防止人机对抗，降低氧耗和二氧化碳的产生。常用的镇静药物有安定、咪唑安定和异泊酚等。如安定常用剂量为 10mg 静脉注射；与安定比较，咪唑安定是一种快速和相对短效的药物，注射部位疼痛和血管刺激少，可比安定产生更舒适的催眠作用，同时产生明显的抗焦虑作用。咪唑安定达到中枢峰效应的时间为 2~4min，其消除半衰期约 2h，多采用连续输注给药，先静注负荷量 0.025~0.05mg/kg 后，以 1.0~2.0μg/（kg·min）维持。患者血压低时应慎用安定、咪唑安定。异泊酚具有起效快，过程平稳，不良反应少，镇静水平易于调节，此外，该药还有一定的支气管扩张作用，用法：连续输注给药约 50μg/（kg·min），可根据患者镇静状态进行调节。有时尽管已用镇静剂，但人机对抗仍未解决，造成气道高压，甚至 PaO_2 下降，此时需应用肌松剂，但肌松剂不宜时间太长，特别是在合并使用大剂量糖皮质激素治疗的危重哮喘患者，以免产生甾类肌松药综合征，导致撤机困难。

4. 关于机械通气的撤离 一旦气道阻力开始下降以及 $PaCO_2$ 恢复正常，镇静药及肌松剂已撤除，症状也明显好转，则应考虑撤机。

哮喘急性重危发作时经正确药物治疗病情可缓解，辅助机械通气治疗帮助患者避免因严重通气衰竭对生命的威胁，随着病情的好转，缺氧和 CO_2 潴留得到进一步纠正，并恢复正常，在数天内即可撤除辅助机械通气治疗，抢救成功率较高。但应注意正确操作，避免可能发生的机械通气并发症。

（三）重症哮喘的非常规治疗

1. 硫酸镁静脉滴注 其作用机制尚未明了，可能与降低细胞内钙浓度致气道平滑肌舒张及其镇静作用有关。常用的方法有：

（1）静注：25% 硫酸镁 5ml 加入 40ml 葡萄糖液中静脉注射，20min 左右推完。

（2）静滴：25%硫酸镁 10ml 加入 5% 葡萄糖 250ml，滴速 30～40 滴/min。

使用该药时，应注意低血压、心跳减慢的发生。

2. 吸入氦氧混合气　氦气密度较低，能使哮喘时小气道狭窄及黏膜表面分泌物增多所引起的涡流减轻，从而减低气道阻力，减少呼吸功、氧耗和二氧化碳产量。此外，氦能加强 CO_2 的弥散，从而使单位时间内 CO_2 排出量增加。已有多个研究报道，气管插管或非气管插管哮喘患者伴高碳酸血症性呼吸衰竭时，在吸入氦氧混合气（氦浓度为 60%～80%）20min 内 $PaCO_2$ 显著降低，pH 增高。在治疗过程中需密切监测氧浓度。

七、重症哮喘的监护

重症哮喘能引起呼吸衰竭，如不及时纠正，还可并发心、脑、肝、肾等重要脏器功能衰竭，从而危及生命，此外，在插管进行机械通气时，还应警惕出现机械通气相关肺损伤。因此，在有条件的地方，呼吸重症监护室（RICU）是最好的抢救场所，它集中了有经验的专科医护人员和有关的抢救、监护设备。在重症哮喘患者床边进行连续、密切的生理学及病理学监测，包括及时观察病情变化、心肺等重要脏器的功能变化以及呼吸力学参数等变优，随时采取必要的加强治疗措施，可使患者生命得到最大限度的高质量的保证和支持。

八、重症哮喘的预后

对于哮喘发作前身体基础状况好的患者来说预后良好，而合并肺心病、严重肺部感染、中毒性心肌炎及伴有严重并发症的患者则预后不良。为了减少因延误治疗出现严重的并发症，建议在医疗条件允许的情况下，插管上机宜早不宜迟，当患者出现呼吸肌疲劳的迹象，估计 $PaCO_2$ 开始超过患者基础 $PaCO_2$ 值时，就应准备插管上机，以免失去最佳抢救时机。

（刘树峰）

第三节　急性加重期阻塞性肺疾病

COPD 急性加重期（AECOPD）是指患者出现超越日常状况的持续恶化，并需改变基础 COPD 的常规用药者，通常在疾病过程中，患者短期内咳嗽、咳痰、气短和（或）喘息加重，痰量增多，呈脓性或黏液脓性，可伴发热等炎症明显加重的表现。III 期 COPD 患者可表现为急性呼吸衰竭（ARF）。AECOPD 是 COPD 患者急诊和住院的主要原因。AECOPD 患者入院后的死亡率约为 10%，长期治疗效果不佳，1 年内死亡率可达到 40%，65 岁以上的老年患者 1 年内死亡率更可高达 59%。入住 ICU 的患者短期死亡率更高，为 20.5%～72.2%。

一、COPD 急性加重的原因

（一）呼吸道感染

目前认为呼吸道感染是 COPD 急性加重的最常见原因。COPD 急性加重患者的 80% 由呼吸道感染所引起，其中细菌感染占 40%～50%，主要病原菌为肺炎链球菌、流感嗜血杆菌和卡他摩拉菌。病毒感染占 30%，主要为流感病毒、副流感病毒、鼻病毒和冠状病毒等。非典型致病原感染占 5%～10%，主要是肺炎衣原体所致，肺炎支原体很少引起慢性支气管炎急性加重。军团菌似乎并不引起单纯支气管感染，两种以上病原体合并感染者占

10%~20%。

20世纪60—70年代，几个纵向研究发现AECOPD及COPD稳定期患者呼吸道细菌培养及细菌抗体滴度测定无差异，对呼吸道感染在AECOPD的作用提出异议。近10年来，随着新方法、新技术的应用，对这一问题又进行了重新检测与评价。例如对慢性支气管炎急性加重期及COPD稳定期的患者进行纤维支气管镜检查，用保护性毛刷刷检标本，或收集支气管肺泡灌洗液进行细菌培养，测定细菌浓度，发现慢性支气管炎急性加重期的患者细菌培养阳性率及细菌浓度均明显升高。对病原菌进行特异性免疫反应，分子流行病学研究以及气道炎症与细菌学关系的研究，结果均支持呼吸道感染是COPD急性加重的主要原因。

肺炎是COPD加重的重要原因，需要住院治疗且常常需要机械通气。引起肺炎的常见致病菌与呼吸道感染相同，但由于COPD患者经常应用抗生素，则易出现革兰阴性杆菌及一些耐药菌株的感染。肺炎的诊断主要依赖于X线所见，但由于COPD患者原已存在肺实质病变，因此在做出诊断时要与原有的X线片进行仔细对比，原有病变增多增浓或出现新的浸润性病变，在排除肺栓塞、肺水肿等病因后，可做出肺炎的诊断，肺部阴影延迟吸收提示有新生物的可能。

（二）大气污染及其他理化刺激

大气污染如工业废气及交通工具排放的尾气（含二氧化硫、二氧化碳、氯等）、粉尘、油烟、吸烟、过敏源等可引起气道水肿，平滑肌收缩，分泌物增多，促使COPD加重。

（三）气胸

气胸是COPD加重的诱因之一。对于晚期COPD患者，少量气胸即可能引起呼吸力学的改变。及时诊断并进行胸腔引流能很快纠正呼吸力学的变化，防止病情恶化。COPD患者常伴有肺大疱，阅读胸片时要注意鉴别，呼气相胸片有助于气胸的诊断。

（四）肺栓塞

肺栓塞能促使COPD加重，而COPD患者更容易发生肺栓塞，尸检资料表明严重COPD患者肺栓塞的发生率为50%。未经治疗的肺栓塞死亡率约为30%，因此，AECOPD时肺栓塞的诊断是一个重要问题。AECOPD的患者，其$PaCO_2$较基础水平下降，应怀疑肺栓塞的可能。血浆D-2聚体的测定，对急性肺栓塞有较大排除诊断价值，若其含量低于$500\mu g/L$，基本可排除肺栓塞。下肢静脉血栓、通气/灌注扫描、增强肺CT均有助于肺栓塞的诊断，肺血管造影仍是诊断肺栓塞的金标准。此外，如发现下肢、盆腔静脉血栓形成，也应警惕肺栓塞的可能。

（五）心力衰竭和心律失常

高血压、冠心病和饮酒是COPD患者发生左心衰的常见原因。呼吸衰竭本身通过改变心肌收缩力、心脏前后负荷及代谢的异常引起左心功能减退，左房压力升高，造成间质性肺水肿，降低了肺顺应性，而支气管壁水肿加重气道狭窄，增加呼吸功，严重COPD患者常有肺心病及右心衰竭。患者可表现为夜间阵发性呼吸困难，端坐呼吸，肺部湿啰音增加，双下肢浮肿等。由于肺部原有的病变，胸片表现可不典型，超声心动图有助于左室功能的评估，用利尿剂试验性治疗有助于诊断，必要时行肺动脉插管术，以了解心功能及液体平衡状况。心律失常可通过改变心脏指数，减少呼吸肌群血流量来促使COPD的加重。常见的心律失常为窦性心动过速、心房颤动、心房扑动、多源性房性心动过速、室性期前收缩。低氧血症、电解质异常、肺心病、药物毒性以及合并存在的心肌本身的病变，如心肌缺血等，是引起心律失常的常见病因。

（六）胸部创伤

轻微的胸部创伤就可以损害呼吸功能。疼痛可以引起分泌物潴留、低通气、气体交换不良、肺不张、胸腔积液（血胸）和气胸增加了呼吸的弹性负荷。同样，COPD 患者发生胸部创伤时死亡率较高，且需要长时间机械通气治疗。

（七）外科情况

不论是吸入性麻醉还是静脉麻醉，全身麻醉通过减少功能残气量，肺泡闭合，改变膈肌功能及干扰低氧性血管收缩来损害 COPD 患者的肺功能和气体交换，可以促使 COPD 加重，发生呼吸衰竭。虽然肺功能测定有助于 COPD 严重程度的分级，但 FEV_1 与术后发生呼吸衰竭需要机械通气缺乏良好的相关性。血气分析是术后是否需要机械通气的良好预测指标，正确应用镇痛剂与麻醉剂以及正确的术后治疗是减少 COPD 患者手术危险性的关键。

（八）药物

镇静安眠药、中枢神经系统抑制剂可以损害呼吸驱动力，促使 COPD 加重，诱发呼吸衰竭。

二、AECOPD 的诊断及严重性评估

（一）AECOPD 的诊断

AECOPD 患者的主要表现是气急——这是 COPD 恶化的主要症状，同时伴有喘鸣和胸部紧迫感，咳嗽、咳痰增多，痰转为脓性或黄绿色，黏稠，不易咳出。还可伴有许多非特异性的表现：如发热、全身不适、疲劳、失眠、嗜睡、运动耐力下降和/或胸部 X 线片出现新的异常。痰量增加和咳脓性痰，说明有细菌感染。

（二）AECOPD 严重程度评估

评估 AECOPD 的严重程度主要根据患者恶化前的病史、症状、体征、肺功能检查、动脉血气分析和其他实验室检查来确定。要特别注意了解本次病情加重或出现新症状的时间，患者气短发作的频率和严重程度，咳痰量及颜色的变化以及日常活动受限的情况，是否曾出现过水肿及持续时间，既往加重时的情况或有无住院治疗，以及目前的治疗方案等。如有可能，将急性发作与稳定期的肺功能检查、血气分析进行比较是非常有帮助的，因为这些检查的急性变化比它们的绝对值更重要。对于严重 COPD 患者，病情严重恶化的最重要征象是患者意识状况的改变，如发生这种情况则需要立即送医院救治，出现以下表现亦是病情严重的征象：应用辅助呼吸肌、胸腹矛盾运动、出现发绀或原有发绀加重、出现周围性水肿、血流动力学不稳定及右心衰征象。

1. **肺功能检查**　对于 AECOPD 的患者即使做简单的肺功能检查可能也是困难的。一般来说，除非有慢性严重气流限制，$FEV_1 < 1.0L$ 表示严重恶化。

2. **动脉血气分析**　动脉血气分析是评估 AECOPD 严重程度的最基本的检查。静息状态下在海平面呼吸室内空气的条件下，$PaO_2 < 60mmHg$（8.0kPa）和/或 $SaO_2 < 90\%$ 表示发生呼吸衰竭，此外，当 $PaO_2 < 50mmHg$（6.7kPa），$PaCO_2 > 70mmHg$（9.3kPa）和 pH 值 < 7.3

时，表示有生命危险，需要入 ICU 治疗。

3. 胸部 X 线影像及心电图检查　高质量的后前位加侧位胸片有助于确定 AECOPD 的诊断，排除肺部肿瘤、气胸、支气管扩张等肺部疾病。心电图可明确右心室肥厚、心律失常及心肌缺血性发作。由于胸部 X 线和心电图检查不易区分右心室肥厚与扩大的右肺动脉，所以鉴别 COPD 急性加重与肺栓塞非常困难。特别是在严重 COPD 患者。螺旋 CT 扫描、肺血管造影及特异性 D-2 聚体测定是诊断肺栓塞的最好方法。而此时肺通气/灌注扫描的价值不大。低血压或给予高流量吸氧，PaO_2 仍不能达到 60mmHg（8.0kPa）以上时，提示肺栓塞。如果有发生肺栓塞的强烈证据，在治疗 COPD 加重的同时治疗肺栓塞。

4. 其他实验室检查　血常规检查可以确定红细胞增多症（红细胞比积 >55%）或有无出血，白细胞计数增加，特别是中性粒细胞增加则提示有细菌感染，脓性痰是开始经验性抗生素治疗的指征。同时应进行痰培养及细菌药物敏感试验，确定致病菌。生化检查有助于确定 COPD 加重的其他原因，如电解质紊乱（低血钠、低血钾等）、糖尿病危象、低蛋白血症及代谢性酸碱失衡。

三、院外治疗

对于 COPD 加重早期，病情较轻的患者可以在院外治疗，但需注意病情变化，及时决定送医院治疗的时机。

AECOPD 的院外治疗包括适当增加以往所用支气管舒张剂的剂量及频度。若未曾使用抗胆碱药物，可以用异丙托溴胺或噻托溴胺吸入治疗，直至病情缓解。对更严重的病例，可给予数天较大剂量的雾化治疗。如沙丁胺醇 2 500μg，异丙托溴铵 500μg 或沙丁胺醇 1 000μg 加异丙托溴铵 250~500μg 雾化吸入，每日 2~4 次。

全身使用糖皮质激素对加重期治疗有益，可促进病情缓解和肺功能的恢复。如患者的基础 FEV_1 <50% 预计值，除支气管舒张剂外可考虑口服糖皮质激素，泼尼松龙每日 30~40mg，连用 7~10d。也可糖皮质激素联合长效 β_2 受体激动剂雾化吸入治疗。

COPD 症状加重，特别是咳嗽痰量增多并呈脓性时应积极给予抗生素治疗。抗生素选择应依据患者肺功能及常见的致病菌结合患者所存在地区致病菌及耐药流行情况，选择敏感抗生素。

四、AECOPD 的住院治疗

（一）AECOPD 患者住院治疗的指征

（1）症状显著加剧，如突然出现的静息状况下呼吸困难。

（2）出现新的体征或原有体征加重（如发绀、外周水肿）。

（3）新近发生的心律失常。

（4）有严重的伴随疾病。

（5）初始治疗方案失败。

（6）高龄 COPD 患者的急性加重。

（7）诊断不明确。

（8）院外治疗条件欠佳或治疗不力。

（二）AECOPD 患者收入重症监护治疗病房（ICU）的指征

（1）严重呼吸困难且对初始治疗反应不佳。

（2）精神障碍、嗜睡、昏迷。

（3）经氧疗和无创性正压通气（NIPPV）后，低氧血症（$PaO_2 < 50mmHg$）仍持续或呈进行性恶化和（或）高碳酸血症（$PaCO_2 > 70mmHg$）无缓解甚至有恶化和（或）严重呼吸性酸中毒（pH < 7.30）无缓解，甚至恶化。

（三）AECOPD 的处理

1. 评估　根据症状、血气、胸部 X 线片等评估病情的严重程度。

2. 吸氧　控制性氧疗治疗严重低氧血症的首要措施之一是吸氧。但在 COPD 患者，尤其是Ⅲ型呼吸衰竭（即低氧血症同时伴高碳酸血症）患者，吸氧可以改善缺氧程度，但是高浓度吸氧会引起或加重 CO_2 潴留和呼吸性酸中毒，并造成意识状态恶化。这种现象的确切发病机制仍不清楚。传统观点认为，有慢性 CO_2 潴留的患者，其呼吸中枢对 CO_2 的呼吸驱动作用不敏感，此时，呼吸的驱动作用主要依靠低氧血症对外周化学感受器的刺激来维持，高浓度吸氧解除了这种刺激，造成通气不足，而使 PCO_2 升高。最近这一观点有所改变，新的研究资料表明吸氧引起的 CO_2 潴留是由多种因素造成的。吸氧改变了低氧性肺血管收缩，调整了 Haldane 效应，引起生理无效腔的改变，VD/VT 增加，导致 V/Q 比例失调加重，从而加重高碳酸血症。

AECOPD 患者伴有严重低氧血症（$PO_2 < 49mmHg$）和酸血症（pH 值 < 7.35）时氧疗易引起高碳酸血症加重。而严重的酸血症是造成这种现象的最危险因素。控制性氧疗（氧浓度不超过 30% ~ 35%），可以降低吸氧所致高碳酸血症发生的危险性。因此，COPD 患者必须进行控制性氧疗。具体方法：用鼻塞或鼻导管给氧（氧流量要准确），氧流量由 1 ~ 2L/min 开始，30min 后根据动脉血气结果逐步调整给氧浓度，为达到更准确的控制给氧浓度，还可用 Venturi 面罩给氧（供氧浓度范围 24% ~ 35%）。合理的氧疗目标是 PaO_2 达到 60mmHg，SaO_2 达到 90%。大多数 COPD 患者经过控制性氧疗可达到上述目标，既纠正了低氧血症，又避免了 CO_2 潴留加重。有些患者 $PaCO_2$ 虽有升高，但意识状态没有变化，也能很好耐受。经吸氧治疗达不到氧疗目标时，应行气管插管，机械通气治疗。

3. 控制呼吸道感染　引起 COPD 急性加重的主要原因是呼吸道感染，感染可使气道黏膜充血、水肿，并可致气道分泌物增多，从而进一步使气道阻塞，气流受限，引起呼吸衰竭。反复的呼吸道感染还能加重肺实质损害，肺功能恶化，因此，能否有效地控制呼吸道感染是治疗 COPD 急性加重的关键。当患者呼吸困难加重，咳嗽伴有痰量增多及脓性痰时，应根据 COPD 严重程度及相应的细菌分层情况，结合本地区常见致病菌类型及耐药流行趋势和药物敏感情况尽早选择敏感抗生素。如对初始治疗方案反应欠佳，应及时根据细菌培养及药敏试验结果调整抗生素。通常 COPD Ⅰ级轻度或Ⅱ级中度患者加重时，主要致病菌多为肺炎链球菌、流感嗜血杆菌及卡他莫拉菌。属于Ⅲ级（重度）及Ⅳ级（极重度）COPD 急性加重时，除以上常见细菌外，尚可有肠杆菌科细菌、铜绿假单胞菌及耐甲氧西林金黄色葡萄球菌。发生铜绿假单胞菌的危险因素有：近期住院、频繁应用抗菌药物、以往有铜绿假单胞菌分离或寄植的历史等。要根据细菌可能的分布采用适当的抗菌药物治疗。抗菌治疗应尽可能将细菌负荷降低到最低水平，以延长 COPD 急性加重的间隔时间。长期应用广谱抗生素和糖皮质激素易继发深部真菌感染，应密切观察真菌感染的临床征象并采用防治真菌感染措施。

4. 支气管舒张剂的应用　许多 AECOPD 的患者应用支气管舒张剂后，气道阻塞症状有所缓解，因此，支气管舒张剂的应用成为治疗 COPD 急性加重期患者的重要辅助措施。单独应用足够剂量的 β_2 受体激动剂和抗胆碱能药物，其扩张支气管的作用类似，因此首选哪类药物尚无统一意见。目前倾向于在 COPD 急性加重时先用短效 β_2 受体激动剂，且药物剂量要加大。常用的药物有沙丁胺醇：每次 4 喷（0.4mg）；或者酚丙喘宁，2 喷（0.4mg），每 30~60min1 次，直到症状改善或者患者不能耐受。如果患者病情严重，不能使用 MDI，则可应用 CGNs。沙丁胺醇 1ml（5mg）或酚丙喘宁 1ml（5mg）加入生理盐水 4ml，雾化吸入。如果 CGNs 由空气驱动，吸入时可加重患者低氧血症；如果 CGNs 由氧气驱动，需注意避免 FiO_2 过高。如果治疗效果不佳，则用抗胆碱能药物。溴化异丙托品（爱全乐），6~8 喷（0.12~0.16mg）或者 1~2ml（2.5~0.5mg）雾化吸入，每 3~4h 一次，二者合并应用可提高疗效。

氨茶碱作为支气管扩张剂在临床上已广泛应用。但其在 COPD 加重期的治疗作用仍有争论。多数研究表明，氨茶碱有轻度改善肺活量的作用，并能改善通气机功能，但也可以加重比例失调，加重低氧血症。氨茶碱的作用个体差异很大。因此当患者入院时未用氨茶碱类药物者，开始首选 β_2 受体激动剂和抗胆碱能药物吸入治疗。如果经 12~24h 后病情无改善则加用茶碱类药物。如果患者入院时已接受了茶碱治疗则继续使用，并根据茶碱血药浓度调整治疗剂量。氨茶碱通常是静脉使用，负荷剂量为 2.5~5mg/kg，静脉滴注 30min 以上。如果需要，以后以 0.5mg/（kg·h）的给药速度持续静脉滴注。24h 总量不超过 1g。由于氨茶碱的治疗浓度与中毒浓度非常接近，因此应注意监测血药浓度。药物过量可产生严重的心血管、神经毒性，并显著增加死亡率。

5. 糖皮质激素的应用　虽然糖皮质激素最佳用药剂量、使用时间及给药方法仍无明确结论。但目前推荐口服甲基泼尼松龙 30~40mg/d，顿服，连服 7~10d 后逐渐减量停药；或甲基泼尼松龙 40mg，静脉滴注，每天 1 次，3~5d 后改为口服。更高的剂量和更长的使用时间，只能增加药物的副作用，而不能增加治疗效果。对 COPD 稳定期糖皮质激素治疗无效的患者，在 AECOPD 使用糖皮质激素仍可改善患者症状。因此，糖皮质激素作为支气管扩张治疗的一种方法，在 AECOPD 患者入院时即可开始使用。

6. 纠正呼吸性酸中毒　治疗呼吸性酸中毒的主要目的是纠正威胁生命的酸中毒，应采取何种治疗措施，是否需要立即进行，应根据患者的临床情况以及呼吸性酸中毒的严重程度来决定。对于大多数的 COPD 患者来讲，通过应用支气管扩张剂、糖皮质激素及清除呼吸道分泌物，解除了气道阻塞，增强了肺泡通气，促进 CO_2 排出，呼吸性酸中毒可被纠正。此时不必急于应用碳酸氢盐等碱性药物。但当发生严重的呼吸性酸中毒（pH 值 <7.20）时，则可静脉输注 4%~5% 碳酸氢钠 125~250ml，使 pH 值升至 7.25~7.30 以上。但如果患者出现意识障碍，如反应迟钝或昏迷，即便没有动脉血气分析结果，也应立即进行气管插管和机械通气治疗。

呼吸兴奋剂的应用目前仍有争论，国外学者对 COPD 加重期使用呼吸兴奋剂多持否定态度，而国内则认为其对维持呼吸及苏醒状态有一定效果。目前常用的呼吸兴奋剂有尼可刹米（可拉明）、山梗菜碱（洛贝林）、回苏灵、乙苯吡酮等。一般用尼可刹米 0.75g，静脉注射，1~2h 一次，或 0.75%~1% 溶液静脉滴注。试用 12~24h 无效，则应停用，改用机械通气治疗。应用呼吸兴奋剂时应注意解痉排痰，保持呼吸道通畅，以便取得较好的效果。副作用主要是血压升高，增加全身耗氧量，有时还可以引起惊厥，增加呼吸功，对已有呼吸肌疲劳的患者应慎用呼吸兴奋剂。

7. 机械通气支持治疗 大多数 AECOPD 的患者经过积极保守治疗病情可以缓解，不需要进行机械通气，如进行机械通气容易发生并发症。因此，一般情况下，只要可能，就应尽量避免机械通气。但是，仍有 1% ~ 3% 的 COPD 患者经过加强治疗，效果欠佳，病情继续恶化，确需机械通气治疗才能度过危险期。是否需要机械通气主要根据患者的基础疾病，肺功能状况，诱发 COPD 急性加重因素的可逆性，以及当时患者的症状、体征、动脉血气分析而定，而没有特异的指征、具体的血气分析标准和生理参数作为建立机械通气的绝对标准。

机械通气的方式分为有创和无创，可首选无创机械通气。

（1）无创性机械通气：建立人工气道（气管插管和气管切开）可引起许多气道并发症，增加细菌性鼻窦炎，咽喉和气管损伤以及通气机相关肺炎的危险性，也妨碍了患者的语言交流，正常的经口进食等能力。而无创性间歇正压通气（NIPPV），成功率达到 80% ~ 85%，可以避免建立人工气道，减少了患者感染的机会，增加了 pH，降低了 $PaCO_2$。在治疗的前 4h 即减轻症状，明显缩短患者机械通气时间和住 ICU 时间，因而显著减少了医疗费用。

NIPPV 的适应证：伴有辅助呼吸肌参与的中、重度呼吸困难和腹部矛盾运动；中到重度的酸中毒（pH7.30 ~ 7.35）和高碳酸血症（$PaCO_2$ >45 ~ 60mmHg）；呼吸频率 >25 次/分。

NIPPV 的禁忌证：呼吸停止；心血管系统不稳定（低血压、心律失常、心肌梗死）；嗜睡、意识障碍；患者不合作；高度误吸的危险；分泌物量大、黏稠；新近行面部或胃食管手术；颌面部创伤，固定的鼻咽部异常；烧伤；极度肥胖；严重的胃肠胀气。

NIPPV 的通气模式及方法：NIPPV 常用的通气模式为压力切换或容量切换型辅助 - 控制通气（A - CV）、压力支持通气（PSV）或 PSV 加 PEEP（所谓双水平气道正压）。通气方式的选择及 NIPPV 的有效性与操作者的经验和床旁调整密切相关。有学者对容量切换通气与 PSV 进行比较，发现二者治疗效果相同，而 PSV 的并发症少、漏气少，患者耐受性好。开始设置压力水平在 5 ~ 20cmH_2O，使潮气量至少达到 7ml/kg，呼吸频率 <25 次/s，患者感到舒适，呼吸困难减轻。如果 NIPPV 有效，$PaCO_2$ 和 pH 很快改善，NIPPV 治疗 2h 后 $PaCO_2$ 减少的程度是判断治疗能否成功的良好预测指标。另外，选择适合的面罩避免漏气也是治疗成功的关键，鼻罩耐受性好，发生误吸的危险性小，但治疗成功率低。

NIPPV 治疗失败的原因：患者不合作，不能耐受面罩或有幽闭恐怖感；面罩不合适，漏气量大；气道内有大量分泌物；鼻塞、眼炎、压力性溃疡。如果应用 NIPPV 后患者临床表现、血流动力学不稳定，意识状况恶化，分泌物不能有效清除，或不能耐受面罩等应及时改用气管插管和常规机械通气。

（2）有创（常规）机械通气治疗：进行有创机械通气首先需要建立密闭的人工气道，其方法包括气管插管和气管切开。目前应用高容低压气囊和组织相容性好的气管插管（多为硅胶管），使气管插管时间不受限制。成人通常选择 7.0 ~ 7.5cm 内径的导管经鼻插管。

有创机械通气的适应证：伴有辅助呼吸肌参与的严重呼吸困难和腹部矛盾运动；呼吸频率 >35 次/min；威胁生命的低氧血症（PaO_2 <40mmHg 或 PaO_2/FiO_2 <200mmHg）；严重的酸中毒（pH 值 <7.25）和高碳酸血症（$PaCO_2$ >60mmHg）；呼吸停止；嗜睡、意识障碍；心血管并发症（低血压、休克、心力衰竭）；其他的并发症（代谢异常、脓毒血症、肺炎、肺栓塞、气压伤、大量胸腔积液）；NIPPV 失败者。

机械通气模式的选择：COPD 急性加重期患者常用的通气模式：①辅助－控制模式（A－CV）：通气机参数的设置调整根据每个患者情况而不同，仔细选择吸气流速、潮气量和外加 PEEP（如存在 auto－PEEP），以便减少患者的呼吸功和不适感。②压力支持通气（PSV）：每次呼吸均由患者触发，因此患者必须具备完整的呼吸运动。③同步间歇指令通气（SIMV）＋PSV：在开始通气时，应用较高的指令通气频率，以便让患者的呼吸肌得到较好的休息，随着患者呼吸肌疲劳的恢复，逐步减少指令通气频率，减低通气支持水平，让患者的呼吸肌得到适当的锻炼，并逐渐过渡到撤机。为了减少患者通过通气机自主呼吸时的阻力，在 SIMV 基础上再加上低水平（7~8cmH₂O）的压力支持通气。④试用于 COPD 急性加重期的一些新模式：容量支持通气（VSV）、压力调节容量控制通气（PRVC）、压力释放通气（PRV）等。

通气机参数的设置：传统上潮气量设置为 10~15ml/kg，但对 COPD 急性加重期的患者应用此值，易引起过度通气和 auto－PEEP，所以选择较小的潮气量 7~9ml/kg 较为适宜。在容量辅助或控制通气时，通常选用吸气流速 60L/min，但近来有研究显示高吸气流速（100L/min）可增加 V/Q 比值，改善氧合；增加吸气流速也可降低动态过度充气和 auto－PEEP 的危险。当然，高吸气流速将增加气道峰压，但是增加的气道峰压主要作用于大气道，如果肺泡峰压（平台压）变化不大，则不会增加气压伤的危险。通常吸气流速应该至少是每分通气量的 5~6 倍，如有明显的 auto－PEEP，可将吸气流速增至 100L/min，吸氧浓度应调整到能维持动脉血氧饱和度（SaO₂）≥90% 的水平。

内源性 PEEP（auto－PEEP）：在 COPD 急性加重期，常有严重的气流阻塞和肺弹性回缩力的下降，从而导致呼气流速的下降，患者需要延长呼气时间以完全排出吸入的气体。但 COPD 患者常呼吸急促，呼气时间缩短，在肺泡气完全排出之前即开始吸气，导致气体陷闭，肺过度充气，在呼气相末期，肺泡内压力仍是正压，即产生内源性 PEEP（auto－PEEP）。Auto－PEEP 可引起血流动力学不稳定和气压伤，同时还可降低通气机触发灵敏度，增加辅助通气患者的呼吸功。机械通气时，39% 的患者会出现 auto－PEEP。通过增加吸气流速，给予小潮气量及减慢呼吸频率，以获得充分的呼气时间，使肺内气体排空。这种通气方式可以减少肺过度充气相关的危险性，但它也可以引起不同程度的高碳酸血症（允许性高碳酸血症）。在保证充分氧合的情况下，患者对高水平的 PaCO₂ 和呼吸性酸中毒能够很好地耐受。但有颅内病变和心功能受损的患者，应避免严重的高碳酸血症和呼吸性酸中毒。酸中毒时，pH 值应 > 7.15~7.20。低于此值时可静脉输注碳酸氢盐或三羟甲基氨基甲烷（THAM）。随后监测血气的变化，了解酸中毒改善的情况。在 AECOPD，通气量过大可使 PaCO₂ 迅速排出，导致呼吸性或代谢性碱中毒。因此，对 COPD 患者通气量应适量减少，一般为 7~10L/min，通气频率 12~20 次/min，希望患者 PaCO₂ 逐渐减低，2~3d 内降至目标水平，有慢性呼吸性酸中毒者的通气目标主要是纠正异常的 pH 值至正常，PaCO₂ 一般维持在 50~60mmHg 或病情恶化前水平即可。

PEEP 的应用：通常应用 PEEP 以改善氧合，但传统观点认为 COPD 患者机械通气时应避免加用 PEEP，因为患者氧合状态通过机械通气容易得到改善，而且，患者已存在过度充气，加用 PEEP 可进一步加重过度充气，导致病情恶化。然而许多严重的 COPD 患者在潮气呼吸时有呼气流量受限，如果加用的 PEEP 于临界闭合压，可避免呼气时小气道的萎陷，并且不影响呼气流量，不增加呼气末肺容量。而且加用 PEEP 可改善通气机触发灵敏度，减少患者的呼吸功。但是，如果加用 PEEP 过高或患者没有流量限制，增加 PEEP 加重肺过度充气。在加用 PEEP 时，监测气道压和呼气末肺容量有助于判断这种治疗的效果。加用 PEEP 后，如果气道峰压和平台压没有改变，说明患者原来存在气道萎陷，加用 PEEP 是有益的。如果峰压和平台压随着所加的 PEEP 平行升高或更明显升高，则提示加用 PEEP 加重肺过度充气，对患者有害。COPD 患者机械通气时加用的 PEEP≤75% 的 auto - PEEP 则不会加重肺过度充气。

COPD 患者机械通气的撤离：COPD 患者撤离机械通气是困难的，通常需要较长时间逐步来完成。Nava 等发现机械通气 21d 以上的 COPD 患者能否成功撤机与 $PaCO_2$、中枢神经系统驱动、最大吸气压、PaO_2、浅快呼吸指数、血浆蛋白水平密切相关。他们还提出总静态顺应性也是患者成功撤机的一个指标，以 88.5ml/cmH_2O 作为撤机成功与失败的临界值，敏感性为 0.85，特异性为 0.87。黎毅敏等对 58 例机械通气 18d 以上的 COPD 患者撤机指标研究，结果以肺活量/潮气量（Vc/Vt）> 1.8，Pmax≤ - 18cmH_2O，f/Vt≤105 次/（min·L）作为临界值预测此类患者脱机成功与否，敏感性分别为 81%、88% 和 90%，特异性分别为 67%、73% 和 80%。若综合上述三项指标，则敏感性为 84%，特异性 90%。提示 f/Vt 是指导 COPD 患者脱机的敏感指标之一。但综合多项指标对撤机具有更好的指导意义。撤机成功患者的 2 年存活率是 68%。

PSV 和 T 型管试验是常规的撤机方法，近年来，无创通气成为 COPD 患者撤机的替代方法，与 PSV 比较，NIPPV 能缩短撤机的时间，缩短住 ICU 时间，减少院内肺炎的发生率，改善 60d 生存率。撤机失败的原因包括动态肺顺应性减低，气流阻力增加和高 auto - PEEP。而后者是产生通气负荷的最主要因素。

（四）其他治疗措施

1. 纠正水电解质酸碱失衡　维持液体平衡按"量出为入"的处理原则，每日入量应等于前一日的尿量加 500ml，如发热、大汗可适量增加。如果 24h 尿量少于 400ml，在适当补液后可给予呋塞米（呋塞米）20～240mg 静脉注射，积极处理高血钾，低血钠、低血钙，高血磷等；纠正代谢性酸中毒，pH 值 <7.20 时可补碱。

2. 营养支持治疗　在 AECOPD 的治疗期间，应特别注意营养支持治疗。营养不良时，可造成蛋白质合成减少，影响呼吸肌的结构和功能；细胞免疫和体液免疫功能下降，通气机相关肺炎的发生率显著增加；营养不良还影响通气驱动力，降低呼吸中枢对缺氧的反应。营养补充的途径首选经胃肠道营养，特殊情况可选择胃肠外营养。AECOPD 患者每天蛋白质的需要量是 1～1.5g/kg，热量是 35～45kcal/kg，碳水化合物与脂肪之比为 50：50，但其最佳比例仍有争论。高碳水化合物饮食可增加 CO_2 负荷，因此在热量分配中增加脂肪的比例对 COPD 合并高碳酸血症的患者是有益的。

益菲佳是专门为肺部疾病患者设计的营养液，具有高热量、高脂肪、低碳水化合物的特征，其热量的 55.1% 来自脂肪。给 COPD 合并高碳酸血症的患者应用益菲佳与常规普通饮食相比可降低 CO_2 生成量、降低 $PaCO_2$、呼吸商、氧耗量和分钟通气量，增加 FEV_1 百分比，对低氧血症与 CO_2 潴留的 COPD 患者十分有益。

3. 抗凝治疗　AECOPD 患者不管以往有无血栓性疾病病史，只要是卧床不动、伴有红细胞增多或发生脱水、血液浓缩者均需考虑使用肝素抗凝治疗，以防止发生下肢静脉血栓形成及肺栓塞。低分子肝素疗效优于普通肝素，皮下注射后生物利用率高，血清半衰期长，出血的并发症少。目前常用的有达肝素钠（法安明）和低分子肝素（速碧林），可皮下注射达肝素钠 5 000IU 或低分子肝素 4 100IU，每日一次或两次，通常不必进行实验室监测，安全方便。

4. 排出呼吸道分泌物　大多数 AECOPD 患者气道分泌物量增加、黏稠。咳嗽是清除支气管分泌物最有效的方法，坐位咳嗽、应用支气管扩张剂后立即咳嗽、主动的小潮气量用力咳嗽及吸痰管刺激咽喉部均可增加咳嗽的有效性，拍胸叩背、体位引流及吸引器吸引有利于分泌物的排出。但年老体弱的患者慎用体位引流。化痰药可稀释或溶解分泌物，有利于分泌物的排出，可给予 3% 含铵棕色合剂 10ml，3 次/d。或盐酸氨溴索 30～60mg，口服，3 次/d，或 30mg 静脉滴注或雾化吸入，2～3 次/d，效果较好。

五、预后

国外 AECOPD 患者的短期死亡率已从 20 世纪 70 年代的 45%～73%，降至目前的 11%，但需要机械通气的患者医院内死亡率仍较高。有研究表明，AECOPD 首次胸片即已存在浸润性病变的患者多有严重的气道阻塞，生存率较低，因此，AECOPD 患者伴有可治性疾病如肺炎和肺水肿时，应酌情早期进行机械通气治疗，可降低死亡率。同时，AECOPD 的首次胸片可作为判断病情的严重性及预后的一个可靠指标。患者长期生存时间与疾病的严重性、体重指数、年龄、原有的肺功能状态、氧合指数、充血性心力衰竭、血浆白蛋白水平以及肺心病存在独立相关。

（郝万明）

第四节　急性肺栓塞

肺栓塞（pulmonary embolism，PE）是以各种栓子阻塞肺动脉系统为其发病原因的一组疾病或临床综合征的总称，包括肺血栓栓塞症、脂肪栓塞综合征、羊水栓塞、空气栓塞等等。

肺血栓栓塞症（pulmonary thromboembolism，PTE）是 PE 的最常见类型，通常所称 PE 即指 PTE。PTE 系来自静脉系统或右心的栓子阻塞肺动脉或其分支所致的疾病，以肺循环和呼吸功能障碍为其主要临床和病理生理特征。引起 PTE 的血栓主要来源于深静脉血栓（deep venous thrombosis，DV_T）；当肺动脉发生栓塞致血流供应阻断而发生肺组织坏死者，称为肺梗死（pulmonary infarction，PI），临床各科均可发生这种并发症，可致猝死。PTE 与 DV_T 共属于静脉血栓栓塞症（venous thromboembolism，V_TE）。

在我国 PTE 不是少见病，而且近年来其发病例数呈增加趋势。PTE 的年发生率在法国约 10 万例，美国每年新发生 DV_T 和 PTE 约有 60 万例。国外尸检资料表明，PTE 的总发生率为 5%～14%，国内为 3%。PTE 的诊断正确率仅为 9%，漏诊率为 67%；极易误诊或漏诊。本文阐述的肺栓塞指 PTE。

一、高危因素

DV_T 占肺栓塞的栓子来源的 50%～90%，因而，引发 PE 的危险因素与 V_TE 基本相同，包括原发性因素和继发性因素。原发性因素多由遗传变异引起，常以反复静脉血栓栓塞为主要临床表现；对 40 岁以下无明显诱因或反复发生 $V_T E$，或呈家族遗传倾向，应注意做相关遗传学检查。继发性因素是指后天获得的易发生 $V_T E$ 的多种病理生理异常；可以单独存在，也可同时存在，通过静脉血流淤滞、血液高凝状态和静脉系统内皮损伤三个方面共同作用，导致静脉系统内血栓形成。

其他栓子有感染性病灶引起的菌栓、恶性肿瘤的瘤栓、外伤及骨折并发的脂肪栓塞、分娩过程中的羊水栓塞，以及少见的空气栓塞。

（一）原发性危险因素

抗凝血酶缺乏。

先天性异常纤维蛋白原血症。

血栓调节因子（thrombomodulin）异常。

高同型半胱氨酸血症。

抗心磷脂抗体综合征（anticardiolipin antibody syndrome）。

纤溶酶原激活物抑制因子过量。

凝血酶原 202210A 因变异。

XII因子缺乏。

V 因子 Leiden 突变（活性蛋白 C 抵抗）。

纤溶酶原不良血症。

蛋白 S、蛋白 C 缺乏。

（二）继发性危险因素

（1）创伤/骨折：如髋部骨折（50%～75%），脊椎骨折（50%～100%）。

（2）外科手术后：如疝修补术（5%），腹部大手术（15%～30%），冠状动脉搭桥术（3%～9%）；盆腔大手术及髋膝关节置换等发生率更高。

（3）产科：妊娠晚期、分娩、产褥期。

（4）恶性肿瘤：尤其腹部和盆腔肿瘤；肿瘤静脉内化疗。

（5）各种原因的制动：长期卧床，长途航空或乘车旅行，脑卒中（30%～60%）。

（6）心血管疾病和中心静脉插管：常见于心力衰竭（>12%）、先天性心脏病、风湿性心脏病、急性心梗（5%～35%）、高血压。

（7）雌激素：避孕药物，雌激素替代治疗。

（8）高龄，肥胖，血液黏滞度增高和吸烟。

（9）其他：克罗恩病（Crohn's disease）；骨髓增生异常疾病，血小板异常，真性红细胞增多症，巨球蛋白血征；肾病综合征，慢性透析，COPD 等；植入人工假体。

二、病理

引起 PE 的栓子大部分来源于下肢深静脉，栓子可累及多支肺动脉，一般认为右肺动脉多于左肺，下肺动脉多于上肺，右下肺动脉约占 85% 以上。少见栓塞在右或左肺动脉主干或骑跨在肺动脉分叉处。根据栓子大小和阻塞部位分为：

（1）急性巨大 PE：肺动脉干被阻塞达 50%，相当于两个或两个以上的肺叶动脉被栓塞。

（2）急性次巨大PE：不到两个肺叶动脉受阻。

（3）中等PE：主肺段和亚肺段动脉栓塞。

（4）肺小动脉栓塞：肺亚段动脉及其分支栓塞。

病理见肺动脉内血栓或栓子形成，栓塞远端血流减少或中断，近端肺动脉扩张。24小时后栓子表面逐渐被内皮样细胞覆盖，随后栓子机化贴于动脉壁，血管重建。栓子阻塞肺动脉及其分支后，导肺循环阻力增加，肺动脉压升高，致右心室扩大和急性右心功能不全。栓塞肺血管远端肺区域间质和肺泡内液体增多或出血；肺泡萎陷及肺不张。PE的另一后果是PI，其组织学特征为肺泡内出血和肺泡壁坏死，梗死区及周围肺不张；胸膜表面常见渗出，1/3为血性。但由于肺组织的氧供来源于肺动脉、支气管动脉和肺泡内气体等三方面，发生PI比较少见。

三、发病机制和病理生理

静脉系统或右心房血栓形成，栓子脱落随血流经腔静脉到右房、右室，再排出到肺动脉或其分支，阻塞血流，成为PE。栓子脱落的诱因与血流突然改变有关，如久病后卧床，突然活动或用力排便等，可使栓子脱落，发生栓塞。发生PE对肺循环和气体交换的影响取决于血管阻塞的严重程度、心肺循环原有的储备能力以及血管痉挛的程度。

肺动脉完全或大部分阻塞可引起：①肺栓塞的区域死腔/无效通气增加，即有通气，但无血流，不能进行气体交换。②代偿性肺血管收缩，血流重新分布，未堵塞的肺段的血流增加，但通气不能相应增加，使通气血流比例失调。③血管栓塞24小时后肺表面活性物质生成减少，甚至耗竭，引发肺不张或肺水肿。结果导致低氧血症和低氧性代偿性过度通气。

栓子阻塞肺动脉及其分支，以及普遍的肺血管收缩，导致肺循环阻力增加，肺动脉压升高，右心负荷增大，出现右心室扩大和急性右心衰竭；由于血流受阻淤积在右心系统，心搏出量下降，血压下降。在肺血管床阻塞不足20%时，由于代偿作用肺动脉压可以维持正常。如肺血管阻塞超过30%，平均肺动脉压和右房压就开始升高；到肺动脉阻塞超过50%时，肺动脉压显著升高，右心负荷增大，心排量开始下降。一旦肺动脉阻塞超过60%时，右心室排血严重受阻、右心室扩大，导致急性肺心病；同时影响左室的充盈，使心脏排血指数降低，血压下降。反复PE可产生持久性肺动脉高压和慢性肺心病。

四、临床表现

（一）症状

PE的临床症状多种多样，缺乏特异性。临床表现主要与栓子的大小有关，可以从无症状到血流动力学不稳定，甚至发生猝死。患有心脏病、外科术后、恶性肿瘤、长期卧床等静脉血栓形成高危因素，或已患有静脉血栓及血栓栓塞性静脉炎的患者，在体位改变、活动或用力排便使栓子脱落，突然发病。

1. 呼吸困难　是PE最常见的临床症状，可伴发绀。栓塞大血管时，呼吸困难严重且持续时间长；栓塞小血管时，只有短暂的呼吸困难或仅持续几分钟；反复发生的小栓塞，可出现阵发性呼吸困难。

2. 胸痛　心绞痛样疼痛和胸膜性疼痛。前者为胸骨后压迫性疼痛，与冠状动脉供血不足或肺动脉高压有关；胸膜性疼痛因栓塞部位附近的胸膜有纤维素性炎症。

3. 咯血 均为小量咯血，大咯血少见。

同时出现呼吸困难、胸痛和咯血被称为"肺梗死三联征"，但发生率不足30%。

4. 晕厥 有时是唯一和首发症状。

5. 休克 均为巨大肺栓塞，严重者可猝死。

6. 其他 原发病症状加重，发热、心悸，烦躁不安等。

（二）体征

1. PE体征 呼吸急促、心动过速、发绀、发热、颈静脉充盈或搏动、肺部可闻及哮鸣和/或细湿啰音、胸腔积液的相应体征、肺动脉瓣区第二音亢进或分裂，$P_2 > A_2$，三尖瓣缩期杂音、严重者可出现血压下降甚至休克。

2. 深静脉血栓的症状与体征 在考虑PE诊断的同时，要注意发现是否存在下肢（单侧性）肿胀、周径增粗、疼痛或压痛、浅静脉扩张、皮肤色素沉着、行走后患肢易疲劳胀加重等DV_T症状。肺栓塞常见症状和体征的发生率见表10-3。

表 10-3 肺栓塞常见症状和体征的发生率

症状	发生率	体征	发生率（%）
呼吸困难及气促	80%~90%	呼吸急促	70%
胸膜炎性胸痛	40%~70%	心动过速	30%~40%
心绞痛样疼痛	4%~12%	发绀	11%~16%
烦躁不安、惊恐或濒死感	55%	发热（多为低热）	43%
晕厥	11%~20%	颈静脉充盈或搏动	12%
咯血	11%~30%	肺部细湿啰音	18%~51%
咳嗽	20%~37%	哮鸣音	5%
心悸	10%~18%	胸腔积液的体征	24%~30%
		P_2亢进或分裂	23%

五、实验室检查

（一）血气分析

PE发生后常有低氧血症，$PaO_2 < 80mmHg$的大约占了96%；无低氧血症也不能排除PE，但如果PaO_2正常，则不大可能是巨大PE。肺泡氧分压与动脉氧分压差（$PA-aO_2$）梯度测定更有意义。

（二）心电图

大多数病例有异常改变，表现为非特异性的ST-T改变。右心负荷过重见于巨大PE，表现肺型P波，电轴右偏，顺钟向转位等；部分病例可出现典型S_1QmTm征（即Ⅰ导联S波加深，Ⅲ导联出现Q/q波及T波倒置）。此外可有完全或不完全右束支传导阻滞。心电图的动态改变较之静态异常对于提示PE更具有意义。

（三）胸片

PE的X胸片缺乏特异性，常见的X线异常有区域性肺血管纹理变细、稀疏或消失，肺野透光度增强。发生 PI 有圆形或片状浸润阴影，典型呈基底部靠近胸膜，尖端指向肺门的楔形阴影；可有单侧横膈升高、盘状肺不张。肺动脉高压征象表现为右下肺动脉干增宽或伴截断征，肺动脉段膨隆以及右心室扩大。可有少至中量胸腔积液征。

（四）超声心动图

超声心动图或经食道超声检查对 PE 有诊断价值以及判断预后价值，可表现为肺动脉高压、肺动脉扩张，右室壁局部运动幅度降低，右心室和/或右心房扩大，室间隔左移和运动异常；下腔静脉扩张且吸气时不萎陷。若发现右房或右室血栓或肺动脉近端的血栓可确定诊断。

超声心动图右心室功能不全是急性 PE 早期死亡的独立，强有力的预测因子。

（五）血浆 D - 二聚体（dimer）

是交联纤维蛋白在纤溶系统作用下产生的可溶性降解产物，为一个特异性的纤溶过程标记物。在血栓栓塞时因血栓纤维蛋白溶解使其血中浓度升高。D - 二聚体对急性 PE 诊断的敏感性达 92% ~100%，但其特异性较低，仅为 40% ~43%。手术、肿瘤、炎症、感染、组织坏死等情况均可使 D - 二聚体显著升高。在临床应用中 D - 二聚体对急性 PTE 有较大的排除诊断价值，若其含量低于 500μg/L，可基本除外急性 PTE。

（六）核素肺通气/灌注扫描（V/Q scanning）

肺的放射性同位素灌注显像（以^{99m}Tc 标记的巨聚白蛋白颗粒静脉注射后扫描显像）简便安全，对 PE 有确定诊断价值，其特异性为 96%。典型征象是呈肺段或肺叶分布的肺灌注缺损，并与通气显像不匹配。若栓子未引起血管完全阻塞，或栓子位于周围小血管，肺显像可能显示不出缺损。由于许多疾病可以同时影响患者的肺通气和血流状况，致使通气/灌注扫描在结果判定上较为复杂，需密切结合临床进行判读。

（七）螺旋 CT 肺血管造影（computer tomography pulmonary angiography，CTPA）

CTPA 能够发现段以上肺动脉内的栓子，是 PE 的确诊手段之一，CTPA 已成为确诊 PE 的常规检查；近来报道 64 排 CT 下的 CTPA，其诊断率几乎达到 100%。PE 的直接征象为肺动脉内的低密度充盈缺损，部分或完全包围在不透光的血流之间（轨道征），或者呈完全充盈缺损，远端血管不显影（敏感性为 53% ~89%，特异性为 78% ~100%）。间接征象包括肺野楔形密度增高影，条带状的高密度区或盘状肺不张，中心肺动脉扩张及远端血管分支减少或消失等。

（八）磁共振成像（MRI）

对段以上肺动脉内栓子诊断的敏感性和特异性均较高，避免了注射碘造影剂的缺点；与肺血管造影相比，患者更易于接受。适用于碘造影剂过敏的患者。

（九）DSA 肺动脉造影（pulmonary angiography）

肺动脉造影是一项有创检查，敏感性和特异性均达到 98%，是 PE 诊断的"金标准"。其直接征象为肺血管内造影剂充盈缺损，间接征象为肺动脉造影剂流动缓慢，局部低灌注。由于肺动脉造影系有创检查，术后并发症多，加之 CTPA 的广泛应用，大多数患者不必进行此项检查。

床边肺动脉导管检查是另一选择，血流动力学改变有助于诊断和监测。急性 PE 的典型改变有右房压和肺动脉压升高，而肺楔压正常。

（十）深静脉血栓的辅助检查

1. 静脉造影　是诊断深静脉血栓的金标准，其诊断敏感性和特异性均接近100%。
2. 多普勒超声　对下肢深静脉血栓的检出敏感性和特异性高，是一项无创安全的检查。
3. MRI　对有症状的急性DV_T诊断的敏感性和特异性可达90%～100%。
4. 放射性核素静脉造影　属无创性DV_T检测方法，常与肺灌注扫描联合进行。

六、诊断

对PE应强调早期诊断，对存在有形成栓子的原发病或高危因素的病例，突然发作不明原因的呼吸困难、胸痛、晕厥、咯血和休克等症状高度疑诊PE，应及时做相关检查。

（一）PE诊断评分方法

对有发生PE高危因素的患者，可采用国外学者提出的诊断评分方法进行评分。低于2分是低度可能性、2～6分是中度可能性、6分以上则是高度可能性，其中"最可能诊断肺栓塞"可以依据发病时有相应临床表现及胸片、ECG、D－二聚体等综合判断；然后选择有确定诊断意义的检查（见表10－4）。

表10－4　肺栓塞诊断积分方法

参数	分值（分）
深静脉血栓的症状和体征	3.0
心率＞100次/分	1.5
4周内有制动或手术史	1.5
既往有DV_T或PE病史	1.5
咯血	1.0
恶性肿瘤	1.0
最可能的诊断是PE	3.0

（二）确诊检查

1. 核素肺通气/灌注扫描检查　在不能进行通气显像时可进行单纯灌注扫描，呈肺段分布的肺灌注缺损，并与通气显像不匹配。
2. CTPA或MRI检查　可发现肺动脉内血栓的直接证据。
3. DSA肺动脉造影　可显示肺动脉的充盈缺损或肺动脉的截断，是诊断PE的"金标准"。
4. 心脏超声　发现右房或右室血栓或肺动脉近端的血栓可确定诊断。
5. 检出下肢血栓　有助于PE的诊断。

（三）临床分型和危险分层

1. 大面积PE（massive PE）　临床上以休克和低血压为主要表现，体循环动脉收缩压低于90mmHg，或较基础值下降幅度≥40mmHg，持续15分钟以上，住院病死率近30%。
2. 次大面积PE（submassive PE）　超声心动图表现有右心室运动功能减弱或临床上出现有心功能不全表现，住院病死率为5%～10%。
3. 非大面积PE（nonmassive PE）　不符合大面积和次大面积PE标准，住院病死率低于 5% 。

七、鉴别诊断

急性 PE 的症状无特异性，临床容易与胸痛、呼吸困难的其他原因混淆。

1. 冠心病　心肌梗死和心绞痛有胸痛、呼吸困难、休克等表现，且约 19% 的肺栓塞可发生心绞痛，易与之混淆。注意心绞痛病史，动态观察心电图与心肌酶的变化等有助于二者的鉴别，要注意两者合并存在。

2. 主动脉夹层　也有胸痛、血压下降等表现；但患者多有高血压病史，胸痛剧烈，无咯血，两侧脉搏不等；胸片有上纵隔增宽。胸部 CTA、MRI 检查等可做出鉴别。

3. 细菌性肺炎　可有与 PE 相似的症状和体征，如呼吸困难、胸痛、咳嗽、咯血、心动过速、发热、发绀、低血压，X 线表现也可相似。但肺炎有寒战、高热、脓痰等感染表现，白细胞计数明显增高，抗生素治疗有效；而无栓子形成的原发病史和高危因素。

4. 胸膜炎　约 1/3 的急性 PE 患者可发生胸腔积液，易被诊断为感染性胸膜炎。全身中毒症状，胸腔积液性质、细菌学、细胞学检查可资鉴别。

5. 晕厥　部分 PE 仅表现为晕厥，需要与心脑血管、迷走反射、代谢因素引起的晕厥相鉴别。

八、治疗

（一）一般治疗

1. 监测　对高度疑诊或确诊 PE 的患者，应进行严密监护，监测呼吸、心率、血压、心电图及血气的变化，要求绝对卧床，并保持大便通畅，以防止栓子再次脱落。对于有焦虑、胸痛、发热、咳嗽等症状可给予镇静、止痛、镇咳等相应的对症处理。

2. 呼吸循环支持治疗　采用经鼻导管或面罩吸氧。当合并严重的呼吸衰竭时，可使用经鼻面罩无创性机械通气或进行气管插管机械通气。对于右心功能不全，血压尚正常的病例，可用多巴酚丁胺和多巴胺；如出现血压下降，加大多巴酚丁胺和多巴胺剂量，或使用其他加压药物，如间羟胺、肾上腺素等。补液时应注意控制液体量，保护心功能。

（二）溶栓治疗

溶栓治疗（thrombolysis therapy）能迅速溶解部分或全部血栓，恢复阻塞的血液循环，纠正血流动力学障碍，降低肺动脉压，改善右室功能，减少严重 PTE 患者的病死率和复发率。溶栓的时间窗一般定在 14 天内，在 PTE 确诊的前提下应尽早开始溶栓。溶栓治疗的主要并发症是出血，应充分评估治疗的风险，注意个体化的原则，掌握适应证和禁忌证、用法和用量。

1. 溶栓治疗的适应证

（1）急性大面积 PE。

（2）次大面积 PE 合并重症心、肺疾患，而抗凝疗法无效。

大面积 PE 溶栓的具体指征：收缩压低于 90mmHg，近期心脏骤停，严重的呼吸衰竭，$PaO_2/FiO_2 < 150$，超声心动图示严重右心功能不全或合并静脉氧饱和度低于 55% 。

2. 溶栓治疗的禁忌证

（1）绝对禁忌证：活动性出血；近期自发性颅内出血。

（2）相对禁忌证：10 天内的胃肠道出血，15 天内的严重创伤，2 周内的大手术，1 个月内的神经外科或眼科手术，器官活检或不能以压迫止血部位的血管穿刺，2 个月内的出血性中风；妊娠、分娩；难于控制的严重高血压（收缩压大于 180mmHg，舒张压大于 110mmHg）；细菌性心内膜炎，糖尿病出血性视网膜病变，严重肝肾功能不全，近期曾行心肺复苏；血小板计数低于 $75 \times 10^9/L$ 或出血性疾病等。

对于大面积肺栓塞，因其对生命威胁极大，上述绝对禁忌证应视为相对禁忌证。

3. 溶栓方法　常用的溶栓药物有尿激酶（UK）、链激酶（SK）和重组组织型纤溶酶原激活剂（rtPA）。三者溶栓效果相仿。以下方案与剂量主要参照欧美的推荐方案，供参考使用。溶栓治疗应监测凝血酶原时间（PT）或活化部分凝血活酶时间（APTT）。

（1）尿激酶：负荷量 4 400U/kg，静脉注射 10 分钟，随后以 4 400U/（kg·h），持续静脉滴注 12 小时。

（2）链激酶：负荷量 25 万 U，静脉注射 30 分钟，随后以 10 万 U/h，持续静脉滴注 24 小时。本药有抗原性，故用药前半小时需肌肉注射苯海拉明或地塞米松，以防止过敏反应。

（3）rtP A：50~100mg 持续静脉滴注 2 小时，然后 40~50mg 持续静脉滴注 4~6 小时。

（三）抗凝治疗

急性 PE 和 DV_T 常反复发作，故应进行抗凝治疗（anticoagulant therapy），以防止血栓再形成和复发。临床高度怀疑急性 PE 时，不必等待影像学诊断，即可开始抗凝治疗。常用的抗凝药物有，普通肝素（简称肝素）、低分子肝素和华法林。肝素或低分子肝素的疗程一般需 7~10 天。肝素使用 3~5 天和低分子肝素使用 7 天时需检查血小板。抗凝治疗的主要并发症是出血，活动性出血、凝血功能障碍、未能控制的严重高血压等禁用。

1. 肝素（heparin）　首剂 5 000U 或按 80U/kg 静脉注射，随后以 18U/（kg·h），使部分凝血活酶时间和凝血时间保持在正常对照的 1.5~2.5 倍。在开始治疗后的最初的 24 小时内，每 4~6 小时测定 APTT，根据 APTT 调整剂量。肝素亦可用皮下注射方式给药。一般先给予负荷量 2 000~5 000U 静脉注射，然后按 250U/kg 剂量，每 12 小时皮下注射 1 次。调节注射剂量使注射后 6~8 小时的 APTT 达到治疗水平。

2. 低分子肝素（LMWH）　一般根据体重给药，不同 LMWH 的剂量不同，每日 1~2 次，皮下注射。出血并发症比普通肝素要低，故不需监测 APTT 和调整剂量。

3. 华法林（Warfarin）　初始剂量为 2.5~5mg。由于需要数天才能发挥全部作用，因此需与肝素/低分子肝素重叠应用 4~5 天，通常在肝素或低分子肝素应用后的第 1~3 天加用华法林。使凝血酶原时间（PT）延长至正常的 1.5~2.5 倍，并定期测定以调节华法林的剂量。一般口服华法林的疗程至少为 3~6 个月。对反复发生 V_TE 或存在高危因素的患者，抗凝时间延长至一年或更长。妊娠的前 3 个月和最后 6 周禁用华发令，可用肝素治疗。华法林的主要并发症是出血，对华法林所致出血可以用维生素 K 拮抗，或输注凝血因子或新鲜冰冻血浆。

（四）手术和介入治疗

1. 经静脉导管碎解和抽吸血栓　用导管碎解和抽吸肺动脉内血栓或行球囊血管成形，

研究显示成活率达70%~90%。适用于：肺动脉主干或主要分支大面积肺栓塞，不能行溶栓和禁忌抗凝治疗，经溶栓或积极的内科治疗无效者。

2. 肺动脉血栓摘除术　手术风险大，技术条件要求高（成功率为40%~60%），应严格掌握适应证。手术治疗的指征：①大面积PTE，肺动脉主干或主要分支次全堵塞不合并固定性肺动脉高压者。②顽固性低血压或急性低氧性呼吸衰竭。③有溶栓禁忌证者。④经溶栓和其他积极的内科治疗无效者。

3. 腔静脉阻断术　方法有：下腔静脉结扎术、下腔静脉折叠术和下腔静脉滤器。可过滤由下腔静脉来的巨大栓子，预防下肢或盆腔栓子脱落进入肺循环，减少严重肺梗死的发生。置入滤器后要长期抗凝治疗。

九、预后和预防

肺栓塞是一临床危重症，在美国每年至少有20万人死于肺栓塞，居临床死亡原因的第三位，我国尚无确切的统计数字。未经治疗的肺栓塞死亡率为25%~30%，而得到及时诊断和治疗，死亡率可降至2%~8%。早期诊断及时治疗是影响预后的最主要因素。

对存在发生危险因素的病例，宜根据临床情况采用相应预防措施。机械预防措施：术后早期下地，抬高患肢，穿高筒弹性袜，下腔静脉滤器。药物预防措施包括：小剂量肝素、低分子肝素皮下注射、口服华法林、阿司匹林等。

（郝万明）

第五节　急性呼吸窘迫综合征

急性呼吸窘迫综合征（acute respiratory distress syndrome，ARDS）是由多种原发疾病的发展过程中继发的，以呼吸窘迫和低氧血症为特征的一种急性进行性呼吸困难。ARDS疾病的特征是：起病急、病情危重、呼吸窘迫、发病前肺部虽然正常，发病后却出现难以纠正的低氧血症，X线胸片显示广泛性浸润阴影。不同于心源性肺水肿所引起的呼吸困难，采用常规的吸氧治疗难以纠正其低氧血症，死亡率很高，为临床上常见的危重症之一，在急诊医学中亦占有重要位置，是目前医学界研究一个热点。

一、概述

早在20世纪40年代就有关于"创伤后湿肺"的报道，描述在严重创伤后发生的急性呼吸衰竭。1950年又有作者以"充血性肺不张"的名称诊断类似病征。20世纪60年代以来，由于创伤和失血性休克等治疗条件的改善，急性呼吸衰竭的重要性渐又突出，"休克肺"的诊治问题再次被重视。至1967年美Ashbaugh等人首次报道平民创伤后的急性呼吸衰竭，提出临床表现与新生儿呼吸窘迫综合征颇多相似之处，当时认为表现活性物质代谢和功能失常是病征的主要病因，提出了成人呼吸窘迫综合征（ARDS）这一名称。经历了20年发病机制方面的研究，虽然已知表面活性物质的失常在此病征中的作用与新生儿呼吸窘迫综合征中并不相同，但ARDS这一病名已为较多学者所接受，取代了众多各种类似的名称。ARDS指的是一组严重的临床综合征，主要表现为进行性加重的呼吸困难，一般常用的给氧方法难以纠正的低氧血症，X线胸片示双肺弥漫性浸润阴影。可引起本病征的病因很多，患病率较高，1976 年美国约有 150 000 名患者，1982 年美费城某医学中心本病占该院危重住院患者的 5%，在美克拉雷多州三个医院的本病征高危因素患者（指休克、败血症、外伤等）993 人中发现 ARDS88 例。国内虽无准确发病率的调查报告，但有关本病征较大数目的病例报道日多。而病死率虽经 20 年的努力仍高达 50% 左右，故一般均认为它是重危患者致命的重要病因。

由于 ARDS 不仅发生于成人，儿童中也曾发病，加以急性发病为此病征的一项重要特征，故于 1992 年美国胸科学会和欧洲危重病学会提出将此综合征更名为"急性呼吸窘迫综合征"，简称为 ARDS。同时进一步推荐采用急性肺损伤（acute lung injury，ALI）的概念，将重度 ALI 定义为 ARDS。ALI 概念的提出有利于将 ARDS 这一综合征的诊断发现于早期，以期提高它的治疗效果。但对 ALI、ARDS 诊断标准，临床实际意义等均有待急诊和危重症等有关专业人员进一步观察及探讨。

ALI/ARDS 是在严重感染、休克、创伤及烧伤等非心源性疾病过程中，肺毛细血管内皮细胞和肺泡上皮细胞损伤造成弥漫性肺间质及肺泡水肿，导致的急性低氧性呼吸功能不全或衰竭。以肺容积减少、肺顺应性降低、严重的通气/血流比例失调为病理生理特征，临床上表现为进行性低氧血症和呼吸窘迫，肺部影像学上表现为非均一性的渗出性病变。

流行病学调查显示 ALI/ARDS 是临床常见危重症。根据 1994 年欧美联席会议提出的 ALI/ARDS 诊断标准，ALI 发病率为每年 18/10 万，ARDS 为每年 13~23/10 万。2005 年的研究显示，ALI/ARDS 发病率分别在每年 79/10 万和 59/10 万。提示 ALI/ARDS 发病率显著增高，明显增加了社会和经济负担，这甚至可与胸部肿瘤、AIDS、哮喘或心肌梗死等相提并论。

二、ARDS 的病因

多种致病因子或直接作用于肺，或作用于远离肺的组织，造成肺组织的急性损伤引起相同的临床征候。

（一）直接作用于肺的致病原因

1. 严重肺挫伤

2. 误吸液体　胃液、淡水、海水（淹溺）。

3. 吸入毒气　NO_2、NH_3、Cl_2 光气、镉、烟、高浓度氧等。

4. 严重肺部感染　主要是肺部感染、细菌性肺炎、病毒性肺炎、真菌性肺炎、肺孢子性肺炎、结核病、革兰阴性细菌感染等。

5. 放射线照射　放射性肺炎、癌瘤等。

（二）间接原因

如败血症、休克、肺外创伤、药物中毒、输血、坏死性胰腺炎、体外循环等。

1. 严重感染　如败血症。

2. 休克　尤其是感染性休克、出血性休克、过敏性休克。

3. 肺外创伤　内脏创伤、头部创伤、烧伤、骨折、脂肪栓塞等。

4. 药物中毒　噻嗪类、巴比妥类、氯氮、丙氧吩、Dextran40、水杨酸盐、海洛因、秋水仙素等。

5. 代谢性疾病　糖尿病酸中毒、尿毒症、急性重症胰腺炎等。

6. 血液疾病　弥散性血管内凝血、输入大量库存血液、体外循环。

7. 妇产科疾病　羊水栓塞、子痫、死胎等。

病因不同，ARDS 患病率也明显不同。严重感染时 ALI/ARDS 患病率可高达 25% ~ 50%，大量输血可达 40%，多发性创伤达到 11% ~ 25%，而严重误吸时，ARDS 患病率也可达 9% ~ 26%。同时存在两个或三个危险因素时，ALI/ARDS 患病率进一步升高。另外，危险因素持续作用时间越长，ALI/ARDS 的患病率越高，危险因素持续 24h、48h 及 72h 时，ARDS 患病率分别为 76%、85% 和 93%。

虽然不同研究对 ARDS 病死率的报道差异较大，总体来说，目前 ARDS 的病死率仍较高。对 1967—1994 年国际正式发表的 ARDS 临床研究进行荟萃分析，3 264 例 ARDS 患者的病死率在 50% 左右。中国上海市 15 家成人 ICU2001 年 3 月至 2002 年 3 月 ARDS 病死率也高达 68.5%。不同研究中 ARDS 的病因构成、疾病状态和治疗条件的不同可能是导致 ARDS 病死率不同的主要原因。

自 1991 年以来，认为感染、脓毒症、菌血症、感染性休克和脓毒性综合征等感染性和非感染性炎症均可引起 “系统性炎性反应综合征（systemic inflammato ry response syndrome，SIRS）”。SIRS 的提出不但扩展了传统的脓毒血症的涵意，并提高对 ARDS 的认识。因为 SIRS 患者中约 25% 并发 ARDS，同时 ARDS 进一步发展为多器官功能衰竭（multiple organ failure，MOF）。ARDS 常是 MOF 在肺部的表现。在致伤因子的打击下，肺常是首先受累的靶器官。当病变未能控制时，即可发展为 MOF。从而使人们重视了炎症因素在 ARDS 发病中的重要作用。

又由于 ARDS 的发生与病因的数目相关，单个病因时发生率约为 25%，两个病因为 42%，两个以上时可达 85%。严格地说，ARDS 的病因并未确实认清，因此也有学者称上述病因为高危因素。

三、ALI/ARDS 病理生理与发病机制

ALI/ARDS 的基本病理生理改变是肺泡上皮和肺毛细血管内皮通透性增加所致的非心源性肺水肿。由于肺泡水肿、肺泡塌陷导致严重通气/血流比例失调，特别是肺内分流明显增加，从而产生严重的低氧血症。肺血管痉挛和肺微小血栓形成引发肺动脉高压。

ARDS 早期的特征性表现为肺毛细血管内皮细胞与肺泡上皮细胞屏障的通透性增高，肺泡与肺间质内积聚大量的水肿液，其中富含蛋白及中性粒细胞为主的多种炎症细胞。中性粒细胞黏附在受损的血管内皮细胞表面，进一步向间质和肺泡腔移行，释放大量促炎介质，如炎症性细胞因子、过氧化物、白三烯、蛋白酶、血小板活化因子等，参与中性粒细胞介导的肺损伤。除炎症细胞外，肺泡上皮细胞以及成纤维细胞也能产生多种细胞因子，从而加剧炎症反应过程。凝血和纤溶紊乱也参与 ARDS 的病程，ARDS 早期促凝机制增强，而纤溶过程受到抑制，引起广泛血栓形成和纤维蛋白的大量沉积，导致血管堵塞以及微循环结构受损。ARDS 早期在病理学上可见弥漫性肺损伤，透明膜形成及 I 型肺泡上皮或内皮细胞坏死、水肿，II 型肺泡上皮细胞增生和间质纤维化等表现。

少数 ALI/ARDS 患者在发病第 1 周内可缓解，但多数患者在发病 5 ~ 7 天后病情仍然进展，进入亚急性期。在 ALI/ARDS 的亚急性期，病理上可见肺间质和肺泡纤维化，II 型肺泡

上皮细胞增生，部分微血管破坏并出现大量新生血管。部分患者呼吸衰竭持续超过 14 天，病理上常表现为严重的肺纤维化，肺泡结构破坏和重建。

四、ARDS 的病理改变

ARDS 的组织形态学改变可分为三期。

渗出期（于发病后 24～96h）：特点是间质和肺泡内水肿、毛细血管充血，间质内红、白细胞浸润。Ⅰ型肺泡上皮细胞呈不同程度退行性变，甚至坏死脱落，裸露出基底膜。于严重上皮细胞损伤处，特别在呼吸性细支气管和肺泡管处可见到透明膜形成。血管内皮细胞变化相对较轻。微血管中常见到由白细胞、血小板、纤维蛋白形成的微血栓。病变严重处呈现出血坏死区。

增生期（发病第 3～10 天）：Ⅱ型肺泡上皮细胞增生，覆盖肺泡表面，间质因白细胞、成纤维细胞浸润和纤维组织增生而变厚，毛细血管减少，肺泡塌陷。

纤维化期（自发病第 7～10 天开始）：特点为肺泡间隔和透明膜处纤维组织沉积和纤维化，并渐发展至全肺。

急性期肺组织外观充血、水肿、出血、实变。因此，病理形态学的表现并无特异性，实际上反映了严重广泛的肺组织损伤的共同性变化。

五、ARDS 的临床表现

一般多在原发致病因子（如休克、创伤等）发生后，经过一短暂的相对稳定期（也被称为潜伏期，约 24～48h）出现下述呼吸困难等症状，但也有时起病急骤、迅即出现严重呼吸衰竭者（即暴发型），也有时起病较缓渐者。潜伏期发生的原因可能与表面活性物质的代谢或与白细胞的动员有关。

患者表现严重的呼吸困难，呼吸频率增速可达 30～50 次/min。鼻翼翕动，辅助呼吸肌运动增强。口唇、甲床明显紫绀。肺部体征常不如症状明显，呼吸音增强，有时可闻及哮鸣音或少量湿性啰音。胸部 X 线早期只表现纹理增深，常迅速出现一侧弥漫性浸润性阴影。

呼吸功能检查可发现每分钟通气量明显增加，可超过 20L/min。肺静态总顺应性可降至 153～408ml/kPa（15～40ml/cmH_2O）。功能残气量显著下降。

动脉血氧分压降低，吸入气氧浓度大于 50%（$FiO_2 > 0.5$）时，PaO_2 仍低于 8.0kPa（60mmHg），$PaCO_2$ 可正常或降低，至疾病晚期方增高。$PA-aO_2$ 显著增加，当 $FiO_2 = 1.0$ 时，PaO_2 低于 46.7kPa（350mmHg）。计算 Qs/Q_T 常超过 30%，或 $PaO_2/PAO_2 \leqslant 0.2$。

以漂浮导管进行血流动力学监测时，肺毛细血管楔压（PCWP）≤2.13kPa（160mmHg）是一项重要诊断指标，但当合并左心功能不全或应用呼气末正压通气（PEEP）治疗时，应当注意它们对 PCWP 测量结果的影响。

六、ALI/ARDS 的临床特征与诊断

一般认为，ALI/ARDS 具有以下临床特征：①急性起病，在直接或间接肺损伤后 12～48h 内发病。②常规吸氧后低氧血症难以纠正。③肺部体征无特异性，急性期双肺可闻及湿啰音，或呼吸音减低。④早期病变以间质性为主，胸部 X 线片常无明显改变。病情进展后，可出现肺内实变，表现为双肺野普遍密度增高，透亮度减低，肺纹理增多、增粗，可见散在

斑片状密度增高影，即弥漫性肺浸润影。⑤无心功能不全证据。

目前 ALI/ARDS 诊断仍广泛沿用 1994 年欧美联席会议提出的诊断标准：①急性起病。②氧合指数（PaO_2/FiO_2）≤200mmHg 不管呼气末正压（PEEP）水平。③正位 X 线胸片显示双肺均有斑片状阴影。④肺动脉嵌顿压≤18mmHg，或无左心房压力增高的临床证据。如 PaO_2/FiO_2≤300mmHg 且满足上述其他标准，则诊断为 ALI。

七、ARDS 的鉴别诊断

ARDS 必须与心源性肺水肿、急性心肌梗死、自发性气胸鉴别。

（一）心源性肺水肿

肺毛细血管楔压可反映左室功能，有助于鉴别肺水肿的产生是由左心衰竭还是由 ARDS 所致。肺毛细血管楔压 >15mmHg 表示为心源性，若 <15mmHg 表示为肺源性。此外若患者有颈静脉怒张，双肺底细小湿啰音，心率快，奔马律，早期即有肺淤血、水肿表现，经用强心、利尿及一般氧疗，迅速缓解，可支持心源性肺水肿的诊断（表 10-5）。

表 10-5 ARDS 与心源性肺水肿鉴别

	ARDS	心源性肺水肿
临床表现	起病慢	起病快
	呼吸极度窘迫	呼吸较快
发绀	明显	轻至中度发绀
精神状态	安静，能平卧	不安、焦虑、不能平卧
痰	血样泡沫	白色或粉红色泡沫
胸部体征	湿啰音少，呈爆裂样	多，小，中等湿啰音，肺底多
X 线改变	比体征出现早，且重于体征周边部明显，	与体征同时出现，近肺门部明显，治疗后吸收快
血气	低氧血症明显，吸氧改善慢	轻度低氧血症，吸氧改善快
肺楔压（肺毛细血管楔压）	<15~18mmHg	>15~18mmHg
气道分泌物蛋白浓度	高	低
气道分泌物蛋白含量/血浆蛋白	>0.7	<0.5
治疗反应	对强心、利尿剂、扩血管药的即刻疗效不明显	对强心、利尿、扩血管药治疗反应好

（二）急性肺栓塞

多见于手术后或长期卧床者，血栓来自下肢深静脉或盆腔静脉。起病突然常有咳嗽、胸痛、咯血、烦躁、冷汗、晕厥、恶心、呕吐等症状。体征：气急、脉细速、青紫、肺部湿啰音、哮鸣音、胸膜摩擦音、第二心音亢进、血栓性浅表静脉炎体征和急性右心衰体征。

（三）重度肺炎

可引起 ARDS，但亦有些肺炎（如军团菌肺炎）虽有呼吸困难、低氧血症，但并未发生 ARDS，此类肺炎 X 线胸片有肺实质大片浸润性炎症阴影，感染症状明显，氧疗有改善，应用敏感抗生素可获治愈。

（四）慢性阻塞性肺病

当肺有感染时，亦可呼吸困难、低氧血症，但常有慢性支气管炎、支气管哮喘反复发作，肺功能进行性减退，小气道阻塞，肺气肿等临床表现，注意不要与 ARDS 相混淆。

（五）特发性肺间质纤维化

此病病因未明，常为慢性过程，但亦可呈亚急性发展，有 I 型呼吸衰竭表现，尤其在合并肺部感染加重时，与 ARDS 表现相似，但本病 X 线胸片呈网状、结节状或蜂窝状改变，病程发展较 ARDS 缓慢可作鉴别。

（六）急性心肌梗死与自发性气胸

多具有各自特征性的临床表现，通过心电图和胸部 X 线片的检查不难鉴别。

八、ALI/ARDS 的治疗

（一）原发病治疗

全身性感染、创伤、休克、烧伤、急性重症胰腺炎等是导致 ALI/ARDS 的常见病因。严重感染患者有 25%～50% 发生 ALI/ARDS，而且在感染、创伤等导致的多器官功能障碍（MODS）中，肺往往也是最早发生衰竭的器官。目前认为，感染、创伤后的全身炎症反应是导致 ARDS 的根本病因。控制原发病，遏制其诱导的全身失控性炎症反应，是预防和治疗 ALI/ARDS 的必要措施。

（二）呼吸支持治疗

1. 氧疗　ALI/ARDS 患者吸氧治疗的目的是改善低氧血症，使动脉氧分压（PaO_2）达到 60～80mmHg。可根据低氧血症改善的程度和治疗反应调整氧疗方式，首先使用鼻导管，当需要较高的吸氧浓度时，可采用可调节吸氧浓度的文丘里面罩或带贮氧袋的非重吸式氧气面罩。ARDS 患者往往低氧血症严重，大多数患者一旦诊断明确，常规的氧疗常常难以奏效，机械通气仍然是最主要的呼吸支持手段。

2. 无创机械通气　无创机械通气（NIV）可以避免气管插管和气管切开引起的并发症，逐渐得到了广泛的推广应用。尽管随机对照实验（RCT）证实 NIV 治疗慢性阻塞性肺疾病和心源性肺水肿导致的急性呼吸衰竭的疗效肯定，但是 NIV 在急性低氧性呼吸衰竭中的应用却存在很多争议。迄今为止，尚无足够的资料显示 NIV 可以作为 ALI/ARDS 导致的急性低氧性呼吸衰竭的常规治疗方法。

当 ARDS 患者神志清楚、血流动力学稳定，并能够得到严密监测和随时可行气管插管时，可以尝试 NIV 治疗。Sevransky 等建议，在治疗全身性感染引起的 ALI/ARDS 时，如果预计患者的病情能够在 48～72h 内缓解，可以考虑应用 NIV。

一般认为，ALI/ARDS 患者在以下情况时不适宜应用 NIV：①神志不清。②血流动力学不稳定。③气道分泌物明显增加而且气道自洁能力不足。④因脸部畸形、创伤或手术等不能佩戴鼻面罩。⑤上消化道出血、剧烈呕吐、肠梗阻和近期食管及上腹部手术。⑥危及生命的低氧血症。应用 NIV 治疗 ALI/ARDS 时应严密监测患者的生命体征及治疗反应。如 NIV 治疗 1～2h 后，低氧血症和全身情况得到改善，可继续应用 NIV。若低氧血症不能改善或全身情况恶化，提示 NIV 治疗失败，应及时改为有创通气。

3. 有创机械通气

（1）机械通气的时机选择：ARDS 患者经高浓度吸氧仍不能改善低氧血症时，应气管插管进行有创机械通气。ARDS 患者呼吸功明显增加，表现为严重的呼吸困难，早期气管插管机械通气可降低呼吸功，改善呼吸困难。虽然目前缺乏 RCT 研究评估早期气管插管对 ARDS 的治疗意义，但一般认为，气管插管和有创机械通气能更有效地改善低氧血症，降低呼吸功，缓解呼吸窘迫，并能够更有效地改善全身缺氧，防止肺外器官功能损害。

（2）肺保护性通气：由于 ARDS 患者大量肺泡塌陷，肺容积明显减少，常规或大潮气量通气易导致肺泡过度膨胀和气道平台压过高，加重肺及肺外器官的损伤。目前有 5 项多中心 RCT 研究比较了常规潮气量与小潮气量通气对 ARDS 病死率的影响。其中 Amato 和 ARDSnet 的研究显示，与常规潮气量通气组比较，小潮气量通气组 ARDS 患者病死率显著降低。

气道平台压能够客观反映肺泡内压，其过度升高可导致呼吸机相关肺损伤。在上述 5 项多中心 RCT 研究中，小潮气量组的气道平台压均 <30cmH$_2$O，其中结论为小潮气量降低病死率的 2 研究中，对照组气道平台压 > 30cmH$_2$O，而不降低病死率的 3 项研究中，对照组的气道平台压均 < 30cmH$_2$O。若按气道平台压分组（< 23、23 ~ 27、27 ~ 33、> 33cmH$_2$O），随气道平台压升高，病死率显著升高（P = 0.002）。而以气道平台压进行调整，不同潮气量通气组（5 ~ 6、7 ~ 8、9 ~ 10、11 ~ 12ml/kg）病死率无显著差异（P = 0.18），并随气道平台压升高，病死率显著增加（P < 0.001）。说明在实施肺保护性通气策略时，限制气道平台压比限制潮气量更为重要。

ARDS 肺容积明显减少，为限制气道平台压，有时不得不将潮气量降低，允许动脉血二氧化碳分压（PaCO$_2$）高于正常，即所谓的允许性高碳酸血症。允许性高碳酸血症是肺保护性通气策略的结果，并非 ARDS 的治疗目标。急性二氧化碳升高导致酸血症可产生一系列病理生理学改变，包括脑及外周血管扩张、心率加快、血压升高和心输出量增加等。但研究证实，实施肺保护性通气策略时一定程度的高碳酸血症是安全的。当然，颅内压增高是应用允许性高碳酸血症的禁忌证。酸血症往往限制了允许性高碳酸血症的应用，目前尚无明确的二氧化碳分压上限值，一般主张保持 pH 值 >7.20，否则可考虑静脉输注碳酸氢钠。

（3）肺复张：充分复张 ARDS 塌陷肺泡是纠正低氧血症和保证 PEEP 效应的重要手段。为限制气道平台压而被迫采取的小潮气量通气往往不利于 ARDS 塌陷肺泡的膨胀，而 PEEP 维持复张的效应依赖于吸气期肺泡的膨胀程度。目前临床常用的肺复张手法包括控制性肺膨胀、PEEP 递增法及压力控制法（PCV 法）。其中实施控制性肺膨胀采用恒压通气方式，推荐吸气压为 30 ~ 45cmHg、持续时间 30 ~ 40s。临床研究证实肺复张手法能有效地促进塌陷肺泡复张，改善氧合，降低肺内分流。

肺复张手法的效应受多种因素影响。实施肺复张手法的压力和时间设定对肺复张的效应有明显影响，不同肺复张手法效应也不尽相同。另外，ARDS 病因不同，对肺复张手法的反应也不同，一般认为，肺外源性的 ARDS 对肺复张手法的反应优于肺内源性的 ARDS；ARDS 病程也影响肺复张手法的效应，早期 ARDS 肺复张效果较好。

值得注意的是，肺复张手法可能影响患者的循环状态，实施过程中应密切监测。

（4）PEEP 的选择：ARDS 广泛肺泡塌陷不但可导致顽固的低氧血症，而且部分可复张的肺泡周期性塌陷开放而产生剪切力，会导致或加重呼吸机相关肺损伤。充分复张塌陷肺泡后应用适当水平 PEEP 防止呼气末肺泡塌陷，改善低氧血症，并避免剪切力，防治呼吸机相关肺损伤。因此，ARDS 应采用能防止肺泡塌陷的最低 PEEP。

ARDS 最佳 PEEP 的选择目前仍存在争议。通过荟萃分析比较不同 PEEP 对 ARDS 患者生存率的影响，结果表明 PEEP > 12cmH_2O，尤其是 > 16cmH_2O 时明显改善生存率。有学者建议可参照肺静态压力 – 容积（P – V）曲线低位转折点压力来选择 PEEP。Amoto 及 Villar 的研究显示，在小潮气量通气的同时，以静态 P – V 曲线低位转折点压力 + 2cmH_2O 作为 PEEP，结果与常规通气相比 ARDS 患者的病死率明显降低。若有条件，应根据静态 P – V 曲线低位转折点压力 + 2cmH_2O 来确定 PEEP。

（5）自主呼吸：自主呼吸过程中膈肌主动收缩可增加 ARDS 患者肺重力依赖区的通气，改善通气血流比例失调，改善氧合。一项前瞻对照研究显示，与控制通气相比，保留自主呼吸的患者镇静剂使用量、机械通气时间和 ICU 住院时间均明显减少。因此，在循环功能稳定、人机协调性较好的情况下，ARDS 患者机械通气时有必要保留自主呼吸。

（6）半卧位：ARDS 患者合并 VAP 往往使肺损伤进一步恶化，预防 VAP 具有重要的临床意义。机械通气患者平卧位易发生 VAP。研究表明，由于气管插管或气管切开导致声门的关闭功能丧失，机械通气患者胃肠内容物易反流误吸进入下呼吸道，导致 VAP。低于 30 度角的平卧位和半卧位（头部抬高 45 度以上）VAP 的患病率分别为 34% 和 8%（P = 0.018）。可见，半卧位可显著降低机械通气患者 VAP 的发生。因此，除非有脊髓损伤等体位改变的禁忌证，机械通气患者均应保持半卧位，预防 VAP 的发生。

（7）俯卧位通气：俯卧位通气通过降低胸腔内压力梯度、促进分泌物引流和促进肺内液体移动，明显改善氧合。一项随机研究采用每天 7h 俯卧位通气，连续 7 天，结果表明俯卧位通气明显改善 ARDS 患者氧合，但对病死率无明显影响。然而，若依据 PaO_2/FiO_2 对患者进行分层分析结果显示，PaO_2/FiO_2 < 88mmHg 的患者俯卧位通气后病死率明显降低。此外，依据简化急性生理评分（SAPS Ⅱ）进行分层分析显示，SAPS Ⅱ 高于 49 分的患者采用俯卧位通气后病死率显著降低。最近，另外一项每天 20h 俯卧位通气的 RCT 研究显示，俯卧位通气有降低严重低氧血症患者病死率的趋势。可见，对于常规机械通气治疗无效的重度 ARDS 患者，可考虑采用俯卧位通气。

严重的低血压、室性心律失常、颜面部创伤及未处理的不稳定性骨折为俯卧位通气的相对禁忌证。当然，体位改变过程中可能发生如气管插管及中心静脉导管以外脱落等并发症，需要予以预防，但严重并发症并不常见。

（8）镇静镇痛与肌松：机械通气患者应考虑使用镇静镇痛剂，以缓解焦虑、躁动、疼痛，减少过度的氧耗。合适的镇静状态、适当的镇痛是保证患者安全和舒适的基本环节。机械通气时应用镇静剂应先制定镇静方案，包括镇静目标和评估镇静效果的标准，根据镇静目标水平来调整镇静剂的剂量。临床研究中常用 Ramsay 评分来评估镇静深度、制定镇静计划，以 Ramsay 评分 3 ~ 4 分作为镇静目标。每天均需中断或减少镇静药物剂量直到患者清醒，以判断患者的镇静程度和意识状态。RCT 研究显示，与持续镇静相比，每天间断镇静患者的机械通气时间、ICU 住院时间和总住院时间均明显缩短，气管切开率、镇静剂的用量及医疗费用均有所下降。可见，对机械通气的 ARDS 患者应用镇静剂时应先制定镇静方案，并实施每日唤醒。

危重患者应用肌松药后，可能延长机械通气时间、导致肺泡塌陷和增加 VAP 发生率，并可能延长住院时间。机械通气的 ARDS 患者应尽量避免使用肌松药物。如确有必要使用肌松药物，应监测肌松水平以指导用药剂量，以预防膈肌功能不全和 VAP 的发生。

4. 液体通气 部分液体通气是在常规机械通气的基础上经气管插管向肺内注入相当于功能残气量的全氟碳化合物，以降低肺泡表面张力，促进肺重力依赖区塌陷肺泡复张。研究显示，部分液体通气 72h 后，ARDS 患者肺顺应性可以得到改善，并且改善气体交换，对循环无明显影响。但患者预后均无明显改善，病死率仍高达 50% 左右。近期对 90 例 ALI/ARDS 患者 RCT 研究显示，与常规机械通气相比，部分液体通气既不缩短机械通气时间，也不降低病死率，进一步分析显示，对于年龄 <55 岁的患者，部分液体通气有缩短机械通气时间的趋势。部分液体通气能改善 ALI/ARDS 患者气体交换，增加肺顺应性，可作为严重 ARDS 患者常规机械通气无效时的一种选择。

5. 体外膜氧合技术（ECMO） 建立体外循环后可减轻肺负担、有利于肺功能恢复。非对照临床研究提示，严重的 ARDS 患者应用 ECMO 后存活率为 46% ~66%。但 RCT 研究显示，ECMO 并不改善 ARDS 患者预后。随着 ECMO 技术的改进，需要进一步的大规模研究结果来证实 ECMO 在 ARDS 治疗中的地位。

（三）ALI/ARDS 药物治疗

1. 液体管理 高通透性肺水肿是 ALI/ARDS 的病理生理特征，肺水肿的程度与 ALI/ARDS 的预后呈正相关，因此，通过积极的液体管理，改善 ALI/ARDS 患者的肺水肿具有重要的临床意义。

研究显示液体负平衡与感染性休克患者病死率的降低显著相关，且对于创伤导致的 ALI/ARDS 患者，液体正平衡使患者病死率明显增加。应用利尿剂减轻肺水肿可能改善肺部病理情况，缩短机械通气时间，进而减少呼吸机相关肺炎等并发症的发生。但是利尿减轻肺水肿的过程可能会导致心输出量下降，器官灌注不足。因此，ALI/ARDS 患者的液体管理必须考虑到二者的平衡，必须在保证脏器灌注的前提下进行。

最近 ARDSnet 完成的不同 ARDS 液体管理策略的研究显示，尽管限制性液体管理与非限制性液体管理组病死率无明显差异，但与非限制性液体管理相比，限制性液体管理（利尿和限制补液）组患者第 1 周的液体平衡为负平衡，氧合指数明显改善，肺损伤评分明显降低，而且 ICU 住院时间明显缩短。特别值得注意的是，限制性液体管理组的休克和低血压发生率并无增加。可见，在维持循环稳定，保证器官灌注的前提下，限制性的液体管理策略对 ALI/ARDS 患者是有利的。

ARDS 患者采用晶体还是胶体液进行液体复苏一直存在争论。最近的大规模 RCT 研究显示，应用白蛋白进行液体复苏，在改善生存率、脏器功能保护、机械通气时间及 ICU 住院时间等方面与生理盐水无明显差异。但值得注意的是，胶体渗透压是决定毛细血管渗出和肺水肿严重程度的重要因素。研究证实，低蛋白血症是严重感染患者发生 ARDS 的独立危险因素，而且低蛋白血症可导致 ARDS 病情进一步恶化，并使机械通气时间延长，病死率也明显增加。因此，对低蛋白血症的 ARDS 患者有必要输入白蛋白或人工胶体，提高胶体渗透压。最近两个多中心 RCT 研究显示，对于存在低蛋白血症（血浆总蛋白 <50 ~60g/L）的 ALI/ARDS 患者，与单纯应用速尿相比，尽管白蛋白联合速尿治疗未能明显降低病死率，但可明显改善氧合、增加液体负平衡，并缩短休克时间。因此，对于存在低蛋白血症的 ARDS 患者，在补充白蛋白等胶体溶液的同时联合应用速尿，有助于实现液体负平衡，并改善氧合。人工胶体对 ARDS 是否也有类似的治疗效应，需进一步研究证实。

2. 糖皮质激素 全身和局部的炎症反应是 ALL/ARDS 发生和发展的重要机制，研究显示血浆和肺泡灌洗液中的炎症因子浓度升高与 ARDS 病死率成正相关。长期以来，大量的研究试图应用糖皮质激素控制炎症反应，预防和治疗 ARDS。早期的 3 项多中心 RCT 研究观察了大剂量糖皮质激素 ARDS 的预防和早期治疗作用，结果糖皮质激素既不能预防 ARDS 的发生，对早期 ARDS 也没有治疗作用。但对于过敏源因导致的 ARDS 患者，早期应用糖皮质激素经验性治疗可能有效。此外感染性休克并发 ARDS 的患者，如合并肾上腺皮质功能不全，可考虑应用替代剂量的糖皮质激素。

持续的过度炎症反应和肺纤维化是导致 ARDS 晚期病情恶化和治疗困难的重要原因。糖皮质激素能抑制 ARDS 晚期持续存在的炎症反应，并能防止过度的胶原沉积，从而有可能对晚期 ARDS 有保护作用。小样本 RCT 试验显示，对于治疗 1 周后未好转的 ARDS 患者，糖皮质激素治疗组的病死率明显低于对照组，感染发生率与对照组无差异，高血糖发生率低于对照组。然而，最近 ARDSnet 的研究观察了糖皮质激素对晚期 ARDS（患病 7~24 天）的治疗效应，结果显示糖皮质激素治疗［甲基泼尼松龙 2mg/（kg·d），分 4 次静脉点滴，14 天后减量］并不降低 60 天病死率，但可明显改善低氧血症和肺顺应性，缩短患者的休克持续时间和机械通气时间。进一步亚组分析显示，ARDS 发病 >14d 应用糖皮质激素会明显增加病死率。可见，对于晚期 ARDS 患者不宜常规应用糖皮质激素治疗。

3. 一氧化氮（NO）吸入 NO 吸入可选择性扩张肺血管，而且 NO 分布于肺内通气良好的区域，可扩张该区域的肺血管，显著降低肺动脉压，减少肺内分流，改善通气血流比例失调，并且可减少肺水肿形成。临床研究显示，NO 吸入可使约 60% 的 ARDS 患者氧合改善，同时肺动脉压、肺内分流明显下降，但对平均动脉压和心输出量无明显影响。但是氧合改善效果也仅限于开始 NO 吸入治疗的 24~48h 内。两个 RCT 研究证实 NO 吸入并不能改善 ARDS 的病死率。因此吸入 NO 不宜作为 ARDS 的常规治疗手段，仅在一般治疗无效的严重低氧血症时可考虑应用。

4. 肺泡表面活性物质 ARDS 患者存在肺泡表面活性物质减少或功能丧失，易引起肺泡塌陷。肺泡表面活性物质能降低肺泡表面张力，减轻肺炎症反应，阻止氧自由基对细胞膜的氧化损伤。因此，补充肺泡表面活性物质可能成为 ARDS 的治疗手段。但是，早期的 RCT 研究显示，应用表面活性物质后，ARDS 患者的血流动力学指标、动脉氧合、机械通气时间、ICU 住院时间和 30 天生存率并无明显改善。有学者认为阴性结果可能与表面活性物质剂量不足有关。随后的小样本剂量对照研究显示，与安慰剂组及肺泡表面活性物质 50mg/kg 应用 4 次组比较，100mg/kg 应用 4 次和 8 次，有降低 ARDS 28 天病死率（43.8%、50% 比 18.8%、16.6%，$P = 0.075$）的趋势。2004 年有两个中心参加的 RCT 研究显示，补充肺泡表面活性物质能够短期内（24h）改善 ARDS 患者的氧合，但并不影响机械通气时间和病死率。最近一项针对心脏手术后发生 ARDS 补充肺泡表面活性物质的临床研究显示，与既往病例比较，治疗组氧合明显改善，而且病死率下降。目前肺泡表面活性物质的应用仍存在许多尚未解决的问题，如最佳用药剂量、具体给药时间、给药间隔和药物来源等。因此，尽管早期补充肺表面活性物质，有助于改善氧合，还不能将其作为 ARDS 的常规治疗手段。有必要进一步研究，明确其对 ARDS 预后的影响。

5. 前列腺素 E_1 前列腺素 E_1（PGE_1）不仅是血管活性药物，还具有免疫调节作用，可抑制巨噬细胞和中性粒细胞的活性，发挥抗炎作用。但是 PGE_1 没有组织特异性，静脉注射

PGE_1 会引起全身血管舒张，导致低血压。静脉注射 PGE_1 用于治疗 ALI/ARDS，目前已经完成了多个 RCT 研究，但无论是持续静脉注射 PGE_1，还是间断静脉注射脂质体 PGE_1，与安慰剂组相比，PGE_1 组在 28 天病死率、机械通气时间和氧合等方面并无益处。有研究报道吸入型 PGE_1 可以改善氧合，但这需要进一步 RCT 研究证实。因此，只有在 ALI/ARDS 患者低氧血症难以纠正时，可以考虑吸入 PGE_1 治疗。

6. 鱼油 鱼油富含 ω-3 脂肪酸，如二十二碳六烯酸（DHA）、二十五烯酸（EPA）等，也具有免疫调节作用，可抑制二十烷花生酸样促炎因子释放，并促进 PGE_1 生成。研究显示，通过肠道给 ARDS 患者补充 EPA、γ-亚油酸和抗氧化剂，可使患者肺泡灌洗液内中性粒细胞减少，IL-8 释放受到抑制，病死率降低。对机械通气的 ALI 患者的研究也显示，肠内补充 EPA 和 γ-亚油酸可以显著改善氧合和肺顺应性，明显缩短机械通气时间，但对生存率没有影响。新近的一项针对严重感染和感染性休克的临床研究显示，通过肠内营养补充 EPA、γ-亚油酸和抗氧化剂，明显改善氧合，并可缩短机械通气时间与 ICU 住院时间，减少新发的器官功能衰竭，降低了 28 天病死率。此外，肠外补充 EPA 和 γ-亚油酸也可缩短严重感染患者 ICU 住院时间，并有降低病死率的趋势。因此，对于 ALI/ARDS 患者，特别是严重感染导致的 ARDS，可补充 EPA 和 γ-亚油酸，以改善氧合，缩短机械通气时间。

（刘树峰）

第六节 大咯血的肺外科急症

一般喉及喉部以下的呼吸道任何部位的出血，经咳嗽动作从口腔排出称为咯血。可表现为痰中带血、满口鲜血到致命性的大咯血，即使是少量咳血或痰中带血丝亦会引起患者忧虑，而大咯血是很严重的临床病症，常突然发病，来势凶猛，危及生命。一般认为，小量咯血是指每次或每日小于100ml；中量咯血是指每次100~300ml；24小时内咯血量在600ml以上或每次300ml以上，或持续咯血需要以输液维持血容量，以及因咯血而引起气道阻塞导致窒息者，定为大咯血（Major hemoptysis）。应该注意的是如果患者咯血前由于基础疾病肺功能低下，即使出血量不大也有致死可能。另外，肺出血可能淤积在肺中或咽下，咯出的血量并不能反映实际的出血量，应根据患者生命体征情况，采取适当紧急措施。虽然大咯血发生率并不高，但易引起气道阻塞发生窒息而危及患者生命，临床医生在采取紧急措施的同时，尽可能快地明确病因十分重要。

一、病因

咯血原因繁多复杂，有人统计文献资料，近百种疾病可引起咯血，主要见于呼吸系统和心血管系统疾病。

1. 支气管疾病 常见有支气管扩张、支气管肺癌、支气管结核、慢性支气管炎等；少见的有支气管结石、支气管腺瘤、支气管黏膜非特异性溃疡、支气管静脉曲张等。

2. 肺部疾病 常见有肺结核、肺炎、肺脓肿等；较少见的有肺栓塞、肺寄生虫病、肺含铁血黄素沉着症和肺出血-肾炎综合征等。在我国引起咯血的首要原因为肺结核。肺结核出现咯血多为浸润型、空洞型肺结核或干酪性肺炎，急性血行播散型肺结核较少出现咯血。由于结核病变中毛细血管通透性增高，血液渗出，导致痰中带血或少量血块；如病变累及小血管管壁破溃则形成中量咯血；如空洞壁肺动脉分支形成小血管瘤破裂，或继发性结核性支气管扩张形成动静脉瘘破裂，则造成大咯血，危及生命。肺炎出现咯血常见于肺炎球菌性肺炎、金黄色葡萄球菌性肺炎、肺炎杆菌性肺炎和军团菌肺炎，支原体肺炎有时可出现痰中带血。

3. 心血管疾病　较常见于二尖瓣狭窄，其次为原发性肺动脉高压或先天性心脏病所致继发性肺动脉高压、肺栓塞、肺血管炎、高血压病等。心血管疾病所致咯血可表现为少量咯血或痰中带血、大量咯血、粉红色泡沫样血痰和黏稠暗红色血痰。因肺淤血造成肺泡壁或支气管黏膜毛细血管破裂和支气管黏膜下层支气管静脉曲张破裂所致。

4. 其他　出凝血机制障碍包括血液病（白血病、血小板减少性紫癜、血友病、再生障碍性贫血）及 DIC、某些急性传染病（如肺出血型钩端螺旋体病、流行性出血热等）、风湿性疾病（如结节性多动脉炎、系统性红斑狼疮、Wegener 肉芽肿、白塞病等）或气管、支气管子宫内膜异位症等均可出现咯血。

出血部位可发生在支气管动脉、肺动脉、肺毛细血管或静脉和动静脉瘘处。支气管动脉是发生大咯血的主要部位，多数是感染性病变导致支气管动脉循环增加、血管扭曲扩张，容易受损和破裂及通透性增加。肺动脉可以是肺栓塞或肺梗死后的咯血来源，靠近感染性肺空洞病变的肺动脉，可以发生逐渐向腔内的扩张，肺动脉壁变薄，感染时易引起破裂出血。肺动脉先天异常或胸部损伤也可引起咯血。肺静脉出血一般量小，其发生与肺静脉高压有关，尤其与左心衰竭有关。主动脉瘤瘘入肺实质也可合并咯血。小的肺血管如毛细血管、小静脉、小动脉也是出血的来源。大部分肺泡毛细血管基底膜表面受损，称为弥漫性肺泡出血综合征，分为伴有毛细血管炎和不伴有毛细血管炎两种情况（表 10 - 6）。

表 10 - 6　咯血的病因

感染性疾病	肿瘤	肺血管、心血管疾病
肺结核	支气管肺癌	原发性或继发性肺动脉高压
支气管扩张	类癌	先天性肺动脉静脉畸形
肺炎	转移癌	肺动脉栓塞
真菌感染	恶性黑色素瘤	肺动静脉瘘
寄生虫感染	乳腺癌	二尖瓣病变、左心衰竭
	绒毛膜癌	主动脉瘤
	骨肉瘤	
免疫性疾病	医源性	其他
系统性红斑狼疮	支气管镜检查	外伤
Wegener 肉芽肿	经胸壁针刺活检	气管异物
肺出血 - 肾炎综合征	肺动脉导管球囊扩张	肺隔离症
白塞病	药物	子宫内膜异位
多发性大动脉炎	抗凝药、溶栓药	血小板减少

二、诊断要点

（一）确定出血是否来自下呼吸道及肺

痰中带血丝或血痰容易诊断，但在咯血或呕血时患者和家属均紧张，要正确判断患者和家属提供的主诉。上呼吸道出血、上消化道出血可被吸入气管内咯出，咯血也可被咽下造成便潜血试验阳性。因此判定咯血时需注意以下方面：

1. 除外上呼吸道出血　对首次咯血者，一定要追究出血部位，询问有无呼吸道症状及口腔疾病，检查鼻部、咽喉部有无出血性疾病如血管瘤、肿瘤，必要时请专科协助诊查。

2. 除外上消化道出血　咯血多有呼吸道症状或病史，呕血常可有胃病或肝病史。咯血一般为鲜红色、带有气泡、混有痰液成分，随咳嗽一起咳出，可伴有气喘，pH 为碱性；镜检可见肺泡巨噬细胞并有含铁血黄素。消化道出血一般为暗红色，混有食物残渣，常诉恶心、呕吐，pH 为酸性，含有食物。气道、肺出血后常有痰中带陈旧暗红色血，可帮助判断。

（二）判定咯血次数、咯血量

是反复多次还是偶尔一次，应详细记录发生时间和具体次数并询问是否为以下情况：多年反复咯血，常见于支气管扩张、支气管炎、肺曲菌病、类癌等。首次咯血，青年患者伴低热、咳嗽等症状有肺结核可能，50 岁以上吸烟男性患者应认真检查有无肺癌。有痰中带血丝、痰中带血、满口鲜血、大量咯血数百毫升甚至到上千毫升，量差别很大，应说明每次咯血量以及估计的总咯血量。同时应询问其颜色、黏稠度及咯出容易程度，对估计病情指导治疗很重要，如咯出黏稠血块提示血在肺内已淤滞一定时间。小量咯血常见于感染性支气管、肺疾病，如支气管扩张、支气管炎、肺结核、肺炎及支气管肺癌等。大咯血常见于肺结核空洞形成或动脉瘤破裂、肺癌侵蚀肺动脉大量出血、慢性肺疾病基础上形成肺囊腔、支气管扩张性病变、腔内合并曲菌感染或有曲菌球形成时。

（三）咯血伴随症状及相关因素

咳嗽常见于感染性支气管、肺疾病，如肺结核、支气管内膜结核、支气管炎、支气管扩张及肺炎等。咯血伴咳嗽也是支气管肺癌的常见症状。低热，特别是午后低热，常见于活动性肺结核；高热见于细菌性感染，如肺炎、肺脓肿和真菌感染等。胸痛常见于支气管肺癌侵犯胸膜或胸壁、肺转移癌、肺栓塞症、肺结核、肺炎等。咯血肺内淤积本身可引起呼吸困难，若有呼吸困难不能平卧应考虑是否有急性左心功能不全引起肺水肿或肺栓塞。发生咯血时应询问有无相关因素。如：胸部顿挫伤或贯通伤后造成支气管破裂咯血，异物吸入后造成气管黏膜损伤，肺部手术后、气管镜检查、经胸壁肺活检、肺动脉导管检查、使用抗凝剂等医源性因素，接触一些溶媒剂可诱发肺出血-肾炎综合征、月经期伴咯血可能为子宫内膜异位症。

（四）体格检查

鼻咽部检查帮助除外上呼吸道出血原因，如鼻咽部肿瘤、Wegener 肉芽肿。注意有无全身其他部位的毛细血管扩张、胸部杂音，可提示肺动静脉血管畸形。胸部听到水泡音、捻发音或喘鸣音时并不能确定就是出血部位，因为血液可在支气管内移动，如上叶出血可在下叶出现体征或在 X 线上有出血表现。咯血伴有一侧或双侧下肢水肿应注意有无深静脉血栓问题。

（五）辅助检查

1. 实验室检查　包括：①血液常规和生化检查，血型、血红蛋白、白细胞、血小板计数、肝肾功能等，重症者应作血气分析检查。②凝血机制检查。③痰细菌学及细胞学检查，在病因不明时要尽早进行痰细胞学、细菌培养及药敏感试验、抗酸菌和真菌检查。④有关风湿性疾病的检查，怀疑血管炎，如 Wegener 肉芽肿、系统性红斑狼疮等风湿性疾病所致咯血时，应查类风湿因子、C－反应蛋白、抗核抗体和抗中性粒细胞胞浆抗体等。

2. X 线及 CT 检查　只要病情允许，胸部 X 线是咯血患者必需的检查，仔细的胸片检查，一般可找到咯血病因；胸部 CT 能直接判定动静脉畸形、小的肺癌病灶、淋巴结病变，增强 CT 扫描对肺栓塞诊断价值高，高分辨 CT 对支气管扩张有重要价值，但这些检查应在咯血病情稳定后进行。表现为肺部浸润阴影，多考虑肺结核、肺炎、肺梗死；肺纹理粗重或"轨道"征，支气管炎可能性大；支气管肺影像呈蜂窝状或卷发样改变，一般为支气管扩张；若见到空洞，多为肺结核、肺化脓症、癌性病变；而空腔内伴有菌球影，为肺曲菌病表现；肺野见球形影，多为肺癌、转移性肺癌、动静脉瘘；明显的倒 S 形肺不张阴影，考虑肺癌引起支气管阻塞；典型的肺野充血、水肿，呈毛玻璃状者，考虑左心功能不全或尿毒症水负荷增加所致；两肺弥漫性阴影，多考虑肺出血－肾炎综合征、特发性肺含铁血黄素沉着症等肺部少见疾病。但须注意，咯血时有些病例胸部 X 线片可完全正常，咯血后血流可灌注到末梢支气管内，造成浸润阴影或广泛的肺透明度降低。

3. 支气管镜检查　无活动性大出血可行纤维支气管镜检查，帮助明确出血部位和原因，可作为抢救治疗措施在慎重选择下进行。由于纤维支气管镜抽吸系统较细，清除血凝块效果一般，对于严重咯血者，有学者认为纤维支气管镜通过硬质气管镜进行检查，既能观察较细的支气管病变，又能较好的抽吸和维持通气。对于短期内止血效果不佳、诊断不明确的咯血患者，近年来多主张在咯血期内施行支气管镜检查。其适应证为：①大咯血者经内科保守治疗效果不佳，拟行手术或支气管动脉栓塞术为明确出血部位者。②诊断不明，不能进行针对性治疗者。③外伤后咯血，需要确切了解有无支气管断裂者。④患者对止血药物无效或有禁忌，尚无有效的止血方法者。⑤肺切除术后咯血，了解咯血是否来自支气管残端，检查病变是否复发者。⑥需经支气管镜注入止血药或放入细导管填塞支气管止血者。注意在咯血患者做支气管镜检查有一定的危险性，应作好抢救准备，尤其对窒息的抢救准备，心电、血压、氧饱和度监测并吸氧；甚至在手术台上，双腔气管插管及麻醉后，行插管腔内支气管镜检查，进一步确定出血部位，指导手术切除部位及范围。

4. 特殊检查　若怀疑心源性因素引起咯血，如先天性心脏病、二尖瓣狭窄和肺栓塞时应作超声心动图检查，必要时作左心或右心导管检查。肺动脉和支气管动脉造影，可发现动静脉畸形，异常动脉扩张、动脉瘤、体－肺循环交通等，是明确出血部位，决定进行栓塞治疗的主要依据，同时肺血管造影也是诊断肺栓塞的最好的方法，尤适应于有临床表现而单纯肺扫描不能确定的患者。

三、急症处理及治疗

治疗目的在于及时有效止血，保持气道畅通，维持生命体征稳定，积极治疗病因。以下按非手术治疗、手术治疗及并发症记述。

（一）非手术治疗

对于小量出血，如患者仅为痰中带血或咯数口鲜红色血，镇静、休息。适当口服镇咳药。可口服止血药，如卡巴克络（安络血）每次 5~10mg，每日 3 次；云南白药，每次 0.5g，每日 3 次；肌注酚磺乙胺（止血敏）250mg，每日 2 次。中等量咯血、大咯血，原则上亦需注意以下几方面。

1. 预防气道阻塞

（1）一般处理：消除紧张情绪，避免进食热的食品；保持大便通畅，必要时口服缓泻药，便秘时可灌肠，避免用力排便作屏气动作。避免过度使用镇咳药，咳嗽剧烈者可使用可待因 30mg，口服或肌注。

（2）体位：如体征或 X 线提示出血部位，采取向患侧侧卧位，避免血液流向健侧。咯血量大时采取头低侧卧位，利用重力引流，改善气道通气。

2. 加强监护

（1）生命体征检测：要判定患者基础肺功能情况、气道开放情况、自身清除出血的能力。加强血压、脉搏、呼吸监测，有条件应作血气分析检查，监测氧合情况。

（2）抢救措施的准备：配血，备舌钳、喉镜、气管插管、吸痰管及吸引器、心肺复苏装置等。把患者安置在便于抢救的位置，请有关科室会诊。

（3）吸氧：鼻导管给氧，注意气体湿化。

3. 止血及其他药物

（1）垂体后叶素：通过使肺循环血流量减少及肺血管收缩而起止血作用，为大咯血首选药物。垂体后叶素 5~10U 加入 5%~50% 葡萄糖液 20~40ml，缓慢静注；以后 10U 加入 5% 葡萄糖液 500ml 静滴维持。不良反应为患者面色苍白、心慌、恶心，胸闷、腹痛及有便意等。妊娠者禁用，高血压、冠心病患者慎用或禁用。咯血较顽固者，一日可用 2~3 次，必要时在大咯血停止后数天内可每日静点 10U，防止再咯血。

（2）促凝血药：①氨甲苯酸（对羧基苄胺）：有较强的抗纤维蛋白溶解作用。每次 0.1~0.3G，用 5% 葡萄糖注射液或 0.9% 氯化钠注射液 10~20ml 稀释后缓慢静注。②酚磺乙胺（止血敏）：增强血小板功能及黏附性，加快血块收缩，降低毛细血管通透性，有利止血。每次 0.25~0.75g，肌注、静注或静滴，一日 2~3 次。③立止血：从巴西蛇毒中分离、精制的高纯度凝血类物质，作用在出血部位促进血小板凝集，形成血栓，产生止血效应；释放血小板因子 3，使出血部位产生更多的凝血酶而产生止血作用。急性出血，一次 2KU，静注；非急性出血，1KU，肌注，隔 24 小时 1 次，至出血停止。

（3）肾上腺皮质激素：有非特异性抗炎作用，减少血管渗出，抑制肥大细胞脱颗粒反应，降低肝素水平，用于炎症性疾病，如结核、肺炎等咯血，在加强抗结核、抗感染的基础上短期使用，可试用地塞米松，每日 10~20mg，或氢化可的松每日 100~300mg。

（4）血管扩张剂：可降低肺动脉压，肺血流分流到四肢及内脏造成"内放血"，减少咯血，可选用 α-受体阻滞剂酚妥拉明或酚苄明 10~20mg，加入 5% 葡萄糖液 250~500ml 静滴，血容量不足时可造成血压下降，应适当补充血容量。亦有使用 654-2、少量冬眠灵、普鲁卡因等药的报道。

（5）抗菌药物：如炎症性疾病引起咯血应根据基础疾病情况使用广谱抗生素。咪唑类药被认为有促凝及抗肝素作用，对支气管扩张合并感染、肺脓肿，尤其厌氧菌感染效果较好，常用甲硝唑，每次 0.5g，2~3 次/d，静滴；或替硝唑，每次 0.4~0.8g，2 次/d，静滴。

4. 萎陷疗法　经药物治疗咯血不止，两侧膈肌及胸膜无明显粘连，心肺功能尚好，可使用人工气腹疗法，通过使腹腔内压力升高，膈肌上升，病变部位选择性萎缩，有利于止血，对出血来自肺下部者效果较好。紧急止血可注气 1 000~1 200ml。

5. 经气管镜止血　小量咯血或大量咯血稳定后，咯血原因不明是纤维支气管镜检查的指征。对于顽固性咯血，使用药物治疗无效时，根据患者的情况及操作者的能力，可通过气管镜进行止血。纤维支气管镜检查时要经气管插入带气囊的气管插管检查。监测血压、心电图、血氧，同时吸氧。判定出血部位十分重要，对有活动性出血，或有凝血块不易吸除、视野不清时。可用 0.9% 氯化钠注射液冲洗。明确出血部位后，可把纤维气管镜前端楔入肺叶或肺段支气管内，以肾上腺素生理盐水（0.9% 氯化钠注射液 20ml + 肾上腺素 0.5ml）每次 5~10ml 注入后吸出，观察止血效果。出血不止可注入凝血酶溶液（100U/ml），每次注入 5~10ml，血止后吸出凝血块。现在认为冰盐水灌洗方法对患者没有益处。

在气管镜检查止血治疗时出血不止，防止出血流入健侧，影响氧合，危及生命，可经气管内插管向健侧置放 Fogarty 导管，气囊充气压迫阻断出血，并保持健侧肺正常通气，24~48 小时放气观察，也可在纤支镜引导下，做单侧气管内插管使健侧与出血侧分离。

6. 动脉造影与栓塞治疗　大咯血出血源多数为支气管动脉，如陈旧性肺结核、肺真菌病等；慢性感染疾病除支气管动脉外，出血源可来自体循环，如锁骨下、乳内、肋间、腋下动脉等侧支动脉。肺动脉出血仅为 10% 左右，如肺结核空洞形成的 Rasmussen 动脉瘤、肺动静脉瘘、Srwan - Ganz 导管所致血管损伤等。在确定出血的血管进行栓塞，短期止血效果可达 80%~100%。动脉造影栓塞已成为大咯血诊断和治疗的重要方法。对于肺功能差的大咯血患者，此种方法是一种救命的手段。在下列情况应考虑行动脉造影栓塞治疗：①反复大咯血，内科保守治疗无效。②肺功能差，大咯血不具备手术条件。③胸部 X 线片正常，怀疑血管病变者。④反复咯血出血部位不能确定者。如有可能在动脉栓塞前最好做纤维支气管镜检查，帮助确定出血部位。

一般经股动脉插入导管，选择性插入支气管动脉。大多数支气管动脉开口位于 5~6 胸椎水平，降主动脉上，右侧一般 1~2 支，左侧 2~3 支，正常支气管动脉内径 1~2mm。导管头嵌入支气管动脉后试注入 40% 泛影葡胺 5~10ml，咯血的病侧见到造影剂经血管外溢较少，多见的是明显的血管扩张扭曲、增生和体 - 肺动脉交通支，可在距支气管动脉起始部 4cm 左右处，对病变部位供应血管进行栓塞治疗。栓塞物质可采用明胶海绵、氧化纤维素等，近来有记忆铂金螺旋状环，可最大限度阻断血流，形成血栓，达到止血效果。支气管动脉栓塞后仍咯血的病例，可能出血部位为多处，栓塞部位不充分，或是肺动脉系统出血，如空洞中的动脉瘤等，可做肺动脉造影，必要时作肺动脉栓塞治疗。

支气管动脉栓塞的并发症主要是。①栓塞物质漏入主动脉，流入腹腔脏器动脉，发生肠坏死、肾栓塞、下肢末梢坏死等。②栓塞血管供血部位缺血变化，常见的是缺血引起的疼痛、脊髓损伤、支气管瘘、食管瘘、主动脉瘤、肺组织坏死等。最大的问题是可能阻塞或栓塞脊髓前动脉的血流造成截瘫。

行支气管动脉栓塞治疗的患者多是顽固性大咯血患者，若有大量失血，应在术前输血，并准备有大咯血发生窒息的可能，必要时进行双腔气管插管，可把出血支气管阻塞，并保证健侧通气。动脉栓塞治疗咯血止血成功率高，但随着时间推移有 20% 患者可有再咯血，特别是慢性感染性病变出血，可能与新的侧支血管形成有关。

（二）手术治疗

在采取以上内科及介入措施无效，出血部位明确，患者肺功能贮备能力能进行手术时，可考虑急诊手术，挽救生命。指征包括：①肺部病变引起的致命大咯血。②无论咯血量多少，可能引起气道阻塞和窒息者。禁忌证为：①两侧肺部病变广泛，或咯血部位不能确定者。②严重肺功能不全，无法耐受开胸及肺部分切除者。③全身情况极差。④严重凝血功能障碍，而针对性凝血药物缺乏。外科手术治疗术式，基本采用肺段切除术和肺叶切除术。其中，肺叶切除及肺叶切除加肺段切除术占主要地位。当然，切除病变部位，而尽可能保留正常肺组织是必须强调的原则。大咯血的肺外科手术是急诊或亚急诊手术，如不能在麻醉、手术技巧诸方面予以充分重视，则可能导致手术意外的发生。

麻醉方法选择：一定是气管插管、静脉复合麻醉，选择在患者咯血暂停间歇，全麻快速诱导插管，用双腔支气管导管有效分隔两肺，杜绝血液涌入对侧致呼吸道梗阻的发生，又减少感染播散的机会。有人认为表面麻醉后清醒插管可保持自主呼吸，以利再次咯血时能主动咯出。

由于大咯血患者多为慢性肺结核、支气管扩张症、肺化脓症一类的慢性炎症性疾病，故绝大多数患者胸腔内均有不同程度的粘连，有时甚至是严重的胼胝样粘连，且多数患者有明显增粗、扩张的支气管动脉，故出血量往往很大。故要有充分的准备及熟练的止血技术，及时补充循环血量，防止失血性休克。要求解剖熟悉、清楚、动作娴熟，才能保证在尽可能短的时间内切除病肺，以防手术操作挤压病肺招致在手术中再度出血，且手术医师与麻醉医师一定要密切配合，高度集中注意力，协力保证呼吸道通畅，及时吸尽呼吸道内的血液及分泌物。剖胸游离病肺后，一般不按常规肺切除术程序先处理肺动脉，再处理肺静脉及支气管，而应尽快解剖支气管，并钳夹切断，将吸引器在残端口吸尽支气管腔内的积血及血块，并及时封闭残端。对于手术前仍不能确定病变位于哪一肺叶的患者，剖胸后要仔细辨别清楚，探明切除范围，尤其对出血部位有怀疑时，更应凭经验，摸索出病变部位，同时可借助肺内钙化与（或）支气管旁淋巴结钙化位置与支气管的关系，再结合术前肺出血定位来鉴定需要切除的肺叶，尽可能保留可逆性病变的肺组织。手术结束，应常规使用纤维支气管镜吸尽两侧支气管内残存的积血，以促使肺组织膨胀，防止手术后出现肺不张及阻塞性肺部感染。

1. 肺段切除术 手术时要按支气管肺段的解剖切除受累的肺段。如支气管扩张时，需要切除一个肺段的病例极少，而需要切除两个肺段，尤其是需要切除右肺中叶或左肺舌叶等两个肺段的病例则比较多，而下肺的一个肺段或几个肺段（基底段）病变时，只切除一个或一个以上的受累的基底段而保留未受累的其他基底段有无必要，术者要十分慎重。有作者反对次全基底段切除术，因下叶肺基底段的解剖变异较大，切除一个或两个基底段而保留剩余的基底段，在技术上常有困难，判断容易失误或不准确。然而在治疗肺下叶基底段支气管扩张症时，切除全部基底段而保留下叶背段则是可行的。主要原因是下叶背段支气管的引流比基底段支气管的引流通畅，而且下叶背段很少发生支气管扩张症，甚至在全部基底段支气管受累的病例中，其背段支气管仍可保持正常，据统计，68%的病例的背段无受累。切除下肺基底段而保留背段时，因其周围多有炎症和粘连，要注意止血，要警惕背段的支气管血管蒂发生扭转，若背段与上肺后段的肺裂不完整时，无须分离这些肺裂，有助于防止背段的扭转及下垂。

2. 肺叶切除术 一般应首选肺段切除术，若病变范围累及一个肺叶或全肺，应行肺叶切除术或一侧全肺切除术。多数认为，在病变累及一个肺叶的两个肺段或两个肺段以上时，一般行肺叶切除术，主要原因在于肺段切除术并发症较多。

3. 支气管剔除术（Extirpation of bronchi） 自1992年以来，国内一些学者采用支气管剔除术治疗左上肺叶舌段、右肺中叶以及局限于其他肺段的支气管扩张症，即只剔除扩张的支气管，尽量保留肺组织，其具体手术方法为：①在肺门处解剖出决定剔除可能有病变的肺段支气管的根部，距其开口处约0.5cm切断，关闭近心端，吸除远心端管腔内的分泌物并消毒管腔。②钳夹住肺段支气管的远侧断端并向上牵拉，锐性及钝性分离法沿外壁将支气管从肺组织内游离出来，一般游离到该支气管远端的无软骨的末梢部分后予以切断，如支气管周围有炎症、炎性囊肿等，应一同剔除，但要多保留肺组织而不做肺段切除术。③剔除支气管后，其周围的糙面出血点逐一止血，支气管床的创面间断疏松缝合，以利于引流。在肺裂或叶间裂发育不全者，只剔除有病变的支气管即可，不需要行肺叶切除术，因为有侧支通气（包括相邻肺泡间的Kohn孔、细支气管肺泡Lambert通道和细支管间的侧支通气）；肺裂发育完全者，需要行肺叶切除术而不行支气管剔除术；有些病例，支气管剔除术需要与肺叶切除术结合进行，如支气管张症累及左下肺叶及左上肺舌段的病例，左下肺严重肺实质的毁损而无法保留者，应切除左下肺，舌叶可采用支气管剔除术。

采用支气管剔除术治疗支气管扩张症具有下述优点：①不损伤肺动脉和肺静脉，余肺具有换气功能，无右向左的血液分流，因而患者在术后不发生肺动脉高压。②只剔除有病变的肺段支气管而保留肺段组织，能够减小肺叶切除后的胸内残腔，可以限制术侧余肺的代偿性过度膨胀而影响气体的弥散功能。③支气管剔除术简单易行且安全，术后并发症少，术后肺段糙面漏气，余肺组织内血肿形成及咳痰带血症状均少于肺段切除术。

（三）并发症及其处理

1. 窒息 是咯血致死主要原因。主要由于患者肺功能差，出血量大，甚至出血量不大，因咳嗽无力血液淹溺或患者过度紧张血块刺激引起喉头、支气管痉挛是窒息的主要的原因。窒息症状表现为咯血突然停止，胸闷、烦躁、发绀、表情恐怖或神志丧失、牙关紧闭、挣扎及大小便失禁等。

抢救措施主要是保持气道通畅和维持生命体征。①体位引流：采取头低脚高向患侧卧位，用开口器打开紧闭的牙关，舌钳拉出舌部，将头向后仰，用吸引器吸出或用手指掏出患者口腔及咽部凝血块，可拍击患者胸背部，促使血液咯出。②气管插管：体位引流无效时应立即在喉镜下插入气管插管或硬式气管镜，吸除凝血块，最好用双腔气管插管，这样可以判断出血来自哪侧肺，并可阻断患侧出血，保证健侧通气，必要时可做紧急气管切开。③呼吸兴奋剂：肌注或静脉注入尼可刹米（可拉明）、洛贝林等药物。④吸氧：经鼻导管给高流量吸氧。⑤人工通气：患者呼吸微弱或消失时应做人工呼吸，气管插管、气管切开者可接呼吸机进行机械通气。

2. 失血性休克 如出血量超过体重的30%（咯血量约达1 500ml以上），可能出现失血性休克而危及生命。患者表现为表情淡漠或烦躁、面色苍白、出冷汗、四肢湿冷、脉搏细数、血压下降。

抢救措施包括：①补液：可予706代血浆、平衡液静滴。②输血：根据情况最好输新鲜血，一般多于静脉加压快速输血。③药物：补充血容量后休克仍未纠正，给予抗休克的血管活性药物，如多巴胺、5%葡萄糖溶液静滴或微量泵静注，根据血压调节浓度和滴速。④纠正酸中毒：出血性休克常伴有酸中毒，可先补充5%碳酸氢钠溶液。⑤防止多脏器功能衰竭：失血性休克可引起多脏器功能衰竭，应加强监测，注意心、肾等功能。

3. 感染、肺不张 咯血可造成支气管、肺继发感染，应加强抗菌治疗。肺结核咯血可引起肺内播散，应注意加强抗结核治疗。

凝血块可引起阻塞性肺不张，咯血后服溴己新（必嗽平）、羧甲司坦（化痰片）、溴环己胺醇（沐舒坦）、祛痰合剂等祛痰药。必要时行气管镜检查，有时可吸出凝血造成的支气管铸型。

（郝万明）

第七节 急性肺水肿

急性肺水肿（acute pulmonary edema）是由于各种病因引起的过多的液体聚积在肺血管周围、血管外间质组织、肺泡壁或肺泡内的一种临床综合征。肺毛细血管和肺泡壁通透性增加、肺毛细血管内静水压增高、肺淋巴管阻塞和血浆蛋白浓度降低等均可引起肺水肿。临床上可分为高压性肺水肿和高通透性肺水肿两种类型，前者多见于心源性肺水肿，后者多见于非心源性肺水肿。急性肺水肿由于肺含水量增加，肺血管与肺组织间液体交换功能紊乱，引起肺气体弥散功能障碍，导致急性呼吸困难。

一、病因

临床上引起急性肺水肿的病因甚多。
1. 血流动力学因素 左心衰、二尖瓣梗阻（如二尖瓣狭窄、左房黏液瘤）、容量负荷过重。
2. 通透性改变 吸入有毒气体和烟雾、肺部感染、内毒素血症、淹溺、吸入性肺炎、变态反应（过敏性肺水肿）、ARDS等。
3. 血浆胶体渗透压下降 肾病、肝病引起的低蛋白血症。
4. 胸膜内负压过低 气胸、积液抽气抽液后肺重新膨胀（复张性肺水肿）。
5. 其他 如神经性因素（如颅脑严重创伤、颅内出血）、海洛因过量、高原性肺水肿、肺栓塞、淋巴回流障碍等。

二、发病机制和病理生理

（一）肺毛细血管液体交换

肺水肿主要是毛细血管静水压和胶体渗透压之间量的关系失去平衡所致。肺水肿既可由于肺毛细血管静水压升高引起，也可因肺毛细血管内胶体渗透压降低而发生。研究表明：在正常血浆蛋白浓度（正常胶体渗透压）时，左房压或肺毛细血管静水压超过大于25mmHg，就可发生肺水肿；用生理盐水稀释血浆蛋白，使其浓度下降一半，左房压上升至11mmHg时即可发生肺水肿。

1. 胶体渗透压（colloid osmotic pressure，COP）下降 引起COP降低的病因有：①肺或全身毛细血管通透性增加。②血浆白蛋白在肝内生成减少或动用障碍。③出血或炎症引起血液或血浆大量丧失。④晶体溶液大量输入，使血浆蛋白相对减少。当胶体渗透压下降时，左室充盈压不高或轻度升高即可引起肺水肿。

2. 肺毛细血管静水压升高　在急性心肌梗死和心肌炎以及高血压、心瓣膜病、输液过多等情况时，心肌负荷与心肌收缩强度间不平衡，左心室失去有效泵血功能，由此导致左心射血分数减少，左室舒张末压、舒张末容量和平均左房压均升高，同时，肺血容量、肺静脉、肺毛细血管静水压也升高。当肺静水压超过胶体渗透压，出现液体向外流动的网络梯度（net gradient），就发生肺水肿。

3. 胶体渗透压－静水压梯度（colloid osmotic－hydrostatic pressure gradient）　急性肺水肿的产生与 COP 和 PAWP 间的代数差（algebraic difference）有关。同时测量 COP 和 PAWP，假如胶体渗透压静水压梯度持续大于 8mmHg，则不会发生急性肺水肿；若为 4～8mmHg，肺水肿发生的危险性明显增加；若小于 3mmHg 持续 12 小时以上，几乎全部发生肺水肿。一旦胶体渗透压－静水压梯度增加到 8mmHg 或更高水平，则患者的肺水肿能逆转；若持续小于 3mmHg，常对治疗缺乏反应。在输入大量血液、电解质、晶体溶液时，应调节左室充盈压或采用胶体溶液，维持 COP－PAWP 梯度大于 7mmHg，否则就容易发生肺水肿。

（二）肺毛细血管壁及肺泡壁通透性增加

肺部感染或败血症，各种毒素及机体释放各种血管活性物质等均可损害毛细血管内皮和肺泡上皮，使血管壁和肺泡壁通透性增加，血浆蛋白漏出到组织间液，使血管内外胶体渗透压差减小，液体进入肺组织而发生肺水肿，尤其易发生在急性呼吸窘迫综合征（ARDS）。

（三）肺淋巴回流受阻

肺部淋巴系统对血管外水分引流入静脉及维持液体流动压差具有重要作用。液体滤过增加时，淋巴流动量和速度加快将间质内多余的液体引出。一旦淋巴引流不畅，肺间质就可能有液体积滞，产生肺水肿。

（四）间质负压增加

当快速大量从胸腔抽出液体或气体，因胸腔负压突然增加，使流入扩张肺部的血流量骤增，肺毛细血管壁内外静水压的压差大为增加。另外，因萎陷的肺组织通气和血流灌注不足，影响肺毛细血管内皮和肺泡上皮细胞的代谢，使其通透性增加，肺泡表面活性物质减少，导致肺水肿。

三、临床表现

1. 症状　常表现为严重的呼吸困难、端坐呼吸，也可为阵发性夜间呼吸困难；咳嗽、咳吐白色或粉红色泡沫样痰；烦躁、焦虑、出冷汗、大汗。

2. 体征　肺部有哮鸣音和/或广泛湿啰音；血压升高或下降、颈静脉怒张、房性和或室性奔马律、脉搏细速或交替脉搏；晚期可出现发绀。

3. 辅助检查

（1）X线检查：提示肺水肿征象，且有助于高压性（心源性）肺水肿与渗透性肺水肿的鉴别（表10－7）。

（2）血气分析：血气分析可以发现有无低氧血症、酸碱代谢紊乱及其严重程度，对于病情评估及治疗具有指导意义。

表 10 – 7　高压性与渗透性肺水肿的 X 线表现

X 线表现	高压性	渗透性
心脏大小	扩大	正常
肺上叶血管	扩张	正常
Kerlcy 线	存在	无
肺阴影	中央模糊	周围斑片
支气管充气征	不常见	常见

四、诊断

根据典型的临床表现、X 线检查诊断不难，关键是心源性和非心源性肺水肿的鉴别诊断和病因诊断。

五、急救与处理

急性肺水肿应尽快去除病因，进行氧疗和镇静，控制输液量，给予利尿、强心治疗，必要时使用血管扩张剂和肾上腺皮质激素。严重者应尽早使用呼吸机辅助呼吸，以改善缺氧，减轻心脏负荷。

（一）高压性肺水肿（急性心源性肺水肿）治疗

1. 氧疗　氧流量为 5～10L/min，需加湿化剂；严重者采用机械性辅助呼吸。

2. 镇静　首选地西泮，如无效并有烦躁不安者可使用吗啡 5～10mg 皮下注射，若已行呼吸机辅助呼吸可以静脉注射。对有呼吸抑制、支气管哮喘和休克者应慎用或禁用。

3. 利尿剂　首选呋塞米 20～40mg，静脉注射。利尿同时扩张静脉血管作用，使静脉回流减少而减轻肺水肿。

4. 血管扩张剂　既可降低肺动脉高压又可改善通气，改善肺气体弥散交换功能，减轻心脏前负荷。首先常用的是硝普钠 50～100mg 加入葡萄糖水或生理盐水中静脉滴注；其次硝酸甘油静脉滴注。也可采用多巴胺、多巴酚丁胺和酚妥拉明联合静脉滴注，或使用氨茶碱、硝酸盐、钙拮抗剂等药物。

5. 增强心肌收缩力　多用于室上性快速心律失常引起的肺水肿，减慢心率的意义远大于强心作用。如 2 周内未用洋地黄类药物，可用毛花苷 C 0.4～0.8mg 或毒毛旋花子苷 K 0.25mg 静脉缓慢注射。

6. 氨茶碱　一般采用 250mg 稀释后缓慢静脉注射，尤其适用于心源性哮喘和支气管哮喘鉴别困难时。

7. 肾上腺皮质激素　常用地塞米松 10～20mg 或甲泼尼龙 80～160mg 静脉注射，或氢化可的松 100mg 静脉滴注。

8. 呼吸机辅助呼吸　多选择持续正压和呼气末正压通气模式。根据呼吸困难和缺氧情况，调节吸气与呼气的比例，提高吸氧浓度（一般应小于 60%，危急情况可吸纯氧）。

（二）高原性肺水肿

多发生在海拔 4 000m 以上的高原地区。救治措施包括卧床休息、高流量持续吸氧、利尿、激素、氨茶碱和血管扩张剂等。肺动脉压恢复正常、肺水肿消退后，可用乙酰唑胺或碳酸酐酶抑制剂，对高原性肺水肿有预防作用。

（三）中枢神经性肺水肿

颅外伤和脑出血伴发颅内高压者，可因下丘脑功能紊乱，释放大量肾上腺素能递质，引起弥散性的、一时性的血管强烈收缩。血液从高阻力的体循环转运到低阻力的肺循环，使肺毛细血管静水压上升和通透性增加，导致肺水肿。可按高压性肺水肿处理，加用脱水剂。

注意：避免用 PEEP 通气，防止增高颅内压和减少大脑供血。

（四）淹溺性肺水肿

吸入海水（高渗液体）或淡水（低渗液体），均可发生肺水肿。淹溺性肺水肿救治特别强调应用机械辅助呼吸、氧疗和激素的重要性。

（五）肺复张性肺水肿

重在防止肺水肿的发生。一旦发生，处理与一般肺水肿相似。

（六）中毒性肺水肿

常见于吸入刺激性气体，出现呼吸道刺激症状，继而缓解，而后出现肺水肿。救治上应保持呼吸道通畅，应用机械辅助呼吸，多选择持续正压和呼气末正压通气模式；同时应用大剂量激素和抗生素。

（七）急性肺水肿合并低血容量

对急性肺水肿的广泛研究，揭露了血管内血容量不是增加，而是减少。当毛细血管静水压的升高超过胶体渗透压时，可产生一个负 COP – PAWP 梯度。由于急性心力衰竭时，大量低蛋白液从血管内渗出至肺组织间隙和肺泡内，其量可达血浆容量的一半。实际上，急性肺水肿伴随血容量不足的现象有时很明显，以致出现急性循环衰竭。灌注不足可以被输液所纠正，但尽可能选用胶体溶液，剂量为 0.5～1.5L，这不会加剧肺水肿，而能增强利尿作用。

急性肺水肿合并低血容量的患者在补充血容量时出现肺水肿加重是少见的，然而急性循环衰竭可以被大量输液而转复的事实提示，对低血容量伴有急性心源性肺水肿的患者，其容量补充十分重要。

（郝万明）

第八节　重症肺炎

肺炎是指终末气道、肺泡和肺间质的炎症，可由病原微生物、理化因素、免疫损伤、过敏及药物所致。细菌性肺炎是最常见的肺炎，也是最常见的感染性疾病之一。

目前肺炎按患病环境分成社区获得性肺炎（CAP）和医院获得性肺炎（HAP），CAP 是指在医院外罹患的感染性肺实质炎症，包括具有明确潜伏期的病原体感染而在入院后平均潜伏期内发病的肺炎。HAP 亦称医院内肺炎（NP），是指患者入院时不存在，也不处于潜伏期，而于入院 48h 后在医院（包括老年护理院、康复院等）内发生的肺炎。HAP 还包括呼吸机相关性肺炎（VAP）和卫生保健相关性肺炎（HCAP）。CAP 和 HAP 年发病率分别约为 12/1 000 人口和（5～10）/1 000 住院患者，近年发病率有增加的趋势。肺炎病死率门诊肺炎患者 <1%～5%，住院患者平均为 12%，入住重症监护病房（ICU）者约 40%。发病率

和病死率高的原因与社会人口老龄化、吸烟、伴有基础疾病和免疫功能低下有关，如慢性阻塞性肺病、心力衰竭、肿瘤、糖尿病、尿毒症、神经疾病、药瘾、嗜酒、艾滋病、久病体衰、大型手术、应用免疫抑制剂和器官移植等。此外，亦与病原体变迁、耐药菌增加、HAP发病率增加、病原学诊断困难、不合理使用抗生素和部分人群贫困化加剧等有关。

重症肺炎至今仍无普遍认同的定义，需入住 ICU 者可认为是重症肺炎。目前一般认为，如果肺炎患者的病情严重到需要通气支持（急性呼吸衰竭、严重气体交换障碍伴高碳酸血症或持续低氧血症）、循环支持（血流动力学障碍、外周低灌注）及加强监护治疗（肺炎引起的脓毒症或基础疾病所致的其他器官功能障碍）时可称为重症肺炎。

一、病因和发病机制

正常的呼吸道免疫防御机制（支气管内黏液－纤毛运载系统、肺泡巨噬细胞等细胞防御的完整性等）使气管隆凸以下的呼吸道保持无菌。是否发生肺炎决定于两个因素：病原体和宿主因素。如果病原体数量多，毒力强和（或）宿主呼吸道局部和全身免疫防御系统损害，即可发生肺炎。病原体可通过下列途径引起社区获得性肺炎：①空气吸入。②血行播散。③邻近感染部位蔓延。④上呼吸道定植菌的误吸。医院获得性肺炎还可通过误吸胃肠道的定植菌（胃食管反流）和通过人工气道吸入环境中的致病菌引起。病原体直接抵达下呼吸道后，滋生繁殖，引起肺泡毛细血管充血、水肿，肺泡内纤维蛋白渗出及细胞浸润。

二、临床表现

1. 社区获得性肺炎

（1）新近出现的咳嗽、咳痰或原有呼吸道疾病症状加重，并出现脓性痰，伴或不伴胸痛。

（2）发热。

（3）肺实变体征和（或）闻及湿性啰音。

（4）白细胞 $>10 \times 10^9$ 个/L 或 $<4 \times 10^9$ 个/L，伴或不伴细胞核左移。

（5）胸部 X 线检查显示片状、斑片状浸润性阴影或间质性改变，伴或不伴胸腔积液。

以上 1~4 项中任何 1 项加第 5 项，排除非感染性疾病可做出诊断。CAP 常见病原体为肺炎链球菌、支原体、衣原体、流感嗜血杆菌和呼吸病毒（甲、乙型流感病毒，腺病毒，呼吸合胞病毒和副流感病毒）等。

2. 医院获得性肺炎　住院患者 X 线检查出现新的或进展的肺部浸润影加上下列 3 个临床症候中的 2 个或以上可以诊断为肺炎。

（1）发热超过38℃。

（2）血白细胞增多或减少。

（3）脓性气道分泌物。

HAP 的临床表现、实验室和影像学检查特异性低，应注意与肺不张、心力衰竭和肺水肿、基础疾病肺侵犯、药物性肺损伤、肺栓塞和急性呼吸窘迫综合征等相鉴别。无感染高危因素患者的常见病原体依次为肺炎链球菌、流感嗜血杆菌、金黄色葡萄球菌、大肠杆菌、肺炎克雷白杆菌等；有感染高危因素患者为金黄色葡萄球菌、铜绿假单胞菌、肠杆菌属、肺炎克雷白杆菌等。

三、诊断

(一) 重症肺炎的诊断标准

不同国家制定的重症肺炎的诊断标准有所不同，各有优缺点，但一般均注重对客观生命体征、肺部病变范围、器官灌注和氧合状态的评估，临床医生可根据具体情况选用。以下列出目前常用的几项诊断标准。

1. 中华医学会呼吸病学分会 2006 年颁布的重症肺炎诊断标准

①意识障碍。②呼吸频率 ≥ 30 次/min。③PaO_2 < 60mmHg（6.67kPa）、氧合指数（PaO_2/FiO_2）< 300mmHg，需行机械通气治疗。④动脉收缩压 < 90mmHg。⑤并发脓毒性休克。⑥X 线胸片显示双侧或多肺叶受累，或入院 48h 内病变扩大 ≥50%。⑦少尿：尿量 < 20ml/h，或 < 80ml/4h，或急性肾衰竭需要透析治疗。符合 1 项或以上者可诊断为重症肺炎。

2. 美国感染病学会（IDSA）和美国胸科学会（ATS）新修订的诊断标准

具有 1 项主要标准或 3 项或以上次要标准可认为是重症肺炎，需要入住 ICU。

（1）主要标准：①需要有创通气治疗。②脓毒性休克需要血管收缩剂。

（2）次要标准：①呼吸频率 ≥30 次/min。②PaO_2/FiO_2 ≤250。③多叶肺浸润。④意识障碍/定向障碍。⑤尿毒症（BUN ≥7.14mmol/L）。⑥白细胞减少（白细胞 < 4 × 10^9 个/L）。⑦血小板减少（血小板 < 100 000 × 10^9 个/L）。⑧低体温（< 36℃）。⑨低血压需要紧急的液体复苏。

（3）说明：①其他指标也可认为是次要标准，包括低血糖（非糖尿病患者）、急性酒精中毒/酒精戒断、低钠血症、不能解释的代谢性酸中毒或乳酸升高、肝硬化或无脾。②需要无创通气也可等同于次要标准的 a 和 b。③白细胞减少仅系感染引起。

3. 英国胸科学会（BTS）2001 年制定的 CURB 标准

（1）标准一：存在以下 4 项核心标准的 2 项或以上即可诊断为重症肺炎：①新出现的意识障碍。②尿素氮（BUN） > 7mmol/L。③呼吸频率 ≥30 次/min。④收缩压 < 90mmHg（12kPa）或舒张压 ≤60mmHg（8kPa）。

CURB 标准比较简单、实用，应用起来较为方便。

（2）标准：①存在以上 4 项核心标准中的 1 项且存在以下 2 项附加标准时须考虑有重症倾向。附加标准包括：a. PaO_2 < 60mmHg（8kPa）/SaO_2 < 92%（任何 FiO_2）。b. 胸片提示双侧或多叶肺炎。②不存在核心标准但存在 2 项附加标准并同时存在以下 2 项基础情况时也须考虑有重症倾向。基础情况包括：a. 年龄 ≥50 岁。b. 存在慢性基础疾病。

如存在标准二中①②2 种有重症倾向的情况时需结合临床进行进一步评判。在①情况下需至少 12h 后进行一次再评估。

（3）CURB-65：即改良的 CURB 标准，标准在符合下列 5 项诊断标准中的 3 项或以上时即考虑为重症肺炎，需考虑收入 ICU 治疗：①新出现的意识障碍。②BUN > 7mmol/L。③呼吸频率 ≥30 次/min。④收缩压 < 90mmHg（12kPa）或舒张压 ≤60mmHg（8kPa）。⑤年龄 ≥65 岁。

四、治疗

（一）临床监测

1. 体征监测　监测重症肺炎的体征是一项简单、易行和有效的方法，患者往往有呼吸频率和心率加快、发绀、肺部病变部位湿啰音等。目前多数指南都把呼吸频率加快（≥30次/min）作为重症肺炎诊断的主要或次要标准。意识状态也是监测的重点，神志模糊、意识不清或昏迷提示重症肺炎可能性。

2. 氧合状态和代谢监测　PaO_2、PaO_2/FiO_2、pH、混合静脉血氧分压（PvO_2）、胃张力测定、血乳酸测定等都可对患者的氧合状态进行评估。单次的动脉血气分析一般仅反映患者瞬间的氧合情况；重症患者或有病情明显变化者应进行系列血气分析或持续动脉血气监测。

3. 胸部影像学监测　重症肺炎患者应进行系列 X 线胸片监测，主要目的是及时了解患者的肺部病变是进展还是好转，是否合并有胸腔积液、气胸，是否发展为肺脓肿、急性呼吸窘迫综合征（ARDS）等。检查的频度应根据患者的病情而定，如要了解病变短期内是否增大，一般每48h 进行一次检查评价；如患者临床情况突然恶化（呼吸窘迫、严重低氧血症等），在不能排除合并气胸或进展至 ARDS 时，应短期内复查；而当患者病情明显好转及稳定时，一般可 10～14d 后复查。

4. 血流动力学监测　重症肺炎患者常伴有脓毒症，可引起血流动力学的改变，故应密切监测患者的血压和尿量。这 2 项指标比较简单、易行，且非常可靠，应作为常规监测的指标。中心静脉压的监测可用于指导临床补液量和补液速度。部分重症肺炎患者可并发中毒性心肌炎或 ARDS，如临床上难于区分时应考虑行漂浮导管检查。

5. 器官功能监测　包括脑功能、心功能、肾功能、胃肠功能、血液系统功能等，进行相应的血液生化和功能检查。一旦发现异常，要积极处理，注意防止多器官功能障碍综合征（MODS）的发生。

6. 血液监测　包括外周血白细胞计数、C－反应蛋白、降钙素原、血培养等。

（二）抗生素治疗

经验性联合应用抗生素治疗重症肺炎的理论依据是联合应用能够覆盖可能的微生物并预防耐药的发生。对于铜绿假单胞菌肺炎，联用 β 内酰胺类和氨基糖苷类具有潜在的协同作用，优于单药治疗；然而氨基糖苷类抗生素的抗菌谱窄，毒性大，特别是对于老年患者，其肾损害的发生率比较高。临床应用氨基糖苷类时要注意其为浓度依赖性抗生素，一般要用足够剂量、提高峰药浓度以提高疗效，同时也应避免与毒性相关的谷浓度的升高。在监测药物的峰浓度时，庆大霉素和妥布霉素 >7μg/ml，或阿米卡星 >28μg/ml 的效果较好。氨基糖苷类的另一个不足是对支气管分泌物的渗透性较差，仅能达到血药浓度的 40%。此外，肺炎患者的支气管分泌物 pH 值较低，在这种环境下许多抗生素活性都降低。因此，有时联合应用氨基糖苷类抗生素并不能增加疗效，反而增加了肾毒性。

目前对于重症肺炎，抗生素的单药治疗也已得到临床医生的重视。新的头孢菌素、碳青霉烯类、其他 β 内酰胺类和氟喹诺酮类抗生素由于抗菌效力强、广谱，并且耐细菌 β 内酰胺酶，故可用于单药治疗。即使对于重症 HAP，只要不是耐多药的病原体，如铜绿假单胞菌、不动杆菌和耐甲氧西林金黄色葡萄球菌（MRSA）等，仍可考虑抗生素的单药治疗。对重症 VAP 有效的抗生素一般包括亚胺培南、美罗培南、头孢吡肟和哌拉西林/他唑巴坦。对于重症肺炎患者来说，临床上的初始治疗常联用多种抗生素，在获得细菌培养结果后，如果没有高度耐药的病原体就可以考虑转为针对性的单药治疗。

临床上一般认为不适合单药治疗的情况包括：①可能感染革兰阳性、革兰阴性菌和非典型病原体的重症 CAP。②怀疑铜绿假单胞菌或肺炎克雷白杆菌的菌血症。③可能是金黄色葡萄球菌和铜绿假单胞菌感染的 HAP。三代头孢菌素不应用于单药治疗，因其在治疗中易诱导肠杆菌属细菌产生 β 内酰胺酶而导致耐药发生。

对于重症 VAP 患者，如果为高度耐药病原体所致的感染则联合治疗是必要的。目前有 3 种联合用药方案：①β 内酰胺类联合氨基糖苷类：在抗铜绿假单胞菌上有协同作用，但也应注意前面提到的氨基糖苷类的毒性作用。②2 个 β 内酰胺类联合使用：因这种用法会诱导出对两种药同时耐药的细菌，故虽然有过成功治疗的报道，仍不推荐使用。③β 内酰胺类联合氟喹诺酮类：虽然没有抗菌协同作用，但也没有潜在的拮抗作用；氟喹诺酮类对呼吸道分泌物穿透性很好，对其疗效有潜在的正面影响。

对于铜绿假单胞菌所致的重症肺炎，联合治疗往往是必要的。抗假单胞菌的 β 内酰胺类抗生素包括青霉素类的哌拉西林、阿洛西林、氨苄西林、替卡西林、阿莫西林；第三代头孢菌素类的头孢他啶、头孢哌酮；第四代头孢菌素类的头孢吡肟；碳青霉烯类的亚胺培南、美罗培南；单酰胺类的氨曲南（可用于青霉素类过敏的患者）；β 内酰胺类/β 内酰胺酶抑制剂复合剂的替卡西林/克拉维酸钾、哌拉西林/他唑巴坦。其他的抗假单胞菌抗生素还有氟喹诺酮类和氨基糖苷类。

1. 重症 CAP 的抗生素治疗　重症 CAP 患者的初始治疗应针对肺炎链球菌（包括耐药肺炎链球菌）、流感嗜血杆菌、军团菌和其他非典型病原体，在某些有危险因素的患者还有可能为肠道革兰阴性菌属包括铜绿假单胞菌的感染。无铜绿假单胞菌感染危险因素的 CAP 患者可使用 β 内酰胺类联合大环内酯类或氟喹诺酮类（如左氧氟沙星、加替沙星、莫西沙星等）。因目前为止还没有确立单药治疗重症 CAP 的方法，所以很难确定其安全性、有效性（特别是并发脑膜炎的肺炎）或用药剂量。可用于重症 CAP 并经验性覆盖耐药肺炎链球菌的 β 内酰胺类抗生素有头孢曲松、头孢噻肟、亚胺培南、美罗培南、头孢吡肟、氨苄西林/舒巴坦或哌拉西林/他唑巴坦。目前高达 40% 的肺炎链球菌对青霉素或其他抗生素耐药，其机制不是 β 内酰胺酶介导而是青霉素结合蛋白的改变。虽然不少 β 内酰胺类和氟喹诺酮类抗生素对这些病原体有效，但对耐药肺炎链球菌肺炎并发脑膜炎的患者应使用万古霉素治疗。如果患者有假单胞菌感染的危险因素（如支气管扩张、长期使用抗生素、长期使用糖皮质激素）应联合使用抗假单胞菌抗生素并应覆盖非典型病原体，如环丙沙星加抗假单胞菌 β 内酰胺类，或抗假胞菌 β 内酰胺类加氨基糖苷类加大环内酯类或氟喹诺酮类。

临床上选取任何治疗方案都应根据当地抗生素耐药的情况、流行病学和细菌培养及实验室结果进行调整。关于抗生素的治疗疗程目前也很少有资料可供参考，应考虑感染的严重程度，菌血症、多器官功能衰竭、持续性全身炎症反应和损伤等。一般来说，根据疾病的严重程度和宿主免疫抑制的状态，肺炎链球菌肺炎疗程为 7～10d，军团菌肺炎的疗程需要 14～21d。ICU 的大多数治疗都是通过静脉途径的，但近期的研究表明只要病情稳定、没有发热，即使在危重患者，3d 静脉给药后亦可转为口服治疗，即序贯或转换治疗。转换为口服治疗的药物可选择氟喹诺酮类，因其生物利用度高，口服治疗也可达到同静脉给药一样的血药浓度。

由于嗜肺军团菌在重症 CAP 的相对重要性，应特别注意其的治疗方案。虽然目前有很多体外有抗军团菌活性的药物，但在治疗效果上仍缺少前瞻性、随机对照研究的资料。回顾性的资料和长期临床经验支持使用红霉素 4g/d 治疗住院的军团菌肺炎患者。在多肺叶病变、器官功能衰竭或严重免疫抑制的患者，在治疗的前 3～5d 应加用利福平。其他大环内酯类（克拉霉素和阿奇霉素）也有效。除上述之外可供选择的药物有氟喹诺酮类（环丙沙星、左氧氟沙星、加替沙星、莫西沙星）或多西环素。氟喹诺酮类在治疗军团菌肺炎的动物模型中特别有效。

2. **重症 HAP 的抗生素治疗** HAP 应根据患者的情况和最可能的病原体而采取个体化治疗。对于早发的（住院 4d 内起病者）重症肺炎患者而没有特殊病原体感染危险因素者，应针对"常见病原体"治疗。这些病原体包括肺炎链球菌、流感嗜血杆菌、甲氧西林敏感的金黄色葡萄球菌和非耐药的革兰阴性细菌。抗生素可选择第二代、第三代、第四代头孢菌素、β 内酰胺类/β 内酰胺酶抑制剂复合剂、氟喹诺酮类或联用克林霉素和氨曲南。

对于任何时间起病、有特殊病原体感染危险因素的轻中症肺炎患者，有感染"常见病原体"和其他病原体危险者，应评估危险因素来指导治疗：如果有近期腹部手术或明确的误吸史，应注意厌氧菌，可在主要抗生素基础上加用克林霉素或单用 β 内酰胺类/β 内酰胺酶抑制剂复合剂；如果患者有昏迷或有头部创伤、肾衰竭或糖尿病史，应注意金黄色葡萄球菌感染，需针对性选择有效的抗生素；如果患者起病前使用过大剂量的糖皮质激素，或近期有抗生素使用史，或长期 ICU 住院史，即使患者的 HAP 并不严重，也应经验性治疗耐药病原体。治疗方法是联用两种抗假单胞菌抗生素，如果气管抽吸物革兰染色见阳性球菌还需加用万古霉素（或可使用利奈唑胺或奎奴普丁/达福普汀）。所有的患者，特别是气管插管的 ICU 患者，经验性用药必须持续到痰培养结果出来之后。如果无铜绿假单胞菌或其他耐药革兰阴性细菌感染，则可根据药敏情况使用单一药物治疗。非耐药病原体的重症 HAP 患者可用任何以下单一药物治疗：亚胺培南、美罗培南、哌拉西林/他唑巴坦或头孢吡肟。ICU 中 HAP 的治疗也应根据当地抗生素敏感情况，以及当地经验和对某些抗生素的偏爱而调整。每个 ICU 都有它自己的微生物药敏情况，而且这种情况随时间而变化，因而有必要经常更新经验用药的策略。经验用药中另一个需要考虑的是"抗生素轮换"策略，它是指标准经验治疗过程中有意更改抗生素使细菌暴露于不同的抗生素从而减少抗生素耐药的选择性压力，达到减少耐药病原体感染发生率的目的。"抗生素轮换"策略目前仍在研究之中，还有不少问题未能明确，包括每个用药循环应该持续多久？应用什么药物进行循环？这种方法在内科和外科患者的有效性分别有多高？循环药物是否应该针对革兰阳性细菌同时也针对革兰阴性细菌等。

在某些患者中，雾化吸入这种局部治疗可用以弥补全身用药的不足。氨基糖苷类雾化吸入可能有一定的益处，但只用于革兰阴性细菌肺炎全身治疗无效者。多黏菌素雾化吸入也可用于耐药铜绿假单胞菌的感染。

对于初始经验治疗失败的患者，应该考虑其他感染性或非感染性的诊断，包括肺曲霉感染。对持续发热并有持续或进展性肺部浸润的患者可经验性使用两性霉素 B。虽然传统上应使用开放肺活检来确定其最终诊断，但临床上是否活检仍应个体化。临床上还应注意其他的非感染性肺部浸润的可能性。

（三）支持治疗

支持治疗主要包括液体补充、血流动力学、通气和营养支持，起到稳定患者状态的作用，而更直接的治疗仍需要针对患者的基础病因。流行病学证据显示营养不良影响肺炎的发病和危重患者的预后。同样，临床资料也支持肠内营养可以预防肺炎的发生，特别是对于创伤的患者。对于严重脓毒症和多器官功能衰竭的分解代谢旺盛的重症肺炎患者，在起病48h后应开始经肠内途径进行营养支持，一般把导管插入到空肠进行喂养以避免误吸；如果使用胃内喂养，最好是维持患者半卧体位以减少误吸的风险。

（四）胸部理疗

拍背、体位引流和振动可以促进黏痰排出的效果尚未被证实。胸部理疗广泛应用的局限在于：①其有效性未被证实，特别是不能减少患者的住院时间。②费用高，需要专人使用。③有时引起 PaO_2 的下降。目前的经验是胸部理疗对于脓痰过多（>30ml/d）或严重呼吸肌疲劳不能有效咳嗽的患者是最为有用的，例如对囊性纤维化、COPD 和支气管扩张的患者。

使用自动化病床的侧翻疗法，有时加以振动叩击，是一种有效地预防外科创伤及内科患者肺炎的方法，但其地位仍不确切。

（五）促进痰液排出

雾化和湿化可降低痰的黏度，因而可改善不能有效咳嗽患者的排痰，然而雾化产生的大多水蒸气都沉积在上呼吸道并引起咳嗽，一般并不影响痰的流体特性。目前很少有数据支持湿化能特异性地促进细菌清除或肺炎吸收的观点。乙酰半胱氨酸能破坏痰液的二硫键，有时也用于肺炎患者的治疗，但由于其刺激性因而在临床应用上受到一定限制。痰中的 DNA 增加了痰液黏度，重组的 DNA 酶能裂解 DNA，已证实在囊性纤维化患者中有助于改善症状和肺功能，但对肺炎患者其价值尚未被证实。支气管舒张药也能促进黏液排出和纤毛运动频率，对 COPD 合并肺炎的患者有效。

（郝万明）

第十一章 循环系统急症处置

第一节 冠心病的发病机制与危险因素

一、冠心病简介

"冠心病"是冠状动脉粥样硬化性心脏病的简称。心脏是人体的重要器官，它的作用就好比是一个永不停止工作的泵，随着心脏每次收缩将携带氧气和营养物质的血流经主动脉输送到全身，以供给各组织细胞代谢需要。心脏自身的氧气和营养又如何得到呢？在主动脉的根部分出两条动脉，负责心脏本身的血液循环，称为冠状动脉。由于脂质代谢不正常，血液中的脂质沉着在原本光滑的动脉内膜上，在动脉内膜一些类似粥样的脂类物质堆积而成白色斑块，称为动脉粥样硬化病变。

冠心病症状表现胸腔中央发生一种压榨性的疼痛，并可迁延至颈、颌、手臂及胃部。它跟心绞痛不一样，即使你停止运动，或在紧张情绪消失后，它还会存在。冠状动脉性心脏病发作的其他可能症状有眩晕、气促、出汗、寒战、恶心及昏厥。严重患者可能因为急性大面积心梗导致心力衰竭而死亡。

冠心病是猝死率非常高的一种疾病。其治疗包括3个治疗方案，即药物治疗、心血管疾病诊疗中心介入治疗（PTCA加支架）和心外科搭桥手术。药物治疗是最基本的治疗，任何患者一旦确诊，药物治疗要终身维持。但当药物治疗效果欠佳或无效时应尽早做冠脉造影，对冠脉病变做出详细的评价，然后根据患者的冠脉病变情况，结合患者的经济状况决定是否选择介入治疗和（或）搭桥手术。

搭桥手术是目前治疗方法中，远期效果最好的一种。并且随着手术技术的不断完善，手术成功率非常高，术后患者恢复也很快。介入治疗（PTCA加支架）虽说手术创伤较小，但患者花费较高，对一些如冠脉分叉处病变，近端严重狭窄钙化的患者仍无法治疗。

冠心病应以预防为主，做到早发现、早治疗，应尽量避免发生严重的大面积心肌梗死。

二、冠心病发病机制

冠状动脉粥样硬化是一种慢性动脉疾病，其发病机理尚未完全阐明。一般认为，脂质代谢紊乱和血管壁本身的变化是动脉粥样硬化形成的主要因素。目前，从细胞水平的研究表明：动脉粥样硬化在形成的过程中，主要有四类细胞介入，它们分别是血小板、内皮细胞、平滑肌细胞和白细胞。动脉粥样硬化形成的整个过程，可以概括为，首先各种因素如感染、毒素、高血压、高脂血症、糖尿病、吸烟等造成中动脉内膜的损伤，继而白细胞主要是单核细胞黏附于受损处，并向皮下迁移，吸收脂质变成泡沫细胞；同时，血小板也发生粘着，聚集，释放内容物；平滑肌细胞因受到血小板、单核细胞释放物的刺激由中膜向内膜迁移，并不断吸收脂质。大量充满脂质的平滑肌细胞的积聚是脂肪斑块形成的主要特点。

（一）血小板

在动脉粥样硬化形成的过程中，血小板的激活是相当重要的。当血小板黏附于损伤的内皮与暴露的内皮下结缔组织时即可被激活。激活后的血小板向血液释放大量内容物质，如血栓素 A_2（TxA_2）、血小板衍生生长因子（PDGF）、血小板因子和其他一些活性物质。TxA_2 是花生四烯酸（AA）经环氧酶途径在血小板内合成的一种具有促使血小板凝集及收缩血管作用的物质，释放入血液后，与另一种 AA 环氧酶产物前列腺素相抗衡，构成了动脉粥样硬化形成的一种重要因素。PDGF 是近年发现的与动脉粥样硬化有关的另一重要因素。它具有促细胞分裂活性和化学趋化性，由此，可以诱导平滑肌细胞的迁移和增殖。已经发现，许多细胞如平滑肌细胞、成纤维细胞等表面含有 PDGF 受体，当 PDGF 与靶细胞结合后，首先可以激活磷脂酶而促进脑膜磷脂中 AA 的释放，为前列腺素类的合成提供了大量物质。血小板释放的其他因子也具有趋化活性，能吸引更多的单核细胞粘着或刺激平滑肌细胞的迁移、增殖。

（二）内皮细胞

内皮细胞是血液与动脉组织间的天然屏障的主要作用是调节两者之间的物质与信息交换通常情况下，内皮细胞表面本身具有抗血栓形成的作用，其合成产物 PGI_2 能抑制血栓形成。因此，血管内皮完整时就不会发生任何病理变化。血管内皮细胞轻度损伤时，即损伤只伴有代谢上的变化而无形态学变化时，可引起单核细胞的黏附。可见单核细胞在动脉粥样硬化形成的起始阶段具有重要意义。当内皮细胞发生更严重的损伤时，如内皮细胞脱落，可发生血小板黏附、变形及释放反应，对邻近的内皮细胞进一步损伤，扩大动脉粥样硬化形成的范围，起到促进因子的作用。另外，内皮细胞也能合成类 PDGF 物质，与激活的血小板释放的PDGF 一起共同促进内膜的损伤。

（三）平滑肌细胞

平滑肌细胞是脂肪条纹和纤维斑块存在的主要细胞形式，它的增殖可决定动脉粥样硬化斑块形成的大小。平滑肌细胞也能合成物质，表面有 PDGF 受体，能对各种趋化因子起反应，这是平滑肌细胞在动脉粥样硬化形成中的一个重要特征。

（四）白细胞

白细胞，主要是单核细胞在内皮细胞表面的黏着，是动脉粥样硬化形成的一个早期过程。体外研究表明，白细胞更适宜黏附在已损伤的内皮细胞表面，它能产生各种趋化因子，其中最主要的是白三烯 B_4。白三烯 B_4 为 AA 经脂氧酶途径代谢的产物，具有促进血小板凝集、收缩血管和单核细胞趋化活性，在动脉粥样硬化形成前后对减少局部血流具有重要意义。白细胞还可以通过释放一些有毒物质如自由基等而进一步损伤内皮细胞。由此可见，动脉粥样硬化形成是一个复杂的过程，涉及细胞之间的相互影响及一系列的代谢过程。

三、冠心病的危险因素

冠心病是一个多因致病的疾患，冠心病发病的危险存在于我们的日常生活中，与生活方式紧密相关，这些危险因素可增加我们得冠心病的机会，主要包括：遗传因素、高血压、吸烟、高胆固醇和高脂肪饮食、超重、缺乏锻炼、紧张和心理压力、糖尿病等。除遗传外，以上危险因素是我们可以控制和改善的。了解以上 8 项增加心脏疾病和冠心病的因素是非常重要的，冠状动脉内的斑块的形成和动脉的粥样硬化是我们的生活中逐步形成的，我们应该了解和尽可能减少这些危险因素，以便对抗或推迟冠状动脉阻塞的发生和减少心肌梗死的发生。

1. 遗传因素　研究已经证实，冠心病的发生似有家族性，即在家庭成员或有血缘关系的亲戚中，若有在 60 岁以前发生了心肌梗死，那个家庭成员就有易患心脏病的倾向。遗传因素在冠心病的发生中似乎更重要，因为其他的几个因素是可以改变而减少发生心脏病的机会。在绝经期前，男性比女性更易患冠心病，其比例约为 4 ：1。而绝经期以后，女性发病概率逐渐增加，到 65 岁男女发病的概率持平，并随年龄的增长而增加。

2. 高血压　高血压是另一个心脏病的高危因素，尤其是在伴随其他因素的时候，它被认为是加速动脉粥样硬化、心脏衰竭的一个重要因素，因此把血压控制在尽可能正常的范围之内，是尽可能减少高血压这一致病危险因素的一个有效方法。定期接受医生检查，并按他的意见执行，是非常明智和有效的。

3. 吸烟　对机体有许多副作用，这些副作用是由于烟雾中所含的烟碱、尼古丁、一氧化碳而引起的。下面列举的是这些副作用的一部分：①吸烟时，心跳加快，血压升高，而这两者都需要心脏更加努力的工作，同时消耗更多的氧气。②烟草中的一些成分，可使血液易于凝固。③吸烟过程中，可出现手、脚和心脏的动脉血管在吸烟后的一个小时中尚可发生阵发性的收缩或狭窄，以至使得供应这些部位的血液进一步减少。④血液中的脂质和胆固醇的含量增加，并且大量的在动脉内壁沉积。⑤吸烟的人中，其血液内一氧化碳的含量高于不吸烟患者 4～15 倍，而一氧化碳在血液中会代替血液中正常的结合，因此减低输送到心肌的氧的含量。⑥吸烟还可以引起支气管炎和肺癌。吸烟是一个完全可以避免的危险因素，并且戒烟以后，将会大为受益，如果一个吸烟者戒烟以后，他死于冠状动脉硬化的比例，在 10 年以后，大约和不吸烟者持平。口嚼烟草，因为同样含大量尼古丁，所以也可以产生上述的不良反应。

4. 高血脂　高血脂是发生心脏病的另一高危因素，目前尚不能确切知道胆固醇在何种数值对心脏是有害的，通常情况下，血内胆固醇的水平达 300mg，被认为是太高了，总之，胆固醇水平越低，心肌梗死的危险越小，血液中胆固醇在 200mg 或更低，而患冠状动脉粥样硬化心脏病的比例就会非常低，人体需要一定量的胆固醇，事实上，人体需要时，可以自身产生胆固醇，我们如果能够很好地控制血内胆固醇在一个低的水平，通过减少饮食中的脂肪，控制饮食量，增加运动，降低体重，消耗掉机体内多余的热卡、脂肪，用以上方法阻止脂肪沉积在动脉内，防止或减缓冠心病的发生。甘油三酯是血液中的另外一种脂肪成分，它也可以异常的增高，甘油三酯也可以沉积在动脉内，导致动脉阻塞，为了控制血液中的甘油三酯，需要在饮食中，控制多余的糖和淀粉的摄入。必要时可以请营养方面专家进行指导。

5. 精神紧张　长期精神紧张可以导致血压增高，但尚不十分清楚精神紧张作为一个危险因素是如何起作用的，现在已观察到如果一个人对周围环境总是处在紧张状态，那么他很容易患心脏病，因此对这一问题的解决，应该是一个人理解、明确他周围的环境中能引起他紧张的因素，并且，学会如何处理它，每一个人，可以根据自己的情况处理紧张和紧张因素，选择避免或消除这些易于紧张的因素，为自己选择或创造一个宽松的环境。

6. 体重　体重超重对你整个身体的情况都是有害的，例如：①当一个人超重时，会增加心脏的负担，因为心脏必须承担额外的工作，以提供给更多的血液到多余的组织去。②超重的人，其血液中胆固醇的含量，通常是增高的，在控制体重后，胆固醇含量会有所下降。③在体重超重时，糖尿病不易控制。

7. 盐　应密切注意在饮食中盐的含量，是非常重要的，盐的作用就好像海绵，它可大量吸收水分，导致血管和体内的液体潴留，因此过多的摄取盐会增加心脏的负担，并且也是导致高血压病的一个危险因素。

8. 咖啡因　建议对咖啡因的使用控制在一个合适的水平，咖啡因包括在咖啡中，茶、可乐类的饮料中，咖啡因有刺激心脏工作的作用，一天饮用一杯至两杯的咖啡是可行的，但超过这个量，对某些人的心脏会产生不良影响。

9. 糖尿病　糖尿病患者的胰岛功能降低，不能产生足够量的胰岛素，导致血液内的血糖异常的增高，胰岛素的作用是使机体利用这些糖，将其转化成能量，供人体活动的需要。当血液中糖的含量增高它将导致血液中的胆固醇水平增高，并且增加心肌梗死的发生率。因此控制血液中的血糖水平，是非常重要的，可以通过调整饮食，保持体重，增加运动来达到。

（郝万明）

第二节　冠心病的临床类型

当发生冠状动脉粥样硬化性心脏病时，由于冠状动脉病变的部位和程度的不同，冠状动脉狭窄发展的速度及心脏对缺血、缺氧的反应不同，因此冠心病的临床表现也不一样，可以分为心绞痛、心肌梗死、心律失常、心力衰竭、隐形冠心病5种类型。

一、心绞痛

（一）什么是心绞痛

当冠状动脉发生粥样硬化后，由它供应血液的那部分心肌便发生缺血、缺氧，新陈代谢进行的不完全，不仅产生的能量减少，而且那些不正常的代谢产物，如乳酸、磷酸类酸性物质积聚起来，刺激心脏内的传入神经，传至大脑而产生痛觉，引起特有的临床症状，这便是心绞痛。

（二）心绞痛有哪些表现

典型的心绞痛有一定的特点，表现在胸骨（即胸部正中一长条扁平的骨头）后疼痛，或胀痛，或刺痛，或伴有左前胸胸紧闷感或压迫感，甚至出大汗，被迫卧床或站立不敢活动，一般持续数分钟，最多不超过10~15min。疼痛可扩散到两肩、左上肢内侧直到第四、第五两个指头，有时还会扩散到颈部、咽喉部、牙、耳甚至腹部。为什么会出现这种现象？原来，人们对外界的一切刺激所以能发生反应，都是通过神经系统实现的。神经系统最根本的机能在于维持人体与外界环境的平衡统一，使人生活得更好。它借助遍布于全身的感觉器官及内脏的特殊感觉神经末梢，不断地感受外来的或内部发生的各种刺激，通过神经的引导，把刺激传到最高司令部——大脑，由大脑发布各种命令，再通过神经传递到相应的部位发生反应，当心肌缺血时刺激内脏器官，由交感神经传至大脑的感觉细胞，立即发生反应，于是疼痛就发生在上诉有大脑控制的那部分神经支配的皮肤区域。

心绞痛的几种类型，心绞痛分为以下几种类型，简单介绍以下：

1. 急性冠状动脉供血不足（或简称梗死前综合征） 这一类型的临床表现是心绞痛突然加重，持续时间延长，或者以前没有心绞痛，突然发生胸骨后或心前区剧痛，有时表现为上腹部或剑突下剧痛，伴有心跳、气短、出大汗、恶心呕吐，甚至面色苍白，心电图呈现急性心肌缺血的改变，发作严重时可持续数小时甚至数天。

2. 卧位性心绞痛 当患者躺卧时即发生心绞痛，而且疼痛发作的程度很严重，甚至伴有大汗淋漓、面色发紫，以致迫使患者做起来或站立才能使疼痛缓解，这种发作是由于冠状动脉血液供应障碍较重，当采取卧位时回心血量增多，也就是周围静脉血都回流至右心房，然后从右心房到右心室、肺动脉及肺静脉，使肺循环血量增多，压力升高，和肺静脉相连的左心房，当然血流量也增多，压力也升高；左心房收缩时，血液进入左心室，这时左心室正处于舒张期，因此引起左心室舒张期血液回流增加，压力增高，也就是左心室负担加重，容易发生左心功能不全，排血量降低，使冠状动脉供血不足，诱发心绞痛。

二、心肌梗死型

梗死发生前一周左右常有前驱症状，如静息和轻微体力活动时发作的心绞痛，伴有明显的不适和疲惫。梗死时表现为持续性剧烈压迫感，闷塞感，甚至刀割样疼痛，位于胸骨后，常波及整个前胸，以左侧为重。部分患者可延左臂左侧向下放射，引起左侧腕部，手掌和手指麻刺感，部分患者可放射至上肢，肩部，颈部，下颌，以左侧为主。疼痛部位与以前心绞痛部位一致，但持续更久，疼痛更重，休息和含化硝酸甘油不能缓解。有时候表现为上腹部疼痛，容易与腹部疾病混淆。伴有低热，烦躁不安，多汗和冷汗，恶心，呕吐，心悸，头晕，极度乏力，呼吸困难，濒死感，持续 30min 以上，常达数小时。发现这种情况应立即就诊。

1. 急性心肌梗死 急性心肌梗死的临床诊断常根据病史、心电图和血清酶的变化而做出。病史：典型的病史是出现严重而持久的胸痛。有时病史不典型，疼痛可以轻微或没有，可以主要为冠心病其他症状。

（1）心电图：心电图的肯定改变是出现异常、持久的 Q 波或 QR 波以及 1d 以上的演进性损伤电流。当心电图出现这些肯定性变化时，仅凭心电图即可做出诊断，另一些病人心电图有不肯定性改变，包括：①静止的损伤电流。②T 波对称性倒置。③单次心电图记录中有传导障碍。

（2）血清酶：①肯定性改变包括血清酶浓度的序列变化，或开始升高和继后降低。这种变化，必须与特定的酶以及症状发作和采取血样的时间相隔相联系。心脏特异性同工酶的升高亦认为是肯定性变化。②不肯定改变为开始时浓度升高，但不伴有随后的降低，不能取得强活力的曲线。判定：肯定的急性心肌梗死：如果出现肯定性心电团改变和（或）肯定性酶变化，即可诊断。

2. 可能的急性心肌梗死 当序列、不肯定心电图改变持续超过 24h 以上，伴有或不伴有酶的肯定性变化，均可诊断为可能的急性心肌梗死。病史可典型或不典型。在急性心肌梗死恢复期，某些患者可呈现自发性胸痛，有时可伴有心电图改变，但无新的酶变化，其中某些病例可诊断为 Dressler 综合征，某些为自发性心绞痛患者，另一些则为急性心肌梗死复发或可能扩展。其他的诊断措施可能有助于建立确切的诊断。

3. 陈旧性心肌梗死　陈旧性心肌梗死常根据肯定性心电图改变，没有急性心肌梗死病史及酶变化而做出诊断。如果没有遗留心电图改变，可根据早先的典型心电图改变或根据以往肯定性血清酶改变而诊断。

三、无症状性心肌缺血

很多患者有广泛的冠状动脉阻塞却没有感到过心绞痛，甚至有些患者在心肌梗死时也没感到心绞痛。部分患者在发生了心脏性猝死，常规体检时发现心肌梗死后才被发现。部分患者由于心电图有缺血表现，发生了心律失常，或因为运动试验阳性而做冠脉造影才发现。这类患者发生心脏性猝死和心肌梗死的机会和有心绞痛的患者一样，所以应注意平时的心脏保健。

四、心力衰竭和心律失常型

部分患者原有心绞痛发作，以后由于病变广泛，心肌广泛纤维化，心绞痛逐渐减少到消失，却出现心力衰竭的表现，如气紧，水肿，乏力等，还有各种心律失常，表现为心悸。还有部分患者从来没有心绞痛，而直接表现为心力衰竭和心律失常。

心律失常可以是缺血性心脏病的唯一症状。在这种情况下，除非进行冠状动脉造影证明冠状动脉阻塞，否则缺血性心脏病的诊断仍是臆测的。"梗死前心绞痛"和"中间型冠状动脉综合征"这两个名称不包括在内。因为根据相关数据，前者诊断为回忆诊断，仅在少数病例得到证实；而后一种诊断的所有病例均可归属于缺血性心脏病分类中的一种。

五、猝死型

指由于冠心病引起的不可预测的突然死亡，在急性症状出现以后6h内发生心脏骤停所致。主要是由于缺血造成心肌细胞电生理活动异常，而发生严重心律失常导致。

猝死型冠心病指平时没有心脏病史或仅有轻微心脏病症状的人，病情基本稳定，无明显外因、非创伤亦非自伤，由于心力衰竭或机械性衰竭使心脏失去了有效收缩而突然死亡。从突然发生症状到死亡时间有不同规定。美国血液病研究所定为24h，世界卫生组织定为6h，大多数心脏学专家则主张将发病后1h内死亡定为猝死标准。据国内资料统计：猝死在发病后即刻或数分钟死亡者占30%~35%，发病后1h死亡者占85.4%。成人心脏性猝死50%~70%是冠心病引起的。

据国外文献报道，只有12%的心脏猝死者在死亡前6个月内曾因心脏疾患而就诊。而绝大多数患者则因症状缺乏特异性而被忽视。

1. 胸痛、呼吸困难　猝死者在发病数天或数周前自感胸痛或出现性质改变的心绞痛，呼吸困难。在尸检中发现冠状动脉血栓形成的机会较高。

2. 乏力、软弱　在许多研究中发现心脏性猝死前数天或数周内乏力、软弱是特别常见的症状。

3. 特异性心脏症状　持续性心绞痛、心律失常、心力衰竭等。国外文献报道，24%的心脏性猝死者在心脏骤停前3.8h出现特异性心脏症状，但大多数研究认为，这些症状少见，特别是那些瞬间死亡者。

4. 冠心病猝死是突然发生的　多在冬季，半数人生前无一点症状，绝大多数发生在院外，如能及时抢救患者可能存活。

5. 心脏骤停的表现　①突然的意识丧失常或抽搐、可伴有惊厥；②大动脉（颈动脉、股动脉）搏动消失；③听诊心音消失；④叹息样呼吸或呼吸停止伴发绀；⑤瞳孔散大，黏膜皮肤发绀。⑥手术时伤口不再出血。

（郝万明）

第三节　冠心病心绞痛

心绞痛是指由于冠状动脉粥样硬化狭窄导致冠状动脉供血不足，心肌暂时缺血与缺氧所引起的以心前区疼痛为主要临床表现的一组综合征。冠心病目前在我国的发病率呈逐年上升趋势，严重危害着人民群众的健康和生活。所以普及宣传冠心病的知识，积极有效地防止冠心病是对于提高人民群众的健康是有重要意义的。

一、疾病概述

心绞痛是指由于冠状动脉粥样硬化狭窄导致冠状动脉供血不足，心肌暂时缺血与缺氧所引起的以心前区疼痛为主要临床表现的一组综合征。冠心病目前在我国的发病率呈逐年上升趋势，严重危害着人民群众的健康和生活。冠心病一般包括五种类型，危害最严重的是急性心肌梗死，常需要紧急救治，否则危险性极高；发生率最多的是心绞痛，包括稳定性和不稳定性心绞痛，其中稳定性心绞痛属于最轻型的冠心病；此外还有心脏骤停、无痛性心肌缺血和缺血性心肌病。这五种情况临床上可以互相转换，取决于病变是否进展、治疗是否有效。所以普及宣传冠心病的知识，积极有效地防止冠心病是对于提高人民群众的健康是有重要意义的。下面重点介绍心绞痛的相关内容。

二、发病机制

稳定型心绞痛，在冠状动脉狭窄时，冠状动脉血流量不能满足心肌代谢的需要，引起心肌缺血缺氧时，即产生心绞痛。稳定性心绞痛常常是由于人活动、激动后，心肌耗氧量增加，而狭窄的冠状动脉不能满足足够的供血而发生心绞痛。

不稳定型心绞痛，在冠状动脉粥样硬化的基础上，斑块破裂形成非阻塞性冠状动脉血栓是不稳定型心绞痛和非 ST 段抬高性心肌梗死的典型病理生理机制，其他病理机制还有血管痉挛，进行性的脉粥样硬化病变加重阻塞。另外还有一些继发性因素，包括心动过速、发热、甲亢、贫血、低血压等，均可导致不稳定型心绞痛的发生和加重。

三、发病原因

冠心病的病因不十分清楚，一般认为是多因素综合引起的结果。心绞痛的主要病理改变是不同程度的冠状动脉粥样硬化。目前认为引起的冠状动脉粥样硬化的危险因素有血脂代谢紊乱、高血压、糖尿病、吸烟、肥胖、高尿酸血症、高纤维蛋白原血症、遗传因素等等。此外男性，老年、不爱运动者多发。其中前 5 项在我国发病率高、影响严重，是我们主要控制的对象。

四、疾病种类

临床上常将心绞痛分为稳定型心绞痛和不稳定型心绞痛两种类型。稳定型心绞痛是指在一段时间内的心绞痛的发病保持相对稳定，均由劳累诱发，发作特点无明显变化，属于稳定劳累性心绞痛。

不稳定性心绞痛包括初发性心绞痛、自发性心绞痛、梗死后心绞痛、变异性心绞痛和劳力恶化性心绞痛。主要的特点是疼痛发作不稳定、持续时间长、自发性发作危险性大易演变成心肌梗死。

不稳定型心绞痛与稳定性心绞痛不同，属于急性冠状动脉综合征，常常需要紧急处理，与非ST段抬高性心肌梗死非常接近，所以目前一般二者一并论述。

五、临床表现

（一）疾病症状

1. 稳定型心绞痛　心绞痛以发作性胸痛为主要临床表现，疼痛的部位主要在心前区，有手掌大小范围，界限不很清楚。常放射至左肩、左臂内侧达无名指和小指，有时也可发生颈、咽或下颌部不适；胸痛常为压迫、发闷或紧缩性，也可有烧灼感，但不尖锐，不像针刺或刀扎样痛，发作时，患者往往不自觉地停止原来的活动，直至症状缓解；发作常由体力劳动或情绪激动（如愤怒、焦急、过度兴奋等）所激发，饱食、寒冷、吸烟、心动过速等亦可诱发。典型的心绞痛常在相似的条件下，早晨多发；疼痛一般持续 3~5min 后会逐渐缓解，舌下含服硝酸甘油也能在几分钟内使之缓解。可数天或数星期发作一次，亦可一日内发作多次。

2. 不稳定型心绞痛　和非ST段抬高性心肌梗死的共同表现特点为心前区痛，但是疼痛表现形式多样，发作诱因可有可无，可以劳力性诱发，也可以自发性疼痛。发作时间一般比稳定性心绞痛长，可达到30min，疼痛部位和放射部位与稳定性心绞痛类似，应用硝酸甘油后多数能缓解。但是也经常有发作不典型者，表现为胸闷、气短、周身乏力、恶心、呕吐等，尤其是老年女性和糖尿病患者。

（二）疾病体征

1. 稳定型心绞痛　体检常无特殊发现，发作时常见心率增快、血压升高，表情焦虑、皮肤凉或出汗，有时出现第四或第三心音奔马律。

2. 不稳定型心绞痛　和非ST段抬高性心肌梗死的体征经常不明显，缺乏特异性。一般心脏查体可发现心音减弱，有时可以听到第三或第四心音以及心尖部的收缩期杂音，严重者可发现伴随的周身异常改变。

六、检查

（一）辅助检查，稳定型心绞痛

1. 心电学检查　是诊断冠心病最有价值的检查手段。其中常规12导联心电图是发现心肌缺血、诊断心绞痛最方便、最经济的检查方法。特别是心绞痛发作时的心电图显示心肌缺血，症状缓解后心电图的缺血恢复更具有诊断价值。但是患者常常在发病时不能马上到医院检查，而到医院后症状已缓解，这时做心电图可以完全正常，这样不能认为患者没有心绞痛。应该根据情况建议患者做心电图运动负荷试验或者选择 24h 动态心电图测定来发现患者的心肌缺血改变，这样可使诊断的准确性提高。

2. 超声心动图 稳定型心绞痛患者的静息超声心动图大部分无异常表现，进行该项检查的主要目的在于评价心脏功能和发现其他类型心脏病，有助于鉴别诊断。必要时负荷心电图一样，负荷超声心动图可以帮助识别心肌缺血的范围和程度。

3. 放射性核素检查 这种检查主要有 MIBI 心肌显像或兼做负荷试验，在冠状动脉供血不足部位的心肌，可显示灌注缺损。主要适合于心电学检查不能确诊或者需要进一步对心肌进行特殊评估者。

4. 冠状动脉 CT 检查 这项检查是近几年刚刚广泛用于诊断冠心病的方法，属于无创性，也需要应用对比剂显像。可以直接显示冠状动脉血管壁和腔内的情况，准确性稍差于冠状动脉造影。适合于临床冠心病诊断不清，或者需要判断冠状动脉病变程度。是一项最准确的无创性检查手段。

5. 冠状动脉造影 目前仍然是诊断冠心病冠脉病变最准确的方法，因为它是有创性检查方法，通常在上述方法不能确诊时或者是对于诊断明确者需要介入治疗时才进行。

6. 化验检查 包括血脂、血糖、尿酸、肝肾功能、高敏感 CRP 等有助于对患者的危险因素评估和指导下一步的处理。

（二）不稳定型心绞痛

1. 心电学检查 是最简单而实用的手段，常能发现一过性的 S－T 段的水平或下斜行下移，T 波倒置。重要的是疼痛发作时出现心电图改变，而疼痛缓解后心电图改变也恢复，这是诊断心绞痛非常有意义的指标。少数患者可以没有任何心电图的改变，多见于多支冠状动脉病变的患者。本病不适合运动负荷心电图检查，可以进行动态心电图检查。

2. 心脏生化标志物的检查 肌钙蛋白 I（cTnI）、肌钙蛋白 T（cTnT）是心肌损伤最敏感和特异的指标，比 CK－MB 具有更高的特异性敏感性。目前认为 cTnI 或 cTnT 检查超过正常范围提示非 ST 段抬高性心肌梗死、但是要排除继发性的其他个别原因。

3. 其他化验 包括血脂、血糖、尿酸、肝肾功能、血清离子、高敏感 CRP 有助于对患者的危险因素评估和指导下一步的处理。

4. 心脏超声、心脏核素、心脏 CT 和心脏磁共振检查等可以观察心肌运动异常，心功能评价和病因学分析和直接冠状动脉的检查。

5. 冠状动脉造影 这一技术是目前评价冠状动脉病变最有意义的检查手段，可以准确地判定病变范围，病变的程度，病变的类型。这组患者行冠状动脉造影检查的主要目的是指导进一步的治疗和评估预后。

七、疾病诊断

（一）稳定型心绞痛

根据典型的发作特点，稳定型心绞痛通常发作在 1～3 个月内并无改变，即每日和每周疼痛发作次数大致相同，诱发疼痛的劳力和情绪激动程度相同，每次发作疼痛的性质和部位无改变，疼痛时限相仿（3～5min），用硝酸甘油后，也在相同时间内发生疗效，结合年龄和存在冠心病易患因素，除外其他原因所致的心绞痛，一般即可建立诊断。

（二）不稳定型心绞痛

根据患者心前区疼痛的症状的特点和心电图心肌缺血的改变，结合年龄和冠心病的危险因素诊断较易。

八、鉴别诊断

（一）稳定型心绞痛：要与以下情况进行鉴别

1. 心脏神经征　本病患者常诉胸痛，但为短暂（几分钟）的刺痛或持久（几小时）的隐痛，患者常喜欢不时地吸一大口气或作叹息性呼吸。胸痛部位多在左胸乳房下心尖部附近，或经常变动。症状多在疲劳之后出现，而不在疲劳的当时，作轻度体力活动反觉舒适，有时可伴有心悸、疲乏及其神经衰弱的症状。

2. 不稳定型心绞痛　与稳定型劳力性心绞痛不同，不稳定型心绞痛包括初发的劳力性心绞痛，恶化型心绞痛及自发性心绞痛，因其发病机制与稳定型心绞痛不同。

3. 肋间神经痛　本病疼痛常累及 1～2 个肋间，但并不一定局限在胸前，为刺痛或灼痛，多为持续性而非发作性，咳嗽、用力呼吸和身体转动可使疼痛加剧，沿神经走行处有压痛，手臂上举活动时局部有牵拉疼痛，故与心绞痛不同。

4. X 综合征　本病为小冠状动脉舒缩功能障碍所致，以反复发作劳累性心绞痛为主要表现，疼痛亦可在休息时发生。发作时或负荷后心电图可示心肌缺血、核素心肌灌注可示缺损、超声心动图可示节段性室壁运动异常。但本病多见于女性，冠心病的易患因素不明显，疼痛症状不甚典型，冠状动脉造影阴性，左心室无肥厚表现，麦角新碱试验阴性，治疗反应不稳定而预后良好，则与冠心病心绞痛不同。

5. 其他心脏病引起的心绞痛　肥厚性心肌病、主动脉瓣膜病变、严重的心律失常、主动脉夹层、大动脉炎等均可引起心绞痛，需要鉴别。

6. 其他疾病　包括食道疾病、纵隔疾病、肺和胸膜病变有时也可引起胸痛需要鉴别。

（二）不稳定型心绞痛

在诊断的过程中特别要排除急性心肌梗死，与 S-T 段抬高性心肌梗死的鉴别相对较容易，主要依靠心电图的改变即可。对于与非 ST 段抬高性心肌梗死相区别，需根据心肌酶谱、心脏血清标记物和心电图的动态观察才能区别。这组患者一般需要冠状动脉造影进一步评估病变的程度。其他鉴别同稳定性心绞痛。

九、急救措施

（1）如果一个冠心病患者在家中突然出现心前区疼痛、胸闷、气短、心绞痛发作，则应立即平卧，舌下含化硝酸甘油片，如果一片不解决问题，可再含服一片。如果发作已缓解还需平卧 1h 方可下床。

（2）如果患者病情险恶，胸痛不解，而且出现面色苍白、大汗淋漓，这可能不是一般的心绞痛发作，恐怕是发生心肌梗死了。此时就要将亚硝酸异戊酯用手帕包好，将其折断，移近鼻部 2.5cm 左右，吸入气体。如果患者情绪紧张，可给一片地西泮口服。另一方面要立即和急救中心联系，切不可随意搬动患者，如果距医院较近可用担架或床板将其抬去。

（3）如果患者在心绞痛时又有心动过速出现，可在含服硝酸甘油的基础上加服 1~2 片乳酸普尼拉明片。

急救注意事项：当冠心病心绞痛发作或心肌梗死时，一定要让患者平卧，不要随意搬动，不要急于就诊，更不能勉强扶患者去医院。可在家中按上述方法首先抢救，如果是心绞痛发作，经过处理可缓解。如果是心肌梗死则不缓解，必须和急救中心联系。

十、疾病治疗

（一）稳定型心绞痛

稳定型心绞痛的综合治疗措施包括：减少冠状动脉粥样硬化危险因素；药物治疗；冠脉内介入治疗；外科手术，冠状动脉旁路移植术

1. 一般治疗　发作时立刻休息，一般患者在停止活动后症状即可消除。平时应尽量避免各种确知足以诱致发作的因素，如过度的体力活动、情绪激动、饱餐等，冬天注意保暖。调节饮食特别一次进食不宜过饱，避免油腻饮食，禁绝烟酒。调整日常生活与工作量减轻精神负担；保持适当的体力活动，以不致发生疼痛症状为度；处理诱发或恶化心绞痛的伴随疾病，治疗高血压、糖尿病、血脂紊乱等，减少冠状动脉粥样硬化危险因素。

2. 药物治疗　用于稳定型心绞痛的药物包括调脂药物、抗血小板制剂、β阻滞剂、血管紧张素转换酶抑制剂、硝酸酯类和钙拮抗剂等。能够控制和改善心绞痛发作的药物主要是硝酸酯类（包括硝酸甘油、硝酸异山梨酯等）、β阻滞剂（比索洛尔、美托洛尔）和钙拮抗剂（合贝爽）。另外高血压的降压治疗、调血脂的他汀类药物治疗以及抗血小板的阿司匹林治疗对于降低稳定型心绞痛患者死亡率和致残率的证据充分，也作为心绞痛的主要药物治疗措施。

3. 介入治疗　主要是冠状动脉内的支架植入术，尤其是新型支架的应用，介入治疗不仅可以改善生活质量，而且可明显降低患者的心肌梗死和死亡率。

冠脉内介入治疗的适应证：①单支冠脉严重狭窄，有心肌缺血的客观依据，病变血管供血面积较大者；②多支冠脉病变，但病变较局限者；③近期内完全闭塞的血管，血管供应区内有存活心肌，远端可见侧支循环者；④左心室功能严重减退（左心室射血分数<30%）者，冠状动脉病变适合的情况；⑤冠脉搭桥术后心绞痛；⑥PTCA 术后再狭窄。

4. 外科治疗　主要是施行主动脉—冠状动脉旁路移植手术，取患者自身的大隐静脉作为旁路移植材料。一端吻合在主动脉，另一端吻合在有病变的冠状动脉段的远端，或游离内乳动脉远端吻合，引主动脉的血流以改善该冠状动脉所供血心肌的血流供应。

手术适应证：①冠状动脉多支血管病变，尤其是合并糖尿病的患者；②冠状动脉左主干病变；③不适合于行介入治疗的患者；④心肌梗死合并室壁瘤，需要进行室壁瘤切除的患者；⑤狭窄段的远断管腔要通畅，血管供应区有存活心肌。

（二）不稳定性心绞痛

不稳定性心绞痛是严重的具有潜在危险性的疾病，对其处理的第一步首先应是快速检查评估危险性，并立即开始抗缺血治疗。对中危和高危的患者应立即住院进一步评估、监测、综合治疗，对于低危患者可以在急诊观察一段时间后，行无创性检查评价心肌缺血，结果阴性可以门诊随访观察治疗。

1. 中、高危患者的处理　应该住院按急性心肌梗死进行处理，这类患者症状发作频繁，一般可有心衰、血压低，心电图改变明显，心脏生化标记物升高。主要措施包括：

（1）一般处理：卧床休息、镇静，CCU 监护，对高危者应该至少监护 24h。

（2）抗心肌缺血治疗。

2. 硝酸酯类、β 受体阻滞剂及钙拮抗剂是常用的治疗药物，都可以缓解不稳定型心绞痛的症状。

3. 抗血栓治疗　目前主要有抗血小板和抗凝两种治疗方法，抗血小板的常用药物有阿司匹林、氯吡格雷、血小板糖蛋白 II b/ III a 受体阻滞剂。抗凝的主要药物有肝素和低分子肝素，戊糖和水蛭素也已用于临床。

4. 其他药物治疗　硝酸甘油不能缓解胸痛或出现肺瘀血或躁动时，可静脉应用吗啡类镇静药。ACEI 类用于有左心收缩功能障碍、血压仍偏高，以及合并糖尿病的患者。他汀类适用于各种类型冠心病的 1 级和 2 级预防及稳定斑块，也越来越更广泛地应用于冠心病的治疗。

5. 冠状动脉造影和冠状动脉血运重建治疗　目前总的趋势倾向于采取早期介入治疗方案，特别是对于 24h 内有心肌缺血发作的患者，早期行冠状动脉造影，明确冠状动脉病变，进行早期血管重建治疗包括心脏支架植入术和外科手术搭桥术，都是积极有效地措施。

（三）低危患者的处理

这组患者可以院外门诊治疗，表现症状、体征轻，心电图改变轻、没有心脏生化标记物升高。治疗的措施是抗血小板，抗缺血，治疗心绞痛症状，提高生活质量，严格控制冠状动脉粥样硬化的危险因素，强化 ABCDE 的长期预防方案，达到改善预后，延长生存期的主要目标。但是与稳定性心绞痛相比需要密切随访观察，发现早期不稳定的因素，积极处理。

（郝万明）

第四节　无症状性心肌缺血

无症状性心肌缺血（Silent Myocardial Ischemia）是无临床症状，但客观检查有心肌缺血表现的冠心病，亦称隐匿型冠心病。患者有冠状动脉粥样硬化，但病变较轻或有较好的侧支循环，或患者痛阈较高因而无疼痛症状。其心肌缺血的心电图表现可见于静息时、在增加心脏负荷时，或仅在 24h 的动态观察中间断出现（无痛性心肌缺血）。

无症状性心肌缺血又称无痛性心肌缺血或隐匿性心肌缺血，是指确有心肌缺血的客观证据，而缺乏心绞痛和与心肌缺血相关的主观症状。由于心电图和动态心电固的临床应用，发现稳定型劳力性心绞痛患者，均有无症状心肌缺血发生，至少占所有缺血发作的 70%。而不稳定型发生率更高，约占 84%。心肌梗死后的无症状心肌缺血约占 1/3。无症状心肌缺血在人群中普遍存在。据流行病学调查，在美国大约有数百万人罹患无症状性心肌缺血。

一、发病机制

为什么心肌缺血有的伴有心绞痛发作，有的则无症状，机制还不太清楚，可能与下列因素有关：

1. 末梢神经破坏或对致痛物质敏感性降低　由于弥漫性冠状动脉疾患或心肌梗死，使心肌原有丰富的神经末梢遭到破坏，原应感觉到的缺血性疼痛不能产生感觉。即报警系统障碍。

2. 痛阈改变　Droste 等发现，无症状心肌缺血患者的痛阈比缺血性疼痛阈较高。疼痛阈值升高可能与内源性镇痛物质（内啡肽类）升高有关。

3. Sigwart 等在人体用球囊封闭冠状动脉，引起缺血心电图改变，以及疼痛出现的演变研究它们之间的关系，发现最先引起改变的是心肌舒张功能障碍，继之收缩功能障碍，左心室内充盈压上升，心电图改变，最后出现胸痛。在心肌缺血至疼痛发生之间有一个自然发展过程，称为"缺血裂隙"。用来解释有的患者有疼痛，有的不痛，可能与缺血范围、程度、时间等有关。而 ST - T 改变在二者中无明显区别。因此认为无痛性心肌缺血可能是缺血范围小、程度轻、时间短的缘故。

4. 体力活动、情绪激动都可使心肌缺血发作次数增多　这可能与交感神经状态（受体激活）、血管收缩因子等对血管舒缩的调节、引致心肌供氧与耗氧之间平衡失常有关。

二、临床表现

患者多属中年以上，无心肌缺血的症状，在体格检查时发现心电图（静息、动态或负荷试验）有 ST 段压低、T 波倒置等，或放射性核素心肌显像（静息或负荷试验）示心肌缺血表现。此类患者与其他类型的冠心病患者之不同，在于并无临床症状，但已有心肌缺血的客观表现，即心电图或放射性核素心肌显像示心脏已受到冠状动脉供血不足的影响．可以认为是早期的冠心病（但不一定是早期的冠状动脉粥样硬化），它可能突然转为心绞痛或 MI，亦可能逐渐演变为缺血性心肌病，发生心力衰竭或心律失常，个别患者亦可能猝死。

1. 临床分型　Cohn 将冠心病心肌缺血分为 3 型。

（1）完全的无症状性心肌缺血。

（2）心肌梗死后仍有无症状性心肌缺血发生。

（3）心绞痛并发无痛性心肌梗死。

Pepine 氏将无痛性心肌缺血分为 2 型：①完全无症状的患者。②具有冠状动脉疾患或冠状动脉痉挛症状和（或）体征的患者。此型又分为：a. 陈旧性心肌梗死，无症状．b. 有时有心绞痛。c. 有猝死或近乎死亡发作。

2. 心肌缺血的次数及时间　根据 24h 动态心电图监测，冠心病患者日常生活中无症状心肌缺血发生次数占总发作次数 72.3% ~81%。心肌缺血伴胸痛者占 19% ~27.7%。前者为后者 4 倍。每次持续时间，前者为 15.1min，后者为 14.3min，二者之间无显著差异．

3. 无症状心肌缺血与有症状心肌缺血　在冠心病发作前和发作时，统计学上无显著差异；心窄和血压乘积在发作时比发作前明显增加。

4. 发作比例次数　冠心病伴心肌缺血的患者中，单纯无症状心肌缺血者占 55%，单纯有症状者占 17%，混合型心肌缺血（同一患者，心肌缺血有时有症状，有时无症状）占 28%。每天心肌缺血发作次数；混合型平均 4.8 次，单纯型无症状为 2.6 次，单纯型有症状为 1.9 次。

5. ST 段压低　无症状心肌缺血发作时 ST 压低为 1mm，有症状发作时 ST 压低为 2.0mm，无统计学意义。

6. 发作时间　无症状心肌缺血发作上午 6~12 时频率高，占 24h 发作总数 55.1%，0~

6 时发作低占 9%。这与心脏猝死发作高峰相一致。

7. 冠状动脉造影　单支病变无症状缺血发作占 81.7%，多支病变无症状发作为 61.3%。多支病变有症状发作为 38.7%。造影显示轻度和中度冠状动脉狭窄者（<90%、>50%）无症状缺血发作，占总发作 71.1%，比重度血管狭窄（>90%）发作的比例高。但都无统计学意义。

三、检查方法、诊断及鉴别

（一）检查方法

1. 实验室检查

（1）可有血脂升高，典型有总胆固醇、甘油三酯、低密度脂蛋白增高；高密度脂蛋白降低。

（2）部分患者可有血糖增高。

2. 其他辅助检查　心肌缺血发生后，心肌细胞会出现一系列代谢与功能的变化，采用多种无创及有效方法可以发现这些病理生理变化，从而反映心肌缺血的发生。目前临床上常用的方法有：

（1）心电图：普通心电图诊断 SMI 的依据是：ST 段水平或下斜型压低 ≥1mm 伴或不伴 T 波倒置，但无症状。持续性 ST - T 波异常者多有严重冠状动脉病变。

（2）动态心电图监测：其临床应用最为普遍。它是目前研究日常生活中无痛性缺血的最好方法，具有无创、简便、准确、实时、可重复性及可定量等优点，能准确反映出心肌缺血的发作频度、持续时间、严重程度及其动态变化。在动态心电图中，约 30% 的心肌缺血发作是无症状的。冠心病患者日常生活中 68% ~84% 的缺血性 ST 段压低是无症状的。暂时性心肌缺血的标准是：在 j 点后 80ms，ST 段水平或下斜型压低 ≥1mm，持续 1min 以上，发作相隔时间 1min 以上。而 ST 段上斜型抬高和 T 波改变可频繁地发生在正常人，不作为暂时性缺血指标。动态心电图很少有假阳性，且能提供心肌缺血的发作频度和持续时间，有利于估计预后和指导治疗。

（3）运动负荷试验心电图：它已广泛应用于筛选和初步诊断冠心病缺血患者。由于无痛性心肌缺血患者缺血发作时缺乏主观症状，因此在诊断时缺血激发试验是非常重要的辅助手段；也是筛选高危患者进一步做冠脉造影、冠脉介入治疗、冠脉搭桥手术及评价药物、手术疗效，预测患者预后的重要方法。

用于检测平时心电图正常而存在有 SMI 危险因素的人群。但存在假阳性高和特异性低的缺点。运动试验出现下列变化提示有严重冠状动脉病变：①运动时间 <10min，ST 段压低 ≥1mm，且持续 ≥6min；②女性患者运动时间 ≤3min；③男性患者 >40 岁，运动时间 <5min，ST 段压低 1mm 或 R 波振幅增加；④收缩压下降 ≥1.33kPa（10mmHg）；⑤运动心电图出现 u 波倒置；⑥开始 ST 段压低时的心率 <140 次/mm。

（4）放射性核素检查：放射性核素^{99m}Tc - MIBI 心肌灌注显像显示无症状性心肌灌注减低，放射性核素心血池扫描显示无症状性室壁运动异常，均有助于心肌 SMI 的诊断。

（5）超声心动图检查：静息或运动超声心动图显示局限性室壁运动异常有助于 SMI 的诊断。二维超声心动图与^{201}铊心肌显像的特异性和敏感性相似。但运动超声由于患者过度换气等影响，虽对心尖及前壁观察较好，但对下壁观察较差。采用食管心房调搏负荷超声进行检查，可消除运动引起的不良影响，但敏感性低。

（6）冠状动脉造影：冠状动脉造影可显示冠状动脉病变的部位、范围及程度，对无症状性心肌缺血的诊断有确诊价值，疑有冠状动脉痉挛因素者可作麦角新碱激发试验。

（二）诊断

主要根据静息、动态或负荷试验的心电图检查，和（或）放射性核素心肌显像，发现患者有心肌缺血的改变，而无其他原因，又伴有动脉粥样硬化的危险因素。进行选择性冠状动脉造影检查可确立诊断。无症状性心肌缺血不易诊断。定期的体格检查，特别是 40 岁以上的人很有必要。对冠心患者动态心电图检查不可缺少。

1. 心电图运动试验　活动平板试验 ST 压低假阳性高。如患者有其他冠心病危险因素存在，特异性可提高。心肌梗死后作运动试验诱发 ST－T 改变，与死亡率有密切关系。无 ST 压低者一年死亡率为 2.1%，有 ST 压低伴疼痛者，死亡率为 27%，ST 压低无疼痛者死亡率为 26%。

2. 动态心电图　正常人群缺血型 ST 下移 <2%。而稳定型心绞痛患者的无症状心肌缺血发作达 75%。发作时心率不快、持续时间 $14 \pm 24min$，最长可达 10 余小时，但不发展为心肌梗死。无症状性心肌缺血发作，多与情绪激动、吸烟、寒冷等非体力活动有关，与一般心肌耗氧增加不同。可能系血管收缩、张力增加引致。学者提出动态心电图监测以 72h 为宜，时间长提高敏感性而不影响特异性。据报道阳性 ST 段改变（ST 下移，水平型 >1mm），作为筛选无症状心肌缺血、有无冠心病的标志。其预测值为 31%~75%。

3. 核素运动心肌显像　对心肌缺血的判定灵敏度为 85%，特异性为 90%。Crawford 等以冠状动脉造影验证 Holter 和 ECG 运动试验，两者检出心肌缺血的灵敏度分别为 62% 和 67%；特异性分别为 61% 和 75%；假阳性分别为 41% 和 25%；假阴性分别为 45% 和 33%；诊断准确率分别为 66.7% 和 55.9%。可见核素运动心肌显像准确率高。

4. 超声心动图　可以监测室壁运动情况，但受客观主观因素影响较大，可作为参考。

（三）鉴别

鉴别诊断要考虑下列情况。

1. 自主神经功能失调　本病有肾上腺素能受体兴奋性增高的类型，患者心肌耗氧量增加，心电图可出现 ST 段压低和 T 波倒置等改变，患者多表现为精神紧张和心率增快。服普萘洛尔 10~20mg 后 2h，心率减慢后再作心电图检查，可见 ST 段和 T 波恢复正常，有助于鉴别。

2. 其他　心肌炎、心肌病、心包疾病、其他心脏病、电解质紊乱、内分泌和药物作用等情况都可引起 ST 段和 T 波改变，诊断时要注意排除，但根据其各自的临床表现不难做出鉴别。

四、防治

采用防治动脉粥样硬化的各种措施，以防止粥样斑块病变及其不稳定性加重，争取粥样斑块消退和促进冠状动脉侧支循环的建立。静息时心电图或放射性核素心肌显像示已有明显心肌缺血改变者，宜适当减轻工作，或选用硝酸酯制剂、β 受体阻滞剂、钙通道阻滞剂治疗。而发生便秘，必须避免用力排便而增加心脏负担，应说服患者养成床上排便习惯，急性期可给予患者缓泻剂，保持 1~2d 有一次大便，避免排便过度用力屏气，必要时做低压清洁灌肠以协助排便。病情观察，观察患者神志、心律、血压、呼吸及其他血流动力学指标，及时记录报告患者对胸部不适的叙述，位置、时间、放射部位及诱发因素如出现神志障碍、面色苍白、出冷汗、四肢湿冷、心率增快及血压下降，则指示心源性休克；如出现呼吸困难、发绀加重、咳嗽、喘、咯泡沫痰；则指示出现急性左心衰竭，以上病情变化均应及时报告医生，给予积极抢救。

五、对症治疗

（1）吸氧：持续吸氧，流量 6L/min 为宜疼痛减轻或消失后可将氧流量减少到 3~4L/min。

（2）止痛：常用药有哌替啶 50~100mg 或吗啡 5~10mg 皮下注射，注意呼吸功能的抑制，疼痛较轻者可用可待因或罂粟碱 0.03~0.06g 肌内注射或口服或用硝酸甘油 0.3mg 舌下含化。

（3）心律失常的治疗与护理：发病后 3~5d 应严格心电监护及时发现及处理各类心律失常，尤其是危险性心律失常的先兆如频发、多源室性早搏、室性早搏 RonT 现象，短阵室性心动过速、二度以上房室传导阻滞等，充分保证静脉通路以供急救时静脉给药，准备好所有急救药品及仪器。对于室性快速心律失常，应立即用利多卡因 50~100mg iv，可每 5~10min 重复一次至期前收缩消失或总量达 300mg，继以 1~3mg/min 的速度静脉滴注维持。发生室颤时，尽快采用非同步电复律，对缓慢的心律失常可用阿托品 0.5mg im 或 iv。对伴有二度或三度房室传导阻滞者，可安临时起搏器。

（4）心力衰竭的治疗与护理：治疗急性左心室衰竭以应用吗啡（或哌替啶）和利尿剂为主，可选用血管扩张剂减轻左室的前后负荷，在急性心肌梗死发作后 24h 内应尽量避免使用洋地黄制剂。

（5）休克的治疗与护理：急性心肌梗死伴休克多属心源性且伴有周围血管舒缩障碍或血容量不足等因素，应分别给予处理，应用升压药及血管扩张剂，补充血容量，纠正酸中毒等，若上述处理无效时可选用主动脉内气囊反搏术。

（6）溶栓疗法及护理：在起病 3~6h 内。使用纤溶酶激活剂溶解冠状动脉内的血栓使阻塞血管开通，常用药物有尿激酶和链激酶，常用方法通过静脉滴注给药或通过心导管直接冠状动脉内滴注给药，使用链激酶前应先做皮肤过敏试验。

溶栓是否成功判断指标：①胸痛缓解；②再灌注性心律失常；③ST 段溶栓后 2h 下降 50%；④心肌酶峰值前移。

溶栓后减少不必要的穿刺，穿刺使用小针头，选择易压迫的部位，观察皮肤黏膜、口腔、鼻腔、消化道、泌尿道有无出血情况观察神志、肢体活动情况。

（于乐泳）

第五节　急性心肌梗死

急性心肌梗死是冠状动脉急性、持续性缺血缺氧所引起的心肌坏死。临床上多有剧烈而持久的胸骨后疼痛，休息及硝酸酯类药物不能完全缓解，伴有血清心肌酶活性增高及进行性心电图变化，可并发心律失常、休克或心力衰竭，常可危及生命。本病在欧美最常见，美国每年约有 150 万人发生心肌梗死。中国近年来呈明显上升趋势，每年新发至少 50 万，现患至少 200 万。

急性心肌梗死是由于一支或多支冠状动脉闭塞所产生的局限性或广泛性心肌急性坏死。临床表现有剧烈胸痛、胸闷、呼吸困难、昏迷、休克、心泵功能障碍、心律失常等一系列症候群。心电图有心肌损伤、缺血、坏死一系列演变：按有无 Q 波，将心肌梗死分为有 Q 波性心肌梗死和无 Q 波性心肌梗死。按部位分为局限性和广泛性、心内膜下等心肌梗死。血清酶有特征性演变过程。急性期一般指发病 4 周以内者。

一、病因及先兆症状

（一）病因

患者多发生在冠状动脉粥样硬化狭窄基础上，由于某些诱因致使冠状动脉粥样斑块破裂，血中的血小板在破裂的斑块表面聚集，形成血块（血栓），突然阻塞冠状动脉管腔，导致心肌缺血坏死；另外，心肌耗氧量剧烈增加或冠状动脉痉挛也可诱发急性心肌梗死，常见的诱因如下：

1. 过劳　过重的体力劳动，尤其是负重登楼，过度体育活动，连续紧张劳累等，都可使心脏负担加重，心肌需氧量突然增加，而冠心病患者的冠状动脉已发生硬化、狭窄，不能充分扩张而造成心肌缺血。剧烈体力负荷也可诱发斑块破裂，导致急性心肌梗死。

2. 激动　由于激动、紧张、愤怒等激烈的情绪变化诱发。

3. 暴饮暴食　不少心肌梗死病例发生于暴饮暴食之后。进食大量含高脂肪高热量的食物后，血脂浓度突然升高，导致血黏稠度增加，血小板聚集性增高。在冠状动脉狭窄的基础上形成血栓，引起急性心肌梗死。

4. 寒冷刺激　突然的寒冷刺激可能诱发急性心肌梗死。因此，冠心病患者要十分注意防寒保暖，冬春寒冷季节是急性心肌梗死发病较高的原因之一。

5. 便秘　便秘在老年人当中十分常见。临床上，因便秘时用力屏气而导致心肌梗死的老年人并不少见。必须引起老年人足够的重视，要保持大便通畅。

6. 吸烟、大量饮酒　吸烟和大量饮酒可通过诱发冠状动脉痉挛及心肌耗氧量增加而诱发急性心肌梗死。

（二）先兆症状

急性心肌梗死可以没有先兆症状而突然发病。约 1/3 患者原来健康突然出现心绞痛发作。另 1/3 原有心绞痛、在发病前心绞痛突然发作频繁，程度加重。先兆症状还有胸闷、气短、左肩或（和）左颈部麻木、头昏、心悸、疲乏无力。胸痛部位、性质和程度与心绞痛一样，只是比前加重。如有以上表现应警惕急性心肌梗死发生。特别是：①原有稳定型心绞痛或新近发生的心绞痛，体力活动耐量突然下降。②心绞痛发作频度、严重程度、持续时间增加，性质改变。以往应用硝酸甘油的缓解剂量此时疗效不佳。③心绞痛部位扩大，放射到新的部位。④心绞痛发作时，出现新的临床特点。如心动过缓、血压下降、出汗、恶心、心悸、心功能不全或心力衰竭加重。⑤心电图。T 波高耸、ST 段抬高或 ST 段逐渐下降，T 波倒置加深，R 波降低或心律失常出现。

二、临床表现

约半数以上的急性心肌梗死患者，在起病前 1～2d 或 1～2 周有前驱症状，最常见的是原有的心绞痛加重，发作时间延长，或对硝酸甘油效果变差；或继往无心绞痛者，突然出现长时间心绞痛。典型的心肌梗死症状包括：

1. 突然发作剧烈而持久的胸骨后或心前区压榨性疼痛　休息和含服硝酸甘油不能缓解，常伴有烦躁不安、出汗、恐惧或濒死感。

2. 少数患者无疼痛　一开始即表现为休克或急性心力衰竭。

3. 部分患者疼痛位于上腹部　可能误诊为胃穿孔、急性胰腺炎等急腹症；少数患者表现颈部、下颌、咽部及牙齿疼痛，易误诊。

4. 神志障碍　可见于高龄患者。

5. 全身症状　难以形容的不适、发热。

6. 胃肠道症状　表现恶心、呕吐、腹胀等，下壁心肌梗死患者更常见。

7. 心律失常　见于 75%～95% 患者，发生在起病的 1～2 周内，以 24h 内多见，前壁心肌梗死易发生室性心律失常，下壁心肌梗死易发生心率减慢、房室传导阻滞。

8. 心力衰竭　主要是急性左心衰竭，在起病的最初几小时内易发生，也可在发病数日后发生，表现为呼吸困难、咳嗽、发绀、烦躁等症状。

9. 低血压、休克　急性心肌梗死时由于剧烈疼痛、恶心、呕吐、出汗、血容量不足、心律失常等可引起低血压，大面积心肌梗死（梗死面积大于 40%）时心排血量急剧减少，可引起心源性休克，收缩压 <80mmHg，面色苍白，皮肤湿冷，烦躁不安或神志淡漠，心率增快，尿量减少（20ml/h）。

三、急性心肌梗死的体征

冠心病患者临床体征往往不被注意，诊断主要依赖于心电图及各种实验室检查。听诊检查可以发现重要诊断依据。

（一）心音变化

冠心病患者第一心音，未发生心肌梗死时，常属于增强而不是柔和。70% 乳头肌功能不全者第一心音增强。局限于心尖部某区域，吸气时可以更强。室壁瘤患者第一心音较乳头肌功能不全者音调更高、更富于音乐性。如室壁瘤患者第一心音减弱或不亢进，提示室壁瘤内有血栓形成。急性心肌梗死患者，心尖第一心音减低，约占 1/4 患者。可能由于存在第 1 度房室传导阻滞或大范围梗死降低了左室 dp/dt。存在高血压或急性肺水肿者 P_2 亢强。主动脉钙化明显时 A_2 呈金属音。左心功能减退出现第四心音，系由左房收缩力加强引起。如心率加快则呈房性奔马律。第三心音在左室功能衰竭明显时出现，并有心率增快称为室性奔马律。在冠心病室性奔马律比第四心音奔马律为少。但它常是心力衰竭的指征。前壁心肌梗死有室性奔马律比无此音者，死亡率高出一倍。第二心音分裂见于有完全右束支阻滞的患者。逆分裂见于完全左束支阻滞者。让患者深吸气以资鉴别。深吸气时分裂明显为有束支阻滞。如分裂减轻为左束支阻滞或左室排血时间延长。

（二）心脏杂音

1. 心肌缺血引致乳头肌功能不全，心尖可闻及收缩期吹风样杂音　其强度和持续时间随心肌功能发生变化。当心绞痛发作时，呈全收缩期杂音，响度大。心绞痛消失。杂音变柔和，持续时间短，呈一收缩早期喷射性杂音。当吸入时，杂音强度减弱，时间缩短，系由于左室舒张压和主动脉压降低引起。也可因乳头肌破缩短、左室心腔扩大、二尖瓣被拉向左心腔造成的关闭不全，因药物使心功改善心腔缩小，心室长轴与腱索之间不相适情况得到改善，而使杂音减弱。多数乳头肌功能不全者，可因吸人而使乳头肌腰索松弛，二尖瓣早期脱入左心房而使二尖瓣关闭不全加重，产生全收缩期杂音。如在收缩期，腱索突然紧张，瓣叶活动突然受限，产生第一心音增强。

2. 急性心肌梗死时，心尖突然出现响亮的收缩期杂音、临床状况恶化 表明有严重心功能紊乱引致二尖瓣急性关闭不全，或乳头肌坏死、腱索断裂、室间隔穿孔。室间隔穿孔：杂音有时出现在心尖部，1/2 患者向腋下传导伴震颤。而乳头肌断裂时，杂音向心底部传导，杂音粗糙，且可闻及收缩期喀喇音。室间隔穿孔发生左向右分流，往往导致急性右心衰竭。二尖瓣乳头肌肌腰断裂，可迅速发生左心衰。最后都导致全心衰竭。心脏彩色多普勒，心导管检查可确定诊断。心脏破裂：血液进入心包，患者突然胸部剧痛、呼吸困难、休克。立刻听诊，有时可听到低音调杂音，带隆隆性质或听到收缩期粗糙的杂音，伴有震颤。破裂口大听不到杂音患者立刻心跳停止。疼痛剧烈，任何止疼药均不能止痛。心包摩擦音：在急性心肌梗死后 2～7d 出现。提示为穿壁性心肌梗死（多见于前壁心肌梗死）。为暂时性，预后良好。如连续 3d 以上则提示预后不良。心包摩擦音持续一周以上应考虑有心肌梗死后综合征。

四、诊断与鉴别诊断

根据典型的临床表现，特征性心电图衍变以及血清生物标志物的动态变化，可做出正确诊断。心电图表现为 ST 段抬高者诊断为 ST 段抬高型心肌梗死；心电图无 ST 段抬高者诊断为非 ST 段抬高型心肌梗死（过去称非 Q 波梗死）。老年人突然心力衰竭、休克或严重心律失常，也要想到本病的可能。表现不典型的常需与急腹症、肺梗死、夹层动脉瘤等鉴别。

急性心肌梗死可根据肯定的心电图演变，血清酶升高，胸痛等临床症状进行诊断。

1. 病史 典型的临床症状是出现严重而持久的胸痛，有时病史不典型，疼痛可以轻微或缺如，可以主要为其他症状。

2. 心电图 肯定性改变为出现异常，持久的 Q 波或 QS 波，以及持续24h 以上的演进性损伤电流，这些肯定性改变出现时，仅依据心电图即可做出诊断，不肯定性心电图改变包括：①静止的损伤电流；②T 波对称性倒置；③一过性病理性 Q 波；④传导障碍。

3. 血清酶 肯定性改变包括血清酶浓度的序列变化，开始升高和继后降低，这种变化必须与特定的酶以及症状发作和采取血样的时间间隔相联系，心脏特异性同工酶（CK - MB，LDH）的升高亦认为是肯定性变化，不肯定改变为开始浓度升高，但不伴有随后的降低，不能取得酶活力曲线。

（1）明确的急性心肌梗死：如出现肯定性心电图演变和（或）肯定性血清酶变化，无论病史典型或不典型，都可诊断为明确的急性心肌梗死，心电图有肯定性改变者，心肌梗死常属于透壁性类型，急性心内膜下心肌梗死由于不伴有 Q 波，甚至 ST 段与 T 波改变也不很明显，故主张依靠血清酶以肯定诊断。

（2）可疑的急性心肌梗死：对有典型或不典型病史的病例，不肯定性心电图改变持续

24h 以上，伴有或不伴有酶的不肯定性变化，都可诊断为可能急性心肌梗死。心肌灌注显像有助于急性心肌梗死的明确诊断。

根据以上典型的临床表现，特征性的心电图改变，以及实验室检查发现，诊断本病并不困难，但自开展再灌注治疗（即溶栓治疗，冠状动脉腔内成形术）以来，应争取早诊断，早治疗以取得好的治疗效果，由于冠状动脉血栓急性堵塞导致的急性心肌梗死，往往发病急骤，症状严重，但不一定为典型胸痛，患者因症状重来院就诊早，心电图可发现超急性期高尖 T 波或明显 ST 段抬高，含服硝酸甘油后，ST 段不下降，排除非一过性冠状动脉痉挛所致，虽然血清酶尚未到升高时间，即可根据临床症状和最初心电图进行再灌注治疗，一些患者原有心绞痛病史，近期症状加重，可有典型胸疼，疼痛持续时间较心绞痛持续时间长或程度重，心电图表现为 ST 段下降，无典型的心肌梗死表现，这类患者可能见于严重冠状动脉粥样硬化狭窄病变或斑块破裂形成不完全堵塞性血栓，引起不稳定性心绞痛或心内膜下心肌梗死，也可进展为 Q 波性心肌梗死，故对此类患者应严密观察症状，动态观察心电图，血清心肌损伤标记酶的变化，以免漏诊，对突然出现上腹部，颈部，咽部，下颌或牙齿疼痛，而无局部相应的病症者也应警惕本病，特别是老年患者突然发病，原因不明的休克，严重的心律失常，晕厥，心衰或较重的持续性胸痛或胸闷伴有恶心，呕吐，出汗者，应考虑本病的可能，对以上患者均应密切观察心电图及血清心肌损伤标记酶的改变，以免漏诊，心电图为左束支传导阻滞，预激综合征和安装永久起搏器者，易掩盖心肌梗死的图形，或出现假梗死图形，此时应仔细观察 ST – T 的动态演变，结合临床及血清心肌损伤标记酶升高，可做出急性心肌梗死的诊断，青年人患急性心肌梗死者虽少见，但近年来有上升趋势，并且起病急，亦应警惕该病的发生。

五、并发症

急性心肌梗死可出现心力衰竭，休克，乳头肌功能失调或断裂，心律失常，心脏破裂，心室室壁瘤，血栓形成与栓塞，梗死后综合征，梗死延展等并发症，下面分别进行介绍：

1. 心力衰竭　是急性心梗常见而重要的并发症之一，在急性心肌梗死的发生率为 20%～40%．住院期总的病死率在 10%～17%，可见急性左心衰竭，急性右心衰竭，自推广应用溶栓治疗急性心肌梗死后，急性左心衰的发生率已逐渐减少，占心肌梗死患者的 10%～20%。

2. 休克　心源性休克系指直接由心室泵功能损害而导致的休克综合征，是急性心肌梗死中最严重的并发症，AMI 时由于丧失大块具有收缩功能的心肌而引起心肌收缩力减弱，心排血供能显著降低，可并发心源性休克，国外文献报道，急性心肌梗死并发心源性休克的发生率为 6%～8%，近些年来，在急性心肌梗死的治疗中，由于可及时发现致命性心律失常并给予有效的治疗，死于心律失常者大大减少，心泵衰竭已成为最重要的死亡原因。

3. 乳头肌功能失调或断裂　乳头肌功能失调或断裂总发生率可高达 50%，但乳头肌整体断裂极少见，这主要因为乳头肌的血液供应差，常有慢性缺血小梗死灶，存在较多的纤维瘢痕，故不易发生完全断裂，多数发生在急性心肌梗死后 1 周内。

4. 心律失常　在急性心肌梗死（AMI）的各种并发症中，以心律失常发生率最高，按起病后 3d 监测结果，发生率高达 90% 以上，多发生于起病 24h 内，室性心律失常最多见，尤以左冠状动脉前降支病变为突出，窦性心动过缓，房室传导阻滞在下壁或老年 AMI 时发生率高。

5. 心脏破裂 心脏破裂最常发生于心室游离壁，其次是室间隔穿孔，而乳头肌断裂极少见，在 AMI 患者中发生心室游离壁破裂同时并发室间隔穿孔或乳头肌断裂情况非常罕见，心脏破裂是 AMI 早期死亡的主要原因之一，心室游离壁破裂是心脏破裂中最常见的一种，约占心脏破裂的 90%，常见于 AMI 发病后 5d 内，尤以第 1d 内最为多见，常发生于初次急性透壁心肌梗死，尤其是前壁心肌梗死。

6. 心室室壁瘤 心室室壁瘤是 ST 段抬高性 AMI 中较常见的并发症之一，室壁瘤见于 12% ~15% 的 AMI 存活的患者，近年来，随着对心血管检查技术的飞速发展，如无创二维超声心动图，放射性核素心室造影，磁共振成像术及有创性左心室造影技术的应用，提高了对心肌梗死并发室壁瘤的临床检出率，其发生率因检查方法的不同而异，从 3.5% ~38% 差别较大，心室室壁瘤就是梗死区坏死的心室壁呈瘤样的向外膨出，在心脏收缩期更为明显。

7. 血栓形成与栓塞 血栓形成是急性心肌梗死并发症之一，主要指左心室附壁血栓，血栓在 Q 波性心肌梗死中，尤其是前壁心肌梗死伴室壁瘤的患者中常常发生，未用抗凝疗法的 AMI 患者中约 20% 有附壁血栓，前壁心肌梗死的血栓发生率高至 40%，累及左心室心尖部的大面积心肌梗死患者血栓发生率高达 60%，据多个研究资料显示有附壁血栓形成的患者，其体循环栓塞的概率为 4% ~6%，栓塞最常见的部位是脑血管和肢体血管。

8. 梗死后综合征 梗死后综合征是急性心肌梗死的一种少见的并发症，发生率为 3% ~4%，早在 1956 年就由 Dressier 所描述，梗死后综合征可能是机体对坏死心肌组织的一种自身免疫反应，其多发生在 AMI 后 2~3 周或几个月内，并可反复发作，偶见于心肌梗死后 1 年以后的患者，典型的临床症状为突然起病，发热，体温一般在 38 ~39℃，偶有低热或高热达 40℃ 者，发热持续 1~2 周，同时伴有胸骨后疼痛或心前区疼痛，疼痛可放射至双侧颈部，下颚，肩臂及后背或上腹部，疼痛轻重程度不等，重者为压榨样，刀割样剧痛，易误认为梗死延展或再梗死；轻者为钝痛或胸部不适感，胸痛可因深呼吸，咳嗽，吞咽等动作而加重，或坐位前倾而减轻，胸痛一般持续数天，短者数小时，长者可达数周，常伴有出汗，查体可闻及心包摩擦音，有时还同时闻及胸膜摩擦音，摩擦音可持续 2 周以上，心包积液多时，叩诊心界向双侧扩大，同时伴有奇脉。

9. 梗死延展 梗死延展是急性心肌梗死后常见的临床问题，发生率为 10% ~20%，是急性心肌梗死患者近期内病情恶化或此后病死率增加的原因之一，具有较为重要的临床意义。

与梗死扩展不同，梗死延展是指心肌梗死之后重新又发生的心肌坏死，而梗死扩展是由于梗死区心肌变薄和拉长所致的心室扩张，整个心肌梗死范围的大小并未增加，相反，梗死延展则具有心肌梗死范围真正增加，再梗死是指心肌梗死发生后再次发生新的心肌梗死，从病理学的角度看，梗死延展的新梗死区常与原来的梗死区相毗邻，可处于同一病变血管支配的危险之内，梗死延展是初步愈合的心肌组织被新近发生的心肌坏死灶所包绕，在同一血管支配区内，梗死心肌呈现不同的年龄，而再梗死可以发生在毗邻原梗死区或远离梗死区的部位，如系前者，临床尚无特殊的诊断标准使梗死延展与再梗死区别开来，梗死延展就是早期再梗死的一种类型，不过，梗死延展发生在新近有急性心肌梗死的情况下，而再梗死也可以是一次新的心肌梗死。

六、治疗

急性心肌梗死发病突然，应及早发现，及早治疗，并加强入院前处理。治疗原则为挽救濒死的心肌，缩小梗死面积，保护心脏功能，及时处理各种并发症。

1. 监护和一般治疗　无并发症者急性期绝对卧床 1～3d；吸氧；持续心电监护，观察心率、心律变化及血压和呼吸，低血压、休克患者必要时监测肺毛楔人压和静脉压。低盐、低脂、少量多餐、保持大便通畅。无并发症患者 3d 后逐步过渡到坐在床旁椅子上吃饭、大小便及室内活动。一般可在 2 周内出院。有心力衰竭、严重心律失常、低血压等患者卧床时间及出院时间需酌情延长。

2. 镇静止痛　小量吗啡静脉注射为最有效的镇痛剂，也可用哌替啶。烦躁不安、精神紧张者可给予地西泮（安定）口服。

3. 调整血容量　入院后尽快建立静脉通道，前 3d 缓慢补液，注意出入量平衡。

4. 再灌注治疗，缩小梗死面积　再灌注治疗是急性 ST 段抬高心肌梗死最主要的治疗措施。在发病 12h 内开通闭塞冠状动脉，恢复血流，可缩小心肌梗死面积，减少死亡。越早使冠状动脉再通，患者获益越大。"时间就是心肌，时间就是生命"。因此，对所有急性 ST 段抬高型心肌梗死患者就诊后必须尽快做出诊断，并尽快做出再灌注治疗的策略。

（1）直接冠状动脉介入治疗（PCI）：在有急诊 PCI 条件的医院，在患者到达医院 90min 内能完成第一次球囊扩张的情况下，对所有发病 12h 以内的急性 ST 段抬高型心肌梗死患者均应进行直接 PCI 治疗，球囊扩张使冠状动脉再通，必要时置入支架。急性期只对梗死相关动脉进行处理。对心源性休克患者不论发病时间都应行直接 PCI 治疗。因此，急性 ST 段抬高型心肌梗死患者应尽可能到有 PCI 条件的医院就诊。

（2）溶栓治疗：如无急诊 PCI 治疗条件，或不能在 90min 内完成第一次球囊扩张时，若患者无溶栓治疗禁忌证，对发病 12h 内的急性 ST 段抬高型心肌梗死患者应进行溶栓治疗。常用溶栓剂包括尿激酶、链激酶和重组组织型纤溶酶原激活剂（rt – PA）等，静脉注射给药。溶栓治疗的主要并发症是出血，最严重的是脑出血。溶栓治疗后仍宜转至有 PCI 条件的医院进一步治疗。

非 ST 段抬高型心肌梗死患者不应进行溶栓治疗。

5. 药物治疗　持续胸痛患者若无低血压可静脉滴注硝酸甘油。所有无禁忌证的患者均应口服阿司匹林，置入药物支架患者应服用氯吡格雷一年，未置入支架患者可服用一月。应用 rt – PA 溶栓或未溶栓治疗的患者可用低分子肝素皮下注射或肝素静脉注射 3～5d。对无禁忌证的患者应给与 D 阻滞剂。对无低血压的患者应给与肾素 – 血管紧张素转氨酶抑制剂（ACEI），对 ACEI 不能耐受者可应用血管紧张素受体阻滞剂（ARB）。对 β 受体阻滞剂有禁忌证（如支气管痉挛）而患者持续有缺血或心房颤动、心房扑动伴快速心室率，而无心力衰竭、左室功能失调及房室传导阻滞的情况下，可给予维拉帕米或地尔硫卓。所有患者均应给与他汀类药物。

6. 抗心律失常　偶发室性早搏可严密观察，不需用药；频发室性早搏或室性心动过速（室速）时，立即用利多卡因静脉注射继之持续静脉点滴；效果不好时可用胺碘酮静脉注射。室速引起血压降低或发生室颤时，尽快采用直流电除颤。对缓慢心律失常，可用阿托品肌肉注射或静脉注射；Ⅱ～Ⅲ度房室传导阻滞时，可安置临时起搏器。室上性心律失常：房性早搏不需特殊处理，阵发性室上性心动过速和快心室率心房颤动可给予维拉帕米、地尔硫卓、美托洛尔、洋地黄制剂或胺碘酮静脉注射。对心室率快、药物治疗无效而影响血液动力学者，应直流电同步电转复。

7. 急性心肌梗死合并心源性休克和泵衰竭的治疗　肺水肿时应吸氧，静脉注射吗啡、呋塞米，静脉点滴硝普钠。心源性休克可用多巴胺、多巴酚丁胺或间羟胺静脉滴注，如能维持血压，可在严密观察下加用小量硝普钠。药物反应不佳时应在主动脉内气囊反搏术支持下行直接 PCI，若冠状动脉造影病变不适于 PCI，应考虑急诊冠状动脉搭桥手术。

8. 出院前评估及出院后生活与工作安排　出院前可进行 24h 动态心电监测、超声心动图、放射性核素检查，发现有症状或无症状性心肌缺血和严重心律失常，了解心功能，从而估计预后，决定是否需血管重建治疗，并指导出院后活动量。

出院后 2～3 个月，可酌情恢复部分工作或轻工作，以后，部分患者可恢复全天工作，但要避免过劳或过度紧张。

9. 家庭康复治疗　急性心肌梗死患者，在医院度过了急性期后，对病情平稳、无并发症的患者，医生会允许其回家进行康复治疗。

（1）按时服药，定期复诊；保持大便通畅；坚持适度体育锻炼。

（2）不要情绪激动和过度劳累；戒烟限酒和避免吃得过饱。

在上述原则中，坚持合理适当的体育锻炼是康复治疗的主要措施。因为心肌梗死后，1～2 个月心肌坏死已愈合。此时促进体力恢复，增加心脏侧支循环，改善心肌功能，减少复发及危险因素，是康复治疗的目的。应做到：①选择适宜运动方式和方法：在医生指导下，根据病情轻重、体质强弱、年龄大小、个人爱好等，选择能够坚持的项目，如步行、打太极拳等。②掌握好运动量，是一个关键问题：运动量必须与医生协商决定，运动量过小，尽管比不运动好，但起不到应有作用；过大则可能有害。运动中若有心前区不适发作，应立即终止运动。③运动量增加要循序渐进：尤其出院早期运动量一定要适当，根据体力恢复情况及心功能情况逐步增加运动量。需要再次强调的是，心肌梗死后每个患者的情况都不相同，运动康复必须个体化，必须在医生指导下进行，并应有家属陪伴进行。

（于乐泳）

第六节　猝死型心脏病

猝死型冠心病指平时没有心脏病史或仅有轻微心脏病症状的人，病情基本稳定，无明显外因、非创伤亦非自伤，由于心电衰竭或机械性衰竭使心脏失去了有效收缩而突然死亡。从突然发生症状到死亡时间有不同规定。美国血液病研究所定为 24h，世界卫生组织定为 6h，大多数心脏学专家则主张将发病后 1h 内死亡定为猝死标准。据国内资料统计：猝死在发病后即刻或数分钟死亡者占 30%～35%，发病后 1h 死亡者占 85.4%。成人心脏性猝死 50%～70% 是冠心病引起的。

一、病理原因

国外资料证明，在心脏性猝死中发现 81% 有明显冠心病，其主要病理特点是一支以上的冠状动脉 >75% 狭窄，其中至少一根血管有 >75% 狭窄者占 94%，急性冠状动脉闭塞者为 58%，已愈合的心肌梗死为 44%，急性心肌梗死者占 27%。这些研究的提示：广泛性冠状动脉病变是冠心病猝死的主要病理，而冠状动脉内的血栓形成及冠状血管的痉挛，更进一步促进心肌损伤心电稳定性下降，从而诱发心室颤动，心脏停搏。

1. 急性心肌缺血心肌代谢障碍　细胞膜通透性发生改变。细胞内外离子改变。钠－钾泵功能障碍。细胞内钠离子增多，电位负值减小，与阈电位间距缩小，容易产生去极化。正常细胞与缺血细胞之间产生损伤电流。心室内可出现多发的折返波，这些电活动可再激活周围组织，发生心室颤动，造成猝死。

2. 心肌梗死后形成瘢痕或室壁瘤　存活的心肌和病变组织之间，传导性和兴奋明显不同，两者不相协调，有碎裂电位产生，容易发生室速，造成猝死。

3. 左心室功能不全　在心肌损伤达到一定数量时产生。这种机械障碍和电紊乱可能是同一病理基础上不同的反映。在出现心力衰竭的同时又有心律失常发生，心力衰竭好转，一些心律失常也随之减轻或消失。左心功能不全患者猝死，36% 表明严重心动过缓或电—机械分离。心脏骤停前并无心力衰竭症状的恶化。实为血液动力学障碍所致，并非电不稳定事件。其机理可能为左室收缩功能衰竭末期，心室内压和容量突然增加，心室壁应激时，而周围血管收缩功能出现障碍，不能维持体循环，发生虚脱、晕厥。猝死则为血液动力学障碍引起。心电图表现左心功能不全猝死，46% 与缓慢心律失常有关。25% 与室性心动过速有关。

4. 心肌缺血，再灌注损伤　在溶栓治疗或 PTCA 中，血管再通后，突然发生猝死。系由再灌注损伤引起的心律失常所致。再灌注前，受损心肌因缺血产生，除极不均匀，传导延缓，有碎裂电位及各种小的折返波出现。再灌注后又引起细胞内 K^+ 浓度降低，K^+ 外移是早期心电不稳定引起心律失常的机制之一。K^+ 在再灌注早期外移可能与 ATP 浓度过低、细胞内酸中毒有关。再灌注又引致细胞内钙超负荷，可以触发心律失常。钙可损伤腺粒体使 ATP 产生减少。再灌注可以产生大量自由基，加重心肌细胞膜的损伤，进而使钙超负荷，促发心律失常。

5. 自主神经系统功能不全　主要是迷走神经亢进或交感神经亢强。迷走神经主要分布在心脏下壁、呼吸和消化系统器官，这些部位如有病变和刺激，容易发生心动过缓、心脏停搏；交感神经兴奋可使心室颤动阈降低。冠心病猝死多发生在凌晨至中午这段时间，与交感神经活动增高有关（如血压上升、心率加快、血小板聚集性增高等）。

二、临床表现

只有 12% 的心脏猝死者在死亡前 6 个月内曾因心脏疾患而就诊。而绝大多数患者则因症状缺乏特异性而被忽视。

（1）胸痛、呼吸困难猝死者在发病数天或数周前自感胸痛或出现性质改变的心绞痛，呼吸困难在尸检中发现冠状动脉血栓形成的机会较高。

（2）乏力、软弱在许多研究中发现心脏性猝死前数天或数周内乏力、软弱是特别常见的症状。

（3）特异性心脏症状持续性心绞痛心律失常、心力衰竭等。国外文献报道，24% 的心脏性猝死者在心脏骤停前 3.8h 出现特异性心脏症状，但大多数研究认为，这些症状少见特别是那些瞬间死亡者。

（4）冠心病猝死是突然发生的多在冬季，半数人生前无一点症状，绝大多数发生在院外，如能及时抢救患者可能存活。

（5）心脏骤停的表现

1）突然的意识丧失常或抽搐可伴有惊厥。

2）大动脉（颈动脉股动脉）搏动消失。

3）听诊心音消失。

4）叹息样呼吸或呼吸停止伴发绀。

（6）瞳孔散大黏膜皮肤发绀。

（7）手术时伤口不再出血。

三、检查

可出现由于缺氧所致的代谢性酸中毒、血 pH 下降；血糖、淀粉酶增高等表现。

1. 心电图检查有 3 种图形

（1）心室颤动（或扑动）：呈现心室颤动波或扑动波，大约占 80%，复苏的成功率最高。

（2）心室停搏：心电图呈一条直线或仅有心房波。

（3）心电－机械分离：心电图虽有缓慢而宽大的 QRS 波，但不能产生有效的心脏机械收缩。一般认为，心室停顿和电机械分离复苏成功率较低。

2. 脑电图脑电波低平

四、诊断

参考国内外有关标准，凡符合下列条件之一者，可诊断为冠心病猝死：

（1）过去曾经诊断为冠心病或可疑冠心病，突然发生心绞痛而于 6h 内或在睡眠中死亡。

（2）突然发生心绞痛或心源性休克，心电图示急性心肌梗死或梗死先兆，于 6h 内死亡。

（3）猝死后经尸解证实有明显冠状动脉硬化。由于冠心病猝死的直接原因多系心室颤动所致，而室颤的电生理基础是心室肌电不稳定性，因此，预防冠心病猝死主要是预测心室颤动的发生。

五、治疗

由于猝死可以随时随地发生，因此普及心脏复苏抢救知识，使基层医务人员和群众都能掌握这一抢救措施，一旦发现立即就地抢救，对挽救本型者的生命有重大意义。如对冠心病患者及时进行治疗，特别是对有可能演变为心脏骤停的心律失常及时发现。

1. 初期复苏或基础生命支持　即现场抢救的人工呼吸和人工胸外心脏按压，目的是尽快在人工条件下建立有效的氧合血液循环，维护脑部的血供，以维持基础生命活动，为下一步的复苏创造条件。临床实践证明胸外心脏按压应先于人工呼吸。

2. 二期复苏或进一步生命支持主要包括心肺复苏的以下程序。这些措施应尽早开始，如有条件应与第一期同时进行，力争在猝死后 8min 内开始，目的在于促进心脏恢复。

（1）静脉内给药：为了及时的治疗，应尽早建立可靠的静脉通道。当循环停止后，皮下、肌内注射往往不能奏效，即使从下肢静脉注射，也难以回流心脏而发挥药效，因此主张从上肢静脉给药。常用的药物有肾上腺素、阿托品、利多卡因、纳洛酮等。过去我们常常应用的三联针（老三联，新三联），至今还有人继续应用，但事实证明，这种联合无充分的理论根据，疗效亦不满意，故不主张用于复苏。

（2）气管内给药：猝死者若已给予气管插管，则可将药物稀释后，从气管内滴入，药效同静脉，所用药物同上，但药物持续时间较长，重复用药应注意滴入时间（药物应用生理盐水稀释至10ml，以减轻对气管黏膜的损害）。

（3）电除颤：电除颤是终止心室纤颤最有效的办法，目前主张早期进行，步骤如下：①电极板上涂以导电糊或垫上盐水纱布。②打开除颤器开关：确定于非同步相放电。③选择能量水平并给电容器充电。④正确安放电极板于胸部的位置：用11kg压力按压。⑤再次核对监测仪的心律。⑥同时按压两个电极板的放电电钮。

电击能量：首次电除颤应采用多大功率至今仍有异议，一般认为第1～2次电除颤时采用200J认为是安全有效的。如第1次电击失败，第2次电击应迅速进行，两次电击的时间相距要短，同时配合下列药物也可提高除颤成功率。如静脉注射肾上腺素，溴苯胺及钙离子拮抗剂等。

（4）紧急心脏起搏：适应于药物治疗无效的Ⅲ度房室传导阻滞所致的心脏骤停者。基本途径有3种：体外、经胸和经静脉。一般先给以临时心脏起搏，根据需要再作永久性起搏。

（5）开胸心脏按压术：多年的实践证明，心脏直接按压较体外按压有较高的存活率。开胸心脏按压时，其产生的接近正常的心搏量，使脑血流和心脏血流量接近正常而无中心静脉压升高，复苏率较高。因此，近年来开胸复苏又重新引起重视。

（于乐泳）

第七节　冠心病的外科治疗

一、药物治疗

药物治疗是一切冠心病治疗的基础。从诺贝尔发明炸药开始，硝酸酯类作为缓解心绞痛的药物历史久远。但是由于其不能降低死亡率等硬终点事件，指南上并不推荐其用于一切冠心病患者，只将其作为心绞痛时缓解症状的用药。钙离子通道阻滞剂对于缓解冠脉痉挛具有独到之处，而β受体阻滞剂对缓解劳累性心绞痛，减少心脏事件均具有重要地位。但限于篇幅，在此仅探讨近年来观念更新较快，对冠脉治疗具有革命性的积累药物。

血管内皮损伤，血小板激活是动脉血栓形成的重要机制。阿司匹林是传统的抗血小板药物，它通过抑制环加氧酶减少花生四烯酸代谢生成为血栓烷 A_2，阿司匹林应该用于每1例诊断为冠心病的患者。该类药物在预防冠心病的缺血事件和死亡率方面的作用已被证实。其他抗血小板疗法，例如抑制血小板二磷腺苷（ADP）信号的药物，以及更强效的静脉内血小板 GPⅡb/Ⅲa 受体抑制物，代表着治疗 ACS 方面的一个巨大进展。应用氯吡格雷治疗 UA 以预防反复性缺血发作（CURE）。试验结果显示，将氯吡格雷应用于服用阿司匹林的 ACS 患者，可在原治疗的基础上使心血管死亡、MI 或中风的联合终点相对风险进一步下降

20%。可结合纤维蛋白原（血小板凝集的最终途径）的糖蛋白Ⅱb/Ⅲa受体抑制物（即GPⅡb/Ⅲa受体拮抗剂）可能是目前最有效的抗血小板药物。研究显示，与安慰剂比较，再血管化前和再血管化后应用GPⅡb/Ⅲa受体拮抗剂的死亡和发生MI的相对危险性分别下降了34%和40%。最近，英国心脏学会/皇家医师学院准则提出"对不良后果的ACS高危患者应该给予静脉小分子量GPⅡb/Ⅲa抑制物达96h"。

1. 抗凝药物

（1）肝素：抗凝活性的激活需要抗凝血酶，肝素分子上特定的戊糖序列是和抗凝血酶特异性结合的部位在肝素分子上呈随机分布，只有1/3的肝素分子含有此序列，抗凝血酶通过其精氨酸反应中心使凝血酶以及其他凝血因子的丝氨酸活化中心失活而起抗凝作用许多随机、双盲、安慰剂对照临床试验对于肝素短期治疗不稳定型心绞痛或非Q波心肌梗死的作用进行了评价。不稳定型心绞痛患者单独使用肝素可有效预防急性心肌梗死和复发性心绞痛。静脉肝素的用法是75U/kg静推，然后1 000U/kg持续静脉点滴，维持APTT于正常对照的1.5～2倍，至少48h。美国心脏病学会/美国心脏病协会（ACC/AHA）的指南建议在急性心肌梗死患者中使用肝素，但肝素的用量要依据是否进行溶栓治疗、溶栓治疗的药物类型以及是否存在循环栓塞危险因素进行调整。目前不推荐链激酶溶栓时辅助应用肝素，然而普通肝素仍推荐作为t-PA、rt-PA和TNK2t-PA溶栓治疗的辅助用药。

（2）低分子量肝素：低分子量肝素是通过化学或酶学解聚的方法从普通肝素中衍生出来的片断，其长度约为普通肝素的1/3。低分子肝素平均分子质量为4 500～5 000，分布范围在1 000～10 000。到目前为止，已经有7项有关低分子肝素在不稳定性心绞痛和非Q波心梗患者中应用评价的报道。对所有有关低分子肝素与普通肝素短期应用比较的试验进行汇总（n＝12 171）后，可得到一个OR值0.85（95%CI：0.70～1.04），说明同普通肝素相比，低分子肝素治疗可使死亡和心肌梗死的危险性降低15%。低分子肝素的作用越来越被重视。目前认为，在所有不稳定心绞痛与非Q波心肌梗死患者，低分子肝素的作用等同甚至优于普通肝素。通过监测抗因子Xa水平可以提高低分子肝素的疗效和安全性，但是对临床结局的改善作用似乎很小，而且使用不便与花费增加也使其效用大打折扣。

2. 其他抗凝剂 如水蛭素及其类似物，口服抗凝剂戊糖片断，直接凝血酶抑制剂等均有报道，且能有效减少冠脉事件，但是目前尚未在临床常规应用。

溶栓剂：虽然急性心肌梗死的溶栓治疗开始于1950年，但至1980年以后才有明显的进展。第一代溶栓剂包括链激酶（Streptokinase）、尿激酶。链激酶，t-PA治疗闭塞性冠状动脉病的全球性研究（GUSTO）结果表明，链激酶治疗组的30d内病死率，尿激酶（Abbokinase）直接激活血纤维蛋白溶酶原，对纤维蛋白结合的血栓无特异性，用尿激酶治疗AMI，60min的冠脉再通率约为60%。尿激酶的应用较广泛，朝鲜的一组研究表明，它与Alteplase治疗AMI的30d病死率无明显差别，用尿激酶组为4.6%，而Alteplase组为4.4%，颅内出血率尿激酶组为0.3%，Alteplase组为1.1%。严重出血的危险性：尿激酶为10%，Alteplase组为9.7%。第二代溶栓剂：为了有更安全、更有效地得到溶栓作用的药物，进而发展了第二代溶栓剂，它包括Anistreplase与A12teplase第三代溶栓药物的比较TenecteplaseReteplase Staphylokinase

3. 他汀类调脂药 20世纪90年代始的"他汀革命"在冠心病的治疗领域掀开崭新一页。早期的4S试验证实应用辛伐他汀可以降低主要冠脉事件34%，降低冠心病总死亡率

42%，各种原因所致的总死亡率降低 30%。以后的他汀类调脂药试验均具有良好的收益。目前对于冠心病患者降脂要求 LDL - C < 100mg/dl，对于极高危的患者可以达到 70mg/dl。他汀类的调脂外作用如保护内皮、抗凝、抗炎症等作用也成为该领域的热点问题。

二、外科治疗

冠心病外科治疗的研究经历了近 100 年的探索，曾经提出过许多不同的手术方法与外科技术，根据具有突破性的进展，可以分为 3 个阶段：第 1 阶段：手术干预机体生理治疗冠心病。早在 1899 年 Frank 就建议交感神经切除治疗心绞痛。1916 年，Jonnesco 将该方法用于临床治疗心绞痛，可缓解症状，有一定的效果。到 1933 年 Blumgrat 提出切除甲状腺降低心率，治疗心绞痛，Cutle 认为 80% 患者术后症状减轻。但是以上方法因疗效不满意或不肯定，或并发症太多、死亡率高等原因被淘汰，但这是人们提出采用外科治疗这一新思路开拓了手术治疗冠心病的新方向。第 2 阶段：着眼于增加侧支循环。1933—1937 年 O'Shaughnessy 进行人工心包粘连，此后胸部肌肉、肺、大网膜被缝于心脏表面，希望粘连后形成侧支循环，以及心包内滑石粉希望形成人工心包炎，但死亡率高达 38%。1943 年，Roberts&Beck 将动脉血引入冠状静脉窦。1945 年，Vineberg 首先提出 IMA 植入左室心肌内。1954 年临床应用获得成功，但半年才能形成吻合支。1965—1971 年 Sen 针刺形成孔道，Walter 套管心肌打孔，但孔道很快阻塞。以上方法效果均不令人满意。第 3 阶段：直接增加心肌血液供应。1958 年，Sones 首次冠状动脉造影成功，为冠心病的外科治疗奠定了解剖学基础。体外循环机问世后，1961 年，Senning 等在体外循环 CP 下行冠状动脉补片加宽术。1963 年，Sauvage 在实验狗用颈内静脉行主动脉冠状动脉搭桥；1964 年，Garrett 对 1 例患者进行颈动脉内膜剥脱，同时采用大隐静脉搭桥到 LAD，获得了成功，但术后 2 周，患者因心功能问题死亡。1967 年，Favaloro&Johnson 采用大隐静脉在主动脉和冠状动脉之间搭桥（CABG）成功。由于该方法疗效肯定，因此迅速得到推广和普及，成为治疗冠心病的主要外科治疗方法。

冠状动脉搭桥的常用手术方法：

（1）体外循环心脏停搏下 CABG 又称传统 CABG，适用于各类 CABG 手术，特别是 2 支以上的多支冠状动脉病变患者。

（2）微创非体外循环心脏不停跳下行冠状动脉搭桥：OPCABG 其先驱者包括巴西的 Buffalo 医生和阿根廷的 Benetti 医生，他们对非体外循环技术进行探索和改进，包括用柔和的硅橡胶材料暂时阻断冠状动脉血流，用药物降低心率和心肌氧需，用外科方法稳定运动的心脏等，使得 OPCABG 的结果具有可重复性。他们最先报道 OPCABG 的结果，并导致这一术式的复兴。OPCABG 的发展，自然产生了微创手术（minimally invasive procedure）的概念。这一概念最先由 Benetti 和 Calafiore 等提出和倡导。微创手术并不是小切口手术的同义词，也就是说，微创手术并不仅仅体现在小切口本身，微创 CABG 手术是指一系列外科创伤尽可能小的心肌再血管化技术和程序，也包括快通道麻醉和快速康复措施。目前微创 CABG 种类和方法较多，可以分为 2 大类：第 1 类是不用体外循环、在跳动的心脏上手术；第 2 类是周围插管体外循环，经胸壁视窗心脏手术各种小切口冠状动脉搭桥、内镜辅助和机器人搭桥，随着 20 世纪 90 年代微创技术的发展，Benetti 和 Calafiore 先后采用左前胸小切口在非体外循环心脏不停跳将 LIMA 与 LAD 直接吻合，即 MIDCAB 术，MIDCA。该手术的主要优点有：左前外侧开胸切口，心脏不停跳，避免作主动脉操作，减少输血，减少创伤，缩短住院时间等。该方法仅用于冠状动脉单支病变，如左前降支病变，重度升主动脉钙化者。经过几年的临床应用和研究发现，手术后患者切口的疼痛时间可以长达3~6个月之久，虽然皮肤切口有所缩短，但肋间的撕裂损伤未必减轻。电视胸腔镜是内镜外科在设备和手术器械不断发展的基础上产生的"微侵入"外科技术，如腹腔镜技术在外科的应用一样，近10年来，胸腔镜在心胸外科领域也得到蓬勃发展。由于心脏的解剖位置靠近胸壁，不适合传统胸腔镜。而机器人的出现改变了胸腔镜外科的面貌，产生了全新的内镜辅助胸腔外科（VATS）。冠状动脉搭桥手术后的近期和远期效果均十分明显，一般术后就可表现出来。最明显的表现就是手术前的心绞痛或胸闷等症状明显减轻或完全消失。这是因为原来缺血的心肌在搭桥后得到了新的血液供应。术后心脏事件的发生率明显减少。关于远期疗效，桥的通畅率：IMA > SV，SV 的 10 年通畅率仅60%，而 IMA 达到95%~98%。术后服用抗血小板的药物如 Aspirin 等，可以提高桥的远期通畅率。CABG 只治疗心肌缺血，并不治疗冠心病的多种危险因素如高血压、糖尿病、高血脂、抽烟等，因此手术后应特别强调对这些冠心病危险因素的治疗和控制，又称为冠心病的二级预防，进一步提高 CABG 的远期疗效。

（3）冠心病的各种治疗方法均有其固有的缺陷，因此将各种方法结合起来，互相取长补短可能是未来冠心病治疗的发展方向。如在冠脉介入治疗之前应用血小板 GPⅡb/Ⅲa 受体拮抗剂的"易化 PCI"，可显著提高高危冠脉介入的成功率，对改善患者的预后有利。介入与外科的结合使当今冠脉治疗的两项重要手段相得益彰，曾有人认为介入的发展最终将完全取代外科治疗在冠脉领域的地位，而事实上某些冠脉病变是目前介入治疗所不能完全解决的。

而对于外科手术后单支血管的再次病变，内科介入治疗避免了再次开胸手术，而且可以解决实际问题。最近的热点治疗，如干细胞治疗、"分子搭桥"等治疗的最终实施均需要介入治疗或外科的配合，并成为介入治疗和外科治疗进一步改善患者预后的有效措施。

（于乐泳）

第八节　冠心病的介入治疗

一、介入治疗的概念

通常所说的冠心病的介入治疗在医学专业上称谓经皮冠状动脉介入治疗（PCI），以下简称冠脉介入治疗。这包括经皮冠状动脉成形术（PTCA）、冠状动脉支架置入术、冠状动脉斑块旋磨术、激光血管成形术等技术。

国际上于 1977 年首先将经皮冠状动脉成形术（PTCA）应用于临床。我国在 1984 年开始进行第一例 PTCA。20 余年来，我国冠心病介入治疗技术得到了突飞猛进的发展，冠心病介入治疗技术由于简便、安全、无痛苦、住院时间短等优点已经成为广大冠心病患者乐于接受的治疗技术。PTCA 技术是冠心病介入治疗的基本技术。这是指用经皮穿刺的方法（穿刺大腿窝部的股动脉或手腕部的桡动脉部位），将带有球囊的扩张管插入到冠状动脉狭窄部位，然后充气加压，使球囊扩张，通过对冠状动脉壁上粥样斑块的机械挤压及牵张作用，使狭窄血管腔扩张，减少血管狭窄的程度，增加冠脉血流量，改善局部心肌血液供应，从而使心肌缺血引起的各种症状如胸痛和（或）胸闷减轻或消失，达到治疗的目的。PTCA 术后有少部分患者，因各种原因（血管弹性回缩、血管内膜增生、血栓形成等）使被扩张的冠脉血管重新发生狭窄（称再狭窄），从而导致胸痛和（或）胸闷症状可以再出现。为减少 PTCA 术后再狭窄及一些其他并发症的发生，在狭窄血管被扩张后，于被扩张的血管部位再放置一个支架（stent）。支架多是由合金制成的非常精细的呈网状管柱样形状。支架大小的选择，主要是根据狭窄病变血管段的直径及其狭窄病变的长度而决定的。这些年来，由于冠脉介入治疗的设备条件日趋改善，性能良好的新器材（如支架）等大量问世及医生操作技术水平的不断提高，对一些冠脉狭窄病变在允许的情况下，可不预先扩张狭窄病变段血管，而直接把支架放置到狭窄血管部位，即所谓的"直接支架"置入技术。需指出的是，支架植入术后，仍有少数患者在支架植入部位发生再狭窄（支架内狭窄）。为此，近些年来研制出一种减少支架植入术后再狭窄发生率的所谓"药物涂层支架"。该类支架的表面涂有一种特殊药物，可防止或减少支架内再狭窄的发生。"药物涂层支架"虽然价格比较昂贵，但由于临床上取得较为满意的效果，而且方法较为简便、安全，患者也乐于接受。

二、哪些患者适宜于冠心病的介入治疗

在冠心病介入治疗中，往往涉及"急性冠脉综合征"（简称 ACS）这一概念。临床上把不稳定心绞痛、无 Q 波心肌梗死和有 Q 波心肌梗死合称为"急性冠脉综合征"。这是因为它们共同具有发病急骤、病情危重且有相同的病理基础（冠状动脉内不稳定斑块破裂并血栓形成）。简单地说，"急性冠脉综合征"是冠心病介入治疗的适应证。但由于每位患者的具体情况不同，还要有所区分和选择。现就临床上常见的冠心病介入治疗的适应证作简要介绍：

1. 各种类型的不稳定心绞痛患者　该类患者临床上有中度或重度心绞痛发作，工作及生活受限制，特别是安静状态下或夜间也常发作，药物治疗效果不好。

2. 急性心肌梗死患者　急性心肌梗死是一种起病急骤、病情变化多端而且需要及时、正确处理的急症。急性心肌梗死是否需要作介入治疗，除取决于患者的病情以外，还要根据发病的时间、就诊医院的设备条件和开展冠心病介入治疗技术水平情况而决定。下面几种情况可供作介入治疗参考。

（1）发病（发生胸痛后）6～12h 以内的急性心肌梗死患者：这个"时间窗口"很重要，一般认为这个"时间窗口"内作所谓的"急诊冠心病介入治疗"（可直接作 PCI），可把已闭塞的冠状动脉"打通"，恢复其缺血、损伤心肌的血液供应，抢救濒临坏死的缺血损伤心肌，限制梗死面积，从而对稳定病情、减少并发症和改善预后都起到很好的作用。很多研究报告表明，急性心肌梗死患者的急诊 PCI 治疗，其疗效显著好于通常所用的"静脉溶栓疗法"。特别需要指出的是，对于有些心肌梗死面积较大，尤其合并心源性休克的危重患者，为了抢救患者的生命，在具备各种条件的情况下，也是进行急诊冠心病介入治疗的适应证。

（2）急性心肌梗死"溶栓疗法"失败的患者：该类患者由于"溶栓疗法"失败（或者说不成功），因此仍有明显胸痛或有反复的心肌缺血表现（如心电图显示抬高的 ST 段无显著回落，心功状态不好甚至有心源性休克等），提示闭塞的血管未通或者有再梗死发生。对此类患者可进行所谓的"补救性 PCI"治疗（溶栓失败后 48～72h 可常规进行）。

（3）急性期后的急性心肌梗死患者：这类患者多指急性心肌梗死发病后 2 周 ~ 1 个月甚至是 3 个月之内的患者。如果在这一时期内经冠状动脉造影显示梗死区相关动脉闭塞或严重狭窄，特别是有心肌缺血相关症状者，进行 PCI 治疗对于预防梗死区扩张与膨胀、心室重塑和恶性心律失常的发生都是有益的，这也有利于改善急性心肌梗死患者的长期预后。

（4）做过 PCI 治疗或冠状动脉搭桥的患者：如果出现再狭窄病变，临床上就会有相应的表现，对此类患者也可进行 PCI 治疗。①作冠心病介入治疗前，必须先做冠状动脉造影。所谓"冠状动脉造影"是指应用心导管技术，把造影导管放置到冠状动脉开口部位，再把造影剂直接注入冠状动脉内，从而非常清楚地显示（通过电影技术）冠状动脉狭窄的部位、程度、性质等方面的情况。根据这些情况再选择治疗的方法（药物治疗、冠脉介入治疗或是外科冠脉搭桥治疗）。目前，冠状动脉造影是诊断冠心病的可靠方法，以往称为诊断冠心病的"金标准"。②作冠心病介入治疗前，均应按照医生的要求服一些必要的药物。如抗小板药物（常用阿司匹林、氯吡格雷等）、抗心绞痛药物（如硝酸酯类、β 受体阻滞剂和钙拮抗剂等），其目的是稳定病情，减少或避免术中和（或）术后缺血性并发症，增加冠脉介入治疗的安全性。③冠心病介入治疗后，特别是植入冠脉支架的患者，应长期服用把不稳定心绞痛、无 Q 波心肌梗死和有 Q 波心肌梗死合称为"急性冠脉综合征"。这是因为它们共同具有发病急骤、病情危重且有相同的病理基础（冠状动脉内不稳定斑块破裂并血栓形成）。简单地说，"急性冠脉综合征"是冠心病介入治疗的适应证。但由于每位患者的具体情况不同，还要有所区分和选择。

3. 现就临床上常见的冠心病介入治疗的适应证作简要介绍

（1）各种类型的不稳定心绞痛患者：该类患者临床上有中度或重度心绞痛发作，工作及生活受限制，特别是安静状态下或夜间也常发作，药物治疗效果不好。

（2）急性心肌梗死患者：急性心肌梗死是一种起病急骤、病情变化多端而且需要及时、正确处理的急症。急性心肌梗死是否需要作介入治疗，除取决于患者的病情以外，还要根据发病的时间、就诊医院的设备条件和开展冠心病介入治疗技术水平情况而决定。下面几种情况可供作介入治疗参考。

1）发病（发生胸痛后）6 ~ 12h 以内的急性心肌梗死患者：这个"时间窗口"很重要，一般认为这个"时间窗口"内作所谓的"急诊冠心病介入治疗"（可直接作 PCI），可把已闭塞的冠状动脉"打通"，恢复其缺血、损伤心肌的血液供应，抢救濒临坏死的缺血损伤心肌，限制梗死面积，从而对稳定病情、减少并发症和改善预后都起到很好的作用。很多研究报告表明，急性心肌梗死患者的急诊 PCI 治疗，其疗效显著好于通常所用的"静脉溶栓疗法"。特别需要指出的是，对于有些心肌梗死面积较大，尤其合并心源性休克的危重患者，为了抢救患者的生命，在具备各种条件的情况下，也是进行急诊冠心病介入治疗的适应证。

2）急性心肌梗死"溶栓疗法"失败的患者：该类患者由于"溶栓疗法"失败（或者说不成功），因此仍有明显胸痛或有反复的心肌缺血表现（如心电图显示抬高的 ST 段无显著回落，心功状态不好甚至有心源性休克等），提示闭塞的血管未通或者有再梗死发生。对此类患者可进行所谓的"补救性 PCI"治疗（溶栓失败后 48 ~ 72h 可常规进行）。

3）急性期后的急性心肌梗死患者：这类患者多指急性心肌梗死发病后 2 周 ~ 1 个月甚至是 3 个月之内的患者。如果在这一时期内经冠状动脉造影显示梗死区相关动脉闭塞或严重狭窄，特别是有心肌缺血相关症状者，进行 PCI 治疗对于预防梗死区扩张与膨胀、心室重塑和恶性心律失常的发生都是有益的，这也有利于改善急性心肌梗死患者的长期预后。

4）做过 PCI 治疗或冠状动脉搭桥的患者：如果出现再狭窄病变，临床上就会有相应的表现，对此类患者也可进行 PCI 治疗。①作冠心病介入治疗前，必须先做冠状动脉造影。所谓"冠状动脉造影"是指应用心导管技术，把造影导管放置到冠状动脉开口部位，再把造影剂直接注入冠状动脉内，从而非常清楚地显示（通过电影技术）冠状动脉狭窄的部位、程度、性质等方面的情况。根据这些情况再选择治疗的方法（药物治疗、冠脉介入治疗或是外科冠脉搭桥治疗）。目前，冠状动脉造影是诊断冠心病的可靠方法，以往称为诊断冠心病的"金标准"。②作冠心病介入治疗前，均应按照医生的要求服一些必要的药物。如抗小板药物（常用阿司匹林、氯吡格雷等）、抗心绞痛药物（如硝酸酯类、β 受体阻滞剂和钙拮抗剂等），其目的是稳定病情，减少或避免术中和（或）术后缺血性并发症，增加冠脉介入治疗的安全性。③冠心病介入治疗后，特别是植入冠脉支架的患者，应长期服用。

4. PCI 方式

（1）直接 PCI：在急性心肌梗死发病 12h 内行 PCI 直接开通 IRA。直接 PCI 可以及时、有效和持续的开通 IRA。建议"进门—球囊开通"时间控制在 90min 内。对于 12h 内（特别是 3～12h 内），特别是对于有溶栓禁忌的患者，如有条件应行直接 PCI。对于发病超过 12h，但仍有缺血症状，心功能障碍、血流动力学不稳定或严重心律失常的患者也建议行直接 PCI。对于发生心源性休克的患者，可将时间放宽至 36h。而对于发病已超过 12h，且无缺血症状的患者，则不建议行 PCI。

（2）转运 PCI：首诊医院无行直接 PCI 的条件，而患者不能立即溶栓，则转至具备 PCI 条件的医院行直接 PCI。

（3）补救 PCI：溶栓失败后 IRA 仍处于闭塞状态，对于 IRA 所行的 PCI。

（4）易化 PCI：发病 12h 内，拟行 PCI 的患者于 PCI 术前有计划的预先使用溶栓或抗血小板药物，以尽早开通 IRA。

三、技术分类

1. 经皮冠状动脉球囊血管成形术（percutaneous coronary angioplasty，PTCA）　采用股动脉途径或桡动脉途径，将指引导管送至待扩张的冠状动脉口，再将相应大小的球囊沿导引钢丝送到狭窄的节段，根据病变的特点用适当的压力和时间进行扩张，达到解除狭窄的目的。

但单纯 PTCA 发生冠状动脉急性闭塞和再狭窄的发生率较高。急性闭塞多见于术后 24h 内，发生率在 3%～5%，可导致患者急性心肌梗死，甚至死亡。再狭窄一般发生于术后 6 个月内，发生率在 25%～50%，患者会再次出现心绞痛症状，多需再次血运重建。由于以上的局限性，目前已很少单独使用。

2. 冠状动脉支架植入术　将以不锈钢或合金材料制成的网状带有间隙的支架置入冠状动脉内狭窄的阶段支撑血管壁，维持血流通常，可减少 PTCA 后的血管弹性回缩，并封闭 PTCA 是可能产生的夹层，大大减少了 PTCA 术中急性血管闭塞的发生。但由于支架置入部位内膜增生性改变，术后支架内再狭窄仍是主要的问题。早期应用的是裸金属支（bare metal stent，BMS）术后 6 个月内再狭窄率为 20%～30%。药物洗脱支架（drugeluting stent，DES）在裸支架的金属表面增加具有良好生物相容性的涂层和药物，此种支架置入后，平滑肌的增生被抑制，使再狭窄进一步降低（10%以下）。但 DES 使血管内皮化延迟而造成支架内血栓发生率较高。

3. 冠状动脉旋磨术（rotational atherectomy） 冠状动脉旋磨术是采用呈橄榄形的带有钻石颗粒旋磨头，根据"选择性切割"的原理选择性的磨除纤维化或钙化的动脉硬化斑块，而不会切割有弹性的组织和正常冠脉。主要应用于严重狭窄伴重度钙化的病变。

4. 冠脉内血栓抽吸 应用负压的抽吸导管将冠脉内的血栓抽出。多用于血栓性病变或大隐静脉桥血管病变。

5. 切割球囊成形术 是在球囊上纵向安装 3～4 片微型刀片，当球囊开始扩张时，刀片将血管狭窄处的增生组织切成 3～4 份，而后球囊充分扩张病变处。主要用于支架内再狭窄病变或是纤维组织增生为主的病变。

6. 其他 准分子激光成形术、冠脉内放射治疗等。可用于支架内再狭窄的治疗，但临床应用较少。

四、介入路径

1. 股动脉路径 股动脉比较粗大，穿刺成功率高。缺点是术后卧床时间长，穿刺相关并发症发生率较高，如：出血、血肿、假性动脉瘤、动静脉瘘和腹膜后血肿等。

2. 桡动脉路径 术后压迫时间短，无须卧床，患者不适感较股动脉路径轻，而且并发症较少，因此逐渐成为目前 PCI 治疗的首选路径。

五、并发症

1. 冠状动脉痉挛 在冠脉造影或介入过程中，冠状动脉局部或弥漫的持续性收缩造成管腔狭窄，甚至闭塞。发生率在 1%～5%。冠脉痉挛可以为自发，也可以为对比剂或器械操作诱发。冠脉痉挛时可无明显症状，也可出现明显的缺血症状，如胸痛、心肌梗死、心律失常，严重时可导致死亡。冠脉痉挛发生时可冠脉内注射硝酸甘油或钙拮抗剂。

2. 冠状动脉穿孔 比较罕见，但危害较大。表现为造影剂外渗至心包内，严重时可导致心包积血、心包压塞。大多数冠脉穿孔与介入操作有关，比如：导丝穿透血管壁；旋磨导致血管壁组织损伤；球囊膨胀过大导致血管壁过度拉伸等。另外，冠脉血管迂曲、钙化、成角或闭塞病变，在操作过程中也易导致冠脉穿孔。女性、高龄、糖尿病以及肾功能不全也是发生冠脉穿孔的高危因素。

3. 冠脉夹层 多见于球囊预扩张病变时，是导致冠脉急性闭塞的主要原因。表现为造影可见的管腔内充盈缺损、管腔外造影剂滞留或可见内膜片。

4. 冠状动脉急性闭塞 PCI 时或 PCI 后冠脉血流发生阻滞或减慢。是 PTCA 时代的主要并发症之一，可以导致心绞痛、心肌梗死甚至死亡。支架应用后，冠脉急性闭塞的发生率明显减少。

5. 支架内血栓形成 为一种少见但严重的并发症。分为急性血栓形成（术后 24h 内）、亚急性血栓形成（术后 24h～30d）、晚期血栓形成（术后 30d～1 年）和极晚期血栓形成（术后 1 年以上）。

6. 慢复流或无复流 是指 PCI 时心外膜大冠状动脉血管已解除狭窄，但远端前向血流明显减慢或丧失，心肌细胞灌注不能维持的现象。其原因复杂，确切机制尚不清楚，可能是由于血栓或斑块碎片栓塞远端微血管引起。

7. 支架脱落　较少发生。与病变特征、器械以及术者操作等因素有关。

8. 周围血管并发症　股动脉途径穿刺可见的并发症有血栓、栓塞、出血、血肿、腹膜后血肿、假性动脉瘤和动静脉瘘等。桡动脉途径可见的并发症有桡动脉痉挛、闭塞、前臂血肿、局部出血和骨筋膜室综合征等。

9. 出血并发症　由于 PCI 术前后应用抗血小板药物，术中需要给予静脉肝素抗凝，所以围手术期的出血是 PCI 较为常见的并发症。主要包括：穿刺部位出血、消化道出血，甚至可发生脑出血。因此，对于出血高危患者应当合理应用抗栓药物，纠正可逆转的危险因素，尽量防患于未然。

10. 对比剂肾病　应用含碘的对比剂后，部分患者会发生肾损伤，发生率小于 5%。多见于术后 2~3d，表现为血清肌酐水平比使用对比剂前升高 25% 或 0.5mg/dl。多可自行恢复，极少数发生不可逆的肾损伤。

六、冠心病介入手术后注意事项

冠心病介入手术后注意事项：

我国冠心病发病率明显升高，已成为常见病和多发病；冠心病治疗方法主要有药物、介入手术（PCI）、开胸冠脉搭桥（CABG）；介入手术疗效好，住院时间短，深受患者好评，越来越多患者接受 PCI；冠心病患者接受 PCI 后应注意的事项：

（1）千万别忘记术后服用氯吡格雷 75mg/d 1 年；阿司匹林 100mg/d 以防止支架血栓。

（2）长期服用他汀类药物如辛伐他汀或氟伐他汀或阿托伐他汀调脂，稳定和消除动脉斑块、保护血管。

（3）少数患者服药中出现消化道出血要及时就医，不要贸然自行停用氯吡格雷和阿司匹林。

（4）期间出现任何胸痛者要及时就医检查心电图等，以便及时发现血栓事件。

（5）坚持低盐低脂饮食，生活规律，适当运动，心态平和；目前，在我国随着人民生活水平日渐升高的同时，冠心病的发病率已较前明显增高；由此相应地针对冠心病的介入治疗（PCI 治疗）也越来越普遍。冠心病的介入治疗是采用微创的方法，使用导管技术将冠心患者的狭窄或闭塞的冠状动脉重新开通，使其恢复正常冠状动脉的血流量及血流速度，达到治疗的目的。介入治疗因不用开刀，对人体损伤极小、痛苦小、手术时间短、疗效肯定，受到冠心病患者的广泛欢迎，已成为治疗冠心病的最主要方法。但冠心病介入治疗只是治疗冠心病的一种方法，并不代表仅此方法治疗后病情就已痊愈，一劳永逸；一部分患者会在术后一段时间后出现再狭窄等而导致病情的复发。因此建议患者在经介入治疗术后，应在以下几方面加以注意：

1）如有糖尿病和高血压，一定要严格控制，否则别的血管又会发生狭窄和堵塞

2）坚持遵医嘱按时服药：①口服阿司匹林、氯吡格雷或噻氯吡啶，介入治疗后医师常规均会建议患者较长期使用此种抗血小板药物，一般要求坚持服用 9 个月到 1 年，坚持服药可减少血液内各种物质在患者部位的沉积，进而减少病变的再狭窄；②口服他汀类调血脂药物，严格控制血脂水平，可以延缓冠脉斑块的形成，可有效地防治冠心病的复发；③对于高危冠心患者，尤其多支血管病变未能完全血运重建者，术后仍需要长期口服硝酸酯类药物。

④对于心功能较低者应服用 ACEI 类药物，如培哚普利等。

3）有合并其他疾病者应同时积极治疗，如控制血压，治疗糖尿病等。高血压病及糖尿病可明显加重冠心病病情，术后控制不佳也是造成复发的主要因素。

4）戒烟：吸烟患者介入术后应完全戒烟，否则不仅造成冠脉介入治疗部位狭窄加重，并可造成新的冠脉病变.使其他原本无狭窄的冠脉出现新的狭窄。

5）控制体重，规律身体锻炼：介入术后患者根据病情严重程度一般在术后一周至一月即可开始适量运动，可有效地降低血脂，提高身体机能，进而减缓冠心病的发生，提高生活质量。

6）每月定期门诊复查，半年复查冠脉造影：门诊检查可及时发现口服药物可能出现的副作用和心肌缺血症状的复发，以备医生及时有效地处理。长期口服抗血小板药物（氯比格雷尤其是噻氯吡啶）可能引起血细胞的下降，因此定期抽血化验是必需的；对于冠心病介入术后患者，尤其已安放支架患者，建议在术后半年左右再次行冠状动脉造影检查，以了解手术部位有否复发现象，一般的，冠脉病变部位经介入术后如因各种原因造成再狭窄复发，多在术后半年内，因此半年左右复查冠脉造影极其必要，如有复发，即可及时处理，避免造成更严重的后果；而冠脉造影如未发现复发，对医生调节用药极有帮助。

（于乐泳）

第九节　充血性心力衰竭

心力衰竭（简称心衰）亦称为心功能不全，是由于初始的心肌损害和应力作用，包括收缩期或舒张期心室负荷过重和（或）心肌细胞数量和质量的变化（节段性如心肌梗死，弥漫性如心肌炎），引起心室和（或）心房肥大和扩大（心室重塑，remodeling），继以心室舒缩功能低下，逐渐发展而成，常是各种心脏病的严重阶段和最终结局。由于心脏泵血功能减退，其排出的血量不足以维持机体组织代谢的需要而产生一系列临床症状的病理生理综合征。

心衰迄今尚无统一分类法，按发病的缓急，可分为慢性和急性心衰，前者常称为充血性心衰，后者如由急性心肌梗死所致亦称为急性泵衰竭，而心源性休克可视为泵衰竭的极型。在疾病发生、发展过程中，慢性心衰可急性加剧，同理急性心衰经适当治疗后亦可演变为慢性心衰。按主要受累心腔不同，可分为左侧心力衰竭（简称左心衰竭），包括左心房和（或）左心室衰竭、右侧心力衰竭（简称右心衰竭）[包括右心房和（或）右心室衰竭] 和全心衰竭。根据心排血量属于绝对降低或相对不足，可分为低排血量型心衰和高排血量型心衰。因心室充盈受阻或舒张功能障碍所致的心衰则称为顺应性降低型心衰。近年来根据血流动力学及病理生理角度进行分类颇为实用，大致可分为以下几类：①原发性心肌收缩力减退和舒张障碍，包括各种原因所致心肌炎、心肌病，以及缺血性心脏病、心肌变性、坏死、中毒、代谢障碍等所致心肌舒缩功能减退。②心室前负荷过重，亦称为舒张期或容量负荷过重，病因包括各种原因所致瓣膜关闭不全、心内和（或）大血管内分流性疾病，如房、室间隔缺损，动脉导管未闭，主动脉窦瘤破裂，动静脉瘘等。③心室后负荷过重，亦称为收缩期或压力负荷过重，包括各种原因所致肺动脉高压，体循环高压（原发或继发性高血压），左、右心室流出道狭窄以及主、肺动脉口狭窄等。④心室前负荷不足，导致左和（或）右心房、体和（或）肺循环淤血，这类疾病包括二尖瓣狭窄、三尖瓣狭窄，心房黏液瘤，心包积液致心包填塞、缩窄性心包炎和限制型心肌等。⑤高动力循环状态，包括甲状腺功能亢进、贫血、维生素 B_1 缺乏、体循环动静脉瘘等。根据心衰时心脏的收缩和舒张功能状态，又可将其分为收缩障碍性心衰及舒张障碍性心衰。前者以心肌收缩功能下降导致肺、体循环淤血为主；后者则表现为心室舒张缓慢、充盈延迟，使心室充盈不足，伴或不伴有左室舒张末压的升高。两者在治疗上均有相异之处，尤其舒张障碍性心衰的治疗已受到普遍重视。此外，尚有收缩舒张功能均有障碍的混合型心衰。认识上述分类法，使临床上对不同原因所致心衰治疗上会有所侧重，如原发性心肌收缩力减退应着重改善心肌功能；主要由于后负荷过重所致心衰，除按一般心衰治疗原则外，应着重降低血管阻力和减轻心室面对的射血阻抗；相反，以前负荷过重所致心衰，则应从减少静脉回流入手，适当应用静脉扩张剂和利尿剂，以此类推，这样就可避免无论何种原因所致心衰均千篇一律地按常规治疗的倾向。上述有关心衰的分类法本身具有一定的涵义，对指导临床工作有一定的实际意义。

充血性心衰亦称为慢性心衰或慢性心功能不全。它是指慢性原发性心肌病变和心室因长期压力或容量负荷过重，致心肌收缩力减弱，心室顺应性降低，导致心排血量降低。早期机体通过各种代偿机制，包括根据 Frank - Starling 定律的内在反射机制，即当心排血量减少导致心室舒张末期容量和室壁张力增加，心腔扩大时，使心肌细胞伸张增加，在适当范围内可使心肌收缩力增加；通过颈动脉窦及主动脉弓压力感受器，反射性地兴奋交感 - 肾上腺素系统的外在后备机制，提高心率和加强心肌收缩力；通过肾素 - 血管紧张素 - 醛固酮系统调整血容量，以及心肌细胞肥大、心腔扩大等一系列代偿机制，使心排血量尚能满足机体需要时称为代偿期。后期即使通过充分代偿机制也不能维持足够的排血量，以及神经体液激素过度激活、心脏重塑，使心功能进一步恶化，称为失代偿期。

根据充血性心衰首先或主要发生在那一侧心腔，可分为左心衰竭、右心衰竭和全心衰竭3种临床类型。分述如下。

一、左侧心力衰竭

左心衰竭是指左心不能将肺静脉回流血液充分排出，引起肺淤血和动脉系统缺血，重要脏器供血不足。左心衰竭可进一步分为左心房衰竭和左心室衰竭。前者常见病因有二尖瓣狭窄、左心房黏液瘤、左心房巨大血栓或赘生物阻塞二尖瓣口，导致左心室充盈受阻，左心房淤血、扩大，继而导致肺淤血；后者常见病因包括高血压、缺血性心脏病、心肌炎、心肌病、主动脉瓣狭窄和（或）关闭不全、二尖瓣关闭不全、克山病、急性肾小球肾炎，以及室间隔缺损、动脉导管未闭、主动脉缩窄等先天性心脏病。

（一）临床表现特点

1. 呼吸困难　是最主要的临床症状，根据病情轻重，由开始仅在剧烈运动或体力劳动后出现呼吸困难，直至轻微活动甚至休息时也感呼吸困难，当肺淤血和肺水肿严重时可出现端坐呼吸或夜间阵发性呼吸困难等。此外，可伴有咳嗽、咯血、咯白色或粉红色泡沫样痰（急性肺水肿）、乏力、发绀、心悸等症状。严重者可出现潮式呼吸，系脑部严重缺血、缺氧所致。

2. 不同病因的心脏病尚有不病病史　并可出现相应的特殊症状，如缺血性心脏病患者可有心绞痛、心肌梗死、乳头肌功能不全等表现；高血压患者有头晕、头痛，甚至脑血管意外的症状；二尖瓣狭窄者可有风湿热史和声音嘶哑；而肥厚型心肌病者可有昏厥史等。

3. 左心室衰竭者常有心浊音界向左下扩大（左心室肥大）　心尖区呈抬举性搏动，心率加快，第一心音减弱，出现各种心律失常，心尖区可有收缩期吹风样杂音（左心室扩大，二尖瓣相对关闭不全），常有病理性第三心音、第四心音（奔马律），脉搏强弱交替（即交替脉）。此外，不同心脏病尚可出现相应体征，如主动脉瓣病变可在相应瓣膜区出现收缩期或舒张期杂音；室间隔缺损可在胸骨左缘第三、第四肋间出现3级以上收缩期杂音；二尖瓣关闭不全者在心尖区有3级以上收缩期反流性杂音等。肺底有小水疱音，可伴哮鸣音，约1/4患者有胸腔积液体征。左心房衰竭临床上以二尖瓣狭窄和左房黏液瘤最常见，除有肺水肿体征外，可有第一心音亢进，心尖区舒张期杂音，前者尚有二尖瓣开瓣音，后者可出现肿瘤扑落音。当肺动脉高压时，可出现肺动脉瓣第二音亢进和格雷厄姆·斯蒂尔（Graham Stell）杂音等体征。

（二）实验室及其他辅助检查特点

1. 胸部 X 线检查　常有左心室和（或）左心房扩大，肺淤血或肺水肿征，出现 Kerley B 线（肺淋巴管扩张，肺小叶间隔变粗所致）。不同病因尚有相应 X 线表现，如主动脉瓣病变心脏常呈靴型心，主动脉增宽、伸长等；而二尖瓣狭窄常呈梨形心改变，食管吞钡常有左心房局限性压迹等。慢性左心衰竭患者尚可有胸腔积液 X 线征。

2. 心电图　左心房和（或）左心室肥大、ST－T 改变，V_1 导联 P 波终末电势负值增大 $\leq -0.02\text{mm/s}$。此外，可出现各种心律失常图形，左心房明显扩大者，尤其是二尖瓣狭窄、扩大型心肌病，常出现心房颤动。

3. 超声心动图　除可直接显示瓣膜病变、室间隔缺损和其他先天性畸形外，尚可检测心腔大小和室壁活动情况，并可作有关心功能检查，对确立左心衰竭的病因、衡量病变严重程度和估价心功能状况颇有帮助。

4. B 型利钠肽（BNP）　在急诊情况下结合临床评估应用，可有助于鉴别引起呼吸困难的原因是心力衰竭还是其他原因，应用这种方法可减少住院时间与治疗费用。

5. 其他检查　在某些情况下，左心室功能不全程度尚可用左侧、右侧血流导向气囊导管（Swan－Ganz 导管）和心血管 X 线电影造影术等创伤性检查，以及放射性核素扫描、血池显像，收缩时间间期测定、超声多普勒彩色血流显像或频谱分析等无创性方法予以评价。常用指标有容积指数、心排血量、心排血指数、射血分数、肺毛细血管楔嵌压等。

二、右侧心力衰竭

右心衰竭是指右心不能将静脉回流血液充分地排出，引起体静脉系统淤血和动脉系统供血不足。常继发于左心衰竭所致肺动脉高压，也可因肺源性心脏病、肺动脉栓塞、肺动脉瓣狭窄或关闭不全、原发性肺动脉高压症、房间隔缺损、法洛四联症、主动脉窦瘤破入右心、心肌炎、心肌病、甲状腺功能亢进性心脏病等疾病所致。

（一）临床表现特点

（1）常有尿少，夜尿增多，胃肠道淤血症状如恶心、呕吐、食欲减退等，也可出现心悸、气促、乏力等症状。

（2）体循环淤血征象，包括下垂性水肿、胸水、腹水、颈静脉怒张并搏动、肝颈静脉反流征阳性、发绀、腹胀、肝肿大，甚至出现黄疸、心源性肝硬化等。

（3）可有相应心脏病的有关体征，因右心衰竭多继发于左心衰竭基础上，故常有左、右心扩大，心前区抬举性搏动，肝有扩张性搏动，以及三尖瓣听诊区有收缩期杂音（三尖瓣相对性关闭不全）、右心室性和第三心音或奔马律。

（二）实验室及其他辅助检查特点

1. X 线检查　可有右心或左、右心扩大，上腔静脉和奇静脉扩张，可伴有双侧或单侧胸腔积液征。

2. 心电图　右心房、右心室肥大、ST－T 改变，电轴右偏等。

3. 超声心动图　常有右心房、右心室肥大，右心室流出道增宽，以及相应心脏病改变。

4. 其他　静脉压明显增高。重度右心衰竭时可有肝、肾功能异常。

三、全心衰竭

同时伴有肺循环和体循环淤血表现，其临床表现为左、右侧心力衰竭征象的综合，但可以某一侧心衰为主。不少右心衰竭是继发于左心衰竭，一旦出现右心衰竭后，肺淤血和左心衰竭的症状反而得以部分缓解。

四、治疗

心衰的治疗应包括病因、诱因的防治和心衰本身的治疗两个方面，分述如下。

（一）病因的防治

病因的治疗应视为治疗心衰的基本措施。不少心脏病的病因是可以根治或控制的，因此必须认真对待，如多数先天性心脏病若能及时诊断，可以获得手术根治，若迟至发生不可逆性的血流动力学变化时，如原先左向右分流变为右向左分流，则往往会失去手术时机，心衰也难以纠治。先天性或获得性心瓣膜病变可通过介入性球囊导管扩张术、分离术、瓣膜修补成形术或人造瓣膜置换术，使患者心功能状态获得明显改善。脚气性心脏病、贫血性心脏病、甲状腺功能亢进性或甲状腺功能减退性心脏病，若能及时诊治，均可阻止心衰的发生，或使心衰明显好转或消失。高血压患者采用有效的降血压措施，可以有效的控制心衰。缺血性心脏病、心肌炎、心肌病等通过适当的内科治疗，也可使病情改善。因此，针对病因作相应治疗，在防治心衰方面具有重要的价值。

控制或消除心衰的诱因。患者心功能的恶化常常与某些诱因有关，控制或消除这些诱因常能使患者的心功能明显改善，起到事半功倍的作用。临床上心衰最常见诱因包括感染，特别是呼吸道感染、严重心律失常、过度疲劳、风湿活动、情绪激动或忧虑、过度劳累、肺栓塞、妊娠和分娩等，必须针对诱因进行相应治疗，如应用抗生素控制感染、应用抗心律失常药物或电治疗消除心律失常、应用激素或阿司匹林治疗风湿活动等。

（二）心力衰竭本身的治疗

包括减轻心脏负荷、提高心肌收缩力、改善心脏泵血功能等。减轻心脏负荷的措施有休息、镇静、限制水钠摄入，应用利尿剂和容量血管扩张剂以降低心脏前负荷，使用阻力血管扩张剂以降低心脏后负荷。提高心肌收缩力的措施主要是应用洋地黄类及其他正性肌力药物，改善心室重塑应使用 β 受体阻滞剂和血管紧张素转换酶抑制剂，现分述如下。

1. 休息　休息是减轻心脏负荷和能量消耗的重要措施之一，但休息的程度应根据心衰的轻重而定。心功能属于轻度降低者，可根据具体情况允许做一些轻度活动；而心功能3～4级者，则应卧床休息。急性左心衰竭者宜采取半坐卧位。但是长期卧床休息易发生静脉血栓、肢体废用性萎缩、食欲减退等症状。因此，待病情改善后应鼓励患者做轻度力所能及的活动，做到劳逸结合，这样有利于康复。必须指出，休息不仅仅局限于体力上的休息，亦应包括脑力、精神上的休息，对于焦虑、烦躁不安、失眠的患者，可酌情应用镇静剂，如地西泮等，同时要做好耐心细致的思想工作，取得患者的配合，树立战胜疾病的坚强信心。

2. 限制水钠摄入　心衰患者的饮食宜清淡和少食多餐，食物应富含维生素和易于消化，并注意热量平衡。对于肥胖、冠心病患者宜低热量、低脂饮食，适当减轻体重。长期营养不良的慢性患者则要保证营养，提高体质。

鉴于心衰的水肿与静脉及毛细血管淤血、细胞外液增加有关，而水肿的发生多继发于钠的潴留。因此适当限制钠的摄入对消除水肿有效。一般认为轻度心衰者每日氯化钠摄入应控制在5g以下，中度心衰者2.5g，重度心衰者不超过1.0g，而不加盐的正常人饮食中每日约含氯化钠2～4g。因此，对于重度心衰或顽固性心衰者，必要时应采取戒盐饮食。但是长期的严格戒盐往往会影响患者的食欲，必须权衡利弊。近年来由于各种利尿剂不断问世，目前过分严格地限制钠盐摄入已无必要，特别是大量利尿时，有时由于钠盐排泄过多会造成低钠血症，而血钠过低亦会影响利尿剂的疗效，应予注意。在限钠情况下，水分一般可不加限制，但重度心衰、明显水肿者，每日水分摄入应控制在2 000ml左右。

3. 利尿剂的应用　经适当限制水钠摄入后仍有水肿者，可使用利尿剂，它可消肿、减少血容量和减轻心脏前负荷。此外，利尿剂亦能降低血压而减轻心脏后负荷，从而增加心排血量，改善心功能。

(1) 噻嗪类：大多数噻嗪类利尿剂口服后迅速吸收，口服2h左右达血浓度高峰，作用持续15h以上，多数以原形药从尿中排出，主要由近曲小管分泌。其作用部位是髓襻升支粗段的皮质部，抑制该段肾小管对氯化物、钠及水的重吸收，从而促进肾脏对氯化钠的排泄而产生利尿作用。同时由于转运到远曲小管钠增加，遂与钾进行交换，促进了钾的分泌和丢失，故长期使用可引起低钠、低氯和低钾血症及碱血症。不良反应除可造成上述电解质紊乱外，尚可引起高尿酸血症，这是由于在近曲小管，噻嗪类可与尿酸竞争同一载体，干扰尿酸分泌，致血中尿酸浓度增高，也可使血糖升高，这是由于噻嗪类能抑制胰岛素的释放及葡萄糖的利用所致。为了减轻上述不良反应，服药期间要补充钾盐或潴钾利尿剂联用。合并糖尿病、痛风的患者应慎用。常用制剂有以下几种。

1) 氢氯噻嗪25mg，每日2～3次。

2) 苄氟噻嗪5mg，每日1～2次。

3) 环戊氯噻嗪0.25mg，每日2次。

4) 氯噻酮50～100mg，每日1次。

噻嗪类属中效利尿剂，一般适用于轻、中度充血性心衰的治疗，对于急、重度心衰或顽固性心衰。则需与其他利尿剂合用，或改用强利尿剂。长期服用时，使用最小维持量，必要时间歇服用，这样不仅利尿效果较好，且可减少水、电解质紊乱。

(2) 襻利尿剂：该类药物主要作用于髓襻升支的髓质部及皮质部，抑制其对钠、氯的再吸收，促进钠、氯、钾的排出和影响肾髓质高渗透压的形成，从而干扰尿的浓缩过程。此外，对近曲小管、肾小球滤过率也有作用。本类药物属强利尿剂，视病情可口服或注射，主要适用于急性心衰和重度充血性心衰的患者。常用制剂有以下几种。

1）呋塞米：20～40mg，每日1～3次，口服后20～30min开始利尿，1～2h达高峰，持续6～8h；20～40mg，每日1～2次，肌注或静注，注后2～5min开始利尿，30～90min达高峰，持续4～6h；对于严重顽固性心衰、明显水肿者，有时可采用冲击剂量，每日用量可达400～600mg，分次静注或静滴，待利尿和心衰改善后减量，常能取得较好疗效；由于本药属强利尿利，不良反应包括水、电解质紊乱，低血容量，低血钾、低血氯性碱中毒，长期应用可使听力减退、高尿酸血症和胃肠道症状；为了避免不良反应，一般从小剂量开始，酌情加量，并适当补充钾盐或与潴钾利尿剂联用，以避免水、电解质紊乱。

2）依他尼酸：其作用机制与呋塞米相似，但毒副反应较大。一般剂量为25～50mg，每日1～2次，服后30min开始利尿，2h达高峰，持续6～8h；静注25～50mg，注后2～10min开始利尿，1～2h达作用高峰，持续2～3h。

3）布美他尼：其作用与呋塞相似，1～2mg，每日1～2次，口服，服后30min开始利尿，1～1.5h达高峰，持续5～6h；0.5～2mg，每日1次，静注，注后10min开始利尿，30min后达高峰，持续2h。其利尿作用强度为呋塞米的20～25倍，不良反应较少，可引起水、电解质紊乱，偶可使血糖、血尿酸增高。

4）天尼酸：一般剂量为250～500mg，每日1～2次，口服1h开始利尿，3～5h达高峰，持续12～24h。

（3）潴钾利尿剂（含醛固酮拮抗剂）：主要作用于远曲小管的远端，有排钠、排氯的作用，对钾则相对潴留，单独应用时其利尿作用弱且起效慢，长期应用可导致血钾增高，临床上常与排钾利尿剂（如噻嗪类和襻利尿剂）联用，这样既可加强利尿作用，又可减轻电解质的紊乱。常用制剂有以下几种。

1）螺内酯：尤适用于继发性醛固酮增多性顽固性水肿。常用量为20～40mg，每日3～4次。不良反应少，偶有头痛、嗜睡现象，伴肾功能不全及高血钾者忌用；目前认为本药除利尿作用外，尚能改善心脏重塑，尤其适用于心功能Ⅳ级患者。

2）氨苯蝶啶：50～100mg，每日3次，服后1h开始利尿，4～6h达高峰，持续12～16h。目前认为本药并非通过拮抗醛固酮起作用，而是作用于远曲小管和集合管，抑制钠的重吸收和钾的排泄，使尿中钠、氯排出增加而利尿，对K^+则有潴留作用。不良反应较少，偶有嗜睡及胃肠道相关症状。

3）阿米洛利（氨氯吡咪）：其作用机制与氨苯蝶啶相似，一般剂量为5～10mg，每日1～2次。

（4）其他利尿剂：如汞撒利，由于毒性大，现已少用；碳酸酐酶抑制剂如乙酰唑胺，因利尿作用弱，且易产生耐受性，也很少应用。

4. 血管扩张剂的应用　20世纪70年代以来，各种新型正性肌力药物的问世，血管扩张剂的广泛使用，大大提高了心衰的治疗效果，使不少以往认为是顽固性（难治性）心衰变为可治。血管扩张剂治疗心衰的机制或是降低外周血管阻力和心室排血阻力，减轻心脏的后负荷，或是降低静脉张力，扩张容量血管使回心血量减少，从而降低心室舒张末期容量，减轻心脏的前负荷，减少心肌耗氧，改善心室功能。

血管扩张剂主要适用于心功能3～4级的慢性充血性心衰；对于瓣膜反流性心脏病（如

二尖瓣、主动脉瓣关闭不全)、室间隔缺损等,可减少反流或分流,增加前向心排血量;但主动脉瓣关闭不全者不宜将血压尤其是舒张压过分降低,以免冠状动脉灌注减少,诱发或加重心绞痛及心肌缺血。对于二尖瓣和(或)主动脉瓣狭窄及左心室流出道梗阻患者,不宜应用动脉扩张剂,可用静脉扩张剂。此外,血容量不足、低血压和肾衰竭者不宜用血管扩张剂。目前认为单纯血管扩张剂虽可改善临床症状,但长期使用并不能改善心衰的预后。根据血管扩张剂的作用部位和血流动力学反应不同,大致可分为 3 类。

(1)扩张静脉为主:代表药物为硝酸酯类,以硝酸甘油应用最广,视疾病情况采用皮肤、舌下、口服或静脉给药。对于急性心衰和危重患者通常选用静脉给药,一般病例可口服或舌下含服。业已证实,本类药物小剂量时主要扩张外周静脉,中等剂量能降低心室前负荷,较大剂量有扩张动脉作用。最理想的患者是经洋地黄和利尿剂治疗后,仍有呼吸困难和端坐呼吸,左室充盈压增高超过 20mmHg,低心排血量和外周阻力增高的患者。对于左室充盈压 <20mmHg 的患者,因其可引起低血压和心动过速,不仅不能改善心衰,而且反而使心排血量减少,应予注意。一般开始剂为 2 ~ 10μg/min,视病情可每隔 5 ~ 15min 递增 2 ~ 10μg/min。硝酸酯类不良反应有头胀、头痛、心动过速、面红、恶心等,偶有体位性低血压,适当减量或停药后多能消失。

(2)扩张小动脉为主:本类药物主要降低心脏后负荷,对于外周阻力增高为主、心排血量降低的心衰患者最为理想。常用药物包括肼屈嗪、乌拉地尔、血管紧张素转换酶抑制剂。

肼屈嗪口服剂量为 25 ~ 50mg,每日 3 次,尤其适用于慢性心衰,若与硝酸酯类如硝酸异山梨酯联用,可获最大每搏量。但长期服用本药,可通过肾素-血管紧张素-醛固酮系统导致水钠潴留,可合用利尿剂来克服。此外,长期服用偶可引起红斑狼疮、类风湿关节炎和周围神经病等不良反应,停药后多能消失。

乌拉地尔具有外周和中枢阻断 α 受体的作用,适用于急性肺水肿及难治性心力衰竭,特别是左心衰竭伴外周阻力明显增高者,但急性肺水肿并非首选。静脉使用,开始用量为每分钟 6mg,维持量为每小时 120mg。

血管紧张素转换酶抑制剂已成为防治充血性心衰的基石,除有禁忌外,几乎所有心衰患者均应使用血管紧张素转换酶抑制剂,其禁忌证为低血压、明显肾功能不全和双侧肾动脉狭窄。血管紧张素转换酶抑制剂治疗心衰的作用机制包括:①抑制血管紧张素 I 转变成缩血管活性更强的血管紧张素 II;抑制缓激肽的降解,增加循环前列环素水平,从而扩张外周小动脉和静脉系统,减轻心脏的前、后负荷。②抑制心脏、血管组织的肾素-血管紧张素系统,可能防止心室和血管重塑。③抑制交感神经系统,降低循环儿茶酚胺水平(其活性水平直接与心衰预后有关),因而血管紧张素转换酶抑制剂扩张血管不伴有反射心动过速和继发性血去甲肾上腺素升高。此外,可使心衰患者下调的 β 受体密度上升而改善心室功能。④有助于纠正心衰患者低钾、低镁血症,降低室性心律失常的发生率。血管紧张素转换抑制剂常用制剂有卡托普利 6.25 ~ 25mg,每 8h1 次,必要时可增至每日 150mg;依那普利 2.5 ~ 5mg,每日 1 ~ 2 次,可增至 10mg,每日 2 次;培哚普利 2 ~ 4mg,每日 1 次;培那普利 10 ~ 20mg,每日 1 次;福辛普利 5 ~ 20mg,每日 1 次等。

(3)动、静脉扩张剂:临床上主要使用的是硝普钠,急性肺水肿时硝普钠常为首选,本药需静脉给药,且需避光使用,应临时新鲜配制,并于 4 ~ 6h 更换 1 次,开始量为 2 ~

$10\mu g/min$，每 $5\sim10min$ 增加 $2\sim10\mu g$，直至获效。使用过程中应密切注意血压、心率和全身情况，对血压偏低者可与多巴胺或多巴酚丁胺合用。不良反应有低血压、嗜睡、恶心、呕吐等。长期用药时，血中代谢产物硫氰化物浓度过高，可引起神经中毒的表现及甲状腺功能低下。

选用血管扩张剂视病情而定，一般选用原则是：急性肺水肿为主，多选用硝普钠，其他则首选硝酸甘油。

5. 增强心肌收缩力　正性肌力性药物大致分为两大类，即洋地黄和非洋地黄类正性肌力药物，现分述如下。

（1）强心苷：以洋地黄为代表的强心苷，迄今仍是治疗心衰的主要正性肌力药物。目前认为洋地黄应用的目的在于改善收缩性心衰患者的临床状况，它没有明显降低心衰患者病死率的作用，因而不推荐应用于心功能 I 级患者。它能直接增强心肌收缩力，对功能不全的心脏，心肌净耗氧量明显降低。此外，能减慢心率，减慢房室传导，缩短心肌细胞的复极过程，使周围血管收缩，抑制肾小管对钠的再吸收而产生直接利尿作用。但洋地黄正性肌力作用机制迄今尚未完全阐明。现已证实，钙是启动心肌收缩的关键物质，治疗量的洋地黄能增加兴奋时胞质内 Ca^{2+} 浓度，从而增强兴奋 – 收缩偶联过程。目前认为，心肌细胞收缩所需的 Ca^{2+}，主要不是来自肌浆网或线粒体，而是来自细胞膜外，洋地黄类的强心作用在于它能增加 Ca^{2+} 进入细胞内，从而促进肌凝蛋白和肌纤维蛋白结合的过程。此外，尚能抑制细胞膜上 $Na^+ - K^+ - ATP$ 酶（离子主动运转酶系）的活性，使 $Na^+ - K^+$ 交换系统活性降低，导致细胞内 K^+ 减少而 Na^+ 相对增加，以致细胞内 $Na^+ - Ca^{2+}$ 交换活跃，促进 Ca^{2+} 内流增加。洋地黄通过直接或间接对自主神经系统的作用，以及心功能的改善，使心率减慢。洋地黄通过减慢心肌细胞动作电位曲线 0 位相上升速率，降低膜反应性而减慢传导，缩短动作电位间期，缩短不应期，使 $Q-T$ 间期缩短，改变 1、2 位相的斜率使 ST 段偏移，增强 4 位相舒张期自动除极，可兴奋低位异位起搏点的自律性，导致心律失常。中毒量洋地黄还可直接作用于心脏传导系统，造成部分或完全性传导阻滞。

洋地黄的适应证：①充血性心衰，尤其心功能 3～4 级收缩性心衰。②心衰伴快速心房颤动（肥厚型心肌病或预激综合征所致者应属禁忌或慎用）。③对于窦性心律的慢性心衰应先用利尿剂和血管扩张剂（包括血管紧张素转换酶抑制剂），只有在上述治疗无效，无低血钾情况下，给予洋地黄。④非洋地黄引起的心律失常，包括快速心室率性心房扑动或颤动、阵发性室上性心动过速（预激综合征所致者慎用）等。⑤曾有心衰史患者或疑有潜在心功能低下者，施行外科手术（包括心脏手术）、妊娠、分娩或并发其他严重疾病时，可预防性酌情应用洋地黄，以预防心衰发生。

下列情况不宜应用洋地黄：①预激综合征合并心房颤动，洋地黄可缩短旁路不应期而导致心室颤动。②二度及三度房室传导阻滞。③病态窦房结综合征（无起搏器保护者），特别是老年人。④单纯舒张功能不全性心衰，如肥厚型心肌病，尤其伴流出道梗阻者。对于急性心肌梗死早期（前 24h 内）、心肌炎、肺源性心脏病、巨大心脏等情况下合并心衰，洋地黄应慎用，剂量宜小，并应密切观察和作相应治疗。对二尖瓣狭窄（心房颤动合并右心衰竭除外）除能减慢心率外，其他帮助不大。大量心包积液或缩窄性心包炎，洋地黄疗效欠佳。洋地黄中毒所致心肌收缩力减退或引起心律失常是洋地黄绝对禁忌证。此外，室性心动过速亦属洋地黄禁忌。

洋地黄类制剂及用法：根据给药后起效的快慢，大致可分为速效、中效和慢效三种制剂。常用速效制剂有毒毛花苷 K、毛花苷 C（西地兰）、洋角拗苷、铃兰毒苷、黄夹苷（强心灵）和冰凉花总苷（福寿草总苷）等，经静脉给药后多在 5～30min 内起效，主要用于急重心衰患者。中效制剂常用的有地高辛、甲基地高辛等，口服后 1～2h 内起效，为临床上最常用制剂。慢效制剂常用的有洋地黄叶和洋地黄毒苷等。对于慢性心衰一般情况下可选用中效或慢效制剂，危重或急性心衰病例可选用速效制剂，待症状控制后，改用中效或慢效制剂维持。常用洋地黄类药物用法及剂量详见表 11-1。

表 11-1　常用洋地黄类制剂作用时间及剂量

药物	给药途径	起效时间（min）	作用高峰时间（h）	维持时间（d）	消失时间（d）	半衰期（d）	负荷量（mg）	每日维持量（mg）
毒毛花苷 K	静注	5	1～2	1～2	2～5	1～1.5	0.25～0.5	
毛花苷 C	静注	10～30	0.5～2	1～2	3～6	1.5	1.2	
羊角拗苷	静注	5～10	1～2	1～2	2～5	1	0.5～1	
铃兰毒苷	静注	20～30	2	1～2	2～5	1	0.2～0.3	0.05～0.1
冰凉花总苷	静注	15～30	2	1～2	2～5	1	1～1.5	0.5
黄夹苷	静注						0.25～0.5	
	口服	60～120	4～8	1～2	3～5 周	2	1.5～2	0.25～0.5
地高辛	口服	60～120	4～12	1～2	5～7	1.5～2	1～2	0.25～0.5
	静注	10～30	2～4	3	3～6	2	0.75～1.25	0.25
甲基地高辛	口服	10～30	1	1～2	5～7	1.5～2	0.6～1.2	0.1～0.3
	静注						0.2～0.3	
洋地黄叶	口服	120～240	8～12	4～7	2～3 周	5～6	0.8～1.2g	0.05～0.1g
洋地黄毒苷	口服	120～240	8～12	3～10	2～3 周	5～7	0.05～0.1	
	静注	30	4～8	12～20			0.5～1	

强心苷给药方法有两种。

1）速给法：多采用静注速效洋地黄制剂，如毛花苷 C 可视病情先静注 0.2～0.4mg，2～4h 后再注 0.2～0.4mg；毒毛花苷 K 首剂 0.25mg，2h 后再注 0.125～0.25mg；铃兰毒苷首剂 0.1mg，加入 5% 葡萄糖液 20ml 中缓慢静注，2～4h 后再注 0.05～0.1mg；羊角拗苷首剂 0.25～0.5mg，2～4h 后再注 0.25mg。这种在治疗上最初快速给予较大剂量洋地黄类制剂，能迅速发挥最高疗效而又不出现毒副反应所需要的剂量称为洋地黄负荷量或洋地黄化量。目前此法主要用于治疗急性左心衰竭或快速心房颤动伴心衰者，亦适用于危重的充血性心衰患者，有效后改口服维持。

2）每日维持量疗法：适用于病情不太急的慢性心衰患者。目前临床应用最广的是地高辛 0.125～0.25mg，每日 1 次，口服，心房颤动和个别患者为每日 0.375～0.5mg，约 5 个半衰期（即 1.5×5＝7.5d）后血浓度即可达到治疗水平。现已证实，洋地黄治疗心衰时剂量与心肌的收缩效应呈线性关系，并非全或无，即使用小剂量也可使心肌收缩力增强，随剂量增加收缩力也随之增强，但剂量超过一定限度后，收缩力不仅不再增加甚至下降。因此，盲目增加洋地黄剂量不仅易出现中毒反应，且能加重心衰。因此传统的先给予饱和量（负荷量），继以维持量疗法，由于易致洋地黄中毒，现已少用，除非属较急或危重的心衰。在一般情况下宜采用每日维持量疗法，其优点是既可降低洋地黄用量，又可减少其毒副反应。

应用洋地黄类药物的注意事项：人尽皆知使用洋地黄应坚持个体化用药的原则，但对每个具体患者确定其最佳治疗剂量并非易事，一般而言，剂量与体重有关，但肥胖者矫正剂量应以标准体重为准，而不是根据实际体重计算。老人、肾功能损害者、消瘦者，以及同时服用增加洋地黄吸收（尤其口服制剂）、提高有效血浓度或延长其半衰期的药物，如口服吗啡类（可待因、罂粟碱等），抗胆碱能药物（阿托品、莨菪碱、丙胺太林等），青霉素、红霉素、氯霉素、新霉素和四环素类抗生素，阿司匹林、吲哚美辛和布洛芬等消炎镇痛药，利血平、胍乙啶等降压药，β受体阻滞，奎尼丁、维拉帕米、胺碘酮、丙吡胺等抗心律失常药，肾上腺皮质激素和利尿剂等，洋地黄应适当减量，以免血清浓度过高导致毒副反应发生。相反，考来烯胺（消胆胺）甲氧氯普胺（胃复安），抗酸剂如三硅酸镁、氢氧化铝等均能降低地高辛的胃肠道吸收，使其血清浓度降低。而酚妥拉明、硝普钠等血管扩张剂可使地高辛肾小管排泄增加，使血清有效浓度降低，苯马比妥、苯妥英钠和保泰松可加速洋地黄在肝内生物转化过程，也可使血清有效浓度降低。故洋地黄与上述药物联用时，则要适当增加剂量。此外，应用洋地黄过程中应密切监测电解质水平，尤其注意低钾、低镁血症可诱发或加重洋地黄毒性反应。近年来应用放射免疫法测定血液中洋地黄的浓度，对防止洋黄中毒的监测有一定作用，一般认为地高辛有效血浓度在 $1 \sim 1.5 \mu g/L$，超过 $2 \mu g/L$ 时易发生中毒。但无中毒者和有中毒者血清洋地黄浓度间仍有明显重叠现象，因此临床症状的改善及中毒症状的出现与否仍然是调整洋地黄用量的重要依据。

洋地黄的毒副反应：洋地黄治疗量与中毒量仅相差 1.6 倍，两者十分接近，使用不当易发生中毒，常见的诱因包括：①电解质紊乱，特别是低血钾、低血镁和高钙血症。②甲状腺功能减退。③老年患者。④肾功能减退。⑤风湿活动、心肌炎等对洋地黄敏感性增加。⑥肺源性心脏病、严重缺氧、急性心肌梗死、心肌病、心脏极度扩大等对洋地黄的耐受性降低。⑦同时使用可提高洋地黄血浓度的药物等。

洋地黄中毒在心脏方面的毒性主要表现有频率和节律的变化，其中以室性早搏最常见，可呈二联律、三联律或多源性，其次是伴或不伴有传导阻滞的房性心动过速、非阵发性交界性心动过速，严重中毒者可引起室性心动过速与心室颤动。洋地黄亦可引起心动过缓，包括窦性心动过缓、窦房阻滞或一度、二度、三度房室传导阻滞等。心律失常是洋地黄中毒的主要表现，老年人在充血性心衰治疗过程中若出现缓慢性心律失常，应考虑到洋地黄中毒的可能。洋地黄心外毒性反应包括胃肠道症状，如厌食、恶心、呕吐、腹泻等；视觉障碍包括视力模糊、色视、出现盲点、复视等；神经系统反应有头痛、忧郁、失眠、乏力等。

洋地黄中毒的治疗：一旦发现中毒应立即停用，一般情况下若属快速性心律失常（无论是室性或室上性），即使血钾不低也可适当补钾，因为血钾正常并不代表细胞内不缺钾，只要血钾不高就可以了。心律失常较轻者可口服 10% 氯化钾 $10 \sim 15ml$，或缓释钾片 1.0g，每 $4 \sim 6h$ 1 次，直至心律失常纠正。较重者，尤其伴低钾血症者，应静脉给药，一般用量为 10% 氯化钾 $10 \sim 20ml$，加入 5% 葡萄糖液 $250 \sim 500ml$ 中静滴，每小时滴注 0.5g 左右，并用心电监护，直至控制异位心律。在紧急室性心律失常时，也可立即静注利多卡因 $50 \sim 100mg$，必要时隔 $5 \sim 10min$ 重复 1 次，但 1h 总量不宜超过 300mg，然后静滴维持。若利多卡因无效，也可改和苯妥英钠，首剂 100mg，加入 20ml 注射用水中，缓慢静注，必要时 $5 \sim$

10min 后重复给药，总量不宜超过 300mg，以免发生低血压、呼吸抑制，待症状改善后改为口服 100mg，每日 3 次。洋地黄中毒致缓慢性心律失常，则不宜在无血钾检查结果时补钾，若同时合并室性早搏，可先用苯妥英钠，待测得血钾结果后再决定是否补钾。高度房室传导阻滞、肾衰竭、少尿者不宜补钾。心动过缓伴阿—斯综合征发作者宜安置临时心脏起搏器，一般情况下可用阿托品类治疗，如阿托品 0.5 ~ 1mg 肌注，视病情每 4 ~ 8h1 次。病情轻者也可口服。基于低血钾常伴有低镁血症，硫酸镁不仅能纠正低血镁，而且可兴奋受洋地黄抑制的 $Na^+ - K^+ - ATP$ 酶，制止心肌钾的丢失，也适用于洋地黄中毒所致心律失常。一般剂量为 25% 硫酸镁 10ml，加入 5% 葡萄糖液 250ml 中静滴；当血钾 < 3.5mmol/L，加 10% 氯化钾 5 ~ 7ml，此为 1 剂之量，每日可给 1 ~ 2 剂。心律失常纠正后预防用药为隔日或每日 1 剂。对于严重快速心律失常者，可用 25% 硫酸镁 10ml，加入 5% 葡萄糖液 20ml 中缓慢静注。此外，亦可用门冬氨酸钾镁 20ml（每 10ml 内含镁、钾各 500mg）加入 5% 葡萄糖液 250ml 中静滴。经上述非特异性疗法仍不能控制的严重心律失常，可采用特异性地高辛抗体进行治疗。用法是治疗前即刻记录心电图及有关电解质（钾、钠、钙、镁）检查，常规作地高辛特异的性抗体 F（ab′）2 皮试：先将 F（ab′）20.1ml，加生理盐水 0.9ml，作皮试，其观察方法同青霉素皮试。若皮试阴性，在心电图或心电示波器监护下，将地高辛特异性抗体 F（ab′）2 800mg，用生理盐水稀释成 20ml，缓慢静注，如 30min 后无任何好转可重复注射 1 次，直至心律失常消失，一般情况下总量为 800 ~ 2 400mg。必须指出，使用地高辛性特异抗体 F（ab′）2 之前应肯定为洋地黄中毒才可使用，更不要将洋地黄不足误诊为中毒，因为使用 F（ab′）2 后有可能使心肌内的地高辛急剧转移到抗体上，使原先的正性肌力作用锐减，导致心衰加重。

在基层若无地高辛特异性抗体 F（ab′）2，而上述抗心律失常药物又无效时，可考虑施行食管心房调搏术或安置临时起搏器，应用超速抑制或通过程序刺激法多能控制心律失常。至于电击复律，一般不主张用于洋地黄中毒所致室性心动过速，以免发生心室颤动。只有在其他方法均无效情况下，采用低能量（5 ~ 10J，一般应 < 50J）电击。

（2）非洋地黄类正性肌力药物：该类药物是近年来发展最为迅速的药物之一，临床上应用较广的包括以下几类。

1）β 受体兴奋剂：目前应用较多的如多巴胺和多巴酚丁胺，两者均能兴奋及心脏 β 受体，激活腺苷环化酶，使腺苷三磷酸（ATP）转化为 cAMP，促进 Ca^{2+} 进入心肌细胞膜，选择性地增强心肌收缩力，增加心排血量和降低肺毛细血管楔嵌压，改善心功能。但前者使血压、体循环血管阻力、左室充盈压、心率增加；后者主要兴奋 β1 受体，对血压、左室充盈压和心率影响较小，且能降低体循环血管阻力。因此，对于心排血量低、左室充盈压高、体循环血管阻力正常或低下，特别是合并低血压时宜选多巴胺；而心排血量低、左室充盈压高、体循环血管阻力和动脉压在正常范围的患者，应选用多巴酚丁胺。因两药均需静脉给药，故多用于急性心衰或危重病例。基于充血性心衰时，心室肌 β 受体数量减少或调低，持久兴奋不足以维持正性肌力作用，故有人主张本药应与洋地黄交替使用，或采用间歇用药。多巴胺常规用量开始为 0.5 ~ 1.0μg/（kg·min），可逐渐增至 2 ~ 10μg/（kg·min）。多巴酚丁胺用量一般为 2 ~ 10μg/（kg·min），每日总量可达 80 ~ 240mg，但滴速不宜过快，以免引起头痛、恶心、呕吐、心悸和心律失常等不良反应。

近年来应用较广的 β 受体兴奋剂尚有：①普瑞特罗（对羟苯心安），为 β1 受体兴奋剂，口服或静注均有效，作用持久，具有明显正性肌力作用，增加心排血量而无收缩血管作用，且能增加洋地黄的正性肌力作用而不引起的心律失常。静注剂量为每次 2.5 ~ 5mg，5 ~ 10min 达最大作用，作用持续 3h；口服为 5 ~ 20mg，每日 3 次。由于本药不良反应较大，大剂量可引起心肌缺血，近年来已较少使用。②多培沙明通过降低心脏前、后负荷和正性肌力作用，能明显提高每搏量、心排血量和降低心室充盈压；通过增加肝、肾等内脏器官的血流，可改善重要脏器的功能，增加尿量和钠的排泄。此外，多培沙明尚能改善心室顺应性。常规剂量为 0.25 ~ 1.0μg/（kg·min），静滴。若剂量高于 1.0μg/（kg·min），可产生心悸、诱发心律失常、心绞痛等不良反应。③吡布特罗（吡丁醇）为 β_2 受体兴奋剂，对 β_1 受体也具兴奋作用。用法为 20mg，每日 3 次。④沙丁胺醇作用与吡布特罗相似，口服剂量为 4 ~ 8mg，每日 3 ~ 4 次。⑤扎莫特罗属新型 β_1 受体兴奋、保护双重作用的药物。用法为每次 0.2μg/kg，静注；200mg，每日 2 次，口服。⑥异波帕明（多巴胺异丁酯），一般剂量为 100 ~ 200mg，每日 2 ~ 3 次。

2）双异吡啶类：该类药物中，临床应用最广的是氨利酮（氨吡酮）和米利酮（二联吡啶酮）。该类药物主要通过选择性抑制磷酸二酯酶Ⅲc 起作用，抑制 cAMP 降低，使细胞内 cAMP 含量增加，后者通过 3 种途径调节或潜在性激发心肌收缩，即：①通过肌膜 Ca^{2+} 通道磷酸化，促进 Ca^{2+} 跨膜内流增加。②肌质网有关蛋白磷酸化，激活 Ca^{2+} - ATP 酶，使肌质网摄取和释放 Ca^{2+} 增加。③收缩蛋白磷酸化，特别是肌钙蛋白Ⅰ和肌球蛋白磷酸化，使心肌收缩力增强和正性松弛作用。血管平滑肌细胞内 cAMP 增加，使平滑肌细胞的肌质网摄取 Ca^{2+} 增加，细胞质 Ca^{2+} 减少，导致血管扩张。本类药物与洋地黄合用时具有协同作用。氨利酮一般推荐首次负荷量为 0.75mg/kg，静注，必要时 30min 后重复 1 次，然后每分钟 5 ~ 10μg/kg，静滴。口服剂量为 100 ~ 200mg，每日 2 ~ 3 次，服后 1h 内起作用，最大作用时间 1 ~ 3h，持续 4 ~ 6h。本药若与肼屈嗪联用可明显提高心排血量、降低肺毛细血管楔嵌压，适用于顽固性心衰。不良反应包括胃肠道症状、血小板减少和腹痛等。近年来氨利酮逐渐被作用更强的米利酮代替。米利酮不仅有明显的正性肌力作用，比氨利酮强 10 ~ 40 倍，而且能选择性地松弛血管平滑肌，具有扩张周围血管作用，并可改善左心室舒张功能，在改善血流动力学的同时不增加氧耗、不使动脉压下降，是较理想的抗心衰的药物之一。剂量为 25 ~ 75μg/kg，静注，从小剂量开始，根据需要递增。口服剂量为 2.5 ~ 10mg，每日 2 ~ 4 次。

3）咪唑类化合物：如依诺昔酮（氢甲苯咪酮），具有正性肌力和扩张血管双重作用，其强心作用与心脏磷酸二酯酶同工酶Ⅲ抑制有关，使心肌 cAMP 浓度增高，促进心肌细胞 Ca^{2+} 内流，肌浆网主动摄取 Ca^{2+} 及激活磷酸化酶而使糖原分解增加，ATP 生成增多而使心肌收缩力增强。此外，高浓度时尚能抑制 Na^+ - K^+ - ATP 酶，使心肌细胞外 Na^+ 浓度降低，细胞内 Na^+ 浓度，通过抑制 Ca^{2+} 与载体结合而减少 Ca^{2+} 外流，以及 Na^+ 促进肌浆网释放 Ca^{2+} 而产生正性肌力作用，其扩血管作用也可能与平滑肌内 cAMP 浓度增加有关。当血管平滑肌内 cAMP 增加，蛋白激酶激活后促进 Ca^{2+} 外运，阻止 Ca^{2+} 内流，使细胞内可和少 Ca^{2+} 浓度降低，平滑肌兴奋 - 收缩偶联过程受阻，因而外周血管扩张。依诺昔酮剂量为每次 0.5mg/kg，静注，注后 10min 有明显血流动力学效应，作用持续 6h 左右。口服剂量为每次 3mg/kg，视病情可每日 2 ~ 3 次。

其他类似药物有：①匹罗昔酮 50mg，每日 2 ~ 3 次，口服；静注为 0.5mg/kg。②硫马唑，首剂 0.1 ~ 0.4mg/kg，静注，继之以 0.35mg/min，静滴，每 30min 可酌加剂量，但不宜超过 1.4mg/min，连续静滴 72h；口服剂量为 50～200mg，每日 3 次。

鉴于非洋地黄类正性肌力药物仅短期内改善血流动力学效应，长期应用时缺乏持续血流动力学效应，应用不当可诱发严重心律失常，甚至使病死率增加，因此仅适用于充血性心衰急性恶化时，或心衰经利尿剂、ACEI、地高辛和血管扩张剂联合治疗仍无效的患者。

6. 改善心肌代谢和供能　有部分学者认为对于重症心衰患者虽可酌情应用能量合剂和营养心肌药物，如 ATP、辅酶 A、辅酶 Qio、细胞色素 C 和 1，6–二磷酸果糖（FDP），但无明显疗效的循证医学证据。

7. 血管紧张素转化酶（ACE）抑制剂　ACE 抑制剂应从小剂量开始，并根据血压等情况逐渐增加剂量，同时监测血压和肾功能的变化。

8. β 受体阻滞剂　病情稳定后从小剂量开始使用。

9. 其他治疗措施　包括吸氧、支持疗法、对症治疗、加强护理等。

（于乐泳）

第十节　急性心力衰竭

急性心力衰竭是指心排血量短期内急剧下降，甚至丧失排血能力。常见于严重的急性心肌炎、心肌梗死、严重心瓣膜狭窄、心室流出道梗阻、心房内球瓣样血栓或黏液瘤嵌顿、肺动脉主干或大分支阻塞；急起的心脏容量负荷过重，如外伤、感染性心内膜炎、心肌梗死等所致瓣膜穿孔及损害、腱索断裂、心室乳头肌功能不全、心室间隔穿孔、主动脉窦瘤破入心腔、输流过多或过快；急起的心室舒张受限制，如急性大量心包积液和积血，快速异位心律，严重心律失常如心室颤动、心室停顿、显著心动过缓等。

一、诊断

按心脏排血功能减退的程度、速度和持续时间、代偿功能的差别，可出现下述表现。

（一）临床表现特点

1. 晕厥　指心排血量减少致脑部缺血而发生的短暂性意识丧失，若持续数秒以上，可发生四肢抽搐、呼吸暂停、发绀、心音消失或相应的心律失常。发作大多短暂，发作后意识常立即恢复。

2. 休克　除有心功能不全征象外，尚有休克的临床表现。

3. 心脏骤停

4. 急性肺水肿　为急性左心衰竭的主要表现。典型者常突然发作，高度气急，呼吸浅速（30～40 次/min）、端坐呼吸、咳嗽、咯白色或粉红色泡沫样痰；若为肺间质水肿，则为干咳，患者面色灰白、口唇及肢端发绀、大汗、烦躁不安、心悸、乏力等。体征包括双肺广泛水疱音和（或）哮鸣音，心率增快，心尖区第一心音低钝，可出现收缩期杂音和奔马律，心界向左下扩大，可有心律失常和交替脉，血压可以升高也可降低，若伴血压下降者往往病情更为严重。此外，不同心脏病尚有相应症状和体征。

（二）实验室及其他辅助检查特点

1. 胸部 X 线检查　肺门有蝴蝶形大片阴影并向周围扩展，心界扩大，心尖搏动减弱。

·289·

此外，不同心脏病尚有相应 X 线征，如高血压、主动脉瓣病变等可呈靴形。心改变；二尖瓣狭窄致左心房衰竭可有梨形心改变。

2. 心电图检查　常有窦性心动过速或各种心律失常，心肌损害，左心房、左心室肥大等。

3. 超声心电图　可显示左心房、左心室肥大，搏动减弱，同时可检出相应心脏病的形态学改变。

二、治疗

（一）心源性晕厥

基于发作多历时短暂，以防治原发病和控制心律失常为主。一般可采用以下措施：轻者可让患者平卧、下肢抬高以增加回心血量；心动过缓者可注射阿托品或山莨菪碱；血压偏低宜用升压药，如间羟胺、多巴胺等。

（二）急性肺水肿的治疗

急性肺水肿是心脏急症，应分秒必争，其具体急救措施如下。

1. 体位　将患者置于半坐卧位，双腿下垂，以改善肺活量和减少静脉回流，减轻心脏前负荷。

2. 立即供氧并消除泡沫　可将氧气先通过 50%~70% 乙醇湿化瓶后吸入，也可用 1% 硅酮溶液代替乙醇，或吸入二甲基硅油去泡气雾剂，以降低泡沫的表面张力使泡沫破裂，改善肺通气功能。一般情况下可用鼻导管供氧，严重缺氧者亦可采用面罩正压供氧，氧气浓度以 40%~60% 为宜，一般流量为 4~6L/min。严重时可无创通气。

3. 镇静　立即用吗啡 2.5~5mg，皮下注射或肌注。业已证实，吗啡不仅具有镇静、解除患者焦虑状态的作用，而且能扩张静脉和动脉，从而减轻心脏前、后负荷，改善肺水肿。对于高龄、哮喘、昏迷、严重肺部病变、呼吸抑制和心动过缓、房室传导阻滞者应慎用或禁用。

4. 洋地黄类药物　急性肺水肿宜采用静注快作用洋地黄制剂，常用的有毛花苷 C（西地兰）0.2~0.4mg，必要时 2h 后再注 0.2~0.4mg。对于二尖瓣狭窄所致左心房衰竭，除心动过速、合并快速型心房颤动外，一般可不用强心苷，以免右心排血量增加反而加剧肺水肿。即使应用，剂量宜小，其目的主要用来减慢心室率，以改善左心室舒张期充盈，必要时可合用少量 β 受体滞剂如美托洛尔 2~5mg 静脉注射，以降低心率。

5. 静注襻利尿剂　一般情况下可先静注呋塞米 20~40mg，或由美他尼 1~2mg，必要时隔 4~6h 后再注 1 次，以减少血容量、降低前负荷。

6. 应用血管扩张剂　静脉使用血管扩张剂，常用制剂有硝普钠和硝酸甘油等，常首选硝普钠，按血压水平调整用量。

7. 必要时　选用非洋地黄正性肌力药物，如多巴酚丁胺、氨利酮、米利酮、依若昔酮等。

8. 治疗原发病、消除诱因和纠正心律失常如高血压所致急性左心衰竭的关键　采取积极降压措施；二尖瓣严重狭窄者，必要时可施行紧急经皮二尖瓣球囊成形术或二尖瓣分离术等。对于诱因如感染者给予抗生素，有严重心律失常导致血流动力学障碍应给予抗心律失常治疗，包括药物或电治疗等。

（吉孝祥）

第十一节　顽固性心力衰竭

顽固性心衰（refractory heart failure）亦称为难治性心衰，是指症状持续，且对各种治疗反应较差的充血性心衰，它可能是心脏病终末期的表现，但其中一部分是由于考虑不周、治疗措施不力或治疗不当所致。对于这部分患者，经过努力调整治疗方案和悉心治疗后，有可能挽回患者生命，康复出院，变难治为可治。必须指出，不同时期对顽固性心衰的概念和诊断标准不尽相同。近年来由于心肌力学、心脏血流动力学和心衰的病理生理机制的认识深化，心衰治疗也取得了长足的进步，使以往认为是顽固性心衰变为可治。经典的所谓顽固性心衰是指休息、限制水钠、给予利尿剂和强心剂后，心衰仍难以控制者，而这类心衰目前有可能通过应用血管扩张剂、血管紧张素转换酶抑制剂和非洋地黄类正性肌力药物，以及改善心肌顺应性而控制。因此，目前顽固性心衰的诊断标准应包括上述治疗措施均难以控制的心衰。

一、诊断前的注意事项

心衰患者疗效不佳时，应深入细致地探索其原因，一般应考虑以下几方面。

（1）患者是否真有心衰，有无诊断错误，不要把肺部疾患、代谢性酸中毒和肝、肾疾病等所致呼吸困难或水肿误认为是心衰，特别是器质性心衰患者同时合并有上述疾病时，必须认真加以鉴别。

（2）是否存在可以完全或部分矫正的病因，如甲状腺功能亢进、贫血、维血素 B_1 缺乏症等可以通过内科治疗获得根治或缓解；心瓣膜病、某些先天性心脏病、心肌梗死后室壁瘤等，可能通过介入性治疗技术或手术治疗获得矫正。对上述病因在治疗上是否已作相应治疗。

（3）心衰的诱因是否合理去除，如感染（特别是呼吸道感染）、妊娠、心律失常、风湿活动、感染性心内膜炎、肺栓塞、尿路梗阻等。

（4）心衰的治疗措施应用是否适当，包括利尿剂、洋地黄、血管扩张剂、ACEI 和 β 受体阻滞剂使用是否合理，有无严格限制水钠摄入，电解质紊乱、酸碱平衡失调有无纠正，有无影响心功能的药物合并使用。如果上述问题都注意到了，能矫正的都矫正了，心衰仍难以控制，则是真正的顽固性心衰。

二、治疗

顽固性心衰的治疗是迄今尚未解决的难题，现将治疗中可能遇到的实际问题及其对策，简述如下，供临床参考。

1. 洋地黄过量与不足　洋地黄仍是治疗心衰最基本和最主要的正性肌力药物。严重心衰患者对洋地黄需要量大而耐受性差，因此治疗量与中毒量更为接近，使用不当极易发生用量不足或过量，这是治疗中经常遇到的矛盾，在临床实践中，发现多数有用量偏大的倾向，不少医务人员知道洋地黄过量可引起各种心律失常，但不了解过量也可抑制心肌收缩力，使

· 291 ·

心排血量降低，使一度好转的心衰再度加重，甚至呈持续心衰状态，若此时误认为洋地黄不足，继续追加洋地黄必将进一步导致心衰加重和出现严重毒副反应，有条件的单位可监测血清洋地黄浓度来判断，若血清地高辛浓度 >2μg/L，则往往提示过量，宜停药观察。在基层只能通过临床缜密的观察来判断，如果停用洋地黄后心衰反而改善，则可认为是洋地黄过量，对于鉴别困难时可暂停洋地黄 1~2d，并用其他正性肌力药物代替，或加强其他治疗措施。必须指出，有时洋地黄剂量并不大，由于某些因素的影响，如低血钾、低血镁、高血钙、高龄、肾功能不全，并用某些药物如口服吗啡类、抗胆碱能药物，青霉素、红霉素、氯霉素、新霉素和四环素类抗生素，以及胺碘酮、维拉帕米等抗心律失常药和利尿剂等亦可出现毒副反应，应予注意。此外，或属于舒张功能不全性心衰，洋地黄弊多利少，应用不当反而会加重心衰。

2. 顽固性水肿与利尿剂　顽固性水肿之所以难治，其中相当部分是由于合并低钠或低钾血症有关，必须予以纠正，因为无论是缺钠性还是稀释性低钠血症，均能使利尿剂失去利尿作用，前者应口服或静脉补充钠盐，后者必须严格限制水分摄入，惟此才能发挥利尿剂的作用。明显水肿者可选用呋塞米、布美他尼等髓襻利尿剂，视病情采用静注或口服。若仍然无效，可采用呋塞米 40~120mg、多巴胺 20~40mg、酚妥拉明 10~15mg，微泵静注或加入5% 葡萄糖液 250~500ml 中静滴，必要时加用多巴酚丁胺 20~240mg，加于上述补液内，更具有强心利尿作用。此外，若能同时输入少量白蛋白，如 25% 白蛋白 50ml，尤其是伴有低血浆蛋白质和低渗透压的患者，其利尿作用更为明显。对于药物治疗无效者，也可考虑采用高渗性腹膜透析或血液净化疗法。必须指出，消除心源性水肿不能太快，短期内过度利尿不仅可引起水、电解质紊乱，增加洋地黄的毒副反应，而且也可造成有效血容量和回心血量明显减少，导致心脏前负荷不足，反而使心排血量降低，达不到治疗目的。

3. 正确使用血管扩张剂　该类药物只能降低心脏前、后负荷；并无增强心肌收缩力的作用，有时使用不当反而有害。使用何种血管扩张剂最好，应根据血流动力学监测结果进行选择，并应在足够的有效血容量前提下使用。

4. 使用非洋地黄类正性肌力药物　如氨利酮、米利酮、多巴酚丁胺、依诺昔酮等，该类药物亦可与洋地黄联用。一般认为该类药物短期内使用可改善心功能，长期大剂量应用并不能提高心衰生存率，应予注意。

5. 酌情使用激素　肾上腺皮质激素可改善衰竭心肌的代谢，纠正长期心衰患者潜在的肾上腺皮质功能不全，抑制醛固酮和抗利尿激素的分泌，对改善症状和消除水肿有效，但不宜长期使用，因激素亦有潴留水钠和排钾的不良反应。一般可用地塞米松，每日 10~20mg，分次静注或静滴，用 2~4d。

6. 心脏再同步治疗　大约 1/3 低 EF 和 NYHA Ⅲ-Ⅳ级的心衰患者 QRS 增宽 >120ms，这种心电图改变提示心室收缩不同步。此外组织多普勒亦可显示心室收缩不同步。收缩不同步可致心室充盈欠佳、左室 dp/dt（心室收缩力或压力的升高速率）下降、二尖瓣反流时间延长，以及室间隔反常运动。心室不同步导致心衰患者死亡率增加。通过使用双心室起搏装置同步刺激左、右心室可治疗不同步收缩，称为心脏再同步化治疗（CRT），它可提高心室收缩并减少继发性二尖瓣反流的程度，改善心脏功能和血流动力学的同时不增加氧耗，并使衰竭心脏产生适应性生化改变。有充分证据支持 CRT 可改善接受理想药物治疗后仍有症状的心脏不同步患者的症状、运动能力、生活质量、LVEF、生存以及减少住院率。

7. 其他治疗措施 视病因采取相应治疗措施，如心肌梗死并室壁瘤所致顽固性心衰，有条件单位可施行室壁瘤切除术和冠状动脉搭桥术；若严重瓣膜病变可作瓣膜置换术，先天性心脏病用手术矫治畸形等。对于极重度心衰也可开展辅助循环，如主动脉内球囊反搏术、左心室辅助泵、双心室辅助泵等，通过机械装置减轻心脏工作负荷或暂时代替心脏工作，使病变心脏得到及时休息，有利于功能恢复。对于终末期患者也可施行同种心脏移植术。

（吉孝祥）

现代急诊医学

（下）

曹美芹等◎主编

吉林科学技术出版社

第十二章 消化系统急症处置

第一节 胃食管反流病

一、概述

胃食管反流病（gastroesophageal reflux disease，GERD）是一种内源性化学性炎症。最近在加拿大蒙特利尔就 GERD 的定义和分类提出了全球性的循证共识，将 GERD 定义为：当胃内容物反流造成令人不快的症状和（或）并发症时所发生的状况。事实上，胃内容物可能包括反流到胃腔的十二指肠内容物，当这些含有胃酸－胃蛋白酶，或连同胆汁的胃内容物反流入食管，甚至咽、喉、口腔或呼吸道等处时，就可造成局部炎症性病损，并因此而可产生烧心、反酸、胸痛、吞咽困难等食管症状，以及声音嘶哑、咽喉疼痛、呛咳等食管外症状，且可能发生食管狭窄、Barrett 食管和食管腺癌等并发症。

二、流行病学

GERD 是一种临床上十分常见的胃肠道疾病。世界不同地区的患病率不一，在西方国家中该病发病率颇高，国内亦呈升高趋势。据估计，有过 GERD 症状经历者约占总体人群的 1/3 ~ 1/2。在美国，45% 成人群体中每月至少有一次烧心症状，而另 20% 具有间断性的酸反流；50% 烧心症状的患者罹患反流性食管炎（reflux esophagitis，RE）；Barrett 食管发生率约为 0.4%，其癌变率为 0.4%，每年有 2 ~ 4 人转变成食管腺癌。上海地区成人胃食管反流相关症状发生率为 7.68%，GERD 患病率为 3.86%。

GERD 可发生于所有年龄段。男性 RE 的发病率比女性高 1 倍，Barrett 食管高 10 倍以上；白种人 Barrett 食管和食管腺癌的发病率比非白种人高数倍。一些并发症的发生率亦因性别、种族不同而有差异。

三、病因和发病机制

GERD 的发生是多因性的。总的来说是局部保护机制不足以抵御增强的甚至正常的含有胃酸－胃蛋白酶或加上胆汁等因素的胃内容物对于食管黏膜或食管之上器官的黏膜化学性侵袭作用，以及防止胃内容物反流的机制障碍的综合结果。

（一）攻击因素的增强

1. 胃内容物的致病性　胃食管反流物中的胃酸－胃蛋白酶、胆汁和胰酶都是侵害、损伤食管等器官黏膜的致病因素，且受损的程度与反流物中上述化学物的质和量、与黏膜接触时间的长短，以及体位等有相关性。pH < 3 时，胃蛋白酶活性明显增加，消化黏膜上皮的蛋白质。反流入胃囊的胆盐、胰酶可形成溶血性卵磷脂等"去垢物质"，影响上皮细胞的完整

性，其随胃内容物一起反流到食管内时，能增加食管黏膜的通透性，加重对食管黏膜的损害作用。

2. 幽门螺杆菌（HP）感染　对于 HP 感染与 GERD 的相关性一直有所争论。有文献称，HP 阳性患者在根除后 GERD 的发病危险增加、加重 GERD 的症状或降低抑酸治疗的疗效。但也有相反结论者，或称两者无相关性。HP 对于抗胃食管反流屏障并无影响，但因其可能与胃酸分泌有关联而间接影响 GERD 的发病和治疗。

3. 药物的影响　非甾体消炎药（NSAIDs）等若干药物可因削弱黏膜屏障功能或增加胃酸分泌而致病。钙拮抗剂如地尔硫卓、硝苯地平等可使下食管括约肌（LES）压力下降而利于反流。

（二）防御因素的削弱

1. LES 功能减退　虽说 LES 处的肌层较邻近的食管肌层为厚，且不甚对称，但严格来说，LES 是一生理学概念，是指位于食管下端、近贲门处的高压带（high pressure zone，HPZ），长度为 3～5cm，一部分位于胸腔，一部分位于腹腔。在绝大多数时间，LES 压力（10～30mmHg）超过胃内静息压，起括约肌的作用。该处肌层的厚度与压力呈正相关。其压力受某些胃肠激素和神经介质的调控，而使在正常情况下 LES 压力稳定在一定范围内。在胃窦的移行性运动复合波（MMC）Ⅲ相时，LES 压力明显升高，甚至达 80mmHg，这是届时抗反流机制的表现。餐后 LES 压力明显下降，当接近于 0mmHg 时，胃与食管腔之间已无压力差，甚易发生反流。此外，在横膈水平的食管外面还有膈脚、膈食管韧带等包裹，吸气时膈肌收缩，膈脚靠拢，使压力增高数倍，在食管外加固 LES，犹如在 LES 外再有一层括约肌，此即"双括约肌"学说。如若膈脚功能良好，则即便 LES 压力明显低下，也不一定会发生反流。一旦某些因素致使 LES 功能削弱，如严重 GERD 者的膈脚作用减弱，LES 压力下降，当腹内压急剧上升时，就使胃内容物易于反流而发病。

2. 暂时性下食管括约肌松弛（tLESR）　研究发现，除在进食、吞咽、胃扩张时食管内压力大于 LES 压力而使之松弛外，在非吞咽期间也可发生 LES 的自发性松弛，只是发生频率低，每分钟 2～6 次，持续时间短，每次 8～10s，故称为 tLESR。膈脚也参与 tLESR 的发生。可伴食管基础压的轻度上升，但食管体部并无蠕动收缩。因为由此而造成的食管黏膜与胃内容物的接触时间甚短，故无致病作用，属生理性。tLESR 系通过胃底、咽喉部的感受器，经迷走神经传入纤维到达脑干的孤束核和迷走神经运动背核，然后经迷走神经的传出纤维而发生。神经递质一氧化氮（NO）和血管活性肠肽（VIP）是重要的促发 tLESR 的物质。研究表明，tLESR 发生频率高、持续时间长者易发生 GERD。内镜阴性的 GERD 患者半数以上缘于频繁发生的 tLESR。

3. 食管－胃底角（His 角）异常　His 角是食管和胃底之间所形成的夹角，成年人呈锐角。该处结构在进食胃膨胀时被推向对侧，犹如一个单向活瓣阀门，起阻止胃内容物反流的作用。His 角异常变大时将失去活瓣作用而易发生胃－食管反流。

4. 存在食管裂孔疝　多数 GERD 患者伴滑动性食管裂孔疝，胃－食管联接处结构和部分胃底疝入胸段食管内。大多学者认为疝囊的存在和 LES 屏障功能的降低与 GERD 发生密切相关。不少疝囊较大的患者常伴有中、重度 RE，但两者间的因果关系尚未阐明。多数认为 His 角的破坏、膈脚张力的降低，加之 tLESR 出现频繁是其原因。食管裂孔疝不仅是反流性食管炎的病因，还可以是 GERD 的结果。

5. 食管廓清能力降低　食管下端具有对反流物的廓清作用。一般而言，这是一种耗能过程，使反流物滞留时间尽可能缩短而不致病。一旦该廓清功能低下，则易发病。

（1）食管的排空能力下降：吞咽所启动的原发性蠕动和通过神经反射所促发的继发性蠕动都有清除反流物的功效。研究发现 GERD 患者的清除功能下降，提示这种功能的减弱利于 GERD 的发生。膈疝的存在也妨碍食管排空。

（2）涎腺和食管腺分泌能力下降：唾液和食管腺所分泌的黏液 pH 接近 7，能有效地中和反流物中的化学成分。各种原因导致的这两者的分泌减少，如吸烟、干燥综合征等，都可导致食管与反流物暴露时间延长，罹患食管炎的概率高。

6. 食管黏膜防御能力减弱　食管黏膜的完整性，上皮细胞膜、细胞间的紧密连接，以及表面附着的黏液层、不移动水层等组成食管黏膜的屏障，抵御反流物中化学成分的侵袭。鳞状上皮细胞可以通过 $Na^+ - H^+$ 和 $Cl^- - HCl$ 交换机制将进入细胞的 H^+ 排出细胞，进入血液循环；而血液又提供缓冲 H^+ 作用的 HCO_3^-。此外，黏膜下的丰富血液循环有利于上皮免受损害和及时修复，是维持上述屏障功能所必需的保障。上述能力的削弱，黏膜细胞间隙的扩大可招致反流物中化学成分的损害而产生炎症，并因此接触到感觉神经末梢而出现烧心。

（三）其他因素

1. 近端胃扩张及胃的排空功能延缓　餐后近端胃扩张和胃排空延缓见于约半数的 GERD 患者。这不仅有机械因素参与，还可通过迷走神经反射途径而为。这易诱发 LES 松弛，减弱 LES 的屏障作用，胃排空延迟引起胃扩张，可进一步刺激胃酸分泌和增加 tLESR。摄入量大者更易造成餐后 tLESR 频发，从而参与 GERD 的发病。

2. 自主神经功能异常　GERD 患者常出现自主神经功能紊乱，以副交感神经为明显，可导致食管清除功能下降和胃排空功能延缓。其受损程度与反流症状之间呈正相关。

3. 内脏感觉敏感性异常　临床上反流相关性症状的感知与胃内容物的暴露程度并不呈正相关，表明不同个体对胃内容物刺激的感觉敏感性不一，GERD 症状的产生与个体内脏感觉敏感性增高有关。本病患者所出现的非心源性胸痛可能与食管黏膜下的感觉神经末梢的敏感性增高有关。这种敏感性不同的机制，迄今尚不清楚。

4. 心理因素　临床上种种现象表明，上述发病机制不足以完全解释所有 GERD 患者的症状，因此推测在 GERD 发病中有心理因素起一定的作用。与健康者相比，GERD 患者中发生负性生活事件较多，出现焦虑、抑郁、强迫症等表现亦明显为多。

神经－心理异常可能通过影响食管的运动、食管内脏感觉敏感性改变、胃酸分泌以及其他行为特征等，而引发或加重 GERD。同样，在 GERD 的治疗中，精神行为疗法可获得一定疗效。

四、病理

就反流性食管炎本身而言，其基本病理改变为食管下段黏膜的炎症，乃至溃疡形成，但每因程度不同而异。轻者，鳞状上皮的基底细胞增生，基底层占上皮层总厚度的 15% 以上；黏膜固有层乳头向表面延伸，达上皮层厚度的 2/3；此外，尚有有丝分裂相增加、上皮血管化伴血管扩张，或在乳头顶部可见"血管湖"，以及气球样细胞等。后者可能是由于反流损伤致使细胞渗透性增加的结果。重者，上皮严重损伤或破坏，出现糜烂、溃疡形成；黏膜中有中性粒细胞或嗜酸性粒细胞的浸润。主要是限于食管黏膜、固有膜以及黏膜肌层。在上皮的细胞间隙可见淋巴细胞。溃疡修复可导致消化性狭窄、假憩室，以及瘢痕形成等。有时出现假膜、炎性息肉伴肉芽组织形成和（或）纤维化，以及酷似增殖不良的反应性改变。极重者，食管腔内形成隔而出现双桶样征或食管瘘（包括主动脉-食管瘘）。

在 Barrett 食管，食管黏膜由异型增生的柱状上皮取代原有的鳞状上皮，故齿状缘上移，食管下段鳞状上皮黏膜中有呈现为圆片状、柱状上皮的黏膜岛，或在齿状缘处向上呈指样凸出。Barrett 食管有多种细胞类型和组织病理学特征，包括胃、小肠、胰腺和结肠的上皮组分。同一患者可显示一种或多种组织病理学表现，呈镶嵌状或带状分布。绝大多数成人患者有特异的柱状上皮，其特征为有杯状细胞和绒毛状结构。

五、临床表现

随着对本病认识的深入，在加拿大共识会议上将本病的症状按食管综合征和食管外综合征提出。而食管外综合征又被分为肯定的和可能相关的两类。

（一）食管综合征

为各食管症状的不同组合，基本的食管症状主要是下列几项。不过，加拿大会议认为，在临床实践中，患者应断定其症状是否为令其无法忍受，因为有症状但并不令人无法忍受时不应诊断为 GERD。在以人群为基础的研究中，每周发生 2d 或多日轻微症状，每周发生 1 次以上中、重度症状时，常被患者认为"无法忍受"。此外，一些患者体育锻炼可能产生无法忍受的症状而平时并无或只有轻微的不适是因为锻炼诱发胃食管反流。

1. 烧心 为 GERD 的最主要症状。烧心是一种胸骨后区域烧灼感，常起源于上腹部，向胸部、背部和咽喉部放射。胃食管反流是烧心的最常见原因。烧心可能有许多非反流相关的原因，其患病率不详。

2. 反胃 是一种反流的胃内容物流到口腔或下咽部的感觉。部分患者有频发、反复和长期的反胃症状，通常发生于夜间。

烧心和反胃是典型反流综合征的特征性症状。

3. 胸痛 是另一项相对特异的症状。本病可能引起酷似缺血性心脏病的胸痛发作，而无烧心或反胃；再者，不能与缺血性心脏病相鉴别的胸痛很可能由 GERD 所致；此外，食管动力性疾病也可引起酷似缺血性心脏病的胸痛，但发生机制有别于胃食管反流者，而后者比前者更常引起胸痛。故对于胸痛患者，应明确排除心源性和其他胸部脏器、结构的病变。诚然，少部分患者食管源性胸痛可以通过神经反射而影响冠状动脉的功能，出现心绞痛发作及（或）心电图改变，对此，诊断 GERD 必须证实其食管内存在较明显的胃酸（或胃酸-胆汁）暴露（24h pH 监测或双倍剂量 PPI 治疗试验等）。

4. 其他 此外，还有反酸、吞咽不适、吞咽不畅甚至吞咽梗阻等症状。

（二）食管外综合征

为各食管外症状的不同组合。食管症状是由含有盐酸或盐酸-胆汁的胃内容物对食管外器官、组织如咽喉部、声带、呼吸道以及口腔等处黏膜的侵蚀，造成局部炎症所致。基本的食管外症状主要是下列几项。

1. 鼻部症状 研究发现，罹患长期或复发性鼻炎的 GERD 患者鼻-咽部 pH 监测有明显异常，提示酸反流在发病中的作用。部分鼻窦炎的发生也与 GERD 有关。DiBaise 等对 19 名难治性鼻窦炎患者进行24h的pH监测，其中78%的结果异常，在积极治疗后有67%患者症状得以改善。

2. 耳部症状　有研究表明，渗出性中耳炎患者也可能检测到鼻-咽部pH的异常，这可能经耳咽管而致中耳炎。

3. 口腔部症状　本病患者可出现口腔的烧灼感、舌感觉过敏等感觉异常，但口腔软组织甚少受明显损害。有些患者唾液增多，这可能是胃酸反流到食管下端，通过反射而造成。还有报道称酸反流造成牙侵蚀，其发生率远高于总体人群者。

4. 咽喉部和声带症状　GERD可因胃反流到咽部、声带而造成局部炎症，可见黏膜充血、水肿、上皮细胞增生、增厚，甚至出现胃酸或胃酸-胆汁接触性溃疡、声带炎甚至久之形成肉芽肿等，表现为长期或间歇性声音异常或嘶哑、咽喉部黏液过多、慢性咳嗽等；在儿童所见的反复发作的喉气管炎可能与GERD有关。

5. 呼吸道症状　本病常出现慢性咳嗽和哮喘等呼吸道症状，多系吸入反流物或经迷走反射所致。有报道称，约半数慢性咳嗽者出现酸反流，常在夜间平卧时出现呛咳，之后亦可在其他时间出现慢性咳嗽。长期的GERD则可造成慢性支气管炎、支气管扩张、反复发作性肺炎及特发性肺纤维化等。GERD促发的哮喘多在中年发病，往往无过敏病史；反之，哮喘患者也易患GERD。

6. 其他症状　部分患者可出现癔球症，发生机制不详。有学者将呃逆与GERD联系起来，但对两者的因果关系则持不同看法。GERD常伴睡眠障碍，也可出现睡眠性呼吸暂停。在婴儿，GERD可致婴儿猝死综合征，多于出生后4~5个月内发病。婴儿期食管的酸化可造成反射性喉痉挛而致阻塞性窒息；或是反流物刺激对酸敏感的食管受体导致窒息，终致猝死。加拿大会议还提出，上腹痛可能是GERD的主要症状。

六、临床分型

早先认为胃食管反流只造成的食管下端炎症称为反流性食管炎。但现已认识到胃食管的反流还可累及食管之外的脏器和组织，产生食管之外的症状，且临床表现和检查结果的组合各异，临床谱甚广。现在临床上，多数学者认同GERD是一个总称，包含了3个可能是独立的疾病。

1. 反流性食管炎　这是最为常见的一种。除有临床症状外，内镜检查时可窥见食管下段的黏膜有不同程度的糜烂或破损。活检标本的病理组织学检查可显示典型的局部炎症性改变。

2. 非糜烂性反流病（non-erosive reflux disease，NERD）虽在临床上存在令人不适的与反流相关的症状，而内镜检查时未能发现食管黏膜明显破损者称NERD。然而，随着内镜技术的发展，用放大内镜或染色内镜还是可发现部分患者出现甚为轻微的糜烂，而另一部分则依然无此病变，故近有学者特将后部分患者称为内镜阴性反流病（endoscopy negative reflux-disease，ENRD）。

3. Barrett食管　对Barrett食管的解释当前并不完全一致，一般是指食管下段黏膜固有的复层鳞状上皮被胃底的单层柱状上皮所取代，并出现肠上皮化生而言。在此基础上，容易恶变成腺癌。

七、并发症

当前共识认为，除 Barrett 食管已属 GERD 的一部分外，GERD 的并发症主要是消化道出血、食管下段的溃疡和纤维狭窄，以及癌变。

1. 食管溃疡　在食管下端，取代鳞状上皮的单层柱状上皮中含有壁细胞和主细胞，也能在局部分泌胃酸和胃蛋白酶原，故在适合的情况下可以发生消化性溃疡，有学者将之称为 Barrett 溃疡。临床上出现疼痛、反酸等症状。

2. 消化道出血　食管炎症的本身及 Barrett 溃疡的病变可蚀及血管而出血，出血量各人不一，视血管受累的程度而异。量稍大者可出现呕血，色泽鲜红，多不伴胃内容物。

3. 食管下端纤维性狭窄　蒙特利尔共识将反流性狭窄的定义为由 GERD 引起的持续性食管腔变窄。长期炎症及反复修复多在食管下端造成环形的纤维组织增生，终致局部的纤维性狭窄，临床上出现渐进性吞咽困难，乃至继发性营养不良的表现。

4. 癌变　蒙特利尔共识认定食管腺癌是 GERD 的并发症，发生于 Barrett 食管的基础上。据报道称 10%～15% 的 GERD 患者会发生 Barrett 食管，白人中更甚。国外数据表明，Barrett 食管患者发生食管腺癌的危险是总体人群的数十倍到 100 余倍。流行病学资料表明，Barrett 食管患者中腺癌发生率约 0.4%。食管发生腺癌的危险性随烧心的频度和持续时间的增加而增加。研究显示，每周有 1 次以上烧心、反流或 2 种症状的患者，其发生食管腺癌的危险性增加 7.7 倍；症状严重度和频度增加、病程 >20 年的患者发生食管腺癌的危险性增加至 43.5 倍。目前认为，GERD 患者罹患 Barrett 食管的危险因素主要包括白人、男性、酒精、烟草和肥胖等。Barrett 食管发生癌的危险性还随食管柱状上皮的范围而异，癌的发生率随化生范围的增加而上升。蒙特利尔共识认为，长段 Barrett 食管伴肠型化生（病变长度≥3cm）是最重要的致危因子。

八、辅助检查

1. 质子泵抑制剂（PPI）试验　对疑有 GERD 的患者，使用奥美拉唑 20mg，每日 2 次，或相应剂量的其他 PPI，共 7d。如患者症状消失或显著好转，提示为明显的酸相关性疾病，在排除消化性溃疡等疾病后，可考虑 GERD 的诊断。

2. 食管酸滴注试验　本试验用于证实由胃酸造成的食管炎症状。空腹 8h 后，先以食管内测压定位 LES，将滴注管前端口置于 LES 上缘之上 5cm 处，经管滴注 0.1mol/L 盐酸，如在无症状状态下因滴注盐酸而症状再现则为阳性，表明患者原有的症状系由胃酸反流造成。此试验方便、易行，有一定的价值。如若结合体位变化再做此试验，可能会得到更多信息。

3. X 线钡餐检查　通常可借此检查食管黏膜的影像、是否并发膈疝、动态了解食管的运动情形、钡剂通过及被清除的情形，以及按压腹部所导致的反流情况。典型 RE 者可见食管下段痉挛、黏膜粗糙，但食管壁柔软，钡剂通过顺利。偶有食管内少许钡液滞留。按压腹部可能见到钡剂反流至食管内。

4. 消化道内镜检查及组织学检查　临床上常用内镜技术来诊断 GERD。内镜检查可直接观察黏膜病损情况，并取黏膜做组织病理检查以确定病变性质。另外，还可以观察有无胃食管反流征象、食管腔内有无反流物或食物潴留、贲门闭合功能，以及是否存在膈疝等。一般可见到齿状缘不同程度的上移，食管下段黏膜充血、水肿，血管纹模糊等。发现黏膜有糜烂、破损者即称为 RE。Barrett 食管的镜下表现为下段鳞状上皮黏膜中间有色泽不同的圆片状或柱状的，或自齿状缘处向上蔓延的指样凸出黏膜岛，但要确诊还必须有病理证实存在肠化。而部分 GERD 患者在常规内镜下未能发现有糜烂和破损的称非糜烂性反流病。

5. 食管测压　目前较好的测压设备是套袖式多通道压力传感器。本技术可以了解食管各部静态压力和动态收缩、传送功能，并确定上、下食管括约肌的位置、宽度和压力值等。本检查需在空腹时进行，也只能获得检查期间的数据。现已有使用压力监测检查者，所得资料更具生理性。此外，通过干咽和湿吞时测压等，可反映食管的运动情况。

6. 食管腔内动态 pH 监测　上述测定的 LES 压力只是在特定空腹时的数据，代表测定的这一时间点的压力值，难以反映受试者整天随生理活动及病理情况而发生的变化。随着技术的进步，通过置于食管下端的 pH 电极以测定局部的酸度，可以动态地、生理性地明确胃酸反流的形式、频率和持续时间，以及症状、生理活动与食管内酸度的关系。本方法可以明确酸性非糜烂性反流病的诊断，为确诊 GERD 的重要措施之一。

7. 食管内胆汁反流检测　研究结果表明，约 2/3GERD 患者为酸 - 碱混合反流，如以pH 监测不足以发现，而前一时期开始应用的 24h 胆汁监测仪（Bilitec - 2000）则可测定食管腔内的胆红素而明确碱反流。

8. 阻抗技术　应用阻抗技术可以检出 pH 监测所不能测得的非酸性反流。使用多道腔内阻抗监测仪检测，非酸性液胃食管反流时食管阻抗降低，因为液体（水）对电的传导甚于固体食物或黏膜者；反之，气体反流（嗳气）时食管阻抗增高，因为气体对电的传导劣于固体食物或黏膜者。如在食管内多部位同时测定阻抗，则能判断食团在食管内运动的方向。吞咽液体时产生阻抗减弱的顺行波，而液体反流时则产生阻抗减弱的逆行波。

九、诊断

典型的症状和病史有利于建立诊断。不同的诊断方法对于 GERD 有不同的诊断价值。典型的胃食管反流症状加下列数项中之一项或一项以上者可建立 GERD 的临床诊断：①食管测压或影像学有反流的动力学紊乱基础（LES 压力降低、食管清除功能减弱等）或结构异常（膈疝、食管过短等）。②影像学和（或）内镜发现食管下段黏膜破损，经病理证实存在黏膜损害。③食管下段动态 pH 检测或胆红素检测阳性。④诊断性治疗有效。根据学者的共识，典型的反流综合征可根据特征性症状诊断，而无需诊断检查。对症状不典型或者要进一步了解其严重程度和有关病因，以利于治疗方案选择的患者，需做进一步检查，需有明确的病理学改变和客观胃食管反流的证据。而食管腔内测压连同食管下端腔内 24h 非卧床 pH/胆红素监测依然是诊断本病的金标准。

十、治疗

GERD 的治疗原则应针对上述可能的发病机制，包括改善食管屏障 - 清除功能、增加LES 压力、降低胃酸分泌、对抗可能存在的碱反流等。治疗措施依病情选择改进生活方式、药物治疗、内镜下治疗及手术治疗等。

（一）行为治疗

改善生活方式或生活习惯，以期避免 LES 的松弛或增强 LES 张力、减少反流、降低胃酸的分泌、保持胃肠道的正常运动等，在多数患者能起到一定的疗效，有时还可减少药物的使用。宜少食多餐，以减少胃腔的过度充盈。戒烟节酒和低脂、高蛋白饮食可增加 LES 压力、减少反流；不宜摄入辛辣和过甜、过咸饮食，以及巧克力、薄荷、浓茶、碳酸饮料、某些水果汁（橘子汁、番茄汁）等，以避免过多刺激胃酸分泌。睡前避免进食，以减少睡眠期间的胃酸分泌和 tLESR。应尽量避免使用促使反流或黏膜损伤的药物，如抗胆碱能药物、茶碱、地西泮、麻醉药、钙拮抗剂、β 受体激动剂、黄体酮、α 受体激动剂、非甾体消炎药等。鼓励患者适当咀嚼口香糖，通过正常的吞咽动作协调食管的运动功能，并增加唾液分泌以增强食管清除功能，并可一定程度地中和反流物中的胃酸和胆汁。衣着宽松、保持大便通畅都可以减少腹压增高。睡眠时抬高床头 10 ~ 15cm（垫枕头无效），利用重力作用改善平卧位时食管的排空功能。建议患者适当控制体重，减少由于腹部脂肪过多引起的腹压增高。

（二）药物治疗

1. 制酸剂

（1）PPI：鉴于目前以 PPI 的制酸作用最强，临床上治疗本病亦以 PPI 最为有效，故为首选药物。无论是最先问世的奥美拉唑，还是相继上市的兰索拉唑、潘托拉唑、雷贝拉唑，和近期应用的埃索镁拉唑，都有佳效。因为这些药物的结构不全一致，临床使用各有优点和欠缺之处，且各人的病情不同，敏感性、耐受性等也不一致，故宜因人施治。临床医生对于 PPI 用药的时间也有不同看法，一般主张初治患者用药 2 ~ 3 个月，8 ~ 12 周的常规剂量治疗对于轻度和中度的 RE 患者而言，症状多明显缓解或消失，而后再以半剂量维持使用 3 ~ 6 个月。鉴于 PPI 并不能制止反流，故大多数患者停药后易复发。因此，有人主张症状消失甚至内镜下明显改善或治愈后逐渐减少剂量，直至停药或者改用作用缓和的其他制剂如 H_2 受体阻滞剂，再逐渐停药，如有复发征兆时提前用药。临床上的长期应用已肯定了 PPI 维持治疗 GERD 的安全性。

（2）H_2 受体阻滞剂（H_2RA）：H_2RA，如西咪替丁、雷尼替丁、法莫替丁、尼扎替丁和罗沙替丁等也是制酸效果比较好的药物。对轻度 GERD 患者，除改进生活方式等措施外，宜应用一种常规剂量的 H_2RA，12 周内可使 1/3 ~ 1/2 的患者症状缓解。虽增大 H_2RA 剂量可一定程度提高制酸效果，但在常规剂量 2 倍以上时收益不再增大。H_2RA 也可在 PPI 控制病情后使用，并逐渐减量作为维持治疗用。

（3）碱性药物：理论上碱性药物也可以通过中和作用而减少胃酸的致病作用，对 GERD 有一定治疗作用，但鉴于若干不良反应，加之有其他性价比更佳的药物，故目前甚少使用本类药物。

（4）新型制酸剂：最近又有不少新的制酸剂问世，但尚未正式用于临床。

A. H_3 受体（H_3R）激动剂：在胃肠道肠肌间丛、胃黏膜内分泌细胞和壁细胞胆碱能神经中存在 H_3 受体，调节胃酸分泌。在实验狗中，H_3R 激动剂可呈剂量依赖性抑制五肽胃泌素刺激的酸分泌，这种药物的膜穿透性甚差。

B. 钾 - 竞争性酸阻断剂（potassium - competitive acidblockers，P - CAB）：为可逆性的 $H^+ - K^+ - ATP$ 酶抑制剂，其与质子泵细胞外部位离子结合，竞争性抑制 K^+ 进入壁细胞与 H^+ 交换，抑制质子泵活化。这类药的主要优点在于起效快，但可能有肝毒性存在。

C. 胃泌素受体拮抗剂：胃泌素通过结合 CCK - 2 受体，刺激神经内分泌细胞、ECL 细胞分泌组胺，从而刺激胃酸分泌。若干高亲和力的 CCK - 2 受体拮抗剂能有效阻断胃泌素的作用，抑制胃酸分泌。此外，还有学者在进行抗胃泌素疫苗的研究。

2. 胆汁吸附剂　对于碱性反流，应该使用吸附胆汁的药物，以减少其对黏膜的损害作用。铝碳酸镁是目前用得比较多的药物，在胃内其有轻度的制酸作用，更是能较理想地与胆汁结合，而在碱性环境下又释出胆汁，不影响胆汁的生理作用。硫糖铝在胃内分解后形成的成分也具有一定的中和胃酸和吸附胆汁的作用，只是逊于铝碳酸镁，且由于药物制剂的崩解度欠佳而需要溶于水或充分咀嚼后服下。考来烯胺吸附胆汁的能力更强，但其在碱性的肠腔内并不释出胆汁，临床应用不多。

3. 藻酸盐　藻酸盐与酸性胃内容物接触即可形成一层泡沫状物，悬浮于胃液上，在坐位或立位时起阻隔作用，减少食管黏膜与胃内容物的接触。临床研究表明，藻酸盐加制酸剂的积极治疗对减轻 GERD 症状如烧心、疼痛，以及预防烧心和愈合食管炎方面优于安慰剂。需快速吞服药物，否则其在口腔内即可形成泡沫，且影响疗效。

4. 促动力药　促动力药可以通过增加 LES 张力、促进胃和食管排空以减少胃食管反流。甲氧氯普胺可有躁动、嗜睡，特别是不可逆的锥体外系症状等不良反应发生，尤多见于老年患者，故已基本上弃用。多潘立酮是一种多巴胺受体阻滞剂，可增加 LES 张力、协调胃 – 幽门 – 十二指肠的运动而促进胃排空，对 GERD 有治疗作用，但需维持治疗；少数女性患者使用后可产生高泌乳素血症，发生乳腺增生、泌乳和闭经等不良反应，但停药后数周内即可恢复。西沙比利是选择性 $5 - HT_4$ 受体激动剂，促进肠神经元释放乙酰胆碱，也能增加 LES 张力、刺激食管蠕动和胃排空，但因有 Q – T 间期延长和室性心律异常而致死的报道，现几乎在全球范围内遭弃用。莫沙比利也是选择性 $5 - HT_4$ 受体激动剂，但只是部分选择性，对全消化道有促动力作用，因临床应用时间尚短，需要进一步积累疗效和安全性资料。新型 $5 - HT_4$ 受体兴奋剂替加色罗兼有改善胃肠道运动和协调内脏敏感性的作用，现已开始用于 GERD 的治疗，同样处于疗效和安全性资料的积累中。

除一般治疗外，就制酸剂和促动力药而言，可根据临床特征用药。轻度 GERD 患者可单独选用 PPI、促动力药或 H_2RA；中度者宜采用 PPI 或 H_2RA 和促动力药联用；重度者宜加大 PPI 口服剂量，或 PPI 与促动力药联用。

5. 减少 tLESR 的药物

（1）抗胆碱能制剂：间断应用抗胆碱能制剂阿托品可减少近 60% 健康志愿者的 tLESR。不通过血脑屏障的抗胆碱制剂不能减少 tLESR。但其不良反应限制了临床应用。

（2）吗啡：人类的 LES 存在阿片神经递质，吗啡可抑制吞咽和气囊扩张引起的 LES 松弛。静注吗啡可减少 tLESR，减少反流事件的发生。吗啡作用部位是中枢神经，通过 μ 受体而调节 LES 压力。作用于外周的吗啡类药物无此作用。

（3）CCK 拮抗剂：CCK 可引发 tLESR，缘自胃扩张。CCK – 1 受体拮抗剂地伐西匹可阻断之，由此证明 CCK 是通过近处胃组织或近端传入神经发挥调控 tLESR 作用的。CCK – 1 受体拮抗剂氯谷胺可减少餐后胃扩张引起 tLESR 的频率。

（4）一氧化氮合酶抑制剂：一氧化氮是一种重要的节后神经抑制性递质，一氧化氮能神经存在于迷走神经背核。已证实一氧化氮合酶抑制剂 L – MNME 可抑制 tLESR 的频率，而 L – 精氨酸可抑制这种作用。抑制一氧化氮合酶会引发胃肠运动的复杂变化和心血管、泌尿系、呼吸系统的重要改变。

（5）GABAB 兴奋剂：GABAB 是主要的抑制性中枢神经递质。其受体存在于许多中枢和外周神经中。巴氯芬抑制神经 – 肌肉接头处神经递质的释放，也是 tLESR 的强烈抑制剂。

研究显示巴氯芬（40mg，每日 2 次）可减少健康人和 GERD 患者的酸反流和非酸反流。本品常见的不良反应包括嗜睡、恶心和降低癫痫发作的阈值。

6. 黏膜保护剂　用于胃部疾病的黏膜保护剂均可用于 GERD，如铝制剂、铋剂等。除发挥局部直接的保护黏膜作用外，还可能刺激前列腺素等因子的分泌、增加血液循环等，间接有利于黏膜保护和修复。现已知叶酸、维生素 C、胡萝卜素和维生素 E 等抗氧化维生素和硒、锌等微量元素可以通过稳定上皮细胞 DNA 转录水平、中和氧化黏膜表面有害物质和（或）增强黏膜修复能力等，起到防治 GERD 患者食管下段黏膜破损、化生、异型增生和癌变的作用。

（三）内镜下治疗

1. 内镜下贲门黏膜缝合皱褶成型术　在内镜下将贲门部黏膜及黏膜下层用缝合的方法建成黏膜皱褶，意在局部形成一屏障，起抗反流的作用。国内亦已开展此项技术。短期疗效显著，但因 1~2 个月后缝线易脱落，局部黏膜恢复原状而失效。

2. 氩离子凝固术（APC）　近期有学者称内镜下局部应用 APC 技术处理 Barrett 食管有一定疗效。

3. 内镜下食管扩张术　对于 RE 后期发生的食管纤维性狭窄，多采用内镜下局部的扩张术，以改善吞咽困难。操作较易，也颇为安全，但常在若干时日后需重复进行。迄今所使用的有气囊、金属、塑料及水囊扩张设备等。

（四）手术治疗

据国外资料，10%~15% GERD 患者接受手术治疗。

手术指征包括：①出现严重的症状、镜下可见溃疡等，或有严重食管动力紊乱而积极药物治疗无效者。②药物控制下还经常发生反流性吸入性肺炎等严重并发症者。③不愿接受终身药物治疗或对大量制酸剂长期应用有顾虑而选择手术者。④需要长期大剂量药物维持治疗才能控制症状者，是手术治疗的相对指征。⑤对局部黏膜有重度异型增生或可疑癌变，或是食管严重狭窄而扩张无效者。

Barrett 食管的治疗如前述，迄今无特异措施，只是从防治食管腺癌角度而言，需要严密观察，定期内镜随访，及早发现癌前病变而予以相应措施。

十一、预后

药物治疗可以使大多数患者的症状缓解，预后良好，但据多数学者的观察，完全停药后若干时日易复发，故提出宜长期维持治疗，只是所用的药品及其用量有个体差异。有报道手术治疗失败的患者，或纵然有效，但还有一定的复发率，约为 10%。少数患者可发生食管溃疡、出血、狭窄、Barrett 食管等并发症。一旦并发食管癌，则预后甚差。

（杨贤义）

第二节　贲门失弛缓症

贲门失弛缓症（achalasia）是一种食管运动障碍性疾病，以食管缺乏蠕动和食管下括约肌（LES）松弛不良为特征。临床上贲门失弛缓症表现为患者对液体和固体食物均有吞咽困难、体重减轻、餐后反食、夜间呛咳以及胸骨后不适或疼痛。本病曾称为贲门痉挛。

一、流行病学

贲门失弛缓症是一种少见疾病。欧美国家较多，发病率每年为 0.5～0.8 万，男女发病率接近，约为 1：1.15。本病多见于 30～40 岁的成年人，其他年龄亦可发病。国内尚缺乏流行病学资料。

二、病因和发病机制

病因可能与基因遗传、病毒感染、自身免疫及心理社会因素有关。贲门失弛缓症的发病机制有先天性、肌源性和神经源性学说。先天性学说认为本病是常染色体隐性遗传；肌源性学说认为贲门失弛缓症 LES 压力升高是由 LES 本身病变引起，但最近的研究表明，贲门失弛缓症患者的病理改变主要在神经而不在肌肉，目前人们广泛接受的是神经源性学说。

三、临床表现

主要症状为吞咽困难、反食、胸痛，也可有呼吸道感染、贫血、体重减轻等表现。

1. 吞咽困难　几乎所有的患者均有程度不同的吞咽困难。起病多较缓慢，病初吞咽困难时有时无，时轻时重，后期则转为持续性。吞咽困难多呈间歇性发作，常因与人共餐、情绪波动、发怒、忧虑、惊骇或进食过冷和辛辣等刺激性食物而诱发。大多数患者吞咽固体和液体食物同样困难，少部分患者吞咽液体食物较固体食物更困难，故以此征象与其他食管器质性狭窄所产生的吞咽困难相鉴别。

2. 反食　多数患者合并反食症状。随着咽下困难的加重，食管的进一步扩张，相当量的内容物可潴留在食管内达数小时或数日之久，而在体位改变时反流出来。尤其是在夜间平卧位更易发生。从食管反流出来的内容物因未进入过胃腔，故无胃内呕吐物酸臭的特点，但可混有大量黏液和唾液。

3. 胸痛　是发病早期的主要症状之一，发生率为 40%～90%，性质不一，可为闷痛、灼痛或针刺痛。疼痛部位多在胸骨后及中上腹，疼痛发作有时酷似心绞痛，甚至舌下含化硝酸甘油片后可获缓解。疼痛发生的原因可能是食管平滑肌强烈收缩，或食物滞留性食管炎所致。随着吞咽困难的逐渐加剧，梗阻以上食管的进一步扩张，疼痛反而逐渐减轻。

4. 体重减轻　此症与吞咽困难的程度相关，严重吞咽困难可有明显的体重下降，但很少有恶病质样变。

5. 呼吸道症状　由于食物反流，尤其是夜间反流，误入呼吸道引起吸入性感染。出现刺激性咳嗽、咳痰、气喘等症状。

6. 出血和贫血　患者可有贫血表现。偶有出血，多为食管炎所致。

7. 其他　在后期病例，极度扩张的食管可压迫胸腔内器官而产生干咳、气急、发绀和声音嘶哑等。患者很少发生呃逆，为本病的重要特征。

8. 并发症　本病可继发食管炎、食管溃疡、巨食管症、自发性食管破裂、食管癌等。贲门失弛缓症患者患食管癌的风险为正常人的 14～140 倍。有研究报道，贲门失弛缓症治疗 30 年后，19% 的患者死于食管癌。因其合并食管癌时，临床症状可无任何变化，临床诊断比较困难，容易漏诊。

四、实验室及其他检查

（一）X线检查

是诊断本病的首选方法。

1. 胸部平片　本病初期，胸片可无异常。随着食管扩张，可在后前位胸片见到纵隔右上边缘膨出。在食管高度扩张、伸延与弯曲时，可见纵隔增宽而超过心脏右缘，有时可被误诊为纵隔肿瘤。当食管内潴留大量食物和气体时，食管内可见液平面。大部分病例可见胃泡消失。

2. 食管钡餐检查　动态造影可见食管的收缩具有紊乱和非蠕动性质，吞咽时LES不松弛，钡餐常难以通过贲门部而潴留于食管下端，并显示远端食管扩张、黏膜光滑，末端变细呈鸟嘴形或漏斗形（图12-1）。

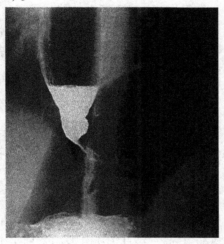

图12-1　贲门失弛缓症（X线钡餐）

（二）内镜检查

内镜下可见食管体部扩张呈憩室样膨出，无张力，蠕动差。食管内见大量食物和液体潴留，贲门口紧闭，内镜通过有阻力，但均能通过。若不能通过则要考虑有无其他器质性原因所致狭窄。

（三）食管测压

本病最重要的特点是吞咽后LES松弛障碍，食管体部无蠕动收缩，LES压力升高［>4kPa（30mmHg）］，不能松弛、松弛不完全或短暂松弛（<6秒），食管内压高于胃内压。

（四）放射性核素检查

用^{99m}Tc标记液体后吞服，显示食管通过时间和节段性食管通过时间，同时也显示食管影像。立位时，食管通过时间平均为7秒，最长不超过15秒。卧位时比立位时要慢。

五、诊断

根据病史有典型的吞咽困难、反食、胸痛等临床表现，结合典型的食管钡餐影像及食管测压结果即可确诊本病。

六、鉴别诊断

1. 反流性食管炎伴食管狭窄　本病反流物有酸臭味，或混有胆汁，胃灼热症状明显，应用 PPI 治疗有效。食管钡餐检查无典型的鸟嘴样改变，LES 压力降低，且低于胃内压力。

2. 恶性肿瘤　恶性肿瘤细胞侵犯肌间神经丛，或肿瘤环绕食管远端压迫食管，可见与贲门失弛缓症相似的临床表现，包括食管钡餐影像。常见的肿瘤有食管癌、贲门胃底癌等，内镜下活检具有重要的鉴别作用。如果内镜不能达到病变处则应行扩张后取活检，或行 CT 检查以明确诊断。

3. 弥漫性食管痉挛　本病亦为食管动力障碍性疾病，与贲门失弛缓症有相同的症状。但食管钡餐显示为强烈的不协调的非推进型收缩，呈现串珠样或螺旋状改变。食管测压显示为吞咽时食管各段同期收缩，重复收缩，LES 压力大部分是正常的。

4. 继发性贲门失弛缓症　锥虫病、淀粉样变性、特发性假性肠梗阻、迷走神经切断术后等也可以引起类似贲门失弛缓症的表现，食管测压无法区别病变是原发性或继发性。但这些疾病均累及食管以外的消化道或其他器官，借此与本病鉴别。

七、治疗

目前尚无有效的方法恢复受损的肌间神经丛功能，主要是针对 LES，不同程度解除 LES 的松弛障碍，降低 LES 压力，预防并发症。主要治疗手段有药物治疗、内镜下治疗和手术治疗。

（一）药物治疗

目前可用的药物有硝酸甘油类和钙离子拮抗剂，如硝酸甘油 0.6mg，每日 3 次，餐前 15 分钟舌下含化，或硝酸异山梨酯 10mg，每日 3 次，或硝苯地平 10mg，每日 3 次。由于药物治疗的效果并不完全，且作用时间较短，一般仅用于贲门失弛缓症的早期、老年高危患者或拒绝其他治疗的患者。

（二）内镜治疗

1. 内镜下 LES 内注射肉毒毒素　肉毒毒素是肉毒梭状杆菌产生的外毒素，是一种神经肌肉胆碱能阻断剂。它能与神经肌肉接头处突触前胆碱能末梢快速而强烈地结合，阻断神经冲动的传导而使骨骼肌麻痹，还可抑制平滑肌的活动，抑制胃肠道平滑肌的收缩。内镜下注射肉毒毒素是一种简单、安全且有效的治疗手段，但由于肉毒毒素在几天后降解，其对神经肌肉接头处突触前胆碱能末梢的作用减弱或消失，因此，若要维持疗效，需要反复注射。

2. 食管扩张　球囊扩张术是目前治疗贲门失迟缓症最为有效的非手术疗法，它的近期及远期疗效明显优于其他非手术治疗，但并发症发生率较高，尤以穿孔最为严重，发生率为 1%～5%。球囊扩张的原理主要是通过强力作用，使 LES 发生部分撕裂，解除食管远端梗阻，缓解临床症状。

3. 手术治疗　Heller 肌切开术是迄今治疗贲门失弛缓症的标准手术，其目的是降低 LES 压力，缓解吞咽困难，同时保持一定的 LES 压力，防止食管反流的发生。手术方式分为开放性手术和微创性手术两种，开放性手术术后症状缓解率可达 80%～90%，但 10%～46%

的患者可能发生食管反流。因此大多数学者主张加做防反流手术。尽管开放性手术的远期效果是肯定的，但是由于其创伤大、术后恢复时间长、费用昂贵，一般不作为贲门失弛缓症的一线治疗手段，仅在其他治疗方法失败，且患者适合手术时才选用开放性手术。

腔镜技术的迅速发展使贲门失弛缓症的治疗发生了巨大的变化，从开放性手术到经胸腔镜，再到经腹腔镜肌切开术，这种微创性手术的疗效与开放性手术相似，且创伤小，缩短了手术和住院时间，减少了手术并发症，有望成为治疗贲门失弛缓症的首选方法。

（杨贤义）

第三节 上消化道出血

一、概述

上消化道出血（Upper gastrointestinal tract hemorrhage）是指屈氏韧带以上的消化道包括食管、胃、十二指肠、胆管及胰管的出血，也包括胃空肠吻合术后的空肠上段出血。大量出血是指在短时间内出血量超过1 000ml或达血容量20%的出血，据我国统计资料表明，急性上消化道出血的最常见的3大病因依次是消化性溃疡、急性胃黏膜病变和食管－胃底静脉曲张破裂，以呕血和（或）黑便为主要症状，常伴有血容量减少引起的急性周围循环衰竭。急性大量出血死亡率约为10%，60岁以上患者出血死亡率高于中青年，为30%～50%。

二、临床表现

1. 症状和体征

（1）呕血和黑便：呕血多呈棕褐色、咖啡渣样。但如出血量大，则为鲜红或兼有血块。上消化道出血后均有黑便，如出血量很大，血液在肠内推进快，大便亦可呈暗红色或鲜红色。

（2）失血性周围循环衰竭：程度轻重与出血量及速度有关。少量出血可因机体的自我代偿而不出现临床症状。中等量以上的出血常表现为头昏、心悸、冷汗、恶心、口渴；体检可发现面色苍白、皮肤湿冷、心率加快、血压下降。大量出血可出现黑矇、晕厥，甚至休克。

（3）发热：出血后24h内常出现低热，持续数日至一周。少数大量出血的患者可出现难以控制的高热，提示病情严重。原因不明，可能与失血后导致体温调节中枢的功能障碍有关。

（4）氮质血症：分为肠源性、肾前性和肾性；24～48h达高峰，一般不超过14.3mmol/L（40mg/dl），3～4d降至正常。若同时检测血肌酐水平正常，出血后血尿素氮浓度持续升高或一度下降后又升高，常提示活动性出血或止血后再出血。

2. 实验室检查

（1）血常规：在出血早期可因血管和脾脏代偿性收缩和血液浓缩而使红细胞和血红蛋白基本正常甚至升高，一般在急性出血后3～4h后开始下降，此时也应注意治疗过程中快速大量输液造成的血液稀释对血常规结果的影响，以正确评估出血程度。血小板、白细胞可因出血后的应激反应而在短期内迅速增加。

（2）呕吐物隐血试验和大便隐血反应强阳性。

（3）血尿素氮：出血后数小时内开始升高，24～48h 内达高峰，3～4d 降至正常。应同时测定血肌酐浓度，以排除原有肾脏疾病。

3. 特殊检查

（1）胃镜检查：是诊断上消化道出血最常用、准确的方法，尤其是出血后 48h 内的紧急胃镜检查更有价值。

（2）X 线钡餐检查：此法在急性上消化道大出血时对出血病因的诊断价值有限。早期 X 线钡餐检查还可能引起再出血，故主张在出血停止和病情稳定数日后行 X 线钡餐检查。

（3）选择性腹腔动脉造影：对于出血速度 >0.5ml/min 的活动性出血，此法可能发现一些经胃镜或 X 线钡餐检查未能发现的出血病灶，并可在该动脉插管内滴入垂体加压素而达到止血目的。

（4）放射性核素：^{99m}Tc 标记红细胞扫描，可发现 0.05～0.12ml/min 活动性出血的部位，创伤小，可起到初步定位作用，对 Merkel 憩室合并出血有较大诊断价值。

（5）剖腹探察术：少数患者经上述内科检查仍不能找到出血病灶而又存在活动性大出血者，可在积极输血和其他抗休克处理的同时行剖腹探察术，必要时还可行术中内镜检查，常可获明确诊断。

三、诊断要点

1. 详细询问病史

（1）慢性上腹痛史，提示溃疡病、胃炎、胃癌及胃黏膜脱垂等。

（2）肝炎、黄疸、血吸虫病或慢性酒精中毒史，应考虑食管 - 胃底静脉曲张破裂出血。

（3）胆系疾病史，应怀疑胆道出血。

（4）剧烈呕吐者，应想到食管贲门黏膜撕裂综合征。

（5）长期大量使用损伤胃黏膜药物史，则有助于药物所致出血的诊断。

2. 准确识别消化道出血

（1）应与鼻出血、拔牙或扁桃体切除而咽下血液所致者加以区别。

（2）应与肺结核、支气管扩张、支气管肺癌、二尖瓣狭窄所致的咯血相区别。

（3）口服动物血块、骨炭、铋剂和某些中药可引起大便发黑，应注意鉴别。

（4）少数大出血患者在临床上尚未出现呕血、黑便而首先表现为周围循环衰竭，检诊时应想到消化道出血的可能。

3. 估计出血程度和周围循环状态

（1）每日出血量 >5ml 时，大便隐血试验可呈阳性。

（2）每日出血量达 50～100ml 以上，可出现黑便。

（3）胃内积血量 250～300ml 时，可引起呕血。

（4）一次出血量不超过 400ml 时，一般无全身症状。

（5）出血量超过 500ml，失血又较快时，可出现休克症状。

（6）严重性出血指 3h 内需输血 1 500ml 才能纠正其休克。

（7）持续性出血指在 24h 之内的 2 次胃镜所见均为活动性出血。

4. 正确判断是否继续出血或再出血

（1）反复呕血，甚至呕血转为鲜红色，黑便次数增多、稀薄并呈暗红色，伴有肠鸣音亢进。

（2）周围循环衰竭表现虽经积极处理未见明显好转，或好转后又恶化。

（3）RBC、Hb 及 HCT 持续下降，网织红细胞计数持续增高。

（4）补液与尿量足够的情况下，血 BUN 持续或再次增高。

四、治疗方案及原则

1. 患者注意事项　严密监测病情变化，患者应卧位休息，保持安静，保持呼吸道通畅，避免呕血使血液阻塞呼吸道而引起窒息。

2. 积极抗休克，尽快补充血容量是最主要的措施

（1）应立即配血。

（2）有输血指征时：即脉搏 >110 次/min，红细胞 $<3 \times 10^{12}/L$，血红蛋白 $<70g/L$，收缩压 <12kPa（90mmHg）可以输血。

（3）在输血之前可先输入生理盐水、林格液、葡萄糖苷或其他血浆代用品。

（4）输液速度和种类最好根据中心静脉压和每小时尿量来调节。

3. 控制出血

（1）提高胃内 pH：常用的药物有组胺 H_2 受体拮抗剂，如雷尼替丁、法莫替丁、西咪替丁等，以及作用更强的质子泵抑制剂，如奥美拉唑、泮托拉唑肠溶片（潘妥洛克）等。

（2）局部止血措施

1）胃内降温：10～14℃水反复灌洗胃腔，可使胃血管收缩，血流减少并使胃分泌和消化液受抑制，胃纤维蛋白溶解酶活力减弱，从而达到止血的目的。

2）口服止血剂：去甲肾上腺素 8mg 加于生理盐水或冰盐水 150ml，分次口服（老年人勿用），凝血酶分次口服。

3）内镜止血：局部喷洒凝血酶、孟氏液、组织黏合剂；局部注射止血法使用的药物包括 15%～20% 高张盐水、无水乙醇、1% 乙氧硬化醇、5% 鱼肝油酸钠等；凝固止血法，常用 YAG 激光、微波、热探头和高频电凝；机械止血法：使用 Hemoclip 钳夹、球囊压迫或结扎法。

4）三腔两囊管压迫止血：用于食管－胃底静脉曲张破裂出血。成功的关键在于放管位置要准确；充气要足，胃囊充气 200～300ml，食管囊压力维持在 4.00～5.33kPa（30～40mmHg）；牵拉固定要确切；定时放气和抽吸胃内容物和食管囊上方的分泌物。止血后放气管观察一天，总插管时间 3～5d，以短些为好。

5）减少内脏血流量及门静脉压力的药物：生长抑素类，如奥曲肽、施他宁；垂体后叶素和血管加压素。生长抑素对食管静脉曲张破裂出血有迅速止血作用，近期疗效与硬化剂注射、三腔两囊管压迫相似，但不良反应较少，患者易于耐受，且对三腔两囊管压迫及垂体后叶素治疗无效者也可能有效。

4. 手术治疗

（1）消化性溃疡出血手术指征：严重出血经内科积极治疗 24h 仍不止血，或止血后短期内又再次大出血，血压难以维持正常；年龄 50 岁以上，伴动脉硬化，经治疗 24h 出血不

止；以往有多次大量出血，短期内又再出血；合并幽门梗阻、穿孔，或怀疑有恶变。

（2）胃底－食管静脉曲张破裂出血：应尽量避免手术。

五、处置

（1）对一般消化道出血患者，经急诊处理后应留院观察 3~5d，如无继续出血可回家口服药物治疗，定期复查。

（2）对上消化道大出血患者经积极抢救，生命体征稳定后住院治疗。

（3）对严重性出血患者或因脏器低灌注而引起相应并发症患者应尽快收入 ICU 病房行加强监护治疗。

（4）对于高龄合并多种慢性疾病或有肝硬化病史患者，无论出血量多少均应住院治疗。

六、注意事项

（1）应注意有少数患者在出现呕血和黑便之前即发生严重周围循环衰竭，此时进行直肠指检如发现黑便或血便则对诊断有帮助。

（2）应注意在出血性休克的早期血压可因代偿而基本正常，甚至一时偏高，但此时脉搏细速，皮肤苍白、湿冷。老年人大量出血可引起心、脑、肾的并发症。

（3）肝硬化食管胃底静脉曲张破裂出血不宜用葡萄糖苷类及不宜过多使用库血，亦不宜输液输血过多过快以免诱发肝性脑病和再出血。

（4）大量输血患者应注意及时补充凝血因子。

（杨贤义）

第四节　急性胃炎

急性胃炎（actlte gastritis）是指各种外在和内在因素引起的急性广泛或局限性胃黏膜炎症。病变可局限于胃底、胃体、胃窦或弥漫分布于全胃，病变深度大多仅限于黏膜层，严重时则可累及黏膜下层、肌层，甚至达浆膜层。临床表现多种多样，以上腹痛、上腹不适、恶心、呕吐最为常见，也可无症状或仅表现为消化道出血。胃镜下可见胃黏膜充血、水肿、糜烂、出血及炎性渗出物。组织学检查主要表现为中性多核细胞浸润。急性胃炎一般是可逆性疾病，病程短，经适当治疗或调整饮食在短期内痊愈；也有部分患者经过急性胃炎阶段而转为慢性胃炎。

急性胃炎的分类方法较多，目前尚未有统一的方案。临床上一般将急性胃炎分为四类：①急性单纯性胃炎。②急性糜烂性胃炎。③急性化脓性胃炎。④急性腐蚀性胃炎。以前两种较常见。

一、急性单纯性胃炎

急性单纯性胃炎（acute simple gastritis）多由微生物感染或细菌毒素引起，少数也可因物理、化学等刺激因素造成。

（一）病因和发病机制

1. 微生物感染或细菌毒素　进食被微生物或细菌毒素污染的饮食是急性胃炎最常见的

病因。常见的微生物有沙门菌属、嗜盐杆菌、幽门螺杆菌、轮状病毒（rotavirus）、诺沃克病毒（norwalk virus）等。细菌毒素以金葡菌毒素、肉毒杆菌毒素等引起的病变最严重。

2. 物理因素　暴饮暴食或进食过冷、过热及粗糙的食物等均可破坏胃黏膜屏障引起急性炎症反应。另外，食入异物和柿石等也可导致胃黏膜的改变。

3. 化学因素

（1）药物：部分药物可刺激胃黏膜而引起急性胃炎。较常见的是非甾体类抗炎药（NSAID），如阿司匹林、对乙酰氨基酚、吲哚美辛、保泰松等，以及含有这类药物的各种感冒药物、抗风湿药物。此类药能使细胞的氧化磷酸化解离，并降低细胞的磷酸肌酐水平，从而使上皮细胞的能量代谢发生障碍，Na^+、Cl^-的转运速度减慢，使H^+逆流，细胞肿胀并脱落；非甾体类药还可抑制环氧化物，减少内源性前列腺素的生成，使其分泌的碳酸氢钠和黏液减少，破坏了胃黏膜屏障；同时明显减少胃黏膜血流量，影响胃黏膜的氧和各种营养物质的供给，从而降低了胃黏膜的防御功能。

另外，铁剂、碘剂、氧化钾、洋地黄、抗生素类、激素类、组胺类、咖啡因、奎宁、卤素类及某些抗癌药物等均可刺激胃黏膜引起浅表的损伤。

（2）酗酒及饮料：酒精、浓茶及咖啡等饮料均能破坏胃黏膜屏障，引起H^+逆流，加重胃黏膜上皮细胞的损伤；同时损伤黏膜下的毛细血管内皮，使血管扩张，血流缓慢，血浆外渗，血管破裂等导致胃黏膜充血、水肿、糜烂及出血。

（3）误食毒物：误食灭虫药、毒蕈、灭鼠药等化学毒物等均可刺激胃黏膜，破坏胃黏膜屏障，从而引起炎症。

4. 其他　胃的急性放射性损伤、留置胃管的刺激，以及某些全身性疾病如肝硬化、尿毒症、晚期肿瘤、慢性肺心病和呼吸功能衰竭等均可产生一些内源性刺激因子，引起胃黏膜的急性炎症。

（二）病理

胃窦、胃体、胃底或全胃黏膜充血、水肿、点片状平坦性糜烂，黏膜表面或黏膜下有新鲜或陈旧性出血，黏膜表面有炎性渗出物。大多数病变局限在黏膜层，不侵犯黏膜肌层。

镜检可见表层上皮细胞坏死、脱落、黏膜下出血，组织中有大量的中性粒细胞浸润，并有淋巴细胞、浆细胞和少量嗜酸粒细胞浸润。腺体的细胞，特别是腺体颈部细胞呈不同程度的变性和坏死。

（三）临床表现

临床表现常因病因不同而不同。细菌或细菌毒素所致的急性单纯性胃炎较多见，一般起病较急，多于进食污染物后数小时至24h发病，症状轻重不一，大多有中上腹部疼痛、饱胀、厌食、恶心、频繁呕吐，因常伴有急性水样腹泻而称为急性胃肠炎。严重者可出现脱水、电解质平衡失调、代谢性酸中毒和休克。如沙门菌感染常有发热、脱水等症状；轮状病毒感染引起的胃肠炎多见于5岁以下儿童，好发于冬季，有发热、水样腹泻、呕吐、腹痛等症状，常伴脱水，病程1周左右。

由理化因素引起的急性单纯性胃炎一般症状较轻。非甾体类药物引起的胃炎临床表现常以呕血、黑便为主，为上消化道出血的重要原因之一。出血多呈间歇性发作，大出血时可发生休克。

并非所有急性单纯性胃炎均有症状，约30％的患者，仅有胃镜下急性胃炎的表现，而无任何临床症状。体格检查可发现上腹部或脐周有压痛，肠鸣音亢进。一般病程短，数天内可好转自愈。

（四）相关检查

（1）血常规：感染因素引起的急性胃炎患者白细胞计数增高，中性粒细胞比例增多。

（2）便常规：便常规有少量黏液及红白细胞。便培养可检出病原菌。

（3）内镜检查：内镜检查对本病有诊断价值。内镜下可见胃黏膜充血、水肿，有时有糜烂及出血灶，表面覆盖厚而黏稠的玻璃样渗出物和黏液。

（五）诊断和鉴别诊断

1. 诊断　根据饮食不当或服药等病史，对起病急，有上腹痛、恶心、呕吐或上消化道出血等临床表现的患者可做出诊断。少数不典型病例须做胃镜才能明确诊断。

2. 鉴别诊断

（1）急性阑尾炎：急性阑尾炎早期可表现为急性上腹部疼痛，但急性阑尾炎的上腹痛或脐周痛是内脏神经反射引起的，疼痛经过数小时至24h左右，转移并固定于右下腹是其特点，同时可有右下腹腹肌紧张和麦氏点压痛阳性。腹部平片可见盲肠胀气，或有液平面，右侧腰大肌影消失或显示阑尾粪石。

（2）胆管蛔虫症：胆管蛔虫症也可表现为上腹痛、恶心、呕吐等症状，但其腹痛常常为突发的阵发性上腹部剧烈钻顶样痛，有时可吐出蛔虫，间歇期可安静如常。既往有排蛔虫或吐蛔虫的病史。

（3）急性胰腺炎：急性胰腺炎也可呈现上腹痛和呕吐，疼痛多位于中上腹或左上腹，呈持续性钝痛、钻痛或绞痛；仰卧位时加重，前倾坐位时可缓解。疼痛一般较剧烈，严重时可发生休克。血、尿淀粉酶升高有助于本病的诊断。

（4）急性胆囊炎：急性胆囊炎时上腹痛多位于右上腹胆囊区，疼痛剧烈而持久，可向右肩背部放射；疼痛常于饱餐尤其是脂肪餐后诱发，Murphy征阳性。超声检查可见胆囊壁增厚、粗糙，或胆囊结石。

（六）治疗

1. 去除病因　本病患者急性期应卧床休息，停止一切对胃黏膜有刺激的饮食或药物；进食清淡流质饮食，多饮水，腹泻较重时可饮糖盐水；必要时可暂时禁食。

2. 对症治疗

（1）腹痛者可局部热敷，疼痛剧烈者可给解痛剂，如654-2 10mg或阿托品0.3～0.6mg，每日3次口服。

（2）剧烈呕吐或失水者应静脉输液补充水、电解质和纠正酸碱平衡；肌肉注射甲氧氯普胺、氯丙嗪，或针刺足三里、内关等以止吐。

（3）伴有上消化道出血或休克者应积极止血、补充液体以扩充血容量，尽快纠正休克；静脉滴注或口服奥美拉唑、H_2受体拮抗剂以减少胃酸分泌；应用胃黏膜保护剂如硫糖铝、胶体铋剂等，以减轻黏膜炎症。

（4）对微生物或细菌毒素感染，尤其伴腹痛者可选小檗碱、甲硝唑、诺氟沙星、氨苄西林等抗菌药物。

（七）预后

在去除病因后，多于数天内痊愈。少数可因致病因素持续存在，发展为慢性浅表性胃炎。

二、急性糜烂性胃炎

急性糜烂性胃炎（acute erosive gastritis）是指不同病因引起胃黏膜多发性糜烂为特征的急性胃炎，也可伴急性溃疡形成。

（一）病因和发病机制

1. 应激因素　引起应激的因素有严重创伤、大面积烧伤、大手术、中枢神经系统肿瘤、外伤、败血症、心力衰竭、呼吸衰竭、肝和肾功能衰竭、代谢性酸中毒及大量使用肾上腺皮质激素等。发病机制可能为应激状态下体内去甲肾上腺素和肾上腺素分泌增多，使内脏血管收缩，胃血流量减少，引起胃黏膜缺血、缺氧，导致黏膜受损和胃酸分泌增多，黏液分泌不足，HCO_3^- 分泌减少，前列腺素合成减少，从而削弱了胃黏膜的抵抗力，结果加剧了黏膜的缺血缺氧，使 H^+ 反弥散，致使黏膜糜烂、出血。

2. 其他　引起急性单纯性胃炎的各种外源性病因，均可严重的破坏胃黏膜屏障，导致 H^+ 及胃蛋白酶的反弥散，引起胃黏膜的损伤而发生糜烂和出血。

（二）病理

本病病变多见于胃底和胃体部，但胃窦有时也可受累。胃黏膜呈多发性糜烂，伴有点片状新鲜或陈旧出血灶，有时见浅小溃疡。镜下可见糜烂处表层上皮细胞有灶性脱落，固有层有中性粒细胞和单核细胞浸润，腺体因水肿、出血而扭曲。

（三）临床表现

急性糜烂性胃炎起病前一般无明显不适，或仅有消化不良的症状，但由于原发病症状严重而被掩盖。本病常以上消化道出血为首发症状，表现为呕血和/或黑便，一般出血量不大，常呈间歇性，能在短期内恢复正常。部分患者可表现为急性大量出血，引起失血性休克，若不能及时正确处理，死亡率可高达50%以上。少数因烧伤引起本病者，仅有低血容量引起的休克，而无明显呕血或黑便，常易被误诊。

（四）诊断和鉴别诊断

1. 诊断　诊断主要依靠病前有服用非甾体类药、酗酒、烧伤、手术或重要器官功能衰竭等应激状态病史，而既往无消化性溃疡等病史；一旦出现上消化道出血症状应考虑本病的可能。但确诊最主要依靠急诊内镜检查，一般应在出血停止后24～48d内进行。

2. 鉴别诊断　急性糜烂性胃炎应与急性胰腺炎、消化性溃疡、急性阑尾炎、急性胆囊炎、胆石症等疾病相鉴别；合并上消化道出血时应与消化性溃疡、食管静脉破裂出血等鉴别，主要靠急诊胃镜检查确诊。

（五）治疗

1. 一般治疗　本病治疗首先应去除发生应激状态的诱因，让患者安静卧床休息，可给流质饮食，必要时禁食。

2. 止血措施

（1）抑酸剂：抑酸剂减少胃酸的分泌，防止 H^+ 逆向弥散，达到间接止血作用。如奥美拉唑、西咪替丁、法莫替丁等静脉滴注或口服。

（2）冰盐水：给胃内注入冰盐水 250ml，保留 15～20min 后吸出，可重复 4～5 次。冰盐水可使胃壁血管收缩并使胃酸分泌减少。

（3）药物止血：口服凝血酶、去甲肾上腺素、孟氏液等，如出血量较大可静脉输入巴曲酶、奥曲肽、酚磺乙胺等。

（4）内镜下止血：对上述止血措施效果不理想时，可酌情选用电凝、微波、注射药物或激光止血。

3. 胃黏膜保护剂　胃黏膜保护剂如硫糖铝、麦滋林－S 颗粒、得乐胶囊等可阻止胃酸和胃蛋白酶的作用，有助于黏膜上皮再生和防止 H^+ 逆向弥散；促进前列腺素合成，减少黏液中表皮生长因子（ECF）降解，刺激黏液和碳酸氢盐的分泌，增加黏膜血流供应，具有保护黏膜的作用。

4. 外科治疗　少数患者经内科 24h 积极治疗难以控制出血者应考虑手术治疗。

（六）预防

对多器官功能衰竭、脓毒血症、大面积烧伤等应激状态患者应给予 H_2 受体拮抗剂或制酸剂（氢氧化铝凝胶、氢氧化镁等）及黏膜保护剂如硫糖铝等，以预防急性胃黏膜病变。

三、急性化脓性胃炎

急性化脓性胃炎（acute phlegmonous gastritis）是胃壁受细菌感染引起的化脓性疾病，是一种罕见的重症胃炎，又称急性蜂窝组织性胃炎，本病男性多见，男女之比约为 3：1。

（一）病因和发病机制

本病多发生于免疫力低下，且有身体其他部位感染灶的患者，如脓毒血症、败血症、蜂窝组织炎等，致病菌通过血循环或淋巴播散到胃；或在胃壁原有病变如慢性胃炎、胃溃疡、胃息肉摘除的基础上繁殖，而引起胃黏膜下层的急性化脓性炎症。常见的致病菌为 α 溶血性链球菌，其他如肺炎球菌、葡萄球菌、绿脓杆菌、大肠杆菌、炭疽杆菌、产气夹膜梭状芽孢杆菌等也可引起本病。

（二）病理

急性化脓性胃炎的炎症主要累及黏膜下层，并形成坏死区，严重者炎症可穿透肌层达浆膜层，发生穿孔时可致化脓性腹膜炎。由产气芽孢杆菌引起者，胃壁增厚、胃腔扩张，其组织内有气泡形成。镜下可见黏膜下层有大量的白细胞浸润，亦可见到多数细菌，有出血、坏死、胃小静脉内也可见血栓形成。以化脓性感染范围可分为弥漫型和局限型。弥漫型炎症侵及胃的大部分或全胃，甚至扩散至十二指肠等胃的邻近器官；局限性炎症局限，形成单发或多发脓肿，以幽门区脓肿多见。

（三）临床表现

本病起病急骤且凶险，常有寒战、高热，剧烈的上腹部疼痛，也可为全腹痛，取前倾坐位可使腹痛缓解，称为 Deninger 征，为本病的特征性表现。恶心、频繁呕吐也是本病常见的症状，呕吐物中可见坏死脱落的胃黏膜组织；有时可出现呕血及黑便。部分患者有脓性腹水形成，出现中毒性休克。可并发胃穿孔、血栓性门静脉炎及肝脓肿。

体格检查上腹部有明显压痛、反跳痛和肌紧张等腹膜炎的征象。

（四）相关检查

（1）血常规：血白细胞计数一般大于 $10 \times 10^9/L$，以中性粒细胞为主，伴核左移现象。

（2）尿常规：尿常规镜检可见蛋白及管型。

（3）便常规：大便潜血试验可呈阳性。

（4）呕吐物检查：呕吐物中有坏死黏膜并混有脓性呕吐物。

（5）X 线检查：腹平片示胃扩张，如产气荚膜梭状芽孢杆菌感染者可见胃壁内有气泡形成；伴有穿孔者膈下可见游离气体。钡餐检查相对禁忌。

（6）超声检查：超声检查可见患者胃壁增厚，由产气荚膜梭状芽孢杆菌引起者，胃壁内可见低回声区。

（7）胃镜检查：本病因可诱发穿孔，禁忌行内镜检查。

（五）诊断和鉴别诊断

1. 诊断　根据本病有上腹部疼痛、恶心、呕吐、寒战高热等症状，以及上腹部压痛、反跳痛和肌紧张等体征，结合血常规检查和 X 线检查等可做出诊断。

2. 鉴别诊断　急性化脓性胃炎应与急性胰腺炎、急性阑尾炎、急性胆囊炎、胆石症等疾病相鉴别，一般根据临床表现和辅助检查可资鉴别。

（六）治疗

本病治疗的关键在于早期确诊，给予足量抗生素以控制感染；及时行胃壁脓肿切开引流或胃次全切除术，能明显降低死亡率。

四、急性腐蚀性胃炎

急性腐蚀性胃炎（acute corrosive gastritis）是由于误服或自服腐蚀剂（强碱如苛性碱，强酸如盐酸、硫酸、硝酸，以及来苏儿、氯化汞、砷、磷等）而引起胃壁的急性损伤或坏死。

（一）病因和发病机制

腐蚀剂进入消化道引起损伤的范围和严重性与腐蚀剂的种类、浓度、数量、胃内有无食物及与黏膜接触的时间长短等有关。轻者引起胃黏膜充血、水肿；重者发生坏死、穿孔；后期出现瘢痕、狭窄而使胃腔变形，引起上消化道梗阻。强酸类腐蚀剂所至损伤主要为胃，尤其是胃窦、幽门和小弯；而强碱类腐蚀剂食管损伤较胃严重。强酸可使蛋白质和角质溶解、凝固，组织呈界限明显的灼伤或凝固性坏死伴有焦痂，受损组织收缩变脆，大块坏死组织脱落造成继发性穿孔、腹膜炎或纵隔炎。强碱由于能迅速吸收组织中的水分，与组织蛋白质结合形成胶冻样物质，使脂肪酸皂化，造成严重的组织坏死；因此，强碱的病变范围多大于其接触面积。

（二）病理

病变程度与吞服的腐蚀剂剂量、浓度、胃内所含食物量及腐蚀剂与黏膜接触的时间长短等有关。轻者引起胃黏膜充血、水肿，重者发生坏死、穿孔，后期可出现瘢痕和狭窄引起上消化道梗阻。

（三）临床表现

临床症状与吞服的腐蚀剂种类有关。吞服后黏膜都有不同程度的损害，多立即出现口腔、咽喉、胸骨后及上腹部的剧烈疼痛，频繁恶心、呕吐，甚至呕血，呕吐物中可能会含有脱落坏死的胃壁组织。严重时因广泛的食管、胃的腐蚀性坏死而致休克，也可出现食管及胃的穿孔，引起胸膜炎和弥漫性腹膜炎。继发感染时可有高热。但也有部分腐蚀剂如来苏儿由于它对表层迷走神经有麻醉作用，并不立即出现症状。此外，各种腐蚀剂吸收后还可引起全身中毒症状。酸类吸收可致严重酸中毒而引起呼吸困难；来苏儿吸收后引起肾小管损害，导致肾衰竭。急性期过后，可出现食管、贲门和幽门狭窄及梗阻的症状。

各种腐蚀剂引起的口腔黏膜灼痂的颜色不同，有助于识别腐蚀剂的类型，硫酸致黑色痂，盐酸致灰棕色痂，硝酸致深黄色痂，醋酸致白色痂，来苏儿致灰白色痂，后转为棕黄色痂，强碱则呈透明的水肿。

（四）诊断

本病根据病史和临床表现，很容易做出诊断和鉴别诊断。急性期一般不做上消化道钡餐和内镜检查，以免引起食管和胃穿孔。待急性期过后，钡餐检查可见胃窦黏膜纹理粗乱，如果腐蚀深达肌层，由于瘢痕形成，可表现为胃窦狭窄或幽门梗阻。

（五）治疗

本病是一种严重的内科急症，必须积极抢救。①一般洗胃属于禁忌，禁食水，以免发生穿孔；尽快静脉补液，纠正水、电解质和酸碱失衡。②去除病因，服强酸者尽快口服牛奶、鸡蛋清或植物油 100~200ml，避免用碳酸氢钠，以免产气过多而导致穿孔；服强碱者给食醋 500ml 加温水 500ml 分次口服，然后再服少量蛋清、牛奶或植物油。③有的学者主张在发病 24h 内应用肾上腺皮质激素，以减少胶原、纤维瘢痕组织的形成，如每日氢化可的松 200~300mg 或地塞米松 5~10mg 静脉滴注，数日后改为口服醋酸泼尼松，使用皮质激素时应并用抗生素。④对症治疗，包括解痉、止吐，有休克时应给予抗休克治疗。⑤积极预防各种并发症。⑥急性期过后，若出现疤痕、狭窄，可行扩张术或手术治疗。

（杨贤义）

第五节　慢性胃炎

慢性胃炎（chronic gastritis）是由各种病因引起的胃黏膜慢性炎症。根据内镜及病理组织学改变将慢性胃炎分为非萎缩性胃炎（浅表性胃炎）及萎缩性胃炎两大基本类型。慢性非萎缩性胃炎是指不伴有胃黏膜萎缩性改变、胃黏膜层见以淋巴细胞和浆细胞为主的慢性炎症细胞浸润的慢性胃炎。根据病变分布，可再分为胃窦炎、胃体炎、全胃炎胃窦为主或全胃炎胃体为主。

一、慢性非萎缩性胃炎

(一) 流行病学

HP 感染为慢性非萎缩性胃炎的主要病因。慢性非萎缩性胃炎的流行情况因不同国家、不同地区 HP 感染的流行情况而异。HP 感染呈世界范围分布，一般 HP 感染率发展中国家高于发达国家，感染率随年龄增加而升高，男女差异不大。我国属 HP 高感染率国家，估计人群中 HP 感染率为 40%~70%。流行病学研究资料显示，经济落后、居住环境差及不良卫生习惯与 HP 感染率呈正相关。由于 HP 感染几乎无例外地引起胃黏膜炎症，感染后机体一般难以将其清除而成为慢性感染，因此人群中 HP 感染引起的慢性非萎缩性胃炎患病率与该人群 HP 的感染率相平行。

(二) 病因和发病机制

1. HP 感染　HP 感染是慢性非萎缩性胃炎最主要的病因，两者的关系符合 Koch 提出的确定病原体为感染性疾病病因的 4 项基本要求，即该病原体存在于该病的患者中，病原体的分布与体内病变分布一致，清除病原体后疾病可好转，在动物模型中该病原体可诱发与人相似的疾病。研究表明，80%~95% 的慢性活动性胃炎患者胃黏膜中有 HP 感染，5%~20% 的 HP 阴性率反映了慢性胃炎病因的多样性；HP 相关胃炎者，HP 胃内分布与炎症分布一致；根除 HP 可使胃黏膜炎症消退，一般中性粒细胞消退较快，但淋巴细胞、浆细胞消退需要较长时间；志愿者和动物模型中已证实 HP 感染可引起胃炎。

HP 具有鞭毛，能在胃内穿过黏液层移向胃黏膜，其所分泌的黏附素能使其贴紧上皮细胞，其释放尿素酶分解尿素产生 NH_3，从而保持细菌周围中性环境。HP 的这些特点有利于其在胃黏膜表面定植。HP 通过上述产氨作用、分泌空泡毒素 A（VacA）等物质而引起细胞损害；其细胞毒素相关基因（CagA）蛋白能引起强烈的炎症反应；其菌体胞壁还可作为抗原诱导免疫反应。这些因素的长期存在导致胃黏膜的慢性炎症。

HP 相关慢性非萎缩性胃炎有 2 种突出的类型：胃窦为主全胃炎和胃体为主全胃炎。前者胃酸分泌可增加，因而增加了十二指肠溃疡发生的危险性；后者胃酸分泌常减少，使胃溃疡和胃癌发生的危险性增加。

2. 其他因素　幽门括约肌功能不全时含胆汁和胰液的十二指肠液反流入胃，可削弱胃黏膜屏障功能，使胃黏膜遭到消化液作用，引起炎症、糜烂、出血和上皮化生等病变。其他外源因素如酗酒、服用 NSAIDs 等药物、某些刺激性食物等均可反复损伤胃黏膜。理论上这些因素均可各自或与 HP 感染协同作用而引起或加重胃黏膜慢性炎症，但目前尚缺乏系统研究的证据。

(三) 临床表现

流行病学研究表明，多数慢性非萎缩性胃炎患者无任何症状，有症状者主要表现为上腹痛或不适、上腹胀、早饱、嗳气、恶心等非特异性消化不良症状。功能性消化不良患者可伴或不伴有慢性胃炎，根除 HP 后慢性胃炎组织学得到显著改善，但并不能消除多数组织学改善者的消化不良症状，提示慢性胃炎与消化不良症状无密切相关。内镜检查、胃黏膜组织学检查结果与慢性胃炎患者症状的相关分析表明，患者的症状缺乏特异性，且症状的有无及严重程度与内镜所见、组织学分级并无肯定的相关性。

（四）相关检查

1. 胃镜及活组织检查　胃镜检查并同时取活组织做组织学病理检查是最可靠的诊断方法。内镜下慢性非萎缩性胃炎可见红斑（点状、片状、条状）、黏膜粗糙不平、出血点/斑、黏膜水肿及渗出等基本表现，尚可见糜烂及胆汁反流。由于内镜所见与活组织检查的病理表现常不一致，因此诊断时应两者结合，在充分活检基础上以活组织病理学诊断为准。为保证诊断的准确性和对慢性胃炎进行分型，活组织检查宜在多部位取材且标本要足够大，根据病变情况和需要，建议取 2~5 块为宜。内镜医生应向病理科提供取材部位、内镜所见和简要病史等资料。

2. HP 检测　活组织病理学检查时可同时检测 HP，并可在内镜检查时多取一块组织做快速尿素酶检查，以增加诊断的可靠性。根除 HP 治疗后，可在胃镜复查时重复上述检查，亦可采用非侵入性检查手段，如 ^{13}C 或 ^{14}C 尿素呼气试验、粪便 HP 抗原检测及血清学检查（定性检测血清抗 HP IgG 抗体）。应注意，近期使用抗生素、质子泵抑制剂、铋剂等药物，因有暂对抑制 HP 作用，会使上述检查（血清学检查除外）呈假阴性。

（五）诊断

鉴于多数慢性胃炎患者无任何症状，有症状也缺乏特异性，且缺乏特异性体征，因此根据症状和体征难以作出慢性胃炎的正确诊断。慢性非萎缩性胃炎的确诊主要依赖于内镜检查和胃黏膜活检组织学检查，尤其是后者的诊断价值更大。

慢性胃炎的诊断应力求明确病因。HP 感染是慢性非萎缩性胃炎的主要致病因素，故应作为慢性胃炎病因诊断的常规检测。

（六）治疗

慢性非萎缩性胃炎的治疗目的是缓解消化不良症状和改善胃黏膜炎症。治疗应尽可能针对病因，遵循个体化原则。消化不良症状的处理与功能性消化不良相同。无症状、HP 阴性的非萎缩性胃炎无需特殊治疗。

1. 根除 HP　前已述及，慢性非萎缩性胃炎的主要症状为消化不良，其症状应归属于功能性消化不良范畴。目前国内外均推荐对 HP 阳性的功能性消化不良行根除治疗。因此，有消化不良症状的 HP 阳性慢性非萎缩性胃炎患者均应根除 HP。大量研究结果表明，根除 HP 可使胃黏膜组织学得到改善；对预防消化性溃疡和胃癌等有重要意义；对改善或消除消化不良症状具有效 - 价比优势。

2. 消化不良症状的治疗　由于临床症状与慢性非萎缩性胃炎之间并不存在明确关系，因此症状治疗事实上属于功能性消化不良的经验性治疗。慢性胃炎伴胆汁反流者可应用促动力药（如多潘立酮）和（或）有结合胆酸作用的胃黏膜保护剂（如铝碳酸镁制剂）。有胃黏膜糜烂和（或）以反酸、上腹痛等症状为主者，可根据病情或症状严重程度，选用抗酸剂、H$_2$ 受体阻滞剂或质子泵抑制剂。促动力药如多潘立酮、马来酸曲美布丁、莫沙必利、盐酸伊托必利主要用于上腹饱胀、恶心或呕吐等为主症状者。胃黏膜保护剂如硫糖铝、瑞巴派特、替普瑞酮、吉法酯、依卡倍特适用于有胆汁反流、胃黏膜损害和（或）症状明显者。抗抑郁药或抗焦虑药可用于有明显精神因素的慢性胃炎伴消化不良症状患者。中药治疗可拓宽慢性胃炎的治疗途径。上述药物除具对症治疗作用外，对胃黏膜上皮修复及炎症也可能具有一定作用。

（七）预后

由于绝大多数慢性胃炎的发生与 HP 感染有关，而 HP 自发清除少见，故慢性胃炎可持续存在，但多数患者无症状。流行病学研究显示，部分 HP 相关性胃窦炎（<20%）可发生十二指肠溃疡，少部分慢性非萎缩性胃炎可发展为慢性多灶萎缩性胃炎，后者常合并肠上皮化生。HP 感染引起的慢性胃炎还偶见发生胃黏膜相关淋巴组织淋巴瘤者。在不同地区人群中的不同个体感染 HP 的后果如此不同，被认为是细菌、宿主（遗传）和环境因素三者相互作用的结果，但对其具体机制至今尚未完全明了。

二、慢性萎缩性胃炎

慢性萎缩性胃炎是一种以胃黏膜固有腺体萎缩为病变特征的常见的消化系统疾病，多见于中老年人。临床主要表现为食欲减退、恶心、嗳气、胃灼热，上腹出现持续或间断性胀满或隐痛，少数患者可发生上消化道出血，以及消瘦、贫血等营养不良表现。其发病率随年龄的增大而明显增多。慢性萎缩性胃炎分为自身免疫性（A 型）和多灶萎缩性（B 型）。胃黏膜活检是最为可靠的诊断方法。在第二届全国慢性胃炎共识中，重申"胃黏膜萎缩"是指胃固有腺体减少，组织学上有 2 种类型。①化生性萎缩：胃固有腺体被肠化或假幽门腺化生腺体替代。②非化生性萎缩：胃黏膜层固有腺体被纤维组织或纤维肌性组织替代或炎症细胞浸润引起固有腺体数量减少。

（一）流行病学

慢性萎缩性胃炎是原因不明的慢性胃炎，在我国是一种常见病、多发病，在慢性胃炎中占 10% ~20%。

（二）发病机制

胃内攻击因子与防御修复因子失衡是慢性萎缩性胃炎的发病机制。HP 感染是慢性萎缩性胃炎的主要病因，其致病机制与以下因素有关：①HP 产生多种酶如尿素酶及其代谢产物氨、过氧化氢酶、蛋白溶解酶、磷脂酶 A 等，对黏膜有破坏作用。②HP 分泌的细胞毒素如含有细胞毒素相关基因（慢性萎缩性胃炎 A）和空泡毒素基因（VagA）的菌株，导致胃黏膜细胞的空泡样变性及坏死。③HP 抗体可造成自身免疫损伤。

此外，长期饮浓茶、烈酒、咖啡，食用过热、过冷、过于粗糙的食物，可导致胃黏膜的反复损伤；长期大量服用 NSAIDs 如阿司匹林、吲哚美辛等可抑制胃黏膜前列腺素的合成，破坏黏膜屏障；烟草中的烟碱不仅影响胃黏膜的血液循环，还可导致幽门括约肌功能紊乱，造成胆汁反流；各种原因的胆汁反流均可破坏黏膜屏障，造成胃黏膜慢性炎症改变；壁细胞抗原和抗体结合形成免疫复合体，在补体参与下破坏壁细胞；胃黏膜营养因子（如胃泌素、表皮生长因子等）缺乏；心力衰竭、动脉硬化、肝硬化合并门静脉高压、糖尿病、甲状腺病、慢性肾上腺皮质功能减退、尿毒症、干燥综合征、胃血流量不足及精神因素等均可导致胃黏膜萎缩。

（三）病理生理

慢性萎缩性胃炎分为 A、B 两型：A 型是胃体弥漫萎缩，导致胃酸分泌下降，影响维生素 B_{12} 及内因子的吸收，因此常合并恶性贫血，与自身免疫有关；B 型在胃窦部，少数人可发展成胃癌，与 HP、化学损伤（胆汁反流、非皮质激素消炎药、吸烟、酗酒等）有关。我国 80% 以上属 B 类。

（四）临床表现

慢性萎缩性胃炎的临床表现不仅缺乏特异性，而且与病变程度并不完全一致。

1. 症状　临床上有些慢性萎缩性胃炎患者可无明显症状，但大多数患者可有上腹部灼痛、胀痛、钝痛或胀满、痞闷（尤以食后为甚）、食欲不振、恶心、嗳气、便秘或腹泻等症状。严重者可有消瘦、贫血、脆甲、舌炎或舌乳头萎缩，少数胃黏膜糜烂者可伴有上消化道出血。其中 A 型萎缩性胃炎并发恶性贫血在我国少见。

2. 体征　本病无特异性体征，上腹部可有轻度压痛。

（五）相关检查

1. 实验室检查

（1）胃液分析：测定基础胃液排泌量（BAO）及注射组胺或五肽胃泌素后测定最大胃酸排泌量（MAO）和高峰胃酸排泌量（PAO）以判断胃泌酸功能，有助于萎缩性胃炎的诊断及指导临床治疗。A 型慢性萎缩性胃炎患者多无酸或低酸，B 型慢性萎缩性胃炎患者可正常或低酸。

（2）胃蛋白酶原测定：胃蛋白酶原由主细胞分泌，慢性萎缩性胃炎时血及尿中的胃蛋白酶原含量减少。

（3）血清胃泌素测定：胃窦部黏膜的 G 细胞分泌胃泌素。A 型慢性萎缩性胃炎患者血清胃泌素常明显增高；B 型慢性萎缩性胃炎患者胃窦黏膜萎缩，直接影响 G 细胞分泌胃泌素功能，血清胃泌素低于正常。

（4）免疫学检查：壁细胞抗体（PCA）、内因子抗体（IFA）、胃泌素分泌细胞抗体（GCA）测定可作为慢性萎缩性胃炎及其分型的辅助诊断。

（5）血清维生素 B_{12} 浓度和维生素 B_{12} 吸收试验：维生素 B_{12} 吸收有赖于内因子，只需少量内因子即可保证维生素 B_{12} 在回肠末端的吸收。正常人空腹血清维生素 B_{12} 的浓度为 300～900ng/L，若 <200ng/L 可肯定有维生素 B_{12} 吸收不良。维生素 B_{12} 吸收试验（Schilling 试验）能检测维生素 B_{12} 在回肠末端吸收情况。方法是用 ^{58}Co 和 ^{57}Co 标记的氰钴素胶囊同时口服，^{57}Co 氰钴素胶囊内加有内因子，口服后收集 24 小时尿液，分别测定 ^{58}Co 和 ^{57}Co 的排除率。正常时两者的排除率均应 >10%；恶性贫血患者因缺乏内因子，尿中 ^{58}Co 排除率 <10%，而 ^{57}Co 排除率则正常。

2. 影像学检查　胃肠 X 线钡餐检查，大多数萎缩性胃炎患者无异常发现。气钡双重造影可显示胃体黏膜皱襞平坦、变细，胃大弯的锯齿状黏膜皱襞变细或消失，胃底部光滑，部分胃窦炎胃黏膜可呈锯齿状或黏膜粗乱等表现。

3. 胃镜及活组织检查　胃镜检查及活检是最可靠的诊断方法。胃镜诊断应包括病变部位、萎缩程度、肠化生及异型增生的程度。肉眼直视观察萎缩性胃炎内镜所见有 2 种类型，即单纯萎缩和萎缩伴化生成。前者主要表现为黏膜红白相间以白为主、血管显露、皱襞变平甚至消失；后者主要表现为黏膜呈颗粒或小结节状。

4. 幽门螺旋杆菌检查　包括有创检查和无创检查。有创检查主要指通过胃镜检查获得胃黏膜标本的相关检查，包括快速尿素酶试验、病理 HP 检查（HE 或 warthin - statry 或 giemsa 染色）、组织细菌培养、组织 PCR 技术。无创检查指不需要通过胃镜获得标本，包括血清抗体检测、^{13}C 或 ^{14}C 尿素呼气试验、粪 HP 抗原检测等方法。

（六）诊断

慢性萎缩性胃炎在临床上无特异性表现，故诊断慢性萎缩性胃炎需要临床表现结合相关辅助检查，尤其是胃镜检查及胃黏膜活组织检查。胃镜及黏膜活检是确诊本病的唯一可靠方法。胃镜检查，镜下胃黏膜色泽红白相间，以白为主，或局部灰白色，胃黏膜变薄，黏膜下血管网透见。做胃镜时在胃部典型炎症部位取活体组织，胃黏膜腺体萎缩 1/3 为轻度萎缩性胃炎，萎缩 2/3 为中度萎缩性胃炎，重度为大部分腺体萎缩。

（七）鉴别诊断

主要鉴别的疾病有消化性溃疡、胃癌、功能性消化不良、胆囊炎、胆石症、慢性肝炎、慢性胰腺疾病等。

（八）治疗

慢性萎缩性胃炎的治疗原则是消除或削弱攻击因子，增强胃黏膜防御，改善胃动力，防止胆汁反流，改善萎缩和预防胃癌的发生。轻度无症状的萎缩性胃炎患者可不服药；有症状者，予药物对症治疗。中度以上，尤其是重度萎缩伴有重度肠上皮异型增生或化生者，因癌变可能性增大，要高度警惕，积极治疗，密切随访。

1. 一般治疗　慢性萎缩性胃炎患者不论其病因如何，均应戒烟、忌酒，避免使用损害胃黏膜的药物如 NSAIDs 等，以及避免对胃黏膜有刺激性的食物和饮品（如过于酸、甜、咸、辛辣和过热、过冷食物，浓茶、咖啡等），饮食宜规律，少吃油炸、烟熏、腌制食物，不食腐烂变质的食物，多吃新鲜蔬菜和水果，所食食品要新鲜并富于营养，保证有足够的蛋白质、维生素（如 β 胡萝卜素、维生素 C 及叶酸等）及铁质摄入，精神上乐观，生活要规律。

2. 对症治疗

（1）根除 HP 治疗：对慢性萎缩性胃炎来说，中至重度萎缩或中至重度肠上皮化生或异型增生或有胃癌家族史者应给予根除 HP 治疗。根除 HP 治疗能使很多患者改善症状，大量研究证实根除 HP 可使胃黏膜活动性炎症消失，且多数研究表明根除 HP 可防止胃黏膜萎缩和肠化的进一步发展，但萎缩、肠化是否能得到逆转尚待更多研究证实。对 HP 感染有效的药物包括铋剂、阿莫西林、克拉霉素、四环素、甲硝唑、替硝唑、呋喃唑酮（痢特灵）等。质子泵抑制剂对 HP 有较强的抑制作用，能加强抗菌药物的杀菌活性。临床常用的一线根除 HP 的治疗方案包括铋剂 +2 种抗生素和质子泵抑制剂 +2 种抗生素两种，一线治疗失败后可选择铋剂 + 质子泵抑制剂 +2 种抗生素的四联治疗方案。根除 HP 治疗方案见（表 12 - 1）。

表 12 - 1　推荐的根除 HP 的治疗方案

方案与用药	用　法	疗　程
铋剂 +2 种抗生素		
1. 铋剂标准剂量 + 阿莫西林 0.5g + 甲硝唑 0.4g	均每日 2 次	2 周
2. 铋剂标准剂量 + 四环素 0.5g + 甲硝唑 0.4g	均每日 2 次	2 周
3. 铋剂标准剂量 + 克拉霉素 0.5g + 甲硝唑 0.4g	均每日 2 次	1 周
质子泵抑制剂 +2 种抗生素		

方案与用药	用 法	疗 程
1. 质子泵抑制剂标准剂量 + 克拉霉素 0.5g + 阿莫西林 1.0g	均每日 2 次	1 周
2. 质子泵抑制剂标准剂量 + 阿莫西林 1.0g + 甲硝唑 0.4g	均每日 2 次	1 周
3. 质子泵抑制剂标准剂量 + 克拉霉素 0.25g + 甲硝唑 0.4g	均每日 2 次	1 周
其他方案		
1. 雷尼替丁枸橼酸铋（RBC）0.4g 替代推荐方案二中的 PPI		
2. H_2 受体阻滞剂或质子泵抑制剂 + 推荐方案一，组成四联疗法		

注：（1）方案中甲硝唑 0.4g 可用替硝唑 0.5g 替代。

（2）HP 对甲硝唑耐药率已较高，耐药影响疗效。

（3）呋喃唑酮抗 HP 作用强，HP 不易产生耐药性，可用呋喃唑酮 0.1g 替代甲硝唑。

（4）质子泵抑制剂 + 铋剂 + 2 种抗生素组成的四联疗法多用于治疗失败者。

（2）保护胃黏膜：加强胃黏膜屏障，避免黏膜损害，对于萎缩性胃炎的治疗尤为重要，可给予硫糖铝、胶体铋剂、前列腺素 E（米索前列醇）、替普瑞酮（施维舒）、吉法酯（惠加强 G）、谷氨酰胺类（麦滋林 S）、瑞巴派特（膜固思达）等药物。长期服用维酶素对黏膜保护可能有一定的积极作用。吉法酯能增加胃黏膜更新，提高细胞再生能力，增强胃黏膜对胃酸的抵抗能力，达到保护胃黏膜的作用。

（3）抑制胆汁反流促动力药：如多潘立酮可防止或减少胆汁反流；胃黏膜保护剂，特别是有结合胆酸作用的铝碳酸镁制剂，可增强胃黏膜屏障、结合胆酸，从而减轻或消除胆汁反流所致的胃黏膜损害。考来烯胺（消胆胺）可络合反流至胃内的胆盐，防止胆汁酸破坏胃黏膜屏障，方法为每次 3 ~ 4g，每日 3 ~ 4 次。

（4）改善胃动力：上腹饱胀或恶心、呕吐的发生可能与胃排空迟缓相关，促动力药如多潘立酮、马来酸曲美布丁、莫沙必利、盐酸伊托必利等可改善上述症状。具体应用方法：多潘立酮 10mg，每日 3 次；莫沙比利 5mg，每日 3 次。

（5）抑酸或抗酸治疗：对于慢性萎缩性胃炎伴有胃黏膜糜烂或以胃灼热、反酸、上腹饥饿痛等症状为主者，根据病情或症状严重程度，选用抗酸剂、H_2 受体阻滞剂或质子泵抑制剂。

（6）抗抑郁药或抗焦虑治疗：可用于有明显精神因素的慢性胃炎伴消化不良症状患者，同时应予耐心解释或心理治疗。

（7）消化治疗：对于伴有腹胀、纳差等消化不良症而无明显上述胃灼热、反酸、上腹饥饿痛症状者，可选用含有胃酶、胰酶和肠酶等复合酶制剂。

（8）改善萎缩和预防胃癌的发生：某些具有生物活性功能的部分抗氧化维生素和硒可降低胃癌发生的危险度。叶酸具有预防胃癌的作用，可能与改善萎缩性胃炎有关。维生素 C、维生素 E、茶多酚、大蒜素亦具有一定的预防胃癌的作用。维生素 A 类衍生物对胃癌可能有一定的预防作用。硒对胃癌的预防有一定作用。

（9）其他对症治疗：包括解痉止痛、止吐、改善贫血等。对于贫血，若为缺铁，应补充铁剂。大细胞性贫血者根据维生素 B_{12} 或叶酸缺乏分别给予补充。方法是维生素 B_{12} 50 ~ 100μg/d，连用 20 ~ 30 天；叶酸 5 ~ 10mg，每日 3 次，直至症状和贫血完全消失。

3. 中医中药治疗　常用的中成药有温胃舒胶囊、阴虚胃痛冲剂、养胃舒胶囊、虚寒胃痛冲剂、三九胃泰、猴菇菌片、胃乃安胶囊、胃康灵胶囊、养胃冲剂、复方胃乐舒口服液。

4. 手术治疗　中年以上慢性萎缩性胃炎患者，如在治疗或随访过程中出现溃疡、息肉、出血，或即使未见明显病灶，但胃镜活检病理中出现中、重度异型增生者，结合患者临床情况，可以考虑做部分胃切除，从这类患者的胃切除标本中可能检出早期胃癌。

5. 疗效评价　目前尚未有统一的疗效评价标准。建议疗效评判标准：显效，症状消失或基本消失，体征显著好转，黏膜组织学改变由萎缩性转变为浅表性；有效，症状明显减轻，体征改善，黏膜组织学改变减轻或病变范围缩小；无效，治疗前后症状、体征无显著变化，黏膜组织学无变化或加重。

（九）预后

慢性萎缩性胃炎绝大多数预后良好，少数可癌变，其癌变率为 1%～3%。目前认为慢性萎缩性胃炎若早期发现、及时积极治疗，病变部位萎缩的腺体是可以恢复的，其可转化为浅表性胃炎或被治愈，改变了以往人们对慢性萎缩性胃炎不可逆转的认识。单纯萎缩性胃炎尤其是轻、中度萎缩性胃炎癌变率低；而重度萎缩性胃炎伴中、重度肠上皮化生及异型增生者，或伴癌胚抗原阳性的患者，癌变率高，应引起高度重视，定期随访，每 3～6 个月复查胃镜一次，有条件者可查细胞 DNA 含量及肿瘤相关抗原；手术后萎缩性残胃炎者因其长期受胆汁反流的刺激，癌变率亦较高，应积极采取措施，减轻碱性反流液的刺激，预防癌变的发生。

（杨贤义）

第六节　急性肝衰竭

急性肝衰竭（ALF）描述患者症状发作后 6 个月内出现严重肝功能损害的临床综合征（脑病、凝血障碍、黄疸）。虽然急性肝衰竭通常为既往健康的人在受到急性损害时（最常见为病毒和药物）而发病，但急性肝衰竭也可是慢性肝病的表现特点，特别是威尔逊病、慢性自身免疫性肝病、慢性乙型肝炎合并丁型肝炎病毒感染。

急性肝衰竭一般发生于受到急性损害后的数天或数周，脑水肿的发生率高，并有死于脑疝的危险。可引起死亡的其他并发症包括：细菌、真菌感染，循环系统不稳定，肾、肺功能衰竭、酸碱、电解质失衡，以及凝血障碍。这些并发症使得重症监护、转入专门病房治疗以及肝移植和人工肝支持治疗至关重要。这些治疗设施使肝衰竭患者的生存率得到明显提高，由上世纪 70 年代的 20% 升高至 90 年代的 50%。

优化治疗急性肝衰竭的关键为早期识别该病，并尽早将患者转移至具有肝移植设施的肝脏病房。在一项关于对乙酰氨基酚诱发肝衰竭的最近研究中发现，124 名符合肝移植指标的患者中，有 56 人因病情急剧发展，很快出现禁忌证（多器官衰竭、脑水肿）而没有列入肝移植名单。剩下的 68 名列入肝移植的患者中，24 名患者在等待肝移植的过程中出现禁忌证。此项研究结果强调，为最大限度提高急性肝衰竭患者的生存率，应尽快将患者送至肝移植中心行肝移植治疗。

一、概述

暴发性肝衰竭的最初定义是由 Trey 和 Davidson 在 1970 年提出的，是指既往无肝病的人在第一次症状出现 8 周内出现肝性脑病。人们认识到不同临床类型的暴发性肝衰竭的病因和预后不同，而且这些患者可能存在慢性肝脏疾病，从而对上述定义进行校正，继而产生几种分类。

最常见且应用广泛的分类是根据黄疸至肝性脑病的时间间隔，将急性肝衰竭分为超急性、急性和亚急性（表 12 -2）。另一种分类为暴发性、亚暴发性（黄疸至肝性脑病的时间小于或大于 2 周）。迟发性肝衰竭为发病后出现肝性脑病的时间大于 8 周（小于 24 周）。急性肝衰竭的分类对评价其预后及是否需紧急处理是有价值的。急进发展的肝衰竭患者（超急）在没有肝移植的情况下的生存率超过急性肝衰竭者。分类还对来自不同地区与国家的数据进行解释，并对计划临床试验具有重要的作用。

表 12 -2　急性肝衰竭的分类

	黄疸至出现肝性脑病的时间	脑水肿	预后	主要原因
超急性	小于 7 天	常见	较好	甲、乙型肝炎病毒，对乙酰氨基酚
急性	8 ~ 28 天	常见	不良	非甲乙丙型肝炎病毒，药物
亚急性	29 天 ~ 12 周	少见	不良	非甲乙丙型肝炎病毒，药物

世界范围内，引起肝衰竭最常见的原因（表 12 -3）为病毒性肝炎，但在英国，服用对乙酰氨基酚自杀是引起肝衰竭最常见的原因。

表 12 -3　急性肝衰竭的病因

感染
　甲、乙、丙、丁、戊型肝炎病毒，输血传播病毒（TTV）
　单纯疱疹病毒
　药物反应和毒性
　对乙酰氨基酚过量
　抗抑郁药
　氟烷
　异烟肼 - 利福平
　非类固醇抗炎药
　毒蘑菇中毒
　草药制剂
　兴奋剂
缺血性
　缺血性肝炎
　外科休克
　急性柏 - 查综合征
代谢性
　威尔逊病
　妊娠脂肪肝
　瑞氏综合征
其他（少见）
　广泛性恶性肿瘤浸润
　严重细菌感染
　中暑

引起急性肝衰竭的肝炎病毒在不同地区是不同的。在美国，30%的急性肝衰竭为病毒引起，一半为甲型和乙型肝炎病毒引起，一半为非甲/乙/丙/戊型病毒引起，后者具有典型的前驱症状和生化学改变，但具体为哪种病毒很难确定。在印度，几乎所有的急性肝衰竭皆为病毒感染引起，其中40%为戊型肝炎病毒，25%~30%为乙型肝炎病毒。在希腊，人群乙型肝炎病毒携带率高，所以乙型肝炎相关性肝衰竭占很大比例。

乙型肝炎病毒引起的急性肝衰竭患者中，有1/3~1/2患者在发病几天后，检测血中的HBsAg可为阴性，所以如果没有合适的检测方法，乙型肝炎病毒感染可能不能诊断。乙型肝炎病毒的核心区发生变异时，因为不能产生正常的病毒抗原，使情况变得复杂。在印度，它们是乙型肝炎相关性急性肝衰竭的重要原因。在乙型肝炎病毒相关性的急性肝衰竭中，约有50%的患者合并其他因素，如最常见的急性感染或重叠感染丁型肝炎病毒。乙型或丙型肝炎病毒携带者，在抗肿瘤化疗后或中断免疫抑制剂治疗时，可因体内病毒复制而引起急性肝衰竭。

丙型肝炎在不同地区分布不同，美国及欧洲分布较低（0%~10%），中国台湾较高（20%）。慢性丙型肝炎重叠感染急性甲型肝炎是发生急性肝衰竭的一个危险因素。这一危险因素可作为给慢性肝炎患者提供肝炎疫苗的理论基础，但这一策略的成本效价比受到质疑。

戊型肝炎病毒感染引起急性肝功能衰竭，无论在印度，还是在中亚、墨西哥、中国都有流行。尤其是妊娠妇女合并戊型肝炎病毒感染更易发生急性肝衰竭。在西方国家，已报道的戊型肝炎病毒引起的急性肝衰竭患者多来自边远地区。

庚型肝炎病毒感染似乎不能引起暴发性肝衰竭，而TTV（输血传播病毒）感染与25%的不明原因的急性肝衰竭有关。

其他病毒，包括单纯疱疹病毒、巨细胞病毒、腺病毒、EB病毒、微小病毒组B_{19}，尤其在免疫受损的患者中，可引起致命性的肝坏死。

对乙酰氨基酚过量服用可引起肝毒性，在英国为自杀的最常见原因。自1998年后对乙酰氨基酚的包装由瓶装改为塑料泡包装，且无处方时所获得的药片的数量有限，导致对乙酰氨基酚相关性肝损伤明显下降。

在饮酒过量的情况下，即使服用治疗剂量的对乙酰氨基酚亦是有肝毒性的，典型表现为极高的血清AST水平（有报道高达48 000IU/L），以及相对低水平的ALT。在英国，临床上乙醇强化的对乙酰氨基酚相关性肝损伤相对少见。

特异性体质的患者对药物的反应亦可引起急性肝损伤。最常见的药物为抗结核药物、非类固醇抗炎药、麻醉药和抗抑郁药。由"兴奋剂"（3，4-亚甲基二氧化甲基苯丙胺）引起的急性肝衰竭亦有报道。草药制剂与肝细胞损伤及急性肝衰竭有关。四氯化碳中毒引起肾损伤多于肝损伤，多数工业中毒和2-硝基丙烷溶剂的职业暴露有关。

在法国及其他采食不常见蘑菇的地区，毒蘑菇中毒常见。先出现毒蕈碱效应，如流汗、呕吐及腹泻，继而发生急性肝衰竭。早期识别本病对于采取有力的支持措施和警惕急性肝衰竭的发生很重要。

妊娠妇女可因子痫或脂肪肝而发生肝脏坏死。

一些血管的原因可引起缺血性肝炎，如有基础心脏疾病的患者的低心输出量、急性柏-查综合征、外科休克（有或无革兰阴性菌引起的败血症）。

肝脏广泛浸润的肿瘤（如淋巴瘤）可引起急性肝衰竭。这种情况在鉴别诊断时应考虑到，因为此种状况肝移植是禁忌的，而特殊的治疗措施可能有效。

年龄小于 35 岁的急性肝衰竭患者，尤其存在溶血情况，需排除急性威尔逊病。这些患者的急性肝损伤可能重叠感染了肝炎病毒。

自身免疫性肝炎可能很少引起亚暴发性肝衰竭。

二、临床表现

既往健康的患者以非特异的症状如恶心、乏力起病，继而出现黄疸、肝性脑病。昏迷可在几日内迅速发展，此时应尽早将患者转入肝移植中心治疗。必须认识到有急性肝脏疾病且凝血时间延长的患者病情可能恶化甚至死亡。必须征求肝脏中心的建议。如果入院时有肝性脑病，应立即讨论转入肝移植中心。

在发病早期，黄疸与神经精神症状缺乏相关性。神经精神症状甚至可出现在黄疸之前。黄疸进行性加深。肝脏通常是缩小的。

恶心症状常见，但腹痛少见。后期可出现心率过快、低血压、过度通气和发热。临床上应警惕一种情况：过量服用对乙酰氨基酚和肝损伤之间有一延迟期，肝损伤可出现在 2~3 天后或明显的临床恢复期。

局灶性神经症状、高热或对常规治疗反应差的情况出现时，应积极寻找脑病的其他原因。

肝功能逐渐衰竭的患者（肝功能衰竭发生时间超过几周而不是几天，根据其发病时间分别称为亚暴发性、亚急性或迟发性），脑水肿发生并不常见，但可出现腹水和肾衰竭，其预后较临床过程迅速的患者差。

急性肝衰竭常见的并发症为感染、血流动力学紊乱、脑水肿，这些并发症和肝性脑病及其他问题将在下面讨论。

急性肝炎发作总的病死率约为 1%，乙型肝炎为 1%，甲型肝炎为 0.2%~0.4%，非甲非乙型为 1.5%~2.5%。急性肝衰竭的短期预后比伴有慢性肝病的肝衰竭预后差，但急性肝衰竭肝损伤有逆转的可能，存活者通常完全恢复。

迟发性肝衰竭，指的是既往无肝病病史，从发病到出现脑病的时间大于 8 周，小于 24 周。多数患者不能找到病因。恶心、乏力和腹部不适是最常见的症状。继而可出现腹水、脑病及肾功能损害。未行肝移植的患者的生存率为 20%。有报道肝移植后平均 1 年存活率为 55%。

本病须与慢性肝病基础上的急性肝衰竭相鉴别：后者有肝病史、肝硬、脾大和蜘蛛痣（表 12-4）。特殊情况见于慢性肝病基础上因为大量饮酒并发急性肝炎时，此时肝脏是大的。因为终末期肝硬化的肝脏几乎是不能再生的，所以和其相比，急性乙醇性肝炎应给予更多的支持疗法以促进肝脏的恢复。

表 12-4　急性肝衰竭和慢性肝病基础上的急性肝衰竭的鉴别

	急性	慢性基础上的急性
病史	短	长
营养状况	好	差
肝脏	±	+硬
脾	±	+
蜘蛛痣	0	+ +

三、实验检查

进行血液检查以对肝脏及肾脏的功能有基本的了解，了解疾病的原因及评定患者生存率及肝移植需要（表 12 – 5）。

表 12 – 5　急性肝衰竭的检查

血液学
　血红蛋白、血小板、WBC、凝血酶原、血型生化学
血糖、胆红素、谷草转氨酶、碱性磷酸酶、白蛋白、球蛋白、免疫球蛋白
　血尿素氮、钠、钾、碳酸氢盐、氯化物、钙、磷酸盐
　血清淀粉酶
　留 8ml 血清备用
微生物学、病毒学
　乙型肝炎病毒表面抗原和 IgM 核心抗体
　甲型肝炎病毒抗体（IgM）
　丙型肝炎病毒抗体
　戊型肝炎病毒抗体
　血清抗原抗体
　血培养：需氧和厌氧
　痰、尿、便（培养和显微镜检查）
　留血清做病毒学检查
其他基本检查
　胸部 X 线检查、心电图、液体的出入量、血气分析
其他（并非总有必要）
　血中酒精或其他药物的水平
　尿离子浓度
　血浆纤维蛋白降解产物
　肝脏扫描

1. **血液学检查**　凝血酶原时间（协同肝性脑病程度）是评价肝功能损害严重程度及预后的重要指标，通过血液检测，我们可了解血红蛋白量及白细胞计数，血小板计数下降时提示可能存在弥散性血管内凝血。

2. **生化检查**　常规检查包括血糖、血尿素氮、肌酐、电解质、胆红素、白蛋白、转氨酶、碱性磷酸酶、淀粉酶。对于非对乙酰氨基酚所致的肝衰竭，血清胆红素是反映其预后的一个重要因素，最初血清白蛋白通常是正常的，但后期白蛋白降低则预示着预后较差。转氨酶评估疾病预后意义不大，病情恶化时，转氨酶水平有下降的趋势。血气分析血液的 pH 值对评价对乙酰氨基酚相关性肝衰竭的预后是很重要的。

3. **病毒标志物**　急性甲型肝炎应该通过检测血清抗甲肝 IgM 抗体来诊断。检测血清中的 HBsAg，但有时核心抗体 IgM 对于某些诊断亦是必要的。在一些情况下，HBsAg 可能已被清除，但 HBsAb 尚未出现，此时检测 HBVDNA 是阴性的，血清病毒清除如此快预示着预后良好，可能它表示机体对 HBV 有良好的免疫反应。对于 HBV 感染者，应排除患者是否合并有丁型肝炎病毒感染。应检验抗 HCV 抗体，但在感染早期，一般抗 HCV 是阴性的。PCR 技术测定 HCV RNA 对于诊断 HCV 相关的急性肝衰竭是必要的。

如果患者到过戊型肝炎高发区，应该行戊型肝炎的血清学检查。

4. 脑电图（EEG） 可以用于评价患者的临床状态和预后（图 12 - 2）。而临床上的处置，尤其是肝移植并不依赖脑电图，但在临床表现和实验室数据不一致时，反复检查脑电图是必要的。

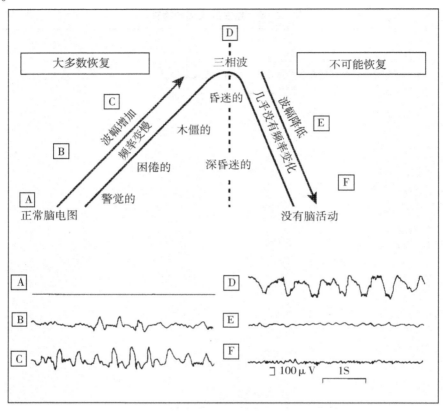

图 12 - 2 肝衰竭患者的脑电图变化

从 A 级到 D 级波幅逐渐增加，频率逐渐降低，困倦程度逐渐增加。到 D 极，出现三相波，曲线中断提示预后不良。从 E 级到 F 级，波幅逐渐降低，而频率无明显变化。达到 F 级时，无脑电波活动

通过连续的 EEC 记录，可以发现 50% 的急性肝衰竭患者存在亚临床癫痫或癫痫样活动。因此时患者处于瘫痪或呼吸机状态，如果没有 EEC 检测，临床上我们并不能发现这一活动。处于肝性脑病 3 期或 4 期的患者推荐进行脑电图监测。

5. 肝脏扫描和活检 对急性肝衰竭患者肝脏进行扫描，可以发现其肝脏是缩小的。肝脏大小和生存率的关系是不准确的。因为肝脏的不同部位肝细胞的坏死程度并不相同，所以，依靠肝脏活检反映预后是有误导性的。

在一项回顾性的研究中，肝容积小于 1 000ml 和（或）肝实质坏死大于 50% 则表示预后不良，但检查结果好于这两个值的患者预后不一定理想。在预后好的组中，存在肝脏组织再生性改变（肝实质损害小于 50%）。肝 CT 扫描和经颈静脉肝脏活检在放射部门均可操作，但对患者的搬运可能加重患者血流动力学的不稳定性及颅内高压。所以从实际出发，临床上更侧重于实际经验和实验室检查，而不是肝脏扫描与活检。

头部 CT 对早期脑水肿的检测并不可靠，而检查过程中对患者的搬运可能会加重患者病情。

四、合并症

（一）肝性脑病

急性肝衰竭的神经系统后遗症为肝性脑病和脑水肿伴有颅内高压（ICP）。临床上，它们可以重叠出现。肝性脑病早期，通常颅内压升高不明显。但如果患者从昏睡发展至深昏迷，此时无论患者是否存在去脑强直状态（3~4 级脑病），其都处于存在脑水肿的高危险状态。

肝性脑病的病因是多因素的，而其中心环节为肝功能衰竭，肝脏不能清除血液循环中的有毒物质，尤其是含氮物质。与肝硬化患者的昏迷相比，由血液分流绕过肝脏所致的门－体静脉分流性肝性脑病是次要的。肝性脑病时，血氨（可能是胺）水平是升高的，但和肝性脑病程度或预后并不相关。所以血氨的测定并不是必需的。

肝性脑病一般起病突然，可能在黄疸出现前即已发生。临床特点和慢性肝病所致的兴奋、人格改变、幻觉、烦躁不安有所不同，患者可表现为异常的社交行为或性格紊乱。其他一些始发的、非特异性的症状包括噩梦、头痛及头晕。谵妄、躁狂和发作则是网状系统激活的表现，患者在意识蒙眬时常出现不配合的行为。谵妄可表现为吵闹和不安。而且自发地或在受到小刺激的情况下可出现尖叫。暴力行为常见，扑翼样震颤可一过性出现并常常被忽略。肝臭经常存在。

Ⅰ度或Ⅱ度肝性脑病（精神错乱、昏睡）预后一般是好的，而Ⅲ度或Ⅳ度肝性脑病预后较差。

（二）脑水肿（颅内高压）

急性肝衰竭患者可以出现脑水肿，而脑水肿可导致大脑内压升高。脑水肿在Ⅰ度或Ⅱ度肝性脑病患者中并不常见，但大多数Ⅳ度肝性脑病患者可以发生脑水肿。大脑内压升高可引起脑干疝形成，这也是引起急性肝衰竭患者死亡最常见的一个原因，80% 死亡患者存在脑疝。随着脑内含水量逐渐增加，脑体积弥漫性或局限性增大。原因可能是多因素的，但至今尚未明了。假设有两种机制可能参与：细胞毒性和血管源性。

细胞毒性假说的依据是：细胞尤其是星形细胞内渗透物如谷氨酰胺增加，水经渗透作用进入细胞内。脑内星形细胞是氨代谢的场所，通过氨基化将谷氨酸转化成谷氨酰胺。急性肝衰竭时，脑内谷氨酰胺浓度增加。脑干疝形成与动脉血氨浓度有关。

血管源性假说的依据是：急性肝衰竭脑内血流和血脑屏障的改变。不同的急性肝衰竭患者脑内血流量差异较大，对此种现象是与全身改变有关还是由局部诱导产生目前尚不明确。低氧血症和前列腺素参与脑内血管扩张。如果有脑内血管扩张则预示预后差。脑内血流量改变可能和谷氨酰胺（通过 NO 的产生）有关。不合适的血管扩张引起血管内血流量增加，从而导致颅内高压。

血脑屏障的破坏可引起血浆向脑脊液的渗漏，曾提出这是引起脑水肿的一种机制，但尚未被证实。

脑内血液供应依靠颈动脉压和颅内压之间的平衡。多数Ⅳ度肝性脑病患者，因存在低氧血症，脑内血流量可能是不足的，这些变化和脑水肿的发生有关。暴发性肝衰竭患者脑内血流的自动调节（与血压下降和升高无关的维持血流量）失控。这种保护性机制的失控可因为体循环的低血压（导致脑缺血）和脑内高灌流（脑内血流量和间质水增加）而加快大脑的损伤。

临床上，以下症状提示存在颅内高压：收缩压升高（持续性或间断性），肌张力增加和肌阵挛，进而导致前臂伸展和过度旋前以及大腿伸展（去脑样体位）。可有眼球的不良共轭凝视和眼睛位置的偏斜。颅内高压如果治疗不当或不及时，临床症状进行性发展，可引起瞳孔反射消失、呼吸停止（脑干疝形成引起）。

（三）凝血障碍

肝脏合成所有的凝血因子（因子Ⅷ除外）、抗凝血物质及参与纤溶系统的蛋白质。这也包括参与清除活化的凝血因子。暴发性肝衰竭时，凝血功能障碍的原因复杂，不仅因为凝血因子的缺乏，同时亦有纤溶系统亢进（由于血管内凝血）参与其中。由于消耗增加或生成减少，血小板计数可能降低，而且暴发性肝衰竭时血小板的功能也有异常。

凝血障碍可使患者有出血倾向，这也是导致死亡的重要原因，出血可以是自发的，出血部位可以是黏膜表面、消化道和颅内。

凝血酶原时间是评价凝血机制最常应用的指标，可作为评价预后是否需要行肝移植的标准。

（四）低血糖、低血钾及代谢改变

40%的急性肝衰竭患者可出现低血糖反应。此种低血糖可以是持续、顽固性的。由于肝脏灭活功能减退，血浆中胰岛素的水平高；糖原也因为肝脏功能衰竭而合成减少。低血糖可以引起中枢神经系统迅速损伤，且可以导致死亡，但如果处置得当，低血糖反应可以得到很好解决。

由于尿排钾、补充不当和葡萄糖的应用，急性肝衰竭患者可以发生低钾血症。血钠亦可下降，肝衰竭末期血钠下降得尤为明显。同时亦可发生低磷血症、低钙血症及低镁血症。

在急性肝衰竭中，酸碱失衡常见。患者过度换气可引起呼吸性碱中毒，而这种过度换气可能是由于呼吸中枢受到不知名毒性物质的直接刺激所引起的。颅内高压、呼吸抑制或肺部并发症可引起呼吸性酸中毒。约有半数的肝性脑病Ⅲ度患者会发生乳酸酸中毒。这可能和组织灌流不足（低血压或低氧血症）有关。代谢性酸中毒在对乙酰氨基酚相关性急性肝衰竭中更为常见。血 pH 值下降是决定是否行肝移植的一个重要指标。

（五）感染

90%的急性肝衰竭和Ⅱ度以上的肝性脑病患者存在临床诊断或有细菌学证据的感染。25%有相关菌血症，大多数的感染为呼吸系统的感染。如此高的感染率和患者如下因素有关：库普弗细胞和中性粒细胞功能受损所致机体防御功能降低，纤维结合蛋白、调理素、趋化因子、包括补体系统的组成成分等因子水平的下降。呼吸系统功能减弱和咳嗽反射减弱，以及气管插管、静脉插管、留置尿管等处置亦增加感染的危险。

血液、尿及呼吸道的感染一般在患者入院后 3 天可以检测出来。在有些病例中，可能找不到感染灶，此时应撤掉静脉插管，并做培养，但通常培养的结果为阴性的。脓毒症的典型临床表现（如发热、白细胞升高）可能缺如。超过 2/3 的患者为革兰阳性细菌感染，一般为葡萄球菌感染，亦有链球菌和革兰阴生细菌感染。

约1/3的患者为真菌感染，但通常难以辨认且预后差。患者有特殊的临床表现（表12-6）。短期预防性应用氟康唑导致的真菌抵抗可能性小。

表12-6　系统性真菌感染的特点

肝性脑病程度在初步改善后再有恶化
发热对抗生素治疗反应差
肾功能衰竭
白细胞计数明显升高

总之，感染是急性肝衰竭患者的病情恶化和死亡的重要原因。机体对炎性反应程度和预后密切相关联。

（六）肾功能

急性肝功能衰竭时，由于肝脏合成尿素氮的能力减弱，血尿素氮的浓度可能并不能很好反映肾功能的改变。此时，血肌酐为一个更好的指标，约有55%的急性肝衰竭患者发生肾衰竭，可能和如下因素相关：①和肝细胞衰竭本身相关（肝肾综合征）。②急性肾小管坏死（继发于脓毒症、内毒素血症、出血、低血压）。③导致肝脏损伤的药物或其他因素直接损伤肾脏（对乙酰氨基酚过量）。肝肾综合征的发生和如下因素联合作用有关：①高血流动力学改变及肾脏的低灌流压。②交感神经系统兴奋。③用以降低肾小管毛细血管超滤的血管活性介质的合成增加。

（七）血流动力学改变和低血压

低血压是肝功能衰竭的特点之一。低血压的发生和外周血管阻力降低及心输出量增加（和肝损伤程度相关）有关。除脓毒症和内毒素血症可引起低血压以外，低血压发生的原因并不十分清楚，考虑和前列腺素及一氧化氮等介质相关。外周组织微循环差、低氧血症可引起继发的乳酸酸中毒。这种循环上的改变和脑灌流量下降及肾脏血管收缩有关。

在急性肝衰竭的终末期，可以出现多种类型的心律失常，考虑和电解质紊乱、酸中毒、低氧血症及肺动脉插管有关。

脑水肿和脑疝可引起脑干功能衰竭，最终导致循环衰竭。

（八）肺部并发症

肺部并发症包括误吸胃内容物或血、肺不张、感染及由于脑干受损引起的呼吸衰竭。肺脏的动静脉分流可加重低氧血症。亦可发生肺水肿。成人呼吸窘迫综合征（ARDS）经常是难治性的、致命性的。

超过半数的患者，X线胸片可以发现异常，包括肺叶塌陷、斑片状实变、肺炎及非心源性肺水肿。

（九）急性胰腺炎

死于急性肝衰竭的患者经常存在急性出血、坏死性胰腺炎。在昏迷患者很难确认有无本病存在，但在极少数情况下成为死因。1/3的患者可有血清淀粉酶的升高，需要监测。

胰腺内或周围出血、病毒的原因、激素的应用及休克都可为胰腺炎的病因。

五、治疗

由于支持疗法的加强和对肝功能衰竭知识的积累，急性肝衰竭患者生存率逐渐上升。急性肝衰竭患者应该在临床经验丰富且可行肝移植的机构接受良好的治疗。如果遇到多脏器衰竭等复杂问题时，患者应接受严密的监视和积极的处置。患者的临床状态可以变化很快。对患者经常的探视是很重要的，应将患者安置在重症监护区，由接受过良好培训的护士照顾患者。

(一) 常规治疗

下面叙述的措施对于处于肝性脑病Ⅲ度或Ⅳ度的患者是极其重要的，但对于处于低度肝性脑病的患者，这些处置措施必须有所改变。

1. 严密监测　患者必须受到隔离，陪护者应穿隔离服，戴手套和口罩，且应接受乙肝病毒疫苗的接种。每小时一次评定患者肝性脑病的程度。

患者的体温、脉搏、血压至少每小时测定一次，最好连续检测。严格记录患者的出入量，以避免体内液体超负荷。

应用鼻胃管。给予 H_2 受体拮抗剂或质子泵抑制剂，以减少胃十二指肠糜烂和出血。胃酸缺乏时可导致胃内细菌过度繁殖，此时可以预防性应用黏膜保护剂，个体化提供给患者适量的肠内营养。在疾病的早期，可以口服补充能量。

为早期发现并发症，如肾衰竭和呼吸功能衰竭，应用一些有创性监测方法是必要的，以便采取预防措施。患者应该留置导尿管、中心静脉插管和动脉插管，后两种操作可在输注凝血因子以及必要时输注血小板后施行。

急性肝衰竭患者经常发生低血糖反应，反应发生时应及时测量血糖；如果血糖低于60mg/dl（3.5mmol/L），应立即给予静脉输注，100ml 50%葡萄糖。根据患者液体量的需要，可连续输注5%或10%的葡萄糖。但如果给予患者肠内营养的话，低血糖则很少发生。

每小时检测血糖一次，如果低血糖再次发生，可再输注50%的葡萄糖。如果需要搬运患者时，搬运途中应持续静滴20%葡萄糖。

低血镁经常和低血钾伴行。

呼吸系统的状态可以通过血氧定量法进行监测。给予患者面罩吸氧。若动脉血 PCO_2 升高，大于6.5kPa；或 PO_2 下降，小于10kPa，提示呼吸衰竭时，虽然这一指征少见，有必要行机械通气。更多的时候有必要行气管插管，如为防止昏迷的患者误吸，或患者烦躁不安时必须应用镇静剂。

2. 积极预防感染　急性肝衰竭患者，感染的发生率高达90%。特殊的高危因素是最大INR高以及气管内插管。

为预防细菌感染，痰和尿应每天送检培养，并要经常检查动静脉插管处；如果插管处皮肤发炎或患者出现发热，必须更换插管，否则每3~5天常规更换一次。插管的尖端应送检培养。

研究表明，预防性全身选择性应用抗生素和清洁肠道，无论单独应用还是联合应用都是有益处的。但对它们的应用现在尚有争议。预防性静脉内应用抗生素可减少80%的感染，但并不能改变疾病的结局和延长生存期。选择性肠道清洁并不比静点抗生素更有益处。在此项研究中发现了多重耐药菌株，考虑和头孢三代抗生素的应用有关。最合适的抗生素应用准则应根据每个肝脏中心的细菌发生率、类型和敏感性制定。经常性的微生物监测是非常重要的。当培养有阳性结果时，菌谱较全面的广谱抗生素应改成针对性强的窄谱抗生素。

如果未采取预防措施，约30%的患者可发生真菌感染。实验表明，口服两性霉素 B 可将真菌感染降低至小于5%。全身性真菌感染的治疗可应用两性霉素 B 和氟胞嘧啶。

3. 控制低血压　如果低血压无法控制时，将会给治疗带来极大的困难。如果补充类晶体或白蛋白不能纠正低血压，则可以应用血管收缩剂，如去甲肾上腺素，此时联合应用血管活性药物可能更为有效。

4. 凝血障碍的治疗　可以常规静脉应用维生素 K。当出血或有侵入性操作时（动脉管路或硬膜外压换能器）。可以补充新鲜冰冻血浆和血小板。

5. 肾衰竭　当存在肾衰竭时，监测液体出入量至关重要。应用多巴胺可以减慢或逆转肾功能改变，但危重患者应用多巴胺尚有争议。当血肌酐大于400μmol/（4.5mg/dL），或为纠正高血容量、酸中毒和高钾血症时，可行连续性动静脉血液滤过。时断时续行血液透析可引起血流动力学不稳定，可能会导致颅内压升高。

6. 肝性脑病　可进行常规治疗，禁食蛋白质和磷酸盐灌肠。通过鼻胃管给予乳果糖（初始量为15～30ml）。应对加重肝性脑病的因素，如脓毒症、电解质失衡及出血进行治疗。尽量避免应用镇静剂，如果患者烦躁明显，可给予小剂量、短效的苯二氮䓬类（如咪达唑仑）。新霉素因其肾毒性应尽量避免应用。预防或治疗感染应用的抗生素亦可进一步改善肝性脑病。氟马西尼为苯二氮䓬类受体拮抗剂，它的作用虽易变且短时，但却可明显改善一部分肝性脑病患者的症状。目前这种药物在肝性脑病治疗中的作用尚未明确。

7. 脑水肿　是引起急性肝衰竭患者死亡的重要原因。在某些特殊机构应用硬膜外压力换能器来监测颅内压，发现有亚临床颅内高压。控制好脑水肿可以延长患者生存时间，从而为肝移植争取时间。硬膜外压力换能器的并发症有颅内出血和感染，发生率为4%，致命性出血为1%。尽管硬膜外放置的并发症发生率较硬膜下及实质监测器低，但所选换能器类型由当地专家决定。血小板计数小于 50×10^9/L 时因存在出血的危险，视为禁忌证。颅内压增加至25～30mmHg 且持续时间大于 5min 时，可按 1g/kg 给予甘露醇（不超过20%溶液静脉推注100g）。记录尿量以观察其利尿效果。对于肾衰竭患者，甘露醇必须与超滤联合使用，以避免高渗和液体超负荷。

颅内压的监测可以计算出脑灌注压（平均动脉压－颅内压）。如果颅内压低于50mmHg，因其不良的神经系统预后而视为肝移植的禁忌证。但是脑灌注压低且颅内高压持续时间长（大于35mmHg，持续时间为24～38小时）的患者，仍可生存并完全恢复神经系统功能。

可以监测颈静脉球的血氧饱和度，但这一方法应用的并不广泛。经颈静脉逆行插管，直至插管尖端到达颈静脉球，取血样。血氧饱和度低于55%提示脑缺血。治疗措施可以如下：增加血流量，降低颅内压，或应用一些降低脑代谢的制剂。血氧饱和度高于85%时提示脑充血状态存在，亦应该予以纠正。

护理这种患者应将其躯干和头部抬高，与水平线成20°～30°角，这种姿势有助于降低颅内压。但如果升至过高，可引起颅内压升高和平均动脉压降低。糖皮质激素治疗无效。过度通气通过诱发脑内血管收缩和降低脑内血流量来降低颅内压是有效的，但效果并不持久。对于一些甘露醇和血液滤过治疗失败的患者，应用硫喷妥钠（降低脑代谢）可能是有效的，但因其可能影响脑的血流动力学效应，所以应在颅内压监测下应用。

低温可以通过减少血流转运氨至脑和（或）降低脑细胞外的谷氨酸浓度预防脑水肿。初步研究显示急性肝衰竭患者颅内压是降低的。但需要进一步试验来验证并确定这种方法是否可用来稳定患者直至供肝的出现。这些结果强调应当使患者避免高温。

当颅内压不能监测时，临床上应警惕颅内高压的发生，如果怀疑颅内高压存在时，应该应用甘露醇。

8. 癫痫样活动　癫痫样活动发生时（EEG监测下），应用苯妥英钠以减少发作时脑内的高耗氧量。

9. N-乙酰半胱氨酸　最初用于对乙酰氨基酚中毒（自杀）的早期（12~15小时），但在对乙酰氨基酚相关性急性肝衰竭的16小时之后应用仍然是有价值的。可以提高生存率，减轻脑水肿、低血压和肾衰竭。早期有实验提示，N-乙酰半胱氨酸可以改善急性肝衰竭患者的血流和氧的运输与解离，但尚未被证实。

10. 糖皮质激素　大剂量的糖皮质激素对于治疗急性肝衰竭无益处。甚至可能有不良反应，其并发症包括感染和胃肠道糜烂。

（二）人工肝和生物人工肝支持疗法

目的为在病肝自行恢复前或等待供肝过程中提供支持疗法，很多研究聚焦于应用滤过柱和滤过膜清除体内代谢物。活性炭血液滤过在早些时候认为是很有希望的方法，但在有对照的试验中并未显示其益处，最近人工肝支持系统［（BioLogic-DT™）分子吸附再循环系统（MARS）］通过树脂或白蛋白超滤来清除紧密和蛋白结合的毒素。MARS系统应用的是白蛋白浸透的透析膜和含5%的人血白蛋白的透析液。透析液灌流入活性炭和树脂的吸附剂以去除其中的水溶性的毒素，包括氨。最初的经验认为，上述两组人工肝系统是有益处的，但对于急性肝衰竭的治疗是否有益，尚需要对照试验来证实。

生物人工肝支持系统应用的是生物反应器，内含不同的培养的肝细胞。下面的三组人工肝系统临床评价达到了先进阶段："生物人工肝"（BAL），"体外肝辅助装置"（ELAD），（"Berlin体外肝支持系统"BELS）。BAL和BELS系统主要使用猪的肝细胞，而ELAD系统使用肝母细胞瘤细胞。抗凝血浆和全血通过一个装置，此装置允许代谢物在细胞和灌洗液之间转移。设计依据是血浆还是全血先通过活性炭柱或其他装置而不同。目前尚无主要使用人类肝细胞的系统。应用实质细胞和非实质细胞的混合物是否更为有效目前尚不清楚。

这种人工肝的功能在试验中已有所显示。其在急性肝衰竭患者中的作用的初步结果还是令人鼓舞的，其作用包括：降低肝性脑病程度、血氨水平和颅内高压，增加脑的灌流量，改善凝血酶原时间，提高因子V的水平和半乳糖的清除能力。ELAD系统的初步对照研究显示无显著的统计学益处。在应用BAL系统治疗的急性肝衰竭患者中，18人统计学上显示了意识状态的显著好转、颅内压的降低和脑灌流压的升高。一项随机对照试验正在进行中。这些技术使人们对未来存有希望，但结果是否使得病肝得以恢复，而不是作为成功肝移植的桥梁仍需拭目以待。

（三）肝脏移植

暴发性肝衰竭导致Ⅲ度或Ⅳ度肝性脑病患者应考虑行肝脏移植治疗。不行肝移植的患者生存率小于20%，行肝移植的生存率为60%~80%。然而，决定行肝移植的时机和必要性是很困难的。肝移植过早，这项手术可能是非必要的且患者可能面临终身的免疫抑制；但如果过晚，肝移植的成功率将会降低。

适应证：应用既定标准来选择一个可能行肝移植的患者，这些标准包括 pH 值、年龄、病因、黄疸至出现脑病的时间、凝血酶原时间和血清胆红素水平，或血浆 V 因子水平小于正常值的 20%。在最初的研究中，这些标准确认了 95% 的致命性的病例。在接下来的研究中，这些准则预测的准确性在一些病例中是高于原来的报道，在另一些病例中是低于原来的报道，但仍是评价急性肝衰竭患者的中心内容。

然而，从提出请求到得到可接受的供肝平均耽搁的时间是 2 天。大多数患者依然存活且仍需要肝移植，但有些患者病情好转，不再需要肝移植，有些患者将死亡，或者因病情发展而不适合肝移植。在判断哪些患者不需要肝移植方面，准则的预测价值较低（大约 50%，范围为 17% ~82%）。由此提出一个建议，所有超急性或急性（暴发性和亚暴发性）肝衰竭患者都应在入院时或当达到Ⅲ度肝性脑病时列入肝移植的名单中。而且当有了供肝时，对是否需做肝移植应重新评定。

预测的不确定性强调了与患者的早期沟通，以及将急性肝衰竭患者早期转移至有肝移植条件的专业肝病中心的必要性。儿童尤应在肝性脑病进展前早期转移。

禁忌证：绝对禁忌证：感染活动期；急性呼吸窘迫综合征且吸氧量大于 60%；较长时间（等于或大于 1 小时）的瞳孔散大固定；脑灌注压低于 40mmHg 或颅内压高于 35mmHg，持续时间大于 1~2 小时。相对禁忌证：迫切需要血管加压剂供给的病例，正在治疗中的感染，以及有精神方面疾病病史。

结果：从技术上讲，肝移植的手术要比慢性肝病相关手术如门 - 体静脉分流简单，且不存在粘连问题。凝血方面的问题可应用血浆衍生物和血小板来解决。

世界范围公布的结果显示肝移植后患者的生存率为 60% ~90%，数值的波动变化可能反映了肝移植时疾病的严重性及肝移植的标准。肝硬化后行移植术的生存率比总生存率要低。和病情达到肝移植阶段但未行肝移植的患者相比，急性肝衰竭患者的生存率为 20%。在短期内很难找到供肝且可能应用不理想的肝脏，如血型不配或脂肪变性，这都会影响结果。

分析急性肝衰竭患者肝移植前状态对结果的影响，结果显示：非对乙酰氨基酚诱导的肝衰竭，其生存率与病因及血肌酐有关。肝移植时系统性疾病（多器官衰竭和 APACHE Ⅲ 评分）严重程度和肌酐的指数可区分存活者和非存活者。在对乙酰氨基酚组，生存者从服药到移植的时间明显短于非幸存者（4±1d 比 6±1d）。移植时血清胆红素和 APACHE Ⅲ 评分与生存率密切相关。

肝移植已应用于甲型、乙型、非甲非戊型肝炎病毒引起暴发性肝衰竭的患者。乙型肝炎肝衰竭患者的肝移植结果尤其令人满意，因为此病在移植肝内通常不复发。

（四）辅助肝移植

保留原来的肝脏，供肝移植于原肝的右上方（异位式），或切除部分原肝，植入小部分供肝（常位式）。目的是让移植体提供足够的维持生存的肝功能，以便为原肝提供时间修复和再生。优于传统肝移植的一点是只需要短期的免疫抑制。

对在 12 个欧洲中心行肝移植术的 47 名患者进行分析显示，传统的原位肝移植（61% 生存率）与辅助肝移植（62%）在患者一年生存率上无差别。辅助肝移植一年后仍存活的患者中 65% 不再应用免疫抑制剂。结果均显示急性肝衰竭时辅助肝移植（尤其是部分原位式）

较传统肝移植有一定优点，因为同样是一年生存率，但辅助肝移植的患者却有机会摆脱终身应用免疫抑制剂。现在需要一项可靠标准来表明哪些患者最有可能受益于这种技术。与肝脏可能完全再生有关的因素包括：年龄 <40 岁，由对乙酰氨基酚或者甲型、乙型肝炎病毒引起急性肝衰竭，黄疸发生至肝性脑病出现时间 <7 天。但问题是对于接受保守治疗的患者，这些标准也被认为可以提示预后良好。

（五）活体亲属供肝肝移植术

使用活供体提供的肝左叶或左外侧叶给儿童施行肝移植，这项操作程序已逐步完善。这些技术应用于 14 名急性/亚急性肝衰竭患者，其中 90% 存活了 1 年，且所有的供者术后未见异常。这种方法的顾虑是，供者是在紧急情况下签订的知情同意书，而不能经过深思熟虑后才决定是否签字。另外的问题是左侧或者左外侧肝叶是否能支持这样的患者到痊愈。

（六）肝细胞移植

急性肝功能衰竭的实验动物在行肝细胞移植后可以提高存活率。肝细胞移植仅需要很少数量肝细胞，是正常移植肝细胞块的 0.5%~3%。曾经对不是肝移植候选者的急性肝衰竭患者做过有限的研究。肝细胞移植后在肝性脑病评分、动脉血氨、凝血酶原时间、氨基匹林和咖啡因清除率方面有所改善。在肝细胞移植后的第一个 24 小时没有看到临床改善的迹象。没有患者存活。移植的细胞需要免疫抑制来生存。门静脉内肝细胞移植后的并发症包括低氧血症和胸部 X 线检查下的浸润性肺炎。现在无随机、对照的试验数据。肝细胞的转移方法、预防感染，以及不应用免疫抑制剂即能抑制排斥反应的策略都需要改进。

肝移植不能被认为是治疗暴发性肝衰竭的完美和理想的方法，但是它给了那些可能死亡的患者生存的希望。必须加强专科治疗中心对患者的早期治疗。这将会增加患者度过肝移植等待时期的机会，延迟的治疗会使患者减少安全过度和移植成功的机会。现在还存在许多选择上的困难。一些患者能明确是移植的候选人，而另一些患者明显不适合移植。问题在于介于二者之间的患者怎么办，有多少这样的患者能够经过单纯的保守治疗痊愈。早期定为肝移植的候选人在最后决定中被排除。人工肝脏支持系统、辅助肝移植、活体肝移植的成功与作用均需要进一步的检验。

六、预后

Ⅲ度或Ⅳ度肝性脑病患者如不行肝移植，则生存率为 20%。Ⅰ度或Ⅱ度肝性脑病患者约为 65%。存活的患者不发展为肝硬化。

急性肝衰竭患者可成功进行肝移植使得生存率的估计尤其重要。自发恢复是不可能的，因而确定无论临床还是实验室方面的适应证尤为重要。一般年老的患者预后较差，10 岁以下的小孩预后亦差。如果急性肝衰竭合并其他疾病时将会使预后更差。

急性肝衰竭的病因很重要。在一项调查中，在无肝移植的情况下，氟烷相关性急性肝衰竭生存率为 12.5%，甲型肝炎 66%，乙型肝炎 38.9%，对乙酰氨基酚过量相关性 50%。

如果能确认任何加重肝性脑病的药物尤其是镇静剂的应用，预后会较好。当药物因素去除时，患者的症状会有所好转。

临床上若出现肝脏体积缩小、腹水、去大脑强直状态、眼前庭反射消失、呼吸衰竭，则预后较差。但如果这样的患者存活的话，很少遗留脑干、脑皮质损伤。

凝血酶原时间是评估预后最好的指标。凝血因子 V 的浓度小于 15% 且合并肝性脑病的患者预后差，生存率仅为 10%（包括各种病因，除外预后较好的甲型肝炎和对乙酰氨基酚过量）。低血糖是预后差的另一个征象。

急性肝衰竭患者很少做肝活检，但如果必要，可经颈静脉途径进行操作。肝细胞及间质的坏死程度和预后密切相关。肝实质坏死大于 50%，则生存率明显下降。

对 586 名接受治疗的患者的预后影响因素行单变量和多变量分析。在病毒性肝炎和药物引起肝损伤的患者中，有三个静态变量——病因（非甲非戊型肝炎或药物）、年龄（小于 10 岁和大于 40 岁）、黄疸至出现肝性脑病的时间（大于 7 天）。有两个动态变量，血清胆红素大于 18mg（300μmol/L）和凝血酶原时间大于 50 秒，提示预后较差。在服用过量对乙酰氨基酚的患者中，其生存率和动脉血 pH 值、凝血酶原时间峰值及血肌酐相关。

这些标准在其他中心得到证实，发现有些数据略有不同（对乙酰氨基酚相关性 71%，非对乙酰氨基酚相关性 68%）。急性生理学与慢性健康状况评分（APACHE Ⅱ 和 Ⅲ）在临床试验中可改善治疗决策和患者界定。

另一普遍应用的标准将存在意识错乱或昏迷及年龄校正后 V 因子在正常值 20% 或 30% 的因素进行了综合考虑。

这些标准使用可直接获得的临床数据和实验室数据，但目前尚没有一项被广泛接受并应用的系统。使用最广泛的是英国伦敦国王学院标准。

在某些中心，通过肝活检评价肝细胞坏死的程度，或通过肝脏 CT 来检测肝脏的大小，且肝脏活检可改变 17% 病例的诊断。但对肝脏活检的价值及安全性问题的争议限制了其应用。

导致急性肝衰竭患者死亡的原因包括脑水肿、感染、出血、呼吸和循环衰竭、肾衰竭、低血糖和胰腺炎。

生存率取决于肝脏的再生能力，但这是很难预测的。它很可能受人体激素控制，现已发现肝细胞生长因子。急性肝衰竭患者体内肝细胞生长因子水平升高，但并不是可以评价预后的有效手段。

尚无标准可确切预测急性肝衰竭的结局。但对急性肝衰竭生存率很低的预测，如 20%，可以指导临床上决定行肝移植手术以提高生存率（60% ~ 80%）。

（吉孝祥）

第七节　急性重症胆管炎

一、概述

急性重症胆管炎（acute cholangitis of severe type，ACST），又称为急性梗阻性化脓性胆管炎（acute obstructive suppurative cholangitis，AOSC），是胆道感染疾病中的严重类型和造成良性胆道疾病死亡的最主要原因。其基本发病机制为各种原因导致胆管梗阻，继发化脓性感染，当胆管内压力过高，细菌、内毒素反流入血，引起脓毒症、感染性休克。梗阻的原因中，胆总管结石最为常见，其他还有胆管狭窄、胆道蛔虫、胆管及壶腹部肿瘤、原发性硬化性胆管炎、胆肠吻合术后或经 T 管造影及 PTC 术后。感染的细菌几乎都是由肠道细菌逆行进入胆管，主要为革兰阴性菌，其中大肠杆菌最常见，其他如铜绿假单胞菌、变形杆菌、克雷伯杆菌、厌氧菌也常见，也可混合感染。梗阻越完全，管腔内压力越高，当胆管内压力超过肝细胞分泌胆汁的压力时，胆汁中的细菌和毒素可通过毛细胆管和肝窦之间的间隙，逆流进入血液循环，从而造成严重脓毒血症和感染性休克。总之，胆道梗阻是 ACST 的首发原因，而梗阻所致的胆管内高压是 ACST 发生和发展的首要原因，肠源性多种细菌联合感染而产生大量细菌毒素是引起本病严重感染症状、休克及多器官衰竭的重要原因。

二、诊断思路

（一）病史要点

（1）大部分患者有胆道疾病史，部分有胆道手术史。

（2）上腹部剧烈疼痛、寒战高热和黄疸，又称为夏柯三联征（Charcot's traid），此为胆管炎的早期症状和基本表现。当胆管梗阻和胆道感染进一步加重，则可出现感染性休克和神志改变（神志淡漠、嗜睡、昏迷等），加上上述三联征，统称为 ACST 五联征（Reynold's pen‑Lad），是诊断 ACST 不可缺少的诊断依据。

（3）如不能及时有效治疗，病情进一步恶化，可出现急性呼吸衰竭和急性肾衰竭，甚至短期内死亡。

（二）查体要点

（1）发热，体温常高达 40℃ 以上。

（2）血压降低。

（3）轻度黄疸。

（4）剑突下压痛、肌紧张。

（5）肝区叩痛。

（6）有时可触及肝肿大和胆囊肿大。

值得注意的是，部分患者梗阻部位不在胆总管，而是在左右肝管汇合以上部位，表现为肝内胆管炎。此时，患者可不表现典型夏柯三联征，腹痛轻微，一般无黄疸，而主要表现为寒战、高热。腹部多无明显压痛和腹膜炎体征，仅表现为肝肿大和肝区叩痛。严重者也可出现为感染性休克等症状。

（三）常规检查以及其他检查

1. 血常规　白细胞和中性粒细胞升高。

2. 尿常规　胆红素阳性。

3. 血生化　胆红素升高，ALT 升高，多数患者代谢性酸中毒。

4. B 超　是 ACST 诊断的主要手段，可发现肝内外胆管不同程度的扩张、胆总管或肝内胆管结石、胆管壁增厚、胆囊肿大等。

（四）诊断标准

（1）有胆道疾病史或胆道手术史。

（2）夏柯三联征＋休克、精神症状（急性重症胆管炎五联征）。

（3）剑突下压痛、肌紧张。

（4）B 超发现肝内外胆管扩张、结石。

（五）诊断步骤

下（图 12 – 3）。

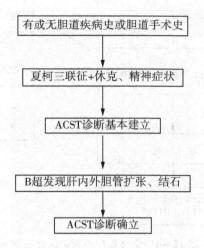

图 12 – 3　急性重症胆管炎的诊断步骤

三、治疗措施

治疗原则是：紧急手术，切开胆总管减压，取出结石解除梗阻和通畅引流胆道。

（一）一般治疗及药物治疗

1. 全身支持及对症治疗　包括解痉、止痛，补充维生素 C、维生素 K，积极纠正水电解质和酸碱平衡紊乱。

2. 抗休克治疗　首先建立通畅的静脉输液通道，快速输血输液，补充有效血容量；休克者给予多巴胺维持血压；必要时予以大剂量糖皮质激素。

3. 抗感染治疗　给予大剂量有效抗生素，包括抗厌氧菌药物。

（二）手术治疗

原则上尽早手术。常用方法有胆总管切开 T 管引流。胆囊造口术难以达到充分减压和引流胆管的目的，不宜采用。

（三）治疗步骤（图 12 – 4）

四、预后评价

ACST 是良性胆道疾病死亡的最主要原因，有报道其死亡率可达 20%。

五、最新进展与展望

近年来，随着内镜技术不断进步，内镜下胆管引流（ENBD）和经皮肝穿胆管引流（PTBD）已用于治疗 ACST 并取得一定疗效。

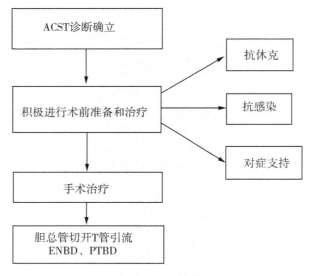

图 12 - 4　急性重症胆管炎治疗流程

（吉孝祥）

第八节　急性胆囊炎

急性胆囊炎（acute cholecystitis）是指由于胆囊管阻塞或（和）细菌感染所引起的胆囊急性炎症性病变。因为近 20 余年国内胆囊结石发病率持续上升，所以急性胆囊炎已成为各大医院最常见的急腹症。

一、病因

1. 胆囊管梗阻　绝大多数急性胆囊炎均由于胆囊结石堵住胆囊管而造成，少见的梗阻因素有肿瘤、肿大淋巴结和寄生虫等。梗阻后胆囊内胆汁浓缩刺激黏膜引起化学性炎症，继而发生胆囊内压升高，使囊壁缺血、水肿；炎症释放的炎症介质损害胆囊黏膜屏障。

2. 细菌感染　多数胆囊有炎症后可继发细菌感染，也有部分急性胆囊炎是由于全身性细菌感染播散至胆囊所致，这大多跟患者有基础性疾病如糖尿病、艾滋病和免疫病等有关。细菌进入胆囊的途径还可能通过门静脉进入肝脏，然后随胆汁或经淋巴管侵入胆囊。

3. 其他病因　急性无结石性胆囊炎少见，国外报道在 5% ~ 10%，但在实际临床工作中少见得多。典型的多与腹部大手术（如胃手术）、严重创伤、长期全胃肠外营养和妊娠等因素有关。原因可能是影响了胆囊的运动功能而使胆囊胆汁排空障碍。

二、病理生理

急性胆囊炎病理变化的过程可分为单纯性、化脓性和坏疽性。炎症早期可仅有胆囊壁轻度水肿、充血和增厚，病因不解除则可导致胆囊明显增大，囊壁显著充血、水肿，腔内充满脓液，如囊内压力继续升高，囊壁受压则血运受阻，胆囊可呈暗紫色，局部缺血、坏疽，甚至穿孔形成腹膜炎。穿孔前如已与周围脏器粘连，则可穿入粘连脏器形成内瘘，如胆囊 - 十二指肠或结肠瘘。

三、临床表现

1. 症状

（1）腹痛：典型的临床表现为进油腻食物后出现右上腹或中上腹疼痛，呈持续性胀痛伴阵发性绞痛加重，约一半患者可有右肩背部牵涉痛。

（2）胃肠道症状：多表现为恶心、呕吐，可能是由于炎症刺激胃、十二指肠导致幽门痉挛而出现反射性呕吐，呕吐后腹痛多无缓解。

（3）全身症状：大多伴有38℃左右发热，一般没有寒战、高热和黄疸等症状，除非胆囊炎症十分严重播散至胆管引起胆管炎。

2. 体征 患者呈急性痛苦面容，多辗转反侧，呼吸浅快。腹部检查可见腹式呼吸减弱，右上腹有明显压痛，严重时可伴肌卫，可扪及肿大胆囊，不能扪及者多有 Murphy 征阳性。

四、并发症

1. 胆囊积脓 为急性胆囊炎最常见的并发症，主要发生于胆囊管阻塞同时胆囊腔内有细菌感染。如不及时治疗，则可能导致急性胆管炎或胆囊周围脓肿。前者是由于脓液溢入胆总管而造成；后者则是因为细菌感染波及胆囊周围包裹的大网膜而形成。

2. 胆囊穿孔 比较少见。一般急性胆囊炎发展至胆囊壁坏死时多已有较多的大网膜包裹，不易形成像消化性溃疡穿孔那样的典型急性弥漫性腹膜炎表现，而往往形成胆汁通过坏死的胆囊壁向周围包裹的组织渗透的现象。

3. 内瘘形成 为胆囊慢性穿孔的一种特殊表现。最多见的是形成胆囊胆总管瘘（即 Mirrizi 综合征）、胆囊–十二指肠瘘（常可造成巨大胆囊结石进入小肠而造成胆石性肠梗阻）和胆囊–结肠瘘。

4. 周围脏器炎症 胆囊急性炎症严重时可波及周围脏器，如引起胆管炎、门静脉炎和膈下脓肿等。

五、诊断

典型的急性胆囊炎患者多有右上腹痛，痛呈持续性伴阵发性加重，常有右肩背部放射痛，可有恶心、呕吐及发热。少数患者可有轻度黄疸。体检多有右上腹压痛，严重者有肌紧张，常可触及肿大胆囊。实验室检查可见外周血白细胞和中性粒细胞升高。B 超可见胆囊增大伴积液，颈部多有结石嵌顿。

六、鉴别诊断

急性胆囊炎虽有典型症状及体征，B 超也可明确诊断，但在实际临床工作中仍时常会误诊。比较多见的是患者有胆囊结石史，此次发作上腹痛，就草率地诊断为急性胆囊炎而耽误病情甚至危及生命；同时也偶尔发生患者是急性胆囊炎而被误诊为其他急腹症如急性阑尾炎的情况。

1. 急性阑尾炎 有时急性胆囊炎渗出较多，会沿右结肠旁沟下流至右下腹造成类似转移性右下腹痛的急性阑尾炎症状，而且此时右下腹确有压痛甚至肌紧张等腹膜炎体征，如不仔细问诊和体检，容易误诊为急性阑尾炎。事实上，此时右上腹仍有症状和体征，并以右上腹为重，而与急性阑尾炎有所区别。此外，急性肝下阑尾炎的患者如同时有胆囊结石史，如不仔细诊断，也易误诊为急性胆囊炎。

2. 消化性溃疡穿孔　典型消化性溃疡穿孔引起的腹痛应远比急性胆囊炎严重且范围大，患者呈突发性全腹刀割样痛，有强迫体位，腹部呈"板样"强直，X线检查可有膈下游离气体。当患者缺乏典型的溃疡病史，同时穿孔较小而症状和体征不典型，却有胆囊结石病史时，可能会误诊为急性胆囊炎。反之，将急性胆囊炎误诊为溃疡穿孔者则极为罕见。

3. 急性胰腺炎　大多数急性胰腺炎与胆道结石有关，因此在临床中不应满足于急性胆囊炎的诊断，应警惕急性胰腺炎并存与否。一般急性胰腺炎者腹痛较急性胆囊炎者为重，且腹痛多处于上腹部或偏左侧，右上腹体征不如后者明显，血清淀粉酶升高有诊断意义，故在急性胆囊炎患者应加强血淀粉酶的检测。

4. 右下肺炎、胸膜炎　少数急性右下肺炎、胸膜炎患者因炎症累及肋间神经，可引起右上腹痛，如患者有胆囊结石病史且缺乏咳嗽、咳痰等呼吸道症状，体检时右上腹压痛似是而非，又不做胸片检查，则可能会误诊。

5. 冠心病　心绞痛多处于左前胸，但有时也会牵涉上腹正中甚至右上腹，颇易混淆。一旦误诊而施行手术，则其危害不言而喻。因此，腹痛患者应注意心脏检查，必要时应做心电图，并应将其作为术前常规检查。

此外，对肝脓肿、右肾绞痛、急性肠梗阻、急性肝炎等疾病也应注意鉴别。

七、治疗

大部分急性胆囊炎采用非手术内科药物治疗后都能缓解，故确诊后一般应先选择非手术治疗，以期缓解后行确定性微创手术。如临床表现严重或非手术治疗后不缓解，则应急症手术，一般主张行开腹胆囊切除术，如术中发现手术野粘连严重而不易分离，或病情危重者，则选用胆囊造瘘术。但近年也有很多行急症腹腔镜胆囊切除术获得良好效果的大宗病例报道。

1. 非手术治疗　包括镇痛、解痉和抗菌等治疗措施，同时宜清淡饮食或禁食，必要时行胃肠减压，注意体液和电解质平衡，也可给予口服利胆药物，一般 3~6d 后即可缓解。

2. 手术治疗　病情严重或经非手术治疗后病情继续恶化者都应选择手术治疗。过去认为急症手术应在发病72h内施行，理由是此时胆囊周围炎症粘连尚轻，周围组织影响较小，解剖结构较为清晰，利于手术成功而避免并发症的发生。事实上发病时间并非手术禁忌，关键还是病情决定。手术方式如下。

（1）胆囊切除术：一般都应行胆囊切除术。有条件者应首先试行腹腔镜手术，如局部解剖不清，再转开腹手术。

（2）胆囊造瘘术：如患者一般情况较差或（和）炎症非常严重，传统主张行胆囊造瘘术以暂时控制病情，根治胆囊结石的胆囊切除术待局部炎症和水肿粘连消退后二期进行。患者一般情况差者，手术甚至可在局麻下施行，但即便如此，手术造成的创伤还是并非每个患者能够承受。

（吉孝祥）

第九节 重症肝炎

重症肝炎是病毒性肝炎的一种类型，一般是由甲型肝炎病毒、乙型肝炎病毒或混合感染引起的消化道传染病。其主要病变为肝细胞变性，大块或亚大块或大灶性的肝坏死伴肝细胞的重度水肿或新旧不等的亚大块坏死伴再生。食欲缺乏、频繁呕吐、高度腹胀、高度乏力、高度黄疸等为其主要临床表现。甲型肝炎病毒易侵犯学龄儿童，其次为青年，男女发病基本相同。

一、流行病学

近期内有无与肝炎患者密切接触史，有无输血、血制品、针灸史等。在流行地区应注意有无水源、食物污染史。

二、临床表现

临床可分为急性重症肝炎、亚急性重症肝炎、慢性重症肝炎三型，分述如下。

（一）急性重症肝炎

（1）既往无肝炎病史。

（2）发病初期常与急性黄疸型肝炎相似，但病情发展迅速，起病10天内出现精神神经症状，肝性脑病Ⅱ度以上，如不积极抢救，常于数日内昏迷。

（3）凝血酶原活动度低于40%而无其他原因者。

（4）黄疸急剧加深，肝功能明显异常，特别是血清胆红素大于171μmol/L

（5）肝臭、扑翼样震颤阳性。

（6）肝脏浊音界逐渐缩小。

（7）有出血倾向，皮肤、黏膜和穿刺部位出血点或瘀斑，甚至胃肠道出血。伤口出血不止等。

（8）有严重的消化道症状（食欲缺乏、频繁呕吐、腹胀或呕逆），极度乏力，同时出现烦躁不安、谵妄、狂躁、抑郁等昏迷前驱症状者，即或黄疸很轻，甚至尚未出现黄疸，亦应考虑本病。

（9）肝炎发病后过度劳累、大量饮酒或应用损肝药物、妊娠晚期罹患肝炎等易诱发本病。

（二）亚急性重型肝炎

发病初期类似一般肝炎，起病后10天以上凝血酶原时间明显延长（凝血酶原活动度低于40%）；具有以下指征之一者可以确诊。

（1）出现Ⅱ度以上肝性脑病症状。

（2）黄疸迅速上升（数日内血清胆红素上升大于171μmol/L），肝功能严重损害（血清ALT升高或酶胆分离、A/G倒置、丙种球蛋白升高）。

（3）高度乏力及明显食欲减退、恶心、呕吐、重度腹胀。

（4）可有明显的出血现象（对无腹水及明显出血现象者，应注意是否为本型的早期）。

多于起病后 2 周～12 周内死亡，一部分患者可发展为坏死后肝硬化。

（三）慢性重型肝炎

临床表现同亚急性重型肝炎，但有慢性肝炎、肝硬化或乙肝表面抗原携带史、体征及严重肝功能损害，或虽无上述病史，但影像学、腹腔镜检或肝穿检查支持慢性肝炎表现者。根据临床表现，亚急性和慢性重型肝炎均可分为早、中、晚三期。

早期：符合急性肝衰的基本条件，如严重的周身及消化道症状，黄疸迅速加深，但未发生明显的脑病，亦未出现腹水。血清胆红素 $\geq 171\mu mol/L$ 凝血酶原活动度 $\leq 40\%$，或经病理证实。

中期：有Ⅱ度肝性脑病或明显腹水、出血倾向（出血或瘀斑），凝血酶原活动度 $\leq 30\%$。

晚期：有难治性并发症如肝肾综合征，消化道出血、严重出血倾向（注射部位瘀斑）、严重感染、难以纠正的电解质紊乱或Ⅱ度以上肝性脑病、脑水肿。凝血酶原活动度 $\leq 20\%$。

三、治疗

本型肝炎的病死率高，目前尚缺乏肯定有效的特效疗法，故应采取综合疗法。其原则是：支持疗法，减少肝细胞坏死，促使肝细胞再生，预防和治疗各种并发症，加强监护，千方百计维持患者生命，等待肝功能的恢复。

（一）支持疗法

卧床休息，饮食宜低盐、低脂肪、高糖，保证充足的热量，不能口服者可静脉滴注 10%～25% 葡萄糖溶液，同时给予小量胰岛素。补充足量的维生素 B 族和维生素 C 以及三磷酸腺苷、辅酶 A 等。保持水、电解质的平衡，保持口腔及皮肤的清洁。在昏迷期禁食蛋白，禁用含氨药物，慎用镇静剂、利尿剂。

（二）减少肝细胞坏死，促进肝细胞再生

（1）肝细胞生长刺激因子疗法：可静脉滴注促肝细胞生长素（HGF）。60～100mg，每日 2 次，至患者清醒或明显好转，一般一个月为一疗程。此药较安全，无过敏反应及其他毒副作用，剂量也可以再加大。

（2）前列腺素 E_1（PCG_1）：PGE_1 有扩张肝脏血管，增加肝血流量，促进肝细胞再生，稳定溶酶体膜，减少肿瘤坏死因子产生，减轻肝损伤的作用。但本药副作用大，常出现头痛、高热等。

（3）肾上腺皮质激素：在病程早期（出现精神症状之前或刚出现精神症状时），短期应用中等剂量可能有一定疗效，一般用 3～5 天。病程后期则禁用。在应用皮质激素的同时应用胸腺素 10～20mg，每日 1 次，静脉或肌内注射。

（4）胰高血糖素－胰岛素（G－I）疗法：一般可用胰高血糖素 1mg、胰岛素 10U，加入 10% 葡萄糖溶液 500ml 内，静脉缓慢滴注，如输注太快可有恶心。呕吐、心悸等不适，每日 1～2 次，有阻断肝细胞坏死和促进 DNA 合成作用，从而促使肝细胞再生。但慢性重型肝炎应慎用或不用此疗法。

（5）甘草酸：有类似皮质激素的非特异性消炎作用，而无加重继发感染的危险，唯效力较弱，不能用皮质激素者可应用，每日 100～120ml，静脉滴注。

（三）免疫调节疗法和抗病毒行疗法

（1）胸腺素：小牛胸腺素及猪胸腺素，均可应用。剂量每日 10～20mg，静脉滴注或肌内注射。

（2）新鲜血浆或新鲜血液可每日或隔日输入少量（血浆 50～100ml，血液 100～200ml）：此疗法的关键是新鲜（最好是采血当日，最迟不超过 3 天），只有新鲜血浆中才含有调理素和补体等免疫活性物质，不但可提高机体的防御功能：预防继发感染，而且可输入蛋白质及凝血因子，有利于肝细胞的恢复及出血倾向的减少。

（3）干扰素：目前对于急性重型肝炎是否应该使用干扰素认识不一。有人认为干扰素可以抑制病毒复制，有利于疾病的恢复。也有人认为暴发型肝炎的发病机制主要是超敏反应，在这种情况下应用干扰素不但无益，反而有害，因干扰素可增加肝细胞表面 HLA 的表达，可加重 TK 细胞对肝细胞的杀伤作用，不主张应用，在干扰素的疗效尚未十分肯定的情况下，比较多的临床工作者在抢救重症肝炎时不使用干扰素。

（四）对症疗法

重症肝炎常出现肝性脑病、出血、肝肾综合征、脑水肿、DIC 等症状，应分别积极治疗。

1. 肝性脑病的预防和治疗

（1）应注意出血倾向，防止凝血因子的衰减。

（2）避免并发细菌、真菌和其他病毒性感染。

（3）慎重放腹水，只有在大量腹水、压迫症状明显、循环障碍时作为配合治疗的一种措施。一般 1 次放腹水量不宜大多，以稍能缓解压迫症状为度。严防因放腹水导致腹腔感染、放腹水过急引起晕厥及入肝血骤降而加速肝细胞坏死，促发肝性脑病。可在放腹水前先注高渗葡萄糖、补充血浆白蛋白或输血。

（4）禁用麻醉安眠药：于肝性脑病前期烦躁时，可予异丙嗪，必要时可服水合氯醛，注射副醛或用水合氯醛灌肠。

（5）注意预防、清除和抑制微生物内毒素和肠道含氨物质的产生和吸收。

（6）禁用氯化铵、水解蛋白酶及乙酰唑胺等使氨增高的药物。

（7）有昏迷前期症状时，宜早期应用降低血氨和清除、取代假性神经介质的药物。

（8）积极纠正水、电解质和酸碱平衡的紊乱。

（9）供给足量葡萄糖、维生素与能量代谢药物。

（10）特别要防止缺氧、低血钾和脑水肿的产生。

2. 大出血的预防和治疗

（1）补充凝血物质可输注凝血酶原复合物，每次 1 瓶，每日 2 次～3 次。至凝血酶原活动度恢复或接近正常，亦可同时输新鲜血浆、新鲜血液，并同时注射维生素 K 及其他止血药物。

（2）活血药物给予低分子右旋糖酐、川芎嗪、丹参注射液等活血药物。以预防 DIC 的发生。

（3）可用雷尼替丁 0.15g，每晚 1 次。亦可用西米替丁 0.2g 每日 3 次，口服，或静脉注射 0.4g，每日 2 次。亦可用奥美拉唑等质子泵抑制剂以预防呕血的发生。

（4）脑垂体后叶素适用于门脉高压所致的上消化道出血者。

3. DIC 的预防和治疗　应密切观察有无 DIC 的发生，如有，应根据血凝状态采取不同措施。

（1）如处于高凝状态，则以应用肝素为主1mg/kg 加入葡萄糖溶液或其他液体如低分子右旋糖酐250ml 中，静脉滴注，每4～6小时1次，使试管法凝血时间维持在20～30分钟为宜。

（2）当已发生纤溶时，则必须同时加用抗纤溶剂如6－氨基己酸，首剂4～6g，溶于葡萄糖溶液中，15～30分钟滴完，以后每6小时可滴注1g，可维持12～24小时，亦可用氨甲苯酸。

4. 脑水肿的预防和治疗　脑水肿是急性重型肝炎常见的重要的并发症，是致死的主要原因之一。必须密切观察，及时发现，积极治疗，常用20% 甘露醇或25% 山梨醇，每次，1～2g/kg，每4～6小时1次，静脉推注。

5. 肾功能不全的预防和治疗　过量利尿，消化道出血，大量多次放腹水，DIC、休克、严重感染、应用损伤肾肛的药物易诱发肾功能不全，应注意避免和及时处理，避免应用消炎痛、保泰松、阿司匹林等抑制前列腺素合成的药物，有人认为早期应用改善肾血流量的药物可能有预防和治疗作用。当出现少尿或无尿，应区别是血容量不足还是肾功能不全，如为肾功能不全则应鉴别是肾小管坏死还是肝－肾综合征。

（五）肝移植

肝移植治疗急性重型肝炎自1988年以来在西方日益增多，有人报告成活率达66.7%～80%。国内应设法开展。

（贺文静）

第十节　重症急性胰腺炎

急性胰腺炎是多种病因导致胰酶在胰腺内被激活后引起胰腺组织自身消化、水肿、出血甚至坏死的炎症反应。临床以急性上腹痛、恶心、呕吐、发热和血胰酶增高等为特点。病变程度轻重不等，轻者以胰腺水肿为主，临床多见，病情常呈自限性，预后良好，又称为轻症急性胰腺炎（MAP）；少数重者的胰腺出血坏死，常继发感染、腹膜炎和休克等多种并发症，病死率高，称为重症急性胰腺炎（SAP）。急性胰腺炎常在饱食、脂餐或饮酒后发生。部分患者无诱因可查。其临床表现和病情轻重取决于病因、病理类型和诊治是否及时。

一、诊断

（一）症状

1. 腹痛　为本病的主要表现和首发症状，突然起病，程度轻重不一，可为钝痛、刀割样痛、钻痛或绞痛，呈持续性，可有阵发性加剧，不能为一般胃肠解痉药缓解，进食可加剧。疼痛部位多在中上腹，可向腰背部呈带状放射，取弯腰抱膝位可减轻疼痛。水肿型腹痛3～5天即缓解。坏死型病情发展较快，腹部剧痛延续较长，由于渗液扩散，可引起全腹痛。极少数年老体弱患者可无腹痛或轻微腹痛。腹痛的机制主要是：①胰腺的急性水肿，炎症刺激和牵拉其包膜上的神经末梢。②胰腺的炎性渗出液和胰液外溢刺激腹膜和腹膜后组织。③胰腺炎症累及肠道，导致肠胀气和肠麻痹。④胰管阻塞或伴胆囊炎、胆石症引起疼痛。

2. 恶心、呕吐及腹胀　多在起病后出现，有时颇频繁，吐出食物和胆汁，呕吐后腹痛并不减轻。同时有腹胀，甚至出现麻痹性肠梗阻。

3. 发热　多数患者有中度以上发热，持续 3 ~ 5 天。持续发热 1 周以上不退或逐日升高、白细胞升高者应怀疑有继发感染，如胰腺脓肿或胆道感染等。

4. 低血压或休克　重症胰腺炎常发生。患者烦躁不安，皮肤苍白、湿冷等；有极少数休克可突然发生，甚至发生猝死。主要原因为有效血容量不足，缓激肽类物质致周围血管扩张，并发消化道出血。

5. 水、电解质、酸碱平衡及代谢紊乱　多有轻重不等的脱水、低血钾，呕吐频繁可有代谢性碱中毒。重症者尚有明显脱水与代谢性酸中毒，低钙血症，部分伴血糖增高，并可发生糖尿病酮症酸中毒或高渗昏迷。

（二）体征

重症急性胰腺炎患者上腹或全腹压痛明显，并有腹肌紧张，反跳痛。肠鸣音减弱或消失，可出现移动性浊音，并发脓肿时可扪及有明显压痛的腹块。伴麻痹性肠梗阻者有明显腹胀，腹水多呈血性，其中淀粉酶明显升高。少数患者因胰酶、坏死组织及出血沿腹膜间隙与肌层渗入腹壁下，致两侧胁腹部皮肤呈暗灰蓝色，称 Grey - Tumer 征；可致脐周围皮肤青紫，称 Cullen 征。在胆总管或壶腹部结石、胰头炎性水肿压迫胆总管时，可出现黄疸。后期出现黄疸应考虑并发胰腺脓肿或假囊肿压迫胆总管或由于肝细胞损害所致。患者因低血钙引起手足搐搦者，为预后不佳表现，系大量脂肪组织坏死分解出的脂肪酸与钙结合成脂肪酸钙，大量消耗钙所致，也与胰腺炎时刺激甲状腺分泌降钙素有关。

（三）并发症

1. 局部并发症　①胰腺脓肿：重症胰腺炎起病2 ~ 3 周后，因胰腺及胰周坏死继发感染而形成脓肿。此时高热、腹痛，出现上腹肿块和中毒症状。②假性囊肿：常在病后3 ~ 4 周形成，系由胰液和液化的坏死组织在胰腺内或其周围包裹所致。多位于胰体尾部，大小几毫米至几十厘米，可压迫邻近组织引起相应症状。囊壁无上皮，仅见坏死肉芽和纤维组织，囊肿穿破可致胰源性腹水。

2. 全身并发症　重症胰腺炎常并发不同程度的多器官功能衰竭（MOF）。①急性呼吸衰竭。即急性呼吸窘迫综合征，突然发作、进行性呼吸窘迫、发绀等，常规氧疗不能缓解。②急性肾衰竭：表现为少尿、蛋白尿和进行性血尿素氮、肌酐增高等。③心力衰竭与心律失常：心包积液、心律失常和心力衰竭。④消化道出血：上消化道出血多由于应激性溃疡或黏膜糜烂所致，下消化道出血可由胰腺坏死穿透横结肠所致。⑤胰性脑病：表现为精神异常（幻想、幻觉、躁狂状态）和定向力障碍等。⑥败血症及真菌感染：早期以革兰阴性杆菌为主，后期常为混合菌，且败血症常与胰腺脓肿同时存在；严重病例机体的抵抗力极低，加上大量使用抗生素，极易产生真菌感染。⑦高血糖：多为暂时性。⑧慢性胰腺炎：少数演变为慢性胰腺炎。

（四）实验室和其他检查

1. 白细胞计数　多有白细胞增多及中性粒细胞核左移。

2. 血、尿淀粉酶测定 血清胰淀粉酶在起病后 6~12 小时开始升高，48 小时开始下降。持续 3~5 天。血清淀粉酶超过正常值 3 倍可确诊为本病。淀粉酶的高低不一定反映病情轻重，出血坏死型胰腺炎淀粉酶值可正常或低于正常；其他急腹症如消化性溃疡穿孔、胆石症、胆囊炎、肠梗阻等都可有血清淀粉酶升高，但一般不超过正常值 2 倍。尿淀粉酶升高较晚，在发病后 12~14 小时开始升高，下降缓慢，持续 1~2 周。胰源性腹水和胸水中的淀粉酶值亦明显增高。

3. 血清脂肪酶测定 血清脂肪酶常在起病后 24~72 小时开始上升，持续 7~10 天，对就诊较晚的急性胰腺炎患者有诊断价值，且特异性也较高。

4. C 反应蛋白（CRP） CRP 是组织损伤和炎症的非特异性标志物，有助于评估与监测急性胰腺炎的严重性，在胰腺坏死时 CRP 明显升高。

5. 生化检查 暂时性血糖升高常见，可能与胰岛素释放减少和胰高血糖素释放增加有关。持久的空腹血糖 >10mmol/L 反映胰坏死，提示预后不良。高胆红素血症可见于少数患者，多于发病后 4~7 天恢复正常。血清 AST、LDH 可增加。暂时性低钙血症（<2mmol/L）常见于重症急性胰腺炎，低血钙程度与临床严重程度平行，若血钙 <1.5mmol/L 提示预后不良。急性胰腺炎时可出现高甘油三酯血症，这种情况可能是病因或是后果，后者在急性期过后可恢复正常。

根据典型的临床表现和实验室检查，常可作出诊断。重症除具备轻症急性胰腺炎的诊断标准，且具有局部并发症（胰腺坏死、假性囊肿、脓肿）和（或）器官衰竭。由于重症胰腺炎病程发展险恶且复杂，国内外提出多种评分系统用于病情严重性及预后的预测，其中关键是在发病 48 小时或 72 小时内密切监测病情和实验室检查的变化，综合评判。区别轻症与重症胰腺炎十分重要，因两者的临床预后截然不同。有以下表现应当按重症胰腺炎处置：①临床症状为烦躁不安、四肢厥冷、皮肤呈斑点状等休克症状。②体征：腹肌强直、腹膜刺激征，Grey–Tumer 征或 Cullen 征。③实验室检查：血钙显著下降，<2mmol/L，血糖 >11.2mmol/L（无糖尿病史），血尿淀粉酶突然下降。④腹腔诊断为穿刺有高淀粉酶活性的腹水。

二、治疗

（一）内科治疗

1. 监护 如有条件应转入重症监护病房（ICU）。针对器官功能衰竭及代谢紊乱采取相应的措施，如密切监测血压、血氧、尿量等。

2. 维持水、电解质平衡，保持血容量 应积极补充液体及电解质（钾、钠、钙、镁等离子），维持有效血容量。重症患者常有休克，应给予清蛋白、鲜血或血浆代用品。

3. 营养支持 重症胰腺炎患者尤为重要。早期一般采用全胃肠外营养（TPN）；如无肠梗阻，应尽早进行空肠插管，过渡到肠内营养（EN）。营养支持可增强肠道黏膜屏障，防止肠内细菌移位引起胰腺坏死合并感染。

4. 抗菌药物 重症胰腺炎常规使用抗生素，有预防胰腺坏死合并感染的作用。抗生素选用应考虑：①对肠道移位细菌（大肠埃希菌、假单胞菌、金葡菌等）敏感的抗生素。②对胰腺有较好渗透性的抗生素：如亚胺培南或喹诺酮类等，并联合应用对厌氧菌有效的药物（如甲硝唑）；第二、三代头孢菌素也可考虑应用。

5. 减少胰液分泌 生长抑素具有抑制胰液和胰酶分泌，抑制胰酶合成的作用。生长抑素和其类似物八肽（奥曲肽）疗效较好，它还能减轻腹痛，减少局部并发症，缩短住院时间。首剂 $100\mu g$ 静脉注射，以后用 $250\mu g/h$ 持续静脉滴注，持续 3~7 天。虽疗效尚未最后确定，但目前国内学者多推荐尽早使用。

6. 抑制胰酶活性 仅用于重症胰腺炎的早期，但疗效尚有待证实。抑肽酶（aprofinin）可抗胰血管舒缓素，使缓激肽原不能变为缓激肽，尚可抑制蛋白酶、糜蛋白酶和血清素 20 万~50 万 U/d，分 2 次溶于葡萄糖液静脉滴注。氟尿嘧啶可抑制 DNA 和 RNA 合成，减少胰液分泌，对磷脂酶 A_2 和胰蛋白酶有抑制作用，每日 $500\mu g$，加入 5% 葡萄糖液 500ml 中静滴。加贝酯（FOY，gabexate）可抑制蛋白酶、血管舒缓素、凝血酶原、弹力纤维酶等，根据病情，开始每日 100~300mg 溶于 500~1 500ml 葡萄糖盐水，以 2.5mg/（kg·h）速度静滴，2~3 天后病情好转，可逐渐减量。

（二）内镜下 Oddi 括约肌切开术（EST）

对胆源性胰腺炎，可用于胆道紧急减压、引流和祛除胆石梗阻，作为一种非手术疗法，起到治疗和预防胰腺炎发展的作用。适用于老年人不宜手术者，需由有经验的内镜专家施行。

（三）中医中药

中医对急性胰腺炎有一定疗效。主要有柴胡、黄连、黄芩、枳实、厚朴、木香、白芍、芒硝、大黄（后下）等，随症加减。

（四）外科治疗

1. 腹腔灌洗 通过腹腔灌洗可清除腹腔内细菌、内毒素、胰酶、炎性因子等，减少这些物质进入血循环后对全身脏器的损害。

2. 手术手术适应证 ①诊断未明确，与其他急腹症如胃肠穿孔难于鉴别时。②重症胰腺炎经内科治疗无效者。③胰腺炎并发脓肿、假囊肿、弥漫性腹膜炎、肠麻痹坏死时。④胆源性胰腺炎处于急性状态，需外科手术解除梗阻时。

（贺文静）

第十一节 急性出血性坏死性肠炎

急性出血性坏死性肠炎是与 C 型产气荚膜芽孢杆菌感染有关的一种急性肠炎，病变主要在小肠，以肠壁出血坏死为特征。本病是临床上较常见的急性暴发性疾病，其主要临床表现为腹痛、便血、发热、呕吐和腹胀。严重者可有休克、肠麻痹等中毒症状和肠穿孔等并发症。

一、病因和发病机制

本病的病因尚未完全阐明。现认为本病的发病与感染产生 β 毒素的 C 型产气荚膜杆菌（Welchia 杆菌）有关，β 毒素可致肠道组织坏死，产生坏疽性肠炎。

C 型梭状芽孢杆菌在繁殖期可产生 β 毒素，是一种蛋白质外毒素，它能干扰肠黏膜表面绒毛的正常功能，使病原体得以黏附而致病。长期营养不良机体抵抗力下降或主食中缺乏蛋白质，当进食被 C 型梭状芽孢杆菌污染或已经变质的食物时，由于胰液和蛋白水解酶减少，不能分解破坏 β 毒素，而使细菌得以定植而致病。

另外，有研究表明，本病可能还与饮食习惯突然改变、蛔虫及其毒素所致的变态反应有关。

二、诊断步骤

（一）病史采集要点

1. **诱发因素** 起病情况起病急，发病前多有摄入变质肉类等不洁饮食史。受冷、劳累、肠道蛔虫感染及营养不良为诱发因素。

2. **主要临床表现**

（1）腹痛：起病急骤，突然出现腹痛，也是首发症状。病初常表现为逐渐加剧的脐周或中上腹阵发性绞痛，其后逐渐转为全腹持续性疼痛并有阵发性加剧。

（2）腹泻：便血腹痛发生后即可有腹泻。粪便初为糊状而带粪质，其后渐为黄水样，继之即呈白水状或呈赤豆汤和果酱样，甚至可呈鲜血状或暗红色血块，粪便少而且恶臭。无里急后重。便血是本病特征之一，约 80% 的患者有便血。出血量多少不定，轻者可仅有腹泻，或仅为粪便隐血阳性而无便血；严重者一天出血量可达数百毫升。腹泻和便血时间短者仅 1~2 天，长者可达 1 月余，且可呈间歇发作，或反复多次发作。腹泻严重者可出现脱水和代谢性酸中毒等。

（3）恶心呕吐：常与腹痛、腹泻同时发生。呕吐物可为黄水样、咖啡样或血水样，亦可呕吐胆汁。

（4）全身症状：起病后即可出现全身不适、软弱和发热等全身症状。发热一般在 38~39℃，少数可达 41~42℃，但发热多于 4~7 天后渐退，而持续 2 周以上者少见。休克患者体温可下降或正常。重症病例起病后 1~2 天腹痛、呕吐加剧，大量血便，高热抽搐，部分病例出现休克；或表现为明显腹胀，产生麻痹性肠梗阻。大量肠毒素吸收入血可致循环衰竭。血压下降又可加重肠段缺血、缺氧，微循环障碍，肠组织进一步坏死，毒素产生增加形成恶性循环。

3. **既往病史** 可无特殊，也可以有体弱、营养不良、抵抗力下降。

4. **体格检查要点** 腹部体征相对较少。有时可有腹部饱胀、见到肠型。脐周和上腹部可有明显压痛。早期肠鸣音可亢进，而后可减弱或消失。

（二）辅助检查

1. **血象** 周围血白细胞增多，甚至高达 $50 \times 10^9/L$ 以上，以中性粒细胞增多为主，常有核左移。红细胞及血红蛋白常降低。

2. **粪便检查** 外观呈暗红或鲜红色，或隐血试验强阳性，镜下见大量红细胞，偶见脱落的肠黏膜。可有少量或中等量脓细胞。

3. **尿常规** 可有蛋白尿、红细胞、白细胞及管型。

4. **X线检查** 腹部平片可显示肠麻痹或轻、中度肠扩张。钡剂灌肠检查可见肠壁增厚，显著水肿，结肠袋消失。在部分病例尚可见到肠壁间有气体，此征象为部分肠壁坏死，结肠细菌侵入产气所引起；或可见到溃疡或息肉样病变和僵直。部分病例尚可出现肠痉挛、狭窄和肠壁囊样积气。

5. 其他检查　轻型病例腹腔镜检查可见肠管充血、水肿、出血、肠壁粗糙及粘连等。尿液淀粉酶升高。腹腔穿刺液淀粉酶值可大于 5 000U/L。

三、诊断对策

（一）诊断

诊断主要根据临床表现。突发腹痛，腹泻、便血及呕吐，伴有中等度发热，或突然腹痛后出现休克症状，应考虑本病可能。腹部 X 平片对诊断有一定意义。

（二）鉴别诊断

1. 急性 Crohn 病　无明显季节性，腹痛及压痛多在右下腹，X 线表现病变在回肠及回肠末端，常呈节段性分布。便血少见，即使有便血，一般也较轻，休克亦少见。由于病变侵犯肠壁淋巴组织，因此易形成肉芽肿造成瘢痕狭窄、瘘管和右下腹包块。

2. 急性中毒性痢疾　腹痛常位于左下腹，有里急后重感，粪中脓多于血，粪细菌培养有痢疾杆菌生长。

3. 溃疡性结肠炎　疾病发展较慢，少有急性起病者。病变多在直肠、乙状结肠、降结肠，也可波及全结肠。腹部 X 线可有腊肠样特征，结肠镜见病变处肠黏膜弥漫性充血、糜烂、溃疡形成。

4. 绞窄性肠梗阻　先有腹痛，而后出现肠型、发热、肠鸣音亢进，有气过水声。

（三）临床类型

1. 胃肠炎型　见于疾病的早期，有腹痛、水样便、低热，可伴恶心呕吐。

2. 中毒性休克　出现高热、寒战、神志淡漠、嗜睡、谵语、休克等表现，常在发病 1 ~ 5 天内发生。

3. 腹膜炎型　有明显腹痛、恶心呕吐、腹胀及急性腹膜炎征象，受累肠壁坏死或穿孔，腹腔内有血性渗出液。

4. 肠梗阻型　有腹胀、腹痛、呕吐频繁，排便排气停止，肠鸣音消失，出现鼓肠。

5. 肠出血型　以血水样或暗红色血便为主，量可多达 1 ~ 2L，明显贫血和脱水。

四、治疗对策

（一）治疗原则

本病治疗以非手术疗法为主，加强全身支持疗法、纠正水电解质失常、解除中毒症状、积极防治中毒性休克和其他并发症。必要时才予手术治疗。

（二）治疗计划

1. 非手术治疗

（1）一般治疗：休息、禁食，腹痛、便血和发热期应完全卧床休息和绝对禁食。直至呕吐停止，便血减少，腹痛减轻时方可进流质饮食，以后逐渐加量。禁食期间应静脉输入高营养液，如 10% 葡萄糖、复方氨基酸和白蛋白等。过早摄食可能导致疾病复发，但过迟恢复进食又可能影响营养状况，延迟康复。腹胀和呕吐严重者可做胃肠减压。

（2）纠正水电解质紊乱：本病失水、失钠和失钾者较多见。可根据病情酌定输液总量和成分。儿童每日补液量约 80 ~ 100ml/kg，成人 2 000 ~ 3 500ml/d，其中 5% ~ 10% 葡萄糖液约占 2/3 ~ 3/4，生理盐水约占 1/3 ~ 1/4，并加适量氯化钾。

（3）抗生素：控制肠道内感染可减轻临床症状，多联合应用。常用的抗生素有：氨苄西林 4 ~ 8g/d、头孢他啶 4g/d 或多粘菌素等，一般选二种联合应用。

（4）抗休克：迅速补充有效循环血容量。除补充晶体溶液外，应适当输血浆、新鲜全血或人体人血白蛋白等胶体液。血压不升者可配合血管活性药物治疗，如 α - 受体阻滞剂、β - 受体兴奋剂或山莨菪碱等均可酌情选用。

（5）肾上腺皮质激素：总原则为短期、大量、静脉给药。可减轻中毒症状，抑制过敏反应，对纠正休克也有帮助，但有加重肠出血和促发肠穿孔之危险。一般应用不超过 3 ~ 5 天；儿童用氢化可的松每天 4 ~ 8mg/kg 或地塞米松 1 ~ 2.5mg/d；成人用氢化可的松 200 ~ 300mg/d 或地塞米松 5 ~ 20mg/d，均由静脉滴入。

（6）对症疗法：腹痛可给予解痉剂，严重腹痛者可予哌替啶；高热、烦躁者可给予吸氧、解热药、镇静药或予物理降温。

（7）抗毒血清：采用 Welchia 杆菌抗毒血清 42 000 ~ 85 000U 静脉滴注，有较好疗效。

（8）驱虫治疗：疑为或诊断为肠蛔虫感染者在出血停止、全身情况改善后应施以驱虫治疗，可用左旋咪唑 150mg 口服，2 次/日，连用 2 天，也可用其他咪唑类驱虫药。

2. 外科手术治疗　下列情况可考虑手术治疗：①肠穿孔；②严重肠坏死，腹腔内有脓性或血性渗液；③反复大量肠出血，并发出血性休克，内科治疗无效；④肠梗阻、肠麻痹；⑤不能排除其他急需手术治疗的急腹症。手术方法：①肠管内无坏死或穿孔者，可予普鲁卡因肠系膜封闭，以改善病变段的血循环；②病变严重而局限者可做肠段切除并吻合；③肠坏死或肠穿孔者，可做肠段切除、穿孔修补或肠外置术。

五、预后评估

本病死亡率为 20% ~ 40%，与死亡率有关的危险因素包括败血病、弥漫性血管内凝血、腹水、极低体重儿。

（贺文静）

第十二节　急性胃扩张

急性胃扩张（acute gastric dilatation）是指短期内由于大量气体和液体积聚，胃和十二指肠上段的高度扩张而致的一种综合征。其多由于胃运动功能障碍或者机械性梗阻所致，通常为某些内外科疾病或麻醉手术的严重并发症。尽早诊断和治疗对预防发生呼吸窘迫和循环衰竭有重要意义。本病的发病率目前无确切统计资料，但任何年龄均可发病，以 21 ~ 40 岁男性多见。

一、病因和发病机制

急性胃扩张通常发生于手术或创伤后，此外，短时间内进食较多、机械性肠梗阻、延髓型脊髓灰质炎等某些器质性疾病和功能性因素也可并发急性胃扩张。常见者归纳为三类：

（一）外科手术

创伤、麻醉和外科手术尤其是腹腔、盆腔手术及迷走神经切断术，均可直接刺激躯体或内脏神经，引起胃的自主神经功能失调，胃壁的反射性抑制，造成胃平滑肌弛缓，进而形成扩张。麻醉时气管插管，术后给氧和胃管鼻饲，亦可使大量气体进入胃内，形成扩张。

（二）疾病状态

胃扭转以及各种原因所致的十二指肠壅积症、十二指肠肿瘤、异物等均可引起胃潴留和急性胃扩张；幽门附近的病变，如脊柱畸形、环状胰腺、胰腺癌等偶可压迫胃的输出道引起急性胃扩张；躯体上部上石膏套后 1~2 天引起的所谓"石膏套综合征"（cast syn - drome），可引起脊柱的伸展过度，十二指肠受肠系膜上动脉压迫引起急性胃扩张；情绪紧张、精神抑郁、营养不良均可引起自主神经功能紊乱，使胃的张力减低和排空延迟；糖尿病神经病变、抗胆碱能药物的应用、水和电解质代谢失调、严重感染（如败血症）均可影响胃的张力和胃的排空，导致急性胃扩张。

（三）各种外伤产生的应激状态

尤其是上腹部挫伤或严重复合伤，其发生与腹腔神经丛受强烈刺激有关。暴饮暴食可导致胃壁肌肉过度牵拉而引发反射性麻痹，也可产生胃扩张。当胃扩张到一定程度时，胃壁肌肉张力减弱，使食管与贲门、胃与十二指肠交界处形成锐角，阻碍胃内容物的排出，膨大的胃可压迫十二指肠，并将系膜及小肠挤向盆腔，导致肠系膜上动脉压迫十二指肠，造成幽门远端的梗阻。唾液、胃十二指肠液和胰液、肠液的分泌亢进，均可使大量液体积聚于胃内，加重胃扩张。扩张的胃还可以机械地压迫门静脉，使血液淤滞于腹腔内脏，亦可压迫下腔静脉，使回心血量减少，最后可导致周围循环衰竭。由于大量呕吐、禁食和胃肠减压引流，可引起水和电解质紊乱。

二、临床表现

急性胃扩张的临床表现多样。常见症状有腹胀、上腹或脐周持续性胀痛，恶心和持续性呕吐。呕吐物为混浊的棕绿色或咖啡色液体，呕吐后症状并不减轻。随着病情的加重，全身情况进行性恶化，严重者可出现脱水、碱中毒，并表现为烦躁不安、呼吸急促、手足抽搐、血压下降和休克。极少数患者可并发胃局部缺血坏死、胃破裂、吸入性肺炎等严重并发症。本病突出的体征为上腹高度膨胀，为不对称性膨胀，可见毫无蠕动的胃轮廓，局部有压痛，叩诊过度回响，有振水声。脐右侧偏上出现局限性包块，外观隆起，触之光滑而有弹性、轻压痛，其右下边界较清，此为极度扩张的胃窦，称"巨胃窦症"，乃是急性胃扩张特有的重要体征，可作为临床诊断的有力佐证。本病可因胃壁坏死发生急性胃穿孔和急性腹膜炎。实验室检查可发现血液浓缩、低血钾、低血氯和碱中毒。严重者可有尿素氮增加，立位腹部 X 线片可见左上腹巨大气液平面和充满腹腔的特大胃影及左膈肌抬高。腹部 B 超可见胃高度扩张，胃壁变薄，若胃内为大量潴留液，可测出其量的多少和在体表的投影，但若为大量气体，与肠胀气不易区分。

三、诊断和鉴别诊断

根据病史、体征，结合实验室检查和腹部 X 线征象及腹部 B 超，诊断一般不难。手术后发生的胃扩张常因症状不典型而与术后一般胃肠症状相混淆造成误诊。此外，应和机械性肠梗阻、弥漫性腹膜炎、胃扭转、急性胃炎等作鉴别诊断。

四、治疗

暂时禁食，放置胃管持续胃肠减压，纠正脱水、电解质紊乱和酸碱代谢平衡失调。低血钾常因血浓缩而被掩盖，应予注意。对于不能长期肠外营养的患者，可留置小肠营养管以维持营养。胃扩张症状缓解 3～5 天后，可于胃管内注入少量液体，如无潴留，即可开始少量进食。以下情况发生为外科手术指征：①饱餐后极度胃扩张，胃内容物无法吸出；②内科治疗 8～12 小时后，症状改善不明显；③十二指肠机械性梗阻因素存在，无法解除；④合并有胃穿孔或出现大量胃出血；⑤胃功能长期不能恢复，静脉高营养不能长期维持者。

五、预后

急性胃扩张若治疗不及时，可并发脱水、电解质紊乱、酸碱失衡等甚至胃壁坏死、破、破裂等严重并发症。伴有休克、胃穿孔等者，预后较差，死亡率高达 60%。近代外科在腹部大手术后多放置胃管，并多变换体位，注意水、电解质及酸碱平衡，急性胃扩张发生率及病死率已大为降低。

（杨贤义）

第十三节　急腹症

一、急性阑尾炎

（一）概述

急性阑尾炎（Acute appendicitis）是一种常见的外科急腹症，表现多种多样。急性阑尾炎发病的主要原因是阑尾腔梗阻和细菌侵入阑尾壁。

（二）临床表现

1. 腹痛　典型的急性阑尾炎患者，腹痛开始的部位多在上腹痛、剑突下或脐周围，约经 6～8h，下移，最后固定于右下腹部。腹痛固定后。这种腹痛部位的变化，临床上称为转移性右下腹痛。

2. 胃肠道的反应　恶心、呕吐最为常见，早期的呕吐多为反射性，晚期的呕吐则与腹膜炎有关。

3. 全身反应　部分患者自觉全身疲乏，四肢无力，或头痛、头晕。病程中觉发烧，体温多在 37.5～38℃，化脓性和穿孔性阑尾炎时，体温较高，可达 39℃左右，极少数患者出现寒战高热，体温可升到 40℃以上。

4. 腹膜刺激征

（1）包括右下腹压痛，肌紧张和反跳痛。压痛是最常见的最重要的体征。

（2）腹部包块：化脓性阑尾炎合并阑尾周围组织及肠管的炎症时，大网膜、小肠及其系膜与阑尾炎可相互粘连形成团块；阑尾穿孔所形成的局限性脓肿，均可在右下腹触到包块。

5. 间接体征

（1）罗氏征（又称间接压痛）。

（2）腰大肌征。

（3）闭孔肌征。

6. 血常规检查　白细胞总数和中性白细胞有不同程度的升高，总数大多为 1 万 ~ 2 万，中性为 80% ~ 85%。

7. 尿常规化验　多数患者正常，但当发炎的阑尾直接刺激到输尿管和膀胱时，尿中可出现少量红细胞和白细胞。

8. X 线检查　合并弥漫性腹膜炎时，为除外溃疡穿孔、急性绞窄性肠梗阻，立位腹部平片是必要的。

9. 腹部 B 超检查　病程较长者应行右下腹 B 超检查，了解是否有炎性包块及脓肿存在。

（三）诊断要点

（1）转移性右下腹痛转移性腹痛是急性阑尾炎的重要特点。

（2）右下腹有固定的压痛区和不同程度的腹膜外刺激征。

（3）化验检查：白细胞总数和中性白细胞数可轻度或中度增加，大便和尿常规可基本正常。

（4）影像学检查：立位腹部平片观察膈下有无游离气体等其他外科急腹症的存在。右下腹 B 超检查，了解有无炎性包块，对判断病程和决定手术有一定帮助。

（5）青年女性和有停经史的已婚妇女，对急性阑尾炎诊断有怀疑时，应请妇科会诊以便排除宫外孕和卵巢滤泡破裂等疾病。

（四）治疗方案及原则

1. 治疗原则

（1）急性单纯性阑尾炎：条件允许时可先行中西医相结合的非手术治疗，但必须仔细观察，如病情有发展应及时中转手术。经保守治疗后，可能遗留有阑尾腔的狭窄，且再次急性发作的机会很大。

（2）化脓性、穿孔性阑尾炎：原则上应立即实施急诊手术，切除病理性阑尾，术后应积极抗感染，预防并发症。

（3）发病已数日且合并炎性包块的阑尾炎：暂行保守治疗，促进炎症的尽快恢复，待 3 ~ 6 个月后如仍有症状者，再考虑切除阑尾。保守期间如脓肿有扩大并可能破溃时，应急诊引流。

（4）高龄患者，小儿及妊娠期急性阑尾炎，原则上应急诊手术。

2. 非手术治疗　主要适应于急性单纯性阑尾炎，阑尾脓肿，妊娠早期和后期急性阑尾炎，高龄合并有主要脏器病变的阑尾炎。

（1）基础治疗：包括卧床休息，控制饮食，适当补液和对症处理等。

（2）抗菌治疗：选用广谱抗生素和抗厌氧菌的药物。

3. 手术治疗　主要适应于各类急性阑尾炎，反复发作的慢性阑尾炎，阑尾脓肿保守 3 ~ 6 个月后仍有症状者及非手术治疗无效者。

二、急性肠梗阻

（一）概述

肠内容物不能正常运行、顺利通过肠道，称为肠梗阻，是外科常见的病症。肠梗阻不但可以引起肠管本身解剖与功能上的改变，还可导致全身性生理上的紊乱，临床表现复杂多变。

肠梗阻按发生的基本原因可以分机械性肠梗阻、动力性肠梗阻、血运性肠梗阻。又可按肠壁有无血运障碍，分为单纯性和绞窄性两类。

（二）临床表现

（1）腹痛：机械性肠梗阻发生时，由于梗阻部位以上强烈肠蠕动，表现为阵发性绞痛。如果腹痛的间歇期不断缩短，以致成为剧烈的持续性腹痛，则应该警惕可能是绞窄型肠梗阻的表现。

（2）呕吐：高位肠梗阻时呕吐频繁，吐出物主要为胃、十二指肠内容物；低位肠梗阻时，呕吐出现迟而少，呕吐物可呈大便样。呕吐物如呈棕褐色或血性，是肠管血运障碍的表现。麻痹性肠梗阻时，呕吐多呈溢出性。

（3）腹胀：一般梗阻发生一段时间后出现，其程度与梗阻部位有关。

（4）停止排气排便：某些绞窄性肠梗阻，如肠套叠、肠系膜血管栓塞或血栓形成，则可排出血性黏液样便。

（5）腹部膨隆，可见胃肠型及蠕动波。肠扭转时腹胀多不对称。

（6）单纯性肠梗阻可有压痛，无腹膜刺激征。绞窄性肠梗阻可有固定压痛及腹膜刺激征。

（7）绞窄性肠梗阻腹腔有渗液，移动性浊音可呈阳性。

（8）机械性肠梗阻肠鸣音亢进，麻痹性肠梗阻肠鸣音减弱或消失。

（9）由于失水和血液浓缩，白细胞计数、血红蛋白和血细胞比容都可增高。

（10）呕吐物和大便检查若有潜血阳性应警惕肠管有血运障碍。

（11）生化检查和血气分析可以了解电解质紊乱及酸碱平衡状态。

（12）X线检查可见气胀肠襻和液平面。

（三）治疗方案及原则

（1）胃肠减压：降低肠腔内压力，减少肠腔内的细菌和毒素，改善肠壁血液循环。

（2）矫正水、电解质紊乱和酸碱失衡：输液所需容量和种类须根据呕吐情况、缺水体征、血液浓缩程度、尿排出量和比重，并结合血清钾、钠、氯和血气分析监测结果而定。

（3）防治感染：应用抗肠道细菌，包括抗厌氧菌的抗生素。

（4）伴有休克时积极抗休克治疗。

（5）经过保守治疗，排除麻痹性肠梗阻，结核性腹膜炎导致的肠梗阻，肠梗阻症状仍未见缓解者，需手术治疗。

（6）动态观察腹部体征和肠鸣音改变。

（四）处置

（1）肠梗阻的治疗方法，取决于梗阻的原因、性质、部位、病情和患者的全身情况。

（2）必要做胃肠减压以改善梗阻部位以上肠段的血液循环，纠正肠梗阻所引起的水、电解质和酸碱平衡的失调，以及控制感染等。

（五）注意

（1）积极的保守治疗，无论在单纯性肠梗阻还是在绞窄性肠梗阻都有极其重要的意义。

（2）在肠梗阻诊断过程中必须辨明以下问题：是否有肠梗阻，是机械性还是动力性梗阻，是单纯性还是绞窄性，是高位还是低位梗阻，是完全性还是不完全性梗阻，是什么原因引起梗阻。

（3）对于绞窄性肠梗阻，应争取在肠坏死以前解除梗阻，恢复肠管血液循环，正确判断肠管的生机十分重要。

三、胃十二指肠溃疡穿孔

胃十二指肠溃疡穿孔是活动期溃疡逐渐向深部侵蚀，穿透浆膜的结果，表现为严重急腹症，是溃疡病的常见并发症之一，常需手术处理。随着 H_2 受体拮抗剂（甲氰咪胍、雷尼替丁及法莫替丁等）和 H^+ – K^+ – ATP 酶抑制剂（奥美拉唑等）等高效制酸药的出现，以及对幽门螺杆菌（Helicobacter pylori，HP）认识的深入，溃疡病的择期手术数量显著降低，但溃疡病并发症如溃疡穿孔的急诊手术数量无明显改变，甚至有上升的趋势。胃十二指肠溃疡穿孔的治疗方式的选择、患者穿孔时的一般状况及手术干预的及时与否都影响到患者的预后，因此，溃疡穿孔及其相关问题成为外科医生面临的新的挑战之一。

（一）病因及病理生理

1. 溃疡穿孔的病因

（1）HP 感染：早期认为，溃疡病的发生主要原因是胃酸分泌过多，因此胃迷走神经切除幽门切除、胃大部分切除、高选择性迷走神经切除联合幽门成形等术式被广泛采用。随着 Warren 和 Marshall 于 1983 年发现 HP，对溃疡病的认识及外科干预程度发生了根本性改变，HP 凭借其毒性因子作用，定植于胃黏膜或胃上皮化生的十二指肠黏膜中，诱发局部炎症和免疫反应，损害局部黏膜的防御修复机制，还可增加胃泌素及胃酸的分泌，最终导致溃疡病的形成。HP 感染还与胃十二指肠溃疡穿孔密切相关，Ng 等在一项前瞻性随机对照临床研究中指出，在 129 例十二指肠穿孔患者中，有 104 例感染 HP，占总数的 84%，术后行 HP 根除治疗患者较未实行 HP 根除治疗患者溃疡及溃疡穿孔的复发率显著降低，因此建议溃疡穿孔患者术后需常规实行 HP 根除治疗。

（2）非甾体抗炎药物（NSAIDs）：溃疡病患者中约 2% ~10% 并发穿孔，男女比例为（3~20）：1，穿孔平均年龄为 55.4 岁，近年来，女性溃疡病穿孔的比例有上升的趋势，而且呈高龄化，这可能与 NSAIDs 的广泛应用有关。NDSIDs 损伤胃十二指肠黏膜的机制包括直接的局部作用和系统作用两方面。NSAIDs 在胃液中呈非离子状态，容易透过黏膜上皮细胞膜进入细胞，从而在细胞内聚集而对细胞产生损伤；NSAIDs 的系统作用主要通过抑制环氧合酶（COX）而产生，使胃肠道中经过 COX 途径产生的具有细胞保护作用的内源性前列腺素（PGs）合成减少，从而削弱胃肠道黏膜的保护作用机制。

（3）与胃十二指肠溃疡穿孔有关的其他因素：精神紧张、过度劳累、暴饮暴食、吸烟、酗酒及洗胃等均可为溃疡穿孔的诱因，这些因素可直接或间接造成胃十二指肠黏膜损伤，降低黏膜御酸能力，其他重大创伤、休克等应激状态可使溃疡恶化而导致穿孔或直接产生应激性溃疡穿孔。

2. 溃疡病穿孔的特点　胃十二指肠溃疡穿孔多位于前壁，十二指肠溃疡发生穿孔的概率高于胃穿孔；胃溃疡穿孔多位于胃窦小弯侧，而十二指肠穿孔位于球部前壁近幽门处。胃十二指肠穿孔的直径多小于0.5cm，占75%~80%；穿孔大部分情况下只有一处。在处理十二指肠穿孔时，基本不需考虑溃疡癌变的可能；而在处理胃溃疡穿孔时，则需注意溃疡癌变或胃癌本身的穿孔，因此术中需取活检或术后定期行胃镜检查。

3. 溃疡穿孔的病理生理改变　胃十二指肠溃疡穿孔的病理改变是一个动态过程，是胃肠黏膜的防御机制与破坏因子之间相互作用的结果。溃疡的发生、发展和缓解修复交替进行，这种长期作用改变了胃十二指肠的正常组织结构，正常腺体、肌层被纤维坏死组织代替，局部坏死或纤维化，随着病变的加重，最终形成溃疡穿孔。

胃十二指肠溃疡穿孔形成后，胃十二指肠内容物进入腹腔，其主要成分为食物、酸性胃液、碱性十二指肠液、胆汁、胰液、胰酶及多种肠道细菌，这些内容物具有强烈的化学腐蚀性，可迅速引起急性弥漫性腹膜炎，早期主要表现为化学性腹膜炎，产生剧烈疼痛及大量液体渗出，可导致血容量下降，严重者可导致低血容量休克。数小时后，胃十二指肠的消化液分泌受到抑制，漏至腹腔的消化液也随之减少，由化学刺激导致的腹痛减轻，但此时细菌开始生长，逐渐向细菌性腹膜炎改变。致病菌为多种细菌混合感染，包括厌氧菌和需氧菌，以大肠杆菌最为常见，其次有拟杆菌、梭状芽孢杆菌及克雷伯菌等。随着感染加重，细菌产生的毒素吸收，患者可出现中毒性休克，严重者可导致多器官功能不全。

（二）临床表现

胃十二指肠溃疡穿孔患者约75%以上曾有典型的溃疡病史，可出现上腹隐痛、反酸、嗳气、消化不良等症状，部分患者溃疡病已得到上消化道钡餐和纤维胃镜等检查证实，有一半以上患者穿孔前溃疡症状加重；但有10%患者穿孔全无溃疡病史或相关症状，而是突发穿孔，这可能与长期服用NSAIDs有关，或为老年患者，病史叙述不清。

1. 症状

（1）腹痛：穿孔发生时，患者顿感上腹（多为剑突下）剧烈疼痛，呈撕裂样或刀割样疼痛，难以忍受，以致被迫卧床，即使轻微活动或者略深呼吸亦可加剧腹痛。早期腹痛与漏出液刺激有关，随着大量腹腔渗出液的稀释，腹痛可能减轻，但随着继发细菌性腹膜炎，腹痛可再次加剧。少数患者胃肠液漏出较少，可沿结肠旁沟往下流至右下腹和盆腔，表现为与急性阑尾炎类似的右下腹疼痛。如出现胃十二指肠的后壁穿孔，患者疼痛部位定位模糊，可出现上腹、腰背部疼痛，甚至肩背部疼痛。

（2）胃肠道症状：穿孔发生时，多数患者可以恶心、呕吐，早期为反射性呕吐，程度较轻；呕吐物为胃内容物，随着腹膜炎的加重，导致肠麻痹的出现，呕吐物可为肠内容物，量多，而且有粪臭味。合并出现时，呕吐物可为血性或出血黑便。

（3）休克表现：早期化学性腹膜炎可导致患者剧烈腹痛，腹膜受到应激后可引起神经源性休克，或由于化学刺激导致大量腹腔渗出，进而出现低血容量休克，患者主要表现为面色苍白、出冷汗、口干、心慌、脉搏细速及血压下降等。随着病情进展，继发细菌性腹膜炎后，患者可出现中毒性休克，表现为高热或体温不高，神志改变。

（4）老年患者因机体反应差，可不具备上述典型临床表现；小儿溃疡穿孔则难以获得准确描述，但溃疡的发生常与病毒感染有关，常有腹泻、发热、上呼吸道感染等前驱症状。空腹、穿孔小、漏出物不多时，周围组织、网膜可迅速粘连封堵，使病灶局限化，表现为局限性腹膜炎，腹痛较为局限。

2. 体征

（1）一般情况：溃疡病穿孔患者多呈重病容，面色苍白，表情痛苦，脱水貌，出冷汗，强迫仰卧位，呼吸浅速，病情严重者可出现四肢湿冷，脉搏细速，血压波动等早期休克表现。随着细菌性腹膜炎的出现，体温可逐渐升高。

（2）腹部体征：患者一般都表现为明显的腹膜炎体征，主要为因腹肌强烈收缩而腹式呼吸渐弱或消失、全腹压痛、反跳痛明显，上腹部更重；晚期因为肠麻痹可出现腹胀，随着消化道气体逸入腹腔，叩诊时肝浊音界可消失，腹腔积液超过 500ml 时，即可叩出移动性浊音，听诊肠鸣音减弱或消失。

3. 辅助检查

（1）X 线检查：可为诊断溃疡病穿孔提供可靠的依据，80% 以上穿孔患者腹部 X 线检查存在膈下游离气体。因游离气体量的不同，在立位腹部平片中可有不同的征象，如膈下小气泡状、条带状或新月形透亮影，边缘清楚。当存在大量游离气体时，则表现为膈胃、肝膈间距增宽。后壁穿孔时，气体进入网膜囊内，卧位腹平片可见脊柱旁透亮影，而立位腹平片可见气液平面。此外，X 线腹部平片还可看出麻痹性肠梗阻、肠管扩张等急性弥漫性腹膜炎征象。在穿孔较小时或者慢性穿孔的情况下，腹部 X 线检查有时未能发现膈下游离气体，此时应注意动态检查或结合临床作出穿孔的诊断。

（2）实验室检查：白细胞计数在穿孔发生后数小时明显增高，以中性粒细胞增高为主，继发细菌性腹膜炎后，白细胞数量可进一步增高，达到 $20.0 \times 10^9/L$ 以上，可出现核左移；由于存在脱水，血红蛋白含量及红细胞计数有不同程度的升高，同时可能存在水电解质紊乱及酸碱失衡。

（3）诊断性腹腔穿刺：胃十二指肠穿孔穿刺液为黄色、混浊、含胆汁、无粪臭味，镜检时可见满视野白细胞或者脓球；测定氨含量较高时则说明存在胃穿孔。腹腔穿刺结果为阳性时，需鉴别有无急性胰腺炎、急性胆囊炎及其他原因引起的腹膜炎，因此腹腔穿刺不应作为常规检查。

（三）诊断与鉴别诊断

1. 诊断 典型的胃十二指肠穿孔患者大多既往有溃疡症状或溃疡病史，近期有溃疡病活动或加重症状。穿孔后剧烈腹痛和明显的腹膜刺激征。结合病史、临床表现及腹部 X 线检查发现膈下游离气体即能确定诊断。但 X 线检查未发现气腹时，亦不能排除溃疡穿孔，必要时重复 X 线检查或直接手术探查。

2. 鉴别诊断 胃十二指肠溃疡穿孔主要鉴别诊断包括：

（1）急性胰腺炎：两者都是由化学刺激而引起上腹剧烈疼痛，但急性胰腺炎以上腹或左上方持续性疼痛为主，呈阵发性加剧，可放射至左肩、左侧腰背部，腹肌紧张程度也较轻。X 线检查发现膈下游离气体为两者鉴别诊断提供重要的依据。行 B 超、CT 检查时可见胰腺肿大，边界模糊或存在胰腺假性囊肿，这些对急性胰腺炎的诊断具有较高的价值。血清淀粉酶、穿刺液淀粉酶活性在溃疡穿孔后也可升高，但没有急性胰腺炎时升高明显。

（2）急性阑尾炎：溃疡穿孔后漏出液沿结肠旁沟流至右下腹，可表现为与阑尾炎类似的右下腹疼痛。但溃疡病穿孔的腹痛以上腹部、剑突下为主，其临床症状及体征重于急性阑尾炎，X线检查提示存在膈下游离气体时可为鉴别诊断提供帮助；溃疡穿孔腹腔穿刺液多为黄色混浊，不臭，而急性阑尾炎则表现为脓性，有粪臭味。

（3）胆石症、急性胆囊炎：表现为上腹部剧烈绞痛，可向右肩背部放射，伴畏寒、发热。合并胆道梗阻时可出现黄疸；腹部体征主要表现为上腹部压痛及反跳痛，较为局限，腹肌紧张程度不如溃疡穿孔；有时可触及肿大的胆囊，莫菲氏征阳性。如血清胆红素显著增高，则可明确诊断。

（四）治疗

根据患者病情及一般状况，治疗方案主要包括非手术治疗及手术治疗。

1. 非手术治疗 适用于一般状况较好，就诊时间早，穿孔小，腹腔渗出量少，腹膜炎局限或呈局限化趋势，腹痛有缓解的趋势，全身状况良好，无严重感染或休克，X线检查未发现膈下游离气体，诊断未明确者；有严重心肺等重要器官并存疾病，无法耐受手术时也可采用保守治疗。在非手术治疗期间，早期一般处理必不可少，这些处理主要包括：有效的胃肠减压；根据有效循环血容量的高低，补充足够的液体，注意及时纠正电解质和酸碱平衡紊乱；根据感染的程度，合理选用抗生素，抗菌谱应包括抗消化道厌氧菌和需氧致病菌，一般采用头孢二代加甲硝唑，感染较重者可采用头孢三代。

2. 手术治疗

（1）单纯穿孔修补缝合：单纯穿孔修补缝合术手术时间短，操作简单，创伤较轻，患者负担较小，手术风险较低，至今仍是治疗溃疡穿孔的主要手段。缝合方法为利用不可吸收线沿胃或十二指肠纵轴缝合浆肌层 2~4 针，然后覆盖大网膜打结，冲洗腹腔后即结束手术。此方法对腹膜炎和由腹腔感染引起的一系列并发症疗效显著，术后需服用 H_2 受体阻滞剂或质子泵抑制剂、奥美拉唑等制酸剂和进行 HP 的根除性治疗，约 1/3 患者穿孔缝合后，经上述内科治疗一段时间，溃疡可自行愈合，但仍有 2/3 患者溃疡症状反复发作，部分患者需二次手术行胃大部分切除术。

目前有文献报道在腹腔镜下行溃疡穿孔修补术具有创伤小，手术时间短，术后患者住院时间短等优点，可降低高危患者的手术死亡率，但目前缺少与开腹手术比较的大样本、多中心的随机临床试验，其手术效果尚未得到完全的肯定，而且只能在有条件的医院应用。

（2）胃大部分切除术：随着手术操作技术的提高，施行急诊胃大部分切除术治疗溃疡穿孔的死亡率较平诊二次手术无显著差异，在具有适应证的患者中，行急诊胃大切较单纯穿孔修补缝合术的死亡率也无显著差异，此术式具有通过一次手术同时解决穿孔和溃疡两个问题的优点，减少患者因二次手术带来的痛苦与负担，但手术创伤大、时间长，术后可能出现较多的并发症，因此目前认为只在下列情况下可选择胃大部分切除术：溃疡病史长，症状重；既往有穿孔出血史，穿孔并发出血；存在幽门梗阻；怀疑有恶性病变的可能等。

（3）迷走神经切断术：迷走神经切断术一般联合穿孔修补、胃窦切除等治疗溃疡穿孔，具有降酸确定，较为符合胃肠道解剖生理，术后并发症少，死亡率低的优点。但存在胃小弯瘢痕挛缩或炎症粘连严重时，迷走神经辨别困难，使手术难以进行；如果存在幽门梗阻时，则不适合采用迷走神经切断术；此外，迷走神经切断术还存在溃疡复发率高的缺点。

（4）经皮穿刺引流术：经皮穿刺引流主要适用于一般状况较差，不能耐受手术打击的患者。这些患者一般具有如下情况：年龄较大，一般大于 60 岁；穿孔后就诊时间长，大于

72h；存在感染性休克或合并严重基础疾病，如心肌梗塞、冠心病及阻塞性气道疾病等。手术在局麻下进行，一般在右侧肋弓下取 1cm 皮肤切口，然后植入硅胶管，见到胃十二指肠液引出时则可固定，保持引流通畅。Rahman 等在 84 例高危患者中采用了经皮穿刺引流术，术后死亡率为 3.5%，显著低于单纯修补或其他定性手术（8.9%）。

随着 H_2 受体阻滞剂或质子泵抑制剂的应用及有效的抗 HP 治疗，手术已不是胃十二指肠溃疡的首选方式，但胃十二指肠的并发症如出血、穿孔等，则需手术治疗。近来，溃疡穿孔患者的特点也有所改变，主要表现为老年及女性患者的比例增加，而且合并基础疾病的患者也不在少数，研究表明，穿孔后就诊时间的长短直接影响到预后，老年患者穿孔后就诊时间超过 24h 后，其死亡率增加 6.5 倍，术后并发症的发生率增加 3.4 倍。目前胃十二指肠溃疡穿孔的手术方式的选择仍存在较大的争议，急诊手术时外科医生一般喜欢采用单纯修补术，因为手术操作简单，风险较小，但是有研究表明，对于老年患者来说，胃大部分切除可带来更多的益处，甚至存在严重腹腔感染时，术后腹腔脓肿的形成及出血等并发症的发生率较单纯修补少见，因此，胃十二指肠溃疡穿孔特别是在不能排除恶性溃疡穿孔时可适当采用胃大部分切除术。

四、急性腹膜炎

（一）概述

腹膜炎是由细菌感染，化学刺激或损伤所引起的外科常见的一种严重疾病。按发病机制可分为原发性腹膜炎和继发性腹膜炎，根据病变范围分为局限性腹膜炎和弥漫性腹膜炎，根据炎症性质分为化学性腹膜炎和细菌性腹膜炎。临床常见继发性腹膜炎，源于腹腔的脏器感染、坏死穿孔、外伤等。其主要临床表现为腹痛以及恶心、呕吐、发热、白细胞升高，腹部压痛、反跳痛、腹肌紧张，严重时可致血压下降和全身中毒症状，如未能及时治疗可死于感染性休克和（或）严重脓毒症。部分患者可并发盆腔脓肿，肠间脓肿和膈下脓肿，髂窝脓肿及粘连性肠梗阻等。为此积极的预防腹膜炎的发生，发生后早期确诊和清除病灶，是十分重要的。

（二）临床表现

1. 腹痛 腹膜炎最主要的症状。疼痛程度随炎症程度而异，但一般较剧烈，难忍受，且呈持续性。深呼吸、咳嗽，转动身体时都可加剧疼痛。疼痛多自原发灶开始，炎症扩散后漫延及全腹，但仍以原发病变部位较为显著。

2. 恶心、呕吐 此为早期出现的常见症状。呕吐频繁可呈现严重脱水和电解质紊乱。

3. 发热 发病时体温可正常，之后逐渐升高。老年衰弱患者，体温不一定随病情加重而升高。脉搏通常随体温的升高而加快。如果脉搏增快而体温反而下降，多为病情恶化的征象，必须及早采取有效措施。

4. 感染中毒症状 病情进展后期，常出现高热、大汗，口干、脉快，呼吸浅促等全身中毒表现。后期患者则处于表情淡漠，面容憔悴，眼窝凹陷，口唇发绀，肢体冰冷，舌黄干裂，皮肤干燥、呼吸急促、脉搏细弱，体温剧升或下降，血压下降，内环境紊乱，凝血功能障碍。若病情继续恶化，终因感染性休克和（或）多器官功能衰竭而死亡。

5. 腹部体征

（1）表现为腹式呼吸减弱或消失，并伴有明显腹胀。腹胀加重常是判断病情发展的一个重要标志。

（2）压痛反跳痛是腹膜炎的主要体征，始终存在，通常是遍及全腹而以原发病灶部位最为显著。腹肌紧张程度则随病因和患者全身情况的不同而轻重不一。突发而剧烈的刺激，如胃酸和胆汁这种化学性的刺激，可引起强烈的腹肌紧张，甚至呈"木板样"强直，临床上称"板状腹"而老年人，幼儿，或极度虚弱的患者，腹肌紧张可以很轻微而被忽视。当全腹压痛剧烈而不易用叩诊的方法去辨别原发病灶部位时，轻轻叩诊全腹部常可发现原发病灶部位有较显著的叩击痛，对定位诊断很有帮助。

（3）腹部叩诊可因胃肠胀气而呈鼓音。胃肠道穿孔时，因腹腔内有大量游离气体平卧位叩诊时常发现肝浊音界缩小或消失。

（4）腹腔内积液多时，可以叩出移动性浊音，也可以用来为必要的腹腔穿刺定位。

（5）听诊常发现肠鸣音减弱或消失。

（6）直肠指诊时，如直肠前窝饱满及触痛，则表示有盆腔感染存在。

6. 化验及 X 线检查

（1）白细胞计数增高，但病情严重或机体反应低下时，白细胞计数并不高，仅有中性粒细胞比例升高或毒性颗粒出现。

（2）腹部 X 线检查可见肠腔普遍胀气并有多个小气液面等肠麻痹征象，胃肠穿孔时，多数可见膈下游离气体存在（应立位透视）。体质衰弱的患者，或因有休克而不能站立透视的患者，即可以行侧卧拍片也能显示有无游离气体存在。

（三）诊断要点

1. 明确发病原因是诊断急性腹膜炎的重要环节

（1）原发性腹膜炎常发生于儿童呼吸道感染期间、患儿突然腹痛呕吐、腹泻并出现明显的腹部体征。病情发展迅速。

（2）继发性腹膜炎的病因很多，应仔细询问病史，结合各项检查和体征进行综合分析常可诊断。

（3）腹肌的紧张程度并不一定反应腹内病变的严重性。

（4）诊断时需要进一步辅助检查。如肛指检查，盆腔检查，低半卧位下诊断性腹腔和女性后穹隆穿刺检查。根据穿刺所得液体颜色，气味、性质，及涂片镜检，或淀粉酶值的定量测定等来判定病因。

（5）一般空腔脏器穿孔引起的腹膜炎多是杆菌为主的感染。只有原发性腹膜炎是球菌为主的感染。

（6）如果腹腔液体在 100ml 以下，诊断性腹穿不易成功。为明确诊断，可行诊断性腹腔冲洗。

（7）对病因实在难以确定而又有确定手术指征的病例，则应尽早进行剖腹探查以便及时发现和处理原发病灶，不应为了等待确定病因而延误手术时机。

2. 需要仔细鉴别的疾病

（1）内科疾病：如肺炎、胸膜炎、心包炎、冠心病等都可引起反射性腹痛，有时出现上腹部腹肌紧张而被误认为腹膜炎。但详细追问疼痛的情况，细致检查胸部，加之腹部缺乏明显和肯定的压痛及反跳痛，即可作出判断。急性胃肠炎、痢疾等也有急性腹痛、恶心、呕吐、高热、腹部压痛等，易误认为腹膜炎。但饮食不当的病史、腹部压痛不重、无腹肌紧张、听诊肠鸣音增强等，均有助于排除腹膜炎的存在。其他，如急性肾盂肾炎、糖尿病酮中毒、尿毒症等也均可有不同程度的急性腹痛、恶心、呕吐等症状，而无腹膜炎的典型体征，只要加以分析，应能鉴别。

（2）急性肠梗阻：多数急性肠梗阻具有明显的阵发性腹部绞痛、肠鸣音亢进、腹胀，而无肯定压痛及腹肌紧张，易与腹膜炎鉴别。但如梗阻不解除，肠蠕动由亢进转为麻痹，临床可出现鸣音减弱或消失，易与腹膜炎引起肠麻痹混淆。除细致分析症状及体征，并通过腹部 X 线摄片和密切观察等予以区分外，必要时需作剖腹探查，才能明确。

（3）急性胰腺炎：轻症和重症胰腺炎均有轻重不等的腹膜刺激症状与体征，但并非腹膜感染；在鉴别时，血清淀粉酶或脂肪酶升高有重要意义，从腹腔穿刺液中测定淀粉酶有时能确定诊断。

（4）腹腔内或腹膜后积血：各种病因引起腹内或腹膜后积血，可以出现腹痛、腹胀、肠鸣音减弱等临床现象，但缺乏压痛、反跳痛、腹肌紧张等体征。腹部 X 线摄片、腹腔穿刺和观察往往可以明确诊断。

（5）其他：泌尿系结石症、腹膜后炎症等均由于各有其特征，只要细加分析，诊断并不困难。

（四）治疗方案及原则

急性腹膜炎的治疗可分为非手术治疗和手术治疗两种。

1. 治疗方法上的选择

（1）非手术治疗应在严密观察及做好手术准备的情况下进行，其指征是

1）原发性腹膜炎或盆腔器官感染引起腹膜炎；前者的原发病灶不在腹腔内，后者对抗生素有效一般不需手术，但在非手术治疗的同时，应积极治疗其原发病灶。

2）急性腹膜炎的初期尚未遍及全腹，或因机体抵抗力强，炎症已有局限化的趋势，临床症状也有好转，可暂时不急于手术。

3）急性腹膜炎病因不明，病情也不重，全身情况也较好，腹腔积液不多，腹胀不明显，可以进行短期的非手术治疗进行观察（一般 4~6h）。观察其症状，体征和化验，以及特殊检查结果等，根据检查结果和发展情况决定是否需要手术。

（2）手术治疗通常适用于病情严重，非手术疗法无效者，其指征是

1）腹腔内原发病灶严重者，如腹内脏器损伤破裂、绞窄性肠梗阻、炎症引起肠坏死、肠穿孔、胆囊坏疽穿孔、术后胃肠吻合口瘘所致腹膜炎。

2）弥漫性腹膜炎较重而无局限趋势者。

3）患者一般情况差，腹腔积液多，肠麻痹重，或中毒症状明显，尤其是有休克者。

4）经保守治疗（一般不超过12h），如腹膜炎症与体征均不见缓解，或反而加重者。

5）原发病必须手术解决的，如阑尾炎穿孔、胃、十二指肠穿孔等。

2. 非手术治疗方法

（1）体位：无休克时，患者取半卧位，嘱患者经常活动两下肢，改换受压部位，以防发生静脉血栓形成和压疮。

（2）禁食：必须待肠蠕动恢复正常后，方可逐渐恢复饮食。

（3）胃肠减压：一旦肠蠕动恢复正常应尽早拔除胃管。

（4）静脉补充晶胶体液：轻症患者可输给葡萄糖液或平衡盐溶液，对休克患者在输入晶胶体液的同时加强监护，包括血压、脉搏、心电图、血气分析、中心静脉压，尿比重和酸碱度，血细胞比容、电解质、肾功能等，以及时调整输液的内容和速度及增加必要的辅助药物。感染性休克患者给予小剂量激素治疗。快速扩容后如血压仍不稳定可酌情使用多巴胺、去甲肾上腺素等血管活性药物。确诊后可边抗休克边进行手术。

（5）营养支持：急性腹膜炎患者代谢率为正常的140%，每日需要热量高达3 000～4 000kcal。对长期不能进食者应考虑深静脉高营养治疗。

（6）抗感染治疗：早期即应静脉滴注大剂量广谱抗生素，之后再根据细菌培养结果加以调整。

（7）镇痛：对于诊断已经明确的患者，适当地应用镇静止痛剂是必要的。但如果诊断尚未确定，患者还需要观察时，不宜用止痛剂以免掩盖病情。

3. 手术治疗

（1）病灶处理：清除腹膜炎的病因是手术治疗的主要目的。感染源消除得越早，预后越好，原则上手术切口应该越靠近病灶的部位越好。

（2）清理腹腔：在消除病因后，应尽可能的吸尽腹腔内脓汁、清除腹腔内之食物和残渣、大便、异物等，清除最好的办法是负压吸引。

（3）引流：引流的目的是使腹腔内继续产生的渗液通过引流物排出体外，以便残存的炎症得到控制，局限和消失。防止腹腔脓肿的发生。弥漫性腹膜炎手术后，只要清洗干净，一般不须引流。但在下列情况下必须放置腹腔引流：坏疽病灶未能切除，或有大量坏死组织未能清除时。坏疽病灶虽已切除，但因缝合处组织水肿影响愈合有漏的可能时。腹腔内继续有较多渗出液或渗血时。局限性脓肿。

通常采用的引流物有烟卷引流、橡皮管引流、双套管引流、潘氏引流管、橡皮片引流、引流物一般放置在病灶附近和盆腔底部。

（五）处置

（1）所有急性腹膜炎患者均应住院治疗。

（2）急性腹膜炎患者病因未明时应在急诊行生命体征监护，完善辅助检查及术前准备，早期开始禁食、胃肠减压、补液及抗感染治疗。

（3）合并感染性休克或严重脓毒症的急性腹膜炎患者应立即开始早期目标治疗（EGDT），加强呼吸、循环功能支持，尽快明确诊断，为手术赢得时间。

（吉孝祥）

第十四节　溃疡性结肠炎

溃疡性结肠炎（ulcerative colitis，UC）是一种慢性非特异性的结肠炎症性疾病。病变主要累及结肠的黏膜层及黏膜下层。临床表现以腹泻、黏液脓血便、腹痛和里急后重为主，病情轻重不一，呈反复发作的慢性过程。

一、流行病学

该病是世界范围的疾病，但以西方国家更多见，亚洲及非洲相对少见。不过，近年我国本病的发病率呈上升趋势。该病可见于任何年龄，但以 20～30 岁最多见，男性稍多于女性。

二、病因及发病机制

该病病因及发病机制至今仍不清楚，可能与下列因素有关：

1. 环境因素　该病在西方发达国家发病率较高，而亚洲和非洲等不发达地区发病率相对较低；在我国，随着经济的发展，生活水平的提高，该病也呈逐年上升趋势，这一现象提示环境因素的变化在 UC 发病中起着重要作用。其可能的解释是：生活水平的提高及环境条件的改善，使机体暴露于各种致病原的机会减少，致使婴幼儿期肠道免疫系统未受到足够的致病原刺激，以至于成年后针对各种致病原不能产生有效的免疫应答。此外，使用非甾体抗炎药物，口服避孕药等均可促进 UC 的发生；相反，母乳喂养、幼年期寄生虫感染、吸烟和阑尾切除等均能不同程度降低 UC 的发病率。这些均提示环境因素与 UC 的发生发展有关。

2. 遗传因素　本病发病呈明显的种族差异和家庭聚集性。白种人发病率高，黑人、拉丁美洲人及亚洲人发病率相对较低，而犹太人发生 UC 的危险性最高。在家庭聚集性方面，文献报道 29% 的 UC 患者有阳性家族史，且患者一级亲属发病率显著高于普通人群。单卵双胎共患 UC 的一致性也支持遗传因素的发病作用。近年来遗传标记物的研究，如抗中性粒细胞胞质抗体（anti–neutrophil cytoplasmic antibodies，p–ANCA）在 UC 中检出率高达 80% 以上，更进一步说明该病具有遗传倾向。不过该病不属于典型的孟德尔遗传病，而更可能是多基因遗传病。近年对炎症性肠病易感基因位点定位研究证实：位于 16 号染色体上的 CARD 15/NOD$_2$ 基因与克罗恩病的发病有关，而与 UC 的发病关系不大，提示遗传因素对炎症性肠病的影响，在克罗恩病中较 UC 中更为明显。

3. 感染因素　微生物感染在 UC 发病中的作用长期受到人们的关注，但至今并未发现与 UC 发病直接相关的特异性病原微生物的存在。不过，近年动物实验发现大多数实验动物在肠道无菌的条件下不会发生结肠炎，提示肠道细菌是 UC 发病的重要因素。临床上使用抗生素治疗 UC 有一定疗效也提示病原微生物感染可能是 UC 的病因之一。

4. 免疫因素　肠道黏膜免疫反应的异常目前被公认为在 UC 发病中起着十分重要的作用，包括炎症介质、细胞因子及免疫调节等多方面。其中，各种细胞因子参与的免疫反应和炎症过程是目前关于其发病机制的研究热点。人们将细胞因子分为促炎细胞因子（如 IL–1、IL–6、TNF–α 等）和抗炎细胞因子（如 IL–4、IL–10 等）。这些细胞因子相互作用形成细胞因子网络参与肠黏膜的免疫反应和炎症过程。其中某些关键因子，如 IL–1、TNF–α 的促炎作用已初步阐明。近年采用抗 TNF–α 单克隆抗体（infliximab）治疗炎症性肠病取得良好疗效更进一步证明细胞因子在 UC 发病中起着重要作用。参与 UC 发病的炎症介质主要包括前列腺素、一氧化氮、组胺等，在肠黏膜损伤时通过环氧化酶和脂氧化酶途径产生，与细胞因子相互影响形成更为复杂的网络，这是导致 UC 肠黏膜多种病理改变的基础。在免疫调节方面，T 细胞亚群的数量和类型的改变也起着重要的作用，Th1/Th2 比例的失衡可能是导致上述促炎因子的增加和抗炎因子下降的关键因素，初步研究已证实 UC 的发生与 Th2 免疫反应的异常密切相关。（图 12–5）概括了目前对 UC 病因及发病机制的初步认识。

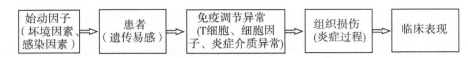

图 12 – 5　UC 病因及发病机制

三、病理

病变可累及全结肠，但多始于直肠和乙状结肠，渐向近端呈连续性、弥漫性发展及分布。

1. **大体病理**　活动期 UC 的特点是：①连续性弥漫性的慢性炎症，病变部位黏膜充血、水肿、出血，呈颗粒样改变。②溃疡形成，多为浅溃疡。③假息肉形成，并可形成黏膜桥。缓解期 UC 的特点为：黏膜明显萎缩变薄，色苍白，黏膜皱襞减少，甚至完全消失。

2. **组织病理学**　活动期 UC 炎症主要位于黏膜层及黏膜下层，较少深达肌层，所以较少发生结肠穿孔、瘘管或腹腔脓肿等。最早的病变见于肠腺基底部的隐窝，有大量炎症细胞浸润，包括淋巴细胞、浆细胞、单核细胞等，形成隐窝脓肿。当数个隐窝脓肿融合破溃时，便形成糜烂及溃疡。在结肠炎症反复发作的慢性过程中，肠黏膜不断破坏和修复，导致肉芽增生及上皮再生，瘢痕形成，后期常形成假息肉。慢性期黏膜多萎缩，黏膜下层瘢痕化，结肠缩短或肠腔狭窄。少数患者可发生结肠癌变。

四、临床表现

（一）症状和体征

多数起病缓慢，少数急性起病，病情轻重不等，病程呈慢性经过，表现为发作期与缓解期交替。

1. **消化系统症状**

（1）腹泻：见于大多数患者，为最主要的症状。腹泻程度轻重不一，轻者每天排便 3 ～ 4 次，重者可达 10 ～ 30 次。粪质多呈糊状，含有血、脓和黏液，少数呈血水样便。当直肠受累时，可出现里急后重感。少数患者仅有便秘，或出现便秘、腹泻交替。

（2）腹痛：常有腹痛，一般为轻度至中度，多局限于左下腹或下腹部，亦可涉及全腹，为阵发性绞痛，有疼痛 – 便意 – 便后缓解的规律。

（3）其他症状：可有腹胀、厌食、嗳气、恶心和呕吐等。

2. **全身症状**　中重型患者活动期常有低热或中度发热，重度患者可出现水、电解质平衡紊乱，贫血、低蛋白血症、体重下降等表现。

3. **体征**　轻中型患者或缓解期患者大多无阳性体征，部分患者可有左下腹轻压痛，重型或暴发型患者可有腹部膨隆、腹肌紧张、压痛及反跳痛。此时若同时出现发热、脱水、心动过速及呕吐等应考虑中毒性巨结肠、肠穿孔等并发症。部分患者直肠指检可有触痛及指套带血。

4. **肠外表现**　UC 患者可出现肠外表现，常见的有骨关节病变、结节性红斑、皮肤病变、各种眼病、口腔复发性溃疡、原发性硬化性胆管炎、周围血管病变等。有时肠外表现比肠道症状先出现，常导致误诊。国外 UC 的肠外表现的发生率高于国内。

（二）临床分型与分期

1. 临床类型

（1）初发型：指无既往史的首次发作。

（2）慢性复发型：发作期与缓解期交替出现，此型临床上最多见。

（3）慢性持续型：症状持续存在，可有症状加重的急性发作。

（4）暴发型：少见，急性起病，病情重，血便每日 10 次以上，全身中毒症状明显，可伴中毒性巨结肠、肠穿孔、脓毒血症等。

上述各型可互相转化。

2. 严重程度

（1）轻度：腹泻每日 4 次以下，便血轻或无，无发热，脉搏加快或贫血，血沉正常。

（2）中度：介于轻度与重度之间。

（3）重度：腹泻每日 6 次以上，伴明显黏液血便，有发热（体温 >37.5℃），脉速（ > 90 次/分），血红蛋白下降（ <100g/L），血沉 >30mm/h。

3. 病情分期　分为活动期及缓解期。

4. 病变范围　分为直肠、乙状结肠、左半结肠（脾曲以远）、广泛结肠（脾曲以近）、全结肠。

（三）并发症

1. 中毒性巨结肠　见于暴发型或重度 UC 患者。病变多累及横结肠或全结肠，常因低钾、钡剂灌肠、使用抗胆碱能药物或阿片类制剂等因素而诱发。病情极为凶险，毒血症明显，常有脱水和电解质平衡紊乱，受累结肠大量充气致腹部膨隆，肠鸣音减弱或消失，常出现溃疡肠穿孔及急性腹膜炎。本并发症预后极差。

2. 结肠癌变　与 UC 病变的范围和时间长短有关，且恶性程度较高，预后较差。随着病程的延长，癌变率增加，其癌变率病程 20 年者为 7%，病程 35 年者高达 30%。

3. 其他并发症　有结肠息肉、肠腔狭窄和肠梗阻、结肠出血等。

五、实验室及其他检查

1. 血液检查　中重度 UC 常有贫血。活动期常有白细胞计数增高，血沉加快和 C 反应蛋白增高，血红蛋白下降多见于严重或病情持续病例。

2. 粪便检查　肉眼检查常见血、脓和黏液，显微镜下可见红细胞和白细胞。

3. 免疫学检查　文献报道，西方人血清抗中性粒细胞胞质抗体（p-ANCA）诊断 UC 的阳性率约为 50%~70%，是诊断 UC 较特异的指标。不过对中国人的诊断价值尚需进一步证实。

4. 结肠镜检查　结肠镜检查可直接观察肠黏膜变化，取活检组织行病理检查并能确定病变范围，是诊断与鉴别诊断的最重要手段。但对急性期重度患者应暂缓检查，以防穿孔。活动期可见黏膜粗糙呈颗粒状、弥漫性充血、水肿、血管纹理模糊、易脆出血、糜烂或多发性浅溃疡，常覆有黄白色或血性分泌物。慢性病例可见假息肉及桥状黏膜、结肠袋变钝或消失、肠壁增厚，甚至肠腔狭窄。

5. X 线检查　在不宜或不能行结肠镜检查时，可考虑行 X 线钡剂灌肠检查。不过对重度或暴发型病例不宜做钡剂灌肠检查，以免加重病情或诱发中毒性巨结肠。X线钡剂灌肠检查可见结肠黏膜紊乱，溃疡所致的管壁边缘毛刺状或锯齿状阴影，结肠袋形消失，肠壁变硬呈水管状，管腔狭窄，肠管缩短。低张气钡双重结肠造影则可更清晰地显示病变细节，有利于诊断。

六、诊断和鉴别诊断

（一）诊断

由于该病无特异性的改变，各种病因均可引起与该病相似的肠道炎症改变，故该病的诊断思路是：必须首先排除可能的有关疾病，如细菌性痢疾、阿米巴痢疾、慢性血吸虫病、肠结核等感染性结肠炎以及结肠克罗恩病、缺血性肠病、放射性肠炎等，在此基础上才能做出本病的诊断。目前国内多采用2007年中华医学会消化病分会制定的UC诊断标准，具体如下：

1. 临床表现　有持续或反复发作的腹泻、黏液脓血便伴腹痛、里急后重和不同程度的全身症状，病程多在4~6周以上。可有关节、皮肤、眼、口和肝胆等肠外表现。

2. 结肠镜检查　病变多从直肠开始，呈连续性、弥漫性分布，表现为：①黏膜血管纹理模糊、紊乱或消失、充血、水肿、易脆、出血和脓性分泌物附着，亦常见黏膜粗糙，呈细颗粒状。②病变明显处可见弥漫性、多发性糜烂或溃疡。③缓解期患者可见结肠袋囊变浅、变钝或消失以及假息肉和桥形黏膜等。

3. 钡剂灌肠检查　①黏膜粗乱和（或）颗粒样改变。②肠管边缘呈锯齿状或毛刺样，肠壁有多发性小充盈缺损。③肠管短缩，袋囊消失呈铅管样。

4. 黏膜组织学检查　活动期和缓解期的表现不同。活动期：①固有膜内有弥漫性、慢性炎症细胞和中性粒细胞、嗜酸性粒细胞浸润。②隐窝有急性炎症细胞浸润，尤其是上皮细胞间有中性粒细胞浸润和隐窝炎，甚至形成隐窝脓肿，可有脓肿溃入固有膜。③隐窝上皮增生，杯状细胞减少。④可见黏膜表层糜烂、溃疡形成和肉芽组织增生。缓解期：①中性粒细胞消失，慢性炎症细胞减少。②隐窝大小、形态不规则，排列紊乱。③腺上皮与黏膜肌层间隙增宽。④Paneth细胞化生。

可按下列标准诊断：①具有上述典型临床表现者为临床疑诊，安排进一步检查。②同时具备以上条件1和2或3项中任何一项，可拟诊为本病。③如再加上4项中病理检查的特征性表现，可以确诊。④初发病例、临床表现和结肠镜改变均不典型者，暂不诊断为UC，需随访3~6个月，观察发作情况。⑤结肠镜检查发现的轻度慢性直、乙状结肠炎不能等同于UC，应观察病情变化，认真寻找病因。

（二）鉴别诊断

1. 急性感染性结肠炎　包括各种细菌感染，如痢疾杆菌、沙门菌、直肠杆菌、耶尔森菌、空肠弯曲菌等感染引起的结肠炎症。急性发作时发热、腹痛较明显，外周血白细胞增加，粪便检查可分离出致病菌，抗生素治疗有效，通常在4周内消散。

2. 阿米巴肠炎　病变主要侵犯右半结肠，也可累及左半结肠，结肠溃疡较深，边缘潜行，溃疡间黏膜多属正常。粪便或结肠镜取溃疡渗出物检查可找到溶组织阿米巴滋养体或包囊。血清抗阿米巴抗体阳性。抗阿米巴治疗有效。

3. 血吸虫病 有疫水接触史，常有肝脾肿大，粪便检查可见血吸虫卵，孵化毛蚴阳性。急性期直肠镜检查可见黏膜黄褐色颗粒，活检黏膜压片或组织病理学检查可见血吸虫卵。免疫学检查亦有助鉴别。

4. 结直肠癌 多见于中年以后，直肠指检常可触及肿块，结肠镜和 X 线钡剂灌肠检查对鉴别诊断有价值，活检可确诊。须注意 UC 也可引起结肠癌变。

5. 肠易激综合征 粪便可有黏液，但无脓血，镜检正常，结肠镜检查无器质性病变的证据。

6. 其他 出血坏死性肠炎、缺血性结肠炎、放射性肠炎、过敏性紫癜、胶原性结肠炎、白塞病、结肠息肉病、结肠憩室炎以及人类免疫缺陷病毒（HIV）感染合并的结肠炎应与本病鉴别。此外，应特别注意因下消化道症状行结肠镜检查发现的轻度直肠、乙状结肠炎，需认真检查病因，密切观察病情变化，不能轻易做出 UC 的诊断。

七、治疗

活动期的治疗目的是尽快控制炎症，缓解症状；缓解期应继续维持治疗，预防复发。

1. 营养治疗 饮食应以柔软、易消化、富营养少渣、足够热量、富含维生素为原则。牛乳和乳制品慎用，因部分患者发病可能与牛乳过敏或不耐受有关。对病情严重者应禁食，并予以完全肠外营养治疗。

2. 心理治疗 部分患者常有焦虑、抑郁等心理问题，积极的心理治疗是必要的。

3. 对症治疗 对腹痛、腹泻患者给予抗胆碱能药物止痛或地芬诺酯止泻时应特别慎重，因有诱发中毒性巨结肠的危险。对重度或暴发型病例，应及时纠正水、电解质平衡紊乱。贫血患者可考虑输血治疗。低蛋白血症患者可补充人血白蛋白。对于合并感染的患者，应给予抗生素治疗。

4. 药物治疗 氨基水杨酸类制剂、糖皮质激素和免疫抑制剂是常用于 IBD 治疗的三大类药物对病变位于直肠或乙状结肠者，可采用 SASP、5 – ASA 及激素保留灌肠或栓剂治疗。

在进行 UC 治疗之前，必须认真排除各种"有因可查"的结肠炎，对 UC 做出正确的诊断是治疗的前提。根据病变部位、疾病的严重性及活动度，按照分级、分期、分段的原则选择治疗方案。活动期 UC 治疗方案的选择见表 12 – 7。

表 12 – 7 活动期 UC 药物治疗的选择

病期、严重程度	部位	药物与给药方式
轻中度	远端结肠炎	口服氨基水杨酸类制剂
		氨基水杨酸类制剂或糖皮质激素灌肠（栓剂）
	近端或广泛结肠炎	口服氨基水杨酸类制剂或糖皮质激素
重度	远端结肠炎	口服/静脉注射糖皮质激素或糖皮质激素灌肠
	近端或广泛结肠炎	口服/静脉注射糖皮质激素
暴发型	广泛结肠炎	静脉注射糖皮质激素或免疫抑制剂
糖皮质激素依赖或抵抗型		加用免疫抑制剂

5. 手术治疗 手术治疗的指征为：①大出血。②肠穿孔。③肠梗阻。④明确或高度怀疑癌变。⑤并发中毒性巨结肠经内科治疗无效。⑥长期内科治疗无效，对糖皮质激素抵抗或依赖的顽固性病例。手术方式常采用全结肠切除加回肠造瘘术。

6. 缓解期的治疗　除初发病例，轻度直肠、乙状结肠 UC 患者症状完全缓解后可停药观察外，所有 UC 患者完全缓解后均应继续维持治疗。维持治疗时间目前尚无定论，可能是 3~5 年或终身用药。糖皮质激素无维持治疗的效果，在症状缓解后应逐渐减量，过渡到氨基水杨酸制剂维持治疗。SASP 和 5 – ASA 的维持剂量一般为控制发作剂量的一半，并同时口服叶酸。免疫抑制剂用于 SASP 或 5 – ASA 不能维持或糖皮质激素依赖的患者。

八、预后

初发轻度 UC 预后较好，但大部分患者反复发作，呈慢性过程。急性暴发型，并发结肠穿孔或大出血，或中毒性巨结肠者，预后很差，死亡率高达 20%~50%。病程迁延漫长者有发生癌变的危险，应注意监测。

（吉孝祥）

第十三章 泌尿系统急症处置

第一节 肾脏损伤

一、概述

肾脏深藏于肾窝，受到周围结构较好的保护：其后面上部与膈肌接触，并借膈肌和第11、12肋相邻；下部和腰大肌、腰方肌相邻；两肾顶端都有肾上腺覆盖，两肾的前面各不相同，右肾前面上部紧贴肝右叶下面，下部与结肠肝曲相邻，内侧与十二指肠降部相邻，左肾前上部与胃底及脾脏相邻，中部有胰尾横过，下部与空肠及结肠脾曲相接。正常肾脏有1~2cm的活动度，故肾脏不易受损。但从另一方面观察，后面的骨质结构也可以引起肾损伤，如下位肋骨骨折的断端可穿入肾实质；肾脏被挤于脊柱和其横突之间而受到损伤。

肾损伤的发病率不高。肾损伤常是严重多发性损伤的一部分。在一组意外伤亡的326例尸解中，发现肾损伤36例（11%）。国内报道腹部损伤病例中，肾损伤占14.1%；腹部穿透伤中，肾损伤为7.5%。但实际上肾损伤的发病率要比这些数字所表示的高，因为严重的多发性损伤病例常忽视了肾损伤，而轻微的肾损伤常不伴有严重症状而被漏诊。

肾损伤大多见于20~40岁的男性。这与从事剧烈体力劳动和体育活动有关。男女病人数之比约4：1。但婴幼儿的肾损伤比较常见。这与解剖特点有关：①婴幼儿肾脏相对较大，位置较低。②保护性的肾周脂肪较少，肌肉也不发达。③具有缓冲作用的肾周筋膜发育不全，肾脏直接依靠着相当紧张的腹膜。④有时患者有先天性肾积水、肾胚胎瘤等疾病而易发生损伤。有人统计，每2000例住院儿童中即有1例肾损伤，而15岁以下的儿童占所有肾损伤病例的20%。在婴幼儿中性别对肾损伤发病机会的影响不明显。肾损伤大多是闭合性损伤，占60%~70%。可由直接暴力（如撞击、跌打、挤压等）或间接暴力（如对冲伤）所致。开放性损伤多见于战时和意外事故。无论是由冷兵器还是火器所致，常伴有其他脏器的损伤，后果严重。偶然医疗操作如肾穿刺、腔内泌尿外科检查或治疗时也可发生肾损伤。

（一）发病原因

（1）直接暴力：肾区受到直接打击，躯体跌倒在坚硬的物体上，或被挤压于两个外来暴力的中间。

（2）间接暴力：高处跌落时，双足或臀部着地，由于剧烈的震动而伤及肾脏。

（3）穿刺伤：常为贯通伤，可以损伤全肾或其一边，一般均伴发腹腔或胸腔其他内脏损伤。

（4）自发破裂：肾脏也可无明显外来暴力而自发破裂，这类"自发性"的肾破裂常由肾脏已有的病变如肾盂积水、肿瘤、结石和慢性炎症等所引起。

（二）发病机制

1. 闭合性肾脏损伤的机制

（1）直接暴力打击：外伤的着力点很重要，如果直接打击腹部，肾损伤发生率为10%~20.1%，腰部受到打击则为60%左右。致伤原因以撞击为主，其次为跌落、交通事故等。国外以交通事故居首，占50%以上，最高可达80%。体育运动时除被他人或球类撞击受伤外，身体突然旋转或强烈的肌肉收缩也可以引起肾损伤。此类损伤以镜下血尿多见，即所谓的运动性血尿，右肾多见。Fancz等曾利用计算机模拟肾脏的二维模型，研究肾脏受到打击时肾脏内能量的传导和压力的分配，他们发现最大压力点出现在肾实质边缘，而且该压力点的压力还受肾盂内的静水压以及肾实质内是否存在肾囊肿的影响，当肾盂内的静水压较高或肾实质内存在肾囊肿时，在同样的外力打击下肾实质边缘最大压力点的压力也随之提高。这与临床所见的在受到腹部钝性打击时肾脏损伤多出现在肾脏表面，以及梗阻积水的肾脏和伴有肾囊肿的肾脏更易出现肾损伤相符。

（2）减速伤：多见于从高处跌下足跟或臀部着地以及发生交通事故身体突然减速时，肾脏由于惯性作用，继续下降或猛烈的撞击肋骨或腰椎造成肾脏实质或肾蒂的损伤。由于肾脏急剧移位，肾蒂受到猛烈的向上或向下的牵拉，血管外膜及肌层被伸张，但无弹性的内膜则发生不同程度的挫伤或断裂，导致内膜下出血，管腔狭窄或血栓形成。较严重的损伤可使血管肌层和外膜破裂导致血管撕裂或断裂。

（3）冲击伤：冲击伤所致的肾脏损伤较少见且相对较轻，但其合并存在的心、肺、肝、脾、肠、胰腺损伤却很常见且较重。肾脏的损伤主要表现为包膜下或实质的斑块状出血，偶见有小的撕裂或梗死。其产生的损伤主要是由冲击波超压和动压的作用所致，负压也可能有一定的作用。它造成肾脏损伤的学说包括：

1）碎裂效应，亦称剥落效应：当压力波自较致密的组织传导至较疏松的组织时，在两者的界面上会引起反射，致使较致密的组织因局部压力突然增高而引起损伤。

2）惯性效应：致密度不同的组织，其压力波传递的速度有所不同，疏松的组织中传递较快，致密的组织中传递较慢，因而两者易造成分离性损伤。

3）近年来在冲击波致伤机制研究方面最主要的进展就是试图用生物力学阐明原发冲击伤的发生机制。美国 Stuhmiller 等提出机体对冲击波响应的物理过程包括3个阶段：①体表对冲击波负载的迅速响应，冲击波作用于体表力的大小称之为冲击载荷，朝向冲击波源的体表受力最大，组织结构的几何形状可使冲击波发生绕射或聚焦，在部分开放的结构内所受的冲击载荷较自由场中大得多。②冲击载荷作用于机体后，组织器官会发生变形，组织内产生应力。③组织应力和损伤，一定的应力可造成组织出血或破裂。

（4）挤压伤：多见于交通事故，致伤原因复杂，直接打击或挤压于腹部，引起腹内压急剧升高造成肾损伤。

2. 开放性肾脏损伤的机制

（1）现代火器伤：低速投射物穿入组织时，其作用力沿着弹道的轴线前进。在其前进过程中，直接离断、撕裂和击穿弹道上的组织，形成所谓的残伤道或原发伤道。高速投射物穿入组织不仅具有前冲力，形成原发伤道，而且还产生很大的能量和速度，并向四周扩散，迫使原发伤道的组织迅速向四周压缩与移位，由此形成一个比原发伤道或投射物直径大数倍甚至数十倍的椭圆形空腔，同时质轻、高速的枪弹进入人体内遇阻后易发生反跳，从而改变前进的方向，由此造成多脏器损伤。曾有高速枪弹击中臀部后急剧改变方向，穿过胸、腹腔造成胸、腹腔脏器多处损伤的报道。

（2）刺伤：利器所造成的肾脏开放性损伤在平时战时均可见到，可使利器刺入伤道所经过的器官组织发生直接损伤。因此，从身体不同部位刺入并造成肾脏损伤时，常合并不同组织、器官的损伤，其中以结肠、肝、脾的合并伤最常见。

（3）医源性损伤

1）对肾脏及其邻近组织、器官施行手术及行内腔镜检查、治疗时。如行肾盂或经肾窦肾盂切开取石术，或行经皮肾镜取石术等手术时造成的损伤。

2）行体外震波碎石术（ESWL）时所造成的肾损伤。早期肾损伤主要是肾小球和肾间质出血、肾小管坏死、肾小球滤过率下降和肾周血肿等，其机制尚不明确，可能与 ESWL 产生的高能震波通过产生空化效应所致。国内外亦有不少报道肾结石行 ESWL 治疗时并发肾包膜下血肿、肾裂伤、肾周血肿，乃至行开放性手术处理这些并发症，甚至肾切除。

（三）病理改变

肾损伤可分为闭合性损伤（如肾挫伤和肾裂伤）和贯通伤（如枪弹伤、刺伤）两类。根据肾损伤的严重程度可以分为以下几类：

（1）肾脏轻度挫伤：损伤仅局限于部分肾实质，形成实质内瘀斑、血肿或局部包膜下小血肿，亦可涉及肾集合系统而有少量血尿。由于损伤部位的肾实质分泌尿液功能减低，故甚少有尿外渗，一般症状轻微、愈合迅速。

（2）肾挫裂伤：是肾实质挫裂伤。如伴有肾包膜破裂，可致肾周血肿；如肾盂肾盏黏膜破裂，则可见明显的血尿。但一般不引起严重尿外渗。内科治疗大多可自行愈合。

（3）肾全层裂伤：肾实质严重挫伤时外及肾包膜，内达肾盂肾盏黏膜，此时常伴有肾周血肿和尿外渗。如肾周筋膜破裂，外渗血尿可沿后腹膜外渗。血肿如破入集合系统，则可引起严重血尿。有时肾脏之一极可完全撕脱，或肾脏严重裂伤呈粉碎状——粉碎肾。这类肾损伤症状明显，后果严重，均需手术治疗。

（4）肾蒂损伤：肾蒂血管撕裂时可致大出血、休克。如肾蒂完全断裂，伤肾甚至可被挤压通过破裂的横膈进入胸腔。锐器刺伤肾血管可致假性动脉瘤、动静脉瘘或肾盂静脉瘘。对冲伤常使肾动脉在腹主动脉开口处内膜受牵拉而破裂，导致肾动脉血栓形成，使伤肾失去功能。

（5）病理性肾破裂：轻度暴力即可使有病理改变的肾脏破裂，如肾肿瘤、肾积水、肾囊肿、脓肾等。有时暴力甚至不被觉察，因而称之"自发性"肾破裂。

二、临床表现

肾损伤的临床表现颇不一致，有其他器官同时受伤时，肾损伤的症状可能不易觉察。其主要症状有：休克、出血、血尿、疼痛、伤侧腹壁强直和腰部肿胀等。

1. 休克 其程度依伤势和失血量而定。除血尿失血外，肾周筋膜完整时，血肿局限于肾周筋膜；若肾周筋膜破裂，血液外渗到筋膜外形成大片腹膜后血肿；如腹膜破裂，则大量血液流入腹膜腔使病情迅速恶化。凡短时间内迅速发生休克或快速输血两个单位后仍不能纠正休克时，常提示有严重的内出血。晚期继发性出血常见于伤后 2~3 周，偶尔在 2 个月后亦可发生。

2. 血尿 90%以上肾损伤的患者有血尿,轻者为镜下血尿,但肉眼血尿较多见。严重者血尿甚浓,可伴有条索状或铸型血块和肾绞痛,有大量失血。多数病例的血尿是一过性的,开始血尿量多,几天后逐渐消退。起床活动、用力、继发感染是继发血尿的诱因,多见于伤后 2~3 周。部分病例血尿可延续很长时间,甚至几个月。将每小时收集的尿液留在试管中分别依次序排列在试管架上比较尿色深浅,可以了解病情进展情况。没有血尿不能排除肾损伤的存在,尿内血量的多少也不能断定损伤的范围和程度。肾盂遭受广泛性的损伤,肾血管受伤(肾动脉血栓形成、肾蒂撕脱),输尿管断裂或被血块或肾组织碎片完全堵塞导致血液流入腹腔,以及血和尿同时外渗到肾周围组织等损伤情况时,尽管伤情严重,但血尿可不明显。

3. 疼痛与腹壁强直 伤侧肾区有痛感、压痛和强直,身体移动时疼痛加重,但轻重程度不一,这种痛感是由于肾实质损伤和肾被膜膨胀所引起。虽然腹壁的强直会影响准确的触诊,但在某些病例仍可在腰部扪到由肾出血形成的肿块。疼痛可局限于腰部或上腹,或散布到全腹,放射到背后、肩部、髋区或腰骶部位。如伴腹膜破裂而有大量尿液、血液流入腹腔,可致全腹压痛和肌卫等腹膜刺激征象。当血块通过输尿管时可有剧烈的肾绞痛。腹部或腰部的贯通伤常有广泛的腹壁强直,可由腹腔或胸腔内脏的损伤引起,但亦可为肾区血肿或腹腔内出血所致。

4. 腰区肿胀 肾破裂时的血或尿外渗在腰部可形成一不规则的弥漫性肿块,如肾周筋膜完整,则肿块局限;否则在腹膜后间隙可造成一广泛性的肿胀,以后皮下可出现瘀斑,这种肿胀即使在腹肌强直时也往往可以扪及。从肿胀的进展程度可以推测肾损伤的严重程度。为缓解腰区疼痛,患者脊柱常呈侧突,有时尚需与脾、肝包膜下出血所形成的肿块相鉴别。

三、诊断与鉴别诊断

(一) 影像学检查

1. X 线检查 对肾损伤的诊断极为重要,应尽可能及早进行,否则可因腹部气胀而隐蔽肾脏阴影的轮廓。

(1) 腹部平片:腹部平片上,肾阴影增大暗示有肾被膜下血肿,肾区阴影扩大则暗示肾周围出血。腰大肌阴影消失、脊柱向伤侧弯曲、肾阴影模糊或肿大、肾活动受到限制以及伤侧横膈常抬高并活动幅度减小则更可表示肾周组织有大量血或尿外渗。由于肠麻痹而可见肠道充气明显。另外尚可能发现有腹腔内游离气体、气液平面、腹腔内容变位、气胸、骨折、异物等严重损伤的证据。

(2) 排泄性尿路造影:能确定肾损伤的程度和范围。轻度的肾损伤可无任何迹象或仅为个别肾盏的轻度受压变形或在肾盏以外出现囊状的局限阴影。血块存在于肾盂、肾盏内表现为充盈缺损。在断层片上可见肾实质有阴性阴影。广泛肾损伤时,一个弥漫不规则的阴影可扩展到肾实质的一部分或肾周,造影剂排泄延迟。集合系统有撕裂伤时可见造影剂外溢。输尿管可因血尿外渗而受压向脊柱偏斜,肾盂输尿管连接处向上移位和肾盏的狭窄等,排泄性尿路造影亦可反映两肾的功能。先天性孤立肾虽极少见,但应想到这一可能。休克、血管痉挛、严重肾损伤、血管内血栓形成、反射性无尿、肾盂输尿管被血块堵塞等原因可导致肾脏不显影。故首先必须纠正休克,使收缩血压高于 12kPa(90mmHg)后才进行排泄性尿路造影。大剂量排泄性尿路造影(50% 泛影葡胺 2.2ml/kg + 150ml 生理盐水快速静脉滴入)

可得到比一般剂量更好的效果，并且可避免压腹引起的疼痛。

（3）膀胱镜逆行尿路造影：膀胱镜逆行尿路造影可了解伤肾破裂情况，但由于可引起逆行尿路感染，尽可能不采用此检查。

（4）主动脉和选择性肾动脉造影：主动脉和选择性肾动脉造影应在伤后 2h 以后进行，以避免受外伤引起的早期血管痉挛的影响。肾轻度损伤时肾动脉造影可完全正常。肾实质裂伤时可见肾实质边缘典型的开裂，有时须与胚胎性分叶肾区别。根据包膜动脉和肾盂动脉的引长或移位，可以诊断较小的周围血肿。典型的肾内血肿表现为叶间动脉的移位或歪斜以及局部肾实质期显影度降低。如其周同为均匀的正常显影表示血供良好，而周围呈斑点状不均匀的显影或显影度降低应考虑周围肾组织外伤性血管栓塞或严重而持久的血管痉挛。这些伤员常易发生迟发性出血或腹膜后尿液囊肿形成。无血管区限于小范围肾实质时说明伤情轻、预后好。肾动脉血栓形成表现为肾主动脉或其分支为一盲端，呈切断现象。并常伴有动脉近端的球状扩张，相应肾实质显影不良；在肾静脉期时静脉不显影。外伤性肾动静脉瘘则表现为肾静脉过早显影，于动静脉之间有一囊状结构的通道。动静脉瘘较大时，由于血流动力学改变，动静脉瘘的虹吸作用引起相应肾实质缺血，显影减低。肾动脉造影还能提供肾皮质梗死后是否有侧支存在。如伴有其他内脏损伤，尚可行选择性相应脏器的血管造影。电子计算断层扫描（CT）对一些小的肾裂伤和其他内脏损伤也可能做出诊断。

2. B 型超声波　超声可以随访血肿的大小和进展也可用于鉴别肝、脾包膜下血肿。放射性核素肾扫描时受伤区呈核素低浓度之"冷区"，肾轮廓不整齐。该方法安全、简便，不受肠内容物干扰，尤其适用于排泄性尿路造影显影不佳时。

3. CT 检查　CT 在肾损伤的诊断及随访中均具有十分重要的价值。在患者全身情况允许的情况下，应作为首选的检查。它不仅可以准确了解肾实质损伤的程度、范围以及血、尿外渗的情况，还可同时明确有无其他腹腔脏器的损伤。单纯包膜下血肿大多只是肾实质的轻微损伤，一般不累及收集系统，除非临床血尿明显。CT 影像诊断肯定，如爪字形高密度改变，可见实质损伤达髓质区，薄层扫描利于清楚显示；肾周血肿常合并包膜下血肿，多有集合系统的损伤，因尿液的渗入 CT 图像显示血肿密度不均匀；单纯肾挫裂伤相对少见，也可合并集合系统损伤致临床血尿，一般 CT 影像表现为肾实质内点状或条状高密度模糊区，增强扫描不强化，临床血尿阳性；严重肾损伤 CT 影像表现肾实质横断、碎裂，可伤及肾血管蒂，合并肾周及包膜下血肿，集合系统损伤肯定存在，尿液外渗；牵拉所致肾盂输尿管移行段（UPJ）撕脱伤，常仅限于儿童，当有大量尿液外渗，且位于内侧而非通常的肾后外侧的肾周间隙部，加上输尿管不显影时，高度提示输尿管或肾盂破裂。血块堵塞输尿管或发生肾蒂断裂时可无血尿，但后者临床急性全身失血征明显，CT 扫描显示腹膜后腔大量积血，密度不均匀，增强扫描或静脉肾盂造影（IVP）检查患侧肾盂输尿管不显影。肾损伤的治疗力求保守治疗，保守治疗无效、严重肾损伤及肾盂输尿管断裂时需及时手术，术中力求保存肾组织，除非对侧肾功能正常、患肾破碎不堪难以保存时才做肾切除。CT 平扫及增强扫描，必要时 IVP 检查补充可为临床诊疗提供充分的依据。

CT 检查迅速、安全，评估肾损伤的程度、范围准确度高，分类细致全面，是临床诊疗依据及时可靠的信息来源，具有重要的地位。条件允许时，特别是对开放性损伤，CT 检查宜作为首选。

4. 放射性核素扫描　对肾损伤的诊断及随诊检查也有一定帮助，扫描方法简单而安全，可根据情况采用。

（二）诊断要点

根据受伤史、临床表现及尿液检查即可对肾损伤做出初步诊断。血尿为诊断肾损伤的重要依据之一，对不能自行排尿的伤员，应导尿进行检查。腹部 X 线平片（KUB）、静脉尿路造影（IVU）可了解骨折、肾实质破裂及肾周围血肿情况。B 超可初步了解肾实质的伤情。CT 为无创性检查，可精确了解肾实质损伤及血、尿外渗情况，并能及时发现合并伤。肾损伤出现典型腹膜刺激症状或移动性浊音时，应警惕合并腹内脏器损伤的可能。腹腔穿刺有一定的诊断价值。

（三）鉴别诊断

1. 腹腔脏器损伤　主要为肝、脾损伤，有时可与肾损伤同时发生。表现为出血、休克等危急症状，有明显的腹膜刺激症状；腹腔穿刺可抽出血性液体；尿液检查无红细胞；超声检查肾无异常发现；IVU 示肾盂、肾盏形态正常，无造影剂外溢情况。

2. 肾梗死　表现为突发性腰痛、血尿、血压升高，IVU 示肾显影迟缓或不显影。逆行肾盂造影可发现肾被膜下血肿征象。肾梗死患者往往有心血管疾患或肾动脉硬化病史，血清乳酸脱氢酶、谷氨酸草酰乙酸转氨酶及碱性磷酸酶升高。

3. 自发性肾破裂　突然出现腰痛及血尿症状，体检示腰腹部有明显压痛及肌紧张，可触及边缘不清的囊性肿块。IVU 检查示肾盂、肾盏变形和造影剂外溢。B 超检查示肾集合系统紊乱，肾周围有液性暗区。一般无明显的外伤史，既往多有肾肿瘤、肾结核、肾积水等病史。

四、并发症

肾损伤后并发症分为早期和晚期两类。所谓早期并发症是指损伤后 6 周之内所发生的那些威胁患者生命，或者使损伤的肾脏丧失的情况，如继发性出血、尿外渗、肾周围脓肿、急性肾小管坏死、尿瘘等。晚期并发症包括高血压、肾积水、结石、慢性肾盂肾炎、慢性肾功衰竭、动静脉瘘等。这两类并发症大都发生于严重肾损伤之后，个别例外。

高血压是晚期并发症中最常见的，发病率为 0.7% ~33%。主要原因是由于肾缺血引起肾素 – 血管紧张素系统活性增加，如肾蒂周围血肿、肾周围血肿、肾被膜下血肿机化、肾实质广泛瘢痕形成、肾内假性动脉瘤等对肾实质压迫造成供血不足，导致近球细胞及颗粒斑分泌肾素增多而继发肾素性高血压，对此应长期随诊观察。

五、治疗

（一）非手术治疗

肾脏损伤者大多数可以通过非手术治疗而保留肾脏，约 74% 获得成功，肾脏损伤患者经过积极的保守治疗和密切的临床观察，其中大部分患者病情可以渐趋平稳、血尿停止、肿块缩小、并发症少，一般无重大后遗症，在一组 186 例外伤性肾损伤报道中，非手术治疗的肾切除率为 3%，而手术治疗肾脏切除率高达 20%。Mansi 等报道 108 例肾损伤中，Ⅲ 级肾损伤非手术治疗，结合及时穿刺引流或腔镜治疗，不仅能保留肾组织而且少有晚期并发症发生。而肾脏探查和修补术后并发症发生率高达 3% ~20%，可见有效的保守治疗不仅可降低肾脏切除率，而且能有效地减少并发症。

非手术治疗包括紧急处理和一般治疗，紧急处理包括迅速的输血、输液、复苏。对严重肾损伤患者，即使血压在正常范围，亦应采取防止休克的治疗，并密切观察血压、脉搏等生命体征变化及腹部肿块大小、血尿颜色等变化，对伴有休克的患者应在休克被纠正后，尽快进行必要的检查，以确定肾脏损伤的程度和范围，便于选择下一步的治疗方案。一般治疗包括：

1. 绝对卧床休息　卧床休息的时间因肾脏损伤的程度而异，肾脏裂伤应卧床休息4~6周，2~3个月不宜参加体力劳动和竞技运动。

2. 止血、镇静　应立即给予有效的止血药物，以减少继续出血的可能，由于肾损伤出血引起肾周血肿、肾纤维膜，以及肾周筋膜受牵拉而出现腰部胀痛或出血进入集合系统，血凝块引起输尿管梗阻，出现肾绞痛，故肾损伤患者多有明显的疼痛表现，而疼痛又会引起患者烦躁、不安、活动，进而加重肾脏出血。因此，应给予必要的镇静处理。

3. 感染的防治及补液　应给予广谱抗生素预防感染，防止血肿感染形成脓肿，并注意补入足够的能量、血容量，维持水、电解质平衡，及时补充机体在非常态下的代谢需要。

4. 保持两便通畅　严重肾损伤患者应立即给予保留导尿，一方面有利于观察尿液颜色变化，另一方面能防止患者排尿时加重肾脏损伤。必要时给予缓泻剂帮助患者通便。防止用力排便增加腹压，引起继发性出血可能。

非手术治疗的注意事项：①密切注意生命体征变化，在肾损伤的非手术治疗过程中，特别是第1周，应严密观察患者血压、脉搏、呼吸等生命体征。②绝对卧床休息，对于防止再出血至关重要。③观察尿液颜色变化，如果尿液逐渐转清，局部症状逐渐改善，提示出血停止；若尿液突然转清，但出现腹部疼痛加重，可能是由血凝块堵塞输尿管所致，不能盲目认为出血停止。④观察局部包块大小，对于可触及肿块的患者，入院时及时给予标记肿块范围，并观察其大小的变化。

（二）介入治疗

肾动脉栓塞疗法：通过选择性动脉造影的检查注入栓塞剂可达到满意的止血效果。常用的栓塞剂为可吸收的自体血块和明胶海绵碎片。如先注入少量肾上腺素溶液使正常肾血管收缩，可达到使栓塞剂较集中于受伤部位的目的。

（三）手术治疗

1. 适应证　肾损伤的大部分患者可以通过保守治疗而获治愈，但部分肾损伤患者应及时给予手术治疗，否则会引起更严重的后果。对于保守治疗的患者，在非手术治疗过程中应密切观察病情的变化，做必要的手术治疗准备。在下列情况下应采用手术治疗：

（1）开放性肾损伤或贯通肾损伤患者应急诊手术，术中不仅需要修补损伤的肾脏，还应注意其他脏器的损伤情况以及有无异物的存在等。

（2）合并有胸、腹腔脏器损伤者。

（3）严重休克经大量输血补液仍不能矫正或血压回升的短期内又下降，提示有大出血可能者。

（4）非手术治疗过程中，肾区肿块不断增大，肉眼血尿持续不减，患者血红蛋白逐渐下降，短期内出现贫血者。

（5）静脉尿路造影或 CT 增强扫描显示造影剂明显外渗等。

（6）经较长时期的非手术治疗，仍反复出现血尿或合并感染或继发性高血压等。

2. 手术方式

（1）肾部引流：肾损伤的患者早期手术常可达到完全修复的目的，引流只是作为整个手术的一部分。但在尿外渗伴感染、肾周血肿继发感染、病情危重而又不了解对侧肾脏情况时，则只能单作引流术。如发现腹膜破裂，应吸尽腹腔内的血液和尿液，然后修补腹膜裂口，在腹膜外放置引流，引流必须彻底。引流不彻底常是肾周感染不能控制、大量纤维瘢痕形成的原因。如能放置硅胶负压球引流，则效果最佳。术后引流至少留置 7 天，每日引流量少于 10ml，连续 3d 后才能拔除。如肾脏损伤严重而患者处于危险状态时，经积极而快速输血和输液后应及时行肾切除术。

（2）肾修补术或部分肾切除术：肾实质裂伤可用丝线缝合。修补集合系统裂口应用可吸收缝线。如垫入脂肪块或肌肉块可防止缝线切割。失去活力的破碎组织应清创。如无明显感染，一般不必留置内支架或造瘘。创面应彻底引流。在平时的闭合性肾损伤中，这些方法的疗效是良好的。但在战时有感染的贯通伤，结果多不满意。因肾实质感染、坏死和晚期出血等常需第二次手术，甚或被迫切除全肾。

（3）肾切除术：肾损伤后的处理应尽一切力量保留伤肾，但在病情危重时则需行肾切除。此时必须在了解对侧肾功能良好后进行，肾切除适应于：①无法控制的大出血。②广泛的肾裂伤，尤其是战时的贯通伤。③无法修复的肾蒂严重损伤。④伤肾原有病理改变且无法修复者，如肾肿瘤、肾脓肿、巨大结石和肾积水。肾错构瘤易发生破裂出血，但属良性，且肿瘤常为多发并可能侵犯双肾，故应尽量争取做部分肾切除。

（4）肾血管修复手术：肾动脉是终末分支，结扎其任一支动脉即可致相应肾实质梗死。而肾静脉分支间有广泛交通，只要保留其一条较粗的分支通畅即不影响肾功能。左肾静脉尚通过精索静脉（或卵巢静脉）和肾上腺静脉等分支回流。故可在这些分支的近腔静脉端结扎肾静脉主干而不影响肾血液循环。因此，在肾静脉损伤时左肾有较多的挽救机会。对冲伤引起的肾动脉血栓形成，一旦经动脉造影证实即应手术取栓。文献有报告伤后 9d 仍取栓成功的病例，故应积极争取。动静脉瘘和主动脉瘤应予修补，如在肾实质内则可行部分肾切除。

目前国内外已可用冷冻的肾脏保存液灌注肾脏并冷冻保存 72h 而不影响肾功能的恢复，故有可能经工作台仔细修复伤肾后冷冻保存，待患者情况稳定后再行植入髂窝。

3. 肾损伤伴腹腔其他脏器伤的处理

（1）伴胰腺损伤：为了避免术后发生并发症，既往肾切除率高达 33%。如处理得当，则能最大限度地保留肾组织。手术时应注意：①严密缝合肾脏集合系统，且张力不能过大。②将大网膜、筋膜或结肠置于肾和胰腺之间。③充分引流，而且两个引流分别从不同部位引出。

（2）伴结肠损伤：肾损伤与结肠同时损伤约占全部肾损伤患者的 2.5%，处理不当极有可能发生感染性尿囊肿和肾周围脓肿。目前所采取的处理原则：①75% 由开放伤所致，故应积极手术探查。②术前影像学检查难以对肾损伤做出分类时应当剖腹探查，既可了解肾损伤的真实情况，又可使结肠损伤得到及时治疗。③肾损伤的处理原则与通常无异，即便有粪便污染依然如此，包括去除无生机的组织，止血、缝合集合系统，覆盖创面，肾被膜不能应用时可以大网膜片或腹膜片作覆盖材料。结肠伤和肾脏伤较近者，应以大网膜片将其隔开。血管损伤者，并不因结肠伤而放弃修补。④放置引流。

（3）伴腔静脉损伤：这些伤员伤势极其严重，往往由于致命出血而死亡。为了挽救患者生命，关键在于各级抢救成员从受伤地点起就应积极复苏，尽快送往附近医院。一旦患者入院，在积极抢救休克之同时经腹进行探查，靠近肾门处切开后腹膜，直达肾蒂血管或腔静脉，迅速控制出血，清理手术野，依据伤情给予修补。

（顾铭忠）

第二节　尿道损伤

一、概述

尿道损伤是泌尿系统常见的损伤，占整个泌尿系损伤10%～20%。由于男女尿道解剖、生理等各方面的差异，尿道损伤多见于男性青壮年。尿道外暴力闭合性损伤约占其他原因引起尿道损伤的85%以上，其中最主要的是会阴部骑跨伤引起的球部尿道损伤及骨盆骨折并发的后尿道损伤。近年来，与医源性因素有关的尿道损伤呈逐渐上升趋势，不规范的导尿管引流、尿道腔内暴力性的器械操作以及各种化疗药物的尿道内灼伤使尿道损伤及之后出现的尿道狭窄等并发症的处理越发棘手。因此，如何根据尿道损伤时的情况以及患者的情况选择正确的处理方法，将直接关系到尿道狭窄、勃起功能障碍、尿失禁等并发症的发生率。

男性尿道损伤可根据损伤部位的不同分为前尿道（阴茎部及球部尿道）损伤和后尿道（尿道膜部及前列腺部）损伤。由于男性尿道解剖上的特点，使其较易遭受损伤，同时不同部位的尿道损伤其致伤原因、临床表现、治疗方法均不相同，至今临床上仍有许多处理意见不尽一致。尿道损伤后可能产生的尿外渗、感染、狭窄、尿失禁、勃起功能障碍等并发症的发生率也会因早期处理的正确与否而有所影响。

女性尿道短而直，一般很少受到损伤，但严重骨盆骨折和移位，并且同时发生膀胱颈部和阴道撕裂的情况下，尿道也会发生损伤。国外报道在骨盆骨折的患者中，6%的女性并发尿道损伤。女性尿道损伤通常是尿道前壁的部分撕裂，很少发生尿道近端或远端的完全断裂。

（一）分类和病因

尿道损伤的分类，如根据受伤性质的不同可分为开放性和闭合性损伤两类，而根据损伤部位的不同又可分为前尿道和后尿道损伤两类。近年来则根据致伤原因的不同分为以下四类：

（1）尿道内暴力伤：绝大多数为医源性损伤，另外较为少见的是将异物如发夹、电线等放入尿道为满足快感而损伤尿道。医源性损伤常由粗暴的尿道腔内器械操作或操作不当所致，如暴力导尿、尿道超声、尿道扩张和各种内镜操作如膀胱镜、输尿管镜、TURP、TURBt、DVIU等，尿道内有病变如狭窄、炎症、结石时更易发生，损伤大多为黏膜挫伤，严重时可穿破尿道伤及海绵体甚至进入直肠。

（2）尿道外暴力闭合性损伤：尿道外暴力闭合性损伤主要由会阴骑跨伤和骨盆骨折所致。会阴骑跨伤是由高处摔下或滑倒时会阴部骑跨于硬物上，使球部尿道挤压于硬物与耻骨联合下方之间所致。损伤的程度取决于受暴力的程度，在严重的暴力下尿道可能完全断离，但在大多数情况下尿道只是部分断离。

有些性交时的阴茎海绵体折断伤也可伴有尿道的损伤，其发生率大约为20%。一些使用阴茎夹控制尿失禁的截瘫患者由于阴茎感觉的降低和缺失会引起阴茎和尿道的缺血性损害。

骨盆骨折常见于交通事故、高处坠落伤或挤压伤。尿道损伤的程度取决了膀胱尿道的移位，可能导致尿道挫伤、裂伤、断裂，当耻骨前列腺韧带断裂，膀胱和前列腺往往悬浮于血肿上，拉长了膜部尿道，尿道断裂最常发生。但大多数患者在一段时间后，随着血肿的机化或吸收，膀胱或后尿道会逐渐下降，只发生一小段管腔闭锁。对于儿童患者，由于前列腺发育不良，尿道损伤更容易向膀胱颈延伸，因此儿童尿道损伤后尿失禁的发生率高于成人。严重的骨盆骨折不仅发生尿道损伤，而且离断的骨折片可刺破膀胱和直肠并发膀胱破裂或直肠损伤。外伤性骨盆骨折不仅造成尿道损伤，同时有可能损伤周围的血管神经，这是阴茎勃起功能障碍发生的原因之一。

（3）尿道外暴力开放性损伤：多见于枪击伤或锋利的器械伤，一般同时伤及海绵体，偶发生于牲畜咬伤、牛角顶伤等，常合并阴囊、睾丸的损伤，病情较为复杂。

（4）非暴力性尿道损伤：主要包括化学药物烧伤、热灼伤、放射线损伤等，近年来较为多见的是膀胱肿瘤术后采用尿道内直接灌注化疗药物而导致的长段尿道损伤。

（二）病理

1. 损伤程度　根据尿道损伤程度可分为三种类型：挫伤、裂伤和断裂。尿道挫伤损伤程度最轻，仅为尿道黏膜水肿和出血，部分伴海绵体损伤；尿道裂伤表现为部分尿道全层断裂，同时尚有部分尿道壁完整，借此保持尿道的连续性；尿道断裂为整个尿道的完全离断，尿道的连续性丧失。由于这种分类比较笼统，目前针对后尿道损伤的程度主要采用Steven提出的4型分类法：

（1）尿道牵拉伤，逆行尿道造影无造影剂外渗。

（2）前列腺膜部尿道部分或完全断裂，但尿生殖膈保存完好，造影剂局限于尿生殖膈上。

（3）前列腺膜部尿道和尿生殖膈均受累，损伤可延伸到球部尿道，造影剂扩展至尿生殖膈上下。

（4）损伤累及膀胱颈及前列腺部尿道。

2. 病理分期　将损伤后不同时期的病理变化分为三期：损伤期、炎症期和狭窄期。这是因为尿道从损伤至组织愈合，不同阶段的病变具有不同的特点，治疗原则也有所区别。闭合性尿道损伤后72h内为损伤期，此期的病理生理改变主要是出血及创伤引起的创伤性休克；尿道创伤处的缺损、组织挫伤、尿道失去连续性所引起的排尿困难和尿潴留；以及膀胱过度充盈后不断排尿使尿液经尿道破损处外溢于组织内而发生的尿外渗。在此期，创伤局部无明显感染，亦无明显创伤性炎症反应。因尿道血液循环丰富，故在此期内应争取进行尿道修补、吻合或其他恢复尿道连续性的手术，效果较为满意。尿道闭合伤超过72h，或开放伤虽未超过72h但已有感染者，均称为炎症期。此期可出现组织水肿、细胞浸润、血管充血，尿外渗由于未经引流可出现发热、白细胞增高等一系列全身症状。此期治疗应以控制感染为主，辅以尿外渗的引流、耻骨上膀胱造口等。若能妥善处理，炎症感染可迅速控制，然后再做进一步治疗。必须强调此期内不宜进行任何尿道手术及机械操作，否则，因创伤部位炎症水肿、组织脆弱，不仅尿道修补不能愈合，而且还将导致感染范围扩大，局部坏死，并向周围蔓延或穿破，形成窦道、瘘管；有骨盆骨折者，极易发生骨髓炎，尿道感染亦最终不可避免；部分患者可发生败血症甚至死亡。尿道创伤后3周，局部炎症逐渐消退，代之以纤维组织增生和瘢痕形成，致尿道狭窄，故称为狭窄期。尿道狭窄的程度视尿道损伤程度以及是否合并感染而定。除尿道挫伤外，尿道破裂和断裂均可导致不同程度的尿道狭窄，临床上出现排尿困难。

3. 尿外渗及血肿　尿道破裂或断裂后，尿液及血液经裂损处渗至周围组织内，形成尿外渗及血肿。其蔓延的区域、方向、范围与局部解剖有密切关系。由于盆底及会阴部筋膜的限制，不同部位的尿道破裂或断裂，尿外渗和血肿的部位及蔓延方向各不相同。

（1）阴茎部尿道：如尿道海绵体破裂而阴茎筋膜完整时，尿外渗及血肿仅局限于阴茎筋膜内，呈现阴茎普遍肿胀、紫褐色，极似一大圆紫色茄子。如阴茎筋膜同时破裂，则尿外渗及血肿范围同球部尿道破裂。

（2）球部尿道：如阴茎筋膜破裂，则尿外渗及血肿先聚积于阴囊内，使阴囊普遍肿胀。尿外渗进一步发展，可沿会阴浅筋膜向上蔓延至腹壁浅筋膜的深面，使耻骨上区、下腹部皮下亦发生肿胀。由于尿生殖膈完整，故盆腔内无尿外渗。

（3）膜部尿道：尿生殖膈由尿生殖三角肌和两层坚韧的筋膜组成。膜部尿道破裂所引起的尿外渗和血肿蔓延范围因尿生殖膈的破裂程度而异。一般膜部尿道破裂多有尿生殖膈上筋膜破损，故尿外渗与前列腺部尿道破损所致的尿外渗相同。如尿生殖膈完全破裂，不但有膀胱周围尿外渗，尿液亦可通过破裂的尿生殖膈进入阴囊内，同时产生与球部尿道破裂相同的尿外渗范围。

（4）前列腺部尿道：尿外渗向耻骨后膀胱周围间隙内蔓延，甚至可沿腹膜后向上扩散。因尿生殖膈完整，血液及尿液不能进入会阴浅袋，故体表看不到尿外渗和血肿。

二、临床表现

尿道损伤的临床表现往往根据损伤部位、损伤程度以及是否合并有骨盆骨折和其他损伤而定。

1. 休克　并不少见，尤其是儿童患者，当同样的损伤程度作用于儿童时，发生休克的可能性大大增加。其次，在严重尿道损伤，特别是骨盆骨折后尿道断裂的同时合并其他内脏损伤者，常发生休克。

2. 尿道出血　为前尿道损伤的最常见症状。损伤后尿道口鲜血流出或溢出，如尿道连续性尚存在，排尿时为血尿。后尿道损伤时若无尿生殖膈破裂，可于排尿后或排尿时有鲜血滴出。尿道流血或肉眼血尿是尿道损伤的有力证据。

3. 疼痛　主要发生于损伤部位及骨盆骨折处。如血肿或尿外渗蔓延，疼痛部位也会扩散至下腹部，并出现肌紧张。有些患者因尿潴留又无法排尿而造成腹部胀痛，以及排尿疼痛并向阴茎头和会阴部放射。

4. 排尿困难和尿潴留　排尿困难、尿潴留和尿道外口出血被称为尿道破裂三联征。尿道挫伤时即使尿道连续性存在，但因伤后疼痛导致括约肌痉挛，发生排尿困难；如损伤严重导致尿道完全断裂者伤后即不能排尿，出现急性尿潴留。

5. 局部血肿　骑跨伤时常在会阴部、阴囊处出现血肿及皮下瘀斑、肿胀等。典型的局部血肿如"蝴蝶样"会阴血肿可能并不常见。后尿道损伤如尿生殖膈未破裂，血肿往往局限于盆腔内，如出血严重，血肿可蔓延至膀胱和腹壁。

6. 尿外渗　尿道破裂或完全断裂后如患者用力排尿，尿液及血液可从破口或近端裂口渗入周围组织内，形成尿外渗及血肿。其蔓延的区域、方向、范围与局部解剖有密切关系。尿外渗如未及时处理，会导致广泛皮肤及皮下组织坏死、感染及脓毒血症，并可形成尿瘘。

三、诊断

在诊断尿道损伤时应注意解决以下问题：①确定尿道损伤的部位。②估计尿道损伤的程度。③有无其他脏器合并伤。

1. 病史和体检　大多数患者有明确的会阴部骑跨伤或骨盆骨折史，对于无意识及全身多发伤的患者，检查者往往容易忽视下尿路损伤的存在，这就需要进行详细的体检，如发现尿道口有滴血，患者有排尿困难或尿潴留时，首先要想到尿道损伤。如膀胱同时损伤，则尿潴留和膀胱膨胀不会出现。直肠指检对判断后尿道损伤，尤其是并发骨盆骨折、直肠穿孔时，诊断意义较大。当后尿道断裂后，前列腺窝被柔软的血肿所替代，前列腺有浮动感，手指可将前列腺向上推动，或仅能触到上移的前列腺尖部，甚至有时前列腺可埋入血肿之中，触诊有一定困难。若前列腺位置仍较固定，说明尿道未完全断裂。

2. 诊断性导尿　仍有争议，因为对尿道损伤尤其是有撕裂伤的患者而言，盲目的试插导尿管可使部分尿道损伤变成完全性尿道损伤，并有可能加重出血或使血肿继发感染。但多数医生仍建议使用，因为它可判断尿道损伤的程度，而且绝大部分患者只为尿道挫裂伤，若一次试插成功则可免于手术。因此有指征时应在严格无菌条件下轻柔地试插导尿管，若成功，则可保留导尿管作为治疗；若失败，则不可反复试插；若高度怀疑为尿道破裂或断裂者，则不宜使用。如果导尿量少或导出血性液体，可能是由于尿道完全断裂导尿管进入盆腔血肿内，也可能是休克少尿或膀胱破裂导致膀胱空虚。

3. 尿道造影　所有怀疑尿道损伤的患者均有指征行逆行尿道造影。可先摄前后位的骨盆平片以确定有无骨盆骨折、骨移位或有无异物，再置患者于 25°~45° 斜位，将 25ml 水溶性造影剂从尿道外口注入，此时尿道逐渐呈扩张状态，斜位可显示全部的尿道和任何部位的尿外渗，如有破口，可发现造影剂从破口处外溢。女性患者怀疑尿道损伤时，很难获得较为满意的尿道造影片，可使用尿道镜检查代替尿道造影。

4. 尿道镜检查　曾被认为是急性尿道损伤的相对禁忌证，因为盲目的器械操作和冲洗液的注入有可能使破口扩大、外渗加重和盆腔感染。但近年来对怀疑球部尿道部分损伤的患者行微创尿道镜下尿道会师术，使诊断和治疗融为一体，在有条件的单位可考虑在开放手术前尝试。

四、治疗

首先进行休克的防治，并注意有无骨盆骨折及其他脏器的合并损伤。尿道损伤治疗的原则是：①尽早解除尿潴留。②彻底引流尿外渗。③恢复尿道连续性。④防止尿道狭窄的发生。

（一）急诊处理

新鲜的尿道创伤，应根据尿道创伤的程度、伴发损伤的情况以及当时的条件，采取适当的治疗措施，难以强求一律。治疗原则是先控制休克及出血，处理严重的危及生命的并发损伤，后处理尿道的问题。如果伤情严重无法进行复杂的修复手术或需转院时，均应采取最简单的方法解决尿潴留的问题。轻微损伤、能通畅排尿者，不需要特殊处理；较严重的损伤，可选用下列六种处理方法：

（1）留置导尿管：诊断时试插的导尿管如成功进入膀胱者，应留置 2 周左右作为尿道支撑和引流尿液之用。如试插导尿管不成功者，有时需考虑尿道括约肌痉挛的可能，此时不可反复试插以免增加尿道创伤，待麻醉后括约肌松弛再轻轻试插，有时会成功。

（2）耻骨上膀胱造瘘术：尿道创伤后，如诊断性插管失败，在患者伤情较重或不便进行较复杂的尿道手术时，为避免伤口被尿液浸渍及尿道吻合口漏尿，同时解决患者尿液引流的通畅，需进行膀胱造瘘术。一旦后尿道断裂采取耻骨上膀胱造瘘，就必须接受不可避免的尿道狭窄或闭锁，待损伤后至少 3 个月行延迟尿道修复。Morehouse 报道最初尿道修复和延迟尿道修复的结果显示，尿道狭窄的发生率分别为 14% 和 6%，尿失禁发生率分别为 21% 和 6%，勃起功能障碍的发生率分别为 33% 和 10%，表明延迟性尿道修复使尿道狭窄、尿失禁和勃起功能障碍的发生率降低。从创伤角度看，耻骨上膀胱造瘘并不是一种姑息性消极的治疗手段，这种处理避免了患者在严重创伤的基础上接受尿道内器械的操作。然而，对于严重的球膜部尿道的错位，膀胱颈为主的撕裂伤及伴有盆腔血管或直肠损伤，仍建议在情况稳定时进行探查，以避免因膀胱造瘘或内镜尿道恢复连续性后发生复杂性尿道狭窄和其他严重并发症。

（3）尿道镜下尿道会师术：当会阴部发生骑跨伤时，绝大多数患者尿道为部分损伤，由于球部尿道宽大且固定于尿生殖膈前方，目前较提倡采用尿道镜下尿道会师术恢复尿道连续性。此手术微创、操作简单、成功率高，但由于破裂口并没有进行黏膜间的吻合，破口间的组织愈合仍依靠瘢痕填充，以后拔除导尿管发生尿道狭窄不可避免。当发生骨盆骨折后尿道损伤时，由于患者无法摆放截石位，且损伤的后尿道在盆腔内活动空间较大，很难通过尿道镜下完成会师术。因此，原则上尿道镜下尿道会师术只适合于球部尿道部分损伤的患者。

（4）尿道修补或尿道端端吻合术：尿道镜下尿道会师术失败或球部尿道完全断裂时，如患者伤情不重，需立即进行尿道修补术或尿道端端吻合术。清除血肿后，通过探杆找到裂口所在，修剪裂口中失去活力的组织，并进行修补。如尿道断裂后近端尿道口无法找到，可经膀胱将探杆插入后尿道，显示近端黏膜，进行远、近端尿道无张力吻合。

（5）开放性尿道会师术：骨盆骨折后尿道损伤的早期治疗包括抗休克、抗感染、治疗危重脏器，基本原则应当在可能条件下争取早期恢复尿道的连续性。但开放性尿道会师术只是通过膀胱和尿道外口插入的探杆完成尿道内导尿管的留置，此种操作会加重尿道的损伤，而且并不能清除坏死组织及血肿，离断的尿道是依靠局部导尿管牵拉完成对合，并不是黏膜间的吻合，因此最后形成尿道狭窄的机会甚多，难免需进行延期尿道修复重建术。尽管尿道会师术可能不能防止尿道狭窄的发生，但因为把前列腺和尿道拉的更近，所以可以降低开放性后尿道成形术的难度。

（6）早期后尿道端端吻合术：后尿道损伤早期是否可行尿道端端吻合术目前仍存在争论。从理论上讲，一期后尿道端端吻合术能达到满意的解剖复位，效果最为理想。但这些患者往往有骨盆骨折及盆腔内出血,手术术野深,难度大,创伤更大;而且骨盆骨折时根本无法摆放截石位,因此更明智的方法是根据损伤的程度和伴发周围组织损伤来决定治疗的方法和时间。

（二）复杂性尿道损伤

尽管尿道损伤很难用单纯性和复杂性加以区分,但复杂性尿道损伤的概念越来越受到重视,我们将以下一些情况下的尿道损伤定义为复杂性尿道损伤:

（1）女性尿道损伤:对于骨盆骨折导致尿道破裂的女性患者,大多数学者建议行及时的一期修补,或至少通过留置导尿管行尿道复位,从而避免尿道阴道瘘和尿道闭锁的发生。同时发生的阴道撕裂也应及时闭合,避免阴道狭窄的发生。延期重建对于女性患者而言并不合适,因为女性尿道太短,如包埋在瘢痕内,其长度不足以进行吻合修补。对严重骨盆骨折导致尿道破裂,甚至合并其他脏器损伤时,急诊一期修复的难度很大,可先行膀胱造瘘,待患者稳定后行尿道重建和瘘口修补手术。

（2）儿童尿道损伤:儿童一旦发生骨盆骨折尿道断裂,绝大多数属于复杂性尿道损伤,这是因为在和成人相同创伤外力的作用下,儿童的损伤往往更严重,甚至危及生命。儿童的骨盆环及前列腺部尿道周围韧带未发育完全,尿道断裂部位绝大多数位于前列腺部尿道,膀胱上浮后位置极高,后期修复远较成人困难。

（3）尿道损伤合并直肠破裂:尿道损伤的同时如合并直肠破裂,无论是高位还是低位的直肠破口,急诊一期修复的难度都很大,比较统一的处理方法是膀胱和肠道分别做造瘘,待患者稳定后行尿道重建和瘘口修补手术,3个月后患者的病情已成为复杂性后尿道狭窄。

（4）膀胱抬高、上浮或伴随膀胱颈部撕裂伤:创伤后发现伤及膀胱颈部或膀胱被血肿抬高、上浮,如不处理,远期尿道发生长段闭锁或严重尿失禁的可能性极大,颈部如处理不及时或不准确,后期即使尿道修复成功,也很难完成正常的排尿。

（刘晓娟）

第三节　尿路结石

尿路结石是肾、输尿管和膀胱等结石的总称。其中肾和输尿管结石称为上尿路结石;膀胱和尿路结石称为下尿路结石。尿路结石是泌尿系的常见病,多见于青壮年。我国近年来,小儿膀胱结石明显减少,但成人上尿路结石却逐渐增多:上尿路结石左右侧的发生率无明显差别,双侧结石约占 $10\% \sim 20\%$,同一器官内有多个结石者约 20% ,不同部位多发结石者约占 17% 。

一、病因和发病机理

七十年代以来,应用物理化学的理论和方法对尿路结石形成机制进行了较深入的系统研究,如对比正常人和屡发结石者的尿,研究了离子（ Na^+ 、 K^+ 、 Ca^{2+} 及 NH_4^+ 等）及 PH 等对草酸钙、磷酸钙和磷酸镁铵等饱和程度的影响。又对尿中某些抑制结石形成物质（镁、枸橼酸、焦磷酸、葡胺聚糖及 RNA 类物质）和促进尿石形成物质（聚合的尿粘蛋白等）对结石形成的作用进行了分析,认为任何增加尿石成分过饱和度、减弱抑制物、增强促进活性以及导致颗粒滞留的因素均可成为尿石症的病因。目前较普遍认为尿石症是由多因素（包括环境因素、个体因素和尿路因素）促成的。

1. 环境因素

（1）自然条件：热带地区天气炎热，出汗较多，增加尿浓缩程度，日照时间长，人体维生素 D 形成旺盛也是结石形成促因。但人的适应能力极为重要，如热带土著居民较移民的发病率低。

（2）经济条件：社会经济发展状况对结石发生有着深刻的影响，经济落后营养水平低的地区下尿路结石发生率高。相反，随着营养水平提高，下尿路结石减少，上尿路结石却明显增多。

2. 个体因素

（1）种族、遗传、饮食习惯等：如各种种族的人都可患尿石症，但患病率有所差异。一般认为黑色人种结石病发生率低；某些与结石有关的病如胱氨酸尿症、肾小管性酸中毒等均与染色体显性或隐性遗传所致的肾小管功能障碍有关；原发性高草酸尿症，高嘌呤尿症和某些高尿酸血症也与先天性的酶欠缺有关。饮水少，尿易浓缩；进食肉类过多，因嘌呤含量大，尿尿酸增高，PH 降低，易于形成尿酸结石，蔬菜（尤其是菠菜）含草酸多过食增加尿中草酸排泄，易于形成草酸盐结石等。

（2）疾病：甲状旁腺机能亢进、痛风、制动综合征（截瘫或外伤等引起的长期卧床）等均可因高尿钙、高尿酸症、继发感染等促使结石形成。

3. 尿路因素　尿路梗阻致尿流不畅是结石形成最重要的局部因素。感染和尿中异物都是促使结石形成的重要因素。

二、病理及病理生理

近年按结石的主要成因，将结石概括地分为原发（代谢性）和继发（感染性）结石两大类。代谢性结石多为尿酸盐、草酸盐、胱氨酸和黄嘌呤结石。感染性结石多为磷酸盐结石。不论结石成因和部位，均可引起下述三方面的病理及病理生理变化。

1. 局部机械性损伤　结石可引起尿路黏膜充血、水肿、形成溃疡及出血。黏膜长期受刺激偶可引起鳞状细胞癌。周围组织可发生炎症及纤维化，造成炎症性狭窄及继发性憩室。

2. 尿路梗阻　无论任何部位的结石均可造成梗阻及梗阻以上部位积水。肾和输尿管结石可造成肾及输尿管积水，膀胱及尿道结石可致排尿困难或尿潴留。长时间梗阻最终均将合并感染及梗阻性肾病。

3. 感染　结石使尿液瘀滞易并发感染，以大肠杆菌最多见，重者可导致积脓和肾周围炎。

三、临床表现

1. 肾和输尿管结石　肾结石位于肾盏和肾盂中，较小者常聚于肾下盏。输尿管结石绝大多数来自肾脏，常停留于肾盂输尿管交界处，输尿管越过髂血管处和输尿管的膀胱壁段等三个解剖狭窄处。主要症状为疼痛和血尿。极少数患者可长期无症状。

（1）疼痛：肾结石疼痛多位于肾区或小腹部。疼痛性质多为隐痛或钝痛，系较大结石在肾盂或肾盏内压迫、摩擦或引起肾积水所致。较小结石在肾盏或输尿管中移动，引起平滑肌痉挛，可致突发绞痛，绞痛沿输尿管向下腹部、外阴部和大腿内侧放射，有时可导致血压下降。输尿管末端结石可引起尿频、尿急、排尿终末疼痛和里急后重等症状。

（2）血尿：系结石损伤黏膜所致。多发生于绞痛之后。出血程度与损伤严重度有关。可为肉眼血尿，亦可为镜下血尿。

（3）脓尿：继发感染时，尿中可出现大量脓细胞。

（4）肾积水及梗阻性肾病病症：如肾积水时除有肾区疼痛症状外，可扪及肿大肾脏。梗阻性肾病严重时，肾功能减退。

2. 膀胱结石　多见于 10 岁以下男孩和患前列腺增生的老人。主要症状为膀胱刺激症状（如尿频、尿急、排尿终末疼痛等），活动时更明显，睡眠时减轻。典型症状是排尿时突然尿流中断，并发生剧烈疼痛，疼痛向会阴及阴茎头部反射，改变体位后疼痛缓解，且可继续排尿。结石损伤黏膜时，可致终末血尿、合并感染时，出现脓尿。

3. 尿道结石　结石绝大多数来自膀胱和肾脏，极少数在尿道憩室内或尿道狭窄的近端形成。主要症状为尿痛、尿线变细、血尿等，也可引起急性尿潴留。合并感染时，出现脓尿。

四、诊断

1. 根据临床病征　凡伴疼痛的血尿都应考虑本病。偶有尿中排石者，可确诊。

2. X 线平片　90% 以上结石可在 X 线平片上显影，其显影程度与结石含钙成分多少有关。以水为 1，各类结石的 X 线致密度：磷酸钙结石为 22.0，草酸钙结石为 10.8，磷酸镁铵结石为 4.1。胱氨酸和尿酸结石常为不显影的阴性结石。可用尿路造影证实。

3. 静脉尿路造影　对了解肾盏肾盂形态及肾功能状态有较大帮助，阴性结石在显影的肾盂内表现为透明区，类似占位性病变。

4. 膀胱镜检查及逆行造影　此检查有一定的痛苦，并有继发感染可能，故不作常规检查，但对静脉尿路造影仍难以诊断的病例，可考虑此检查；以协助诊断。

5. B 型超声波检查　可发现 X 线不显影的结石，并有助于发现肾盂积水。

6. CT 检查　对诊断困难者可配合诊断。

7. 寻找引起结石的原因　除常规的血、尿生化检查外，有条件的单位应进行甲状旁腺激素（PTH）测定及钙负荷试验等，以找出病因。

五、防治原则

尿路结石治疗原则不仅是解除病情，保护肾功能，而且尽可能消除病因，防止结石复发。

1. 去除病因　积极寻找及确定病因，给予积极特效治疗。如摘除甲状旁腺瘤等。

2. 去除已有结石　包括排石、溶石、碎石及手术取石等。

（1）排石：主要用于输尿管结石，结石横径在 0.6cm 以下，且无较重积水者。方法为清晨服排石汤（主要成分为金钱草、石苇、车前子、滑石），然后服双氢克尿塞 25～50mg，饮水 1 500ml。一小时后再饮水 1 500ml，稍后皮下注射吗啡 10mg。再两小时，针刺三阴交、肾俞、关元等穴位，并皮下注射新斯的明 0.5mg。在半小时后皮下注射阿托品 0.5mg，然后排尿。上述方法各地区不尽一致，但原则是利尿、解痉。本法忌用于老年、体弱、心功能不良、青光眼、肾功能减退及结石过大和肾积水明显者。

（2）溶石：对某些种类的结石有效。纯尿酸结石可采用碱化尿液法，尿 PH 达 5～6 时，尿内尿酸溶解度增加 6 倍，PH 达 7 时，增加达 36 倍。口服法首选枸橼酸钾。静脉法可用 5% 碳酸氢钠或 1/6M 乳酸钠溶液（含钠 167mmol/L）。有人报道每天静脉持续 24 小时滴注 1/6M 乳酸钠 2 000ml 3～5 天，尿酸结石均可被溶解；纯胱氨酸结石亦可采用局部灌注溶石法治疗。常用药物一类为碱性药物，如碳酸氢钠及 THAM－E 等，以 THAM－E 效果最好。另一类为硫醇类药物，包括 α－青霉胺、α－MPG 及乙酰半胱氨酸等。有报告将 THAM－E 溶液 PH 调至 8.0，再加入硫醇类物，效果更佳。

（刘晓娟）

第四节　尿路梗阻

一、概述

通过肾脏实质的血液，经肾脏的过滤作用，将血液中新陈代谢产生的废物和一部分水分形成尿液，经肾盂、输尿管、膀胱、尿道排出体外。通常说的尿路，即指从肾盂到尿道外口这一段尿液引流和排出的途径。在这途径的任何部位的各种病变，使尿液的引流和排出受到影响，就会造成尿路的梗阻。

二、病因

泌尿系统的各种疾病以及邻近尿路其他脏器的病变，都可在尿路的不同部位造成梗阻。

1. 尿道病变　尿道口狭窄、尿道狭窄、后尿道瓣膜、前列腺肥大或前列腺癌、尿道损伤、尿道异物、尿道结石等。

2. 膀胱病变　神经性膀胱－先天性脑脊膜膨出造成的神经损伤、后天性神经损伤、药物的影响，膀胱结石，膀胱颈部肿瘤，输尿管膨出，膀胱内血块阻塞，膀胱颈挛缩等。

3. 输尿管病变　输尿管结石、肿瘤、外伤、手术时误结扎，腹膜后广泛纤维性病变等。

4. 肾脏病变　肾结石、肾盂肿瘤、肿瘤出血形成的血块阻塞、肾盂输尿管交界处的先天性狭窄等。

5. 泌尿系统以外的病变　对尿路造成的梗阻如腹膜后或盆腔肿物对输尿管的压迫，子宫颈癌浸润至膀胱后壁，造成单侧或双侧输尿管进入膀胱部位的梗阻。

三、梗阻部位不同所致不同病理生理变化

（一）膀胱以上的梗阻

对肾脏影响更直接。膀胱以下的梗阻，由于有膀胱作为缓冲，短期内不至影响肾脏。但如果梗阻长期得不到解决，最终仍能影响肾脏。因为尿液的形成是以肾小球过滤的物理作用开始，过滤作用依靠肾小球毛细血管内的血压和血浆胶体渗透压及肾管体阻力之间的差别，即所谓滤过压。通常肾毛细血管中流体静压为 10.7kPa（80mmHg），胶体渗透压约为 3.33kPa（25mmHg），肾小球的管体阻力约为 3.33kPa（25mmHg）；因而肾小球的过滤压为 4.00kPa（30mmHg）。所以当尿路内压增高到一定程度时，Bowman 囊中压力增高，肾小球过滤压降低，因而肾小球的过滤率也降低，甚至可以使过滤停止。同时，尿路梗阻所产生的

压力对肾小管的分泌和再吸收的功能也有很大影响。在完全性输尿管梗阻的动物实验，肉眼可见到肾盂扩大和肾实质变薄，组织学检查显示肾单位萎缩和间质组织纤维化。

（二）膀胱以下的梗阻

包括膀胱颈部和尿道的病变，梗阻必然影响排尿功能。膀胱既是一个排尿器官，又是一个暂时贮尿的器官。正常膀胱容量约为 250～300ml。排尿时，膀胱口的括约肌松弛，而膀胱的逼尿肌收缩，在排尿时膀胱内压力上升达 6.67～8.00kPa（50～60mmHg），逼尿肌可维持其最大收缩力达 20s。此后，肌肉因疲劳而需松弛一段时间，以恢复再次收缩的能力。所以在正常排尿时，膀胱收缩一次即应能将贮尿排空，而当有梗阻存在时，不仅尿流变细、缓慢、无力，而且往往需分段排出。如梗阻继续存在，逼尿肌逐渐增生，膀胱壁变厚，出现小梁，甚至形成憩室，排尿内压显著升高，可达 13.3kPa（100mmHg）以上。膀胱内压的增加，最终必然会影响上尿路的功能，特别是减损肾功能，表现在肾小球过滤和肾血浆流速减低，肾小管浓缩能力降低。由于双侧肾脏均受影响，所以最后出现肾功能衰竭，导致尿毒症。

尿路梗阻使尿液的引流和排出迟缓甚至滞留，这是导致尿路感染的重要条件。在梗阻之上细菌较易生长，感染得以发生、发展。感染又可使肾盂和输尿管壁松弛，出现纤维组织增生，进一步加重了尿路梗阻。在治疗泌尿系感染时，应十分注意有无梗阻因素存在。如有梗阻，则必须去除梗阻原因，否则无论采用何种抗生素都难以控制感染。尿的滞留也有利于结石的形成，而结石本身又可引起更重的梗阻，两者互为因果。

由于造成梗阻的病因和梗阻部位的不同，临床病变也可完全不同。膀胱以上的梗阻如系由于肾或输尿管结石，则以疼痛为主；如系先天性狭窄，则往往以泌尿系感染出现；而肿瘤则多表现为间歇性无痛血尿；膀胱颈部及膀胱以下的梗阻则必然出现排尿的变化，如排尿费力，尿线细、无力，不能一次排空膀胱的贮尿，需分段排出，甚至形成急性尿潴留。

四、尿路梗阻造成的急诊情况

（一）排尿困难

膀胱以上的急性梗阻多由于结石引起；膀胱以下的梗阻造成排尿困难，甚至完全不能排尿，是泌尿外科最常见的急诊情况。在老年男性多由于前列腺增生症；在中青年多由于尿道外伤或尿道炎症，特别是淋球菌尿道炎，治疗不当引起的尿道狭窄而出现排尿困难，也是常见的急诊。

（二）前列腺增生症

多发生于 50 岁以后，前列腺移行带的腺组织、结缔组织和平滑肌组织逐渐增生而形成多发性圆球状结节，逐渐阻塞后尿道。在早期，患者排尿时不能立即排出，需等待一些时间逐渐用力才能排出，尿线细而无力，射程不远。当增生的结节不断生长，尿道的阻塞更为明显，此时患者排尿更感费力，膀胱中的尿液不能一次排空，需经数次分段排出，且往往有排尿不尽的感觉。膀胱不能完全排空时，剩余尿的存在使膀胱的有效容量减少，同时由于患者膀胱颈部及三角区黏膜常有充血，刺激膀胱，遂使排尿次数增加，出现尿频及尿急，排尿次数的增加在夜间更易被注意，患者诉说夜尿增多。在较晚期，尿不能成线，而呈滴沥状，此时实际已有慢性尿潴留，膀胱残余尿量已相当大，有时由于膀胱过度膨胀，内压很高，尿液可以自行溢出，成为假性尿失禁。由于尿液引流不畅，易于导致感染，炎症使膀胱颈部及后尿道黏膜水肿、充血，进一步加重梗阻而使尿完全不能排出，成为急性尿潴留。

（三）尿道狭窄

多系尿道长期慢性炎症或外伤后处理不当所致。淋病性尿道炎，在我国绝迹 30 年后，目前发病又有增加之势。在急性期如得不到彻底的治疗，由于淋球菌侵犯长段尿道黏膜，形成的狭窄因之很长，治疗更为困难。尿道狭窄的症状主要为排尿不畅、费力，而由于引流不畅又有继发炎症出现，炎症的纤维组织增生可使狭窄日渐发展，同时，尿道黏膜的充血、水肿又加重了梗阻的程度，所以也会出现急性尿潴留。

五、临床表现

急性尿潴留患者在急诊就医时，表情极为痛苦，病史可提示发病的病因。体检可见下腹胀满，叩诊为浊音，有时膀胱底可达脐平面。检查阴茎、尿道口及尿道有无硬的呈索条状的尿道疤痕组织以除外尿道狭窄。直肠指检可摸知前列腺的大小，正常的前列腺外形如栗子，底在上而尖向下，底部横径约 4cm，纵径 3cm，前后径 2cm，而两侧叶之间可摸得一凹陷，即所谓中央沟。当前列腺增生时，不仅腺体增大，中央沟亦变浅平。在急性尿潴留时，受胀满膀胱的影响，往往摸到的前列腺比其实际大小要大一些。应在设法排空膀胱之后，再次检查前列腺，核对是否真正增大，以免诊断失误。

六、鉴别诊断

应考虑到神经性膀胱的可能，详细的神经系统检查是必要的。有些药物，如抗组胺类药酚噻嗪，神经节阻滞类药如胍乙啶、利血平，抗胆碱类药物如普鲁本辛、654 - 2 等，在某些患者中也引起排尿障碍，甚至尿潴留。在老年患者，前列腺可能已有增大，这些药物很可能诱发急性尿潴留。

七、急诊处理

在急性尿潴留时，膀胱胀满，患者异常痛苦，首先应解除尿的潴留。最常用的方法是在无菌操作下，从尿道试插入导尿管。前列腺增生引起的梗阻，当导尿管前端进至后尿道感到有阻力时，稍加推力，一般可以通过。而尿道狭窄则由于疤痕组织硬且不光滑，尤其外伤引起的疤痕狭窄，受伤尿道的断端有错位时则很难通过橡皮导尿管。一般在橡皮导尿管不能通过梗阻时，换用金属导尿管。对于没有受过泌尿专业训练的医师应十分小心，不然不仅不能通过梗阻，反而造成更多的创伤。使用金属导尿管时，不应细于 Fr16 号，过细的金属导尿管会在梗阻处穿破尿道而形成假道，使以后的处理更加困难。

导尿管如能通过梗阻进入膀胱，即可将潴留尿排出，暂时解决患者的痛苦，尿液送常规化验及细菌培养。对过胀的膀胱，引流要缓慢一些，避免膀胱内压突然减小而引起出血。导尿管放入膀胱后，不要轻易撤出，因为造成梗阻的原发病变尚未得到治疗，再次形成尿潴留的可能性极大，应将导尿管保留在膀胱内。

如导尿管不能通过梗阻，可在下腹部经皮肤穿刺膀胱。由于膀胱已胀满，覆盖膀胱前壁上部的腹膜已被推向上，胀大的膀胱直接位于腹壁之下，穿刺是安全的。按常规下腹部皮肤灭菌后，铺无菌巾，操作者戴无菌手套，在下腹正中，耻骨联合上缘 3 ~ 4cm 处，局部浸润麻醉后，用普通 20 号腰椎穿刺针，直接通过皮肤穿刺膀胱，吸出尿液。穿刺针不能保留，所以最好用套管针穿刺，然后通过套管，放入导尿管，即可保持引流。

如果前列腺增生症已存在较长时期，并已影响双肾功能，患者情况又不允许做前列腺摘除手术时，可在急诊时即作永久性耻骨上膀胱造瘘。如前列腺增生症并发急性尿潴留，而全身情况良好，可在必要的检查后，行前列腺摘除手术或经尿道前列腺电切术治疗。

因尿道狭窄而发生急性尿潴留者，如狭窄可能经手术修复，可先作膀胱穿刺，保留耻骨上引流导管，以后再行修复手术。如狭窄部分过长，经多次修复手术未能成功，也可考虑永久性耻骨上膀胱造瘘。如系前段尿道狭窄，也可行会阴部尿道皮肤造口术。

（刘晓娟）

第五节　急性肾功能衰竭

一、概论

急性肾功能衰竭（以下简称急性肾衰）是由各种原因引起的肾功能在短时间（几小时至几天）内突然下降而出现的临床综合征。肾功能下降可发生在原来无肾功能不全的患者，也可发生在原已稳定的慢性肾脏病者，突然有急性恶化。急性肾衰主要表现为氮质代谢产物积聚和水、电解质和酸碱平衡紊乱，从而出现急性肾衰竭的临床综合征。不同病因、病情和病期所致的急性肾衰发病机理不同，临床表现不同、治疗及预后亦不同。本综合征如能早期诊断、及时抢救和合理治疗，多数病例可逆。

急性肾衰常伴少尿或无尿，但这并不是诊断的必要条件，近来已认识到，由于同时存在的肾小管功能损害程度变化很大，故尿量有很大不同。有很多的急性肾衰患者仍能维持每日 1 000 ~ 2 000ml 尿量。

急性肾衰的病因很多，临床上分为肾前性、肾后性、肾性三大类。

（一）肾前性

任何病因引起的休克（至少 4 小时以上）或有效血容量剧烈减少，使肾脏低灌注而致严重缺血而导致的急性肾衰。常见的肾前性急性肾衰病因列举如下。

1. 有效血容量减少　①各种原因引起的大出血和休克，如创伤、外科手术、消化道出血及产后出血等。②剧烈呕吐、胃肠减压、各种因素引起的剧烈腹泻，致丧失消化液。③烧伤、创伤时大量渗液，过度出汗，脱水引起的大量体液丧失。④垂体或肾性尿崩症及利尿剂过度应用。⑤胰腺炎、挤压综合征及低蛋白血症等引起的第三体腔积液。

2. 心输出量减少　由于心源性休克、心肌梗死、严重心律失常、充血性心力衰竭、心包填塞及急性肺梗死等所致。

3. 全身血管扩张　见于药物（如血管扩张剂、麻醉药等）所致的血管扩张而诱发的低血压休克。

4. 肾血管阻塞　由于肾静脉或肾动脉的血栓栓塞及动脉粥样硬化斑块所致。

5. 肾血管动力学的自身调节紊乱　由于肾血管紧张素转化酶抑制剂、非甾体抗炎药、前列腺素抑制剂、环孢素 A 等可引起急性肾衰。

（二）肾后性

肾后性急性肾衰比较少见，临床上常出现突然的尿闭。引起肾后性急性肾衰的常见原因如下：

（1）尿道阻塞、尿道狭窄、膀胱颈阻塞、前列腺肥大。

（2）神经性膀胱、神经病变、神经节阻断剂。

（3）输尿管阻塞、结石、血块、结晶（如磺胺、尿酸）、盆腔手术时无意结扎输尿管、腹膜后纤维化。

（三）肾性

直接或间接损害肾实质的各种肾脏疾病均可导致急性肾衰，是急性肾衰的常见病因。

1. 肾小球肾炎　急性链球菌感染后肾炎、急进性肾炎、狼疮性肾炎、过敏性肾炎等。此类病例大都有原发病伴肾小球肾炎的临床表现。

2. 肾血管病变　恶性高血压诱发的肾小动脉纤维素样坏死，常可导致急性肾功能恶化；弥散性血管内凝血可导致双肾皮质坏死，硬皮病如累及肾血管病变，可使肾脏供血急剧下降；肾动脉栓塞或血栓形成。

3. 间质及小血管病变　急性肾盂肾炎常伴肾小管及间质炎症；病毒感染如流行性出血热、恶性疟疾及药物过敏反应所致急性间质性肾炎；肾移植后的排斥反应所致急性肾衰常见为间质和小血管病变。

4. 肾乳头坏死　糖尿病或尿路梗阻伴有感染时，可发生双侧肾乳头坏死；镰形细胞贫血急性发作时，乳头部供血不足亦可出现双侧乳头坏死，导致急性肾衰。

5. 药物　肾毒性药物、化学物质、药物过敏。

6. 其他　妊娠高血压综合征、羊水栓塞、产后不明原因的急性肾衰；各种原因引起的急性溶血性贫血等。

急性肾衰的原因甚多，本文重点讨论因缺血、血管内溶血、肾毒性物质所致的急性肾衰，通常称为急性肾小管坏死。

二、急性肾小管坏死

（一）病因

1. 上述各种导致肾前性肾功能衰竭的因素　如持续作用或发展使肾脏长期缺血、缺氧，而造成肾小管坏死。

2. 血管内溶血　如血型不合输血；自身免疫性溶血性贫血危象；药物如伯氨喹宁、奎宁及磺胺；感染如黑尿热；毒素如蛇毒、蜂毒；物理化学因素如烧伤等诱发的急性溶血，产生大量的血红蛋白及红细胞破坏产物，后者使肾血管收缩，血红蛋白在肾小管腔中形成管形，阻塞管腔，引起急性肾小管坏死。挤压伤及大范围肌肉损伤时的肌红蛋白及肌肉破坏产物的释出，可损害肾小管，造成和溶血相似的肾损害。

3. 药物及中毒　可引起急性肾小管坏死的药物有：①金属类：如汞、钾、铬、镉、铅等。②有机溶剂：如甲醇、甲苯、四氯化碳、氯仿等。③抗生素：如新霉素、卡那霉素、庆大霉素、甲氧苯青霉素、头孢噻吩及头孢噻啶、二性霉素、利福平等。④其他药物：如对乙酰氨基酚、保泰松、甲氰咪胍、有机磷及近年来碘造影剂诱发的急性肾衰日益增多，尤其是老人失水和原有肾功能不全的患者。⑤生物毒素：如蜂毒、蛇毒、毒蕈等。⑥感染性疾病：除各种细菌、病毒所致的感染性休克引起的急性肾衰外，流行性出血热、钩端螺旋体病引起的急性肾小管坏死较常见。

（二）病理变化

肉眼观肾脏外形肿大、水肿、质软。皮质肿胀、苍白，髓质色深充血、呈暗红色，有时伴小出血点。典型的缺血性急性肾衰竭光镜检查见肾小管上皮细胞片状和灶性坏死，从基底膜上脱落，肾小管管腔管型堵塞；管型由未受损或变性的上皮细胞、细胞碎片、Tamm - Horsfal 蛋白和色素组成。肾缺血者，基底膜常遭破坏。如基底膜完整性存在，则肾小管上皮细胞可迅速地再生，否则上皮细胞不能再生。组织学检查，肾脏病变可随病因、病程而异，分为两型。

1. 缺血型　在休克、创伤所致的急性肾衰早期，肾小球常无变化，近曲小管有空泡变性，其后小管上皮细胞纤毛脱落。病变严重则出现细胞坏死，一般呈灶性坏死，在坏死区周围有中性和嗜酸粒细胞、淋巴细胞及浆细胞浸润；肾小管管腔扩张，管腔中有管型，有溶血及肌肉溶解者可见色素管型。肾小管基底膜可因缺血而崩溃断裂，尿液流入间质，使间质发生水肿，进一步对肾小管产生压迫作用，因此患者出现少尿甚至无尿。由于肾小管管壁基底膜断裂，故上皮细胞再生复原较慢。

2. 中毒型　肾毒性物质进入人体时，由于血液中毒性物质经肾小球滤过到达肾小管后，首先抵达近曲小管，经浓缩后毒性增加，引起上皮细胞损伤，故肾小管细胞坏死主要在近曲小管。中毒型病变之肾小管上皮细胞坏死一般仅伤害上皮细胞本身，小管基底膜仍完整，坏死发生 3~4 天后，可见上皮细胞再生。坏死的上皮细胞脱落，阻塞小管腔，患者发生少尿甚至无尿。肾间质有水肿及炎性细胞浸润，后者常累及血管，但肾小球则保持完整，不受毒物影响。坏死的肾小管上皮细胞通常在 1 周左右开始再生，2 周左右复原。

（三）发病机理

急性肾小管坏死的发病主要是肾缺血和毒素两种因素综合作用的结果，它们的共同特点是有效血容量急剧减少，全身性微循环灌注显著降低，导致组织缺血、代谢障碍及各器官功能不全。尿量减少常被视为组织血流灌注不足的指征。当尿量持续减少在 17ml/h 以下，提示肾缺血已引起肾实质损害。在组织持续缺血的情况下，内源性肾毒性逐渐增多，加重了肾损害，导致急性肾衰。目前经过大量的临床和实验室研究认为急性肾小管坏死的发病机制有 5 种学说。

1. 肾小管损伤学说

（1）肾小管阻塞：变性坏死的肾小管上皮细胞脱落进入肾小管腔，与管腔内液中的蛋白质形成管型而阻塞肾小管。

（2）尿液反流：肾小管上皮细胞变性、坏死，肾小管内液反流入间质而引起间质水肿。上述改变使管腔内压力增加，肾小球内有效滤过压降低，肾小球滤过率降低。

2. 缺血 - 再灌注肾损伤学说　动物实验表明肾缺血后如使肾血流再通时，可见细胞的损伤继续加重称为缺血再灌注性肾损伤，主要与细胞内钙负荷增加和氧自由基的作用有关。

3. 细胞能量代谢障碍的细胞损伤学说　缺氧使肾小管上皮细胞代谢紊乱，导致细胞水肿，细胞内质网肿胀扩张，蛋白质合成停止，细胞内钙及氧自由基增加，引起细胞破坏及死亡。

4. 肾血流动力学变化学说 肾缺血和肾毒素作用致使血管活性物质释放，引起肾血流动力学变化，致使肾血流灌注量减少、肾小球滤过率下降而致急性肾衰。如继发性肾素－血管紧张素系统、儿茶酚胺、前列腺素、内皮素、抗利尿激素、血管内皮源舒张因子、心房肽尿钠、肿瘤坏死因子及血小板活化因子分泌可引起肾血流灌注量减少，最后导致肾小球滤过率下降。

5. 管－球反馈学说 肾小管损伤后对钠、氯离子重吸收减少，到达致密斑处的肾小管液内钠、氯的含量上升，而激活肾素－血管紧张素系统，可使肾血管收缩、阻力增加，肾小球滤过率下降。

（四）病理生理

正常肾小球滤过率为 100ml/min，即每分钟由肾小球滤出 100ml 的原尿，24h 滤出原尿为 100ml×60×24＝144 000ml。原尿经肾小管和集合管后，99% 的水被回吸收，仅有 1% 水排出，故每 24 小时排尿量为 144 000ml×1%＝1 440ml（每日约排尿 1 500ml）。在急性肾小管坏死时，肾小球滤过率骤减至 1ml/min，故 24 小时由肾小球滤出原尿仅为 1ml×60×24＝1 440ml。由于肾小管坏死，使其回吸收水的功能减退，由 99% 降至 80%，20% 水排出，故24 小时尿量为 1 440ml×0.2＝288ml（即少尿期）。由于肾小管浓缩功能减退，使尿比重降低，尿渗透压降低。少尿期后，肾小管功能逐渐恢复，但远较肾小球滤过功能恢复为慢。如肾小球滤过功能由 1ml/min 恢复到 20ml/min，则 24 小时滤出原尿为 20ml×60×24＝30 000ml，此时如肾小管对水的重吸收功能由 80% 恢复到 90%，则 24 小时排尿量为30 000ml×0.1＝3 000ml，即多尿期。

非少尿型急性肾衰与少尿型急性肾衰无本质区别，但肾小管病变较轻，肾小球滤过功能亦较好，肾小球滤过率可达 4ml/min 以上，故每日滤出原尿为 4ml×60×24＝5 760ml，如此时肾小管水回吸收降至 85%，则 24 小时尿量为 5 760ml×0.15＝864ml，故不表现为少尿。由于肾小球滤过率仅为 4ml/min，故仍出现血尿素氮升高，血肌酐升高及尿毒症表现。

（五）临床表现

先驱症状可历数小时或 1~2 天后出现典型的急性肾衰表现。按尿量可分为两型：少尿－无尿型和多尿型。

1. 少尿－无尿型急性肾衰 占大多数。少尿指每日尿量少于 400ml，无尿指每日尿量少于 50ml。完全无尿者应考虑有尿路梗阻。少尿型的病程可分为三期：少尿期、多尿期、功能恢复期。

（1）少尿期：通常在原发病发生后 1~2 天内即可出现少尿，亦有尿量渐减者。少尿期平均每日尿量约在 150ml，但在开始的 1~2 天，可能低于此值。这时由于肾小球滤过率骤然下降，体内水、电解质、有机酸和代谢废物排出障碍。一般少尿期持续 2~3 天至 3~4 周，平均 10 天左右，其主要临床表现如下。

1）尿毒症：因尿少致各种毒素在体内蓄积引起全身各系统的中毒症状。患者往往首先出现消化系统症状如食欲不振、恶心、呕吐、腹泻等。呼吸系统可出现呼吸困难、咳嗽、憋气、胸痛等尿毒症肺炎症状，还可因肺水肿而合并感染。循环系统因严重贫血、高钾血症、酸中毒、毒素蓄积、尿少、容量负荷过重及高血压而致心力衰竭和（或）心律失常。尿毒症脑病可表现为嗜睡、昏迷、抽搐等中枢神经受累症状。血液系统受累则表现为出血和贫血。

2）电解质及酸碱平衡紊乱：①高钾血症：高钾血症是患者在第1周内死亡的最常见原因。主要由于肾脏排泄能力减低和大量钾离子从细胞内移至体液内的两方面因素造成的。当血钾浓度高于6.5mmol/L及（或）心电图示高钾改变时，必须立即救治。②高镁血症：急性肾衰少尿期镁浓度常升高，严重高镁血症可影响神经肌肉系统的功能，出现反射迟钝，肌力减弱，甚至呼吸麻痹或心脏停搏，故少尿期要避免用含镁药物。③低钠血症：急性肾衰时常伴低钠血症，并常伴有低氯血症。低钠和低氯临床上除一般胃肠道症状外，常伴神经系统症状，无力、淡漠、嗜睡、视力模糊、抽搐、晕厥和昏迷。④酸中毒：急性肾小管坏死患者体内积聚酸性代谢产物。脂肪大量分解产生很多酮体，因此酸中毒出现较早，可在氮质血症显著升高前即已明显。临床上出现呼吸深或潮式呼吸，嗜睡以及昏迷，甚至出现心律失常。

3）水平衡失调：在急性肾衰的病程中发生的水肿，大多数由于不注意出入液量的平衡，给患者过多的液体引起的。病程中组织分解代谢增加，内生水生成增多亦为引起水平衡失调原因之一。临床表现为全身浮肿，血压升高，若出现肺水肿、脑水肿及心力衰竭常危及生命。

4）内分泌及代谢异常：低钙血症可使甲状旁腺激素分泌增加，从而抑制肾脏1，25 - $(OH)_2D_3$的产生。急性肾功能衰竭时降钙素的降解减少，因而降钙素水平升高。其他如甲状腺素、性激素、肾素 - 血管紧张素 - 醛固酮等均有变化。急性肾衰早期糖耐量降低，出现胰岛素抵抗现象。由于肾功能减退使胰岛素、胰高血糖素的降解减少导致上述激素的水平升高。

少尿期可长可短，短者只持续几小时，亦有长达数周者，一般持续1~2周。如少尿期超过4周，则应重新考虑急性肾小管坏死之诊断。少尿期长者预后差，多尿期亦长；少尿期短者预后好，多尿期亦短。少尿期多死于高血钾、急性肺水肿、脑水肿或感染。

（2）多尿期：患者度过少尿期后，尿量超过400ml/天即进入多尿期，这是肾功能开始恢复的信号。随着病程的发展，尿量可逐日成倍地增加，通常可达4 000~6 000ml/天。多尿期开始时，由于肾小球滤过率仍低，且由于氮质分解代谢增加，患者血肌酐和尿素氮并不下降，而且可继续增高。当肾小球滤过率增加时，这些指标可迅速下降，但不是很快地恢复到正常水平。当血尿素氮降到正常时，也只是意味着30%的肾功能得以恢复。

随着尿量的增加，患者的水肿消退，血压、血尿素氮、肌酐及血钾逐渐趋于正常，尿毒症及酸中毒症状随之消除。多尿期一般持续1~3周。多尿期4~5天后，由于大量水分、钾、钠的丢失，患者可发生脱水、低血钾、低血钠症。患者出现四肢麻木、恶心、肌无力，甚至瘫痪。腹胀肠鸣音及肌腱反射减弱。心电图出现典型的低血钾表现，Q - T间期延长，T波平坦、倒置或增宽，有U波出现，可引起心律失常，甚至停搏导致死亡。约有1/4患者死于多尿期。

（3）恢复期：由于大量损耗，患者多软弱无力、消瘦、肌肉萎缩，多于半年内体力恢复。3~12个月后患者的肾功能逐渐改善。绝大多数患者最终能恢复到正常健康人水平。约有2/3的患者在一年或更长时间内，肾小球滤过率低于正常的20%~40%，许多患者肾小管浓缩功能受损。老年患者恢复的情况较年轻人差。但经长期随诊，并未发现高血压的发生率增加。罕有发生进行性肾功能减退者。

2. 非少尿型急性肾衰　此型急性肾衰患者肾小管回吸收能力受损，远较肾小球滤过率降低为甚。因小球滤过液不能被小管大量回吸收，结果尿量反而增多或接近正常。但由于肾小球滤过率实际上是降低的，所以尿素氮等代谢产物仍然积储在体内，产生氮质血症以致尿毒症。

既往报道急性肾小管坏死患者约 20% 为非少尿型。近来发现急性肾衰患者尿量超过 400ml/天者占 30%～60%。原因为：①对本病的认识提高。②氨基糖类抗生素应用增多。③早期合理使用利尿剂（如速尿）及血管扩张剂（如多巴胺）。④纠正了由于严重外伤、大出血、失液引起的低血容量状态。

非少尿型急性肾衰的临床表现较少尿型者为轻。

（六）诊断和鉴别诊断

1. 诊断条件　①有引起急性肾小管坏死的病因。②突然出现少尿或无尿（部分为非少尿型）。③尿检异常，尿蛋白 + + ～ + + +，镜检有红、白细胞，肾小管上皮细胞管型及（或）粗大管型，尿比重低，等渗尿，尿钠含量增加。④血尿素氮、肌酐逐日升高，每日血肌酐绝对值平均增加 44.2μmol/L 或 88.4μmol/L；或在 24 至 72 小时内血肌酐值相对增加 25%～100%。⑤有尿毒症症状。⑥B 超显示肾脏体积增大或呈正常大小。⑦肾活检，凡诊断不明均应作肾活检以明确诊断，决定治疗方案及估计预后。

2. 鉴别诊断　急性肾衰诊断前应首先排除慢性肾衰及在慢性肾功能不全基础上的急性肾衰。面对一个急性肾衰综合征的患者，必须排除肾前性、肾后性和其他肾实质性（如肾脏血管性疾患、肾小球肾炎、间质性肾炎）急性肾衰，才能诊断为急性肾小管坏死。因为上述疾患与急性肾小管坏死有相似的临床表现，都由急骤的肾功能衰竭引起。但在治疗上，肾前性、肾后性和其他肾实质性急性肾衰和急性肾小管坏死是不同的。故必须作好鉴别诊断。

（1）肾前性急性肾衰：是由各种肾外因素引起肾血流灌注不足，导致肾小球滤过率减少，因而发生氮质血症。如严重休克，则有可能发生急性肾小管坏死，区别其仅为肾前性急性肾衰抑或已发生急性肾小管坏死是很重要的。因为在治疗上，前者要补充血容量而需大量补液，后者大量补液会导致患者死于急性左心衰竭。现将肾前性急性肾衰与急性肾小管坏死的鉴别归纳于表 13－1。

表 13－1　肾前性急性肾衰与急性肾小管坏死的鉴别诊断

项目	肾前性急性肾衰	急性肾小管坏死
尿比重	>1.018	<1.015
尿渗透压（mOsm/L）	>500	<350
尿钠（mmol/L）	<20	>40
钠排泄分数（%）	<1	>2
尿肌酐/血肌酐	>40	<20
肾衰指数（mmol/L）	<1	>1
尿常规	可正常	尿蛋白 + ～ + +，可见较多颗粒管型，坏变的肾上皮及红、白细胞

注：肾衰指数 = 尿钠÷（尿肌酐÷血肌酐）

钠排泄分数 =（尿钠÷血钠）÷（尿肌酐÷血肌酐）。

如一时不能判断，可采用下列方法。

1）输入 5% 葡萄糖液 500ml，1 小时内输完。如患者为肾前性急性肾衰，尿量增多的同时，尿比重降低。

2）静滴 20% 甘露醇 200ml，15min 内滴完，观察尿量，如不足 40ml/h，可以重复一次，如仍不足 40ml/h，则急性肾小管坏死的诊断可能性大。

3）经用补液及甘露醇后仍无尿量增加者，可静滴速尿 500mg，如无效，于 2 小时后重复一次，仍无效则为急性肾小管坏死。

作补液试验或利尿剂试验时，首先应依靠中心静脉压判断血容量的高低程度。

（2）肾后性急性肾衰：肾后性急性肾衰表现为突然无尿，去除梗阻因素后病情好转，尿量迅速增多。B 超检查示两肾肿大及肾盂积水，尿路平片可以确定有无不透 X 线结石引起的尿路梗阻及观察肾阴影，如肾脏阴影缩小，提示慢性萎缩性病变；肾阴影增大，则应考虑尿路梗阻。同位素肾图示分泌段持续增高，呈高抛物线状，15min 不下降，快速补液或使用甘露醇后无变化，则提示尿路梗阻。

（3）肾脏病变或肾血管病变所致的急性肾衰

1）急性间质性肾炎：常由药物过敏引起。尿中出现无菌性白细胞尿，尿沉渣瑞氏染色可见嗜酸粒细胞。患者可有发热、皮疹、全身淋巴结肿大、血嗜酸粒细胞增多、血 IgE 增高等全身过敏表现。

2）肾小球肾炎：急性肾小球肾炎、急进性肾炎、慢性肾小球肾炎急性发作均可发生少尿性急性肾衰。这些患者往往在少尿的同时具有全身浮肿、高血压，尿蛋白常在＋＋以上，尿检红细胞甚多，或出现红细胞管型，无严重创伤，低血压或中毒病史。

3）肾血管病：变恶性高血压、妊娠高血压综合征、肾静脉血栓形成可造成急性少尿性肾衰。恶性高血压和妊高征发生急性肾衰之前往往有严重高血压史，继之突然出现少尿。肾静脉血栓形成多于高凝状态下发生。

（七）治疗总则

1. 消除病因　治疗原发病。

2. 针对发病机理的主要环节　引起急性肾衰的主要环节是交感神经兴奋，儿茶酚胺大量释放，肾缺血，肾实质损害，最后发生肾功能衰竭。因此，预防措施应包括消除病因和控制发病环节。

（1）及时纠正血容量：补足血容量、改善微循环。①快速补液试验后 1～2 小时内有尿量排出，而比重在 1.025 以上或尿渗透压在 660kPa 以上，应继续补液，直至尿量达到 40ml/h 以上，尿比重降至 1.015～1.020 之间。②经补液后测定中心静脉压，如仍在 0.588kPa（6cmH$_2$O）以下，提示血容量不足，应继续补液。中心静脉压增高至 0.784～0.98lkPa（8～10cmH$_2$O）之后，减慢补液速度。如中心静脉压不再下降，说明补液已足，应停止补液，以免导致心力衰竭及肺水肿。

（2）解除肾血管痉挛：血管扩张药多巴胺（60～80mg）或 654-2（10～20mg）或罂粟碱（90mg）或酚妥拉明（20～40mg）加入 5% 葡葡糖中静滴。

（3）解除肾小管阻塞：20% 甘露醇 100～200ml 静滴，速尿 40～100mg，每 4～6 小时一次静滴，可有利尿、冲刷肾小管及解除肾小管阻塞的作用。如血容量高时，可用速尿；但血容量低时，速尿可增加肾损害，应在补足血容量后再用，血容量高时应用甘露醇易诱发急性左心衰竭，应慎用；血容量正常时，可速尿和甘露醇合用。

（4）伴 DIC 者：应用肝素 625～1250U 加入 10% 葡萄糖内静滴，每日一次，监测凝血时间，不宜超过 20min。

若急性肾小管坏死已经形成，则根据病情积极治疗。

3. 少尿期治疗　主要是调整体液平衡，避免高血钾症，积极防治尿毒症和代谢性酸中毒，治疗感染。

（1）严格限制入液量：必须严格控制液体的摄入，量出为入，防止水中毒。每日入量 = 前一天液体排出量（包括尿量，大便量，呕吐物，创口渗出量等）＋500ml（为不显性失水减去代谢内生水量）。为判断每日入量正确与否，下列指数可供参考：①每日测量体重，若体重每日减轻 0.3～0.5kg，表示补液量适宜。②血钠保持在 130～140mmol/L。③水肿与血压增高，中心静脉压增高，颈静脉怒张等，表示容量负荷过重，应立即纠正。

（2）饮食疗法：在急性肾衰时，必须注意饮食治疗，因适宜的饮食治疗，可以维持患者的营养，增强抵抗力，降低机体的分解代谢。胃肠道反应轻，无高分解代谢者，可给予低蛋白，每日摄入蛋白质量宜在 0.5g/kg 以下，应给优质蛋白，足够热量，以减少负氮平衡；饮食耐受差，有恶心、呕吐、气胀等反应者，则采用静脉补给，每日至少给予葡萄糖 100g 以上，以阻止发生酮症；烧伤、严重创伤、重症感染等高分解代谢者，应给予高热量（10464J/天以上），若进食不足，可用全静脉营养疗法。

（3）防治高钾血症　含钾高的食物、药物和库血均应列为严格控制的项目。积极控制感染，纠正酸中毒，彻底扩创，可减少钾离子的释出。当出现高钾血症时，可用下列液体静滴：10% 葡萄糖酸钙 20ml，5% 碳酸氢钠 200ml，10% 葡萄糖液 500ml 加正规胰岛素 12U。疗效可维持 4～6 小时，必要时可重复应用。严重高血钾应做透析治疗。

（4）纠正酸中毒：供给足够的热量，控制蛋白质摄入以减少分解代谢，预防感染可防止酸中毒的发生。一般认为，只有当严重酸中毒出现明显症状，即二氧化碳（CO_2）结合力降至 38 容积%（或 17mmol/L）时，才有必要输入适当的碱性药物。碳酸氢钠补充量可按下列方法之一计算：①体重（kg）×0.026×（38 − 测得的 CO_2 结合力体积%）= 碳酸氢钠（g）。②（17 − 测得的 CO_2 结合力 mmol/L）×0.2×体重（kg）= 碳酸氢钠（mmol）。③5% 碳酸氢钠 5ml/（kg·次）。

用法：按公式计算的碳酸氢钠，以 4%～7% 溶液先输入计算量的 1/2 量，4～6 小时后再酌情决定补充与否。

（5）积极治疗感染：一般不主张预防性应用抗生素，以避免在患者抵抗力低下时有抗药性细菌侵入繁殖，致治疗困难。感染发生时宜选用无肾毒性抗生素如青霉素、红霉素、氯林可霉素、氯霉素以及除头孢噻啶、头孢噻吩外的头孢菌素等。

（6）早期预防性透析治疗：急性肾衰的病死率很高，第一次世界大战期间病死率达 90%，自 20 世纪 50 年代起，血液透析方法应用于急性肾衰后，病死率降低，但仍高达 25%～65%，早期预防性透析治疗是降低病死率提高存活率，减少并发病的关键措施，早期预防性透析是指在出现并发症之前即开始透析，主要作用为：①尽早清除体内过多的水分，以免发生急性肺水肿或脑水肿。②尽早清除体内过多的代谢废物，使毒素所致的各种病理生理变化、组织细胞损伤减轻，以利于细胞修复。③治疗、预防高钾血症及酸中毒，稳定机体内环境。④在并发症出现之前作早期预防性透析，可以使治疗简单化。

持续性动－静血滤疗法是近年来治疗急性肾衰有严重水中毒、急性肺水肿、多脏器功能衰竭的新措施，脱水效果好。

4. 多尿期治疗　当24小时尿量超过400ml时，即可认为开始多尿期，表示肾实质开始修复，肾小管上皮细胞开始再生，肾间质水肿开始消退，但并不预示脱离了危险。在利尿早期，因肾功能尚未恢复，部分患者病情反而加重，机体抵抗力极度降低，若放松警惕，不及时处理，仍可死亡。

（1）加强营养：急性肾衰患者，在利尿期以前蛋白质的负平衡十分严重。至多尿期，营养失调相当显著。故此期应充分营养，给予高糖、高维生素、高热量饮食，并给予优质蛋白，必需氨基酸制剂（肾安干糖浆）等。一切营养尽可能经口摄入。

（2）水及电解质平衡：入水量不应按出水量加不显性失水量来计算，否则会使多尿期延长。一般主张入水量为尿量的2/3，其中半量补充生理盐水，半量用5%～10%葡萄糖液。尿量超过2 000ml/天时应补充钾盐。经常监测血清钾、钠、CO_2结合力、尿素氮及肌酐等，并结合临床随时调整。

（3）防治感染：此期由于蛋白质的负平衡，机体抵抗力差，极易招致感染，故应鼓励患者早期下床活动，加强营养。感染时应尽量给予肾毒性低的抗生素。

5. 恢复期治疗　增强体质，加强营养，适当锻炼，以促进机体早日恢复，应尽量避免一切对肾脏有害的因素，如妊娠、手术、外伤及对肾脏有害的药物。定期查肾功能及尿常规，以观察肾脏恢复情况。一般休息半年可恢复原有体质，但少数患者，由于肾脏形成不可逆损害，转为慢性肾功能不全，则应按慢性肾功能不全予以处理。

（刘晓娟）

第十四章　内分泌及代谢系统急症处置

第一节　糖尿病酮症酸中毒

一、概述

糖尿病酮症酸中毒（diabetic ketoacidosis 简称 DKA）是糖尿病的常见急性并发症，其定义是指糖尿病患者在各种诱因的作用下，胰岛素绝对或相对缺乏，升血糖激素不适当升高，造成体内酮体生成过多和酸中毒。糖尿病患者尿中出现酮体或血酮超过正常即为酮症。在此基础上出现消化道症状即为酮中毒。如进展到血 pH 下降，有酸中毒，即为糖尿病酮症酸中毒。

糖尿病酮症酸中毒仍是年轻的 1 型糖尿病患者的主要死亡原因。其病死率在不同国家不同医院相差甚远，据统计资料显示，糖尿病酮症酸中毒的死亡率已从 20 世纪 60 年代以前的 9% 降至 80 年代的 2.7%。糖尿病酮症酸中毒的发病率，国内外资料显示亦有很大差别。

二、发病诱因

任何加重胰岛素绝对或相对不足的因素，均可成为糖尿病酮症酸中毒的发病诱因。其中感染是导致糖尿病酮症酸中毒的最常见的诱因，以呼吸道、泌尿道、消化道、皮肤的感染最为常见。此外，药物治疗不当，尤其是胰岛素的使用不当，突然减量或随意停用或胰岛素失效而导致糖尿病酮症酸中毒者。另外饮食失控及胃肠道疾病，如饮食过量或不足，摄入过多高糖、高脂肪食物、酗酒，呕吐及腹泻等均可加重代谢紊乱，甚至导致酮症酸中毒。还有精神创伤、过度激动或劳累，应激、外伤、手术、麻醉、妊娠、中风、心肌梗死、甲亢等亦可引起糖尿病酮症酸中毒。据统计，尚有 10% ~ 30% 的患者以酮症酸中毒的形式突然发病，原因不明。

三、病理生理

糖尿病酮症酸中毒发病机制较为复杂，近年来国内外大多数从激素异常和代谢紊乱两个方面进行描述，认为糖尿病酮症酸中毒的发生原因是双激素异常，即胰岛素分泌相对或绝对不足，高血糖不能刺激胰岛素的进一步分泌。另一方面是对抗胰岛素的升血糖激素分泌过多，造成血糖的进一步升高，并出现酮症或者酮症酸中毒。升血糖激素包括胰升血糖素、肾上腺素、糖皮质激素和生长激素。由于胰岛素及升血糖激素分泌双重障碍，促进了体内分解代谢、抑制合成，尤其是引起糖的代谢紊乱，能量的来源取之于脂肪和蛋白质，从而造成脂肪和蛋白质的分解加速，合成受到抑制，出现了全身代谢紊乱。引起一系列病理生理改变：

1. 高血糖　糖尿病酮症酸中毒患者的血糖呈中等程度的升高，常在 300 ~ 500mg/dl

（16.7 ~ 27.8mmol/L）范围内。造成高血糖的原因包括胰岛素分泌能力的下降，机体对胰岛素反应性降低，升血糖素分泌增多，以及脱水、血液浓缩等因素。

2. 严重脱水　糖尿病酮症酸中毒时，血糖血酮明显升高，使血浆渗透压升高，细胞内液向细胞外转移，导致细胞内脱水；由于血糖血酮明显升高，使尿糖尿酮的排泄增多，导致渗透性利尿而脱水；此外，糖尿病酮症酸中毒时，患者过度通气及高酮血症引起患者的纳差、恶心、呕吐及腹泻加重脱水，失水量可达 5 ~ 7L。

3. 代谢性酸中毒　发生的原因有：游离脂肪酸的代谢产物 β - 羟丁酸、乙酰乙酸在体内堆积；有机酸阴离子由肾脏排除时，与阳离子尤其是 Na^+、K^+ 结合成盐类排出，使大量碱丢失，加重了酸中毒；蛋白质分解加速，其酸性代谢产物如硫酸、磷酸及其他有机酸增加。

4. 电解质代谢紊乱　糖尿病酮症酸中毒在严重脱水时 Na^+、K^+ 均有丢失，如渗透性利尿、纳差、恶心、呕吐及腹泻等，造成低钠、低钾血症。但在脱水、酸中毒时可掩盖低钾血症。糖尿病酮症酸中毒时，由于细胞分解代谢增加，磷由细胞内释放，经肾随尿排出，导致机体缺磷。

5. 多器官病变　糖尿病酮症酸中毒早期，由于葡萄糖的利用障碍，能量来源主要为游离脂肪酸和酮体，而二者对中枢神经系统有抑制作用，可使患者出现不同程度的意识障碍、嗜睡、反应迟钝，以致昏迷，晚期可发生脑水肿。在严重脱水，周围循环障碍，渗透压升高，血容量减少，最终可导致低血容量性休克，血压下降。肾血流量下降，肾灌注不足，可引起急性肾功能不全。

6. 酮症　酮体在肝脏生成，是 β - 羟丁酸、乙酰乙酸和丙酮总称，是脂肪 β 氧化不完全的产物，前二者为酸性物质（图 14 - 1）。正常时血中的 β - 羟丁酸占酮体总量的 70%，β - 羟丁酸/乙酰乙酸为 1 : 1。糖尿病酮症酸中毒时比值上升，可达 10 : 1 或更高，经治疗后，β - 羟丁酸迅速下降，而乙酰乙酸下降很慢。通常用硝基氢氰酸盐来检测酮体，酮症酸中毒时用此法只能测定乙酰乙酸，而无法测到占绝大多数的 β - 羟丁酸，而且常出现假阳性结果。尿酮体定性试验的方法较灵敏，但假阳性更高。近年来，采用尿酮体试纸试验，其对酮症酸中毒和酮症的酮血症诊断敏感性为 97% ~ 98%。丙酮占酮体量最少，呈中性，无肾阈，可从呼吸道排出。正常人血酮体不超过 10mg/dl，酮症酸中毒时可升高 50 ~ 100 倍，尿酮阳性。

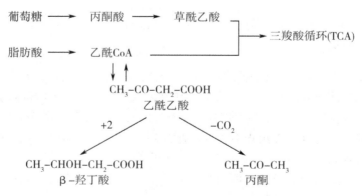

图 14 - 1　酮体的生成

四、临床表现

（一）临床症状

糖尿病本身症状加重，口渴、多饮、多尿明显，乏力、肌肉酸痛、恶心、呕吐、食欲减退，可有上腹疼痛，腹肌紧张及压痛，似急腹症，甚至有淀粉酶升高，可能由于胰腺血管循环障碍所致。由于酸中毒，呼吸加深加快，严重时出现 Kussmaul 呼吸。酮体中的一种成分——丙酮可从呼吸道排出，使患者呼气中带有烂苹果味，此为糖尿病酮症酸中毒最特有的表现。神经系统可表现为头昏、头痛、烦躁，病情严重时可表现为反应迟钝、表情淡漠、嗜睡、昏迷。

（二）体征

皮肤弹性减退、眼球下陷、皮肤黏膜干燥等脱水症。严重时可表现为心率加快，血压下降，心音低弱，脉搏细速，四肢发凉，体温下降，呼吸深大，腱反射减退或消失、昏迷。

五、实验室检查

1. 血糖及尿糖　明显升高，多在 16.7～27.8mmol/L（300～500mg/dl）个别患者血糖可低于或高于上述范围。尿糖强阳性。

2. 血酮和尿酮　尿酮体强阳性。当肾功能严重损害时，肾小球滤过率减低，而肾糖阈及酮升高，尿糖及尿酮减少或消失，此时应以血糖血酮检测为主。若血酮定量 >5mmol/L 有诊断意义。由于尿酮体一般为血酮体的 5～10 倍，故而尿酮体阳性而血酮体可为阴性。正因为血酮和尿酮的不一致，故而不能仅以尿酮体作为反映病情和判断疗效的指标。酮体与 pH 值直接相关，酮体越多，酸中毒越重。

3. 血清电解质　血钠多数低于 135mmol/L 以下，少数可正常所有糖尿病酮症酸中毒患者体内均缺钾，但由于脱水和酸中毒，血钾可正常或升高，经治疗后，血钾又可以降至 3.5 mmol/L 以下，应注意监测。

4. 血气分析及 CO_2 结合率　代偿期 pH 值及 CO_2 结合率可在正常范围，碱剩余负值增大，缓冲碱（BB）明显降低，标准碳酸氢盐（SB）及实际碳酸氢盐（AB）亦降低，失代偿期 pH 值及 CO_2 结合率均可明显降低 HCO_3^- 降至 15～10mmol/L 以下，阴离子间隙增大。若 pH 值小于 6.9，说明病情严重，预后不良。

5. 其他　血尿素氮、肌酐可因脱水而升高，经治疗后，尿素氮持续不降者，预后不佳。血常规白细胞升高，即使没有感染，中性粒细胞亦可升高。血红蛋白及红细胞压积升高。游离脂肪酸、甘油三酯亦可升高。血淀粉酶也可升高。血渗透压可高于正常。

六、诊断与鉴别诊断

糖尿病酮症酸中毒的诊断并不难。若具备典型的症状、体征，诊断较易明确。但有时这些表现被其他疾病所掩盖，关键在于想到糖尿病酮症酸中毒发生的可能性。对于有 1 型糖尿病病史的患者，如有可疑的临床症状或表现，应予以注意。此外，2 型糖尿病发生糖尿病酮症酸中毒的机会很少，但是，若没有及时有效的治疗或可能发病又没有明确诊断的患者，可在各种诱因的情况下，发生酮症酸中毒，故也应提高对此病的警惕性。糖尿病酮症酸中毒尚需与乳酸酸中毒、高渗性昏迷、低血糖昏迷、脑血管意外、尿毒症及肝昏迷等鉴别。有腹痛者应尽可能排除急腹症。通过详细询问病史，检查血糖、血浆 pH 及尿酮体等，是可以鉴别的。

糖尿病酮症酸中毒的诊断依据包括以下几条（诊断流程见图 14 - 2）：

（1）糖尿病的诊断。

（2）酮症的诊断。

（3）代谢性酸中毒的诊断。

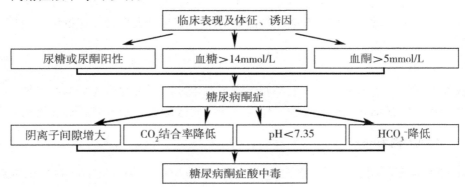

图 14 - 2　糖尿病酮症酸中毒的诊断流程

七、治疗

糖尿病酮症酸中毒是危及生命的急性并发症，一旦发现，即应积极抢救。糖尿病酮症酸中毒的治疗目的是：纠正代谢紊乱，消除酮症；预防并治疗感染等并发症。

1. 观察病情　基本内容包括体温、血压、心率、呼吸、意识、血糖、血 pH 值、血钾、钠、氯、尿素氮、肌酐，每小时胰岛素用量和总的胰岛素用量，液体的入量和种类，补液的速度和总量，补钾量、补碱量，尿量，特殊用药等。

2. 补充液体　酮症酸中毒时，患者均有脱水，脱水量约占体重的 10% 左右。所以，治疗酮症酸中毒的重要环节之一是纠正脱水。若不纠正脱水，由于循环血量不足，组织灌注不良，胰岛素的治疗效果将明显下降。如在补液之前给予胰岛素治疗，水分可随葡萄糖进入细胞内，更加重了低血容量。故只要诊断明确，不论是否有实验室检查报告，都应立即补液。

关于用何种液体纠正脱水目前仍有争议。从理论上讲，酮症酸中毒时丢失的是低渗液体。有些作者主张补充特殊的低渗液体，这在 20 世纪 50 年代曾流行使用。目前选用的液体多在等渗与低渗之间，以前一种液体为首选，因其能防止细胞外液渗透压改变过快。治疗前的高渗透压（320～400mmol/L）会随着血糖的下降而降低。若用低渗液体补液，则细胞外液的渗透压将下降得更快，这可导致细胞内外液体量变化过快和渗透压失去平衡，受此种变化影响最大的是中枢神经系统，可导致脑水肿的发生。

现在主张补液时，应首先考虑使用等渗盐水，且要注意补液的速度。开始时应快速输入盐水以补充血容量，恢复组织灌注。应于 40～60min 内补完 1 000ml，随后减少到 1 小时 500～1 000ml，在后 2 小时内补充 600～1 000ml，以后 4 小时内补充 600～1 000ml。此后应根据临床需要决定补充液体的量及速度。一般在治疗的头 12 小时内，补充的液体约

4 000ml，占补液总量的2/3。一旦血糖降至10～15mmol/L，改用5%～10%的葡萄糖溶液或葡萄糖生理盐水。如有心血管疾病、高龄等不利于快速输液的因素，可在测定中心静脉压的基础上，指导补液。如血钠高于150mmol/L，可补入低渗液体。因为血钠增高时，治疗时渗透压失衡的危险性很小，补入低渗液体相对安全。如无低渗盐水，可采用5%葡萄糖溶液。补充低渗液体时应注意血压，如血压过低，可给予输血，并减慢低渗液体输入的速度。

有两种情况要注意，一是血糖快速降至15mmol/L以下，而患者仍然有严重的脱水，应采用10%葡萄糖溶液，同时继续使用生理盐水。第二是患者有低血压，输入第一个1 000ml生理盐水后，血压未见上升，应给予补充胶体，如全血、血浆或血浆替代品400～500ml，仍无效，可静脉注射100mg氢化可的松，但要注意该药对糖代谢的影响。

对于顽固性低血压者要考虑是否合并败血症、心肌梗死、消化道出血等因素。

血糖若大于33.6mmol/L（600mg/dl），说明患者有严重的脱水或肾功能下降，单用补液的方法可以改善肾小球的滤过率，使血糖降至16.8mmol/L，该种情况临床上并不少见。但是，补液不能或难以纠正酮体生成过多所引起的酸中毒。

3. 胰岛素　治疗糖尿病酮症酸中毒患者胰岛素治疗是必须的。胰岛素治疗的主要目的是：①停止或减少脂肪分解和酮体产生。②抑制肝糖的过多生成。③使周围组织（肌肉）摄取糖和酮体增加，加快其代谢。前两项对小剂量的胰岛素很敏感，后者则需要较高水平的胰岛素。

早先认为，酮症酸中毒患者存在胰岛素抵抗，因此提倡大剂量胰岛素治疗。但这种治疗有引起低血钾和迟发性低血糖的危险。以后观察到尽管有部分酮症酸中毒患者存在胰岛素抵抗，但是仍然可采取小剂量胰岛素治疗。酸血症和拮抗胰岛素激素的增加是引起胰岛素不敏感的主要原因，但这是可逆的，可被高于生理剂量的胰岛素克服。对酮症酸中毒的早期治疗的关键在于如何减少氢离子的生成和肝糖的输出。应注意的是，补液后细胞外液的稀释和尿量恢复正常后尿糖的排出，均可使血糖下降，这种作用是不依赖胰岛素的。

正常人空腹血清胰岛素水平为4～100U/L，餐后胰岛素水平上升，可达20～50mU/L。门静脉的胰岛素水平要比此高2～4倍。一些研究表明，血胰岛素水平达80～120mU/L时，即可达到以上的治疗目的。每小时静脉滴注5～6U短效胰岛素可使血胰岛素保持在此水平。由于胰岛素的半衰期仅4～5min，故持续静脉滴注胰岛素才能达到上述作用。

此外还可采用间歇性皮下注射短效胰岛素。在给予20u的负荷胰岛素后，每小时皮下注射短效胰岛素5～6U，血中的胰岛素即可达到上述水平，此方法适用于周围组织灌注良好的患者。

上述两种方法治疗，血糖下降的速率在4～8mmol/（L·h）（72～144mg/dl）。如治疗2小时后，血糖下降的速率未能达到上述要求，应首先检查补液是否足够。如液体已补足，则应将皮下注射胰岛素改为静脉滴注，对原采用静脉滴注胰岛素者则应将胰岛素的剂量加倍。在尿尿酮体阳性期间，最好保持尿糖在±～＋＋，以免出现低血糖。但是最好采用血糖检测，因为，有些老年人肾糖阈增高，其血糖≥13.9mmol/L，尿糖仍可阴性。

大多数患者对小剂量的胰岛素治疗反应良好，在开始治疗8～12小时后，病情明显好转，血糖降至14mmol/L左右。酮体消失大约需要10～14小时。有少数患者同时合并有感染或其他应激情况及体内存在有胰岛素抗体，所需胰岛素的剂量需要传统的大剂量方才有效（胰岛素剂量常＞100U/天）。

小剂量的胰岛素治疗有许多优点：血钾下降较大剂量胰岛素治疗为慢；可较好估计血糖下降到理想水平所需的时间；很少发生迟发性低血糖；有感染或其他应激情况的患者，血糖下降虽然慢，但这不影响总的疗效；可节省胰岛素的用量。另外持续胰岛素皮下注射（胰岛素泵治疗 CSII）能使病情平稳，最适应于酮症酸中毒的抢救，并可避免严重的血糖波动，把血糖控制在安全的范围内，可避免"黎明现象"等并发症的发生。

4. 电解质补充　酮症酸中毒患者体内总钾量明显减少，但临床检测中可以出现血钾升高、正常或降低，所以检测的结果在酮症酸中毒的初期，有时并不能真实地反映体内总钾的情况。经过补液和胰岛素或纠酸治疗后，血钾可发生变化，一般为降低，主要是钾向细胞内转移和细胞外液稀释的缘故。如果治疗开始数小时后，血钾不下降或甚至上升，应注意患者有肾功能不全情况存在的可能。因此在治疗的过程中，应注意预防性补钾，尽可能使血钾维持在正常水平。如果治疗前正常或降低，则在输液和胰岛素治疗的同时即开始补钾；若治疗前血钾升高或尿量小于 30ml/h，最好暂缓补钾，待尿量增加，血钾不增高时，再开始补钾。

补钾通常采用 10% 的氯化钾，每 500ml 液体可加 10% 的氯化钾 15ml。补钾量：在开始头 2～4 小时通过静脉输液补钾，每小时补钾 1～1.5g（即 10% 的氯化钾 10～15ml），待病情稳定，患者能进食，则改为口服补钾，3～6g/天，应维持 4～7 天；或者每 2～4 小时作血钾监测及心电图监测，根据监测结果来补钾，这样的补钾不需要太大的调整，即可达到所需要的补钾量。

血钠低的患者可以用生理盐水来补充即可。另外酮症酸中毒患者体内可缺磷，但补磷的指征一般不明确，而且机体对磷的需要量小，故在治疗的初期，不需要补磷。糖尿病患者呈负镁平衡，并发酮症酸中毒时更明显，要注意补充。

5. 纠正酸中毒　对于轻症的酮症酸中毒，在给予补液及胰岛素治疗后，低钠及酸中毒可逐渐得到纠正，不必补碱。酸中毒时补碱应慎重，因为过度补碱，可伴有死亡率的增加，血钾降低及血红蛋白氧离曲线左移。所以要严格掌握补碱的指征：①血 pH <7.0 或 HCO_3^- < 5.3mmol/L。②血钾 >6.5mmol/L 的严重高血钾症。③对输液无反应的低血压。④治疗过程中出现严重的高氯性酸中毒。补碱量：首次补给 5% 碳酸氢钠 100～200ml，可用注射用水稀释成等渗（1.25%），以后根据 pH 及 HCO_3^- 决定用量，当 pH 恢复到 7.1 以上，可停止补碱。对严重的酮症酸中毒患者是否使用碳酸氢盐一直有争议，因为补碱既有益处，也存在严重的治疗风险，所以临床上对酮症酸中毒的补碱应慎之又慎，严格把握补碱的适应证。

6. 其他　治疗糖尿病酮症酸中毒最常见的诱因是感染，所以一旦确定有感染，要注意抗生素的使用。抗生素使用的原则：早用、足量、有效，最好针对抗菌谱使用抗生素。其他常见的诱因还有创伤、中风、心肌梗死等，一旦发现，亦应立即予以处理。对于老人，或有心功能不全的患者，补液应注意不宜过多过快，要匀速补给，以防止肺水肿的发生。若有条件可在中心静脉压的监测下调整输液速度和整输量。由于脱水易并发急性肾功能衰竭，若经治疗后，血尿素氮，肌酐继续升高，必要时需要透析治疗。此外，降糖过快，补碱或低渗液体过多过快可诱发脑水肿，这尤其要注意，因为脑水肿一旦发生，其死亡率、致残率都很高，超过 50%，应注意避免。治疗上可予以脱水或利尿剂处理。如有胃潴留、意识不清或昏迷者应予以插胃管，持续吸取胃内容物，以免呕吐引起吸入性肺炎。

八、预防

在已诊断的糖尿病患者中，酮症酸中毒是可以预防的。因为酮症酸中毒发生的主要原因是1型糖尿病未能及时确诊；已确诊的患者未积极配合治疗；未能及早发现诱因并消除之。所以。医务人员及患者对此病的重视与治疗配合的程度非常重要。只要做到前面所提到的两点，糖尿病酮症酸中毒的发生是可以避免的。

（马　良）

第二节　高渗性非酮症高血糖昏迷综合征

一、概述

高渗性非酮症高血糖昏迷综合征（hyperosmolar noketotic hyperglycemic coma，HNKHC）是一种较少见的、严重的临床急性并发症。1957年由 Sament 和 Schwartz 首先临床报道，此后才有大系列的病例相继见诸医学文献。其主要临床特征为严重的高血糖（血糖＞33mmol/L 或 600mg/dl）、严重脱水、血浆渗透压升高（有效渗透压≥320mmol/L）而无明显的酮症酸中毒。本综合征可由多种疾病引起，文献中有1/3患者无糖尿病史，且有该综合征在得到纠正后而无糖尿病发生的报道。另外国内外均有文献报道糖尿病酮症酸中毒的渗透压与本病的渗透压几乎相当，因此，有学者认为糖尿病的这两种急性并发症属于同一病谱，处于病谱的两端，两端之间尚有一些中间型。HNKHC 的发生率低于糖尿病酮症酸中毒，国内外文献报道 HNKHC 与 DKA 的发生率之比约为 1：6～1：10，多发生于老年2型糖尿病患者，无明显的性别差异，偶见于年轻的1型糖尿病患者。由于该病死亡率高，应予以足够的警惕、及时的诊断和有效的治疗。

二、病因与诱因

高渗性非酮症高血糖昏迷综合征的基本病因与 DKA 相同，仍是胰岛素相对或绝对缺乏，在此基础上，加上其他一些诱因才发病。常见的诱因如下：

1. 应激　各种应激如感染（特别是呼吸道及泌尿道感染）、外伤、手术、脑血管意外、心肌梗死、急性胰腺炎、胃肠道出血、中暑或低温等，均可诱发 HNKHC 的发生，尤以感染最常见。应激可使升高血糖的激素如儿茶酚胺和糖皮质激素分泌增加，后者还有拮抗胰岛素的作用，从而使患者血糖急剧升高。

2. 水摄入不足　是诱发 HNKHC 的重要因素，可见于口渴中枢敏感性下降的老年患者，不能主动进水的幼儿或卧床患者、精神失常或昏迷患者，以及胃肠道疾病患者等。

3. 失水过多　见于严重的呕吐、腹泻，以及大面积烧伤患者。

4. 糖负荷的增加　见于大量服用含糖饮料、静脉注射高浓度葡萄糖、完全性静脉高营养，以及含糖溶液的血液透析或腹膜透析等。值得提出的是，HNKHC 被误认为脑血管意外而大量注射高渗葡萄糖液的情况在急诊室内并不少见，结果造成病情加剧，危及生命。

5. 药物　凡是能抑制胰岛素释放和使血糖增高的药物包括各种糖类皮质激素、利尿剂（特别是噻嗪类及速尿）、苯妥英钠、冬眠灵、心得安、甲氰咪胍、免疫抑制剂、硫唑嘌呤和甘油、钙通道阻滞剂和肾上腺素等，均可诱发本病。

上述诸因素均可使机体对胰岛素产生抵抗、升高血糖、加重脱水，最终导致 HNKHC 的发生。

三、病理生理

如前所述，本综合征发生的主要前提仍是胰岛素绝对或相对不足。起主要病理生理改变是：在各种诱因作用下，患者体内抗胰岛素激素明显升高，胰岛素的不足造成更加严重的高血糖、失水、肾功能损害及血浆渗透压升高所致的脑细胞功能障碍。由于胰岛素绝对或相对不足，从而使患者体内血糖增高，引起渗透性利尿，使水及电解质自肾脏大量丢失，导致失水和电解质紊乱。由于 HNKHC 患者多为老年人，其口渴感减退和抗利尿激素（ADH）的释放减少（正常口渴的阈值为 $290 \sim 295 \, mOsm/kgH_2O$），使失水更为加重。失水可使血液浓缩，而且使肾血流量减少，加之高血糖引起渗透性利尿常为失水大于电解质丢失，从而使血糖和血钠尿中排泄减少，导致血糖和血钠在体内进一步的升高，两者使血浆渗透压进一步升高，从而引起恶性循环，导致本综合征的发生。

高渗性非酮症高血糖昏迷综合征尚可导致肾功能减退，主要是因为细胞内外严重脱水，血液浓缩，肾血流量减少所致肾功能不全。但肾功能可为肾性或肾前性，后者血尿素氮较血肌酐升高更为明显。

神经精神功能障碍与血浆渗透压升高导致脑细胞内失水有关，而与高血糖和可能存在的酸中毒无明显关系。对中枢神经系统的影响主要是有效渗透压升高，随着血浆渗透压的逐渐升高，患者的意识障碍也日益加重，直至昏迷。但中枢神经细胞的功能障碍是可逆的，在 HNKHC 纠正以后，一般可以恢复，而不留后遗症。

HNKHC 的发生主要病理变化是血浆渗透压升高，所以血浆有效渗透压或血液张力是非常有用的指标，渗透压的计算方法见表 14 - 1。

表 14 - 1　总渗透压和有效渗透压

总渗透压 = 2 × （Na⁺ + K⁺）（mmol/L）+ 葡萄糖（mmol/L）+ BUN（mmol/L）
有效渗透压 = 2 × （Na⁺ + K⁺）（mmol/L）+ 葡萄糖（mmol/L）

HNKHC 与 DKA 的基本病因基本相同，但是 HNKHC 患者多无显著的酮症酸中毒。造成这种区别的确切原因尚不清楚，目前有以下几种解释：①HNKHC 患者有相对较高的胰岛素分泌，足以抑制脂肪的分解和酮体的生成，但不能阻止其他诱因造成的血糖升高。②HONK 患者血浆生长激素和儿茶酚胺水平低于 DKA，这两种激素有促进脂肪分解和酮体生成的作用。③HNKHC 患者脱水比 DKA 严重，而严重的脱水不利于酮体的生成。④HNKHC 患者常有肝脏生酮作用的障碍和肾脏排糖能力的下降，使患者血糖很高而酮症较轻。⑤严重的高血糖与酮体生成之间有某种拮抗作用（图 14 - 3）。

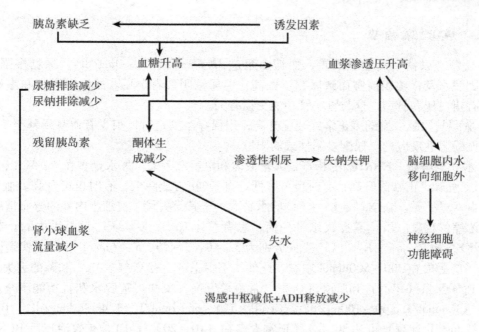

图 14-3　高渗性非酮症高血糖昏迷综合征的发病机制

四、临床表现

1. **病史**　本综合征的发病无明显性别差异，患者多为 60 岁以上的老年人，半数以上患者过去有糖尿病病史，均属 2 型糖尿病。约 1/3 患者无糖尿病史。约 25% 的患者发生 HNKHC 与未能系统治疗有关。HNKHC 起病缓慢，但也有急性发病者。从开始发病到出现意识障碍约 1~2 周，在此期间，患者口渴、多饮、多尿，并逐渐加重。尚可出现乏力、头晕、食欲下降和呕吐等，但也只有多尿而无口渴和多饮者。患者常有感染症状，有资料显示感染为最常见的促发因素，占所有诱因的 30%~60%，尤其是呼吸道和泌尿道感染的症状。

2. **体格检查**　有失水体征，表现为体重减轻、眼球凹陷、皮肤干燥、弹性差，血压偏低，脉搏细速。可有轻度发热，如高热者，应注意有无感染。随着病情加重，最后可发展为休克和急性肾功能衰竭。与其他原因引起的休克不同的是脱水严重，体检时可无冷汗。还有患者可因高渗状态出现胃麻痹导致胃扩张的体征，并可随高渗状态的纠正而好转。

3. **神经系统表现**　患者常有显著的精神神经症状和体征，HNKHC 患者的意识障碍与否，主要决定于血浆渗透压升高的程度与速度。与血糖的高低也有一定关系，而与酸中毒的程度关系不大。国内外均有文献报道，当血浆渗透压超过 350msm/kg 患者常可有各种神经系统体征，这种紊乱可发生于从髓质到大脑皮质的各个水平，如局癫痫大发作、幻觉、反射亢进或减退、偏瘫、偏盲、失语、视觉障碍、上肢扑颤、四肢瘫痪、中枢性发热和阳性病理征等，经治疗后上述神经系统表现可完全消失。提示可能有因脱水、血液浓缩和血管栓塞而引起的大脑皮层或皮层下的损害。

4. **原有疾病与诱发疾病的表现**　可见有原有疾病如高血压、心脏病、肾脏病变，诱发疾病如肺炎、泌尿系感染、胰腺炎，以及并发疾病如脑水肿、血管栓塞或血栓形成等的症状和体征。

五、实验室检查

1. 血糖与尿糖　高血糖严重，血糖多超过 33.6mmol/L（600mg/dl）。尿糖多强阳性，患者可因脱水及肾功能损害而致尿糖不太高，但尿糖阴性者罕见。尿比重增高和渗透压升高，可有蛋白尿和管型，这与肾小管功能受损有关。

2. 血酮与尿酮　血酮多正常或轻度升高，用稀释法测定时，很少有血浆稀释至 1：4 以上仍呈血酮阳性反应的。尿酮多阴性或弱阳性。

3. 水和电解质　HNKHC 的特点是大量液体和电解质丢失。失水量多在 4～5L 以上，平均约 9L。血 Na^+ 正常或升高，有时也可降低。血 K^+ 正常或降低，有时也可升高。血 Cl^- 情况多与血 Na^+ 一致。血 Na^+、K^+、Cl^- 的水平取决于其丢失量、在细胞内外的分布情况及患者血液浓缩的程度。不论其血浆水平如何，患者总体 Na^+、K^+、Cl^- 都是丢失的。有人估计，HNKHC 患者 Na^+、K^+ 和 Cl^- 丢失分别为 5～10、5～15、5～7mmol/kg，也就是说总体 Na^+、K^+ 的丢失在 300～500mmol 左右。此外，不少患者还有 Ca^{2+}、Mg^{2+} 和磷的丢失。

4. 血尿素氮（BUN）和肌酐（Cr）　常显著升高，反映严重脱水和肾功能不全。BUN 可达 21～36mmol/L（60～100mg/dl），Cr 可达 124～663μmol/L（1.4～7.5mg/dl），BUN/Cr 比值（按 mg/dl 计算）可达 30：1（正常人多在（10～20）：1）。有效治疗后 BUN 及 Cr 多显著下降。BUN 与 Cr 进行性升高的患者预后不佳。

5. 酸碱平衡　半数患者有代谢性酸中毒，表现为阴离子间隙扩大。增高的阴离子主要是乳酸及酮酸等有机酸根，也包括少量硫酸及磷酸根。阴离子间隙的计算公式如下：

阴离子间隙 ＝ ［K^+］＋［Na^+］－［Cl^-］－［HCO_3^-］（mmoL/L）。正常值为 12～16mmol/L，患者可增高 1 倍左右。

HNKHC 患者的酸中毒多为轻中度的，血 HCO_3^- 水平多高于 15mmol/L，pH 值多高于 7.3。

6. 血浆渗透压显著升高　是 HNKHC 的重要特征及诊断依据。血浆渗透压可直接测定，也可根据血糖及电解质水平进行计算，公式如下：

总渗透压 ＝ 2×（Na^+＋K^+）（mmol/L）＋葡萄糖（mmol/L）＋BUN（mmoL/L）

有效渗透压 ＝ 2×（Na^+＋K^+）（mmol/L）＋葡萄糖（mmol/L）

正常人血浆渗透压为 280～300mmol/L，如超过 350mmoL/L 则可诊为高渗。由于 BUN 能自由通过细胞膜，不能构成细胞外液的有效渗透压，故在计算时略去 BUN，而计算血浆有效渗透压。

HNKHC 患者血浆有效渗透压高于 320mmol/L。

7. 其他　HNKHC 患者白细胞计数常增多，血球比积常升高，反映脱水和血液浓缩。不少患者血清酶包括转氨酶、乳酸脱氢酶、磷酸肌酸激酶可以升高；血胆固醇和甘油三酯亦可升高。血及尿培养、胸透和心电图可有改变。

六、诊断与鉴别诊断

1. 诊断　HNKHC 的诊断并不困难，根据病史、体征、实验室检查即可明确。关键问题在于提高对本病的认识。对每一个神志障碍或昏迷的患者，尤其是中老年患者，都应把本病列入鉴别诊断范围内。如果在体验中发现患者有显著的精神障碍和严重的脱水，而无明显的深大呼吸，则更应警惕本病发生的可能性。

关于 HNKHC 的实验室诊断依据，国外有人提出以下标准：①血糖 ≥ 33mmol/L（600mg/dl）。②血浆渗透压 ≥ 350mmol/L 或有效渗透压 ≥ 320mmol/L。③动脉血气检查示 pH ≥ 7.30 或血清 [HCO_3^-] ≥ 15mmol/L。这个标准较为实用，可作为我们诊断 HNKHC 的实验室诊断依据。但值得注意的是 HNKHC 有并发 DKA 或乳酸性酸中毒的可能性。个别病例的高渗状态主要是由于高血钠，而不是高血糖造成的。因此尿酮体阳性，酸中毒明显或血糖低于 33mmol/L，并不能作为否定 HNKHC 诊断的依据。但 HNKHC 患者无一例外地存在有明显的高渗状态，如昏迷患者血浆有效渗透压低于 320mmol/L，则应考虑到其他可能引起昏迷的疾病的可能性。

2. 鉴别诊断　HNKHC 因多发生于老年人，在老年人中引起昏迷的常见疾病有低血糖昏迷、酮症酸中毒昏迷、脑血管意外和乳酸性酸中毒等。

（1）低血糖昏迷：老年人糖尿病在口服降糖药尤其是磺脲类降糖药或是应用胰岛素治疗过程中，易发生低血糖昏迷，特点是：发病突然，从发病到昏迷之间的时间短；血糖低，尿糖阴性；血浆渗透压正常，故很容易鉴别。

（2）脑血管意外：老年人发生脑血管意外，可因应激有血糖升高，且可诱发本综合征的发生。鉴别诊断要点为：脑血管意外发病突然，且很快进入昏迷状态；血糖可有升高，但低于 33mmol/L；因脑溢血发病时血压明显升高，脑血栓形成者血压可正常，而本综合征常为低血压；脑血管意外血浆渗透压正常，本综合征明显升高；腰椎穿刺测颅内压升高，而本病降低；脑溢血者脑脊液为血性，而本病正常。

（3）四种常见糖尿病急症的鉴别诊断见表 14 - 2。

表 14 - 2　四种常见糖尿病急症的鉴别诊断

项目	酮症酸中毒	HNKHC	乳酸性酸中毒	低血糖昏迷
病史	有或无糖尿病史，有酮症酸毒的诱因，中断治疗，胰岛素剂量不足，感染等	有或无糖尿史，多为老年人，有限制饮水、呕吐、腹泻、感染、静脉注射高渗葡萄糖或使用糖皮质激素、噻嗪类利尿剂等	有感染、失血、休克、缺氧、饮酒或大量使用降灵，多为原有心血管、肝肾疾病者	多有大量注射胰岛素或服用过量降糖药，或用药后延迟进食及过度体力活动史
起病	慢，2～3 日	慢，数日	较急	急，数小时
症状	厌食、恶心、吐、口渴多尿、神经症状、昏睡等	神志障碍、躁动，局灶症状、抽搐、瘫痪、昏迷等	厌食、恶心、气短、乏力、昏睡眩晕等症状	饥饿感、多汗、心悸、乏力、手抖
体征				
呼吸	深大，有酮味	正常	深大	正常
皮肤	干燥失水，弹性差	干燥，失水	可失水	苍白，潮湿，多汗
反射	迟钝	亢进或消失	迟钝	加强，Babinski 征可阳性
化验				
尿糖	(＋＋)～(＋＋＋)	(＋＋)～(＋＋＋＋)	阴性～(＋＋＋)	阴性～(＋)
尿酮	(＋)～(＋＋＋)	阴性～(＋)	阴性～(＋)	阴性

项目	酮症酸中毒	HNKHC	乳酸性酸中毒	低血糖昏迷
血糖	显著升高	显著升高，多 ≥ 33 mmol/L	正常或升高	显著降低
血 Na^+	降低或正常	正常或显著升高	降低或正常	正常
血 pH	降低	正常或降低	降低	正常
血浆渗透压	正常或稍升高	显著升高 350mmol/L	正常	正常
血乳酸	稍升高	正常	显著升高	正常

七、治疗

HNKHC 的治疗原则与 DKA 相同，包括积极地寻找并消除诱因，严密观察病情变化，因人而异地给予有效的治疗。HNKHC 一旦诊断确立，应积极进行抢救，否则易致死亡。治疗方法包括补液、使用胰岛素、纠正电解质紊乱和酸中毒及其他治疗等。

（一）一般处理

（1）询问病史、进行体检，注意血压、体温及神志情况。

（2）查血糖，血 Na^+、K^+、Cl^-、BUN、Cr、CO_2 CP、Ca^{2+}、Mg^{2+}、磷、血常规，尿常规，尿糖，尿酮体，胸透，ECG，必要时做动脉血气分析、血及尿培养。

（3）病情观察每小时测量血压、脉搏、呼吸，并记录出入量 1 次；每小时测尿糖、尿酮体或末梢血血糖 1 次；每 2 ~ 4 小时测静脉血血糖、Na^+、K^+、BUN、CO_2CP 1 次，并计算血浆渗透压。神志不清或排尿不畅者放置导尿管，呼吸困难者给氧；放置胃管，如有呕吐、腹胀、肠鸣音消失或大便潜血阳性时抽取胃内容物；有感染的征兆时给予抗生素；有血栓栓塞性并发症的可能性者，可给予肝素抗凝治疗。

（二）补液

积极的补液在 HNKHC 的治疗中至关重要，往往对患者的预后起着决定性的影响。有人认为，有的患者可单用补充液体及电解质的方法得到满意的疗效，而在未充分补液即大量使用胰岛素时，则可因血浆渗透压急剧下降，液体返回细胞而导致休克的加重。

HNKHC 患者失水多比 DKA 严重，失水量多在发病前体液的 1/4 或体重的 1/8 以上，根据患者体内水占体重的 60%，可估计患者的失水量约为：病前体重（kg）× 0.6 ×（0.125 ~ 0.25）× 1 000 = 失水毫升量。考虑到在治疗过程中将有大量液体自肾脏、呼吸道及皮肤丢失，在 HNKHC 治疗过程中，补液总量可多达 6 ~ 10L，略高于估计的失液总量。为了及时纠正低血容量休克，补液总量的 1/3 应于入院后 4 小时内输入，其余的 2/3 则应在入院后 24 小时输入。补液速度应先快后慢，快的前提是患者无心脏病。在静脉输液的同时，应尽可能通过口服或胃管进行胃肠道补水，此法有效而且简单和安全，可减少静脉补液量，从而减轻大量静脉输液引起的副作用。在输液中，应注意观察患者的尿量、颈静脉充盈度并进行肺部听诊，必要时测量中心静脉压和红细胞比积，用以指导补液。

对于静脉输液的种类，各医疗单位的主张不尽相同。一般主张，在治疗开始，化验结果尚未回报时，在血压低而且血 $Na^+ \leq 150$ mmol/L 时，以及在治疗过程中血浆渗透压降至 330mmol/L 以下时，均应使用等渗盐液（308mmol/L）；在无明显的低血压而血 Na^+ >

150mmol/L 时，应使用半渗溶液，如 0.45% NaCl 溶液（154mmol/L）或 2.5% 葡萄糖溶液（139mmol/L）；如患者血压低，收缩压 < 10.7kPa（80mmHg）时，可使用全血、血浆或10% 右旋糖酐生理盐水 500～1 000ml 予以纠正，如同时又有高血 Na^+（$Na^+ \geqslant 150mmol/L$）时，则可同时使用全血（或血浆）及半渗溶液，有人甚至主张全血（或血浆）与 5% 葡萄糖溶液联合使用；在治疗过程中，当血糖下降至 14mmol/L（250mg/dl），应使用 5% 葡萄糖溶液（278mmol/L）或 5% 葡萄糖生理盐水（586mmol/L），以防止血糖及血浆渗透压过快下降。

（三）胰岛素

HNKHC 患者一般对胰岛素比 DKA 敏感，在治疗中对胰岛素需要量相对较少。有人主张在治疗的前 2L 输液中不用胰岛素，有人主张采用皮下或肌内注射普通胰岛素（RI）。现在倾向于治疗一开始，即采用静脉滴注小剂量胰岛素法。这种方法灵活，血浆胰岛素水平平稳，不受吸收能力的影响，血糖下降平稳，副作用较小，减少低血糖发生的危险。

HNKHC 治疗过程中，应一律使用普通胰岛素（RI），开始可用 RI 10～16u 一次静脉注射作为基础量，以后按 0.1u/（kg·h）持续静脉滴入，常用量 4～6u/h，使血糖以 3.3～5.5mmol/（L.h）（60～100mg/dl·h）的速度下降，尿糖保持在"＋"～"＋＋"为宜。在治疗的前 12 小时，最好每 2 小时测血糖 1 次，如前 4 小时中每小时的血糖水平下降不足 2mmol/L（36mg/dl），应将胰岛素量增加 50%～100%。在治疗过程中，当血糖降至 14～17mmol/L（250～300mg/dl）时，在改用 5% 葡萄糖溶液的同时，应将 RI 减为 0.05u/（kg·h），常用量 2～3u/h 静脉滴注或 3～4u/h 肌内注射。经过一段时间的稳定后，可进一步改为每日数次 RI 肌内或皮下注射，最后逐步恢复为 HNKHC 发病前的治疗。

（四）纠正电解质紊乱

HNKHc 患者常有明显的 Na^+ 及 K^+ 的丢失。Ca^{2+}、Mg^{2+} 和磷也可有不同程度的丢失。Na^+ 丢失可通过补充含 NaCl 的液体而得到纠正，故纠正电解质紊乱主要补钾。国外有主张用含钾的醋酸或磷酸盐（当血磷不高时）而不用。KCl 的，认为后者可能加重高氯血症，但国内仍多用 KCl。如最初血钾高于 5mmol/L，应在补液后 2～4 小时开始补钾。最初血钾正常或降低者，则应在治疗开始时即行补钾，一般用 KCl 3g 加入 1 000ml 液体中于 4～6h 内输入，24 小时内可给 KCl 4～6g。病情允许时，应尽量辅以口服补钾，如口服枸橼酸钾溶液，以减少静脉补钾量。多数患者在抢救成功后应继续口服补钾 1 周。在静脉输钾过程中，应注意监测血钾及心电图的改变，以防止高血钾或低血钾的发生。尿量过少时输钾有导致危险的高血钾的可能，因此，当尿量少于 50ml/h 时静脉补钾应慎重。如患者有低血钙、低血镁或低血磷时，可酌情补以葡萄糖酸钙、硫酸镁或磷酸钾缓冲液。

（五）纠正酸中毒

轻度酸中毒常可随足量补液和 RI 治疗而纠正，不需使用碱性溶液。当 CO_2CP 低于 11mmol/L（25Vol/dl）时，可使用 1.4% $NaHCO_3$ 溶液 200～400ml，4～6 小时后复查，如 CO_2CP 已恢复到 11～14mmol/L（25～30Vol/dl）或更高，则停止补碱。高渗 $NaHCO_3$ 可使血浆渗透压升高，乳酸钠可加重乳酸性酸中毒，在 HNKHC 的治疗中不宜使用。

（六）其他措施

包括去除诱因、支持疗法和严密的病情观察。

八、预后

HNKHC 病死率高，多数文献报告在50%左右，也有报道病死率为10%～17%者。年老及合并其他重要器官的严重疾病可能是病死率较高的重要原因。多数患者死于原有疾病或诱发疾病，其余的死于脱水、低血容量休克或肺栓塞等血管栓塞性疾病。HNKHC 患者死于治疗过程中出现的脑水肿、肺水肿及心力衰竭者并不常见。随着诊治水平的提高，HNKHC 的预后将大大改善。

（马　良）

第三节　甲状腺功能亢进危象

甲状腺功能亢进危象（crisis of hyperthyroidism）又称甲状腺危象（thyroidstorm or thyroid crisis），是甲亢最严重的并发症。通常发生于甲亢未得到良好控制的患者，病前多有明显的诱发因素。临床表现为高热、大汗、心血管系统异常以及神经精神和胃肠道症状。

一、病因与发病机理

1. 诱因

（1）甲亢手术：术前准备不充分，机体处于高代谢状态，加上麻醉的影响，使患者易于发生甲状腺危象。一般而言，危象大多出现在术后1～2天内，并发感染时，则促使危象的发生。

（2）应激状态：见于精神刺激、外伤、手术、分娩、过度疲劳、糖尿病酮症酸中毒以及严重的心血管疾病等情况。

（3）感染：为最常见的诱因。各种感染均可导致甲状腺危象，尤其是急性上呼吸道感染和胃肠道感染。此时，患者出现高热和水电解质紊乱，感染应激又可使大量甲状腺激素释放入血，肾上腺皮质激素分泌也明显增加。由于甲亢患者肾上腺处于高负荷状态，其功能多有减退，感染时，肾上腺皮质功能相对不足更为显著，由此诱发甲亢危象。

（4）放射性碘治疗：甲亢接受放射性碘治疗后，5%～10%患者出现放射性甲状腺炎，使甲状腺激素大量释放，从而导致危象的发生。这一情况大多出现在同位素治疗1周左右。

（5）其他：停用抗甲状腺药物或甲状腺过度挤压等因素均能够诱发甲状腺危象，对病情控制不良的患者尤然。

2. 发病机理　目前认为，甲状腺危象的发生是由综合因素引起的，其中，起主导作用的有三个方面。

（1）大量甲状腺激素释放入血：甲亢手术、放射性碘治疗或甲状腺挤压时，大量甲状腺激素迅速释放进入血，使循环中甲状腺激素含量突然增加，由此导致甲状腺危象。

（2）儿茶酚胺活性增强：各种应激状态均可使机体交感肾上腺髓质活性增加，分泌大量儿茶酚胺，而甲状腺激素对此类激素受体又具有上调作用，产生儿茶酚胺反应增强的效应，心脏及神经组织的反应尤其明显。

（3）肾上腺皮质功能减退：甲亢患者肾上腺糖皮质激素的代谢加速，肾上腺皮质负担过重，日久以后，有肾上腺皮质储备不足的倾向。应激时，肾上腺皮质不能代偿地分泌更多的糖皮质激素，以抵消其消耗，结果产生肾上腺皮质功能衰竭。

近年的研究发现，甲状腺危象发生时如肿瘤坏死因子α（TNF-α）及白细胞介素-6（IL-6）等亦同时增加，提示细胞因子在甲状腺危象的发病机制中扮演重要角色，但其具体作用途径尚待进一步阐明。

二、临床表现

危象的发作多为突然起病，少数则起病较缓。有些患者在典型的症状与体征出现前，已有危象前期的临床表现。

1. 发热　是甲状腺危象的主要症状之一，常常达到39℃以上。患者可表现为皮肤潮红和大汗淋漓。

2. 心血管表现　心动过速是危象典型的表现，一般在140~240次/分之间。心率超过140次/分，往往是危象的早期特点。部分患者出现心律不齐或心衰。患者血压变化与甲亢相同，常见脉压差增大，少数严重病例出现休克症状。

3. 胃肠道症状　食欲减退、恶心、呕吐及腹泻是常见的临床表现，患者可因此而出现严重失水。25%患者伴有黄疸和肝功能损伤。

4. 神经精神症状　也是甲状腺危象的典型表现之一。烦躁不安、激动、定向力异常、焦虑和幻觉等十分常见，严重者可出现谵妄和昏迷。有些易被误诊为精神病。

值得注意的是，少部分患者并无上述典型的临床症状与体征，而以嗜睡、衰弱和淡漠等为主要表现。患者极为衰弱，反应迟钝，木僵甚至昏迷。可有恶心、呕吐、黄疸以及血压降低。体温轻度升高，正常或低于正常。心率不快，可有房室传导阻滞。此一状况称为淡漠型危象（apathetic crisis）。

三、辅助检查

1. 血象　一般无明显变化。伴发感染的患者可有白细胞升高，但部分患者即使感染仍无血象的异常。

2. 甲状腺激素谱　同一般的甲亢患者，即血清总 T_3、T_4 升高、TSH 降低，但危象患者血游离甲状腺激素升高更为显著。

3. 电解质　可有血钠、血氯、血钙减低，部分患者血磷与血钾升高。

4. 其他　肝功能检查可见黄疸指数升高及转氨酶异常，患者可有血清胆固醇降低。少部分患者血清尿素氮升高。

四、诊断与鉴别诊断

甲状腺危象的诊断并无统一的标准，应结合病史、临床表现和相关辅助检查。其中，最为关键的指标是高热和心动过速。甲亢患者在前述诱因影响下，出现：①极度不安。②高热达39℃以上。③心率异常升高与体温升高不相对应，在160次/min以上。④大汗淋漓。⑤腹泻等交感神经过度兴奋和代谢旺盛的表现，一般可以肯定诊断为甲状腺危象。对淡漠型危象，应该给予高度警惕，诊断困难时，应注意检查甲状腺激素谱。

临床上常把那些甲状腺功能亢进症状加重尚未进入危象期者称之为危象前期或危象先兆。此时，患者心率虽加快，但在160次/min以下，体温升高而不足39℃，较少发生谵妄、昏迷等。因此，危象先兆仅为临床工作提出警告，提示危象可能发生，此时必须加强治疗，二者之间无严格的界定标准。

本病应与引起高热、心动过速、胃肠炎和精神症状的其他疾病相鉴别。临床上尤其重要的是区别感染、心血管疾病和嗜铬细胞瘤等。

甲状腺危象患者出现下列情况时，提示病情危重：①过高热。②惊厥、昏迷。③严重心律失常和心衰。④休克。⑤体温不升。⑥极度衰竭。

五、治疗

1. 减少甲状腺激素的合成与分泌

（1）抑制甲状腺激素的合成：立即口服或鼻饲他巴唑或丙基硫氧嘧啶。由于丙基硫氧嘧啶吸收快，用药后 50 分钟血中浓度达峰值。而且，本药可以抑制组织中 5' – 脱碘酶的活性，阻断 T_4 向生物活性更强的 T_3 转化，故为首选制剂。一般使用丙基硫氧嘧啶 600 ~ 1 200mg/日或他巴唑 60 ~ 120mg/日，分 3 ~ 4 次口服。此疗法可使 T_3 浓度在 24 小时后下降 50%。

（2）阻止甲状腺激素的释放：采用碘制剂可抑制蛋白水解酶，使甲状腺球蛋白上的甲状腺激素不被水解，从而减少甲状腺激素向血中释放。可选用 Lugol's 液（含碘 5%，碘化钾 10%），口服或经胃管灌入。首剂 60 滴，然后每 6h 再给 30 滴，24h 后可逐渐减量。亦可给予碘化钠 1g，溶于 500 ~ 1 000ml10% 葡萄糖液中，24h 静脉滴入 1 ~ 3g。或口服或胃管灌注碘化钾溶液 5 滴（40mg/滴），每 8h1 次。一般在治疗 24h 后开始减量，危象缓解后 3 ~ 7 天可停用，原则上，碘剂的最长疗程不超过 2 周。目前认为，在治疗危象中，碘制剂的疗效迅速而有效，其重要性比使用抗甲状腺药物抑制甲状腺激素的合成更为显著。因此，为有效控制病情，碘剂可以同抗甲状腺药物同时应用。

2. 清除已分泌至体循环中的甲状腺激素　此方法主要用于那些经过常规治疗症状仍不缓解者。临床上可以根据病情以及医疗条件，选择血液净化疗法或换血疗法。不过，此类方法临床使用的概率极少。

3. 降低周围组织对甲状腺激素和儿茶酚胺的反应性

（1）β – 受体阻滞剂：一般使用心得安 20 ~ 80mg，每 4 ~ 6 小时口服一次，或者在心电监护下，静注心得安 1 ~ 2mg，2 ~ 5 分钟重复一次，总剂量可用至 5 ~ 10mg。本药不仅能够有效地降低外周组织对儿茶酚胺和甲状腺激素的反应性，而且可以减少 T_4 向 T_3 的转化。

（2）利血平：为肾上腺素能阻滞剂，并耗竭组织中的儿茶酚胺。可以口服或肌注 1 ~ 2mg/次，每 4 ~ 6 小时一次。本药能够引起意识障碍，临床上应给予重视。

4. 合理使用肾上腺糖皮质激素　甲状腺危象患者处于肾上腺皮质功能相对不足状态，而糖皮质激素可以抑制甲状腺激素的分泌以及 T_4 向 T_3 的转化，减轻外周组织对甲状腺激素的反应，并具有退热、抗毒与抗休克等作用。因此，推荐使用肾上腺皮质激素，如可的松 50mg，每日 3 次，或氢化可的松 200 ~ 400mg/日，也可使用地塞米松 10 ~ 30mg/日静滴，待病情好转后逐步停用。

5. 对症治疗　对于高热的患者，应该积极采用物理或药物降温的方法，使体温恢复正常。危象治疗过程中，应注意防治电解质紊乱。

（马　良）

第四节 甲状腺功能减退危象

甲状腺功能减退危象（hypothyroid crisis）又称黏液性水肿昏迷（myxedemacoma），是甲状腺功能减退严重而罕见的并发症。通常发生于冬季，见于未经治疗或病情控制欠佳的患者，老年患者好发。病前多有应激等诱发因素。

一、病因与发病机理

甲状腺功能减退可分为原发性、继发性、三发性和甲状腺激素抵抗综合征四类。危象多见于原发性甲减患者。其基本的病理基础是甲状腺激素缺乏。如果未经妥善处理，甲状腺功能减退可以自发进展到危象状态，某些诱因则促使本病的发生。

1. 常见诱因

（1）感染：是最常见的诱因。各种感染均可诱发昏迷，肺部感染尤然。

（2）应激：外伤、手术、心脑血管意外如心肌梗死、充血性心衰和脑血管意外等。

（3）药物：应用镇静剂和麻醉药等。

（4）其他：如寒冷、低温。

2. 发病机理 甲状腺功能减退危象的发生是由综合因素介导的。其中，体温过低、大脑酶系统功能障碍、二氧化碳潴留和糖代谢异常等起关键作用。

（1）能量代谢障碍：甲状腺激素不足时，细胞的氧化磷酸化过程出现障碍、ATP生成减少而不能供给足够的能量，使细胞的各种代谢活动受到抑制。体内脂质和粘蛋白分解代谢减慢，出现高脂血症和黏液性水肿。粘蛋白亲水力很强，沉积在各组织细胞间隙吸附大量水分，使组织肿胀、细胞受压、引起细胞功能障碍。水肿物质沉着于下丘脑以及甲减时基础代谢率降低，可能是体温下降的原因。胃肠消化吸收减退，肝糖复合成减少，以及肾上腺皮质功能下降可能与低血糖有关。低体温对己糖激酶的抑制，加上低血糖，可进一步加重脑细胞供能障碍。脑组织的黏液水肿、变性、和能量不足均可使脑细胞丧失正常的功能，大脑皮质进入抑制状态，引起意识障碍，最后出现昏迷。

（2）缺氧和二氧化碳潴留：由于黏液性水肿时的肥胖、胸肌虚弱、肠麻痹、胸腹腔积液、心力衰竭以及中枢神经系统抑制，导致肺活量、肺泡换气减低，血二氧化碳张力增加、氧分压下降，引起脑缺血、缺氧和二氧化碳麻醉，从而产生意识障碍。

（3）水电解质紊乱：甲状腺功能低下时，肾血流量减少、肾脏对水的清除能力降低，容易造成水中毒和稀释性低钠血症，患者可出现神志恍惚、思睡、谵妄、抽搐甚至昏迷等神经系统表现。

（4）脑细胞凋亡：甲状腺激素是维持脑细胞发育和生存的必需激素，甲状腺激素缺乏将导致大脑发育障碍和脑细胞凋亡增加。近年来研究发现，甲状腺激素可促进抗凋亡相关蛋白 Bcl－2 的表达，从而抑制脑细胞的凋亡过程。甲减时，甲状腺激素水平显著减低，使得脑细胞凋亡明显增加。

二、临床表现

1. 早期表现 畏寒、皮肤干燥、便秘、虚弱、嗜睡、抑郁、体重增加和月经紊乱等。

患者可有肌肉痉挛、感觉异常、感情淡漠、共济失调和精神障碍等症状。体检可见典型黏液性水肿外貌，甲状腺往往增大或有颈部手术疤痕。

2. 晚期表现

（1）昏迷：在诱因作用下，患者从嗜睡、意识不清，逐渐进入昏迷状态。昏迷一旦发生，常常难以恢复。

（2）低体温：见于80%以上的患者，是甲状腺功能减退危象的突出表现，一般在36℃以下。一些患者在昏迷前即有体温下降，若予足够重视并采取有效的治疗措施，可以防止发展为昏迷。

（3）低血糖：主要与甲状腺激素不足，肝糖原生成减少有关。若患者伴有肾上腺皮质激素相对不足，则促进低血糖的发生。

（4）低血压：约50%患者出现血压降低，甚至休克。

（5）低血钠与水中毒：主要缘于低甲状腺激素状态对肾脏的直接影响以及血中抗利尿激素升高。

（6）呼吸抑制：呼吸浅而快，呈低换气状态，氧分压降低，二氧化碳分压升高，出现脑缺氧和呼吸性酸中毒。

（7）出血倾向：与毛细血管脆性增加有关。出血部位以皮肤、消化道黏膜和牙龈为主。

（8）其他：患者可因神经肌肉张力降低，出现尿潴留和麻痹性肠梗阻。晚期患者尚可有少尿、无尿表现。感染的症状与体征常常被严重的代谢紊乱所掩盖。

如果昏迷持续时间长，患者合并感染，而体温在34℃以下，或者合并明显的呼吸循环功能衰竭等，则提示病情危重。

三、辅助检查

1. 血象　可有贫血的血象特点。

2. 甲状腺激素谱　患者一般显示血清甲状腺激素水平降低。对于继发性或三发性甲减，血清促甲状腺激素也明显低于正常或测不出，而原发性甲减者，促甲状腺激素显著升高。

3. 血气分析　可见低氧血症、高碳酸血症、呼吸性或混合性酸中毒等。

4. 血生化指标　血脂和磷酸肌酸激酶升高，肝功能可有异常，少部分患者伴有尿素氮增高。血糖大多在正常范围，病情严重者可见血糖降低。有时出现低钠血症。

5. 心电图　心动过缓，各导联低电压，T波低平或倒置，有时伴有传导阻滞。

6. 影像学检查　超声心动图可以发现心包积液，胸部X线显示心影扩大。蝶鞍CT或MRI可有鞍体增大的表现。

四、诊断与鉴别诊断

本病具有典型的病史、临床症状与体征。结合甲状腺功能减退的病史、确切的诱发因素以及相应的辅助检查，一般可以明确诊断。

临床上，当患者出现下述特点时，需要考虑甲减危象的存在：①有甲状腺功能低下或甲状腺疾病如桥本甲状腺炎，或有甲状腺手术或放射性碘治疗病史。并有感染、寒冷、应激等诱发因素。②存在甲状腺功能低下的特征性表现如面部四肢肿胀、皮肤干燥粗厚、面色苍白、唇厚舌大等。③意识障碍缓慢进展，逐渐由嗜睡、昏睡直至昏迷。伴有心动过缓、低体温、低血钠、低血糖，以及呼吸性酸中毒等表现。此时，宜抽血检查甲状腺激素谱以及 TSH 水平进行确诊。但是，由于这些检查项目不能迅速得出结果，临床上应在抽血送检的同时，详细鉴别除外一些类似病症后立即按本症给予抢救，以免延误治疗。

本病需与垂体危象、低血糖昏迷、肾功能不全和某些心脏疾患相鉴别。

五、治疗

1. 常规治疗

（1）纠正低血压与抗休克：首先给予适当补液，一般每天 600～1 000ml，电解质溶液占总液量的 1/2～1/3。休克者应给予输血。如果血压不回升可酌情选用升压药物，可首选胰高血糖素，其次可选用多巴胺，间羟胺，宜小剂量使用，以防心律失常。

（2）纠正水电解质紊乱和低血糖：稀释性低钠血症约占本症的 70%，轻度低钠血症无须特殊处理，经甲状腺激素治疗后即可恢复。血钠低于 110mmol/L 时，可给予少量 2.5%～3.0% 高渗氯化钠液。低血糖者当天可给予 50% 的葡萄糖液 40ml 每 6～8h1 次静脉注射，以后根据血糖情况和病情恢复状况酌情经静脉、鼻胃管或口服供给能量。

（3）保暖复温：患者应住在室温 21～24℃ 的病房中，并覆盖毛毯或棉被等保暖，避免体温进一步散失。经甲状腺激素治疗后大部分患者的体温可在 1～2d 内逐渐回升，无须再给予特殊复温治疗。少数严重低温（体温 <30℃）昏迷者，可用电热毯或热水袋放置在患者周围复温。复温一定要慢，一般以每小时增加 0.5℃ 为宜，过快地复温可使耗氧量迅速增加，周围血管扩张，导致加温性休克和严重心律失常。因此，复温过程中要进行心电监护，做好用药物和电除颤治疗心律失常的准备。

（4）其他：去除诱因，防治感染，治疗心律失常。避免使用镇静剂和麻醉药。

2. 特殊治疗

（1）甲状腺激素替代疗法：最好使用 T_3 制剂，剂量为 25～50μg，每 12 小时一次。也可给予左旋甲状腺素，首次静注 0.3～0.4mg，以后每日 0.1mg。当患者病情改善后，可以口服给药。如无 T_3 或左旋甲状腺素，可以口服或鼻饲甲状腺片 40～80mg/次，每日 2～3 次。对于有明确肾上腺皮质功能减退者，应该首先给予糖皮质激素，而后再应用甲状腺激素制剂。

（2）糖皮质激素的应用：甲减患者往往伴有肾上腺皮质功能不足，应用甲状腺激素后，此现象更加明显。所以，在甲状腺功能减退危象治疗中适当应用糖皮质激素是可取的。可静滴氢化考的松 100～200mg/日。如果合并休克、低血糖和低血钠，糖皮质激素的应用更为必要。

（3）改善肺泡换气，纠正缺氧和高碳酸血症轻症患者可给予鼻导管吸氧或面罩供氧，密切观察动脉血气变化，如果病情无好转，可采取经口咽或鼻咽通气道进行声门前高频喷射通气，或经气管导管给氧，二氧化碳潴留和缺氧显著的重症患者应尽早行气管切开插管，使用呼吸机进行间歇正压呼吸。贫血较重者，尤其是血细胞比容小于 0.30 者应输入红细胞，以增加血液的携氧量，改善组织的供氧。

（马 良）

第五节　肾上腺危象

肾上腺危象（adrenal crisis）亦称急性肾上腺皮质功能减退症（acute adrenocorticalhypofunction）或艾迪生危象（Addisonian crisis），是由于肾上腺皮质功能急性衰竭，皮质醇和醛固酮绝对或相对分泌不足引起的以体循环衰竭为主要表现的临床综合征，是临床急诊抢救时经常遇到的一种内分泌危象。其病情凶险、死亡率高，临床上缺乏特异性表现，容易误诊或漏诊。

一、病因与诱因

由于肾上腺皮质严重破坏致肾上腺皮质激素绝对不足，或慢性肾上腺皮质功能减低，患者在某种应激情况下肾上腺皮质激素相对不足所致。

1. 原发性肾上腺皮质急性破坏　是导致肾上腺危象的常见原因。临床引起肾上腺急性破坏的病因有：①严重感染败血症合并全身和双侧肾上腺出血，如流行性脑脊髓膜炎合并的 Waterhause – Friderichsen 综合征（华 – 弗综合征）。②全身性出血性疾病如血小板减少性紫癜、DIC、白血病等，以及抗凝药物治疗引起的肾上腺出血。③癌瘤的肾上腺转移破坏。④外伤引起肾上腺出血或双侧肾上腺静脉血栓形成。

2. 诱发因素　有原发性和继发性慢性肾上腺皮质功能不全的患者，下列情况可诱发肾上腺危象：①感染、劳累、外伤、手术、分娩、呕吐、腹泻和饥饿等应激情况。②长期激素替代治疗患者突然减停激素。③垂体功能减低如希恩综合征，在未补充激素情况下给予甲状腺素或胰岛素时也能诱发肾上腺危象。

二、发病机制

正常人在应激情况下皮质醇分泌较基础水平增加 10 倍，但慢性肾上腺皮质功能减低、肾上腺皮质破坏的患者则不能相应地增加，导致肾上腺皮质激素严重不足。皮质激素不足引起肾小管 Na^+ 重吸收障碍，大量失钠伴失水使血容量急剧减少，血压下降，休克，导致肾上腺危象的发生。糖皮质激素不足还使糖原异生减弱导致低血糖。

三、临床表现

肾上腺危象可因皮质激素绝对分泌不足或严重应激而骤然发病（急性型）；也可以呈亚急性型，主要是由于部分皮质激素分泌不足或轻型应激所造成，临床上发病相对缓慢，但疾病晚期也表现为严重的急性型。发生危象时，既有共同的临床表现，也可因原发病不同而表现出各自的特点。

1. 肾上腺危象的共同表现　肾上腺危象时，多同时有糖皮质激素及盐皮质激素缺乏所致的共同症状。典型表现：

（1）循环系统：在原有血压偏低、心音低钝的基础上，突发脉搏细弱、心率加快、血压下降甚至休克。

（2）消化系统：食欲不振、厌食、恶心、呕吐，腹痛、腹泻、腹胀。部分患者的消化道症状特别明显，出现严重腹痛、腹肌紧张、反跳痛，酷似外科急腹痛。

（3）神经系统：软弱无力、萎靡嗜睡、意识障碍和昏迷。发生低血糖者常有出汗、震颤、视力模糊、复视，严重者精神失常、抽搐。

（4）泌尿系统：合并肾功能减退时，出现少尿或无尿，血肌酐、尿素氮增高。

（5）全身症状：极度乏力，严重脱水，绝大多数有高热，或出现低体温。

2. 不同病因/诱因所致肾上腺危象的特征性表现

（1）手术所致肾上腺危象：多在术后即刻发生，因失盐、失水有一个过程，常常在48小时后症状明显。

（2）难产分娩：若有肾上腺出血也常在分娩后数小时至1~2天内发生危象。

（3）DIC所致：常有严重的感染、休克、出血倾向、缺氧、发绀及多器官栓塞等表现，凝血机制检查有异常发现。

（4）华-弗综合征：多有高热，头痛、呕吐、颈强、意识障碍，血压下降或休克，皮肤广泛出血点或大片瘀斑等症状和体征。

（5）慢性肾上腺皮质功能减退症：常有明显色素沉着、消瘦、低血压、反复昏厥发作等病史。

（6）长期应用肾上腺皮质激素：有向心性肥胖、多血质、高血压、肌肉消瘦、皮肤菲薄等表现。

四、辅助检查

1. 实验室检查　特点是"三低"（低血糖、低血钠、低皮质醇）、"两高"（高血钾、高尿素氮）和外周血嗜酸性粒细胞增高。

（1）血常规检查：白细胞计数多数正常，嗜酸性粒细胞可升高达0.3×10^9/L。

（2）生化检查：血钠低、血氯低，血清钾和尿素氮偏高，血$Na^+/K^+ < 30$；空腹血糖低，口服葡萄糖耐量出现低平曲线。

（3）激素测定：是肾上腺皮质功能低下或肾上腺危象最有特异性诊断意义的指标，典型患者常有如下改变：①血皮质醇降低。②24小时尿皮质醇及17-羟皮质类固醇下降。

2. 腹部X线片及肾上腺CT　某些Addison病患者腹部X线片及肾上腺CT可发现肾上腺区钙化，或因结核、真菌感染，出血、肿瘤转移等引起的双侧肾上腺增大。

五、诊断与鉴别诊断

1. 诊断　肾上腺危象如发生在原已诊断慢性肾上腺皮质功能减退的基础上，一般诊断不难；对尚未明确诊断的患者，发生危象时诊断较为困难，易发生漏诊或误诊。在临床急诊工作中，若患者有导致肾上腺危象的原因和诱因，又出现下列情况之一时就应考虑到肾上腺危象的可能：①不能解释的频繁呕吐、腹泻或腹痛。②发热、白细胞增高，但用抗生素治疗无效。③顽固性低血压、休克。④顽固性低血钠（血$Na^+/K^+ < 30$）。⑤反复低血糖发作。⑥不能解释的神经精神症状。⑦精神萎靡、明显乏力、虚脱或衰弱与病情不成比例，且出现迅速加深的皮肤色素沉着。

简而言之，凡有慢性肾上腺皮质功能减退、皮质醇合成不足的患者，一旦遇有感染、外伤或手术等应激情况时，出现明显的消化道症状、神志改变和循环衰竭即可初步诊断为肾上腺危象；如血、尿皮质醇或尿17-羟皮质类固醇降低即可确诊。

2. 鉴别诊断

（1）与其他病因引起的昏迷鉴别：由于大多数肾上腺危象患者表现有恶心、呕吐、脱水、低血压、休克、意识障碍和昏迷，必须与其他病因的昏迷鉴别，如糖尿病酮症酸中毒昏迷、高渗性昏迷、急性中毒及急性脑卒中等，此类患者血糖高或正常，嗜酸性粒细胞数不增加，而本症表现为血糖和皮质醇低、嗜酸性粒细胞增加等可助鉴别。

（2）与急腹痛鉴别：由急性双侧肾上腺出血和破坏引起的肾上腺危象患者，半数以上有腹痛、肌紧张并伴有恶心、呕吐、血压低和休克，因此必须和内、外科急腹痛，如胃肠穿孔、急性胆囊炎、急性重症胰腺炎、肠梗阻等鉴别。若患者同时有血 K^+ 高、嗜酸性粒细胞增高和血、尿皮质醇减低，则提示有肾上腺危象的可能。

六、治疗

治疗原则：立即补充肾上腺皮质激素，纠正水和电解质紊乱、抗休克，去除诱因与病因，对症支持治疗。

开始治疗前，首先要取血做相应的检查（血电解质、血糖、BUN、皮质醇等），然后立即给予静脉补液治疗。主要措施如下：

1. 补充糖皮质激素　立即静脉补充氢化可的松 100mg，然后每 6 小时给予 100mg，在第一个 24 小时总量 400mg。若病情改善则第二天改为每 6 小时给予 50mg。当患者一般状态改善、血压稳定后，可按每日 20%～30% 的速度逐渐减量。但应强调：如患者的诱因和应激状态未消除，则不能减量过快。当病情稳定能进食后，糖皮质激素改为口服，并逐渐减至维持量（醋酸可的松 25～75mg/d）。

2. 纠正水和电解质紊乱　补液量应根据失水程度、呕吐等情况而定，一般第一日需补 2 500～3 000ml 以上，以 5% 葡萄糖盐水为主，有显著低血糖时另加 10%～50% 葡萄糖液，以后根据血压、尿量等调整入量。补液时需注意电解质平衡，若治疗前有高钾血症，当脱水和休克纠正，尿量增多，补充糖皮质激素和葡萄糖后，一般都能降至正常；若起始血清钾大于 6.5mmol/L 或同时心电图有高血钾引起的心律失常，则常需给予碳酸氢钠。呕吐、腹泻严重者，经大量补葡萄糖液和皮质激素后应密切注意补钾。

3. 抗休克　经补液及激素治疗仍不能纠正循环衰竭时，应及早给予血管活性药物。

4. 去除诱因与病因　原发病与抗感染治疗等，体温升高者，应予降温治疗。

5. 对症治疗　给氧、使用镇静剂，但禁用吗啡、巴比妥类药物。给予肝素防治 DIC。

（梅祖钧）

第六节　低血糖症和低血糖性昏迷

一、概述

低血糖症是指血糖低于正常低限引起相应的症状与体征这一生理或病理状况，它不是一种独立的疾病，而是多种病因引起的血葡萄糖浓度过低综合征。临床上比较常见。各地报道的低血糖的发病率不一，发病率高低主要与社会经济和卫生普及的程度有关。根据 Davidson 提出的低血糖的定义是：空腹时血浆血糖低于 3.36mmol/L（60mg%），全血血糖低于

2.80mmol/L（50mg%），进食或摄糖后血浆血糖低于 2.8mmol/L，全血血糖低于 2.24mmol/L（40mg%）。Smith 认为过夜空腹后正常男性全血血糖不低于 2.80mmol/L，女性不低于 2.24mmol/L（血浆糖浓度比全血约高 15%）。凡是因某种原因使血糖下降至正常值以下，引起了以交感神经兴奋和中枢神经系统功能障碍为突出表现的一组临床表现，称为低血糖症。本症严重时可导致昏迷。由于低血糖的标准是人为制定的，而且每个人低血糖的阈值也不同，所以临床上应注意区别低血糖症、低血糖、低血糖反应，这三者是从不同的临床角度作出定义。

二、病因、发病机制和分类

正常人血糖浓度变化受多种因素影响，但在神经、内分泌和肝脏等调节下，可使机体空腹血糖保持在 3.9～5.6mmol/L，餐后血糖一般不超过 7.8～8.3mmol/L，为机体提供足够的能量来源。脑细胞几乎没有储存能量的功能，全靠血中葡萄糖来提供，低血糖无疑会影响中枢神经系统的功能。血糖的动态平衡有赖于调节血糖的胰岛素和对抗胰岛素的反调节激素的相互作用，相互制约。如果这两方面失去动态平衡，前者分泌和作用过强，或后者分泌和作用减弱，均可导致低血糖的发生。

糖尿病患者在低血糖时自身的防御机制明显减弱，1 型糖尿病胰岛素绝对缺乏，发病 5 年内即有胰升血糖素反应减低，故低血糖引起的主要表现为肾上腺素分泌增加，甚至因没有肾上腺素分泌而呈现低血糖无预感，而有严重反复的低血糖发作。2 型糖尿病尚有胰岛素和胰升血糖素分泌反应，可有低血糖后高血糖应答，严重低血糖相对少见。

引起低血糖症的原因很多，故分类方法也很多。按病因可分为器质性和功能性，也可分为外源性、内源性和功能性；按发病机制可分为血糖利用过度和血糖生成不足；根据临床表现可分为空腹（10～14h）餐后（3h 内）或吸收后（餐后 5～6h）低血糖；根据外表状态可分为健康、病态表现、住院患者；临床上可根据低血糖发生的时间、促发因素、发生原因和发病机制，通过病史、体检和实验室有关资料进行综合分析，从而进行分类。

三、病理生理和临床表现

低血糖常呈发作性，发作时间及频度随病因不同而异。其临床表现可归纳为两个方面：

1. 自主神经过度兴奋症状　低血糖发作时，交感神经兴奋，肾上腺髓质释放大量肾上腺素，临床上表现为出汗、颤抖、心悸、心率加快、紧张、焦虑、软弱无力、面色苍白、饥饿、流涎、肢体湿冷、收缩压轻度增高等。

2. 中枢神经系统缺糖症状　葡萄糖为脑细胞活动的主要能源，但脑细胞糖储量有限。每克脑组织约 2.5～3μmol，仅能维持脑细胞活动数分钟，虽然脑组织在缺糖时尚能利用酮体，但酮体的形成需要一定的时间，因此利用酮体不是抵御急性低血糖的有效保护措施。发生低血糖时，中枢神经每小时还需要 5g 左右的葡萄糖，当葡萄糖持续得不到补充，肝糖原全部耗尽时，就会出现神经症状。而神经系统各部对低血糖敏感性是不一致的，以大脑皮质、海马、小脑、尾状核和苍白球最敏感，丘脑、下丘脑、脑干、脑神经核次之，最后为脊髓各水平的前角细胞及周围神经。

低血糖症状的严重程度取决于下列几种情况：①血糖下降的速度和程度。②低血糖持续的时间。③机体对低血糖的反应性和耐受性。临床表现可呈多样化。

低血糖对机体来说是一强烈的应激，低血糖一旦发生即可有脑功能障碍。表现为精神不振、头晕、思维迟钝、视物不清、步态不稳，可有幻觉、躁动、行为怪癖、舞蹈样动作、肌张力增高性痉挛、昏迷，甚至"植物人"。尽管临床上有血糖偏低而无低血糖表现，若反复发作或血糖降低程度较重且历时较长，脑细胞亦可发生不可逆的病理改变，如点状出血、脑水肿、坏死、软化等。对于年老体弱者尤其要注意，该类患者常常会出现未察觉的低血糖，而迅速陷于昏迷或惊厥，甚至出现休克。

四、诊断和鉴别诊断

（一）诊断及鉴别诊断

传统使用低血糖的诊断标准是 1938 年 Whipple 制定和后来修订的标准：①低血糖症状。②发作时血糖低于 3.0mmol/L。③给予葡萄糖后症状缓解（Whipple 三联征）。

低血糖的诊断过程中，首先应明确患者是否是糖尿患者，仔细询问病史，寻找可以证明患糖尿病的资料（如有些患者腕部、颈部、佩戴或携带有疾病卡片，或带有降糖药物等），这对常见低血糖是很好的参考。

发作时患者的临床表现、对治疗的反应及血糖测定结果是低血糖急诊时的三个重要内容。血糖检查固然重要，但测定需要一段时间，而低血糖处理不容久等，如果临床怀疑有低血糖可能，可从以下几方面进一步考虑：①对有糖尿病病史者，先考虑降糖药物过量引起。要注意与酮症酸中毒和非酮症高渗昏迷的鉴别。对同时并有神经性膀胱的患者，有尿潴留时，尿糖检查可呈阳性，应当注意。②很多胰岛素瘤患者表现为空腹及慢性低血糖，而缺少儿茶酚胺增多的征象，仅有性格改变、记忆力减退、精神症状。这种情况可存在数年不被注意，往往在一次严重发作时送来急诊。③反应性低血糖其血糖值常下降不多，很少低于 2.24mmol/L，为餐后发病，多数缺乏中枢神经系统受损表现。④肝功能不全患者有意识障碍时，考虑肝性脑病的同时，应想到有低血糖的可能。低血糖多在空腹时发生，在等待血糖结果同时，试行注射 50% 葡萄糖 40～60mL，如症状很快改善，对低血糖诊断是有力的支持。⑤升糖激素缺乏（Addison 病、垂体前叶功能减退等）引起的低血糖在空腹时发生，主要为脑功能障碍表现。根据病史、原发病表现及有关的实验室检查、不难明确诊断。⑥乙醇中毒时，如果患者长时间不能进食，可从酒精中毒性昏迷转为低血糖昏迷。这种转化，患者往往无任何意识好转期。⑦低血糖症的临床表现是多种多样的，忽视了这一点就可能延误诊断时机。

仔细观察患者也非常重要。中度低血糖（血糖 1.68～2.80mmol/L）患者，可以没有心动过速、出汗、皮肤潮湿，如果有这些表现是有价值的诊断低血糖的线索。肾上腺素能阻断剂能阻止这些低血糖早期表现的出现。这种类型患者发作时面及手部常有感觉异常，容易兴奋，并有饥饿感。严重的低血糖（血糖低于 1.68～1.96mmol/L），主要表现为中枢神经系统功能障碍，包括有精神紊乱及奇怪动作、癫痫、昏迷，大多无 Kussmaul 呼吸及轻度体温降低（32～35℃），后者常见，也是有价值的诊断线索。

（二）评价低血糖症的实验室检查

1. 血浆胰岛素测定　低血糖发作时，应同时测定血浆葡萄糖、胰岛素和 C 肽水平，以证实有无胰岛素和 C 肽不适当分泌过多。若低血糖确定而血浆胰岛素值≥36pmol/L（6mU/

L）[免疫荧光技术≥18pmol/L（3mU/L）]，则可疑及有胰岛素介导的低血糖症。如能排除药物、严重器质性疾病，无非 B 细胞肿瘤或没有特殊激素缺乏，应考虑为内源性高胰岛血症。低血糖时胰岛素分泌不降低，血浆胰岛素、胰岛素原和 C 肽水平仍然偏高，见于胰岛素瘤。其标准可参考 Marks 和 Teale 诊断标准：血糖 < 3.0mmol/L（ < 54mg/dl），胰岛素 > 30pmol/L（5mU/L），C 肽 > 300pmol/L（900pg/mL），胰岛素原 > 200pmol/L，血浆胰岛素 pmol/L 比 C 肽 pmol/L 的比值为 0.2。非胰岛素介导的低血糖症时，血浆胰岛素水平应 ≤ 30pmol/L。胰岛素瘤患者血浆胰岛素原比总胰岛素值应大于 20%，可达 30% ~ 90%，说明肿瘤可分泌较多胰岛素原，但临床上一般不常规使用。

2. 48 ~ 72h 饥饿测试　应在观察下进行，开始及每 6h 测血糖、胰岛素和 C 肽，若血糖≤3.3mmol/L，应将取血标本改为每 1 ~ 2h 一次。若有低血糖症状，血糖≤3.0mmol/L，即可终止试验，但要先取血标本，测定血糖、胰岛素、C 肽和 β - 羟丁酸浓度（必要时测皮质醇和生长激素）。然后，静脉注射胰升血糖素 1mg，每 10min 测血糖，共 3 次。胰岛素介导的低血糖症，其血浆 β - 羟丁酸浓度应 < 2.7mmol/L；若不是由胰岛素介导的低血糖症，则见酮体形成增加而 β - 羟丁酸浓度升高。饥饿试验期应鼓励患者活动，可饮不含糖和热卡的饮料，以便促发低血糖症。

3. 胰升血糖素兴奋试验　静脉注射胰升血糖素 1mg 后，每 5min 测血浆胰岛素水平，共 3 次。若血浆胰岛素水平 > 810pmol/L，提示胰岛素瘤。仅 50% 呈阳性反应，也有非胰岛素瘤患者呈现高胰岛素血症（假阳性结果）。

总之，由于低血糖症的症状和体征常为非特异性表现，且引起低血糖的原因复杂多样，所以在诊断时需注意鉴别。

五、治疗

由于在临床中，有许多低血糖症是因药物引起的，所以要加强合理用药和少饮酒。对于反复发作的严重低血糖，要及早识别，以避免发生不可逆的脑损害。低血糖症的防治包括两个方面：一是解除神经缺糖症状，二是解除和纠正导致低血糖症的各种潜在原因。

（一）低血糖发作的处理

轻症或神志清醒的患者可经口给予糖水、含糖饮料，或饼干、面包、馒头等含碳水化合物的食品，即可缓解。对怀疑有低血糖昏迷的患者应及时检测毛细血管的血糖值，甚至不等检查结果，及时给予处理，如快速静脉注射 50% 葡萄糖 60 ~ 100ml。已经昏迷者，在给予上述处理，神志清醒后又陷入昏迷的，应持续静脉滴注 10% 葡萄糖液，直到病情稳定，神志清醒后改为口服进食，同时要留院观察至少 12 ~ 24h。如果静注葡萄糖对低血糖昏迷效果不明显，皮下或肌注胰高血糖素 1mg，通常 10 ~ 15min 后患者意识可以恢复。但仅适用于有足够肝糖原贮备而无肝病者。另外，静脉滴注肾上腺糖皮质，可促进肝糖异生和输出，使血糖增加，对低血糖的纠正有辅助作用。长时间严重的低血糖可以造成脑水肿，使昏迷不易纠正，可以加用脱水剂，如 20% 甘露醇静注或氟美松静点。如果低血糖严重，持续时间较长，脑细胞功能也可能不能完全恢复。

（二）病因治疗

对已患者，在处理低血糖的同时，要积极寻找引起低血糖的原因，并进行对因治疗。如药物引起者，应停药或合理调整用药；若因胰岛素瘤引起的低血糖，术前明确定位并手术切除肿瘤，大多数预后良好。乙醇中毒引起的低血糖，患者不能进食时，应保证每小时输入10g 左右葡萄糖，以防止发生低血糖，因为人的大脑每小时需消耗葡萄糖 5～6g。对反应性低血糖，主要以改变生活方式，减轻体重，应用药物（α－葡萄糖苷酶抑制剂、餐时血糖调节剂），可缓解糖尿病的发生。

（三）其他处理

对已经确诊低血糖昏迷同时存在休克的患者，要注意观察生命体征的变化如体温、呼吸、脉搏、血压、血糖等，气道是否通畅，必要时做相应处理。有癫痫发作时须防止舌部损伤。

大量静脉注射葡萄糖液可能引起低血钾等，在临床处理时都要注意。

（梅祖钧）

第七节　垂体卒中

一、概述

垂体卒中一般系指垂体瘤的梗死、坏死或出血。绝大多数作者报道的病例是包括生长激素（GH）、催乳素（PRL）、促皮质素（ACTH）、黄体生成素（LH）/卵泡刺激素（FSH）及无内分泌功能的垂体腺瘤的卒中。但某些作者将非瘤体（nonadenomatous pituitary）的梗死和出血称为垂体卒中，包括正常垂体产后梗死（Sheehan's necrosis）、糖尿病性梗死、抗凝治疗所致垂体出血及其他部分位于鞍内的肿瘤如颅咽管瘤的出血。因此可以认为，广义的垂体卒中包括带瘤垂体及非瘤垂体的梗死、坏死或出血，狭义的垂体卒中则仅限于垂体瘤的上述病变。一些作者认为"垂体卒中"一词使用不当，建议改为更具描述性的术语"急性腺瘤内垂体卒中"，有些作者甚至以"垂体血管意外"（pituitary vascular accident）取代"垂体卒中"。总而言之，目前垂体卒中的定义是不够确切的。我们认为将带瘤垂体卒中称为垂体瘤卒中为宜，非瘤垂体卒中可谓之"垂体血管意外"。

二、临床症状及分型

垂体卒中的临床表现，因垂体或垂体瘤坏死及出血的程度和范围而异。病变范围广、出血量多的病例常有下述几方面症状。

1. 肿瘤扩大产生的压迫症状　如剧烈头痛、呕吐，视神经、视交叉及视束受压致视力急剧减退及各种类型的视野缺损。少数病例因大脑中动脉、大脑前动脉受压可出现肢体瘫痪。下丘脑受压则可有意识障碍、尿崩症或体温改变。

2. 脑膜刺激征　瘤内容物或血液进入蜘蛛膜下腔引起发热、颈强直及其他脑膜刺激症状。

3. 垂体瘤及（或）正常垂体组织破坏所致内分泌功能改变　如垂体瘤分泌过多激素引起的症状、体征的缓解或消失，在库欣综合征和肢端肥大症患者，可表现为体重减轻、血压下降、糖耐量改善、毳毛减少、紫纹消失。正常垂体组织严重破坏，可出现垂体前叶功能低减。病变范围小、出血量较少的病例，可无上述急性神经系统及视野改变的症状，仅有内分泌功能改变的临床表现。

北京协和医院内分泌科报告 8 例暴发型肢端肥大垂体卒中患者的首发症状均为突发性剧烈头痛。其中 2 例未经治疗，头痛于 5～7 天，自动缓解；3 例有呕吐，分别持续 3～5 天；4 例有高烧，其中 1 例高热至 40℃共 5 天；4 例有视力急剧下降，其中 1 例因卒中致失明；2 例曾出现眼神经或滑车神经麻痹，4 例有视野缺损；3 例有明显的颈部抵抗；出现单侧肢体轻瘫及轻度意识障碍者各 1 例。

本病目前尚无一致公认的分型。有些作者根据临床表现将其分为暴发型和寂静型，或急性型、亚急性型及寂静型。暴发型主要症状为突发剧烈头痛、呕吐伴急剧视力恶化、眼肌麻痹，或急性垂体功能改变。寂静型则无此急性症状，仅由垂体手术、尸检、患者头颅 X 线检查包括 CT 扫描、激素测定或随诊时病情进步或消失做出诊断。急性型症状时限为 1 天～1 周，亚急性型为 2～12 周。寂静型新近出血者垂体解剖所见为血性囊肿、果肉样或坏死性改变，陈旧性寂静型出血者则可见含黄色液体之囊肿或瘤内含铁血黄素沉着。国内沙氏报告 409 例垂体嫌色细胞瘤，临床诊断卒中者仅 6 例，但做垂体手术的 305 例中瘤内有出血的达 59 例之多。前述协和医院 8 例暴发型肢端肥大症垂体卒中的资料，显示患者卒中后下丘脑—垂体 hGH 轴功能可分为两组（表 14－3）。①垂体 hGH 功能储备低减组（例 1～4），卒中后血清 hGH 基础水平在正常低限或测不出，刺激后也不升高。②垂体 hGH 分泌功能亢进改善组（例 5～8），卒中后血清 hGH 基础值降至正常或仍比正常值稍高，葡萄糖抑制试验 hGH 水平未抑制至正常范围，hGH 刺激试验有正常反应。

表 14－3 8 例肢端肥大症垂体卒中前后血清 hGH 水平变化

序号	性别	年龄	距卒中时间	血清 hGH 水平（μg/L）		
				基础值	抑制试验最低值	刺激试验峰值
			前 7.1			
			时	4.1	1.4	
1.	女	43	后 2 月	<0.2	<0.2	
2.	女	46	后 3 年	<0.2	<0.2	
3.	男	47	后 2 月	2.3	4.1	0.4（左）<0.2（胰）
4.	男	35	后 9 月	<0.2	3.8	<0.2（左）1.0（精）
5.	女	28	后 1 年	1.05	2.1	0.5（胰）
6.	男	35	后 7 年	5.5	3.7	26.5（左）
7.	女	38	后 10 天	4.0	110.0	14.0（胰）
8.	女	41	前	14.7	4.8	6.0（左）21
			后 1 年	5.4	13.0	
			后 5 年	5.6	6.2	
			前	102.5		
			时	10.5		
			后 3 年	7.5		
			后 4 年	6.0		

注：（左）：指左旋多巴；（胰）：指胰岛素低血糖；（精）：指盐酸精氨酸刺激试验。

上述 4 例卒中后垂体 hGH 储备功能减低的患者，体重有明显下降，其中 3 例原有临床糖尿病者，卒中后 1 例空腹血糖由 17.55mmol/L（316mg/dl）降至 5.72mmol/L（103mg/dl）；1 例停用口服降糖药后空腹血糖仍能维持在正常水平；另 1 例未追查。2 例之血压分别由卒中前的 17.3/12.0kPa（130/90mmHg）及 18.7/12.0kPa（140/90mmHg）降至卒中后的14.7/10.7kPa（110/80mmHg）及 12.0/9.3kPa（90/70mmHg）。另 4 例卒中后垂体 hGH 分泌功能亢进未完全恢复正常者卒中后体重、血压及血糖均无明显改变。这种情况表明垂体卒中除按临床表现可分为暴发型及寂静型外，根据卒中时瘤体破坏程度尚可将垂体瘤卒中分为瘤体完全破坏型及瘤体部分破坏型。前者垂体瘤全部被破坏，hGH 的异常分泌停止，其病情已不活动。后者垂体瘤虽已遭破坏，但仍有部分残留，瘤的 hGH 分泌亢进状态有所缓解，但未恢复正常。本组例 1～4 为瘤体完全破坏型，而例 5～8 属瘤体部分破坏型。这种分类国外文献尚未见有明确提出。

三、发 病 率

本病的发病率统计与确切的临床病理诊断标准有关。某些作者（Ebersold）只将暴发型病例称为垂体卒中，摒弃无临床症状者。另一些作者（Symon）则计入全部病理证实垂体瘤有坏死或出血（包括陈旧性出血）的病例，故发病率统计差别很大，前者为 1.4%（13/940），后者为 18.1（58/320）。但一般认为发病率在 5%～10%，其中寂静型卒中居多，暴发型仅占少数。我们从文献中统计了 2 574 例垂体瘤，其中暴发型卒中发病率仅 2.6%（68/2 574）。另 Mohr，Pelkonen，Symon 三组经病理检查的共 1 054 例垂体瘤中有垂体瘤出血、坏死及囊变的病例为 140 例，总发病率为 13.3%，其中暴发型及寂静型发病率分别为 2.8%（29/1 054）及 10.5%（111/1 054）。肢端肥大症垂体卒中病例在国外文献报道中迄今未逾 50 例。协和医院的 335 例肢端肥大症患者中，暴发型及寂静型垂体卒中发病率分别为 2.4% 及 3.0%；4 例垂体 ACTH 症有垂体卒中者，3 例是暴发型，1 例是寂静型，有功能腺瘤的卒中发病率一般高于无功能腺瘤者，尤以肢端肥大症者为著，可能与该病患者多同时伴有糖尿病有关。

四、发 病 机 制

多数认为本病的发病机制为垂体瘤生长过快，其血液供应相对不足，或瘤体鞍上扩展，其营养血管垂体上动脉分支小梁动脉在鞍膈垂体柄切迹处受压，致垂体瘤缺血坏死。然"垂体上动脉压迫说"显然不适用于无鞍上扩展之微腺瘤，而且也与有关垂体供血系统解剖学研究所见不符。Leclercq 对 50 例正常人垂体供血系统进行研究，发现垂体上动脉大部血液流向视交叉、视神经和视束的前部，而不向垂体前叶供血。从底部入鞍窝的垂体下动脉，却是鞍内直径最大的动脉，该动脉起源于较垂体上动脉及垂体中动脉更低处，其升、降支及动脉环是垂体腺供血最重要的血管，这就大大降低了"垂体上动脉压迫说"的说服力。认为有功能腺瘤卒中率高者，强调肿瘤迅速生长的代谢需要超出供血能力，是有功能腺瘤易发生卒中的一个原因。库欣综合征垂体卒中常发生于双侧肾上腺切除之后不久，以及 Nelson综合征易发生垂体卒中，都支持这种说法。在 Mohr 组 64 例垂体瘤卒中当中，有功能腺瘤者共 45 例，无功能腺瘤者 19 例，有功能腺瘤组瘤为鞍内型者 36 例，鞍上扩展者仅 9 例。无功能腺瘤组瘤为鞍内型者 3 例，有鞍上扩展者 16 例，表明无功能腺瘤卒中多发生于有鞍上扩展的垂体瘤，而有功能腺瘤卒中则多见于瘤体尚无鞍上扩展者。我们可以推测，有功能腺瘤代谢旺盛，即使瘤体较小，仅限鞍内，鞍内压力不甚高也可因相对缺血发生卒中。而无功能腺瘤代谢率较低，瘤体尚小，鞍内压力不甚高时不易发生卒中，多在瘤体较大，鞍内压力很高（鞍上扩展是鞍内压力高的标志之一，垂体供血系统包括从鞍底入鞍窝的垂体下动脉严重受压时，才发生缺血性坏死。此外还有不少作者发现垂体瘤之血管异常，呈窦状（sinusoidal type），壁薄而脆，易破裂出血，认为系垂体瘤卒中原因之一。所以本病确切发病机制，尚不十分明瞭，可能系垂体瘤生长过度或营养血管受压引起瘤体缺血、坏死及继发性出血，但亦不排除原发性出血的可能。

五、诱发因素

垂体卒中大多数为自动发生。有诱因者以垂体放射治疗后发生率最高。Lawrence 统计 30 例肢端肥大症垂体卒中病例，其中 20% 发生于放射治疗后。Weisberg 组 14 例中 8 例与放射治疗有关，其中 5 例发生于垂体放射治疗过程中。推测其原因可能是放疗损伤了瘤的新生血管。瘤体囊变部分压迫实质部分使之缺血缺氧，对放射治疗不敏感，更易招致出血性坏死。其他如颅内压增高，气脑造影，抗凝治疗，咳嗽、喷嚏所致静脉充血，妊娠，使用口服避孕药、绒毛膜促性腺激素、溴隐亭，糖尿病酮症酸中毒，以及人工呼吸等均有报告致垂体卒中者。

六、内分泌功能改变

部分性或完全性垂体功能低下是垂体卒中常见的后果。这种功能低下可为暂时性，也可为永久性。Velahuis 等统计文献中 14 组共 66 例神经外科手术证实的垂体瘤卒中病例，其卒中后 hGH、ACTH、T_4 低于正常者分别为 88%、66% 及 42%。有功能垂体卒中后垂体激素水平，取决于瘤体及正常垂体组织破坏的程度。但这些研究多数仅有卒中后激素水平测定。研究较多的肢端肥大症垂体卒中病例，其卒中前后均测定垂体激素者迄今只有 6 例，故实际上有关卒中产生的垂体功能确切改变所知甚少。北京协和医院的 8 例暴发型肢端肥大症垂体卒中患者的下丘脑－垂体－靶腺功能是：1 例 T_4 降低并 TSH 对 TRH 刺激反应差；查 24h 尿游离皮质醇（UFC）的 4 例中，3 侧降低，作肾上腺 ACTH 刺激试验的 1 例，UFC 升高，符合继发性肾上腺皮质功能低减；查 24h 尿 17 酮排量的 5 例均低于正常。卒中后抗利尿激素减少发生率很低，文献报告不到 5%。

关于垂体卒中造成垂体功能损害的机制，目前尚无定论。一般认为病变水平在垂体，即卒中使垂体组织遭到破坏从而导致垂体功能低减。但某些卒中后垂体激素基础值低的病例，仍保留对下丘脑释放激素的正常反应，故有些作者推测病变水平也可能在垂体以上。他们认为这些病例垂体卒中使下丘脑控制中枢的血管受损、或下丘脑释放激素通过门脉系统，向残余垂体组织的输送中断，致垂体不能获得足够的下丘脑激素以维持其正常功能。然某些报告已表明以促性腺激素释放激素（Gn－RH）试验鉴别下丘脑性及垂体性功能低减是不可靠的。故只有直接测定垂体门脉内内源性下丘脑激素水平的变化及更详细的垂体卒中后垂体门脉微血管解剖的研究，才能最终揭开这个谜。

七、诊断

暴发型垂体卒中者有典型临床症状，加之常规头颅 X 线检查，常能确诊。有功能腺瘤如 GH 或 ACTH 瘤患者有特征性外貌，如未经治疗，其瘤体分泌的激素测定值不高甚或低于正常，或前、后两次测定之激素水平明显下降，也常能表明有寂静型卒中的发生。近年来 CT 扫描的出现，为垂体卒中的诊断提供了又一有力武器，使术前诊断更加容易。Ebersold 组 11 例做颅脑 CT 检查的垂体卒中病例，全部结果均不正常，其中 2 例示垂体明显出血，余 9 例于病变处出现斑状混合密度区。Symon 甚至以 CT 值判断出血发生的久暂：急性出血 CT 值为 40~80HV，亚急性及慢性出血 CT 值分别为 20~40 及 8~24HV。

八、治疗

一些报道强调本病的病死率高，认为凡确诊为垂体卒中者，均应当做神经外科急症手术治疗以减低鞍内外压。另一些报告则认为其中某些无严重视力障碍者，可给予内科保守治疗。Pelkonen 组 9 例，无 1 例手术治疗，均未有严重后果。关于手术减压的途径，早年为经额途径居多，近年则以经蝶途径居多。Weisberg 组 11 例经额途径减压，10 例术后视力进步，复视及眼肌麻痹迅速改善。Ebersold 组 11 例经蝶手术减压，全部病例之视力、视野损害及眼肌麻痹均有改善，其中 8 例完全恢复正常。经蝶途径手术创伤较小，应为首选。眼科学家认为手术后视力恢复是否完全，不依赖于发病时视力丧失的程度，如视盘正常，发病时间尚短，视力常可恢复。协和医院报告的病例保守治疗者较多，无严重后遗症。其经验是垂体瘤卒中后有严重视力或意识障碍者，宜及早手术减压，以挽救生命及保存视力。如无上述严重表现，而临床有肾上腺皮质功能低减征象，可即补充地塞米松，然后边测定垂体激素（包括做必要的刺激及抑制试验）边观察，根据血瘤体分泌激素水平，判定垂体瘤破坏的程度。如血瘤体分泌激素水平已降至正常或低于正常，hGH 抑制试验反应正常，对刺激试验无反应则表明瘤体已完全破坏，无需再手术。此类病例若出现其他垂体靶腺功能减低，均应长期补充相应的激素，以维持正常的生理机能。若血瘤体分泌的激素水平卒中后仍高于正常，抑制试验未能抑制到正常水平，对刺激试验有反应，则表明瘤体仅部分破坏，此类病例如观察中病情又活动，亦应考虑手术治疗。暴发型垂体卒中病例，卒中后补充肾上腺皮质激素，并短期酌用甘露醇等脱水剂治疗，头痛于数日内消失，视力减退及眼肌麻痹多在 1~2 周内恢复。自 1974 年 Berti 报道经蝶穿刺抽吸行鞍内减压术以来，很多作者均提倡此种方案，认为应首先试行此法，然后再行经蝶手术切除垂体瘤。文献中还有少数卒中后做垂体放射治疗的报告，认为症状可改善，但一般认为卒中后发生坏死的垂体瘤，放射治疗反应差，而且放疗过程中易出血，有潜在的危险，故多数学者主张垂体放疗列为禁忌。手术减压后行垂体放疗，效果较好。

（梅祖钧）

第十五章　肿瘤内科急症与并发症

第一节　肿瘤溶解综合征

肿瘤溶解综合征（tumor lysis syndrome，TLS）：是指由抗癌治疗引起肿瘤细胞短期内大量溶解，释放细胞内代谢产物，引起以高尿酸血症、高血钾、高血磷、低血钙和急性肾衰竭为主要表现的一组临床综合征。可发生于任何肿瘤细胞增殖速度快及治疗后肿瘤细胞大量死亡的患者，一般常见于急性白血病、高度恶性淋巴瘤，较少见于实体瘤患者，如小细胞肺癌、生殖细胞恶性肿瘤等。肿瘤溶解综合征具有以下特征：高尿酸血症、高钾血症、高磷血症而导致的低钙血症等代谢异常。少数严重者还可发生急性肾衰竭、严重的心律失常如室性心动过速和心室颤动。

一、病因学

TLS 的发病率依据恶性肿瘤种类的不同而有很大的差异。TLS 最常发生于对化疗有良好应答的白细胞增多性急性白血病和恶性淋巴瘤，极少发生于未行治疗的肿瘤患者。TLS 的高危因素为肿瘤负荷高，细胞增殖快，化疗敏感。治疗前乳酸脱氢酶水平升高是发生 TLS 的重要预测因子。治疗前肾功能不全的存在也增加发生 TLS 的危险。据报道，放射治疗、皮质类固醇激素制剂、单克隆抗体等也可引起 TLS。TLS 的发生不限于系统治疗给药，罕见于鞘内化疗和化疗药物栓塞治疗。

二、发病机制

对 TLS 的发病机制的研究认为主要是由于大量的细胞破坏，细胞内离子及代谢产物进入血液，导致代谢异常及电解质紊乱。

（一）细胞凋亡

多数化疗药物通过诱导细胞凋亡而清除肿瘤细胞，如烷化剂、蒽环类、抗代谢类以及激素类等。当肿瘤细胞高度敏感或药物浓度超过一定程度时，就会引起大量细胞坏死，其代谢产物和细胞内有机物质进入血流，引起明显的代谢和电解质紊乱，尿酸、磷酸盐、戊糖和β-氨基丁酸在血中浓度急剧增高。另外大量细胞崩解，细胞内的钾大量释放血液中，引起血钾增高，严重的病例还会引起肾功能不全，最终导致 TLS 的发生。

（二）高尿酸血症

大量肿瘤细胞溶解，核酸分解而使尿酸生成增多。体内尿酸等电点为 5.14，达等电点时，尿酸以游离形式存在。而在肾小管尤其是集合管腔内 PH 接近 5.10，肾排泄尿酸有赖于肾小管过滤、近曲小管分泌和重吸收，排出量与尿酸在尿中的溶解度有直接关系。当肾脏不能清除过多尿酸，尤其是尿 pH 低时，尿酸则以尿酸结晶的形式存在。尿酸结晶在肾远曲小管、肾集合管、肾盂、肾盏及输尿管迅速沉积，或形成尿酸盐结石，导致严重尿路堵塞而致急性肾功能不全。主要表现为少尿、无尿及迅速发展为氮质血症，如不及时处理，病情恶化可危及生命。

（三）高钾、高磷、低钙血症

细胞迅速溶解后大量钾进入血液，导致高钾血症。另外 TLS 发生代谢性酸中毒，使 K^+-H^+ 交换增加，未裂解的细胞中钾离子大量进入细胞外，以及肾功能不全使钾排出减少均可导致高钾血症。肿瘤细胞溶解，大量无机盐释放致高磷血症。血磷增高多伴有低钙血症。因此，高磷酸血症及低钙血症也较常见，高磷酸血症与高尿酸血症症状相似。

（四）代谢性酸中毒

TLS 常伴有代谢性酸中毒，其机制是：①肿瘤负荷增加，氧消耗增加，肿瘤患者血黏稠度增高，微循环障碍，组织灌流不畅，而形成低氧血症，使糖代谢中间产物不能进入三羧循环被氧化，而停滞在丙酮酸阶段并转化为乳酸；②高热、严重感染可因分解代谢亢进而产生过多的酸性物质；③肿瘤细胞的溶解，释放出大量磷酸，加之排泄受阻，从而使机体内非挥发性酸增多；④肾功能不全时，肾脏排出磷酸盐、乙酰乙酸等非挥发性酸能力不足而在体内潴留，肾小管分泌 H^+ 和合成氨的能力下降，HCO_3^- 重吸收减少。

（五）急性肾功能不全

肾功能不全是 TLS 最严重的并发症，并且是导致死亡的主要原因。发生肾功能不全可能与血容量减少及尿酸结晶或磷酸钙沉积堵塞肾小管导致肾功能急性损害有关。恶性肿瘤患者血容量减少的原因主要与患者的消化道症状有关，加之在接受放疗或化疗期间消化功能进一步紊乱，如恶心、呕吐、食欲下降，经口摄入量减少，血容量减少，有效循环血量随之减少而引起肾脏缺血，肾血灌注量减少，肾小球滤过率降低，引起少尿、无尿，肌酐、尿素氮升高。

三、临床表现

TLS 的特点是高尿酸血症，高钾血症、高磷血症而导致的低钙血症。可以单独出现，亦可同时出现。高尿酸血症及高磷血症可以导致急性肾衰竭，表现为少尿，无尿，嗜睡，恶心呕吐等；高钾血症可引起致死性心律失常，低钙血症可导致肌肉痉挛、心律失常、手足抽搐。

四、诊断与鉴别诊断

TLS 常无显著症状，多数在化疗后复查发现代谢异常而明确诊断。主要有下列指标：①化疗后 1~7 天内出现血钾、血磷、血清尿酸、尿素氮升高 25%；②或血清钙降低 25%；③血清钾大于 6mmol/L；④或血肌酐大于 221μmol/L；⑤或血清钙小于 1.5mmol/L；⑥急性肾衰竭。TLS 的主要鉴别诊断为急性肾衰（ARF），须排除血容量耗竭、盆腔或腹膜后肿瘤引起的肾后性尿路梗阻所致的肾衰竭，以及化疗药物或抗生素的肾毒性、造影剂性肾病、血管炎及冷球蛋白血症性肾小球等引起的肾衰竭。

五、治疗

TLS 的治疗原则为：①鉴定高危患者并立即开始预防性治疗；②尽早识别肾代谢并发症并迅速实施包括血液透析在内的支持治疗。治疗方法包括服用别嘌呤醇、碱化尿液、补液和甘露醇、呋塞米等，监护出入液量、血清尿酸、电解质、尿素氮和肌酐，如无尿，须作腹膜或血液透析。

（一）一般治疗

心电监护，每 12～24h 监测肾功、电解质直到正常。

（二）充分水化

24～48h 内开始静脉补液水化，稀释血液中的各种离子浓度，增加肾血流量，液体量大于 3 000ml/d；必要时予以利尿剂，保持尿量 3 000ml/d 以上。

（三）碱化尿液

5% 碳酸氢钠 100～150ml 静脉滴注 1/日，使尿 pH 维持在 7.0～7.5，一旦高尿酸血症纠正，应停止碱化尿液。

（四）纠正电解质紊乱

（1）高磷：补液，利尿，口服氢氧化铝凝胶抑制肠道吸收磷。

（2）低钙：补钙。

（3）高钾：可用多种方法治疗高钾血症，但从机制上可分为两种方式：一是促进钾离子向细胞内转移（葡萄糖、胰岛素或碳酸氢钠）；二是使钾快速排出体外，应用袢利尿剂等。出现高钾血症或低钙血症者，应做心电图检查，并长期监测心律，直至高钾血症纠正。

（五）控制尿酸

（1）别嘌醇：竞争性抑制黄嘌呤氧化物，阻断黄嘌呤和次黄嘌呤转化为尿酸，高危患者应在开始治疗前 24～48 小时口服，常用剂量 300～500mg/d，肾功能受损时应减少其用量。

（2）尿酸氧化酶：可以直接降解尿酸，不会造成尿酸前体黄嘌呤的堆积。尿酸氧化酶可使尿酸氧化成尿囊素，其溶解度是尿酸的 5～10 倍，不仅可以预防高尿酸血症，还可用于治疗尿酸性肾病。

（六）透析

对出现严重的肾功能不全，电解质紊乱及符合下列之一者应尽早进行血液或腹膜透析。主要指征有：血钾 ≥6.5mmol/L，持续性高尿酸血症 ≥0.6mmol/L，血磷 >0.1g/L 血尿素氮 21.4～28.6mmol/L，血清肌酐 442μmol/L 以上、少尿两天以上伴有液体过多者。

六、预防

对 TLS 处理的首要关键在于预防。TLS 危险因素患者，即肿瘤负荷大、增值比率高而对化疗药敏感的患者，进行放化疗前即采取充分水化、利尿、碱化尿液及服用别嘌醇等措施，以防止或减少 TLS 发病的可能性。同时定期监测出入量、电解质、肌酐、尿素氮、尿酸、钙、磷及心电图等。对肾功能不全的患者，应减少抗肿瘤药物的用量。

（冯海娟）

第二节 恶性浆膜腔积液

一、恶性胸腔积液

恶性胸腔积液（malignant pleural effusion，MPE）是指原发于胸膜的恶性肿瘤或其他部位的恶性肿瘤转移至胸膜引起的胸腔积液。

（一）流行病学

目前国内外尚缺乏 MPE 流行病学的调查研究资料，据统计，美国每年发生 MPE 的患者数超过 150 000 人。恶性胸腔积液可占成人胸腔积液的 1/3 ~ 1/2，几乎所有的恶性肿瘤均可出现 MPE。肺癌是最常见的病因，约占 MPE 的 1/3，乳腺癌次之，淋巴瘤也是导致出现 MPE 的重要原因，卵巢癌和胃肠道癌出现 MPE 者也不少见，5% ~ 10% 的 MPE 找不到原发肿瘤病灶。出现 MPE 表明肿瘤播散或已进展至晚期，患者预期寿命将显著缩短。MPE 从确立诊断开始计算，中位生存期为 3 ~ 12 个月，这与原发肿瘤类型和分期有关。已有证据显示，肺癌所致 MPE 患者生存期最短，卵巢癌所致 MPE 生存期最长，无法找到原发灶的 MPE 患者生存期介于上述两者之间。

（二）临床表现

临床表现可作为诊断 MPE 的重要线索。大部分 MPE 患者均有临床症状，但约 25% 的患者也可无症状，通过体检或 X 线检查偶然发现 MPE。呼吸困难是最常见的症状，反映出胸壁顺应性下降、同侧膈肌活动受限、纵隔移位和肺容积减少。胸痛不常见，是否出现胸痛通常与恶性肿瘤累及壁层胸膜、肋骨及其他肋间组织结构有关。除呼吸系统症状外，常伴有体重减轻、乏力、食欲减退等全身症状，晚期可出现恶病质。其他临床症状可能与肿瘤类型相关。恶性胸膜间皮瘤患者常可胸痛，多局限在病变部位，一般表现为钝痛。MPE 患者出现咯血高度提示为支气管源性肿瘤。既往病史亦很重要，如吸烟史、职业暴露史，尤其是石棉或其他致癌物质的接触史等。MPE 的量达至一定程度时，胸部体检可发现相应的异常体征。

（三）诊断

首先强调，确定 MPE 诊断的"金标准"是在胸腔积液细胞沉淀中找到恶性细胞，或在胸膜活检组织中观察到恶性肿瘤的病理变化。

1. 影像学检查 大多数 MPE 患者胸部 X 线检查均能观察到中至大量的胸腔积液，一般 500 ~ 2 000ml。其中约 10% 的患者表现为大量胸腔积液（胸腔积液占一侧胸腔的一半以上），约 15% 的患者胸腔积液 < 500ml。大量 MPE 的患者如果纵隔未向对侧移位，提示纵隔固定、支气管主干被肿瘤堵塞而出现肺不张、或胸膜广泛浸润（常见于恶性胸膜间皮瘤）。CT 有助于发现恶性肿瘤患者少量 MPE，有助于判断 MPE 是否伴有纵隔淋巴结转移，并能对潜在的肺实质病变进行评估。CT 发现胸膜斑提示患者曾有石棉暴露史。超声检查有助于了解 MPE 患者的胸膜受累情况，并有助于少量 MPE 胸腔穿刺术的定位，从而减少胸腔穿刺术的并发症。MRI 对 MPE 的诊断价值有限，但 MRI 可能有助于评估肿瘤侵袭纵隔或胸壁范围。初步的研究显示，氟脱氧葡萄糖正电子发射 CT 扫描（PET - CT）对 MPE 具有良好的预测价值，但有待更多的循证医学证据支持。

2. 诊断性胸腔穿刺术 进行胸腔穿刺无绝对禁忌证，相对禁忌证包括胸水量过少（单侧卧位胸水平面距离胸壁 <1cm）、出血倾向、正在接受抗凝治疗和机械通气等。胸腔穿刺术不会增加轻中度凝血障碍或血小板减少患者出血的机会。胸腔穿刺术的主要并发症包括胸膜反应、气胸、出血、感染及脾或肝的刺伤。

考虑 MPE 时应进行胸腔积液检查，常规检测项目包括有核细胞计数和分类、总蛋白、葡萄糖、乳酸脱氢酶及肿瘤细胞学等。

绝大多数 MPE 为渗出液，细胞分类以淋巴细胞为主，但也有极少数是漏出液。肿瘤旁胸腔积液的原因通常是纵隔淋巴结受累、支气管阻塞所致的肺膨胀不全或合并非恶性疾病等，其中部分患者合并充血性心力衰竭。在原发病明确的情况下，漏出液不必进行常规细胞学检查。

胸腔积液细胞学是诊断 MPE 最简单的方法，其诊断效率与原发性肿瘤的类型及其分化程度有关，波动在 62%~90%。多次细胞学检查可提高阳性率。某些肿瘤标志物如癌胚抗原、细胞角蛋白片段 21-1、糖类抗原（如 CA125、CA15-3、CA19-9 等）有助于 MPE 的诊断。这些可溶性指标的敏感度普遍不高，多为 40%~60%，但特异度相对较高，可达到 80%~90%，因此具有一定的参考价值。联合检测多种肿瘤标志物可提高其诊断效率。

其他方法如应用单克隆抗体对肿瘤标志物进行免疫组化染色及染色体分析等，有助于胸腔积液的鉴别诊断。由于其敏感性和特异性相对较低，因此不能单凭这些方法确诊。染色体分析可能有助于淋巴瘤和白血病的诊断，特别是初次细胞学检查结果为阴性时，可应用流式细胞术检测 DNA 非整倍体以协助诊断。

3. 闭式胸膜活检术 闭式胸膜活检术对 MPE 诊断的敏感度低于细胞学检查，其诊断率为 40%~75%。如果 CT 发现胸膜异常（如间皮瘤），建议在超声或 CT 引导下行经皮闭式胸膜活检。闭式胸膜活检的诊断率相对较低的原因与下述因素有关：肿瘤累及胸膜的范围较小、胸膜活检未能取至肿瘤部位、操作者经验不足等。然而有研究显示，细胞学检查阴性的 MPE 患者仍有 7%~12% 可通过闭式胸膜活检术确诊。

闭式胸膜活检术的禁忌证包括出血倾向、正在接受抗凝治疗、胸壁感染及患者不配合等。主要并发症有气胸、血胸和胸膜反应等。气胸常常是由于活检时空气经穿刺针进入胸腔所致，患者无特别不适，一般无须处理。

4. 内科胸腔镜检查术 内科胸腔镜检查术主要用于不明原因渗出性胸腔积液的鉴别诊断；也可通过内科胸腔镜喷洒滑石粉行胸膜固定术治疗 MPE。与外科胸腔镜检查相比，内科胸腔镜检查具有某些优势，如只需要进行局部麻醉或镇静，可对胸壁、隔膜、纵隔、心包膜及肺脏的病灶进行活检，比外科胸腔镜检查创伤性小且价格便宜等。

内科胸腔镜检查出现假阴性结果的原因包括活检组织块太小或未能活检至病变组织，这主要取决于操作者的经验。此外，胸腔内出现组织粘连导致胸腔镜无法到达肿瘤组织部位，也会限制内科胸腔镜的应用。胸腔镜可确定肺癌患者的胸腔积液是 MPE 还是肿瘤旁胸腔积液，从而避免由于肿瘤的分期不确定而进行开胸探查术，或在明确肿瘤旁积液之后有助于针对患者采取更积极的治疗手段。

由于内科胸腔镜检查可获取更大、更具有代表性的病变组织，因此比闭式胸膜活检术更利于对胸膜恶性肿瘤作出较早期诊断、组织学分类及临床分期。另外，胸腔镜还可发现胸膜肥厚、串珠样病变、钙化等异常变化，此时可考虑良性石棉性胸腔积液，并排除间皮瘤或其他恶性疾病。

经内科胸腔镜检查后，90%以上的胸腔积液将得到明确的病因诊断。极少数患者胸腔镜检查后仍难以确诊，可考虑行外科活检术包括外科胸腔镜术或开胸活检术。

5. 外科活检术　外科活检术可采用胸腔镜或开胸两种方式。外科胸腔镜活检术通常要求全身麻醉和双腔气管插管，由于术中单侧肺通气，因此外科胸腔镜的可视范围比内科胸腔镜广阔，可同时进行诊断与治疗操作。患者不能耐受单肺通气是外科胸腔镜活检术的禁忌证，此时应考虑开胸活检术。胸腔有粘连时进行胸腔镜检查有一定的风险，操作时应格外注意。术前胸部 X 线检查或胸腔超声检查发现明显的胸膜粘连则应行开胸活检术。

6. 支气管镜检查术　当怀疑存在肺内占位、出血、肺膨胀不全、支气管黏膜病变或大量胸腔积液无纵隔移位时则应行支气管镜检查术。支气管镜检查术也可用于排除胸膜固定术后肺膨胀不全的支气管管腔阻塞。

（四）治疗

MPE 的诊断一旦明确，应尽早考虑姑息治疗。对患者的症状、一般情况及预期生存时间进行全面评估，然后再制订治疗方案。治疗的主要目的是减轻呼吸困难症状。

MPE 治疗方案的选择取决于多种因素，包括患者的症状和体能状况、原发肿瘤类型及对全身治疗的反应、胸腔积液引流后肺复张程度等。治疗方法包括临床观察、治疗性胸腔穿刺、肋间置管引流及胸膜固定术、门诊长期留置胸腔引流管、胸腔镜及其他治疗等。

1. 临床观察　临床观察是指针对 MPE 本身不做任何治疗干预，推荐用于原发肿瘤已明确但无症状的 MPE 患者。对有症状的 MPE 患者，需咨询呼吸科专科医生的意见，决定是否采取单纯的观察。

2. 治疗性胸腔穿刺术　随着疾病的进展，绝大多数 MPE 患者至某一阶段均会出现症状而需进一步治疗。尚无证据表明，早期胸腔穿刺术会影响导管引流后胸膜固定术的疗效，但反复胸腔穿刺易导致壁层和脏层胸膜粘连包裹，而影响内科胸腔镜检查术的操作视野。

胸腔穿刺排液后 1 个月内 MPE 复发率较高，因此不推荐用于预期寿命超过 1 个月的患者。

反复行治疗性胸腔穿刺术可暂时缓解呼吸困难，使部分预期生存时间短、体能状况差的患者避免住院，适用于体质虚弱和终末期患者。小口径的胸腔引流管因疗效明显、不适感轻微而应用更广。胸腔穿刺排液量取决于患者的症状（咳嗽、胸部不适），第一次穿刺排液量应控制在 600ml 内，最多不超过 1 000ml，并注意放液速度不能过快。建议治疗性胸腔穿刺术应在超声定位或引导下进行。

穿刺后胸腔积液迅速增多提示需要尽快采取其他治疗措施。如果胸腔穿刺后呼吸困难不缓解，则要考虑淋巴管扩散、肺膨胀不全、心功能不全、肺栓塞及肿瘤压迫或侵袭血管等情况。

3. 肋间置管引流及胸膜固定术　对预期寿命极短的患者一般不推荐反复行胸腔穿刺术，可于肋间置入小口径引流管引流胸腔积液，以缓解呼吸困难症状。

大量 MPE 的引流量应逐步增加，首次排液不应超过 1L。随后每隔 2 小时可引流 1L，引流过程中患者一旦出现胸部不适、持续性咳嗽或血管迷走神经性症状应停止引流。复张性肺水肿是一种较少见的严重并发症，往往由于肺脏长期受压，首次引流胸水量过大、过快，或早期过度使用胸腔负压吸引使萎陷的肺脏快速复张所致。

如果肺脏无明显萎陷，肋间置管引流后应行胸膜固定术以防止 MPE 复发。胸膜固定的原理是胸膜腔内注入硬化剂引起胸膜弥漫性炎症反应，及局部凝血系统激活伴纤维蛋白沉积等，从而引起壁层和脏层胸膜粘连，最终导致胸膜腔消失而达至治疗 MPE 的目的。肿瘤广泛胸膜转移可使胸膜纤维蛋白溶解活性增加，造成胸膜固定术失败。单纯肋间置管引流术而不实施胸膜固定术的患者 MPE 复发率高，故应避免单纯行肋间置管引流术。

胸膜固定术成功的最重要条件为影像学证实脏层和壁层胸膜闭锁满意。肺膨胀不全可能与脏层胸膜过厚（肺萎陷所致）、胸膜多发小腔形成、近端大气道阻塞或持续漏气有关。脏层和壁层胸膜完全不接触会造成胸膜固定术失败，这种情况下推荐留置胸腔引流管。当超过一半以上的壁层、脏层胸膜发生接触时，可考虑再次胸膜固定术。对有临床症状而胸膜不能闭锁的患者，留置胸腔引流导管优于反复胸腔穿刺。

（1）肋间引流管的口径：传统的方法是使用大口径（24～32F）引流管进行肋间置管，理由是其不易被纤维蛋白沉积物堵塞，但迄今无证据支持此观点。此外，置入大口径引流管时不适感明显。近来的 RCT 研究比较了大口径和小口径（10～14F）引流管控制 MPE 的疗效，结果发现两者疗效相似。经小口径胸腔穿刺引流管注入常用硬化剂的成功率与大口径引流管相当，且不适感轻微。推荐在超声定位引导下置入小口径肋间引流管行胸腔积液引流和胸膜固定术。

（2）镇痛和术前用药：胸腔内注射硬化剂可致疼痛，行胸膜固定术前经引流管注射局麻药可减轻不适感。利多卡因是胸腔注射最常用的局麻药，其起效迅速，应在注射硬化剂前即时给药。利多卡因常用剂量为 3mg/kg，一次最大剂量为 250mg。

行胸膜固定术前应考虑用药缓解患者的焦虑情绪及减轻疼痛，恰当的镇静水平应该在减轻焦虑的同时保证患者能充分配合医生。给予镇静剂时应对患者行持续的脉搏、血氧饱和度监测，并备好心肺复苏抢救设备。

（3）硬化剂的选择：胸腔内注射硬化剂后最常见的不良反应是胸膜炎性胸痛和发热。理想的硬化剂必须具备以下几个特征：分子量大、有化学极性、局部清除率低、全身清除迅速、剂量－反应曲线陡峭、人体可耐受且无或仅有轻微的不良反应等。硬化剂的选择取决于硬化剂的成功率、可获取性、安全性、给药便利性、完全起效所需给药次数及费用等。

多项研究显示，滑石粉是最有效的胸膜固定硬化剂。相对非均粒滑石粉，均粒滑石粉可减少胸膜固定术所致低氧血症的风险，应当优先选用。注射滑石粉匀浆或喷洒滑石粉粉末控制 MPE 的疗效相当，每次剂量为 2.5～10g。遗憾的是，我国目前不生产也不销售可供用于胸膜固定的医用滑石粉。

博来霉素是另一种可选择的硬化剂，疗效中等，每次剂量为 45～60mg。其他可供选择的硬化剂还有短小棒状杆菌、多西环素、四环素等，疗效不一。

胸膜固定术后患者转动体位与否不影响药物在胸腔内的分布，且操作耗时较长，给患者带来不便和不适感，因此无论选择何种硬化剂，胸腔注射后患者均不需要转动体位。

（4）夹闭和拔除肋间引流管：胸腔内注射硬化剂后可短暂夹闭肋间引流管（1 小时），以防药物迅速流出胸腔。由于尚无研究证实延长引流时间效果更好，且考虑至延长引流时间给患者带来不适感，推荐注射硬化剂 24～48 小时内拔除引流管，前提是胸部 X 线证实肺完全复张且 MPE 引流量 <150ml/d。如未达至拔管指征应适当延长引流时间。

（5）胸膜固定术失败：肺萎陷是胸膜固定术失败的最主要原因。目前尚无可靠的方法来预见胸膜固定术的失败，亦无研究提示胸膜固定术失败后下一步应采取何种治疗措施。推荐继续引流胸腔积液，并根据肺复张情况决定是否再次行胸膜固定术或肋间置管引流。

（6）肋间引流置管通道处肿瘤细胞种植转移：对怀疑或已证实为恶性胸膜间皮瘤的患者，应在大口径胸腔引流管置入处、胸腔镜检查操作部位及外科手术切口处给予预防性放疗，目前尚无证据支持胸腔穿刺处或胸膜活检处需要采取这种治疗。

对非胸膜间皮瘤所致的 MPE、诊断性或治疗性胸腔穿刺术、胸膜活检、肋间置管引流和胸腔镜操作导致局部肿瘤复发或肿瘤细胞种植并不常见，各种胸腔有创检查后不推荐行预防性放疗。

4. 门诊长期留置胸腔引流管　留置胸腔引流管是控制复发性 MPE 的一种有效方法，尤其对肺萎陷的或希望缩短住院时间的患者。尽管与引流管相连接的一次性真空引流瓶会增加费用，但该治疗方法可缩短住院时间，减少住院次数，可能减少治疗费用。

每隔一段时间将导管与真空引流瓶连接进行引流，可促进肺复张和胸腔闭锁，大多数引流管短期留置后可拔除。

5. 胸腔内注射纤维蛋白溶解剂　胸腔内注射纤维蛋白溶解剂是通过降解胸膜腔中的纤维蛋白，从而降低胸腔积液的黏稠度，清除胸膜粘连及分隔，避免或减少多房性包裹性胸腔积液形成。与全身用药不同，胸腔内注射纤维蛋白溶解剂极少出现免疫介导的不良反应或出血倾向等并发症。对多房性 MPE、单纯引流效果不佳的患者，推荐胸腔内注射纤维蛋白溶解剂如尿激酶、链激酶等减轻胸膜粘连、改善 MPE 引流以缓解呼吸困难症状。

6. 经胸腔镜治疗　胸腔镜术是一项安全、并发症发生率低的操作，在镇静或全麻状态下行胸腔镜术已广泛用于 MPE 的治疗。对体能状况良好的患者，推荐用于可疑 MPE 的诊断，也推荐用于已确诊 MPE 的患者行胸腔积液引流及胸膜固定术。患者在选择行胸腔镜检查及滑石粉喷洒术时需考虑其有创性。胸腔镜的明显优势在于一次操作中可同时进行诊断、胸腔积液引流和胸膜固定术。

对已明确诊断的 MPE 且胸部影像学提示肺萎陷的患者，行胸腔镜术获益相对较少。然而，全麻状态下经胸腔镜可直视肺脏再膨胀情况、明确肺脏是否有萎陷，进而指导下一步治疗，包括行滑石粉喷洒或置入胸腔引流管。胸腔镜术便于处理分隔小腔、清除血性胸腔积液的血凝块、松解胸膜粘连，因此有助于肺复张及滑石粉喷洒后的胸膜固定。

胸腔镜术的围术期病死率低（<0.5%）。最常见的并发症为脓胸和继发于感染或复张性肺水肿的急性呼吸衰竭；分次缓慢引流胸腔积液可预防复张性肺水肿。

7. 其他治疗

（1）全身治疗：某些肿瘤如小细胞肺癌胸膜转移所致的 MPE，可能对化疗有较好的反应，如无禁忌证可考虑全身治疗，同时联合胸腔穿刺或胸膜固定术。化疗对乳腺癌和淋巴瘤合并的 MPE 也有较好的疗效，对前列腺癌、卵巢癌、甲状腺癌、胚细胞瘤有关的 MPE 可能有效。此外，可选择适合的患者试用靶向治疗。

（2）外科治疗：胸膜切除术是 MPE 的一种治疗手段。开放性胸膜切除术是一种侵入性操作，其并发症包括脓胸、出血、心功能不全、呼吸衰竭；有资料显示，术中病死率为 10%~19%。已有少数研究报道，外科胸腔镜下胸膜切除术用于胸膜间皮瘤的治疗。由于目前循证医学证据不充分，暂不推荐应用胸膜切除术替代胸膜固定术或留置胸腔导管治疗复发性胸腔积液或肺萎陷。

与单独采用胸膜固定术相比，较大的外科手术如壁层胸膜切除术、胸膜剥脱术或胸膜全肺切除术等创伤大、病死率高，目前极少使用。然而，联合外科手术与滑石粉胸膜固定术和（或）胸腹膜分流术可减轻症状，可通过外科胸腔镜小切口开胸进行。

（3）胸腔内治疗：当恶性肿瘤局限于胸腔内时，胸腔内注射抗肿瘤药物除了可减少胸腔积液渗出外，还可治疗肿瘤本身。为了达到最大的抗瘤活性且全身副作用最小，需要胸腔内注射局部分布浓度高而全身分布浓度低的化疗药物。然而，目前尚无足够的循证医学证据支持此种疗法。

可尝试将细胞因子直接注入胸腔内治疗 MPE。既往有学者将 IL－2、IFN－β、IFN－γ等直接注入胸腔治疗 MPE 及间皮瘤。国内也有学者尝试胸腔内注入金黄色葡萄球菌素或香菇多糖等，还有学者试用胸腔局部热灌注治疗 MPE。所有这些方法疗效不一，均未得到多中心大样本 RCT 研究证实，有必要开展严格的临床研究以收集到可靠的证据。

二、恶性腹水

（一）流行病学

恶性腹水是晚期肿瘤患者严重的并发症之一，从诊断腹水之日起中位生存期为 5.7 个月。1 年生存率 <10%。引起恶性腹水的原发疾病以卵巢癌最常见，占 30%～54%，其次为胃肠道肿瘤、还可由胰腺癌、肝癌、子宫癌等引起，腹腔外恶性肿瘤如乳腺癌、肺癌和淋巴瘤等也可引起恶性腹水。此外，有约 20% 患者的原发病灶不明。

（二）病因及机制

恶性腹水的形成是一个复杂、多因素的过程，其形成机制目前尚不完全清楚，目前公认的恶性腹水形成机制可能有以下几个方面

（1）受侵组织毛细血管通透性增加致组织液外渗。

（2）癌栓阻塞静脉及淋巴管致组织液回流障碍。

（3）肿瘤所致低蛋白血症影响组织液回收导致腹水的生成。

（4）免疫调节剂渗透诱导因子基因的异常表达在恶性腹水形成中起重要作用：如白细胞介素（11）－2、肿瘤坏死因子（TNF）和干扰素（IFN），以及血管内皮生长因子（VEGF）、基质金属蛋白酶（MMP）等。

IL－2 是一种 T 细胞源性淋巴因子，能引起 T 淋巴细胞增殖，其产生的淋巴因子激活杀伤细胞（LAK），溶解肿瘤细胞，体内给予 LAK 和高剂量 IL－2 能抑制肿瘤生长与转移，同时在 IL－2 的级联刺激下产生 IFN－γ 与 TNF，TNF 通过自然杀伤细胞或刺激外周免疫系统发挥其直接的细胞毒作用，杀伤肿瘤细胞的免疫激活效应也可由链球菌所致抗体引起，该抗体也可使恶性腹水减少。这些抗体激活细胞介导的免疫效应并对恶性细胞有着直接的细胞毒作用。

VEGF 具有细胞趋化作用，是恶性胸腔积液及腹水形成的关键介质。VEGF 刺激毛细血管生成并对血管内皮细胞产生促有丝分裂和趋化作用。在增强血管通透性作用方面，VEGF 所起的效应是组胺的 50 000 倍。大量研究证实肿瘤患者血清及胸腔积液及腹水中 VEGF 水平局域性升高，可能是 VEGF 与其受体相互作用，刺激癌细胞、间皮细胞分泌所致。腹水 VEGF 升高，肿瘤细胞浸润活性增加，促进腹水形成。

基质金属蛋白酶（matrix metalloproteinases，MMPs）：MMP 不仅通过降解细胞外基质而且通过一些信号功能来促进肿瘤增长。MMP 抑制凋亡，编码血管的发生，调节自然免疫，促进肿瘤转移与生长。其最基本的作用还包括提高血管通透性，导致液体滤过增加。因此MMP 也在恶性腹水的形成中起重要作用。

显然，恶性腹水的形成是一个复杂的、多因素的过程。

（三）诊断

1. 临床表现　主诉腹胀，查体可有不同程度腹部膨隆，移动性浊音阳性。

2. 影像学检查　B 超、CT 可发现腹水，且可有助发现原发肿瘤。

3. 腹水性质　大多数为血性腹水，腹水中找到癌细胞，检测腹水中恶性细胞的产物：

（1）端粒酶：各类恶性肿瘤中几乎都有端粒酶的异常高表达，而正常组织和体细胞均不能检出端粒酶活性，其敏感性 60% ~90%，明显高于常规细胞学检查（40% ~65%）。特异性接近 90%。

（2）VEGF：Nascimento 等通过酶联免疫吸附（ELISA）法测定 32 例恶性及 31 例良性腹水 VEGF，发现恶性腹水中 VEGF 水平明显高于良性。统计数据表明此法可用于筛检、区分良恶性腹水。

（3）糖类抗原：糖类抗原是肿瘤表面的抗原，其在消化道肿瘤标志物中较有代表意义的有 CA19 – 9、CA125、CA50、CA242、CA724 等。此类肿瘤标志物特异性不高，一般不单独用于肿瘤诊断，多与其他标志物和辅助检查联合应用。

（4）钙黏附素：钙黏附素（Cad）主要参与介导特定器官组织细胞间黏附。其表达减少为肿瘤细胞脱离原发灶的重要原因。

（5）酪氨酸激酶受体 EphB4：EphB4 是跨膜酪氨酸激酶受体大家族中的一员。在正常卵巢上皮几乎无表达，但在 86% 的卵巢癌中表达，其表达与疾病分型和腹水的出现有重要关系。EphB4 过表达预示着低生存率。

（6）免疫组化：在腹水中发现肿瘤细胞仍然是恶性积液诊断的"金标准"。但肿瘤可以不将大量的恶性细胞释放入腹水，普遍认为足以用于细胞学诊断的腹水（>500ml）敏感性仅 40% ~60%。免疫组化染色联合细胞学检查可提高诊断的敏感性。

（7）腹腔镜：对于女性患者，腹腔镜检查用于评估腹腔不明原因的腹水，可选择性地活检标本，明确原发灶的诊断，是较有价值的诊断手段。但对男性患者意义不大。

（四）治疗

（1）利尿剂：对恶性腹水有效率仅约 43%，通常首选螺内酯或可联用呋塞米。

（2）腹腔穿刺置管引流术：腹腔内一次性置入 PICC 导管，可行多次放液，引流过程中如有不适可随时调节速度或关闭引流系统，还可动态观察腹水控制情况。选择合适时机应用抗癌药物，既安全又方便。

（3）腹腔静脉分流术：包括 LeVeen 或 Denver 分流，可避免反复腹腔穿刺放液引起大量蛋白丢失，适用于反复放液仍不能控制症状及低蛋白血症患者。

（4）腹腔内化疗：腹腔内化疗比全身给药浓度高 2.5 ~8 倍，可延长药物与肿瘤直接接触时间，并不增加不良反应。

常用腹腔内化疗的药物包括顺铂、卡铂、氟尿嘧啶、丝裂霉素、噻替派、甲氨蝶呤等。

但哪种药物对哪种肿瘤引起的积液最为有效及最适给药剂量、给药间隔均缺乏大样本、随机对照研究。

腹腔内化疗可发生药物直接毒性作用引起的发热、腹痛，长期应用可引起肠粘连。

（5）腹腔内放射性同位素治疗：^{32}P 组织穿透力强（8mm），且半衰期长（14 日），临床多被采用。剂量为 740MBq，多用于广泛腹膜种植或腹水细胞学阳性但无肉眼肿瘤者。最严重的不良反应为肠坏死。

（6）抗 VEGF 靶向治疗：特异阻断 VEGF 的生物学作用，均可抑制腹水形成或增长。积液中凋亡细胞数增加，VEGF 显著减少。

证明针对 VEGF 为靶点的治疗可能是治疗恶性腹水的有效途径，尚需进一步临床证明。

（7）MMP 抑制剂：第 1 代 MMP 抑制剂巴马司他（batimastat）600 ~ 1 050mg/m^2 治疗 23 例恶性腹水，16 例治疗后 4 周内不需穿刺放液，5 例生存达 16 周，腹水未增长，7 例 6 周内死亡者腹水未增多。

第 2 代 MMP 抑制剂马立马司他（marimastat）生物利用度有所升高，但缺乏相应临床数据。上述结果提示抑制 MMP 活性对治疗恶性腹水确有一定疗效，值得进一步研究。

（8）免疫治疗

1）沙培林（OK－432）：溶血链球菌冻干制剂，为一种非特异性免疫增强剂，是一种经热处理的 Su 株链球菌制剂。可诱导细胞因子的产生，而杀伤肿瘤细胞及减少腹水产生，此外还具有直接抗肿瘤作用，能抑制肿瘤细胞 DNA、RNA 合成，诱导肿瘤细胞凋亡。

2）IFN－α：腹腔注射可提高腹腔内自然杀伤细胞活性。但对恶性腹水的疗效不甚明确。常见不良反应：有发热、腹痛等，无明显骨髓抑制作用。

3）TNF：是一种有效的恶性腹水姑息治疗方法。但机制尚不清楚，患者反应可能与自然杀伤细胞活性及可溶性 TNF 受体有关。

国内使用剂量多为每次 1.5×10^7 IU，每周 2 ~ 3 次腹腔注射。不良反应包括发热、腹痛等。

4）removab（catu－maxomab）：鼠杂合性单克隆抗体，有两处不同的抗原结合点：一支臂识别并结合 T 细胞；另一支与多种上皮癌症中过度表达的上皮细胞黏附分子（EpCAM）结合。对肿瘤细胞生成强烈的免疫反应。不良反应包括发热、恶心、、呕吐，大多可逆。

单抗有望成为卵巢癌腹水患者治疗选择之一。

目前，临床采用的治疗恶性腹水方法颇多，但缺乏大样本、随机、对照研究，总体疗效有限，各有优缺点。基础及临床研究表明 VEGF、MMP 抑制剂等靶向及生物免疫治疗在恶性腹水治疗中起着越来越重要的作用。烟曲霉醇（TNP－470）、血管内皮抑制素（恩度）等血管生成抑制剂可能给恶性腹水患者带来更多福音。血管生成抑制剂联合化疗药物治疗肿瘤成为目前研究热点之一。联合治疗如腹腔穿刺放液加腹腔内化疗及免疫治疗可提高疗效，改善生活质量，且有望延长患者生存期。

（杨 辉）

第三节 高钙血症

高钙血症（hypercalcemia）是常见且危及生命的肿瘤代谢急症，当骨骼中动员出的钙水平超出了肾脏排泄的阈值就会发生高钙血症。

一、病因

高钙血症是最常见的伴癌内分泌综合征，在恶性肿瘤患者中，国外报道高钙血症的发生率为 10% ~20%，国内报道的发生率远低于国外。而在恶性肿瘤中发生的高钙血症中，肺癌占 26% ~28%，乳腺癌占 24% ~26%，多发性骨髓瘤占 5% ~8%。但我国报道的发病率低得多。高钙血症影响多器官功能，并引起许多病理、生理改变，甚至要比癌症本身更加容易危及生命，应早期诊断及紧急治疗。

二、发病机制

肿瘤相关性高钙血症发病机制较复杂，目前研究认为主要有两种机制参与其中。约80% 的肿瘤相关性高钙血症主要由原发肿瘤释放某些体液因子及相关产物引发，如通常由鳞癌细胞产生的甲状旁腺激素相关蛋白（PTHrP），以及 1，25 - （OH)$_2$D 或甲状旁腺激素（较少见）。几乎在所有无骨转移的肿瘤相关性高钙血症患者血液中均发现了 PTHrP 的存在；另外约有 20% 主要是由骨转移导致破骨细胞发生骨重吸收引起。研究发现，肿瘤细胞与破骨细胞间的相互作用主要由 PTHrP 调节。肿瘤细胞释放的 PTHrP 可刺激破骨细胞释放细胞核因子 KB（NF - KB）受体活化因子（RANK）配基（RANKL）及破骨细胞前体细胞。RANK - RANKL 反应可激活某些重要的核因子，如 NF - KB、C - Jun N 末端激酶（c. JunN - terminus kinase，JNK）和 p38 丝裂原活化蛋白激酶（mitogen - activated protein tyrosine kinase，MAPK）等，进而激活一系列细胞内信号通路，从而发挥诱导破骨细胞分化、活化破骨细胞及延长其生存时间的作用。亦有研究证实 PTHrP 除可直接介导高钙血症发生外，还可参与促进肿瘤骨转移、发挥调节肿瘤细胞生长的作用。此外，亦有研究表明，钙离子敏感受体与肺癌相关性高钙血症的发生发展密切相关，可能是一种潜在的发病机制及治疗靶点。

三、临床表现及诊断

高钙血症的临床表现几乎包括各个系统（表 15 - 1），极易与药物的不良反应或晚期患者的衰竭症状，特别是中枢神经系统转移的表现相混淆。

表 15 - 1　与癌症相关的高钙血症临床表现

全身症状	脱水、体重减轻、厌食、瘙痒、烦渴
神经肌肉症状	疲劳、嗜睡、肌无力、反射减退、神经病、癫痫发作、意识丧失、昏迷
胃肠道症状	恶心、呕吐、便秘、顽固性便秘、肠梗阻
肾脏	多尿、肾功能不全
心脏	心动过缓、P - R 间期延长、Q - T 间期缩短、T 波宽、房性及室性心律失常

对所有高钙血症患者应进行一系列有关的检查，包括血清钙、磷酸盐、碱性磷酸酶、电解质、血 BUN、Cr 等。血清钙正常值为 2.25 ~ 2.74mmol/L，2.75 ~ 3.0mmol/L 为轻度升高，3.1 ~3.5mmol/L 为中度升高，>3.5mmol/L 可导致一系列严重的临床征象，即称高钙危象，可危及生命。免疫学检查伴有低磷酸血症的甲状旁腺激素水平升高，可能提示有异位的激素分泌。白蛋白水平低下、营养不良的患者测定离子钙的水平对决定是否治疗有帮助。

因为高钙血症的症状与游离钙的升高有关，与结合钙无关。判断血钙水平时应注意使用人血白蛋白水平校正。人血白蛋白浓度低于 40g/L（4g/dl）时，每降低 10g/L（1.0g/dl）会引起血钙水平降低 0.20mmol/L（0.8mg/dl）。计算方法：经人血白蛋白校正血钙（mg/dl）=实测血钙（mg/dl）+0.8×[4.0−实测人血白蛋白（g/dl）]。多发性骨髓瘤患者由于过量产生的副蛋白与血清钙异常结合可以有血清钙水平升高，但游离钙的水平并不升高。而低蛋白血症的患者也可产生高钙血症症状，心电图经常显示 Q−T 间期缩短、T 波宽大，心动过缓及 P−R 间期延长。

四、治疗

（一）一般措施

理想的治疗是针对引起高钙血症的原发疾病，但高钙血症大多发生在细胞毒药物治疗失败的晚期癌症患者身上。为此，通常采用的治疗方法是通过增加尿中钙的排泄或减少骨的重吸收直接使血清钙减少。如可能，应尽量做些最小程度的活动，因不活动可加剧高钙血症。尽可能停用抑制尿钙排泄的药物（如噻嗪类）或使肾血流减少的药物及 H 受体拮抗药。此外，还应停止高钙饮食、维生素 D、维生素 A 或其他维 A 酸类药物。

（二）特殊处理

1. 生理盐水与利尿剂的应用　所有高钙血症患者都会因为肾小管功能障碍引起多尿及呕吐等而产生脱水，常规生理盐水水化将增加尿钙的排泄。因为尿中钙清除率和钠是平行的，当血钙高至威胁生命时，应该进行大量的水化（如 250～300ml/h）并静脉注射呋塞米来减少钙的重吸收。呋塞米和依他尼酸可作用于肾小管髓袢升支粗段，抑制钠和钙的重吸收，促进尿钙排泄，同时防止细胞外液容量补充过多。呋塞米应用剂量为 20～40mg 静脉注射；当给予大剂量呋塞米加强治疗（每 2～3 小时 80～120mg）时，需注意补充水和电解质，尽可能监测中心静脉压、血及尿电解质以防止发生水、电解质紊乱。目前，利尿剂常与抗骨吸收药物一同使用，一般仅用 1～3 日，在抗骨吸收药物起效后即可停用。由于噻嗪类利尿剂可减少肾脏钙的排泄进而加重高血钙，因此绝对禁忌使用。

2. 糖皮质激素　是治疗多发性骨髓瘤、淋巴瘤、乳腺癌和白血病引起的高钙血症的有效药物。糖皮质激素可以阻止破骨细胞激活因子（OAF）引起的骨重吸收。大剂量激素还可以通过增加尿中钙的排泄，抑制维生素 D 的代谢，减少钙的吸收，发挥降钙作用。长期用药还可以引起骨骼的负钙平衡。通常需要几日大剂量激素治疗，直至出现明显的降钙效果，大多数患者每日需要泼尼松 40～100mg。

3. 双磷酸盐类药物　又称骨溶解抑制剂。主要用于治疗高钙血症，减少和预防溶骨性骨折的相关骨事件的可能性，同时也是适用于预防肿瘤骨转移发生不良事件的基本药物。其主要作用机制为：①能有效抑制破骨细胞的活性，进而阻止由肿瘤引起的溶骨性破坏及恶化；②通过抑制甲羟戊酸生物合成通路，进而诱导破骨细胞发生凋亡；③能紧密的吸附在骨的羟磷灰石表面，减少钙离子的释放入血；④抑制破骨细胞合成及释放前列腺素等炎性介质。临床常用的有帕米磷酸二钠、伊班磷酸钠、唑来磷酸钠和因卡磷酸二钠。后三种为第三代双磷酸盐，较前者有更好的疗效及更轻的不良反应。按临床作用强度由强至弱依次为唑来磷酸钠、伊班磷酸钠和帕米磷酸钠。有研究表明，因卡磷酸二钠对恶性肿瘤引起的高钙血症的作用不亚于伊班磷酸钠。用药前需要检查患者的肾功能，要求肌酐清除率 >35ml/min。用药后少数患者可发生注射部位刺激、发热和流感样症状，无须处理可自动消退，但是除了唑来磷酸外，其他双磷酸类药物均须缓慢静脉滴注，以免发生严重过敏反应。并且将一定剂量的双磷酸盐溶解于 500ml 以上溶液中静脉滴注，维持 4 小时以上，以防双磷酸盐和钙的复合物沉积造成肾损害。其不良反应主要为肾脏损害及抑制矿化，少数可引起下颌骨坏死，其他极少见的不良事件包括结膜炎、葡萄膜炎、巩膜炎、眼睑水肿、眼眶感染和脑神经麻痹等，发生率低于 0.05%。

4. 降钙素　降钙素可以迅速抑制骨的重吸收，给药后数小时内血钙降低。虽然可以获得快速的降钙效果，但应用降钙素的同时伍用糖皮质激素，否则机体会很快产生抗体。如果用降钙素治疗时血清钙升高，改用其他药物。降钙素的用法为 2～8u/kg。

5. 口服磷酸盐　目前临床应用的口服双磷酸盐有固令和艾本两种，对控制轻度的高钙血症是有效的和相对安全的。但是，无论口服或静脉滴注双磷酸类药物，均需监测患者的血钙、血磷，特别是肾功能检查尤为重要。

6. 光辉霉素（mithromycin）　是治疗高钙血症的有效药物，它主要是通过降低溶骨细胞数目和活性而减少骨的重吸收。光辉霉素对骨转移或异位激素物质引起的高钙血症患者均有效。由于光辉霉素对血管的刺激较大，应采用静脉冲入法给药。高钙血症患者通常每周注射一次光辉霉素（15～20μg/kg），直到开始有效的抗肿瘤治疗。血清钙的水平将在 6～48 小时内开始下降。如果在两日内没有起效，应该考虑第二次给药。

当转移性乳腺癌患者进行治疗时发生高钙血症，患者应加用水化、皮质激素，如果需要再加光辉霉素。乳腺癌进行激素治疗发生严重高钙血症时，应该立即停用激素。一旦血钙水平恢复正常，激素治疗可重新开始并从低剂量逐渐增加。用激素治疗如发生轻度高钙血症，并没有什么危险时，通常可以继续用激素加水化处理（表 15－2）。

表 15－2　癌症相关高钙血症的治疗

药物	剂量	适应证	起效时间	疗效	优点	缺点
生理盐水	200～400ml/h	血溶量减少、脱水	12～24 小时	20%	纠正脱水	肺水肿高钙血症液体潴留
泼尼松	40～100mg/d	多发性骨髓瘤和淋巴瘤引起的高钙血症	3～5 日	0%～40% 疗效与原发病有关	服用方便	高钙血症胃炎骨质减少
阿可达	60～90mg，静脉缓慢滴注超过 24 小时	中、重度高钙血症	24～48 小时	60%～75%	疗效好、减少骨重吸收	发热静脉刺激
降钙素	2～8U/kg，皮下或肌内注射，每 6～12 小时一次	轻、中度高钙血症的快速控制	1～4 小时	30%	起效迅速	恶心和一过性高钙血症
口服磷酸盐	1～3g/d 分次口服	轻、中度高钙血症、低磷酸血症	24～48 小时	30%	服用方便毒性小	恶心、腹泻、骨外的钙化

续　表

药物	剂量	适应证	起效时间	疗效	优点	缺点
光辉霉素	251×5/kg，静脉注射，每周一次	中、重度高钙血症	24～48 小时	50%	中度有效	恶心，肾毒性，肝毒性，血小板减少，凝血症

大多数高钙血症患者可通过水化和有效的抗肿瘤治疗抑制骨溶解，在此基础上可逐渐减少光辉霉素、降钙素或肾上腺皮质激素的用量。如需继续使用光辉霉素及降钙素，应逐渐延长每次的给药间隔，以减少药物的不良反应。

目前，治疗肿瘤相关性高钙血症的新药已进入临床试验阶段。Denosumab（AMG162）是一种人源性 IgG2 单克隆抗体，作用于 RANK – RANKL 通路。研究表明，Denosumab（AMG162）应用于骨质疏松症可抑制骨的重吸收，可抑制乳腺癌骨转移，且耐受性较好。体外实验表明，重组人骨保护素（OPG）可抑制 RANKL 活性。小鼠实验亦表明，该药物不仅可以预防肿瘤性高钙血症的发生，还可恢复骨组织的正常结构。另外，目前仍在研究中的新药包括抗 PTHrP 抗体、酪氨酸激酶抑制剂（如达沙替尼）、组蛋白酶 K 抑制剂 Odanacatib、内皮素 1 抑制剂 Atrasentan、抗糖蛋白 Dickkopf（DKKl）及抗活化素 A 的单克隆抗体等。

（冯海娟）

第四节　脊髓压迫症

脊髓压迫症（spinal cord compression，SCC）是指脊髓受到占位性病变压迫而引起的脊髓、脊神经根或马尾神经受压迫而产生的脊髓神经功能障碍的一组临床综合征。临床上比较常见，10% 的肿瘤急症患者首先表现为脊髓压迫症。脊髓压迫 95% 以上发生在髓外，其中70% 发生在胸段，20% 在腰段，10% 在颈段脊髓。硬膜外隙肿瘤转移所致的脊髓压迫，极易造成永久性损害，应当尽快争取有力的急救措施，以逆转已存在的神经损害及保护残存的脊髓功能。

一、压迫类型

（1）急性压迫型：多由急性硬膜外血肿、外伤后椎管内血肿、椎管内出血等引起，病变发展快，在较短时间内（1～3 天内）迅速压迫脊髓，使脊髓动脉血供减少，静脉回流受阻，受损区神经细胞、胶质细胞及神经轴突水肿、变性，若不能及时解除病因，可出现脊髓坏死。

（2）慢性压迫型：常由先天性脊柱畸形和椎管内良恶性肿瘤引起，病变发展速度较慢，可在一定的时间内不表现出相应的临床症状。发病后期出现失代偿症状，机械压迫表现为神经根脊髓半切或横贯性损害：脊髓受压后，脊髓表面静脉怒张，血液中蛋白质渗出，脑脊液蛋白质含量增多。

二、病因

（一）肿瘤

肿瘤是脊髓压迫症中较常见的病因，引起脊髓压迫最常见的肿瘤依次是乳腺癌、肺癌、淋巴瘤、前列腺癌和骨髓瘤。

（二）外伤

脊柱骨折脱位或椎管内血肿压迫脊髓、神经根及马尾神经，是脊髓压迫较常见的病因。

（三）炎症

炎症可分为急性或慢性炎症和细菌性或非细菌性的。如硬脊膜外脓肿、脊柱结核、粘连性蛛网膜炎。

（四）畸形

可引起脊髓压迫症的病因有脊髓血管畸形、颈椎融合症等。

（五）其他

引起脊髓压迫症的其他病因有脊髓增生性疾病、寄生虫（如囊虫症、包虫等）。

三、临床表现

因病因、起病急缓及病程长短不同等，临床表现有很大差别。急性脊髓压迫症病情进展迅速，脊髓功能可于数小时或数日内完全丧失，多表现为脊髓横贯性损害，常有脊髓休克。慢性脊髓压迫症起病隐袭，进展缓慢，典型的临床表现经过可分三期：根痛期（又称神经根刺激期），表现为脊神经根痛及脊膜刺激症状；脊髓部分受压期，表现为脊髓半切综合征，同侧损害节段以下上运动神经元性瘫痪、腱反射亢进、病理征阳性，同侧深感觉障碍及病变对侧损害节段以下痛温觉减退或丧失，而触觉良好，病变侧损害节段以下血管舒缩功能障碍；脊髓完全受压期，出现脊髓完全横贯性损害。以上三期的表现并非各自独立，常可相互重叠。不同的肿瘤发生硬膜外转移的部位有所不同，一般认为与解剖部位及静脉和淋巴引流有关。乳腺癌和肺癌往往造成胸段脊髓压迫，胃肠道肿瘤大多转移至腰骶部，淋巴瘤造成的脊髓压迫，常因肿瘤的局部直接侵犯所致。

（一）一般症状

（1）感觉障碍：疼痛常为脊髓压迫症的早期症状，可分为根性、传导囊性及脊柱性等，以根性疼痛最为重要。感觉异常也是脊髓病变时引起注意的早期症状，可呈束带状、肢体发麻、烧灼或针刺感。脊髓丘脑束受损出现受损平面以下对侧躯体痛温觉减失；后索受压出现受损平面以下同侧身体深感觉缺失；横贯性损害上述两束均受损，表现为受损节段平面以下一切感觉均丧失。髓外压迫，感觉障碍由下肢向上发展；髓内压迫，感觉障碍自病变节段向下发展，鞍区感觉保留至最后才受累。因此感觉障碍对判断髓内外病变有重要参考价值。

（2）运动障碍：一般较感觉障碍出现晚，单侧锥体束受压，引起病变以下同侧肢体痉挛性瘫痪；双侧锥体束受压，则引起双侧肢体痉挛性瘫痪，初期表现为伸直性截瘫，后期表现为屈曲性截瘫。急性脊髓损害早期表现为脊髓休克，2~4周后表现为痉挛性瘫痪。

（3）反射异常：受压节段因后根、前根或前角受损出现相应节段的腱反射减弱或消失，锥体束受损则损害水平以下同侧腱反射亢进、病理反射阳性、腹壁反射及提睾反射消失。脊髓休克时各种反射均引不出。

（4）自主神经功能障碍：主要为膀胱和直肠功能障碍，起初为排尿费力，继之为尿潴留及充溢性尿失禁，最后形成自动性膀胱。绝大多数有便秘和排尿困难，马尾圆锥处病变时，尿便障碍出现较早。受累阶段以下皮肤初期出汗增多，晚期少汗或无汗，皮肤干燥或落屑等。

（5）脊膜刺激症状：表现为与病灶对应的椎体叩痛、压痛和活动受限，多由硬膜外病变引起。

（二）脊髓不同部位损害的表现

（1）颈髓：高颈髓（$C_{1\sim3}$），根性疼痛在颈后部和枕部。上下肢痉挛性瘫痪，损害平面以下感觉障碍，膈神经受累时，轻者呃逆，重者呼吸困难，甚至完全麻痹。颈膨大（$C_4\sim T_1$），根性疼痛在肩部或上肢，上肢为迟缓性瘫痪；下肢为痉挛性瘫痪，受累平面以下感觉障碍，一侧交感神经损害时，引起同侧瞳孔缩小，眼睑下垂、眼球内陷、面部无汗及血管扩张即 Homer 综合征。

（2）胸髓（$T_2\sim T_{12}$）：根性疼痛可表现为肋间神经痛和疼痛在腹部，有束带感；受累平面以下感觉障碍，下肢为痉挛性瘫痪。

（3）腰膨大（$L_1\sim S_{1,2}$）：下肢可有根性疼痛，迟缓性瘫痪和感觉障碍。

（4）圆锥病变：膀胱、直肠和性功能障碍为主，鞍区感觉障碍。

（5）马尾病变：脊髓圆锥与马尾病变症状相似，但多以神经根疼痛起病，疼痛剧烈，单侧多见，即使累及双侧亦常不对称，晚期可出现下肢肌肉萎缩和迟缓性瘫痪。

（三）体征

大约90%的病例首发症状是背部或颈部的疼痛，可放散到胸部两侧。常见的肢体感觉的异常变化是胸部和上腹的束带感，常呈持续性。但约10%的患者无疼痛，而仅存在运动和感觉的改变，例如，肢体无力、麻木或针刺感、鞍区麻木、足反射伸性，甚至跛行。可出现排尿困难、尿潴留，常发生较晚。

四、诊断及鉴别诊断

脊髓造影可显示脊髓的形态位置及脊髓腔状态，是硬膜外脊髓压迫的标准诊断和定位方法，但随着 CT、MRI 应用，这种方法很少应用。CT 或 MRI 能更清楚显示脊髓压迫影像，可提供脊髓的病变部位、上下缘界线及性质等有价值的信息，硬膜外转移瘤的定位准确且无创伤，是最优良的检查方法。首先明确脊髓损害为压迫性或非压迫性；而后明确受压部位及平面，病变是髓内、髓外硬膜内、髓外硬膜外；最后确定压迫性病变的病因及性质。

髓内与髓外病变鉴别：髓内病变较早出现脊髓功能破坏症状而脊神经根刺激症状少见，椎管阻塞程度轻，脑脊液改变不明显，MRI 可明确病变部位及性质；髓外硬膜内病变对脊神经根的刺激或压迫明显，出现典型根痛症状，椎管阻塞严重时，脑脊液蛋白含量明显升高，脊髓造影可见脊髓移向病变对侧；髓外硬膜外病变有神经根及脊膜刺激表现，脊髓损害相对出现较晚，程度较轻，MR 可发现硬脊髓囊移位。

五、治疗

治疗原则是尽快去除脊髓受压的病因解除压迫，能手术切除者，力争彻底切除。急性压迫应力争在起病6小时内减压。不能完全切除者，应作减压术。同时积极配合药物及理疗，促进脊髓功能恢复，同时加强护理，预防并发症。恶性肿瘤或转移瘤针对患者不同情况可进行手术，术后进行放疗、化疗。对高龄及瘫痪患者应注意防治肺炎、褥疮和尿路感染等并发症。

1. 内科治疗　对神经系统检查中提示有脊髓压迫的患者，应立刻静脉内给高剂量的甲泼尼龙，首次 15 分钟用 30mg/kg 体重，45 分钟后的 23 小时使用 5.4mg/kg 体重持续泵入，可以迅速缓解疼痛及改善神经功能。如果临床情况许可，在放射治疗或外科治疗后应逐渐减少用量，以避免高剂量皮质激素引起的严重并发症，如感染、溃疡等。

2. 放射治疗　放射治疗是硬膜外脊髓压迫最常用且有效的方法，其目的是通过减少肿瘤细胞的负荷达到缓解神经结构的压迫，防止神经损害的进展，缓解疼痛和防止局部复发。放疗后 70% 的患者疼痛减轻，45% ~ 60% 的患者可以恢复行走功能。

3. 外科治疗　椎板切除术常可迅速解除脊髓压迫，但往往不能切除全部肿瘤，预后大多不良，且手术的病死率在 9% 左右。手术后大多数患者仍需放射治疗，很多研究证实，手术后加放疗与单纯放疗相比无统计学差异。但对放射抗拒、不明组织学诊断及仅 1、2 个椎体受累，椎体被肿瘤侵犯塌陷或不稳定者，可考虑手术治疗以切除病灶重建脊椎。一般认为对放射敏感性高的肿瘤，如淋巴瘤，无论手术或单纯放疗均可获较好效果；相反，对放疗敏感性低的肿瘤如肺癌、胃癌等，无论如何治疗，其效果均差。

4. 化学治疗　总的来说，对于脊髓压迫症化疗的效果不如放疗和手术治疗，但那些对化疗敏感的肿瘤如淋巴瘤、生殖细胞肿瘤、神经细胞肿瘤和尤文肉瘤，化疗也可以取得很好疗效，有时并不比放疗或椎板切除术的效果差。

六、预后

在治疗之前神经损伤程度是衡量预后的最重要因素。如果开始就出现瘫痪症状，神经损伤将在几个小时内迅速发展，脊髓损伤恢复的可能性将减小。如果在治疗开始时，患者还能够活动，那么恢复运动功能的可能性将有 70%。如果在患者出现肢体无力后 48 小时内没有及时治疗，运动恢复的可能性将只有 7%。肿瘤引起的脊髓压迫症还与疾病本身的分期及恶性程度等有关。

（冯海娟）

第五节　恶性胸膜间皮瘤

恶性胸膜间皮瘤（malignant pleural mesothelioma，MPM）是来源于胸膜间皮组织的一种少见的高度侵袭性肿瘤。其临床表现不典型，诊断困难。文献报道误诊率为 40% ~ 50%，我国约为 49%，恶性程度高，患者生存期短。因此，MPM 的临床诊断和治疗仍然是一个难题。

一、流行病学

在不同的国家中，MPM 的发病率有较大差异，从每年 7/100 万（日本）到 40/100 万（澳大利亚）不等，这主要与这些国家过去几十年中石棉的消费量有关。流行病学家预期，MPM 的发病高峰会在未来十年内出现，有些国家可能已达到发病高峰（美国和瑞典）。因为 MPM 有较长的潜伏期，且不同国家减少或禁止石棉应用的时间不同，故发病的高峰时间很难精确估计。在我国，MPM 的发病率为 0.3/10 万~0.5/10 万，占胸膜原发肿瘤的 80%。近几年来的统计发现，MPM 的发病率有上升趋势，且发病率与年龄正相关，其好发年龄为 50~70 岁，男性发病率高为女性的 2~3 倍，这可能与男女职业差别有关。

二、发病原因

（一）石棉

石棉是 MPM 的首要致病因素，主要包括 6 种可形成极细纤维的硅酸盐矿物：纤蛇纹石、青石棉、铁石棉、直闪石、透闪石和阳起石。MPM 主要通过职业暴露石棉而发生，但也可通过间接职业暴露或环境暴露石棉而发生。大多数闪石纤维，特别是青石棉、铁石棉和透闪石，比纤蛇纹石纤维具有更高的致癌力。所有接触石棉的个体均为高危人群。电镜下几乎所有的肺组织及间皮组织内都可以观察到石棉纤维，致病性石棉纤维细长、僵硬，吸入肺内形成含氧化铁的小体，不能被吞噬细胞消化，反可引起反应性多核吞噬细胞增生，多核吞噬细胞增生失控导致间皮细胞变异，最终发生癌变。MPM 的平均潜伏期是石棉暴露后大约 40 年（15~67 年），潜伏期大于 15 年者占所有病例的 99%。在大多数病例中，胸膜斑是石棉暴露的一个征象，有报告称，其与间皮瘤的危险性也有很大的联系，但也有研究得出两者无相关性的结论。总体来说，尚无明确的证据显示，单独胸膜斑与胸膜间皮瘤危险性增加相关。在男性患者中超过 80% 有石棉接触史，但在女性患者中则很少有石棉接触史。石棉暴露与 MPM 之间有明确的剂量关系，但在小剂量石棉暴露者中，也可发生此种疾病。

（二）其他因素

MPM 的其他潜在致病因素或协同因素包括：电离辐射、接触其他自然纤维（如毛沸石、氟浅闪石）或是人造纤维（耐火陶瓷）。另外，最近发现猿病毒 SV40 感染与该病相关。SV40 皮下注射也确在实验鼠诱发出 MPM。

三、病理分类

胸膜肿瘤组织学分类（WHO，2008）

（一）弥漫性恶性间皮瘤

（1）上皮样间皮瘤。

（2）肉瘤样间皮瘤。

（3）促结缔组织增生性间皮瘤。

（4）双相型间皮瘤。

（二）局限性恶性间皮瘤

四、临床分期

目前较常用的为国际间皮瘤学会（IMIG）1995 年提出的 TNM 分期法（表 15 - 3）。该分期系统是基于肿瘤 T、N 状态和总生存率之间的相互关系建立起来的，故为 AJCC 第六版《癌症分期手册》（2002）所采纳，并被 UICC 所接受。但此系统仅适用于胸膜原发性肿瘤，腹膜和心包原发间皮瘤很少见，不宜用该 TNM 分期系统。

表 15 – 3　国际间皮瘤学会（IMIG）TNM 分期

分期	分期标准
T_x	原发肿瘤无法评估
T_0	无原发肿瘤证据
T_{1a}	肿瘤局限于同侧壁层胸膜，包括纵隔胸膜及膈肌胸膜，脏层胸膜未受累
T_{1b}	肿瘤局限于同侧壁层胸膜，包括纵隔胸膜及膈肌胸膜，脏层胸膜有散在病灶
T_2	同侧胸膜的所有这些部位均可见到肿瘤侵犯：脏层、壁层、纵隔、横膈；并至少有以下一项：①膈肌受侵；②脏层胸膜肿瘤彼此融合（含叶间裂）或脏层胸膜肿瘤直接侵犯到肺
T_3	局部进展但潜在可切除的肿瘤——同侧胸膜的所有这些部位均可见到肿瘤侵犯：脏层、壁层、纵隔、横膈，并至少有以下一项：①胸内筋膜受侵；②纵隔脂肪受侵；③伴有孤立、可完全切除的胸壁软组织病灶；④非透壁性心包受侵
T_4	局部进展，不可切除的肿瘤——同侧胸膜的所有这些部位均可见到肿瘤侵犯：脏层、壁层、纵隔、横膈；并至少有以下一项：①胸壁的弥漫多发病变，伴或不伴有直接的肋骨破坏；②肿瘤穿透膈肌侵犯到腹膜；③肿瘤直接侵犯对侧胸膜；④肿瘤直接侵犯到一个或多个纵隔器官；⑤肿瘤直接侵犯椎体；⑥肿瘤直接侵犯到脏层心包，伴或不伴有心包积液，或肿瘤侵犯心肌
N_x	区域淋巴结无法评估
N_0	无区域淋巴结受侵
N_1	同侧肺门淋巴结受侵
N_2	隆凸下或同侧纵隔淋巴结受侵，包括同侧内乳淋巴结
N_3	对侧纵隔、对侧内乳、同侧或对侧锁骨上淋巴结受侵
M_x	远处转移无法评估
M_1	无远处转移
M_2	伴有远处转移
I_a 期	$T_{1a}N_0M_0$
I_b 期	$T_{1b}N_0M$
II 期	$T_2N_0M_0$
III 期	$T_3N_{0\sim3}M_0$；任何 $T_{1\sim4}N_{1\sim2}M_0$
IV 期	$T_4N_{0\sim3}M_{0\sim1}$；$T_{1\sim4}N_3M_{0\sim1}$；M_1

五、诊断

MPM 的临床表现通常不特异且隐匿，因此，即使对于有石棉暴露史的个体，也不应将临床表现作为诊断标准。

（一）影像学诊断

胸部 X 线通常显示一侧的胸腔积液或胸膜增厚，但不能仅凭这一点就诊断 MPM。胸部 CT 扫描不适合用来确诊，但是弥漫性或结节性的胸膜增厚可能具有提示意义，CT 能很好地显示胸膜病变的形态、范围；PET – CT 在肿瘤的分期及治疗中起重要的补充作用。

（二）胸腔镜诊断

当临床和放射学检查怀疑存在间皮瘤时，胸腔镜检查是最好的确诊方法，因其可获得更多的病理学信息。除了有手术禁忌证或是胸膜粘连的患者，均推荐进行胸腔镜检查，以便于明确诊断。

（三）病理学诊断

病理学诊断是胸膜间皮瘤诊断的金标准。然而，诊断依旧是困难的，因为间皮瘤是有多种细胞异型性的癌症，从而产生很多误导组织病理学确诊的陷阱。并且胸膜也是转移性肿瘤的好发部位。不推荐细针穿刺活组织检查作为间皮瘤的首选方法，因其敏感性较低（30%），也不推荐通过冰冻组织切片来对 MPM 进行诊断。MPM 的诊断应基于免疫组化检查，免疫组化方法取决于间皮瘤的肿瘤亚型。

（四）血清标志物

虽然目前尚无理想的血清标志物存在，但联合检测骨桥蛋白、Soluble mesothelin related-proteins（SMRP）、Megakaryocyte Potentiating Factor（MPF）可提高诊断阳性率。其中骨桥蛋白的敏感度和特异度分别可达 77% 和 85%，其对 MPM 的阳性预测值与 CA125 对卵巢癌类似。SMRP 检测上皮型和混合型 MPM 更有优势，敏感度和特异度分别为 80% ~ 83%、80% ~ 100%，其试剂已被 FDA 批准上市。检测患者血清 MPF 含量的改变，亦可作为疗效评价的指标。

六、治疗

通常对于早期（Ⅰ、Ⅱ期）MPM 病例应手术切除，必要时术后再辅助放疗。中期（Ⅲ期）MPM 应以放疗为主，肿瘤缩小后再考虑能否手术切除或辅助化疗。对于晚期（Ⅳ期）MPM 则进行以化疗为主的综合治疗，放疗和手术是姑息性的，主要是为了提高患者的生活质量。目前，无论哪一期 MPM 的非姑息性治疗都在研究中。

（一）手术治疗

MPM 的早期病例应以手术为治疗首选，即使是进展期 MPM 也可以通过手术改善患者的生活质量，为放疗创造条件，以延长生存期。主要包括胸膜外全肺切除术、胸膜剥脱术和胸腔镜下胸膜固定术。这一过程可通过开胸手术或闭合式电视辅助胸腔镜手术来完成，应优先考虑胸腔镜手术。胸膜部分切除术、胸膜剥离术达不到治愈目的，但能缓解症状，特别是对于化学性胸膜固定术无效、且有肺不张综合征的患者。

根治性手术的定义是指从半侧胸廓去除所有肉眼可见的肿瘤。通过胸膜外肺切除术切除整个胸膜、肺、心包膜、膈膜，并进行系统淋巴结清扫，可达到根治的目的。研究显示，根治术后患者中位生存期为 20 ~ 24 个月，术后死亡率降至 5%，而复发率较高，约为 50%。

（二）放疗

MPM 对放疗中度敏感，术后辅助放疗能控制肿瘤的局部复发，并延长患者的生存期。单纯放疗仅用于减轻症状及预防有创性诊断后的局部种植。根治性放疗主要用于早期不能手术或局部晚期手术不能切除而又无远处播散的患者。姑息性放疗的主要目的是缓解疼痛，对于因侵及胸壁而引起疼痛的患者，可考虑应用。但预防性放疗仍然存在争议。

目前临床上尚无最佳的放疗技术（包括分次模式及放疗剂量）可以遵循，三维适形调强放疗在保证瘤体得到较高剂量的照射外，又有效地降低了周围重要组织和器官的受量，从而有利于改善 MPM 的放疗效果，前景广阔。

（三）化疗

目前认为可能有效的单药有：ADM、DDP、MMC、GEM、NVB、培美曲塞等。以往的联合化疗方案多局限于蒽环霉素或铂的衍生物，其有效率基本上均不超过 20%。

研究显示，联合化疗包括 DDP 和抗叶酸制剂、培美曲塞或雷替曲塞能改善患者的生存期。DDP 联合培美曲塞组（12.1 个月）或 DDP 联合雷替曲塞组（11.4 个月）的中位生存期比通常文献报告的（7~9 个月）有明显延长。

目前培美曲塞联合 DDP 成为治疗 MPM 标准的一线治疗方案。报道的国际多中心随机Ⅲ期临床研究 MPM 患者 448 例，其中 78% 为Ⅲ或Ⅳ期患者，治疗分两组：①PC 方案治疗组，226 例；②DDP 单药治疗组，222 例。112 例治疗后，以白细胞减少和胃肠毒性来调整方案，所有患者均补充叶酸、维生素 B_{12} 和地塞米松。结果：PC 方案组有效率为 41.3%，而 DDP 单药组有效率为 16.7%，PC 方案组与 DDP 单药组的中位生存期分别为 12.1 个月和 9.3 个月（HR = 0.77，P = 0.020）。完全补充病例中 PC 方案组（168 例）与 DDP 单药组（163 例）的中位生存期分别为 13.3 个月和 10.0 个月（HR = 0.75，P = 0.051）。结果显示，PC 方案较 DDP 单药治疗有效率高，中位生存期显著延长，故推荐 PC 方案为该病治疗的标准方案。此外，补充叶酸和维生素 B_{12} 的治疗可以明显减少毒副作用而不影响疗效。

在体外实验，GEM 和 DDP 合并使用对间皮瘤细胞株有协同作用。在Ⅱ期临床试验中 GEM 与 DDP 或 CBP 联合有明确作用，吉西他滨与 DDP 联合有效率为 48%，还有报道有效率为 26%，故 GP 方案亦为治疗 MPM 的推荐方案。虽然培美曲塞同 GEM 单药都显示了一定的疗效，但是两者联合治疗 MPM，相比培美曲塞联合顺铂的效果略差，中位生存期分别为 8.08 个月和 10.12 个月。培美曲塞联合 CBP 的疗效略差于联合 DDP，但毒性反应发生率较低。有报道贝伐珠单抗与培美曲塞或 NVB 联合治疗对于 MPM 有较好的效果。

常用的联合化疗方案有：

1. PC 方案　培美曲塞 500mg/m^2，静脉滴注超过 10 分钟，第 1 天；DDP 75mg/m^2，静脉滴注超过 2 小时，第 1 天；预处理：地塞米松 4mg. 口服，每日 2 次，第 1、2 天，于培美曲塞前 1 天开始，连用 3 天；叶酸 1 000μg/次，口服，每日 1 次，开始于培美曲塞前 7 天，结束于最后 1 次培美曲塞给药后 21 天；维生素 B_{12}：1 000yg/次，肌内注射，开始于培美曲塞前 7 天，以后每 3 周，肌内注射 1 次，贯穿全疗程；21 天为 1 周期。

2. CAP 方案　环磷酰胺 500mg/m^2，静脉注射，第 1、8 天；ADM 20mg/m^2，静脉注射，第 1、8 天；DDP 30mg/m^2，静脉滴注，第 2~4 天；21 天为 1 周期。

3. GP 方案　DDP 30mg/m^2，静脉滴注，第 1 天；GEM 500mg/m^2，静脉滴注，第 1、8、15 天：28 天为 1 周期。

4. TC 方案　CBP AUC = 6，静脉滴注，第 1 天；PTX 200mg/m^2，静脉滴注；21 天为 1 周期。

（四）生物治疗

在恶性间皮瘤的生物治疗中，干扰素和白细胞介素是主要的试验性药物。目前，这两种药物的单药疗法未发现疗效，也不推荐在临床试验之外使用。各个临床试验的剂量、给药方法（胸膜内、皮下、肌内和静脉）、药物类型和疾病分期各不相同，故对这些研究结果的解释需要谨慎。

（五）靶向治疗

虽然近年来以铂类为基础的化疗方案联合抗代谢药如培美曲塞已经成为 MPM 一线治疗的标准方案，但对于其能否真正延长患者的生存期，以及如何选择二、三线治疗目前仍不明确。因此，越来越多的研究者将目光投向了分子靶向治疗。目前，分子靶向治疗研究的热点主要集中在 EGFR、VEGF/VEGFR、PI13K/AkT/mTOR 旁路、间皮素等方面。虽然一些靶向治疗的 Ⅰ/Ⅱ 期临床研究带来了令人鼓舞的结果，但仍需要更多的多中心、Ⅱ 期随机对照研究以进一步明确其疗效。因此，今后需致力于通过从间皮瘤细胞的分裂发展至侵袭性间皮瘤的过程中，发现更多的相关靶点，并鼓励患者积极参与到各项临床试验中。

（六）腔内治疗

MPM 常合并恶性胸腔积液，该治疗方式可增加局部药物浓度，降低全身吸收及药物毒性，还能引起胸膜化学粘连，具有较高的减症作用，常用药物有：生物制剂（如白介素 2）或化疗药物（如 BLM）等。

七、预后

影响预后的因素很多，最主要的是分期，其他经过前瞻性研究证实的不良因素包括一般状况差、非上皮型组织学类型。此外，肿瘤伴有血管生成，肿瘤坏死，EGFR、cox-2 及基质金属蛋白酶 MMPs 的表达也与不良预后有关。

（冯海娟）

第六节　原发性支气管肺癌

一、概述

原发性支气管肺癌（primary bronchogenic carcinoma）简称肺癌（lung cancer），是最常见的肺部原发性恶性肿瘤，是一种严重威胁人民健康和生命的疾病。半个世纪以来世界各国肺癌的发病率和死亡率逐渐上升，尤其在发达国家。世界上至少有 35 个国家的男性肺癌为各癌肿死因中第一位，女性仅次于乳腺癌的死亡人数。本病多在 40 岁以上发病，发病年龄高峰在 60～79 岁之间。男女患病率为 2.3∶1。种族、家属史与吸烟对肺癌的发病均有影响。在我国肿瘤死亡回顾调查表明，肺癌在男性占常见恶性肿瘤的第四位，在女性中占第五位，全国许多大城市和工矿区近 40 年来肺癌发病率也在上升，北京、上海等大城市肺癌死亡率已跃居各种恶性肿瘤死亡的首位。

二、病因

病因和发病机制迄今尚未明确。一般认为肺癌的发病与下列因素有关：

1. 吸烟　已经公认吸烟是肺癌的重要危险因素。国内外的调查均证明 80%～90% 的男性肺癌与吸烟有关，女性 19.3%～40%。吸烟者肺癌死亡率比不吸烟者高 10～13 倍。吸烟量越多、吸烟年限越长、开始吸烟年龄越早、肺癌死亡率越高。戒烟者患肺癌的危险性随戒烟年份的延长而逐渐降低，戒烟持续 15 年才与不吸烟者相近。吸纸烟者比吸雪茄、烟斗者患病率高。经病理学证实，吸烟与支气管上皮细胞纤毛脱落、上皮细胞增生、鳞状上皮化生、核异形变密切相关。动物实验也证明，吸入纸烟可使田鼠、狗诱发肺癌。纸烟中含有各种致癌物质，如苯并芘（benzopyrene），为致癌的主要物质。

被动吸烟也容易引起肺癌。1979 年第四届国际肺癌会议中报告女性中丈夫吸烟者肺癌危险性增加 50%，其危险度随丈夫的吸烟量增加而增高，停止吸烟则减少。上海市进行了人群中发病的 1 500 例配对调查结果说明肺癌和被动吸烟的危险性只存在于 18 岁以前接触吸烟者，而 18 岁后与被动吸烟的相关不大。

2. 空气污染 空气污染包括室内小环境和室外大环境污染。如室内被动吸烟、燃料燃烧和烹调过程中可能产生的致癌物。有资料表明，室内用煤，接触煤烟或其不完全燃烧物为肺癌的危险因素，特别是对女性腺癌，烹调时加热所释放出的油烟雾也是致癌因素，不可忽视。

城市中汽车废气、工业废气、公路沥青都有致癌物质存在，其中主要是苯并芘，有资料统计，城市肺癌发病率明显高于农村，大城市又比中、小城市的发病率高。上海某橡胶厂 12 年前瞻性调查分析，表明橡胶行业的防老剂虽然是橡胶工人患肺癌增高的一个原因，但不如吸烟危害性大，吸烟和橡胶职业暴露有明显相加作用。云南锡矿中肺癌发病特别高，井下工人肺癌发病率 435.44/10 万，认为与吸烟因素平衡后，吸烟仍为致矿工患肺癌的主要因素。因此，城市大气污染应包括吸烟、职业暴露等因素。

3. 职业致癌因子 已被确认的致人类肺癌的职业因素包括石棉、无机砷化合物、二氯甲醚、铬及某些化合物、镍冶炼、氡及氡子体、芥子体、氯乙烯、煤烟、焦油和石油中的多环芳烃、烟草的加热产物等。约 15% 的美国男性肺癌和 5% 女性肺癌与职业因素有关；在石棉厂工作的吸烟工人肺癌死亡率为一般吸烟者的 8 倍，是不吸烟也不接触石棉者的 92 倍。可见石棉有致癌作用，还说明吸烟与石棉有致癌的协同作用。

4. 电离辐射 大剂量电离辐射可引起肺癌，辐射的不同射线产生的效应也不同，如日本广岛释放的是中子和 α 射线，长崎则仅有 α 射线，前者患肺癌的危险性高于后者。美国 1978 年报告一般人群中电离辐射的来源约 49.6% 来自自然界，44.6% 为医疗照射，来自 X 线诊断的电离辐射可占 36.7%。

5. 饮食与营养 动物实验证明维生素 A 及其衍生物 β - 胡萝卜素能够抑制化学致癌物诱发的肿瘤。一些调查报告认为摄取食物中维生素 A 含量少或血清维生素 A 含量低时，患肺癌的危险性增高。维生素 A 类能作为抗氧化剂直接抑制甲旦蒽、苯并芘、亚硝酸铵的致癌作用和抑制某些致癌物和 DNA 的结合，拮抗促癌物的作用，因之可直接干扰癌变过程。美国纽约和芝加哥开展前瞻性人群观察而结果也说明食物中天然维生素 A 类、β - 胡萝卜素的摄入量与十几年后癌症的发生呈负相关，其中最突出的是肺癌。

此外，病毒的感染、真菌毒素（黄霉曲菌）、结核的瘢痕、机体免疫功能的低落、内分泌失调以及家族遗传等因素对肺癌的发生可能也起一定的综合作用。

三、肺的应用解剖

1. 肺的形态和位置 肺为呼吸系统的主要器官，左右各一，位于胸腔内。正常状况下的肺，色鲜红，质柔软，呈海绵状，富有弹性，成人中由于吸入空气中的尘埃、炭末等颗粒物质，使肺的颜色变为暗红色或深灰色。

肺近似正中切开的半圆锥形，分为尖、底（膈面）、肋面和纵隔面，以及前缘、后缘和下缘；两肺之间为纵隔，内含心脏及大血管等主要器官、组织。肺的前纵隔面是支气管和肺血管出入肺的门户，称为肺门，右肺门平均长 67.4mm，前后宽 33.3mm，左肺门平均长 60.6mm，前后宽 30.6mm，支气管，肺动，静脉，支气管动，静脉，神经，淋巴结，淋巴管等借疏松结缔组织连结，被胸膜包绕组成肺根，经肺门出入肺，两侧肺根的长度均为 10mm 左右；左肺根前方有左膈神经、心包膈血管和左迷走神经肺前丛，上方有主动脉弓跨过，后方有胸主动脉和左迷走神经肺后丛。右肺根前方为上腔静脉、右心房和心包，紧贴上腔静脉右缘有右膈神经和心包膈血管、右迷走神经肺前丛，上方有奇静脉弓跨过，后方为奇静脉和右迷走神经肺后丛。肺根组成的主要成分是支气管、肺动脉和肺静脉，它们在肺根中的位置排列由前至后为上肺静脉、肺动脉、主支气管，从上到下右侧依次为肺动脉、右主支气管、下肺静脉，左侧为肺动脉、左主支气管、下肺静脉。在右肺肺门平面、右肺动脉为一支的占 50%，分为两支的占 48%，分为三支的占 2%；右肺静脉在肺门平面分为两支的占 98%，分为三支的占 2%。左肺肺门平面、左肺动脉为一支的占 98%，两支的占 2%；左肺静脉在肺门平面全部分为两支。手术中，右侧要注意肺根与上腔静脉和奇静脉的关系，左侧要注意与主动脉弓和胸主动脉关系，左侧下肺韧带的后内侧紧邻食管，手术中应注意保护。

肺被肺裂分为肺叶。右肺通常被一个斜裂和一个水平裂分为上、中、下三叶，左肺则被一个斜裂分为上、下叶；肺裂可能发育不完全，使肺叶之间有肺实质的融合，一个肺叶的感染可通过融合部进行扩散，并可在肺叶切除时，使肺血管难以剥离。

2. 肺的支气管和血管　肺由肺实质和肺间质组成，表面覆盖脏层胸膜；肺实质包括肺内各级支气管和肺泡，肺间质是肺内血管、淋巴管、神经和结缔组织的总称。

（1）支气管树

气管：气管起自环状软骨下缘，止于气管隆突，平均长 10.4cm，男性比女性长 0.6cm。气管为椭圆形，后为膜部，前后略扁，左右径平均 2.0cm，前后径平均 1.9cm，成人气管于第 4 胸椎体平面分为左、右主支气管。

主支气管和肺叶支气管：右侧主支气管平均长 1.9~2.6cm，外径 1.2~1.5cm，管径较粗，与气管有向成角较小，气管异物多进入右侧，后分为上、中、下叶支气管；左侧主支气管平均长 4.5~5.2cm，外径 0.9~1.4cm，后分为上、下叶支气管。叶支气管进一步分为肺段支气管、亚段支气管、终末细支气管以及呼吸性细支气管。

（2）肺血管：分布于肺的血管，有完成气体交换的功能性血管即肺动、静脉和营养性血管即支气管动、静脉。

肺动脉：发自右心室，在主动脉弓下方分为左、右肺动脉；右肺动脉较长，经主动脉弓和上腔静脉后方、奇静脉弓下方进入右肺，向下沿途分支，右肺上叶动脉有 1~4 支，右肺中叶动脉 2 支居多，然后分为背段动脉和基底动脉干；左肺动脉向左进入左肺门后左上肺动脉一般分有 2~6 支，向下分为背段动脉和基底动脉干。当肺动脉的心包外段受病变侵犯或出血不易控制时，可切开心包处理，右肺动脉心包内段平均长 4cm. 左肺动脉心包内段平均长 0.6cm。

肺静脉：两肺的静脉分别汇集为左、右肺上、下静脉，位于肺根的前下部，从两侧穿过心包，进入左心房，其汇集区域与相应肺动脉相当；左右两侧的肺上、下静脉可直接注入左心房，也可先合成肺静脉干再注入左心房，心包内段长约 1cm。

（3）支气管血管：支气管血管变异稍大，大多数有 2 支支气管动脉，支气管动脉在肺门处形成广泛的交通网。

3. 肺的淋巴系统　肺的淋巴管和淋巴结群：肺的淋巴管有浅、深两组，浅组淋巴管在胸膜下汇集成胸膜下集合管，在肺门处与深组集合管合并或单独注入肺门淋巴结；深组淋巴管在肺组织内分为小叶间淋巴管和小叶内淋巴管，汇入支气管、肺动脉和肺静脉周围的淋巴管丛，在肺实质内走向肺门，汇入肺门淋巴结；深、浅淋巴管间具有广泛的交通网。淋巴结群较多，具有临床价值的为：段支气管及其分叉处的肺段淋巴结、肺叶支气管之间的汇总区淋巴结、肺门淋巴结、支气管淋巴结、隆突下淋巴结、气管旁淋巴结、纵隔淋巴结及下肺韧带内淋巴结。

四、肺癌病理分类与临床分期

（一）按解剖学部位分类

1. 中央型肺癌　发生在段支气管以上至主支气管的癌肿称为中央型，约占 3/4，以鳞状上皮细胞癌和小细胞未分化癌较多见。

2. 周围型肺癌　发生在段支气管以下的肿瘤称为周围型，约占 1/4，以腺癌较为多见。

（二）按组织学分类

目前国内外对癌组织学分类仍不十分统一，但多数按细胞分化程度和形态特征分为鳞状上皮细胞癌、小细胞未分化癌、大细胞未分化癌和腺癌。

1. 鳞状上皮细胞癌（简称鳞癌）　是最常见的类型，占原发性肺癌的 40% ~ 50%，多见于老年男性，与吸烟关系非常密切。以中央型肺癌多见，并有向管腔内生长的倾向，常早期引起支气管狭窄，导致肺不张，或阻塞性肺炎。癌组织易变性、坏死，形成空洞或癌性肺脓肿。鳞癌生长缓慢，转移晚，手术切除的机会相对多，5 年生存率较多，但放射治疗、化学药物治疗不如小细胞未分化癌敏感。

由于支气管黏膜柱状上皮细胞受慢性刺激和损伤、纤毛丧失、基底细胞鳞状化生、不典型增生和发育不全，最易突变成癌。典型的鳞状上皮样排列。电镜检查：癌细胞间有大量核粒与张力纤维束相连接。

有时偶见鳞癌和腺癌混合存在称混合型肺癌（鳞腺癌）。

2. 腺癌　女性多见，与吸烟关系不大，多生长在肺边缘小支气管的黏液腺，因此，在周围型肺癌中以腺癌为最常见。腺癌约占原发性肺癌的 25%。腺癌倾向于管外生长，但也可循肺泡壁蔓延，常在肺边缘部形成直径 2 ~ 4cm 的肿块。腺癌富血管，故局部浸润和血行转移较鳞癌早。易转移至肝、脑和骨，更易累及胸膜而引起胸腔积液。

典型的腺癌细胞，呈腺体样或乳头状结构，细胞大小比较一致，圆形或椭圆形，胞浆丰富，常含有黏液，核大、染色深，常有核仁，核膜比较清楚。

细支气管 - 肺泡癌（简称肺泡癌）是腺癌的一个亚型，发病年龄较轻，男女发病率近似，占原发性肺癌的 2% ~ 5%，病因尚不明确。有人认为其发生与慢性炎症引起的瘢痕和肺间质纤维化有关，而与吸烟关系不大。其表现有结节型与弥漫型之分。前者为肺内孤立圆形灶，后者为弥漫性播散小结节灶或大片炎症样浸润，可能由于癌细胞循肺泡孔（Kohn孔）或经支气管直接播散引起，亦有认为是多源性发生。它的组织起源多数认为来自支气管末端的上皮细胞。电镜检查发现癌细胞浆内含有似Ⅱ型肺泡细胞内的板层包涵体。典型的本型癌细胞呈高柱状，核大小均匀，无畸形，多位于细胞基底部。胞浆丰富，呈嗜酸染色，癌细胞沿支气管和肺泡壁生长。肺泡结构保持完整，肺泡内常有黏液沉积。单发性结节型肺泡癌的病程较长，转移慢，手术切除机会多，术后5年生存率较高。但细胞分化差者，其预后与一般腺癌无异。

3. 小细胞未分化癌（简称小细胞癌）　是肺癌中恶性程度最高的一种，约占原发性肺癌的1/5。患者年龄较轻，多在40～50岁，多有吸烟史。多发于肺门附近的大支气管，倾向于黏膜下层生长，常侵犯管外肺实质，易与肺门、纵隔淋巴结融合成团块。癌细胞生长快，侵袭力强，远处转移早，手术时发现60%～100%血管受侵犯，尸检证明80%～100%有淋巴结转移，常转移至脑、肝、骨、肾上腺等脏器。本型对放疗和化疗比较敏感。

癌细胞多为类圆形或棱形，胞浆少，类似淋巴细胞、燕麦细胞型和中间型可能起源于神经外胚层的Kulchitiky细胞或嗜银细胞。核细胞浆内含有神经分泌型颗粒，具有内分泌和化学受体功能，能分泌5-羟色胺、儿茶酚胺、组胺、激肽等肽类物质，可引起副癌综合征（paraneoplastic syndrome）。

4. 大细胞未分化癌（大细胞癌）　可发生在肺门附近或肺边缘的支气管，细胞较大，但大小不一，常呈多角形或不规则形，呈实性巢状排列，常见大片出血性坏死；癌细胞核大，核仁明显，核分裂象常见，胞浆丰富，可分巨细胞型和透明细胞型。巨细胞型癌细胞团周围常有多核巨细胞和炎症细胞浸润。透明细胞型易误认为转移性肾腺癌。大细胞癌转移较小细胞未分化癌晚，手术切除机会较大。

（三）临床分期

为了正确观察疗效和比较治疗结果，国际上已制定了统一的肺癌分期，肺癌TNM是一种临床分期系统，T、N、M分别代表原发肿瘤大小状态、区域淋巴转移状态、有无远处转移。根据这三要素的具体情况来给临床肿瘤分期，以确定合理的治疗手段。国际抗癌联盟2009年分期具体如下：

肺癌TNM分期（UICC，2009版）

临床分期：

隐匿期：$T_x N_0 M_0$。

0期：$T_{is} N_0 M_0$，$T_4 N_0 M_0$，$T_4 N_1 M_0$。

I_a期：$T_1 N_0 M_0$。

I_b期：$T_{2a} N_0 M_0$。

II_a期：$T_1 N_1 M_0$，$T_{2b} N_0 M_0$。

II_b期：$T_{2b} N_1 M_0$，$T_3 N_0 M_0$，$T_{2a} N_1 M_0$。

III_a期：$T_{1～3} N_0 M_0$，$T_3 N_{1～2} M_0$。

III_b期：$T_{1～4} N_3 M_0$，$T_4 N_{2～3} M_0$。

IV期：$T_{1～4} N_{0～3} M_1$。

原发肿瘤（T）分期：

T_x：原发肿瘤大小无法测量；或痰脱落细胞、或支气管冲洗液中找到癌细胞，但影像学检查和支气管镜检查未发现原发肿瘤。

T_0：没有原发肿瘤的证据 T_{is} 原位癌。

T_{1a}：原发肿瘤最大径 ≤2cm，局限于肺和脏层胸膜内，未累及主支气管；或局限于气管壁的肿瘤，不论大小，不论是否累及主支气管，一律分为 T_{1a}。

T_{1b}：原发肿瘤最大径 >2cm，≤3cm。

T_{2a}：肿瘤有以下任何情况者：最大直径 >3cm，≤5cm，累及主支气管，但肿瘤距离隆突 ≥2cm；累及脏层胸膜；产生肺段或肺叶不张或阻塞性肺炎。

T_{2b}：肿瘤有以下任何情况者：最大直径 5cm，≤7cm。

T_3：任何大小肿瘤有以下情况之一者：原发肿瘤最大径 >7cm，累及胸壁或横膈或纵隔胸膜，或支气管（距隆突 <2cm，但未及隆突），或心包；产生全肺不张或阻塞性肺炎；原发肿瘤同一肺叶出现卫星结节。

T_4：任何大小的肿瘤，侵及以下之一者：心脏、大气管、食管、气管、纵隔、隆突或椎体；原发肿瘤同侧不同肺叶出现卫星结节。

淋巴结转移（N）分期：

N_x：淋巴结转移情况无法判断。

N_0：无区域淋巴结转移。

N_1：同侧支气管或肺门淋巴结转移。

N_2：同侧纵隔和（或）隆突下淋巴结转移。

N_3：对侧纵隔和（或）对侧肺门，和（或）同侧或对侧前斜角肌或锁骨上区淋巴结转移。

远处转移（M）分期：

M_x：无法评价有无远处转移。

M_0：无远处转移。

M_{1a}：胸膜播散（恶性胸腔积液、心包积液或胸膜结节）。

M_{1b}：原发肿瘤对侧肺叶出现卫星结节；有远处转移（肺/胸膜外）。

五、临床表现

肺癌的临床表现与其部位、大小、类型、发展的阶段、有无并发症或转移有密切关系。有 5%～15% 的患者于发现肺癌时无症状。主要症状包括以下几方面：

1. 肿瘤引起的症状

（1）咳嗽：为常见的早期症状，肿瘤在气管内可有刺激性干咳或少量黏液痰。肺泡癌可有大量黏液痰。肿瘤引起远端支气管狭窄，咳嗽加重，多为持续性，且呈高音调金属音。是一种特征性的阻塞性咳嗽。当有继发感染时，痰量增高，且呈黏液脓性。

（2）咯血：由于癌肿组织血管丰富常引起咯血。以中央型肺癌多见，多为痰中带血或间断血痰，常不易引起患者重视而延误早期诊断。如侵蚀大血管，可引起大咯血。

（3）喘鸣：由于肿瘤引起支气管部分阻塞，约有 2% 的患者，可引起局限性喘鸣音。

（4）胸闷、气急：肿瘤引起支气管狭窄，特别是中央型肺癌，或肿瘤转移到肺门淋巴结，肿大的淋巴结压迫主支气管或隆突，或转移至胸膜，发生大量胸腔积液，或转移至心包发生心包积液，或有膈麻痹、上腔静脉阻塞以及肺部广泛受累，均可影响肺功能，发生胸闷、气急，如果原有慢性阻塞性肺病，或合并有自发性气胸，胸闷、气急更为严重。

（5）体重下降：消瘦为肿瘤的常见症状之一。肿瘤发展到晚期，由于肿瘤毒素和消耗的原因，并有感染、疼痛所致的食欲减退，可表现为消瘦或恶病质。

（6）发热：一般肿瘤可因坏死引起发热，多数发热的原因是由于肿瘤引起的继发性肺炎所致，抗生素药物治疗疗效不佳。

2. 扩展引起的症状

（1）胸痛：约有30%的肿瘤直接侵犯胸膜、肋骨和胸壁，可引起不同程度的胸痛。若肿瘤位于胸膜附近时，则产生不规则的钝痛或隐痛，疼痛于呼吸、咳嗽时加重。肋骨、脊柱受侵犯时，则有压痛点，而与呼吸、咳嗽无关。肿瘤压迫肋间神经，胸痛可累及其分布区。

（2）呼吸困难：肿瘤压迫大气道，可出现吸气性呼吸困难。

（3）咽下困难：癌肿侵犯或压迫食管可引起咽下困难，尚可引起支气管—食管瘘，导致肺部感染。

（4）声音嘶哑：癌肿直接压迫或转移至纵隔淋巴结肿大后压迫喉返神经（多见左侧），可发生声音嘶哑。

（5）上腔静脉阻塞综合征：癌肿侵犯纵隔，压迫上腔静脉时，上腔静脉回流受阻，产生头面部、颈部和上肢水肿以及胸前部淤血和静脉曲张，可引起头痛或头昏或眩晕。

（6）Homer 综合征：位于肺尖部的肺癌称上沟癌（Pancoast 癌），可压迫颈部交感神经，引起病侧眼睑下垂、瞳孔缩小、眼球内陷，同侧额部与胸壁无汗或少汗，也常有肿瘤压迫臂丛神经造成以下腋下为主、向上肢内侧放射的火灼样疼痛，在夜间尤甚。

3. 远处转移引起的症状

（1）肺癌转移至胸、中枢神经系统时，可发生头痛、呕吐、眩晕、复视、共济失调、脑神经麻痹、一侧肢体无力甚至半身不遂等神经系统症状。严重时可出现颅内高压的症状。

（2）转移至骨骼，特别是肋骨、脊椎骨、骨盆时，则有局部疼痛和压痛。

（3）转移至肝时，可有厌食，肝区疼痛，肝大，黄疸和腹水等。

（4）肺癌转移至淋巴结：锁骨上淋巴结常是肺癌转移的部位，可以毫无症状，患者自己发现而来就诊。典型的多位于前斜角肌区，固定而坚硬，逐渐增大、增多，可以融合。淋巴结大小不一定反映病程的早晚，多无痛感，皮下转移时可触及皮下结节。

4. 用于其他系统引起的肺外表现　包括内分泌、神经肌肉、结缔组织、血液系统和血管的异常改变，又称副癌综合征。有下列几种表现：

（1）肥大性肺性骨关节病（hypertrophic pulmonry osteoarthropathy）：常见于肺癌，也见于胸膜局限性间皮瘤和肺转移瘤（胸腺、子宫、前列腺的转移）。多侵犯上下肢长骨远端，发生杵状指（趾）和肥大性骨关节病。前者具有发生快、指端疼痛、甲床周围环境红晕的特点。两者常同时存在，多见于鳞癌。切除肺癌后，症状可减轻或消失，肿瘤复发又可出现。

（2）分泌促性激素引起男性乳房发育，常伴有肥大骨关节病。

（3）分泌促肾上腺皮质激素样物，可引起 Cushing 综合征，表现为肌力减弱、水肿、高血压、尿糖增高等。

（4）分泌抗利尿激素引起稀释性低钠血症，表现为食欲不佳、恶心、呕吐、乏力、嗜睡、定向障碍等水中毒症状，称抗利尿激素分泌不当综合征（syndrome of inappropriate ant. idiuretic hormone secretion，SIADH）。

（5）神经肌肉综合征：包括小脑皮质变性、脊髓小脑变性、周围神经病变、重症肌无力和肌病等。发生原因不明确。这些症状与肿瘤的部位和有无转移无关。它可以发生于肿瘤出现前数年，也可作为一症状与肿瘤同时发生；在手术切除后尚可发生，或原有的症状无改变。它可发生于各型肺癌，但多见于小细胞未分化癌。

（6）高血钙症：肺癌可因转移而致骨骼破坏，或由异生性甲状旁腺样激素引起。高血钙可与呕吐、恶心、嗜睡、烦渴、多尿和精神紊乱等症状同时发生，多见于鳞癌。肺癌手术切除后，血钙可恢复正常，肿瘤复发又可引起血钙增高。

此外在燕麦细胞癌和腺癌中还可见到因 5 - 羟色胺分泌过多所造成的类癌综合征，表现为哮鸣样支气管痉挛、阵发性心动过速、水样腹泻、皮肤潮红等。还可有黑色棘皮症及皮肤炎、掌跖皮肤过度角化症、硬皮症、栓塞性心内膜炎、血小板减少性紫癜、毛细血管病性渗血性贫血等肺外表现。

六、辅助检查和实验室检查

（一）胸部 X 线检查

本项检查是发现肺癌的最重要的一种方法。可通过透视，正、侧位胸部 X 线摄片，发现块影或可疑肿块阴影。进一步选用高电压摄片、体层摄片、电子计算机体层扫描（CT）、磁共振（MRI）、支气管或血管造影等检查，以明确肿块的形态、部位范围、与心脏大血管的关系，了解肺门和纵隔淋巴结的肿大情况和支气管阻塞、变形的程度以及肺部有无转移性病灶，以提供诊断和治疗的依据。肺癌的胸部 X 线检查表现有如下几种主要形式。

1. 中央型肺癌　多为一侧肺门类圆性阴影，边缘大多毛糙、有时有分叶表现，或为单侧性不规则的肺门部肿块，癌肿与转移性肺门或纵隔淋巴结融合而成的表现；也可以肺不张或阻塞性肺炎并存，形成所谓"S"型的典型肺癌的 X 线征象。肺不张、阻塞性肺炎、局限性肺气肿皆由于癌肿对支气管完全阻塞或部分阻塞引起的间接征象。在体层摄片、支气管造影可见到支气管壁不规则增厚、狭窄、中断或腔内肿物；视支气管阻塞的不同程度可见鼠尾状、杯口状或截平状中断。肿瘤发展至晚期侵犯邻近器官和转移淋巴结肿大，可见有肺门淋巴结肿大，纵隔块状影，气管向健侧移位；隆凸下淋巴结肿大可引起左右主支气管的压迹，气管分叉角度变钝和增宽，以及食管中段局部受压等；压迫膈神经引起膈麻痹，可出现膈高位和矛盾运动；侵犯心包时，可引起心包积液等晚期征象。

2. 周围型肺癌　早期常呈局限性小斑片状阴影，边缘不清、密度较淡，易误诊为炎症或结核。如动态观察肿块增大呈圆形或类圆形时，密度增高、边缘清楚常呈叶状，有切迹或毛刺，尤其是细毛刺或长短不等的毛刺。如癌肿向肺门淋巴结蔓延，可见其间的引流淋巴管增粗呈条索状，亦可引起肺门淋巴结肿大。如发生癌性空洞，其特点为壁膜较厚，多偏心，内壁不规则，凹凸不平，也可伴有液平面，易侵犯胸膜，引起胸腔积液，也易侵犯肋骨，引起骨质破坏。

3. 支气管 - 肺泡癌　有两种类型的表现。结节型与周围型肺癌的圆形病灶不易区别。弥漫型者为两肺大小不等的结节状播散病灶，边界清楚，密度较深，随病情发展逐渐增多和增大。常伴有增深的网织状阴影。表现颇似血行播散型肺结核。应予鉴别。

（二）电子计算机体层扫描（CT）

CT 的优点在于能发现普通 X 线检查不能显示的解剖结构，特别对于位在心脏后、脊柱旁沟和在肺尖、近膈面下及肋骨头部位极有帮助。CT 还可以辨认有无肺门和纵隔淋巴结肿大。如纵隔淋巴结直径大于 20mm，肿瘤侵入纵隔脂肪间隙或包绕大血管，则基本不能手术。CT 还能显示肿瘤有无直接侵犯邻近器官，CT 对病灶大于 3mm 的多能发现。CT 对转移癌的发现率比普通断层高。

（三）磁共振（magnetic resonance imaging，MRI）

MRI 在肺癌的诊断价值基本与 CT 相似，在某些方面优于 CT。但有些方面又不如 CT。如 MRI 在明确肿瘤与大血管之间关系方面明显优于 CT，在发现小病灶（<5mm）方面又远不如薄层 CT。在钙化灶显示方面也很困难，且 MRI 易受呼吸伪影干扰，一些维持生命的设施如氧气瓶、呼吸机等不能带入磁场。因此，病情危重或严重呼吸困难者，一般不宜选用 MRI 检查。有心脏起搏器者为绝对禁忌证。因此，MRI 只适用于如下几种情况：临床上确诊为肺癌，需进一步了解肿瘤部位、范围，特别是了解肺癌与心脏大血管、支气管胸壁的关系，评估手术切除可能性者；疑为肺癌而胸片及 CT 均为阴性者；了解肺癌放疗后肿瘤复发与肺纤维化的情况。

（四）痰脱落细胞检查

当怀疑肺癌时，胸部 X 线检查之后的下一个诊断步骤，为获取组织标本进行组织学检查。痰细胞学检查的阳性率取决于标本是否符合要求、细胞学家的水平高低、肿瘤的类型以及送标本的次数（以 3~4 次为宜）等因素，非小细胞癌的阳性率较小细胞肺癌的阳性率高，一般在 70%~80%。

（五）纤维支气管镜检查（简称纤支镜检）

对明确肿瘤的存在和获取组织供组织学诊断均具有重要的意义。对位于近端气道内的肿瘤经纤支镜刷检结合钳夹活检阳性率为 90%~93%。对位于远端气道内而不能直接窥视的病变，可在荧光屏透视指导下作纤支镜活检。对于直径小于 2cm 的肿瘤组织学阳性诊断率为 25%，对于较大肿瘤阳性率为 65%，也可采用经支气管针刺吸引。对外周病灶可在多面荧光屏透视或胸部计算机体层扫描引导下采用经胸壁穿刺进行吸引。有报道成功率达 90%。此外还可以和血卟啉衍化物结合激光或用亚甲蓝支气管内膜染色活检，以提高早期诊断的阳性率。有肺动脉高压、低氧血症伴有二氧化碳潴留和出血体质应列为肺活检禁忌证。

（六）胸腔镜探查和开胸手术探查

若经痰细胞学检查、支气管镜检查和针刺活检均未能确立细胞学诊断，则考虑胸腔镜探查或开胸手术探查，但必须根据患者年龄、肺功能、手术并发症等仔细权衡利弊后决定。

（七）其他检查

癌相关抗原，如癌胚抗原、神经肽类和神经原类等检查对于发现肺癌均缺乏特异性，对判断转移或复发均无肯定的应用价值。

七、诊断和鉴别诊断

（一）诊断

肺癌的治疗效果取决于肺癌的早期明确诊断，一般依靠详细的病史询问、体格检查和有关的辅助检查，进行综合判断，80%~90%的患者可以得到确诊。

肺癌的早期诊断包括两方面的重要因素，其一是患者对肺癌的防治知识应得到普及，对任何可疑的肺癌症状应及时进一步检查，其二是医务人员应对肺癌的早期征象提高警惕，避免漏诊、误诊。对高发癌肿区或有高危险因素的人群宜定期或有可疑征象时，进行防癌或排除癌肿的有关检查。特别对 40 岁以上长期重度吸烟（吸烟指数 > 400）有下列情况者应作为可疑肺癌对象进行有关排癌检查：无明显诱因的刺激性咳嗽持续 2～3 周，治疗无效；或原有慢性呼吸道疾病，咳嗽性质改变者；持续或反复在短期内痰中带血而无其他原因可解释者；反复发作的同一部位的肺炎，特别是段性肺炎；原因不明的肺脓肿，无中毒症状，无大量脓痰，无异物吸入史，抗感染治疗效果不显著者；原因不明的四肢关节疼痛及杵状指（趾）；X 线上的局限性肺气肿或段、叶性肺不张；孤立性圆形病灶和单侧性肺门阴影增大者；原有肺结核、病灶已稳定，而形态或性质发生改变者；无中毒症状的胸腔积液，尤以血性、进行性增加者；尚有一些上述的肺外表现的症状，皆值得怀疑，需进行检查。

（二）鉴别诊断

肺癌常与某些肺部疾病共存，或其影像学形态表现与某些疾病相类似，故常易误诊或漏诊，必须及时进行鉴别，以利早期诊断，应与下列疾病鉴别。

1. 肺结核

（1）肺结核球：多见于年轻患者，多无症状，多位于结核好发部位（上叶后段和下叶背段）。病灶边界清楚，可有包膜，内容密度高，有时含有钙化点，周围有纤维结核灶，在随访观察中多无明显改变。如有空洞形成，多为中心性空洞，洞壁规则、较薄，直径很少超过 3cm，常需与周围型肺癌相鉴别。

（2）肺门淋巴结结核：易与中央型肺癌相混淆，应加以鉴别。肺门淋巴结结核多见于儿童或老年，多有发热等结核中毒症状，结核真菌试验多呈强阳性。抗结核药物治疗有效。中央型肺癌其特殊的 X 线征象，可通过体层摄片、CT、MRI 和纤支镜检查等加以鉴别。

（3）急性粟粒性肺结核：应与弥漫性肺泡癌相鉴别。粟粒性肺结核发病年龄相对较轻，有发热等全身中毒症状。X 胸片上病灶为大小一致，分布均匀，密度较淡的粟粒结节。而肺泡癌两肺多有大小不等的结节状播散病灶，边界清楚、密度较深、进行性发展和扩大，且有进行性呼吸困难。根据临床、实验室等资料进行综合判断可以鉴别。

2. 肺炎　应与癌性阻塞性肺炎相鉴别。肺炎起病急骤，先有寒战、高热等毒血症状，然后出现呼吸道症状，抗菌药物治疗多有效，病灶吸收迅速而完全，而癌性阻塞性肺炎炎症吸收较缓慢，或炎症吸收后出现块状阴影，且多为中央型肺癌表现，纤支镜检查、细胞学检查等有助于鉴别。

3. 肺脓肿　应与癌性空洞继发感染相鉴别。原发性肺脓肿起病急，中毒症状明显，常有寒战、高热、咳嗽、咳大量脓臭痰，周围血象白细胞总数和中性粒细胞分类计数增高。X 线胸片上空洞壁薄，内有液平，周围有炎症改变。癌性空洞常先有咳嗽、咯血等肿瘤症状，然后出现咳脓痰、发热等继发感染的症状。胸片可见癌肿块影有偏心空洞，壁厚，内壁凹凸不平。结合纤支镜检查和痰脱落细胞检查可以鉴别。

4. 肺部其他肿瘤

（1）肺部的良性肿瘤：如错构瘤、纤维瘤、软骨瘤等有时需与周围型肺癌鉴别。一般肺良性肿瘤病程长，生长慢，临床上大多无症状。在 X 线片上呈类圆形的块影，密度均匀，可以有钙化点，轮廓整齐，多无分叶。

（2）支气管腺瘤：是一种低度恶性肿瘤。发病年龄较肺癌年轻，女性发病率高。临床表现可以与肺癌相似，常反复咯血。X 线片上的表现，有时也与肺癌相似。经气管镜检查，诊断未能明确者宜尽早剖胸探查术。

（3）纵隔淋巴瘤：可与纵隔型肺癌混淆。纵隔淋巴瘤生长迅速。临床上常有发热和其他部位浅表淋巴结肿大。在 X 线片上表现为两侧气管旁和肺门淋巴结肿大。对放射疗法高度敏感，小剂量照射后即可见到肿块明显缩小。纵隔镜检查有助于诊断。

八、治疗

肺癌的治疗是根据患者的机体状况；肿瘤的病理类型、侵犯的范围和发展趋向、合理地、有计划地应用现有的治疗手段，以期较大幅度地提高治愈率和患者的生活质量。

治疗的联合方式是：小细胞肺癌多选用化疗和放疗加手术，非小细胞肺癌首先选用手术，然后是放疗或化疗。这种治疗模式并非千篇一律，也要看具体情况，如小细胞肺癌少数Ⅰ、Ⅱ期患者可选用手术治疗，然后用化疗和放疗，而非小细胞肺癌因肺功能或患者机体情况不允许手术或肿瘤部位或Ⅲ期部分患者失去手术机会者可先行放疗和化疗，其后争取手术治疗。

1. 手术治疗　局限性肿瘤切除手术可取得相当于广泛切除者的疗效。一般推荐肺叶切除术。肺段切除术和楔形切除等范围更小的手术，一般仅用于外周性病变患者或肺功能不良者。手术方法有传统的开胸手术和胸腔镜下的微创手术。近年来胸腔镜下的肺叶切除术、肺段切除术视为当今肺癌手术治疗的新进展。

非小细胞肺癌Ⅰ期和Ⅱ期患者应行以治愈为目标的手术切除治疗。对以同侧纵隔淋巴结受累为特征的Ⅲ期患者应行原发病灶及受累淋巴结手术切除治疗。Narke 报告对 819 例 N_2 者采用创造的胸内淋巴结图（LN Map）逐个清除淋巴结，术后 5 年生存率高达 48%，胸壁受侵犯亦行手术治疗，术后 5 年生存率可达 17% ~ 20%。对肺上沟瘤尚无纵隔淋巴结或全身转移者应行手术前放疗及整体手术切除。对 T_4N_2 或 M_1 认为是扩大手术的禁忌证。一般 N_0 者手术后 5 年生存率 33.7% ~ 53.7%，N_1 者为 17.4% ~ 31%，N_2 者为 8.9% ~ 23%，鳞癌比腺癌和大细胞癌术后效果好，肿瘤直径小于 3.5cm 者，术后 5 年生存率为 50% 左右，淋巴结包膜完整的比穿破者效果好。

小细胞肺癌的 90% 以上在就诊时已有胸内或远处转移，在确诊时 11% ~ 47% 有骨髓转移、14% ~ 51% 有脑转移。此外，尚有潜在性血道、淋巴道微转移灶。因此，国内主张先化疗、后手术，5 年生存率 28.9% ~ 51%，而单一手术的 5 年生存率仅 8% ~ 12%。

肺功能为估价患者是否应行手术治疗时需要考虑的另一重要因素，若用力肺活量超过 2L，且第一秒用力呼气量（FEV_1）占用力肺活量的 50% 以上，可考虑行手术治疗。

2. 化学药物治疗（简称化疗）　小细胞肺癌对于化疗有高度的反应性，有较多的化疗药物能提高小细胞肺癌的缓解率，如足叶乙甙（VP - 16）、鬼臼噻吩甙（VM26）、卡铂（CBP）及异环磷酰胺（IFO）等，其单药的缓解率为 60% ~ 77% 还有环己亚硝脲（CC-NU）、顺铂（DDP）、长春碱酰胺（VDS）、表阿霉素（EPI）、甲氨蝶呤（MTX）等亦均被认为对小细胞肺癌有效，使小细胞化疗有新的发展，缓解率提高到 50% ~ 90%。因此，化疗成为治疗小细胞肺癌的主要方法，尤其对Ⅳ期小细胞肺癌的价值更大。

化疗获得缓解后，25% ~ 50% 出现局部复发。由于小细胞肺癌有 3 个亚型，即纯小细胞肺癌型、小细胞，大细胞型和混合型，后两种因混有非小细胞肺癌，化疗只杀伤小细胞肺癌细胞，剩下的对化疗不敏感的非小细胞肺癌细胞是构成复发的原因之一。因此，化疗缓解后局部治疗亦很重要。

化疗结合局部治疗后，尚残存微转移灶，因此继续全身化疗有其重要性。如一组 59 例小细胞肺癌化疗缓解后作手术切除，术后 11 例未用化疗，均于 13 个月内死亡，而余 48 例术后化疗者 5 年生存率达 33.2%。

对小细胞肺癌有活力的化疗药物，要求它们对未用过化疗患者的缓解率为 20%。已治者要求 >10%，以往经常采用环磷酰胺（CTX）+阿霉素（ADR）+长春新碱（VCR）组成的 CAO 方案，其缓解率高达 78.6%，也有用 CAO + VP – 16 者，对病变超过同侧胸腔和所有 N_2，即广泛期患者有较好作用。VP – 16 取代 CAO 方案的 ADR，广泛期患者的中数缓解期得到改善。对未经治疗的小细胞肺癌患者 CAO + VP – 16 + 顺铂 [剂量 20mg/m^2 × （3 ~ 4）d] 较 CAO + VP – 16 优先，二者的缓解率分别为 53% 和 48%，近年国外在研究 VM – 26 或 CAP（碳铂）为主的联合治疗方案。

非小细胞肺癌对化疗的反应较差，目前还无任何单一的化疗药物可使非小细胞肺癌的缓解率达到 20% 者。因此，化疗主要用于失去手术及放射性治疗的缓解化疗，或做手术后的辅助化疗或播散性非小细胞肺癌的联合化疗。常用的化疗方案：长春瑞宾 + 顺铂；紫杉醇 + 顺铂；吉西他滨 + 顺铂；近年来，对肺腺癌的化疗应用培美曲塞 + 顺铂方案取得了更高的有效率。

3. 放射治疗（简称放疗）　放射线对癌细胞有杀伤作用。癌细胞受照射后，射线可直接作用于 DNA 分子，引起断裂，射线引起的电离物质又可使癌细胞发生变性，被吞噬细胞吞噬，最后被纤维母细胞所代替，但放疗的生物效应受细胞群的增殖动力学的影响。

放疗可分为根治性和姑息性两种，根治性对于病灶局限、因解剖原因不便手术或患者不愿意手术者，有报道少部分患者 5 年无肿瘤复发。若辅以化疗，则可提高疗效。姑息性放疗目的在于抑制肿瘤的发展，延迟肿瘤扩散和缓解症状。对控制骨转移性疼痛、骨髓压迫、上腔静脉综合征和支气管阻塞及脑转移引起的症状有肯定的疗效，可使 60% ~ 80% 咯血症状和 90% 的脑转移症状获得缓解。

放疗对小细胞肺癌效果较好，其次为鳞癌和腺癌，其放射剂量以腺癌最大，小细胞癌最小。一般 40.0 ~ 70.0Gy（4 000 ~ 7 000rad）为宜，分 5 ~ 7 周照射。常用的放射线有钴 – 60γ 线，电子束 B 线和中子加速器等，精心制定照射方案，严密观察病情动态变化，控制照射剂量和疗程，常可减少和防止放射反应如白细胞减少、放射性肺炎、放射性肺纤维化和放射性食管炎。

对全身症状太差，有严重心、肺、肝、肾功能不全者应列为禁忌。重症阻塞性肺气肿患者，易并发放射性肺炎，使肺功能受损害，宜慎重应用。放射性肺炎可用肾上腺糖皮质激素治疗。

4. 其他局部治疗方法　近几年来用许多局部治疗方法来缓解患者的症状和控制肿瘤的发展。如经支气管动脉和（或）肋间动脉灌注加栓塞治疗、经纤维支气管镜用电刀切割瘤体、激光烧灼及血卟啉衍生物（HPD）静脉注射后，用 Nd：YAG 激光局部照射产生光动力反应，使瘤体组织变性坏死。此外，经纤支镜引导腔内置入放疗作近距离照射也取得较好的效果。

5. 生物缓解调解剂（BRM） BRM 为小细胞肺癌提供了一种新的治疗手段，如小剂量干扰素（2×10^6 单位）每周 3 次间歇疗法，转移因子、左旋咪唑、集落刺激因子（CSF）在肺癌的治疗中都能增加机体对化疗、放疗的耐受性，提高疗效。

6. 中医药治疗 祖国医学有许多单方，配方在肺癌的治疗中可以与西药治疗协同作用，减少患者对放疗、化疗的反应，提高机体抗病能力，在巩固疗效，促进、恢复机体功能中起到辅助作用。

7. 分子靶向 今年来，对肺部腺癌患者的癌细胞进行血管内皮生长因子受体（EGFR）的检测，如相应基因的突变者，可以口服分子靶向治疗药物，如吉非替尼、厄洛替尼等，临床治疗效果相当满意。

九、预防

肺癌的预防一方面是减少或避免吸入含有致癌物质污染的空气和粉尘，另一方面对高发患者群进行重点普查，早期发现及时治疗。

十、预后

肺癌的预后取决于早期发现，及早治疗。隐性肺癌早期治疗可获痊愈。一般认为鳞癌预后较好，腺癌次之，小细胞未分化癌较差。近年来采用综合治疗后小细胞未分化癌的预后也有很大改善。

（陈长生）

第七节 纵隔及胸壁肿瘤

一、纵隔肿瘤

（一）概述

纵隔是胸部一个重要的解剖部分，包括从胸廓入口至膈肌。纵隔是许多局部疾患发生之处，然而，也与一些系统性疾病有关，局部疾患包括气肿、出血、感染及各种原发性肿瘤及囊肿。系统性疾患包括转移癌、肉芽肿、其他全身性感染。源于食道、大血管、气管和心脏的疾病均可表现为纵隔块影或引起与压迫或侵蚀邻近纵隔组织相关的症状。

（二）历史回顾

气管内麻醉和胸腔闭式引流技术出现以前，由于手术进入胸膜腔具有一定危险性，主要是气胸和随后的呼吸衰竭，所以很少有人尝试手术介入纵隔。开始是针对前纵隔，通过各种经胸骨的方法来暴露。Bastianelli 在 1893 年劈开胸骨柄以后摘除了一个位于前纵隔的皮样囊肿。Milton 在 1897 年报道了从一例患纵隔结核年轻人的前纵隔切除了两枚干酪样淋巴结。

随着气管内麻醉的应用，安全的经胸膜手术已成为可能。Harrington 在 1929 年、Heuer 和 Andrus 在 1940 年报道了首批病例，验证了经胸膜途径手术治疗各种纵隔疾患的安全性和有效性。Blalock 在 1936 年报道为一重症肌无力的患者进行了胸腺摘除，后来该患者症状明显缓解。这次手术成功地开创了重症肌无力外科治疗的新途径。

（三）纵隔解剖及分区

纵隔是两侧纵隔胸膜之间、胸骨之后、胸椎（包括两侧脊柱旁肋脊区）之间的一个间隙，上自胸廓入口，下为膈肌。纵隔内有心脏、大血管、食管、气管、神经、胸腺、胸导管、丰富的淋巴组织和结缔脂肪组织。

为了便于标明异常肿块在纵隔内的所在部位，临床常将纵隔划分为若干区。最早的定位将纵隔分为4个区域：上纵隔，前纵隔，中纵隔和后纵隔。上纵隔从胸骨角至第四胸椎下缘作一横线至胸廓入口；前纵隔自上纵隔至膈肌及胸骨至心包；后纵隔包括自心包后方的所有组织；中纵隔包含前纵隔至后纵隔内所有的结构。

近年来，Shields分区法临床也被应用，即将纵隔划分成前纵隔（anterior compartment）、内脏纵隔（visceral compartment）和脊柱旁沟（paravertebral sulci）三个区。所有划区均自胸廓入口至膈肌。前纵隔包括自胸骨后缘至心包及大血管前面。内脏纵隔亦称中纵隔，自胸廓入口，屈曲下延，包括上纵隔的后方至椎体的前方。脊柱旁沟（亦称脊肋区）是脊柱两侧，紧邻肋骨的区域，为一潜在的间隙，与前述的后纵隔相同。

（四）纵隔肿瘤的好发部位

纵隔内组织器官较多，其胎生结构来源复杂，所以纵隔内就可以发生各种各样的肿瘤，并且这些肿瘤都有其好发部位。但是，也有少数例外的情况。譬如，前纵隔内偶尔可看到神经源性肿瘤，而异位甲状腺肿也可在后纵隔发现。同时，由于纵隔划分是人为的，其间没有真正的解剖界线，因此当肿瘤长大时，它可占据一个以上的区域。牢记上述好发部位和了解有少数例外情况，对术前正确的诊断和外科治疗是有很大帮助的。

（五）临床表现

纵隔肿瘤的患者大约1/3无症状，系因其他疾病或健康查体时X线检查而发现。症状和体征与肿瘤的大小、部位、生长方式和速度、质地、性质、是否合并感染、有无特殊的内分泌功能以及相关的并发症状等有关。良性肿瘤生长缓慢，大多无明显的症状，而恶性肿瘤侵袭程度高，进展迅速，故肿瘤较小时即可出现症状。

常见的症状有胸痛、胸闷，刺激或压迫呼吸系统、大血管、神经系统、食管的症状。此外，还可出现与肿瘤性质有关的特异性症状。

刺激或压迫呼吸系统：可引起剧烈的刺激性咳嗽、呼吸困难甚至发绀。破入呼吸系统可出现发热、脓痰甚至咯血。

压迫大血管：压迫上腔静脉可出现上腔静脉压迫综合征；压迫无名静脉可致单侧上肢及颈静脉压增高。

压迫神经系统：如压迫交感神经干时，出现Homer综合征；压迫喉返神经出现声音嘶哑；压迫臂丛神经出现上臂麻木、肩胛区疼痛及向上肢放射性疼痛。哑铃状的神经源性肿瘤有时可压迫脊髓引起截瘫。

压迫食管：可引起吞咽困难。

特异性症状：对明确诊断有决定性意义，如胸腺瘤出现重症肌无力；生殖细胞肿瘤咳出皮脂样物或毛发；神经源性肿瘤出现Homer综合征、脊髓压迫症状等。

（六）诊断

纵隔肿瘤的诊断除根据病史、症状和体征外，还要结合患者的实际情况选择性地应用以下各项无创或有创检查。

1. 胸部 X 线检查　是诊断纵隔肿瘤的重要手段，亦是主要的诊断方法。胸部 X 线片可显示纵隔肿瘤的部位、形态、大小、密度及有无钙化。X 线透视下还可观察块影有无搏动，是否随吞咽动作上下移动，能否随体位或呼吸运动而改变形态等。根据上述特点，多数纵隔肿瘤均可获得初步诊断。

2. CT 扫描　CT 扫描现已成为常规。它能提供许多胸部 X 线片所不能提供的信息。首先能准确地显示肿块层面结构及其与周围器官或组织的关系；其次，在脂肪性、血管性、囊性及软组织肿块的鉴别上，CT 扫描有其优越性；此外，CT 扫描能显示出肿瘤所侵及的邻近结构、胸膜及肺的转移情况，据此可初步判断肿块的性质。

3. 磁共振检查（MRI）　MRI 在肿瘤与大血管疾病鉴别时不需要造影剂；MRI 除横断面外，还能提供矢状面及冠状面的图像。因此，对纵隔内病变的显示较 CT 更为清楚；在判断神经源性肿瘤有无椎管内或硬脊膜内扩展方面，MRI 优于 CT。

4. 同位素扫描　可协助胸骨后甲状腺肿的诊断。

5. 活组织检查　经上述方法无法满足临床诊断的患者，可考虑应用细针穿刺、纤维支气管镜、食管镜、纵隔镜或胸腔镜等进行活组织检查，以明确诊断，确定治疗方案。

（七）治疗

手术可以明确诊断，防止良性肿瘤恶变，解除器官受压和"减负荷"，为放、化疗创造条件。因此，除恶性淋巴源性肿瘤适用化放射治疗外，绝大多数原发性纵隔肿瘤只要无其他手术禁忌证，均应首选外科治疗。

总的原则是：

（1）切口：应选择暴露好、创伤小、便于采取应急措施的切口。一般来说，前纵隔肿瘤采用前胸切口；后纵隔肿瘤采用后外侧切口；位置较高的前上纵隔肿瘤及双侧性前纵隔肿瘤，采用胸正中切口。胸内甲状腺肿可采用颈部切口，必要时劈开部分胸骨。

（2）麻醉：一般采用静脉复合麻醉。

（3）手术操作一定要仔细：纵隔肿瘤所在部位复杂，常与大血管、心包、气管、支气管、食管、迷走神经等器官发生密切关系，所以手术时损伤这些重要脏器的机会较大。因此，操作务必仔细、轻柔。

（4）对于不能完全切除或不能切除的纵隔恶性肿瘤，术后应行放疗或化疗。放疗或化疗后有些患者还可以二次开胸探查，将肿瘤切除。

注意事项：①肿瘤与重要脏器粘连时，应仔细分离，防止损伤，必要时可残留部分肿瘤或包膜；②术中要确切止血，出血量多者应补充血容量；③对巨大肿瘤剥离时慎防气道和心脏受压，必要时应该由助手托起瘤体、有明显包膜者可先行包膜外快速剥离，取出瘤内容，待改善暴露后再切除包膜。无明显包膜的实质性肿瘤可分次切除，暴露最差的蒂部留作最后处理；④对双侧胸膜腔打开，手术时间长、大量出血及输血，一侧膈神经损伤和重症肌无力者，术后应予呼吸机辅助呼吸。

2. 胸腺肿瘤　胸腺是人体的重要免疫器官，分泌胸腺素，包括几种胸腺多肽类激素，它们作用于淋巴干细胞、较成熟的淋巴细胞及 T 淋巴细胞亚群，使这些细胞分化成熟为有免疫活性的 T 淋巴细胞。以前认为，凡是来源于胸腺的肿瘤，统统归类于胸腺瘤，现在它被分为几个临床病侧分类不同的肿瘤，如胸腺瘤、胸腺癌、胸腺类癌、胸腺脂肪瘤、胸腺畸胎瘤等。

（1）胸腺的解剖：胸腺位于前纵隔的大血管前方。胸腺的左右两叶并不融合，并易于解剖分开，两叶并不对称、一般右叶大于左叶。胸腺在青春期最大，重约30g，至成人期胸腺逐渐缩小。胸腺的血液供应，动脉来自胸廓内动脉，同时亦可来自上、下甲状腺动脉；静脉回流通过头臂及胸内静脉，并可与甲状腺静脉相交通。淋巴引流入内乳、前纵隔及肺门淋巴结。

（2）胸腺瘤：30~50岁多见，男、女发病率相当，位于前纵隔，右侧多于左侧，双侧少见，少数可异位发生于颈部、肺门、肺、心膈角及气管内。术中如见肿瘤包膜不完整或浸润邻近组织，术后显微镜下见肿瘤浸润包膜均视为恶性表现，有复发可能。临床恶性行为尚表现为肿瘤可有胸内扩散至胸膜、心包种植及肺转移，锁骨上和腋下淋巴结转移，约3%患者有远处转移。1985年，Marino等提出分为皮质型、髓质型和混合型。虽然免疫组化和电镜研究有进展。但细胞学上"良性"表现和临床上恶性生物学行为之间至今找不出肯定的关系。临床上常常根据术中肿块是否有包膜及其生长方式来确定其良恶性。

决定治疗方针和预后的临床病理分期有多种。按 Trastek 和 Payne（1989）分期如下：Ⅰ期：包膜完整，无包膜浸润。Ⅱ期：浸润入周围脂肪组织，纵隔胸膜。Ⅲ期：浸润入邻近器官（如心包、大血管和肺）。Ⅳa期：胸膜、心包转移。Ⅳb期：淋巴性或血源性转移。

手术切除为首选治疗。适应证：①Ⅰ期、Ⅱ期病变；②部分Ⅲ期病变，有条件作扩大性切除；③可行减容术，术后加行放、化疗；④合并有重症肌无力；⑤少数完全切除后有局部复发可行再切除；⑥全身情况及心肺功能可以耐受胸部大手术者。

禁忌证：①肿瘤广泛浸润，估计不能切除者；②不能耐受开胸手术者；③已有双侧膈神经麻痹；④Ⅳ期病变。

常用手术径路为正中胸骨劈开行肿瘤及全胸腺切除。少数低位一侧胸内肿瘤可采取前胸切口，后外侧切口适用于一侧胸内巨大肿瘤。对Ⅱ期、Ⅲ期病变（完全或不完全切除）术后均应加放疗，以防复发。对不能手术及局部复发者，放疗也可明显延长生存时间。近年发现以顺铂为主的化疗方案有一定效果，可使胸腺瘤的综合治疗趋向完善。

（3）胸腺癌：指肿瘤细胞有异形、核分裂等恶性表现。Hartman等（1990）报道：文献记录约100例，可分为8个亚型：鳞状细胞癌（最多）、淋巴上皮瘤样癌、Bassloid癌、黏液表皮样癌、肉瘤样癌、小细胞-未分化鳞状细胞混合癌、透明细胞癌和未分化癌。大多数预后差，能完全切除机会少，适合放、化疗。

3. 胸腺瘤合并重症肌无力　重症肌无力是神经肌肉接头间传导功能障碍所引起的疾病，主要累及横纹肌，休息或抗胆碱酯酶药物可使肌力恢复到一定程度。现认为是一种自身免疫疾病。

（1）病因与发病机制：重症肌无力是神经肌肉传导的自身免疫疾病，在患者体内产生抗乙酰胆碱受体抗体，破坏了自身神经肌肉接头处的乙酰胆碱受体。这种自身免疫侵袭神经肌肉连接部的机制尚未明确，但知胸腺起了主导作用。首先，文献报道有50%~60%的胸腺瘤患者伴发重症肌无力，10%~25%的重症肌无力患者中经检查可发现胸腺瘤，而无胸腺瘤的重症肌无力患者在切除的胸腺中大多数也可见到滤泡性淋巴样增生改变，约占所有患者的60%。淋巴样滤泡含有B淋巴细胞。对乙酰胆碱受体产生抗体。其次，在肌无力患者的胸腺中观察到有乙酰胆碱抗体（William，1986）。可认为患者自身抗体的抗原来自胸腺的肌样体细胞（Myoid cell）。第三，胸腺在重症肌无力发病机制的重要性，可在手术切除胸腺后见效所支持，多数患者在胸腺手术切除后，症状缓解率可达60%～80%。

（2）临床表现：重症肌无力可发生于任何年龄，但绝大多数始发于成年期，常在35岁以前，约占90%。少数患者在1岁至青春期内发病（少年型肌无力）。女性发病率高于男性，比例约为3：2。早期表现为运动或劳累后无力，休息后可减轻，常晨轻暮重。累及的肌肉及部位随受累的时间程度轻重不一，临床表现也各不相同。典型症状开始时仅有短暂的无力发作，之后呈渐进性，随时间增长而逐渐加重。开始时受脑神经支配的肌肉最先受累，如眼肌、咀嚼肌。病情进展累及全身肌肉，主要累及近端肌群，并常呈不对称表现。

按改良 Osserman 分型，重症肌无力可分为：

Ⅰ型：主要为眼肌型，症状主要集中在眼肌，表现为一侧或双侧上睑下垂，有复视或斜视现象。

Ⅱ型：累及延髓支配的肌肉，病情较Ⅰ型重，累及颈、项、背部及四肢躯干肌肉群，据其严重程度可分为Ⅱa与Ⅱb型。Ⅱa型：轻度全身无力，尤以下肢为重，登楼抬腿无力，无胸闷或呼吸困难等症状。Ⅱb型：有明显全身无力，生活尚可自理，伴有轻度吞咽困难，有时进流质不当而呛咳，感觉胸闷，呼吸不畅。

Ⅲ型：急性暴发型，出现严重全身肌无力，有明显呼吸道症状。

Ⅳ型：重度全身无力，生活不能自理，吞咽困难，食物易误入气管。症状常呈发作性，缓解、复发和恶化交替出现。若有呼吸道感染、疲劳、精神刺激、月经或分娩，可加剧病情发展，并累及全身。也可短期内迅速恶化，呈暴发性发作，出现严重全身无力，有明显呼吸道症状，治疗效果差。

（3）诊断：除病史和体征外，抗胆碱酯酶药物试验、电生理和免疫生物学检查可帮助诊断重症肌无力。90%以上的患者，乙酰胆碱受体抗体和调节抗体水平升高。部分患者横纹肌抗体水平升高。所有诊断为重症肌无力的患者，均应定期行胸部X线和CT检查。以确定是否有胸腺瘤或发生了胸腺瘤。

重症肌无力应该与肌无力综合征相鉴别，后者为一种罕见的神经肌肉传导障碍，常并发小细胞肺癌，通常称为 Lambert - Eaton 综合征，多见于40岁以上的男性患者，主要表现为四肢近侧肌群的无力和容易疲劳，不累及眼球肌，可伴有深肌腱反射的减弱或消失。

（4）治疗：重症肌无力的治疗：包括给抗乙酰胆碱酯酶药物——新斯的明、溴吡斯的明（毗啶斯的明），免疫抑制疗法，血浆置换和中医中药治疗的内科治疗以及通过胸腺切除的外科治疗。

自1939年 Blalock 等对重症肌无力患者施行胸腺切除术后，外科治疗逐渐作为重要治疗手段。胸腺切除术治疗重症肌无力的临床效果较肯定，但机制尚不完全清楚，手术死亡率0～2%，并发症2%～15%。除Ⅰ型药物治疗可控制者，急性感染、肌无力危象未获控制外，只要全身情况允许胸部大手术的重症肌无力患者均可考虑行胸腺切除术。

术前应用抗胆碱酯酶药和皮质激素3～8周，待全身情况稳定后手术。手术当天晨仍需给药。术后按呼吸及肌无力情况决定气管插管辅助呼吸撤除时间。术后用药一般同于术前，一旦出现肌无力危象需重新气管插管辅助呼吸。出院后半年至1年开始逐步减少用药直至全停药。围手术期中应特别注意两种危象的鉴别和处理：因抗胆碱酯酶药不足的重症肌无力危象表现为瞳孔不缩小、心率快、口干痰少、腹胀肠鸣音弱和 Tensilon 试验阳性。而因抗胆碱酯酶药过量的胆碱危象则表现以瞳孔缩小、心率慢、眼泪、唾液和痰多、腹痛肠鸣音亢进和 Tensilon 试验阴性。

4. 神经源性肿瘤　神经源性肿瘤是纵隔内常见肿瘤之一，占18%～30%。女性患者略多于男性。任何年龄都可以发生，但儿童神经源肿瘤恶性率较高，成人在10%以下。纵隔神经源肿瘤绝大多起源于脊神经和椎旁的交感神经干，来自迷走神经和膈神经的神经源肿瘤比较少见。更为少见的是副神经节来源的肿瘤，可在主动脉根部、心包甚至心脏本身发现。

大多数成人神经源肿瘤患者没有症状，常常是在常规 X 线查体时发现的。有症状者，表现咳嗽、气短、胸痛、声音嘶哑或有 Homner 综合征，少数患者（3%～6%）有脊髓压迫的表现。儿童神经源肿瘤，不论是良性还是恶性，其症状明显，如胸痛、咳嗽、气短、吞咽困难等。

成人神经源肿瘤在 X 线片上的表现为脊柱旁的块影，可呈圆形、半圆形，有的为分叶状。密度均匀一致，但可以有钙化。肿瘤邻近的骨质可有改变，如肋骨或椎体受侵，椎间孔扩大。骨质改变并不意味着肿瘤为恶性，可以是肿瘤生长过程中局部压迫所致。所有神经源肿瘤患者，无论有无症状，均应行 CT 检查，以确定肿瘤是否侵入到椎管内。磁共振检查不仅可以确定椎管内有无受侵，还能了解受侵的程度。

儿童神经源肿瘤的 X 线表现与成人相似。但多数儿童神经源肿瘤的体积常大于成人，少数儿童的肿瘤可占据一侧胸腔。因生长较快，边界多不像成人清楚，而且肿瘤中心供血不足和坏死及由此而造成的钙化，儿童较成人多见。

根据肿瘤分化的程度不同及组成肿瘤的细胞多样性，神经源肿瘤分为以下几种类型。

（1）神经鞘细胞起源的肿瘤：良性肿瘤为神经鞘瘤和神经纤维瘤。少见的是有黑色素沉着的神经鞘瘤及粒细胞瘤。恶性肿瘤为恶性神经鞘瘤或神经肉瘤。

1）神经鞘瘤：来自于神经鞘的施万细胞，生长缓慢，包膜完整，多见于30～40岁成人，偶见于儿童。肿瘤多来自肋间神经，并且可经过椎间孔侵入椎管内，形成哑铃形肿瘤。神经鞘瘤多为单发，少数为多发。大多数神经鞘瘤患者早期无症状，系体查发现，肿瘤较大时，可表现为胸痛、咳嗽、呼吸困难和吞咽困难等。当有神经系统症状时，如脊髓受压、声嘶、Homer 综合征、肋间神经痛或臂丛神经痛，并不意味着其为恶性。X 线胸片可发现位于后纵隔圆形或卵圆形密度均匀边缘锐利的团块影，部分肿瘤影内可见局灶性钙化和囊性变，有时侵犯肋骨或椎骨。胸部 CT 能显示肿瘤大小、部位以及胸壁、纵隔受侵的程度，也可显示其通过肋间隙或椎间隙呈哑铃形的形态。磁共振能从三维方向显示肿瘤与周围脏器的关系，有特殊的价值。

2）神经纤维瘤：神经纤维瘤是由神经细胞和神经鞘两者组成。多见于后纵隔，呈良性生长方式，由于生长缓慢多为体查时偶然发现。其临床表现亦同神经鞘瘤。

3）神经源肉瘤（恶性施万细胞瘤）：成人神经源肿瘤中，神经源肉瘤不超过10%，多见于10～20岁的年轻人或60～70岁的老人。肿瘤附近的结构常受侵犯，并能发生远处转移。显微镜下可看到细胞数异常增多，核异型性及有丝分裂。

治疗：有效的治疗为手术切除。可通过后外侧切口开胸完成。小的、无椎管内受侵的肿瘤也可在电视胸腔镜下切除。不论采用哪种途径，首先都要切开肿瘤表面的胸膜，然后钝性及锐性分离肿瘤。有时要切断一根或几根肋间神经或交感神经干。少数情况下要牺牲肋间动脉。对向椎管内生长的哑铃型肿瘤，应同神经外科医生一起进行手术。先打开椎板，游离椎管内肿瘤，然后再游离胸腔内部分。胸腔内的部分可通过标准后外侧切口完成。也可通过小切口、胸膜外径路或电视胸腔镜下完成。对于恶性神经肉瘤术后应行放疗。

术后最常见的并发症是 Homer 综合征，特别是后上纵隔的肿瘤。椎管内生长的哑铃型肿瘤术后应注意有无椎管内出血造成的脊髓压迫。手术死亡率为 1% ~ 2%。瘤体很大或恶性肿瘤会增加手术的风险和难度。良性肿瘤预后很好，而肉瘤多半在术后一年内死亡。

（2）神经节细胞起源的肿瘤：神经节细胞起源的肿瘤包括节细胞神经瘤、节细胞神经母细胞瘤和神经母细胞瘤。

1）节细胞神经瘤：节细胞神经瘤为良性肿瘤。儿童神经源肿瘤中，节细胞瘤最多。较大的儿童、青壮年也能见到。肿瘤包膜完整，常常与交感神经干或肋间神经干相连。椎管内生长呈哑铃状者也多见。

2）节细胞神经母细胞瘤：节细胞神经母细胞瘤也称部分分化的节细胞神经瘤，最多见于年轻人。因为是恶性肿瘤，故易产生临床症状。

3）神经母细胞瘤：神经母细胞瘤（成交感神经细胞瘤）是高度恶性的肿瘤，好发于儿童，尤其是 3 岁以下的儿童，占儿童纵隔内神经源肿瘤的 50%。胸内神经母细胞瘤又占儿童全部神经母细胞瘤的 20%。成人中少见，肿瘤边界不规整，易侵及邻近结构。向椎管内生长呈哑铃状者也不少见。常发生骨骼及其他脏器的远处转移。临床上可表现为咳嗽、气短、胸痛、Homer 综合征、截瘫、发热、倦怠。部分患儿可出现舞蹈眼、小脑共济失调、斜视眼痉挛和眼球震颤，这可能是抗体产物或免疫反应所致。在肿瘤切除后，婴儿眼睛的异常运动随之消失。少数出现出汗、皮肤发红等症状，尿中儿茶酚胺的降解产物（香草基扁桃酸 VMA 及高香草酸 HVA）升高。这与肿瘤分泌儿茶酚胺，肾上腺素和肾上腺素有关，肿瘤切除后，尿中儿茶酚胺的降解产物下降至正常。肿瘤复发时，会再度升高。还可合并腹泻、腹胀综合征，与肿瘤分泌血管活性肠多肽激素有关。

4）影像学诊断：神经节细胞起源的肿瘤 X 线表现因肿瘤分化程度不同而异。良性节细胞瘤表现为脊柱旁沟的实性块影，界线清楚，部分患者可见点状钙化，骨质因肿瘤压迫而有改变。神经母细胞瘤和节细胞神经母细胞瘤 X 线上的肿块影界线不太清楚，多数病例也能见点状钙化。至于肿瘤附近骨质的改变及椎管内侵犯，神经母细胞瘤较节细胞神经母细胞瘤多见。

5）治疗：节细胞神经瘤的治疗为手术切除，与神经鞘瘤和神经纤维瘤相同。神经母细胞瘤和节细胞神经母细胞瘤的治疗随肿瘤浸润范围而有所不同。未越过中线的肿瘤应尽可能地手术切除。越过中线及发生远处转移的肿瘤应予化疗加放疗，偶尔也辅以外科治疗。

（3）副神经节细胞起源的肿瘤：包括嗜铬细胞瘤和化学感受器瘤，发生在纵隔者非常少见，多数发生于有化学感受器的组织部位。

1）嗜铬细胞瘤：纵隔内嗜铬细胞瘤，亦称肾上腺外嗜铬细胞瘤或有功能的副神经节细胞瘤，临床少见。主要症状包括阵发性或持续性高血压、代谢亢进、糖尿病。部分患者可以无症状。由于肿瘤能分泌肽激素，少数患者还有 Cushing 综合征、红细胞增多、高血钙及分泌性腹泻等表现。影像学表现为脊柱旁沟的块影。怀疑本病时，应测定血和尿的儿茶酚胺，24h 尿的 VMA（香草基扁桃酸）水平。

手术切除纵隔内嗜铬细胞瘤，具有切除其他部位嗜铬细胞瘤相同的危险，应准备好一切药物，以控制剧烈的血压波动。术中操作要小心谨慎，防止过多挤压肿瘤组织，导致高血压危象。良性嗜铬细胞瘤切除术后预后良好，恶性者差。

2）非嗜铬副神经节细胞瘤：此类肿瘤少见。大多为良性，恶性占10%。多在脊柱旁沟及内脏纵隔主动脉弓附近发现。肿瘤质软并有广泛的血供。治疗为手术切除。如果肿瘤血运十分丰富，以致手术十分危险时，只好简单做一活检。恶性肿瘤术后应行放疗。

5. 生殖细胞肿瘤　纵隔生殖细胞肿瘤主要包括畸胎类肿瘤、精原细胞瘤和内胚窦瘤、胚胎性癌和绒毛膜上皮癌等。临床以畸胎类肿瘤最为多见。

纵隔畸胎类肿瘤是常见的原发性纵隔肿瘤，有些报道占原发性纵隔肿瘤的第一位，以往以实质性者称为畸胎瘤，囊性者称皮样囊肿，实际上大多数肿瘤为实性及囊性成分同时存在，它们都含有外、中、内3种胚层来源的组织，只是各胚层组织的构成含量不同，没有本质的区别，现在统称为畸胎类肿瘤。

畸胎瘤是由不同于其所在部位组织的多种组织成分构成的肿瘤，含有三种胚层的成分，通常外胚层成分占较大的比例，约占全部畸胎瘤的70%，可有皮肤、毛发、毛囊、汗腺、皮脂样物、神经胶质组织或牙齿。中胚层成分主要包括平滑肌、软骨和脂肪。内胚层成分主要是呼吸道和消化道的上皮以及胰腺组织等。

大多数畸胎类肿瘤是良性的，少数实质性畸胎瘤可发生恶变，视恶变组织成分产生相应的癌或肉瘤。良性畸胎瘤主要由成熟的，上皮、内皮和间皮组织组成，它约占纵隔畸胎类肿瘤的50%~75%，但也有相当比例的畸胎瘤包含有不成熟的成分或分化不良的组织，含有这些不成熟组织的畸胎瘤有一定的恶性，预后亦差。

畸胎瘤发病的高峰年龄为20~40岁，大多见于前纵隔，症状主要由于肿瘤压迫和阻塞邻近器官所致，临床上患者出现咳出毛发和油脂样物，提示畸胎瘤已破入支气管；当破入心腔时可造成急性心包填塞；破入胸膜腔可致急性呼吸窘迫，主要表现为胸痛、咳嗽、前胸部不适、呼吸困难，多因肿物刺激胸膜或因肿块压迫支气管致远端阻塞性肺炎。当支气管有阻塞时，肺内有哮鸣音、湿性啰音、发绀和患侧叩诊浊音。当肿瘤压迫上腔静脉时可出现上腔静脉梗阻综合征，极少数畸胎瘤穿破皮肤可形成窦道。

X线检查是诊断畸胎瘤的重要方法。平片上可见前纵隔肿块影，其轮廓清晰，可突向右或左侧胸腔，密度不匀，内有钙化是其特征性表现，可发现牙齿或骨骼。胸部CT可以帮助肿瘤的定位，肿瘤内脂肪的密度有助于术前正确诊断。超声波检查可以鉴别肿瘤是囊性、实性或囊实性。

一般来讲，纵隔畸胎瘤一经诊断即需择期手术切除。当畸胎瘤破入心包腔发生急性心包填塞时则应急诊手术。畸胎瘤合并感染，应进行一段时间的抗感染治疗，使感染得到有效的控制，但不宜拖延太久，不宜等体温完全恢复正常再行手术，应争取在并发症出现以前及时手术。

6. 纵隔淋巴瘤　淋巴瘤是原发于淋巴结和淋巴组织的恶性肿瘤，也称恶性淋巴瘤，是一种全身性疾病，恶性程度不一。淋巴瘤分类法众多，最常用的分类法是将其分为霍奇金病和非霍奇金淋巴瘤。

（1）霍奇金病：本病发病的平均年龄是30岁，儿童发病少见，且多为男孩。95%的霍奇金病为结节硬化型，颈部淋巴结常同时受累，早期患者无症状，随着病情进展出现局部症状和全身症状，前者如胸痛、胸闷、咳嗽，甚至上腔静脉阻塞综合征，后者如发热、盗汗、食欲减退、乏力、消瘦等。X线上常表现为前纵隔或（和）内脏纵隔的块影，胸部CT可显示肿块边缘是不规则的，密度是不均匀的，周围的血管结构或周围组织被块影推移或被包绕的影像。

确诊依靠活检，方法包括：经皮穿刺活检、颈部或腋下淋巴结切除活检、纵隔镜、胸腔镜或开胸活检。诊断确立后应化疗或（和）放疗。长期生存率可达 70% ~80%。

（2）非霍奇金淋巴瘤：非霍奇金淋巴瘤侵犯纵隔较霍奇金病少，分别为 5% 和 75%。非霍奇金淋巴瘤累及腹腔淋巴结和头颈部 Waldeyer 环淋巴组织者多。纵隔内可发现许多类型的非霍奇金淋巴瘤，常见的包括：①大细胞淋巴瘤；②淋巴母细胞淋巴瘤。

1）大细胞淋巴瘤：这类淋巴瘤是由中心滤泡细胞、T 淋巴母细胞、B 淋巴母细胞等不同类型的细胞组成。好发于年轻人，临床上较早出现气短、胸痛、咳嗽、疲劳、不适、体重下降或上腔静脉综合征。X 线上表现为前纵隔或前上纵隔的不规则块影，常能看到肺实质的改变和胸腔积液的征象。胸部 CT 显示肿块密度不均，大血管常被肿瘤包绕，压迫甚至闭塞，以及胸腔、心包积液等。活检可以证实诊断。腹部 CT 和骨髓穿刺有助于分期。确诊后应化疗。55% ~85% 的患者治疗初期反应良好，但只有 50% 的患者才能获得 2 年以上的无病生存。放疗适用于病灶巨大者，因为巨大病灶者化疗后易复发。

2）淋巴母细胞淋巴瘤：好发于胸腺区域。20 岁以下的青年人多见，约占这个年龄组淋巴瘤的 33%。症状严重，有的出现急性呼吸困难。X 线和 CT 表现与其他类型的非霍奇金淋巴瘤相似。确诊后给予联合化疗，多数患者最初的反应良好，但缓解的时间较短。预后差。

7. 胸内甲状腺肿瘤　甲状腺肿瘤是内分泌腺肿瘤中最为常见的疾病之一，位于颈部者临床易被发现。胸腔内甲状腺肿为胸骨后或纵隔单纯甲状腺肿大或甲状腺肿瘤，因其位于胸骨后或纵隔内，不易被发现，给诊断和治疗带来一定困难，占纵隔肿瘤的 1% ~5%。

（1）病因与发病机制：胸腔内甲状腺肿可部分或全部位于胸腔内，依其生成的来源将其分为两类：

1）胸骨后甲状腺肿：它与颈部甲状腺有直接联系，又称继发性胸骨后甲状腺肿，此病变占胸内甲状腺肿的绝大多数。其发生的原因往往是原来的颈部甲状腺肿，位于颈前两层深筋膜之间，两侧有颈前肌群限制，加之甲状腺本身的重力，故较易向下发展。接触到胸廓入口后，又受到胸腔负压的吸引，于是促使肿大的甲状腺向胸内坠入。此类胸内甲状腺肿亦称为坠入性胸内甲状腺肿。根据其坠入程度，又可分为部分型或完全型。其血供主要来源于甲状腺下动脉及其分支。

2）真性胸内甲状腺肿：由于胚胎期部分或全部甲状腺胚基离开原基并在纵隔内发育而成。此类型称为迷走性胸内甲状腺肿，血供主要来源于胸部的血管。临床上比较少见。

（2）临床表现：胸内甲状腺肿占甲状腺疾病的 9% ~15%，占纵隔肿瘤的 5.3%。女性多于男性，男女之比为 1：(3~4)，发病年龄高，40 岁以上最多。临床症状主要是由于肿块压迫周围器官引起，如压迫气管引起呼吸困难、喘鸣；压迫上腔静脉引起上腔静脉综合征；压迫食管引起吞咽困难；压迫胸导管引起乳糜胸或乳糜心包等。症状的轻重与肿块的大小、部位有关。大约 1/3 的患者无症状，个别患者因肿块嵌顿在胸廓入口处或自发性、外伤性出血而引起急性呼吸困难。坠入性胸内甲状腺肿，行体格检查时可在颈部触及肿大的甲状腺，并向胸内延伸，往往触不到下极。

（3）诊断

1）胸内甲状腺肿以女性为多，仔细询问病史及临床表现，注意了解患者过去有无颈部肿物自行消失史。

2）X 线检查：胸部 X 线检查为首选，通常可见上纵隔增宽或前上纵隔椭圆形或圆形阴影，上缘可延伸至颈部，阴影内有钙化点，部分病例可见气管受压移位。10%～15% 的胸内甲状腺肿位于后纵隔、下纵隔甚至接近膈肌水平。胸内甲状腺肿虽然来源于甲状腺左右两叶的机会相等，但由于下降的甲状腺肿在左侧遇到锁骨下动脉、颈总动脉及主动脉弓的阻挡，而在右侧只有无名动脉，其间隙较宽无阻挡，故以右侧较多。

3）CT 扫描：可以更加详细地了解肿块的情况，典型的征象如下：①与颈部甲状腺相连续；②边界清晰；③伴有点状、环状钙化；④密度不均匀，伴有不增强的低密度区；⑤常伴有气管移位；⑥CT 值高于周围肌肉组织。

4）放射性核素^{131}I 扫描：可帮助确定肿块是否为甲状腺组织，也可确定其大小、位置或有无继发甲亢的热结节。

5）MRI 和 B 超：可进一步了解肿块与周围组织关系，显示肿块与甲状腺的血供有关的"血流"排泄，提示肿块的内在本质，排除血管瘤的可能；B 超可以明确肿块是囊性或实性。

（4）治疗：胸内甲状腺肿多有压迫症状，部分有继发性甲状腺功能亢进症状，其恶变的倾向较大，故胸内甲状腺肿一旦诊断明确应尽早手术治疗。手术方法可因肿块的部位、大小、形状、深度及周围器官的关系而定。对有继发性甲亢者，术前应充分行抗甲亢药物治疗，待准备充分后方可手术。

术后主要并发症是出血、喉返神经损伤及气管梗阻。无论采用何种切口，只要注意从被膜内钝性分离肿物就能避免损伤喉返神经。甲状腺下动脉结扎牢靠，肿物切除后缝合残留的被膜囊，可有效防止术后出血。造成术后气道梗阻的原因除局部出血压迫外，主要是因气管壁软化而导致管腔狭窄。术中如遇到上述情况，除采取相应措施外，术后可酌情延长气管内插管的停留时间，必要时行气管切开术。

．8. 纵隔间叶性肿瘤　纵隔间叶性肿瘤包括脂肪源肿瘤、血管源肿瘤、淋巴源肿瘤、肌源性肿瘤和纤维组织源肿瘤。这类肿瘤约占纵隔肿瘤的 5%。男、女差别小，且恶性率较低。

（1）脂肪源肿瘤

1）脂肪瘤：成人男性稍多。50% 无症状，组织学上由成熟脂肪细胞构成。常延伸入颈部或肋间、椎管内。密度淡，外周模糊，有时体积很大，手术切除不困难。

2）脂肪肉瘤：40 岁以上多见，无包膜，常有明显胸痛，边界不清晰。切除不完全时易复发，放、化疗疗效差，故复发时有条件患者可再次手术。

3）脂肪母细胞瘤：婴儿多见，由不成熟脂肪细胞组成，有浸润、复发恶性行为，尽量完全切除为首选治疗。

4）冬眠癌：少见，前纵隔肿瘤起源于棕色脂肪残体，多可手术切除。

（2）血管源肿瘤：临床多见于前纵隔，90% 属良性，按 Bedros（1980）意见分成两大类如下。

1）由血管增生形成：90% 为血管瘤和毛细血管瘤，腔静脉型和血管肉瘤少见。①血管瘤：肿瘤紫红色，质软，不定形态，无完整包膜，多见于内脏区或椎旁沟，偶扩展到胸壁、颈部及椎管内，少数有出血表现。虽为良性，手术切除仍有必要，放疗不敏感；②血管肉瘤：除起自心脏、大血管和心包外，尚未见起自纵隔其他部位的报道。

2）由血管外、中、内膜细胞增生形成：①血管外皮细胞瘤：老年多见，肿块实质性，界限清楚，偶见起自心包，良性或恶性均有，应尽量手术切除；②血管内皮细胞瘤：组织学表现介于血管瘤和血管肉瘤之间，属低度恶性，手术也应广泛切除，对复发者有作者采用放疗；③平滑肌瘤和平滑肌肉瘤：起自血管中膜的平滑肌细胞，肺动脉和肺静脉多见，手术切除或放疗（肉瘤）。

（3）淋巴管源肿瘤：少见，多为颈部向纵隔延伸，发病多为成年，多见于内脏区或椎旁沟，包膜可不完整，可深入器官间隔中，X线可呈现骨侵蚀，偶表现有乳糜胸。手术切除为有效治疗。

（4）肌源性肿瘤：除上述平滑肌性肿瘤外尚有横纹肌瘤和横纹肌肉瘤，胸内的仅占全身横纹肌瘤的2%，亦可位于肺内，争取手术切除，不能完全切除的考虑放、化疗。

（5）纤维组织源肿瘤：临床少见。①局限性纤维瘤：良或恶性，多能切除；②纤维瘤和纤维瘤病：指起自纤维母细胞的肿瘤，边缘不清楚，有局部复发但无转移；③纤维肉瘤：恶性，巨大瘤可伴有低血糖症状，能完全切除者少，颈后差；④恶性纤维组织细胞瘤：高龄者多，切除后尚需加放疗。

（6）其他：软骨瘤、软骨肉瘤、骨肉瘤、滑膜肉瘤、脑膜瘤、黄色瘤和多能间叶瘤（良、恶性等）。

二、胸壁肿瘤

胸壁肿瘤包括各种各样的骨骼及软组织肿瘤，其中包括原发性和转移性骨骼及软组织肿瘤，以及临近器官如乳腺、肺、胸膜和纵隔的原发性肿瘤直接侵犯胸壁形成的肿瘤。但不包括皮肤、皮下组织及乳腺的肿瘤。

（一）胸壁的解剖

胸骨、肋骨及胸椎等构成的支架为胸廓。胸廓外被肌肉，内衬胸膜，共同构成胸壁。胸廓上口由胸骨、锁骨、第1肋骨及第1胸椎围成，有气管、食管及大血管通过。胸廓下口由膈肌封闭，仅有三个裂孔分别供主动脉、下腔静脉和食管通过。

1. 主要肌群

（1）胸前外侧肌群

1）胸大肌（pectoralis major）：起于锁骨内侧半和胸骨前面及第1~5肋软骨，止于肱骨大结节嵴，使肩关节内收、屈、旋内。

2）胸小肌（pectoralis minor）：起于第3~5肋，止于肩胛骨喙突，拉肩胛骨向前下有提肋功能。

3）前锯肌（serratus anterior）：起于上8肋外面，止于肩胛骨内侧缘，固定肩胛骨于胸廓。

（2）背部浅层肌

1）斜方肌（trapezius）：起于上项线、枕外隆突、项韧带和全部胸椎脊突，止于锁骨中外1/3、肩峰、肩胛冈，上部肌束收缩提肩，中部肌束收缩使肩胛骨靠近中线，下部肌束收缩降肩。

2）背阔肌（latissimus dorsi）：起于下6胸椎棘突、腰椎棘突、骶中嵴、髂嵴后部，止于小结节嵴。使肩关节内收、内旋、后伸。

3）菱形肌（thomboideus）：起于第6、7颈椎棘突，上4胸椎棘突，止于肩胛骨内侧缘下部，上提和内旋肩胛骨。

2. 肋骨和肋间隙

（1）肋骨（costal bone）共12对，后端由肋骨小头和肋骨结节与椎体和横突相连；前端为肋软骨，第1~7直接与胸骨相连，称为真肋；第8~10肋与上一肋软骨相连，构成肋弓，称为假肋；第11、12肋前端游离，称为浮肋。

（2）肋间肌肉、血管和神经：①肋间外肌（intercostals externi）：起于上位肋骨上缘，止于下位肋骨上缘，纤维方向斜向前下方，作用为上提肋骨助吸气；②肋间内肌（intercostalsinte）：起于下位肋骨上缘，止于上位肋骨肋沟的外下方，纤维方向斜向前上，作用为降肋助呼气；③肋间血管、神经：肋间动脉除最上两条发自锁骨下动脉的甲状颈干以外，其余均发自胸主动脉并进入相应肋间隙。在肋角之前，肋间血管、神经行于肋沟；肋角之后，则行于肋间隙中间。肋间动脉在近肋角处常分出一副支，沿下位肋骨上缘前行。肋间动脉在肋间隙前部与胸廓内动脉的肋间支吻合，从而在每个肋间隙形成一个动脉环；④胸廓内动脉（in‑temal thoraclcartery）起自锁骨下动脉，位于肋软骨后方，距胸骨外侧1~2cm处下行。

（二）胸壁肿瘤的分类

胸壁肿瘤的分类方法繁多，临床实用的分类方法如下：①原发性：约占60%，包括良性与恶性肿瘤；②继发性：约占40%，继发性肿瘤几乎都是转移瘤。多半来自乳腺、肺、甲状腺、前列腺、子宫或肾等的转移瘤或胸膜恶性肿瘤直接扩散而来。胸壁肿瘤的症状与体征在早期可能没有明显的症状，有时在体检时才发现胸壁有肿块，症状的轻重与肿瘤的早晚、大小、发生的部位及病理类型有关。常见的症状是局部有疼痛和压痛，一般为持续性钝痛，如肿瘤累及肋间神经可出现肋间神经痛。晚期恶性肿瘤可有全身症状，如消瘦、贫血、呼吸困难或胸腔积液等表现。由于胸膜间皮瘤常累及胸壁引起疼痛症状较明显，本章将作重点介绍。

1. 胸膜间皮瘤　胸膜间皮瘤是一种少见肿瘤。1937年，Klemperer和Rabin将间皮瘤分为局限型及弥漫型两种；1942年，Stout和Murray通过细胞培养证实肿瘤起源于间皮组织。

病理将胸膜间皮瘤分为两大类：①良性间皮瘤，多数是（纤维）无细胞型；②恶性间皮瘤，通常又分为上皮型、（纤维）肉瘤型和混合型（双相细胞分化）3种类型。临床上将胸膜间皮瘤分为2种：①局限型间皮瘤，多数是良性，少数为恶性；②弥漫型间皮瘤均为恶性。

（1）局限型胸膜间皮瘤：局限型胸膜间皮瘤属少见肿瘤。本病与接触石棉无关，男、女发病率相同。

1）病理学特征：局限型胸膜间皮瘤通常为有包膜的实质性肿瘤，其特点是成纤维细胞样细胞与结缔组织无规则混合体，是由原始间皮层下的间充质细胞发生的，而不是由间皮细胞本身发生的。

局限型胸膜间皮瘤既可以是良性的，也可以是恶性的。良性胸膜间皮瘤通常是由壁层胸膜发生的带蒂肿瘤，一般小于10cm，细胞成分相对较少，且有少数有丝分裂像。偶尔良性局限型胸膜间皮瘤可以长得很大，充满整个胸膜腔。

2）临床表现：大多数患者为体检发现胸腔肿块，少数患者临床表现为咳嗽、胸痛、呼吸困难，部分患者有低血糖，其机制还没有完全了解，可能与胰岛素类多肽的分泌及高血糖素的减少有关。一旦切除肿瘤，血糖即完全恢复正常。胸腔积液和杵状指是局限型胸膜间皮瘤的常见体征，但仅见于3%～31%的患者。一般认为只有恶性局限型胸膜间皮瘤才出现咯血，肺性骨关节病仅和良性局限型胸膜间皮瘤有关。

3）治疗：彻底的手术切除是唯一的治疗手段。手术越早，切除的越彻底，效果越好。如果肿瘤切除不完全，不但可以局部复发，而且会发生广泛播散性转移，且在确诊后2～5年内死亡。即使肿瘤巨大，也应争取手术切除。术中可能因失血多，创伤大，肿瘤挤压，心脏负担过重而出现严重并发症。所以，术前须做好充分准备，术中加强监护，术后注意护理。局限型胸膜间皮瘤可以是良性，也可以是恶性。良性间皮瘤术后也可以复发。复发多见于术后5年，最长者为术后17年，但仍可切除而获得良好效果，偶见复发多次后变成恶性者。恶变者可加用放疗和化疗。

（2）弥漫型胸膜间皮瘤

1）流行病学特征：弥漫型胸膜间皮瘤是一种恶性肿瘤，它较局限型胸膜间皮瘤更常见。主要高发期在60～69岁年龄段。恶性间皮瘤主要是一种成年疾病，因为从接触致病因素到发病有很长潜伏期，但儿童偶尔也可患病，恶性胸膜间皮瘤有时在青年时期发生。

2）致病因素：石棉与恶性胸膜间皮瘤密切相关，1960年首次明确了弥漫型恶性胸膜间皮瘤的流行病学，证实石棉接触是诱发恶性胸膜间皮瘤的主危险因素。还有一些少见致病因素，包括放射线接触史、天然矿物纤维、有机化合物、病毒、非特殊工业接触、复合致癌因素、遗传易感因素等。

3）病理学特征：胸膜间皮瘤由多能性间皮或浆膜下层细胞发生，这些细胞可发展为上皮性或肉瘤样肿瘤。与局限型胸膜间皮瘤相反，弥漫型胸膜间皮瘤几乎总有上皮成分，然而其组织学图像多种多样，经常为上皮和肉瘤样成分的混合物。免疫组化分和电镜检查才是标准的诊断手段。

4）临床表现：呼吸困难和胸痛是最常见的症状，见于90%的患者。少部分患者有体重减少、咳嗽、乏力、厌食和发热，极少有咯血、声音嘶哑、吞咽困难、Homer综合征和呼吸困难（由自发性气胸引起）。体格检查通常无阳性发现，仅表现为受累胸廓叩诊呈实音和呼吸音减弱。局部晚期肿瘤患者可触及肿块、胸壁弥漫性肿瘤浸润，以及罕有锁骨上淋巴结肿大。

5）诊断：胸膜间皮瘤是相对少见的肿瘤。近年来虽有增多趋势，仍容易被临床医生忽略。胸膜间皮瘤缺乏特征性症状和体征，所以对有胸闷、胸痛、咳嗽、气短和（或）伴有胸腔积液的患者要想到此病，有必要做进一步检查。

胸部CT检查：胸部CT是目前最准确的无创性检查方法，用于疾病分期、疗效判断和监测术后复发。恶性胸膜间皮瘤的影像学表现多变且无特异性。大量胸腔积液常常是早期胸膜间皮瘤的唯一表现，CT可见胸膜上出现多发的分散的肿块。以后肿块变得清晰，并常与多发性包裹性积液混合存在。也可以开始表现为一个明显的胸膜肿物，最终广泛受累，最后形成厚厚的不规则胸膜外壳包围肺，胸膜腔消失。肿瘤局部扩散可以出现纵隔淋巴结肿大，肿瘤直接侵犯纵隔，心包受侵伴心包积液，侵及胸壁或穿透膈肌。

细胞学检查：由于大多数患者有胸腔积液，胸膜腔穿刺常是最初的诊断手段。只有30%～50%患者胸水细胞学检查可检出恶性细胞。

活组织检查：经皮穿刺胸膜活检有 1/3 的病例可以诊断出恶性，但此方法通常不能给病理学家提供足够大的标本进行免疫组化或电镜研究，而对于确诊有极其重要的意义。胸腔镜是最合适的诊断方法，因为至少 80% 的患者可以得到明确诊断，而且手术创伤较小。

6）治疗：同其他恶性肿瘤一样。恶性胸膜间皮瘤的治疗方法包括：手术、放疗、化疗、免疫治疗等综合治疗。但是，治疗方法的选择受一些不同于其他恶性肿瘤的因影响。如肿瘤的位置和范围以及患者的一般情况。

放疗：单纯放疗由于受诸多条件，如患者年龄偏大、纵隔内重要脏器不能耐受大剂量放射等的限制，因此放疗的应用受到限制，一般单侧胸廓的放疗剂量应控制在 4 500cGy 以下，以避免损伤心脏、食管、肺及脊髓。中等剂量的放疗有助于控制疼痛胸膜扩散，但其对恶性胸膜间皮瘤的疗效较差，不能令人满意。与化疗联合应用，疗效好。

化疗：可用于治疗恶性胸膜间皮瘤的化疗药物包括多柔比星、环磷酰胺、顺铂、卡铂、甲氨蝶呤、5－阿糖胞苷及 5－氟尿嘧啶等。化疗的有效率约为 20%。不能证明联合化疗优于单药化疗。顺铂与多柔比星联合化疗的有效率为 13%，而顺铂与丝裂霉素联合化疗的有效率为 28%。现在一种新的抗肿瘤药培美曲塞（力比泰）联合顺铂化疗能有效提高患者的生存率。但是，化疗作为术后的辅助治疗，可望提高患者术 1 年及 2 年的生存率。

免疫治疗：已有临床及动物实验证实干扰素对恶性胸膜间皮瘤有一定的作用。如干扰素可直接抑制体外培养的胸膜间皮瘤细胞的增殖；干扰素 α_1 与丝裂霉素 C 联合应用治疗裸鼠的间皮瘤细胞种植，有一定疗效。

手术指征：多数学者认为年龄在 60 岁以下，能耐受胸膜全肺切除的 Ⅰ 期患者是手术适应证。术前选择应注意：①CT 扫描和 MRI 检查显示单侧胸腔肿瘤能完全切除；②肺功能测定 $FEV_1 > 1L/s$；③患者无手术禁忌证和其他脏器疾病者。对于 Ⅱ、Ⅲ、Ⅳ 期患者，明确诊断后采用放射治疗和化疗，可缓解疼痛，延长寿命。

有关恶性胸膜间皮瘤的诊断、分期以及治疗还处于探索阶段，该病的自然病史不甚清楚，可能与早期诸多文章把转移性腺癌误认为间皮瘤有关，增加了对该病评价的困难性。依靠光学显微镜不能诊断该病，必须通过手术或胸腔镜获得大样本本，依据电子显微镜及免疫组化分析才能确诊。病史中，约一半的患者有石棉接触史，近 1/4 的病例影像学特征为一侧胸廓变小且伴有胸膜结节肿物，胸腔镜若发现肿物位胸膜基底部，可能有助于诊断。除手术外，控制局部复发及远处转移仍是探索治疗恶性胸膜间皮瘤的方向。

2. 常见胸壁肿瘤

（1）胸壁软组织肿瘤

1）脂肪瘤和脂肪肉瘤：脂肪瘤为胸壁常见的良性肿瘤，由成熟脂肪细胞组成，有完整的包膜，肿瘤内有纤维束间隔与皮肤、筋膜相粘连，好发于皮下，亦可见于肌间。脂肪肉瘤属恶性肿瘤，主要由不成熟脂肪母细胞构成。来自胸壁深层脂肪组织或乳腺，质稍硬，包膜不完整，多分叶结节状，周围呈浸润性生长。切面有时在脂肪组织中有黏液性变和出血。转移途径以血行为主，易转移至纵隔、肺和肝。手术切除是治疗脂肪瘤的主要方法。脂肪肉瘤对放疗、化疗不敏感。手术中应彻底切除，防止复发。

2）纤维瘤与纤维肉瘤：原发于胸壁深部筋膜，肌腱或骨膜比较少见，纤维瘤常有恶变可能。纤维瘤常发生于皮下浅表组织中，质地较硬，大小不等，多与肌长轴固定，在横轴方向可活动。纤维瘤生长缓慢，疼痛不明显。纤维肉瘤多发生于深部，生长快，有剧痛，瘤体表面皮肤发热，浅表静脉扩张。切面呈均匀粉红色，致密的鱼肉状。晚期可发生转移，转移途径经血行和淋巴途径，临床以血行为主，转移率可高达 25%。手术后局部复发率更为常见，可达 30%～60%。故首次手术治疗的彻底性是治愈的关键，早期作根治性切除，部分患者可获治愈，对放疗及化疗均不敏感。

3）神经源性肿瘤与神经纤维肉瘤：多见于后纵隔，亦可发生在胸壁上，沿肋间神经及其分支分布。常见有神经纤维瘤，神经鞘细胞瘤及神经节细胞瘤三种。发生在胸壁的肿瘤多为孤立圆形或椭圆形，有包膜，以神经纤维瘤多见。一般症状不明显，瘤体增大压迫神经时可出现相应的症状。神经纤维肉瘤多发生在 30 岁以后，生长较快、受累的神经支配范围感觉障碍及疼痛，晚期亦可发生转移。对单个孤立的神经源性肿瘤，应手术切除；对神经纤维肉瘤应早期作根性切除。

（2）胸壁骨骼肿瘤

1）良性肿瘤：骨纤维结构发育不良及骨化性纤维瘤：骨纤维结构不良又称为骨纤维异常增殖症，是肋骨常见的良性肿瘤，占 20%～35%，好发于中、青年，骨化性纤维瘤又称骨纤维瘤或纤维性骨瘤，亦属骨纤维性发育不良，是骨内纤维组织增生改变，两者在临床和 X 线片表现十分相似、不易鉴别。多认为是同一种疾病，也有人认为骨化性纤维瘤是骨纤维结构不良的亚类，在组织形态学上两者有一定区别。前者纤维性骨小梁一般不形成板状骨，小梁边缘无成排的骨母细胞，临床好发于肋骨；而后者的骨小梁周围则围着成排的骨母细胞，并有板状骨形成，临床好发于颅骨。临床症状一般不明显，主要表现为病变压迫肋间神经时可引起胸疼不适。诊断主要靠 X 线片和病理检查。X 线片表现为肋骨病变处膨大，呈纺锤形或圆形，骨皮质薄，病变中心具有疏松的骨小梁结构，与恶性巨细胞瘤或肉瘤的鉴别有一定困难，需病理检查诊断。

手术切除病变的肋骨，可完全治愈；多发性的肋骨病变不宜全部切除，因本病的恶性变不常见，可选择切除疼痛明显的肋骨，可能会缓解疼痛。

骨软骨瘤：为常见肋骨良性肿瘤。常见于青少年，多发生在肋骨、肋软骨的交界处或胸骨软骨部，生长缓慢，有恶性变可能。起源于骨皮质、由松质骨、软骨帽及纤包膜组成，临床为无痛性肿块，表面光滑或呈结节状，质地坚硬，可向内或向外生长。X 线常见顶部为圆形或菜花状，边界锐利，带有长蒂或宽阔基底的肿块阴影，且有不规则的钙化软骨帽，瘤体内有松质及软骨，有不规则密度减低区，无骨膜反应。

治疗：须作广泛切除，切除不彻底时易复发。

2）恶性肿瘤：软骨肉瘤：在胸壁恶性骨骼肿瘤中软骨肉瘤是常见的一种，占 45%～60%。临床表现与软骨瘤相似。生长缓慢，多数人认为，开始即是恶性，但也有人认为是在良性软骨瘤的基础上恶变而成。软骨肉瘤常侵犯邻近组织，但极少向远处转移。

诊断：仍以 X 线片为主要手段。X 线片和 CT 片的特征性改变是肋骨有破坏透亮的同时，半数以上伴有点状斑点状钙化灶，可有骨膜反应机化而致皮质增厚。

治疗：手术治疗是主要方法，手术切除不彻底易复发，故应彻底切除。术前设计好胸壁重建的材料。若术后复发可再次切除，也有可获得长期存活。

骨肉瘤：过去称为成骨肉瘤，不及软骨肉瘤常见，是一种比软骨肉瘤更为恶性的病变，约占胸壁恶性肿瘤的 15% 左右，好发年龄在 11～30 岁。多发于四肢长骨，亦发生在胸骨，瘤细胞可直接产生肿瘤性骨质，多数骨肉瘤穿透骨皮质，侵犯邻近软组织，早期即可发生血行转移，最常见转移到肺。

临床症状明显，主要为疼痛和肿胀，剧烈的疼痛有时难以忍受，夜间尤甚。如肿瘤侵袭脊椎或神经丛时，可有相应的脊髓受压及上肢神经痛症状。全身症状出现早，可消瘦、乏力、食欲减退、贫血、血沉快、白细胞增多及血清碱性磷酸酶增高等。可有"跳跃"病灶。局部有肿胀、皮肤发热、变红、压痛明显，瘤体软硬不定。

X线的影像改变，取决于骨肉瘤的组织类型是以何种成分为主，组织学上主要成分可以是纤维性、软骨性或骨性。可分三型：①溶骨型：以纤维性成分为主，表现骨小梁破坏消失，侵蚀穿破骨皮质，进入骨膜下继续生长，形成 Codman 三角，伴有软组阴影；②成骨型：以骨性成分为主，表现呈广泛致密阴影，无骨小梁结构，无明显边界，可侵入软组织，伴明显的骨膜反应，从骨膜到肿瘤表面，有呈放射状排列的新生状骨小梁；③混合型：介于两者之间，溶骨和成骨表现同时存在，骨膜反应明显。

治疗：应尽早手术治疗，作胸壁广泛切除，胸壁重建，对放疗和化疗不敏感，预后不佳。

（陈长生）

第十六章 创伤与外科急症处置

第一节 创伤的分类

与严重创伤的评分不同，严重创伤分类的目的在于采用科学的方法，迅速缓解大量伤员与救治力量有限的矛盾，科学安排伤员救治的轻重缓急，以确保危重伤员得到优先救治，整个治疗过程井然有序。对于各种创伤，可以采用伤部、伤因、伤型以及伤情 4 者相结合的分类方法，这样既可以明确诊断，也能表明损伤的严重程度。

一、按受伤部位分类

按解剖生理关系，可以把人体分成 8 个部位，每个部位损伤有它各自的特点。

1. 颅脑部　包括眉间、眶上缘、颧弓、外耳道、乳突尖到枕骨粗隆连线以上的部位。由完整而坚硬的颅骨与人体最重要而又最脆弱的脑组织组成。颅骨未损坏的伤员，可以出现脑震荡、脑挫伤，并可合并颅内出血；颅骨有破坏的伤员，一般有颅内出血和较重的脑挫裂伤，可立即威胁到伤员的生命，应抓紧时间治疗。硬脑膜是防御感染的主要屏障，脑实质对细菌感染的耐受力也较强，因此在伤后 48～72 小时进行清创有时仍可达到满意效果。

2. 颌面颈部　面部的表面划分是自鼻根起向两侧沿眶上缘上边至耳前、颞颌关节处，沿下颌骨下缘相接于颏的联合处。颈的表面为自胸骨柄上缘正中点沿锁骨上缘向两侧延伸，与前后腋线的延长线相交，沿斜方肌的上缘向内侧相接于第 7 颈椎棘突。它既是人体外貌的外露和表情部分，又是各特殊感觉器官和呼吸、饮食、语言等重要功能的集中表现部位。创伤一方面可以造成一种或几种器官，如脑、眼、耳、鼻等的同时损伤和功能障碍，甚至威胁到伤员生命。同时伤后颌面部留下的残疾可能给伤员造成巨大的心理障碍。这部分创伤最好由神经外科、眼科、耳鼻喉科、口腔科和普通外科的医生联合救治。

3. 胸部　上界与颈部相连；两侧由腋前、后皱襞与肩峰的连线与上肢相连；下界由胸骨剑突、肋下缘到第 8 肋间相连；后面由两侧第 8 肋间连线通过第 11 肋到第 1 腰椎中点的连线与腹部相连接。胸廓外形的完整和胸腔内的负压维持机体呼吸与循环功能。因此，胸壁的破坏或变形以及胸腔被血、气压缩都可以立即造成心肺功能的紊乱。所以胸壁伤与胸腔伤有同等的重要性，都应按重伤员对待。

4. 腹部　上界与胸部相连，下界从耻骨联合上缘顺腹股沟韧带沿髂前上棘、髂骨到骶骨上缘。腹部脏器众多，创伤的主要危险是内出血造成的休克和内脏破裂造成的腹膜炎，两者均可致命。因此，只要发现有内脏损伤，原则上都必须进行探查与有效的手术处理。

5. 骨盆部　上界为腹部，前下包括外阴与会阴部。由耻骨联合下缘向外连线到股骨大粗隆上缘，向后沿臀下皱襞到会阴部。集泌尿生殖与消化系统末端于一体。特点是有骨性盆壁保护盆腔脏器，但在骨盆骨折时除有大量出血外也可继发或伴有内脏损伤。特别是部分泌尿生殖器和消化道末端同时遭受创伤，可引起严重污染。

6. 脊柱脊髓部　解剖范围相当于棘突全部以及邻近部位。创伤引起的最大问题是造成不同平面和不同范围的截瘫或偏瘫，能致终身残废。救治时必须防止附加损害。

7. 上肢　上端与胸部相连，可分成肩、上臂、前臂与手4个部分，是人体生活和工作的主要运动器官，其特点是功能灵活，损伤的机会较多。治疗上肢创伤时要把重点放在恢复功能上。

8. 下肢　上端与骨盆部连接，分大腿、小腿与足部3个部分。其功能是移动身体与负重。伤后多需卧床治疗，治疗期长。治疗重点应使行动和负重功能恢复。

据战伤资料统计，在战伤中头颈部伤一般占15%～20%；躯干伤也占15%～20%（其中胸部8%，腹部6%），上肢伤占25%～30%，下肢伤占30%～35%。按交通事故伤资料统计依次为下肢（主要为小腿）85%，头部50%～80%，臂部20%～50%，其余部位则较少。由此可见和平、战时的创伤在部位上有一些差别。

二、按致伤原因分类

1. 刺伤　因锐器，如刺刀、剪刀、铁钉、钢丝等所致的组织损伤，其特点是伤口小而深，有时可以刺入深部体腔而皮肤仅有很小的伤口。刺伤内脏时可以引起体腔内脏大量出血和（或）穿孔。刺入心脏，可迅速致死。

2. 火器伤　为常规武器战伤，是以火药为动力的武器致伤。

（1）枪弹伤：由各种枪支所发射的弹丸所致的组织损伤。根据枪弹的速度不同，可以分为以下3类。

低速：366m/s（1 200英尺/s）以下，如一般的手枪子弹。

中速：366～762m/s（1 200～1 500英尺/s），如一般的卡宾枪和冲锋枪子弹。

高速：762m/s（2 500英尺/s）以上，如部分步枪子弹。子弹之所以具有致伤力是因为它具有动能，而子弹动能的大小又与它飞行速度的平方成正比，其计算公式如下：

$$KE = mv^2/2g$$

式中KE代表动能，m代表质量，v代表速度，g代表重力加速度。

当低速子弹穿入组织时，作用力沿着弹道的轴线前进，直接离断、撕裂和击穿弹道上的组织，形成一个伤道。而高速子弹贯穿组织时，不仅有前冲力，而且还有侧冲力，具有一定的向四周扩散的能量和速度，因而迫使伤道周围组织迅速向四周压缩和移位，形成比子弹大数倍甚至数十倍的椭圆形空腔，称暂时空腔，存在时间极短，约为数毫秒，其内压力有时可达100个大气压以上。子弹穿过后空腔很快缩小，留下一残存伤道，即临床上常见的伤道。伤道内充满失活组织、血液、血块、异物等。从病理学上可以将高速弹伤后的伤道及伤道周围组织分成以下3个区。

1）原发伤道：即投射物直接损伤组织所造成的损伤区域，其中充满失活组织、异物、污染物、血液和渗出液等。

2）挫伤区：紧靠原发伤道，为直接遭受挫伤的区域。此区的损伤范围在伤后数小时内不易判定，一般需要在2～3天后出现明显的炎症分界时才能分清。依受伤程度，可以发生部分或全部坏死，继而脱落，因而使原发伤道扩大，通常要比原发伤道大数倍。由坏死组织脱落后所形成的伤道称为继发伤道。

3）震荡区：挫伤区之外是震荡区，其范围大小与传至组织的能量多少有关。震荡区的主要病变是血循环障碍及其所引起的后果。因为此区内的组织并未直接遭受投射物的打击，伤后短时间内又看不出显著的变化，数小时后才出现不同程度的血液循环障碍，如充血、淤血、出血、血栓形成、渗出和水肿等。血栓形成可导致组织坏死。水肿可以压迫周围的组织，从而引起局部缺氧和坏死。震荡区的血液循环障碍为战伤感染的发生提供了条件。

以上3个区域并无明确的界限，并可能犬牙交错，因具体条件不同，损伤的范围和病变的发展过程也不尽相同，有的早期就可以愈合，有的却发生进行性坏死和感染。

最近的一些资料表明，某些高能撞击伤，如高速车祸所致的软组织伤的创面组织病理改变与枪弹伤的某些病理改变有相似之处。因此，了解高速枪弹伤伤道的病理特点对于平、战时高能创伤时局部创面的处理十分有益。

（2）弹片伤：炸弹、炮弹、手榴弹、地雷、水雷、鱼雷、常规弹头导弹等爆炸后的弹片向外飞散杀伤人体所致的损伤。在现代战争中弹片伤的比例大于枪弹伤。据一组933例西南边境反击战战伤统计，弹片伤发生率高达91.8%（表16-1）。

表16-1 西南边境反击作战933例火器伤伤因分析

	炮弹伤	地雷伤	枪伤	手榴弹伤	雷管伤	合计
例数	701	130	74	26	2	933
百分比	75.1	13.9	8	2.8	0.2	100

弹片伤所造成的周围伤道组织挫伤区随伤员距离爆炸中心远近而有轻重之分，但弹片爆炸时带入伤道的泥土等污染较枪弹伤更为严重，而且常为多处弹片致伤，伤道复杂。据一组越南战争中200例钢珠弹伤的资料统计，总共体表伤口有2 800处，平均每人14处受伤，最多者达318处。第4次中东战争，主要表现为坦克战，阿方使用前苏制反坦克火箭，以方则发射美制"转眼"武器，因而使得49%的伤员发生了主要以金属碎片所致的多发伤、多部位伤增的多发伤，而这种损伤在以往战争中是少见的。因此，高速弹片伤具有以下特点：在战多；伤情复杂，易于漏诊、误诊。

（3）冲击伤：冲击伤是指冲击波作用于人体造成的各种损伤，多为烈性炸药、瓦斯、空气燃烧弹或核武器爆炸时产生的压力波击中体表后释放能量所致。典型冲击伤的特点是多发性听器与内脏损伤（以心、肺、胃肠道为主），而体表常完好无损。冲击伤的伤情与实际所受的压力值密切相关。一般认为，压力值越高，伤情越严重。在冲击波的作用下，人体心肺和听器最易受损。临床上所见的爆震伤主要指空气冲击波和水下冲击波直接作用人体造成的损伤。另外，在冲击波通过固体传导使人体致伤或因冲击波的抛掷及其他间接作用引起的损伤虽然也属于冲击伤范围，但不把它叫作爆震伤。在战时，冲击伤见于原子弹、炸弹爆炸附近的损伤，平时则偶见于化工厂、矿井的爆炸事故等。冲击伤与一般创伤的区别在于它具有多处受伤、外轻内重以及伤情发展迅速等临床特点。

3. 挤压伤和挤压综合征 肌肉丰富的四肢、躯干受重物较长时间的重压（1小时以上）所致的损伤。如伤员四肢被挤压，受伤部位明显肿胀者称四肢挤压伤。如胸部受挤压后胸腔内压力骤然升高，心腔和胸腔内大静脉受压，上腔静脉内的血液向头、颈部逆流，由于这些静脉无静脉瓣，就使小静脉和毛细血管内的压力骤然升高而破裂出血，在面、颈、肩和上胸部皮下、球结膜和颊黏膜等处出现广泛性瘀斑和出血点，这种情况临床上又称为创伤性窒息。如挤压伤后出现受压部位肿胀，并伴有肌红蛋白尿及高钾血症的急性肾衰竭，称为挤压综合征。挤压伤和挤压综合征平时多见于地震、房屋倒塌、建筑事故等。

4. 撕裂伤　因钝物打击所致皮肤、软组织撕裂，常有明显的外出血，伤口周围组织有挫裂。

5. 撕脱伤　指高速旋转的机轮和马达纽带等将大片头皮撕脱或四肢皮肤皮下组织与深筋膜肌肉剥脱分离。脱离的组织常失去活力而深层组织则损伤较轻。有时皮下广泛撕脱而皮肤表面却很完整，这种现象应当引起重视。

6. 钝挫伤　为钝性物打击后表面皮肤尚完整，而深部体腔却可能损伤严重。如腹部钝挫伤时腹壁无伤口，而腹腔内脏却发生破裂出血或穿孔等。

7. 扭伤　外力作用于关节，使其发生过度扭转，引起关节、韧带、肌腱等损伤，严重者可以发生断裂。常出现皮肤青紫、疼痛、肿胀和关节活动功能障碍。

8. 其他损伤　如烧伤、冻伤等。

三、按受伤类型分类

1. 按创伤有无伤口分类　可分为闭合伤和开放伤两类。

（1）闭合伤：皮肤保持完整，表面并无伤口。闭合伤伤情不一定很轻，其难点在于难以确定有无体腔脏器损伤。如胸部闭合伤，可以引起胸内器官损伤，造成肺破裂、血胸、气胸；如颅脑闭合伤，可以发生脑挫裂伤和颅内血肿。

（2）开放伤：皮肤完整性遭破坏，有外出血，受伤时细菌侵入，感染机会多，如刺伤、撕裂伤等。也可同时有内脏或深部组织损伤。火器性损伤均为开放伤。

2. 火器伤按伤道形态分类　可以分成贯通伤、非贯通伤、切线伤和反跳伤4种。

3. 按体腔是否穿透分类　按颅腔、胸腔、腹腔、脊髓腔以及关节等创伤中的硬脑膜、胸膜、腹膜等是否被穿透，可以分成穿透伤和非穿透伤。

四、按损伤严重程度分类

1. 轻伤　没有重要脏器的损伤，不影响生命，无需住院治疗者，如小的挫伤或裂伤、小的单纯性骨折。10%以内的无碍行动的Ⅰ度烧伤（面部、手部、会阴部除外）。

2. 中等伤　一般无生命危险，但可在一段时间内失去生活、工作和战斗能力，治愈时间较长，治愈后可能留有功能障碍。如广泛的软组织挫伤、上肢的开放性骨折、肢体挤压伤、创伤性截肢以及一般的腹腔脏器伤等。

3. 重伤　重要脏器或部位伤，伤势严重，有生命危险或发生严重并发症的危险而需要紧急治疗的伤员。部分伤员早期既不能耐受手术，也不宜转运。治愈时间较长，治愈后可能留有严重残废。如严重休克、内脏伤、大面积Ⅲ度烧伤、呼吸道阻塞以及开放性气胸等。

4. 极重度伤　伤员伤情危重，生命垂危，存活希望极小。如心脏和主动脉破裂。

（梅祖钧）

第二节　创伤救治原则

对创伤患者实施快速有效和合理的急救处理，不仅可以最大限度地挽救伤员生命，而且可以减轻伤残，更有利于恢复受伤机体的生理机能。最好的创伤的救治是从现场急救开始的，但由于创伤发生突然，可涉及机体任何部位，形式多样，复杂多变，严重度不一，给救治带来困难。面对创伤，如何在第一时间给予合理救治，需要掌握基本的急救处理原则。

一、察看现场脱离险境

创伤现场时常处于危险状态，给救援人员和伤员的生命构成危险。不注意事发现场的安全程度，盲目救援，就有可能造成不必要的伤亡。因此，救援人员到达现场后，要首先查看和分析救治场所的安全状况。如果没有危险因素，应就地抢救伤员，稳定其病情；如果现场安全性差，应想法将伤员移至安全场所，再实施救治。救治中应注意自身和伤员的安全。

二、迅速评估病情、分清轻重缓急

开始急救时，首先观察伤员的生命体征，如神志、呼吸、气道通畅程度、脉搏、肢体活动状况等；重点察看威胁生命的创伤，如大出血、活动性出血、开放性头胸腹部创伤等；只要情况许可，就应作全面的体检，以发现隐含的危及生命的创伤，如腹腔盆腔内大出血等，力争在最短时间内分清病情的轻重缓急。

为了避免创伤查体时发生疏漏，急诊急救（创伤）医师应牢记美国 Freeland 等建议的"CRASHPLAN"。

C：Cardiac（心脏）。
R：Respiratory（呼吸）。
A：Abdomen（腹部）。
S：Spine（脊柱）。
H：Head（头部）。
P：Pelvis（骨盆）。
L：Limb（四肢）。
A：Arteries（动脉）。
N：Nerves（神经）。

三、急救与呼救并重

现场救援者应根据伤员的数量和创伤的严重程度，在实施急救的同时，迅速与创伤急救中心或相关医疗机构发出求救，以得到更多的医护人员参与急救，使更多伤员在第一时间获得有效救治。

四、先救命后治伤

救治创伤的第一目的是挽救伤员的生命，因此应优先抢救危及伤员生命的心脏呼吸骤停、窒息、大出血、开放性或张力性气胸等。急救早期不忘 ABC，即开放气道、人工呼吸、循环支持。待伤员生命稳定后，再处理其他创伤，以利恢复其生理功能。

五、先重伤后轻伤

在创伤急救的实践中证明，先处理危及生命，或有可能危及生命的创伤，先救重伤员，能最大限度地挽救更多伤员的生命。在处理完严重创伤和重伤员后，再处理轻伤和病情轻的伤员。

六、先止血后包扎

出血能致命，未给伤口进行有效地止血就先包扎伤口，常达不到止血的目的，尤其是较大血管或动脉的出血更难。不适当的包扎还会掩盖伤口的出血状态，从而延误救治。另外，当对头部、胸部、腹部等部位的开放性伤口应通过适当包扎使之成为闭合性伤口；有多处伤口时，包扎依次为头部、胸部、腹部、四肢。

七、急救操作迅速平稳有效

现场救治伤员时，时间就是生命，要求各种抢救操作快速到位，尤其翻转体位、开放气道，人工呼吸，电击除颤等。由于伤员病情的复杂性、严重性和不确定性，不平稳的操作会导致伤情加重或造成新的创伤，因此，无论抢救环境条件多么差，救治难度多么大，各种抢救操作必须平稳有效。

八、先抢救后固定再搬运

有些伤员需要搬运转入医院进一步救治，对这类伤员应先通过急救稳定病情，再对受伤的肢体或躯干（特别是颈部和脊柱脊髓损伤）进行适当固定，最大限度地避免搬运中发生呼吸循环衰竭和创伤加重的可能。

九、快速转运重伤员

研究表明，快速将重伤员转运到条件较好的医院实施进一步救治可明显提高存活率，降低伤残率。因此，只要条件许可，应采用最快速的转运方案将伤员送到高水平医院救治。在复杂地形和偏远地区，直升机空中转运被认为是最佳转运方案。

十、医护与转运同行

重伤员在搬运或转运途中，需医护人员时刻关注病情变化，进行必要的救治。

（梅祖钧）

第三节　创伤严重程度的评估

创伤严重程度的评估是采用客观指标，对受伤伤员的伤情进行评价，使临床医生在处理创伤时，能对创伤的程度作出统一的评定，它有利于对创伤严重程度进行分类、治疗以及预测伤员的预后。

由于引起创伤的因素千差万别，加之受伤者本身机体反应的个体差异，因此，目前尚没有一种评估方法能够对不同原因、不同致伤部位以及不同致伤阶段的伤情进行全面的评估。20 世纪 60 年代末 70 年代初，一种称为"创伤评分系统"（scoring systems fortrauma）的概念在国外兴起，并得以迅速发展。它是以分数来表示，可对伤员的预后和治疗效果进行定量评价，以及对群体伤员进行可靠的比较。他们的理论基础有的是来源于解剖学，有些则是根据伤员的生理紊乱来表示预后。先后曾采用的评分系统有"创伤简明定级标准（AIS）""创伤严重程度记分法（ISS）""创伤指数（TI）""改良创伤评分系统（RTS）""损伤严重特征系统（ASCOT）"以及 CRAMS 记分法等。其中 AIS 与 ISS 主要在急诊室和医院使用，而 TI 与 CRAMS 等主要用于抢救现场和救护车上。本节概略介绍 AIS、ISS 以及 CRAMS 评分法。

一、创伤简明定级标准

此标准由美国医学会（AMA）、汽车医学安全委员会（AAAM）以及汽车工程师协会（SAE）等共同组织制定。它是以解剖学损伤为基础的损伤严重程度评级方法，自 1969 年制定以来已几易其稿，使其更加完善而符合实际伤情评定的要求。前一段时间它的最新版本 AIS－90 已出版发行。尽管按其标准创伤严重程度可分为 9 级，但在具体评价时主要还是采用 0~5 个定级标准，因 AIS 的 6~9 级已属于致死性创伤范围（24 小时内死亡），再详细的评定实属不必要。以腹部创伤为例：0 级，没有损伤；1 级，轻伤（如腹壁撕裂伤）；2 级，中度损伤（如肾挫伤）；3 级，严重而无生命危险的损伤（如中度脾撕裂伤）；4 级，严重而有生命危险的损伤（如十二指肠破裂伤）；5 级，极严重损伤（如广泛的肝破裂）。

AIS 的优点在于它的原则性与实用性。第一，它以解剖学损伤为依据，这样伤员的每一种损伤便只有一个 AIS 评分，而在以生理学参数为依据的评价中，由于伤员生理状况的变化，可以使伤员出现多个不同的损伤等级；第二，AIS 只评定伤情本身而不评定损伤造成的后果，其目的是使 AIS 成为评价损伤本身严重程度的方法，而不是用来评价损伤造成的功能障碍或残废；第三，AIS 也不是一个单纯预测伤员死亡的分级方法。当然，随着认识的深入，AIS 也需要不断地改进与完善。

二、创伤严重程度记分法

1974 年，Backer 参考 AIS 设计而制定出 ISS 评分系统，目前应用非常广泛。它是在 AIS 的基础上将 AIS 分值最高的 3 个解剖损伤部位的评分值的平方相加。其优点是客观，易于计算。它一律按伤情分类定级，把最严重的损伤，即 5~9 级一律定为第 5 级，而不管其后果如何。另外，它把颌面伤与头颈部伤分开来评价，更为精确与符合实际。因此，这一方法更确切地应称为 AIS－ISS 法。

记分方法是：先根据 AIS 按身体部位给伤员所有损伤逐一定级：1 级为轻度；2 级为中度；3 级为重度（无生命危险）；4 级为极重度（有生命危险）；5 级为危重（存活未定）。从中取 3 个最严重的伤，其级别的平方数相加所得的和就是该伤员创伤严重度的总分数。这一记分法的缺点是只适用于钝性损伤，另外，还可能忽略了同一解剖部位的多处损伤。

根据英国 Bull 的经验，伤员的年龄与 AIS－ISS 法测定出的 LD_{50}（半数致死分值）的关系见（表 16－2）。

表 16－2　伤员年龄与 LD_{50} 关系年龄（岁）

年龄（岁）	LD_{50} ISS
15~44	40
45~64	29
≥65	20

一般认为，当 ISS 大于 50 时伤员很难存活。当然，也有 ISS 大于 66 的伤员被救活的报道。

三、CRAMS 法

CRAMS 法是 Clemmer 在综合 RPM 法（呼吸、脉率、运动）和 RSM 法（呼吸、血压、运动）评定伤情基础上改进的一种采用循环、呼吸、腹部情况、运动、语言为评判标准的评分方法，适合于院前和急诊科。它用生理指标、创伤机制、受伤部位、创伤类型和年龄等综合评定伤情，其结果是更加符合院前伤员伤情的实际（表 16 – 3）。

表 16 – 3　综合评定伤情的方法

分值指标	2	1	0
循环（C）	返白试验正常和收缩压 > 100mmHg	返白试验 > 2 秒和收缩压为 85 ~ 99mmHg	返白试验消失或收缩压 < 85mmHg
呼吸（R）	正常	异常（浅、费劲或 > 35/min）	无
胸腹部（A）	胸腹部无压痛	胸或腹有压痛	腹紧张、胸壁浮动和胸腹有贯通伤
运动（M）	服从命令正常	仅对疼痛有反应	固定体位或无反应
语言（S）	正常（自发）	语无伦次、答非所问	不能或发出无法理解的声音

具体方法是评价伤员循环状况（C）、呼吸状况（R）、腹部（包括胸部）状况（A）、运动状况（M）以及语言能力（S）5 项内容，每项内容分 0 ~ 23 个分值。以上 5 项的得分之和即为伤员的 CRAMS 分值。一般认为，以 CRAMS 的分值小于或等于 8 为重伤标准。

（梅祖钧）

第四节　创伤的早期救治

创伤又称机械性损伤，创伤引起人体组织或器官的破坏。严重创伤还可能有致命的大出血、休克、窒息及意识障碍直至死亡。创伤是当今人类一大公害，约占全球病死率的 7%。据统计，创伤是美国 45 周岁以下人群死亡的首要原因，是 65 岁以下人群死亡的第 4 位病因。目前，我国每年死于各类创伤的总人数已超过 70 万，在人口死因构成中占第 4 位，已经被纳入国家疾病控制计划。

一、创伤基本概念和分类

（一）按致伤原因分类

1. 刺伤　因锐器所致的组织损伤，如刺刀、剪刀、铁钉、竹片或钢丝等所致组织损伤。刺伤的特点是伤口小而深，可刺到深部体腔，而只有很小的皮肤损伤。刺伤内脏，可引起体腔内大量出血、穿孔；刺伤心脏，可立即致死。平时常见斗殴、歹徒行凶刺伤或自杀，战时多见于白刃战伤。刺伤一般污染轻，如不伤及重要血管和内脏，治愈较快。

2. 火器伤　由枪、炮、火箭等用火药做动力的武器发射投射物（枪弹丸、炮弹等）所致的损伤，包括弹丸伤和弹片伤。

（1）弹丸伤：弹丸伤亦称"枪弹伤"，是枪弹击中人体所产生的损伤。现代战伤中，炸伤发生率低，占战伤的20%～30%。按枪弹出入口情况，致伤形态分为4种。

1）贯通伤（pelforation wound）：亦称"穿通伤"。投射物击中人体后，产生既有入口又有出口的伤道。按出入口大小分3种情况：

A. 入口与出口同大，多见于高速、稳定的枪弹正位击中人体较薄弱的部位而又未破坏组织的回缩力时。在伤道较长、枪弹的功能已大部分消耗于伤道内的情况下，即使入口和出口都较小，组织的破坏亦会很严重。

B. 出口大于入口，见于多数枪弹伤。投射物击中人体后，因受阻而失去稳定性，甚至发生翻滚，增加了投射物与组织接触面积。如果投射物发生破碎或造成粉碎性骨折，则可能因继发性投射物产生很大冲击力，引起组织更严重的破坏，导致出口很大。

C. 入口大于出口，多发生在近距离射击时，枪弹的初起和撞击速度几乎完全一致，产生的冲击力很大，与破坏入口皮肤的回缩力，造成入口处的皮肤崩裂，从而形成较大入口。

2）盲管伤（blind wound）：投射物击中人体时，只有入口而无出口的伤道，多由射击距离较远、能量不大的投射物造成。由于投射物停留在体内，其能量也全部消耗在体内，因而造成的组织损伤有时较贯通伤更严重。

3）切线伤（tangential wound）：高速投射物从切线方向撞击人体表面组织所引起的沟槽状损伤，其伤情取决于弹头或弹片等投射物侧击力的大小。如高能投射物在近距离内切线位击中体表，传给体内的能量很大，亦可造成深层组织或脏器损伤。故发生切线伤时，应注意观察深部组织的情况。

4）反跳伤（ricochet wound）：当高速投射物的动能已接近耗尽时击中人体某一坚硬部位，因无力穿入深层，而从入口处反跳弹出所形成的组织损伤。其入口与出口为同一点。被击中的部位常有轻微出血和组织撕裂，但偶可伤及深部。如头部反跳伤，在其相应部位的脑组织也能发生出血等损伤。

（2）弹片伤：炮弹、炸弹、手榴弹等爆炸后的弹片击中人体后引起的损伤，占现代战争中战伤的70%～80%。大弹片致伤时，常呈"面杀伤"，伤口较小、较浅，但数量不多。

（3）高速小弹片（珠）伤（high - speed small fragment pellet injur）：初速＞762m/s、自重＜5g的弹片或钢珠击中人体后所致的损伤。多为飞机投放的集束型子母弹致伤。一次投放爆炸后可飞散出数十万个钢珠或碎弹片，呈"面杀伤"，一人可同时被多个钢珠或碎弹片击中而发生多处伤。

（4）钢珠弹伤（steel pellet wound）：飞散的钢珠击中人体所造成的损伤，是高速小弹片（珠）伤的主要组成部分，其伤情特点和防治同高速小弹片（珠）伤。

（5）炸伤（explosive wound）：各种爆炸性武器，如航弹、炮弹、水雷、地雷、手榴弹等爆炸后对人体所产生的损伤，包括弹片伤及高压气浪所致的损伤。弹片可造成人体任何部位的外伤，重者可立即死亡。高压气浪可造成肢体缺损、断离或其他部位体表撕裂伤。在有些战伤统计中，把"炸伤"作为"弹片伤"的同义词。

（6）地雷伤（mine injury）：由地雷爆炸所致的人体损伤，是炸伤的一种。直接致伤因素是冲击波和弹片。

（7）冲击伤（blastlnjury）：冲击伤亦称"爆震伤"。核武器及炮弹等爆炸时产生的强冲击波作用于人体而引起的损伤。空气冲击波的致伤因素主要有超压和动压两种。超压可引起内脏出血、骨膜破裂和听小骨骨折等病变，其中以含气的肺组织损伤最重。

3. 挤压伤　人体肌肉丰富的肢体，受重物长时间挤压（一般 >1～6h）造成一种以肌肉为主的软组织创伤。受挤压的肌肉因缺血坏死，有的因肌肉坏死逐渐由结缔组织代替而发生挛缩。在受到严重挤压的伤员中，除局部病变外，还可发生挤压综合征，即以肌红蛋白尿和高血钾为体征的急性肾功能衰竭及休克。挤压伤和挤压综合征是同一种伤，严重程度不同而表现不同。

4. 玻璃碎片伤（glass fragment injury）　简称"玻片伤"。因飞散的碎玻璃击中人体而造成的损伤。核爆炸或大型炸弹爆炸时，在相当广阔的地域，建筑物上门窗玻璃会被冲击波击碎，并向四周飞散，击中人体后可造成切割伤，甚至可穿透体腔，形成穿透伤。其伤情和发生率与玻璃片质量、撞击速度和撞击部位有关。

5. 钝挫伤（contusion）　因钝性暴力作用而引起的软组织闭合性损伤。当钝器作用于体表的面积较大时，其力的强度不足以造成皮肤破裂，但却能使其下的皮下组织、肌肉和小血管甚至内脏损伤，表现为伤部肿胀、疼痛和皮下瘀血，严重者可发生肌纤维撕裂和深部血肿。如致伤暴力旋转方向，则引起捻挫伤，其损伤程度更重些。

（二）按创伤有无伤口分类

1. 闭合伤　皮肤保持完整性，表面并无伤口。其伤情并不一定很轻，其难点在于确定有无体腔脏器损伤。如腹部闭合伤，可能引起腹内空腔或实质性脏器伤。闭合性胸部伤，可引起胸内器官损伤，造成肺破裂、血胸、气胸。闭合性颅脑伤，可发生脑挫裂伤，颅内血肿。

2. 开放伤　皮肤完整性遭到破坏，甚至可引起深部器官损伤，有外出血，受伤时细菌侵入，感染机会增多，如刺伤、火器伤等。按有无穿透体腔分以下几种：

（1）非穿透伤（nonperforating wound）：投射物穿入体壁而未穿透体腔的损伤。多较表浅，伤情较轻。但在少数情况下，体腔虽未破坏，体腔内的组织也可因投射物通过体表时能量传向深部内脏而损伤。治疗时应确诊有无内脏损伤，如有应先处理内脏的损伤。

（2）穿透伤（perforating wound）：投射物穿透体腔（颅腔、胸腔、腹腔、盆腔、脊髓腔、关节腔等）而造成的脏器和组织损伤，多为重伤。发生穿透伤时，被穿透的体腔与外界直接相通，细菌易于侵入而发生严重感染。处理方法因致伤部位而异。

（三）按受伤部位分类

损伤的解剖部位可分为头部伤、颌面部伤、颈部伤、胸部伤、骨盆部（或泌尿生殖系）伤、上肢伤和下肢伤。

（四）按伤情轻重和需要紧急救治先后分类

1. 重伤　严重休克，内脏伤而有生命危险者。

2. 中等伤　四肢长骨骨折、广泛软组织损伤。

3. 轻伤　一般轻微的撕裂伤和扭伤，不影响生命，无须住院治疗者。

（五）创伤中常用的分类名词概念

1. 多发伤（multiple injury）　由单一因素所造成的多部位、多脏器严重损伤。常伴有大出血、休克和严重的生理功能紊乱，从而危及生命。诊断时必须做全面检查，以免漏诊。治疗上，首先是保全生命，其次是保全肢体。手术指征是收缩压在 12.0kPa（90mmHg）以上、脉率在 120 次/min 以下、手足转暖。如内出血无法控制时，可在积极抗休克的同时施行手术。如复苏效果不佳，需查明有无隐蔽的创伤。凡有危及生命的损伤应优先手术。当数处创伤均有优先手术指征时，可同时多组手术进行。

2. 多处伤　同一部位或同一脏器的多处损伤，包括腹部肝、脾损伤，小肠多处穿孔，上肢多处弹片伤，体表多处裂伤等。多处伤伤情不一，轻者不需特殊治疗（如体表多处擦伤），重者可致死（如肝脏多处挫裂伤）。战伤统计时，常将多发伤与多处伤合称为多处伤。此时主要指某伤员同时有两处以上部位受伤。

3. 多系统伤（multi - systemlc injuries）　多个重要生命系统（如神经、呼吸、循环、消化、泌尿、内分泌等）同时发生损伤。严重创伤，特别是多发伤，常表现为多系统伤，如严重肺损伤并发大血管伤，创伤分类统计时，一般不作为专门的分类词应用。

4. 并发伤（assoclated injuries）　两处以上损伤时，除主要较重损伤外的其他部位较轻损伤。如严重颅脑伤并发肋骨骨折，肋骨骨折为并发伤；肝破裂并发脾脏被膜下血肿，脾脏被膜下血肿为并发伤等。通常不作为分类词应用。

5. 复合伤（combined injuries）　两种以上致伤因素同时或相继作用于人体所造成的损伤。多见于核爆炸时，以及常规战争和意外爆炸时。

6. 混合性（mixed injuries）　由两种以上的致伤因素（如弹片、枪弹、刃器等）所引起的损伤。如某一伤员既有弹片伤，又有枪弹伤，则称此伤员发生混合伤。

7. 联合伤（united injuries）　指同一致伤因素所引起两个相邻部位的连续性损伤，常见的有胸腹联合伤、眶颅联合伤等。胸腹联合伤占全部伤员数的 0.029 9%，其死亡率约为 13.3%。战时多由弹片及枪弹所致，但跳伞着地膝部猛烈屈曲挤压上腹亦可发生胸腹联合伤。诊断要注意伤道的位置、临床表现、伤口流出物性质和 X 线检查，如从胸、腹部 X 线检查看到有腹内脏器进入胸腹即可确诊。

（六）创伤的系统检查程序

对出诊的医生来说除了通过检查对创伤做出评估之外，对危重患者还需做创伤范围以外的系统检查，以明确是否存在威胁生命的伤情，并安排及时抢救治疗。因为创伤患者的伤情一般比较危重，要求检查快速、准确、不发生漏诊。通常按如下顺序检查：

1. 头面部　检查重点为判断有无颅脑损伤。

（1）意识状态。

（2）观察有无头皮裂伤、出血。触摸有无头皮血肿及颅骨凹陷。

（3）观察有无面部裂伤、出血。头皮和面部裂伤的出血量常常很大。面部肿胀者需除外上下颌骨骨折。

（4）观察有无眼球损伤，注意瞳孔大小及对光反应。眼窝周围皮下血肿（黑眼圈）提示可能有前颅凹骨折。

（5）鼻腔、外耳道出血及脑脊液外漏提示有颅底骨折。

（6）注意有无发绀，有无口腔内损伤及积血，昏迷者要防止误吸。

2. 颈部　检查重点为判断有无颈椎骨折及高位截瘫。

（1）观察颈部有无畸形及活动障碍，触摸颈椎棘突有无压痛及顺列改变。

（2）判断有无脊髓及臂丛神经损伤。

（3）注意气管位置是否正中。

3. 胸部 检查重点为判断有无肋骨骨折及其并发症。

（1）观察有无胸廓畸形及反向呼吸，注意呼吸次数、样式及胸廓起伏状态。

（2）检查有无胸廓挤压痛，叩诊浊音，呼吸音减弱或消失。检查心界大小、心律心音变化。怀疑肋骨骨折及其并发症存在者需拍摄胸部 X 线片，必要时需做血气分析及心电图。胸部外伤是较常见的，造成危重伤势的外伤，常常严重扰乱心肺功能，应特别重视。多段肋骨骨折可导致反向呼吸及肺挫伤，严重影响通气换气功能。少见的严重损伤如气管支气管断裂、纵隔损伤、心脏压塞等。一旦发现或怀疑，应立即呼请胸外科会诊，采取紧急处理。

4. 腹部 检查重点为判断有无肝脾等内脏破裂及内出血。

（1）腹壁若有损伤，常提示内脏也有损伤。

（2）注意有无腹部膨胀，肝浊音界消失或缩小，腹肌紧张、压痛、反跳痛，肠鸣音减弱或消失，有移动性浊音等。

（3）检查肝区、脾区、肾区有无肿胀、压痛、叩痛等。肝脾破裂常并发大量内出血，导致休克，威胁生命。肾损伤常伴尿外溢，局部反应常较严重。腹壁损伤肠管损伤也是常见的，常有内容物漏出，腹膜刺激明显。

5. 胸腰椎和骨盆 检查重点为判断有无骨折及其并发症。

（1）观察胸腰椎有无畸形、血肿，检查有无压痛、叩痛。

（2）判断有无脊髓或神经损伤。

（3）注意骨盆有无变形、肿胀（局部）、压痛及下肢拒动等。

（4）观察男性患者尿道外口有无滴血及排尿困难等。

6. 四肢 检查重点为有无骨折及严重并发症。在外伤中四肢外伤是发生率最高的，对院外医生来说诊断各种软组织损伤、骨折和关节脱位等是不难的，重要的是要估量这些损伤及其并发症带来的严重后果。以下情况需注意：

（1）在四肢骨折应特别重视有无并发血管、神经损伤，检查肢体远端的血循状况、感觉、运动等。

（2）开放骨折在检查后应予包扎，适当外固定，以减少出血和疼痛。

（3）断肢应视为重度创伤，应立即开放静脉输液、通知有条件医院手术室准备断肢再植术。

（4）对肢体肿胀严重，尤其是前臂和小腿者需警惕骨筋膜间隙综合征的可能性。注意有无 5P 表现：①由疼痛转为无痛（painless）；②苍白（pallor）或发绀、大理石花纹；③感觉异常（paresthesia）；④肌肉麻痹（paralysia）；⑤无脉（pulselessness）。一旦确诊应立即行筋膜切开减压术。

（5）股骨或多发骨折者，若伴有呼吸窘迫和颅脑症状需考虑脂肪栓塞综合征的可能性。体检中要特别注意肩颈和胸腋部皮肤有无出血点。

（6）伤口较深、软组织损伤严重、疼痛剧烈、伤部肿胀范围迅速扩大、加剧，并出现全身中毒症状者需警惕气性坏疽的可能。气性坏疽的潜伏期可短至 6h，故凡怀疑其发生可能性时，必须尽快送到医院进行以下三项重要检查：①伤口周围有无捻发音；②伤口内渗出液涂片检查有无大量革兰阳性杆菌；③X 线片观察肌内、肌间有无气体。

二、创伤的早期自救互救

据流行病学的统计资料表明，创伤患者的死亡呈现三个峰值分布。第一个峰值一般出现在伤后数秒至数分钟内，称为即刻死亡，约占创伤总死亡率的50%。死因多为严重的颅脑损伤，高位脊髓损伤，心脏、主动脉或其他大血管破裂，呼吸道阻塞等，这类患者基本都死于事故现场，只有其中的极少数患者可能被救活。第二个峰值一般出现在伤后2~3h内，称为早期死亡，约占创伤总死亡率的30%。死亡原因多为脑、胸或腹内血管或实质性脏器破裂，严重多发伤、严重骨折等引起大量失血。这类患者是创伤救治的重点对象，因此，这段时间又在临床上被称为"黄金时刻"。第三个峰值一般出现在伤后数周之内，称为后期死亡，约占创伤总死亡率的20%。死因多为严重感染、毒血症和多器官功能衰竭。由此可见，通过建立完善的创伤救治系统，争取在伤后早期按创伤救治程序对患者实施确定性的抢救是减少创伤死亡率的重要措施。现代创伤应急救援中自救与互救是两种重要形式。

（一）自救

自救指伤情发生后，专业医疗急救人员到达前，现场人员自身采取的保护防御措施，包括受伤者自己实施的救援行为，迅速远离危险地区，对伤口进行简单的压迫止血包扎处理等。自救行为主体是伤者本身，要求伤者熟悉受伤后可能发生的进一步的危险，而采取及时必要的自我保护和自我救治措施。

（二）互救

指伤情发生后，专业医疗急救人员到达前，现场受害人员之间相互的救护，以及其他人员（包括社会救援力量）实施的救援行动。重大伤害事故发生时，往往自身救援力量显得十分有限，所以互救在这时显得尤为重要。轻伤人员可以救助重伤者，在最短时间内给予必要的救助措施，减少更大危险的发生。同时争取他人救助和社会力量的救援也相当重要。

（三）一般应急救治原则

1. 重视和加强早期救治 创伤与失血性休克是创伤伤员常见而严重的并发症，如果不及时有效地治疗，将会导致一系列严重后果，如败血症、急性呼吸窘迫综合征、多脏器功能衰竭综合征，甚至死亡。重视和加强早期救治，对创伤与失血性休克的预后有重大影响。早期救治是以救命为主，采取先救治后诊断或边救治边检查诊断的方式进行抗休克治疗。

2. 科学的抢救程序是抢救成功的关键 外界各种暴力作用于机体时可引起组织器官的解剖结构破坏和不同程度的功能损害。当影响到心血管、呼吸或中枢神经等生命支持系统功能时，机体的生命就受到严重的威胁；而当创伤仅作用于体表、空腔脏器或肌肉骨骼时，虽然不会危及生命，但也可产生明显的伤残作用。临床上容易识别判断和处理机体主要的或明显的创伤，然而对于许多相对次要或隐匿的创伤则不易早期识别和处理。值得注意的是，这种创伤往往还是致命的。创伤对机体造成复杂和多方面的损害作用，增加了临床检查和处理的困难，甚至有时会产生各方面的矛盾。创伤救治程序是对创伤患者进行评估和优先处理的方案，在快速、简捷判断伤情的基础上，进行及时、合理、有效的确定性抢救。

创伤救治程序可分为三个不同阶段的优先方案，即第一优先、第二优先和第三优先。第一优先的目的是维持和（或）恢复患者生命支持系统的功能，包括一系列基本的创伤复苏措施和生命支持系统功能检查。重点是：①判断循环和呼吸系统的稳定性，并及时提供处理，以减轻组织器官的缺氧；②判断颅脑外伤的严重程度，并及时提供处理；③预防脊髓的进一步损伤。第二优先的目的是迅速明确并控制生命支持系统的一系列病理生理性改变，包括实施各种确定性的救治措施和有针对性的检查。第三优先的目的是及时确定并处理一些隐匿的病理生理性变化。

3. 有效的安全及急救教育是重要的预防措施　创伤所引起的社会问题已越来越受到人们的关注。和平时期，交通事故和各种工伤事故是创伤的主要原因。就交通事故而言，增强公民的广泛参与和防范意识对减少此类创伤发生具有重大的现实意义。而通过建立健全交通法规和管理体制，改善道路运输条件，以及提高行人、驾驶员和警察等道路使用者的素质等，可以最大限度地减少交通事故伤的发生。而在厂矿企业中，重视安全生产教育，严格各项规章制度，加强防范意识和安全措施等对于减少工伤事故的发生具有重要的作用。另外，全民急救知识的普及教育和院前急救技术的提高，对提高创伤早期急救复苏水平，减少创伤急救中的二次损伤作用（如在搬运患者时防止脊髓损伤等），有效预防创伤并发症等均具有重要作用。

创伤死亡有三个高峰。因多发创伤、骨折、脏器破裂、血管损伤引起的难以控制的大出血，多在伤后 1~2h 内死亡。掌握"黄金 1 小时"，这个阶段现场急救、途中转运和急诊救治直接决定着创伤患者的救治结果，目前临床创伤复苏主要集中在这个阶段，应做到迅速、准确、及时而有效。危重的多发伤、严重的创伤性和失血性休克患者的伤后"黄金 1 小时"内，前 10min 又是决定性的时间，此被称为"白金 10 分钟"，比"黄金 1 小时"更宝贵。这段时间内如果伤员的出血被控制和处置，预防了窒息的发生，即可避免患者死亡。"白金 10 分钟"期间是以减少或避免心脏停跳发生为处置目标，为后续的抢救赢得时间。护理人员一定要明确将患者从致命危险中抢救出来，才能争分夺秒在"黄金时机"挽救患者的生命。故着眼于通过伤情评估 – 紧急救治 – 明确诊断 – 进一步救治才是科学的创伤患者抢救程序。因此，健全一整套较为科学的急诊抢救机制以及有效的抢救预案，努力提高院前急救能力是十分必要的。文献指出，如能在伤后 5min 内给予救命性措施，伤后 30min 内给予医疗急救，则 18%~32% 伤员的生命会因此而得到挽救或避免致残。特别是呼吸、心跳停止的伤员，如能及早进行正确的心肺复苏，存活率可达 25%，每延长 1min 病死率增加 3%。

4. 建立完备的创伤救治系统　现代创伤救治系统主要由三个部分构成：院前急救、院内救治和康复医疗，并通过通讯联络系统、患者转运系统和抢救治疗系统三个重要环节，相互密切地连接成为完整体系。现代创伤救治系统的建立是确保创伤患者早期接受确定性救治的关键因素。

三、创伤的现场处理程序

（一）应急实施程序

现场处理以保证和维持患者的生命为主要目的。

（1）迅速脱离致伤区，使伤员免受致伤因子的继续损害。

（2）保持呼吸道通畅，吸氧，必要时做环甲膜（气管）造口术或气管插管，人工呼吸。若心跳呼吸骤停，立即施行心肺复苏术。

（3）体腔开放伤口的处理：开放性气胸立即用大块棉垫填塞、包扎固定，并予闭式引流。颅脑开放伤脑膨出、腹部开放伤脏器脱出，外露的脏器不要回纳，用湿无菌纱布包扎。

（4）控制可见出血：采取伤口内填塞加压包扎，非重要血管可钳扎止血，四肢大血管出血上止血带，但要标明时间。

（5）疑有颈椎损伤者应予以颈托固定，胸腰椎损伤者可用胸腹带外固定或真空夹板固定，应用平板或铲式担架搬运，避免脊柱的任何扭曲。肢体骨折者需用夹板固定。

（6）建立静脉通道，有休克者予以适当液体复苏等处理。对疑有骨盆骨折或腹部损伤者应在上肢静脉置管。

（7）离断指（肢）体、耳廓等宜用干净敷料包裹，有条件者可外置冰袋降温。

（8）刺入性异物应固定后搬运，过长者应设法锯断，不能在现场拔出。

（9）严重多发伤应首先处理危及生命的损伤。

对于群体患者，具体应急程序应首先进行患者分类。就是说医护人员在有大量患者存在，而又无法及时全部处理的情况下，按照伤病情的轻重，将患者分别归类处理的方法，即以需要同类医疗救护和医疗转送措施为标准，将患者分成相应的组别。通过分类，能有计划地在短时间内很快地让患者得到救治，并可以迅速、及时地疏散大量患者。只有将患者疏散到各个不同的专科医院，或尽可能多的医院中去，才能挽救患者的生命。

医疗分类的前提：①由熟练的医师负责承担医疗分类任务；②为医疗分类准备相应的医药器材；③拥有医疗分类的职能单位和机构。医疗分类是在诊断及对损伤发展的预后估计基础上进行的，同时也应考虑必要的预防措施。

医疗分类内容可分成治疗分类和后送分类。治疗分类就是将患者分组，以便实施各种不同性质的医疗救护措施。后送分类是将患者按一定标准分组，以便继续后送治疗，后送分类必须决定：到哪里去，即医疗后送的目标；按什么顺序，即是第一批后送还是第二批后送；用什么运输工具；后送患者采取什么体位，即患者是坐位还是必须卧位。

医疗分类标准分为危害标准、治疗标准和后送标准。

医疗分类的首要任务就是将危害环境和他人的患者与其他患者分开。第二个任务就是分别将轻、中、重患者分开。第三个任务就是判定患者耐受能力和后送的紧急性。后送分类时误判或错判，都会导致患者的误诊，损害患者的健康，或在医疗后送的过程中耽误有效的医疗救护。

当患者数量剧增，以致投入所有的急诊医护力量仍不能满足要求时，即应采取批量患者分类法。鉴于所有批量患者的涌现都是突然的，而且，轻患者总是最先到达，所以只有组织严密，才能有条不紊地完成有目的的分类工作。要防止患者擅自进入抢救区，必须让他们集中在周围较宽阔的区域中，并在此分类。有时需纠察人员维持秩序。患者大批到达时，必须放弃一般原则，以便尽快和尽可能多地救护患者。不要在轻患者和长时间复苏或费时费事的手术上耗费时间。因此，不可避免地要用另一些分类标准，使用与一般情况下不同的另一些治疗原则。总体上讲还是应将患者分成四大组，即立即治疗组、可推迟治疗组，最简单治疗组和观望治疗组。

（二）应急处理注意事项

1. 保证急救物品的齐备 院前急救药品、物品要做到全面，准备到位，急救设备必须随时处于完好状态，由专人检查，专人管理，使用后及时补充，急救人员必须熟练掌握抢救药品的用法、用量、适应证和禁忌证。必须重视院前急救药品的齐全、急救设备的完好，避免因急救器材准备不足、药品不全及使用不当引发相关的法律问题。

2. 严格按照急救工作流程进行　参与急救的医务人员，应在规定时间出车到达患者家中或急救现场；应态度和蔼，仔细询问病史，认真进行体格检查，并做必需的辅助检查，根据病史及体格检查做出疾病诊断；依据诊断进行相应治疗，做到病史、体检、诊断、治疗四个相符合，且转运途中密切观察患者病情变化，并及时给予相应处理；到达医院后详细向接诊医生交代病情及用药情况，办理各种交接手续。

3. 提高院前急救质量　强化急救意识，提高急救业务技术水平，加强技术练兵和严格的组织管理是院前急救成功的关键。医护人员必须树立"时间就是生命"的急救意识，随时处于应急状态，具备较高急救水平，掌握全面的医疗护理知识，具有全科医生的知识水平。在具体技能上，每个急救医护人员必须熟练掌握各种急救仪器的规范操作，如心电监护仪、除颤仪、心电图机、呼吸机等的使用。掌握各种急救技术，如徒手心肺复苏（CPR）、气管插管术，电除颤术，呼吸机呼吸支持治疗，止血、包扎，固定与搬运等，且在考核管理上也应将此作为重要内容来体现。

4. 注意全身和局部的关系　造成创伤的原因和伤势的情况有时十分复杂，如果在现场急救中只将注意力集中在处理局部损伤，而忽视了危及生命的并发伤或并发症，有时会导致无法挽回的失误。此失误的出现，主要是抢救者经验不足，在抢救患者时因慌乱和疏忽所致。主要表现在：①忽视询问必要的病史，如致伤原因、受伤时的体位、受伤时间、致伤物的性质及伤后的意识等。②忽视了是否存在创伤性休克及其他损伤，而只忙于处理骨折。忘记骨折本身往往不是致命的原因，而骨折并发症（如股骨干骨折、骨盆骨折往往失血在800mL以上，容易致失血性休克或大血管损伤），并发内脏损伤（如颅脑损伤，气胸，肝、脾、肾损伤等）也易造成休克。所以在抢救患者时，应首先了解生命体征是否平稳，有无其他损伤及并发症，在抢救患者生命的前提下，处理局部损伤。

5. 强化法律意识，加强自我保护　院前急救对象均为急、危、重症患者，或随时出现的各类灾害事故，成批伤员可造成紧张甚至恐怖的现场抢救环境，以及酗酒、吸毒、自杀、他杀等现场，抢救时本身带有的法律纠纷。目前，患者不仅对医疗护理质量、服务质量的要求高，而且对医疗消费和自我利益保护观念日益增强，这就要求管理者及院前急救人员增强法律意识，学习有关法律知识，如《中华人民共和国执业医师法》、《医疗事故处理条例》等法律法规，依法办事，将法制教育纳入继续教育的规范化培训中，加强工作的责任心，在工作中应用法律知识保护患者和自身的合法权益，提高遵照法律程序处理医患矛盾的能力。

6. 尊重患者及家属知情权，完善院前急救各项记录　院前急救记录要详细、完整、规范，使用医学术语，执行口头医嘱后及时补充医嘱记录，完善出诊登记和院前急救病情告知书及医嘱记录，详细记录院前急救过程。医护人员向家属交代病情，病情的严重性及可能发生的后果和治疗方案，并签字表示知情。对病情危重，拒绝救治，不配合检查、治疗者，应让其在病历中签字，拒绝签字者急救医生应在急救病历中注明，做到有据可查。急救病历的书写应认真、及时、规范、准确，字迹清楚，所有院前急救的各种记录均应装订交病案室归档保存。

（康中山）

第五节 颅脑外伤

一、脑挫裂伤

颅脑外伤的发生率约占全身各部损伤总数的 20%，仅次于四肢损伤，而死亡率却居首位。由于脑是人体生命活动的中枢，严重的脑损伤常可危及生命。即使生存下来，亦有不同程度的脑功能损害。因此做好颅脑损伤的防治工作十分重要。

（一）致伤原因

脑挫裂伤是头部受损造成脑组织发生肉眼可见的器质性损害。这种损伤可发生在外力直接打击的部位，亦可出现于远离撞击点的对冲部位。在受损的脑组织内可见到部分神经细胞坏死和点状出血，周围脑组织水肿，从而出现神经系统损害的临床表现。由于软脑膜的小血管破损出血，血液可进入蛛网膜下腔或脑组织内。如脑损伤严重，在伤后 5d 左右，受损的脑组织可出现软化，损伤灶周围脑水肿加重，可导致颅内压进一步增高，甚至发生脑疝，危及生命。

（二）诊断要点

（1）头部外伤后出现较长时间的意识障碍，通常在半小时以上。

（2）伤后立即出现脑损害体征，如肢体瘫痪、失语、癫痫发作或精神障碍等。

（3）若病情允许，可做腰穿检查脑脊液。脑挫裂伤患者脑脊液常呈血性或淡红色，镜检可见较多的红血球，且红血球常呈皱缩状态。

（4）头部 CT 扫描可显示脑内有低密度或混杂密度影，对诊断有重要价值。

（三）处理

1. 院前处理　脑挫裂伤患者如存在意识障碍及气道不畅，应托起下颌或放置口咽通气道。如气道内痰液较多，应及时吸除，以保持气道通畅。头皮如有裂伤出血，应使用消毒纱布盖住伤口，加压包扎止血。对颅中凹骨折伴脑脊液耳漏者，应让患者卧向耳漏侧。可用消毒纱布或棉球掩住外耳道孔，以防污染。切忌加压堵塞或冲洗耳道，以免导致颅内感染。如伤员有肢体骨折应使用夹板做暂时固定。如出现脉搏细弱、血压下降，应及时输液或输血浆代用品。待伤员情况好转后即尽快将伤员转送至附近条件较好的医院进行救治。

2. 诊科处理　伤员被护送至急诊科后，应询问头部受伤情况和现场急救经过，并进行头部、神经系统、胸腹部及四肢检查。必要时可进行颅骨照片、头部 CT 或 MRI 检查，以便及时明确颅内损伤情况。凡具有以下情况的伤员，应及时住院治疗：

（1）头部外伤后出现原发性昏迷持续半小时以上者。

（2）头部外伤后出现头痛剧烈、多次呕吐、脉搏缓慢及血压增高等颅内压增高表现者。

（3）伤员于头伤后出现失语、肢体瘫痪、感觉障碍或局限性癫痫者。

（4）头部外伤后出现颈部强直者，常提示脑挫裂伤导致蛛网膜下腔出血者。

（5）头伤后即出现生命体征明显变化，且意识障碍较深，提示有原发性脑干损伤者。

二、颅底骨折

颅骨骨折较常见，其中以颅盖骨折较多，约为颅底骨折的 3 倍。颅盖骨折除少数凹陷骨折需做手术整复外，绝大多数患者均无须特殊处理。由于颅底骨折常伴硬脑膜撕裂和脑脊液耳漏或鼻漏，因此颅底骨折多具开放性，常称为"内开放性骨折"，有发生颅内感染的危险。一旦出现颅内感染，势必加重病情，甚至造成严重后果。因此凡存在颅底骨折脑脊液外漏的伤员，应使用抗生素治疗。

（一）致伤原因

当外力挤压头部致使颅骨发生普遍变形时，可导致颅底骨折。外力直接打击在颅底水平时亦容易引起颅底骨折。有时颅盖骨骨折向下延伸亦可能造成颅底骨折。另外，当外力经脊柱或上、下颌骨传导至颅底，亦可造成颅底骨折。由于颅底骨折容易造成硬脑膜撕裂并累及副鼻窦，使蛛网膜下腔与外界沟通，因此颅底骨折多属开放性，常称为"内开放性骨折"，有发生颅内感染的危险。

（二）诊断要点

颅底骨折的诊断主要依据症状和体征（表 16-4）。由于颅底结构复杂，进行 X 线摄片可相互重叠，致使骨折线难于辨认，因此一般很少依据 X 线摄片来诊断颅底骨折。

表 16-4　颅骨骨折的特点

骨折部位	软组织损伤	颅神经损伤	脑脊液漏	脑损伤
前颅窝	眼睑瘀斑、球结膜下瘀血	嗅神经损伤失嗅	鼻腔流血性脑脊液	额极底部损伤可出现精神症状
中颅窝	颞肌瘀血、肿胀	面神经、听神经损伤	脑脊液耳漏	颞叶底部及颞尖损伤
后颅窝	乳突皮下瘀血、压痛	偶有第 9～12 颅神经损伤	血液和脑脊液可外溢至乳突附近皮下	小脑及脑干损伤，可出现额极、颞尖的对冲性脑损伤

（三）处理

1. 院前处理　在受伤的现场应了解受伤的经过，检查伤员的意识状况及脑脊液渗漏情况。可用消毒棉球或纱布轻轻遮盖住外耳道口，以避免污染。让伤员卧向患侧。如伤员有意识障碍应注意保持气道通畅，及时清除口腔内分泌物。如伤员脉搏和血压在正常范围，即可使用救护车将伤员转送到附近医疗技术和设备较好的医院进一步处理。

2. 急诊科处理　应询问头部外伤史及现场处理经过。然后进行头部、神经系统及胸腹部检查。如伤情允许，应做颅骨正侧位及汤氏位 X 线照片，以了解颅骨骨折情况。如有条件可进行 CT 扫描，以便进一步确定脑损伤情况或有无颅内血肿。如伤员尚存在胸、腹或四肢损伤，应请有关科室紧急会诊并协助处理。凡有颅底骨折的伤员应收住院进一步治疗。

三、硬脑膜外血肿

颅内血肿是颅脑损伤的一种严重继发性病变。在颅脑损伤中约占 8%。临床上常依据血肿部位的不同分为硬脑膜外血肿、硬脑膜下血肿和脑内血肿。还可按血肿症状出现的时间不同分为急性血肿（伤后 3d 内）、亚急性血肿（伤后 4～21d）和慢性血肿（伤后 22d 以上）。由于颅腔较固定，缺乏伸缩性，且代偿间隙小，仅为 8%～10%，因此一旦发生颅内血肿，常出现颅内压增高和脑压迫症状。如血肿不断增大，超过代偿限度，即可导致脑疝危及伤员生命。因此应做到早期诊断和及时手术治疗。

（一）致伤原因

硬脑膜外血肿是聚集于颅骨内板与硬脑膜之间的血肿。在颅脑损伤中硬脑膜外血肿约占3%。绝大多数属急性血肿。可发生于任何年龄，而以青年人较多见。出血的来源主要是由于颅骨骨折造成脑膜中动脉破裂出血，其次为颅骨骨折损伤静脉窦或板障静脉所致。极少数硬脑膜外血肿并无颅骨骨折存在，其出血的原因多系受伤的瞬间，伤处颅骨发生内陷变形，虽未能造成骨折，但已引起硬脑膜与颅骨内板剥离，从而形成硬脑膜外血肿。

（二）诊断要点

（1）伤员在头部外伤后常出现典型的中间清醒期，即昏迷－清醒－再昏迷。

（2）伤后出现颅内压增高表现。常发生剧烈头痛、多次呕吐、躁动不安、脉搏缓慢、血压增高及呼吸深慢。

（3）颅骨照片常显示受伤侧有跨越脑膜中动脉沟或静脉窦的颅骨骨折。

（4）如病情继续加重，可发生颞叶沟回疝。即出现意识障碍，血肿侧瞳孔扩大，光反射消失，对侧肢体瘫痪及锥体束征。依据以上临床表现一般即可作出硬脑膜外血肿的诊断。

（5）如有 CT 设备，可急作 CT 检查。同侧侧脑室受压，中线结构向健侧移位。血肿越大，移位越明显。

（6）MRI 对硬脑膜外血肿的显示较 CT 更优越，尤其是亚急性和慢性期血肿。

（三）处理

1. 院前处理

（1）凡继发颅内血肿的伤员常有一定程度的意识障碍，急救时需保持气道通畅。如气道不畅，应采取侧卧位或放置口咽通气道，并及时吸除口腔和气道内分泌物或误吸物。

（2）如伤员出现脉搏缓慢、血压升高及意识障碍加重，应快速静脉滴入 20% 甘露醇250～500mL 以脱水降颅压。

（3）伤员如有头皮裂伤出血，应使用消毒纱布盖住伤口，做加压包扎止血。如为头皮动脉出血应结扎止血。

（4）向伤员家属交代伤情的危险性，取得理解后，即迅速将伤员转送到附近医疗技术和设备条件较好的医院进行进一步救治。

2. 急诊科处理

（1）当伤员被送到急诊科后，应扼要询问头部受伤史和现场急救经过，并对伤员的生命体征、意识状况、胸腹部及神经系统进行检查。

（2）如伤后发生频繁呕吐，意识再度障碍，即出现典型的中间清醒期，应考虑存在急性硬脑膜外血肿。为及时缓解颅内高压，需静脉快速滴注 20% 甘露醇 250～500mL，以赢得救治时机。

（3）如伤员有头皮裂伤出血，应使用消毒纱布盖住伤口，做适当加压包扎，常可止住出血。

（4）有时头伤伤员送至急诊科时已处于昏迷状态，且出现一侧瞳孔散大及对侧肢体瘫痪，即已发生颞叶沟回疝。应快速静脉滴注甘露醇降低颅内压，立即剃头，联系神经外科值班医生，到手术室内做好一切开颅准备。急诊科派医生和护士尽快将伤员直接护送至住院部手术室，施行紧急开颅手术清除血肿，多能使伤员获得救治。

四、脑疝

脑疝是颅内压急剧增高引起的一种严重的紧急状态。颅内血肿或其他占位性病变在发展的过程中，可推压脑组织向颅内某些生理间隙或孔道移位，造成脑干嵌压，出现相应的临床表现。通常根据脑疝发生的部位和疝出的脑组织不同，可分为颞叶钩回疝和枕骨大孔疝。一旦发生脑疝，即出现意识障碍加深和脑功能障碍。同时由于小脑幕裂孔区被嵌入的脑组织堵塞，造成脑脊液循环通路受阻，促使颅内压进一步增高。如未及时处理，常可迅速危及患者生命。（图 16 – 1）

（一）颞叶钩回疝（小脑幕裂孔疝）

1. 病因　颅内一侧幕上血肿常导致不均衡的颅内压增高，容易造成颞叶钩回疝入小脑幕裂孔内，致使中脑和同侧动眼神经受压。进而引起环池堵塞，脑脊液循环受阻，颅内压进一步增高，使疝入小脑幕裂隙内的脑组织发生水肿瘀血，从而加重脑干的嵌压，使病情恶化。表现为伤员的意识障碍加深，可出现一侧瞳孔散大，光反射消失，对侧肢体瘫痪及锥体束征。

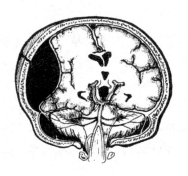

图 16 – 1　颅内血肿并发小脑幕裂孔疝

2. 诊断要点

（1）伤员出现明显的颅内压增高症状，如出现剧烈头痛、频繁呕吐和躁动不安。

（2）伤后逐渐出现意识障碍，由清醒或嗜睡发展至浅昏迷甚至昏迷。

（3）出现瞳孔变化，表现为双侧瞳孔不等大，散大侧瞳孔的直接和间接光反射消失。如伤情继续加重，可发生双侧瞳孔散大固定。

（4）瞳孔散大的对侧肢体常出现瘫痪及锥体束征。

（5）伤员的生命体征常出现明显变化。如出现脉搏缓慢、血压升高和呼吸深慢。

（6）头部 CT 扫描或 MRI 检查对颅脑损伤和继发颅内血肿的诊断有重要价值，可在短时内做出准确的诊断。

3. 处理

（1）院前处理：在头部受伤的现场如发现伤员出现剧烈头痛、呕吐频繁及意识障碍加深，并发现一侧瞳孔散大，光反射消失，瞳孔散大的对侧出现肢体瘫痪，且脉搏缓慢和血压升高，即应考虑急性颅内血肿的存在，且已继发颞叶沟回疝。应立即经静脉快速输入 20%

甘露醇250~500mL，地塞米松20~30mL静脉滴入。同时向家属讲清伤情和危险，取得家属的同意后，迅速使用救护车将伤员转送到条件较好的医院进一步处理。

（2）急诊科处理：伤员送到医院急诊科后，立即检查伤员的意识情况、瞳孔大小及肢体瘫痪情况。如意识障碍加重，病情有发展，应经静脉快速再输入甘露醇250mL。立即剃头，与神经外科病房联系，做好急诊手术准备，将伤员直接送入手术室抢救。向家属讲清手术的危险并获签字同意。

（二）枕大孔疝（小脑扁桃体疝）

1. 病因　颅后窝容量较小，顶部为坚韧的小脑幕，周围是颅骨壁，因此对颅内压增高的代偿力十分有限。一旦发生颅后窝血肿，容易导致小脑扁桃向下移入枕大孔内，形成枕大孔疝。严重者其小脑扁桃可被压至椎管内，不仅使延髓遭受压迫，而且还可造成脑脊液循环受阻，致使颅内压进一步增高，加重脑干的嵌压。出现呼吸不规则，脉搏增快，血压下降，意识障碍加深，甚至发生双侧瞳孔散大固定，四肢肌张力消失。如未能及时抢救，最终导致呼吸停止，继之心跳亦停止而死亡。（图16－2）

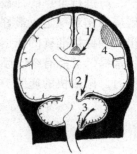

图16－2　枕骨大孔疝

2. 判断要点

（1）发生急性枕大孔疝的患者，常表现为突然昏迷，双侧瞳孔先缩小，继之散大。

（2）较快发生呼吸功能衰竭。出现呼吸减慢，且不规则，口唇发绀，继之发生呼吸停止。而循环功能仍可维持一段时间，常称为呼吸循环分离现象。其原因可能为呼吸中枢位于延髓下段，容易遭受脑疝的压迫，或与心血管运动中枢比较呼吸中枢更脆弱有关。

（3）由于颅内压力增高导致小脑供血相对减少，或因延髓遭受急性压迫，常出现四肢迟缓性瘫痪。

（4）枕大孔疝常造成小脑扁桃下移，使上段颈神经根受压而出现颈强直。根据以上临床表现，常可迅速做出枕大孔疝的诊断。（图16－3）

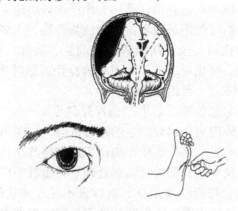

图16－3　颅内血肿致脑疝形成，患侧瞳孔散大，对侧出现椎体束征

五、处理

1. 院前处理　在受伤现场如伤员的意识障碍较深，呼吸减慢或不规则，并出现四肢肌张力增加，甚至发生去大脑强直，应快速静脉滴入 20% 甘露醇 250~500mL，脱水降颅内压，以缓解脑疝。如气道不畅，可使用口咽通气道，必要时做气管切开，吸除痰液或误吸的呕吐物。给予持续吸氧，以改善缺氧状态。经急救后如伤员情况相对稳定或有好转，应征得家属同意后及时用救护车将伤员转送到条件较好的医院做进一步救治。

2. 急诊科处理　伤员被护送至急诊科后，在简要了解受伤情况及现场急救处理经过的同时，应进行重点的神经系统检查。根据伤员的伤情决定是否急做头部 CT 检查。如经过急救后病情相对稳定，最好做 CT 扫描，以便准确地了解颅内损伤情况及有无血肿继发，为进一步处理提供准确的依据。如伤员被护送至急诊科后意识状态恶化，或出现新的神经损害体征，常提示可能有继发颅内出血或脑水肿加重，应经静脉快速输入甘露醇 250mL，以缓解颅内压力，用最快的速度护送伤员入住脑外科病房治疗。

（吉孝祥）

第六节　胸部损伤

一、概述

胸部创伤在医院救治伤员总数中占 6%~8%。严重胸部创伤可导致伤员迅速死亡于事故现场，因此，胸部创伤的实际发生率远高于上述比例。人体许多重要器官都位于胸腔，创伤可导致急性呼吸和循环功能衰竭，20% 创伤的致死原因为胸部创伤。在和平时期胸伤的致伤暴力多为交通事故伤、减速性损伤、挤压伤、钝器伤和刃器伤等，在战争时期则以火器伤与爆震伤为多见。根据致伤暴力是否造成胸膜腔与外界相贯通，可分为开放性或闭合性胸外伤。开放性胸外伤多为火器或刃器致伤，损伤机制清楚，损伤范围与致伤物的伤道有关，其他部位闭合性并发伤少见，诊断较为容易。受伤后伤情发展迅速，失血性休克所致循环衰竭是死亡的主要原因，需手术治疗的伤员较多。闭合性胸外伤绝大多数由钝性暴力所致。大多伴有骨性胸廓的损伤，损伤机制复杂，其他部位（颅脑、腹部、脊柱、四肢）闭合性并发伤多见，诊断较困难，伤情发展相对缓慢，大面积肺挫伤所致呼吸窘迫综合征（ARDS）多为死亡原因，这类伤员较少需要手术治疗。

鉴于胸部创伤的严重性与危急性，如果按选择外科原则——先检查、再诊断、后治疗，将因试图完善某些诊断性措施而痛失起死回生的抢救机会，如张力性气胸、心脏压塞等伤员死于放射科检查过程中并不鲜见。首先必须正确认识最直接威胁伤员生命的危急情况与损伤部位，必要时仅根据临床征象就应立即进行紧急处理。在抢救中应早期判断是否存在致命的严重胸部创伤，如心脏压塞、呼吸功能不全、血容量不足、开放性或张力性气胸、大量血胸、心脏挫伤、连枷胸和膈肌破裂等。胸部钝性伤而住院的患者中约有 3/4 的伤员伴有身体其他部位损伤，其发生率依次为颅脑、脊柱、四肢和腹部。在多发性闭合性损伤中各部位处理的轻重缓急也至关重要，本末倒置将贻误宝贵的抢救时机。

胸部创伤早期救治要抓好两个改善，为进一步治疗奠定基础，其原则为：

1. 改善呼吸功能 保持呼吸道通畅，封闭开放性气胸的胸壁创口，穿刺与引流胸腔高压气体或大量积血，给氧、镇痛，必要时气管内插管和辅助呼吸（气胸伤员须先引流胸膜腔）。

2. 改善循环功能 解除心脏压塞，补充血容量，创口止血，治疗心律紊乱，必要时给予血管活性药物。下列情况经早期紧急处理后应送手术室施行急症手术：

（1）急性心脏压塞。

（2）主动脉及其弓上分支或胸内其他大血管裂伤。

（3）气管支气管破裂。

（4）肺严重裂伤或进行性血胸。

（5）胸腹联合伤或膈肌破裂。

（6）食管破裂。

（7）大面积胸壁软化。

二、肋骨骨折及肺挫伤

肋骨骨折在胸部创伤中最为多见，国内大宗病案报告：55.2%胸外伤病员存在肋骨骨折。幼儿与儿童肋骨与肋软骨富有弹性，不易骨折。成年人与老年人肋骨失去弹性，肋软骨骨化，肋骨脱钙，在遭受暴力时容易折断。骨性胸廓的解剖特点与创伤的关系表现为：

（1）具有肩胛骨和锁骨保护的第1、2肋骨较短，一般不易骨折，一旦发生骨折常说明暴力强大，常并发锁骨、肩胛骨骨折，多伴有锁骨下动脉、静脉和臂丛神经损伤，并应警惕胸内器官组织也遭受严重损伤。

（2）第3~10肋骨容易骨折：直接暴力打击肋骨常形成向内过度弯曲而折断，间接暴力的挤压多造成肋骨腋段过度向外弯曲而骨折，腋段肋间动脉走行于肋骨下内缘的肋沟内，与肋骨关系密切，骨折断端易伤及肋间动脉，也是迟发性血胸发生的原因之一。

（3）第10、12肋骨前端游离，较少发生骨折：一旦发生骨折应警惕肾脏与腹内脏器可能存在的并发伤。下胸部肋骨骨折还应警惕膈肌的损伤。

（4）胸骨及心脏体表投影区域附近的肋软骨与肋骨骨折应注意是否存在心肌裂伤或心肌挫伤。

（5）三根以上肋骨多处骨折会破坏骨性胸廓的完整性，骨折区的肋骨与肋间肌在呼吸时呈现胸壁软化区的反常呼吸运动。由于背部肌群发达及体位的自然压迫，背部胸壁软化区-连枷胸的反常呼吸运动危害一般较前侧区胸壁软化为轻。

（6）肋间动脉在脊柱与腋后线区域走行于肋间隙中央，且口径大，压力高，缺乏肋骨保护。该区域刀器伤易刺断肋间动脉，导致致命性大出血。

（7）肺挫伤所致的ARDS是闭合性胸外伤死亡的重要原因。骨性胸廓的损伤严重程度，连枷胸的发生常提示可能存在大面积的肺挫伤。

（一）致伤因素

肋骨骨折刺激肋间神经产生胸痛使呼吸变浅，咳嗽困难，呼吸道分泌物增多，易致肺不张与肺部感染。胸壁软化（连枷胸）所致反常呼吸运动可致肺受压，呼吸面积减少，肺挫伤区域通气/灌流失衡、肺内分流、肺间质水肿导致氧气在肺泡与肺毛细血管间弥散障碍，形成低氧血症。过去认为连枷胸出现低氧血症的主要原因是反常呼吸时存在摆动气，近年国内外的动物实验与临床结果已证实摆动气并不存在，低氧血症是大面积肺挫伤所致。

（二）判断

肋骨骨折的判断主要依靠现场检查。根据胸部创伤史，骨折部位疼痛和压痛，咳嗽、深呼吸时疼痛加剧，胸廓挤压试验（用双手挤压前后胸壁引发骨折区疼痛）即可区别肋骨骨折与胸壁软组织挫伤。扪到骨折断端骨擦音更可肯定诊断。连枷胸时可见胸壁畸形与反常呼吸运动。通过检查可证实肋骨骨折的部位和范围，了解是否存在气胸、血胸和肺不张，明确肺挫伤的范围与严重程度。

（三）处理

肋骨骨折能自行愈合。即使断端对位不良也不影响呼吸功能。治疗的目的是减轻疼痛、有效排痰与深呼吸、防止肺不张与肺部感染。

1. 院前处理　保持呼吸道通畅，清除上呼吸道分泌物。多根肋骨骨折可使用多头胸带、胶布条固定伤侧胸壁以达到上述目的。连枷胸所致反常呼吸明显且胸壁软化区域较大时，可酌情选用厚敷料包扎固定。

2. 急诊科处理　呼吸循环稳定的情况下可做胸部 X 线摄片，胸骨骨折可做急诊心电图检查。迅速转入病房做进一步治疗。

三、创伤性气胸

胸膜腔积聚气体称为气胸。胸部创伤所致的气胸较多见，许多病例气胸与血胸并发存在。外界空气可经多种途径积聚于胸腔。绝大多数气胸是由于肋骨骨折断端刺破胸膜与肺组织所致；子弹、弹片、刃器或其他尖锐物穿透胸壁时或胸壁存在持久的开放性伤道，外界空气也可进出胸膜腔；气管、支气管、食管破裂，其腔内气体也漏入胸膜腔。在抢救胸外伤时，正压机械通气可加速空气经气管、支气管或肺组织裂口积聚在胸腔。创伤性气胸可分为三类：

1. 闭合性气胸　其在胸部创伤中最常见，多为钝性暴力所致，气胸形成后空气进入胸膜腔的通道即行封闭，胸膜腔内积聚气体有限，胸内仍为负压，伤侧肺部分受压萎陷。

2. 开放性气胸　开放伤在胸壁形成持久开放的伤道或胸壁软组织缺失，呼吸时外界空气经伤口自由进出胸膜腔，空气量与伤口的面积密切相关，如创口面积超过气管横截面积时，伤情多为致命性。

3. 张力性气胸　对少数闭合性或开放性胸外伤或开放性气胸处理不正确时（如胸壁创口封闭不严），空气进入胸膜腔的通道，形成活瓣作用，呼吸时进入胸膜腔多而难于排出或排出少时，随胸膜腔内气体量不断增加，胸内压不断上升并超过大气压，即形成张力性气胸。张力性气胸可导致伤员迅速死亡。

（一）致伤因素

1. 闭合性气胸　根据积聚气量多少可使伤侧肺部分或大部分萎陷，肺呼吸面积减少，严重者可致纵隔向健侧移位，影响肺的通气功能。长时间持久的气胸，迅速减压使萎陷肺迅速复张，可能产生肺复张后单侧急性肺间质水肿。其原理可能为肺持久萎陷、缺氧，使肺泡壁的渗透性改变，肺表面活性物质减少，肺迅速复张使患肺血流增加，毛细血管通透性增加，促使肺水肿发生。

2. 开放性气胸　每次呼吸时大量空气经胸壁伤口进出胸膜腔，胸膜腔负压消失，除加重肺的萎缩外，通气不足与残气量增加的矛盾更为明显，造成严重呼吸功能不全；纵隔在每次呼吸运动中左右摆动称为纵隔扑动，阻碍腔静脉血流回流心脏，引起循环功能紊乱。

3. 张力性气胸　患侧胸内压明显增加，纵隔显著移向健侧，除患肺全部萎陷，健肺明显受压所致呼吸面积锐减外，通气/灌流比例也严重失衡。胸膜腔高压气体往往进入纵隔和皮下组织，导致纵隔、面、颈及胸腹部的皮下气肿。伤员可因呼吸循环衰竭迅速致死。

（二）判断

1. 闭合性气胸　根据积气量多少，伤员可无明显症状或有胸闷、气促。患侧胸部叩诊鼓音，呼吸音减弱或消失，严重者气管向健侧移位。诊断性胸穿可抽出气体。

2. 开放性气胸　胸壁有与胸腔相通的伤口，呼吸时可闻及空气进出创口产生的声音，伤员有明显的呼吸困难、紫绀，甚至休克，体检除气胸体征外，气管明显向健侧移位。

3. 张力性气胸　伤员呼吸极度困难、烦躁或神志不清、紫绀明显、循环不稳定，呈濒死状。体检气管纵隔明显移位，除气胸体征外尚有伤侧胸廓饱满，呼吸动度降低，皮下气肿，胸穿时胸内高压气体可将注射器活塞推出（图16－4）。在急救处理改善呼吸循环功能前，开放性气胸与张力性气胸伤员不应进行任何耗费时间的胸部 X 线等辅助检查，以免延误宝贵的抢救时间。

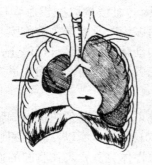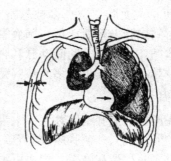

图16－4　张力性气胸（吸气时）及张力性气胸（呼气时）

（三）处理

1. 院前处理　现场急救的原则是根据开放性与张力性气胸的致伤因素，利用事故现场可利用的器材实施急救，切忌因现场缺乏医用无菌的器材而延误紧急处理。开放性气胸尤其是创口面积较大者，应立即封闭创口，使之变为闭合性气胸。当场可利用易得到的如塑料布、塑料袋和衣物等制作不透气厚敷料，在伤员用力呼气末覆盖压迫或加压包扎。迅速转运途中如有张力性气胸表现，可在呼气时开放敷料排出高压气体。严重张力性气胸需迅速穿刺紧急穿刺排气，在粗针头末端缚一橡皮指套（或气球、避孕套等），其远端剪一小口，然后在伤侧锁骨中线第二肋间隙刺入胸内，固定针头，呼气时气体从胸内指套孔排出，吸气时指套孔闭合，外界空气则不能进入胸腔（图16－5）。

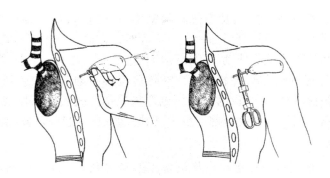

图 16－5　张力性气胸现场处理

2. 急诊科处理　开放性气胸与张力性气胸不应在急诊科安排胸部 X 线检查，首先应安置胸腔闭式引流管，封闭开放性气胸的胸部伤口，送病房处理。情况稳定的闭合性气胸，应做急诊科胸部 X 线摄片。

四、血胸

胸膜腔内积聚血液称血胸，同时积聚血液和空气称为血气胸。血胸的出血来源可来自胸壁肋间血管、胸廓内血管、肺组织血管、心脏胸内大血管和膈肌血管。脊柱骨折尤其是第 4～6 胸椎骨折亦可形成血胸，这点多被忽略。血胸的血液量取决于血管口径大小、血压高低和出血持续的时间。肺循环血压低、肺血管出血多为肋骨断端刺破胸膜与肺组织所致，出血量一般不多。体循环血压高，肋间动脉和胸廓内动脉出血不易自行停止，出血量较多。心脏及胸内大血管及其主要分支出血多来势凶猛，患者常在短时间内因大量失血死于休克。

（一）致伤因素

胸腔积血首先压迫伤侧肺组织萎陷，大量血胸可致纵隔移位压迫健侧肺，使肺呼吸面积减少，影响呼吸功能。成人一侧胸膜腔能容纳 5～6L 血液，所以，胸腔积血本身不会产生填塞止血作用。大量血液积聚在胸腔，失血可致失血性休克。积聚在胸腔的血液在肺、膈肌和心脏不停的运动之下起去除纤维蛋白的作用，一般能延误血液凝固的时间。如出血迅猛，时间短而失血量大时，早期可出现血液凝固，称为凝固性血胸。出现凝固性血胸时，附着在胸膜上的纤维素和血凝块逐渐机化，覆盖肺与胸壁，纤维组织限制肺与胸壁的活动，损害气体交换功能，形成纤维胸。血液是细菌繁殖的良好培养基，从胸壁或胸内器官创口进入胸膜腔的细菌很容易在胸腔积血中生长，导致胸膜腔感染，形成脓胸。

（二）判断

血胸患者的临床表现视出血量、出血速度、伤员体质、胸内器官创伤情况与伤后就诊时间而异。少量血胸与中量血胸，胸腔积血量分别在 500mL 与 1 000mL 以内，临床症状少或不明显。大量血胸，胸腔积血量大于 1 000mL 且出血速度较快者，临床表现为面色苍白、脉搏快弱、呼吸急促、血压下降等失血性休克的表现，由于肺与纵隔的压迫引致呼吸困难与缺氧。体检可发现伤者的气管与纵隔移向健侧，伤侧肋间隙饱满，叩诊呈实音，呼吸音减弱或消失。血液未凝固时诊断性胸腔穿刺可抽出不凝的血液。肺裂伤所致的血胸伤员常有咯血。

（三）处理

1. 院前处理　事故现场发现伤员胸部有致伤物存留时，应维持原状，包扎固定，并迅速送医院处理，切忌冒然拔除致伤物否则加速致命性大出血。首先应建立静脉通道，补充血容量。大量血胸者应安置多根大口径静脉通道。

2. 急诊科处理　急诊室胸腔穿刺即可明确诊断。体位与穿刺位置可明确血胸量。伤后较长时间，情况稳定，血胸量不多，估计不致发生体位性低血压的伤员可做急诊胸部 X 线摄片。其他伤员不宜做耗时的辅助检查。必要时准备胸血回输装置，迅速转运手术室或病房。

五、心脏创伤

钝性暴力如挤压、撞击、坠落和冲击波所致的闭合性损伤和枪弹、弹片、刃器造成的开放性损伤均可伤及心脏。心脏的损伤包括心包、心肌、心内结构和心包内大血管损伤。心包损伤可引起心包出血压塞心脏，也可导致心脏经较大的心包裂口发生心脏脱位。心肌的损伤可表现为心肌挫伤或心脏房室的破裂或裂伤。心内结构的损伤包括房室间隔的穿透伤形成房室间隔缺损或心内瓣膜的损伤。心包内大血管损伤可累及上、下腔静脉，肺动静脉，主动脉和冠状动脉。心脏损伤可分为非穿透性与穿透性损伤两大类。前者多由钝性暴力所致，如胸前区撞击伤、减速伤、挤压伤、胸腹部冲击伤的压力传递等。伤情多表现为心包裂伤、心肌挫伤，严重者可出现心脏脱位、心脏破裂或心内瓣膜损伤。在心脏等容收缩期时遭受钝性暴力的损害作用最大。非穿透性心脏损伤并不少见，占严重胸外伤的 10%～25%，随着诊断水平提高，其实际发生率可能更高。后者多由刃器伤或火器伤所致，心脏的损伤多与伤道有关，穿透性心脏损伤的主要临床表现为失血性休克（20%～30%）或心脏压塞（65%～80%）。无论是非穿透性或穿透性心脏损伤，伤情多较危重且变化迅速，如不及时诊断和正确处理，伤员死亡率极高。

（一）致伤因素

非穿透性心脏损伤以心肌挫伤最为多见。心肌挫伤的程度与撞击速度、质量、作用时间、心脏舒缩时相和心脏受力面积相关。轻者表现为心外膜下至心内膜下区域有小出血灶、瘀血，少量肌纤维断裂，重者有广泛的挫伤；心肌大片出血坏死，甚至出现闭合性心脏破裂或室间隔缺损；瓣膜损伤等心内结构受损。心肌挫伤后常出现心律紊乱、心肌收缩无力或低血压，少数可出现低心排综合征。损伤修复后可遗留瘢痕，甚至日后并发室壁瘤。穿透性心脏损伤院前死亡率达 62%～84%。其病理、病理生理及预后与致伤原因、致伤物特征及入院前时间长短关系极大。火器伤、宽刃利器与较短的院前时间常提示病情进展迅速、病员死亡的可能性大。穿透性心脏损伤的临床表现与伤情进展取决于心包心肌损伤程度和心包引流通畅情况，其可分为心脏压塞与失血性休克两种类型。前者心肌损伤较小，心包裂伤小而引流不畅或血凝块阻塞心包裂口，临床上心脏压塞为主要表现，临床救治成功率高；后者心脏裂伤大，心包裂口大且引流通畅、大量血液积聚于胸腔，临床以大量血胸伴失血性休克为主要表现，死亡率高。穿透性心脏伤可伴有房、室间隔，心脏瓣膜和冠状动脉损伤，火器伤常在心腔遗留异物。

（二）判断

闭合性胸外伤伴前胸部肋骨骨折、胸骨骨折、前胸壁连枷胸、损伤性窒息和纵隔血肿时应警惕心肌挫伤。部分患者存在不受呼吸影响的心前区疼痛，有 25% 患者伴有充血性心力衰竭，甚至低排综合征。心电图变异甚多，严重者在受伤一周内可出现室性早搏、室性心动过速、心室纤颤以及房室传导阻滞。胸前区尤其是心脏体表投影区域附近的刃器或火器伤口应高度警惕穿透性心脏损坏。心脏压塞的典型表现为颈静脉怒张、奇脉和心音遥远，但仅有35%～40%伤员具备这些典型的体征。心包穿刺仅15%～20%的伤员有阳性发现。失血休克的表现为气管移向健侧、具有伤侧大量血胸的体征。值得注意的是穿透性心脏损伤由窄刃利器所致，伤后立即呼救可因受伤时间短，心包或（和）胸腔积血有限，缺乏循环障碍的临床表现。胸壁伤口位于心腔体表投影区域附近为提示诊断的唯一线索。这类亚临床表现型的穿透性心腔损伤在急诊时更易忽略心脏伤的诊断和及时抢救，导致伤员猝死于放射科或急诊室（图16-6）。

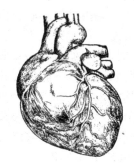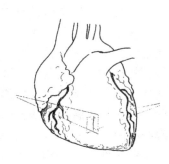

图16-6　心脏损伤

综上所述，提高心脏损伤的救治水平关键在于提高警惕性。闭合性胸外伤严重、没有肋骨骨折是容易忽略的非穿透性心脏损伤的重要原因。重视伤口在心脏体表投影附近区域和受伤至医生到达的时间是及时诊断穿透性心脏损伤的重要线索。

（三）处理

1. 院前处理　胸前壁心脏体表投影区域附近的钝性伤或穿透伤，无论现场伤员情况是否稳定均应迅速转运至有剖胸手术条件的医院，多次转院将牺牲宝贵的抢救时间。胸壁存留的致伤物不应贸然拔除，应设法固定，限制致伤物移动减少再次损伤。在不影响转运时间的前提下，建立静脉补液通道。

2. 急诊科处理　急诊科的诊断与处理必须同时进行。不应进行耗时且缺乏诊断价值的胸部X线检查。即使有时需要其他辅助检查，如心电图、超声波，也只能安排在不延误抢救时间时进行。闭合性心肌挫伤已有心律失常者应就地心电监护，给予抗心律失常药物治疗。穿透性心脏损伤伤情稳定者应在不影响转运手术室时间的情况下安置大口径静脉输液管，迅速转运至手术室。

（吉孝祥）

第七节　腹部损伤

一、概述

近年来，腹部损伤的发病率有增加的趋势。由于腹部损伤的患者多数都伴有内脏损伤，其伤情一般都较严重、复杂，病情急、变化快，对受伤患者的生命常带来严重的威胁。现代腹部脏器损伤的重要特点是多脏器损伤，一般为 2~3 个脏器同时损伤，最多可达 6~7 个，故如何正确地早期诊断并得到及时适当的处理，是减少腹部损伤死亡率的关键。

（一）腹部损伤的分类

腹部损伤可分为开放性损伤和闭合性损伤两大类。开放伤按腹膜是否破损，可分为穿透伤和非穿透伤；闭合伤可分为单纯腹壁伤和腹内脏器伤。穿透伤中，有入口和出口者称贯通伤，只有入口而无出口者称盲管伤。根据脏器的解剖特征，腹内脏器伤又分为实质脏器伤和空腔脏器伤，前者易造成腹腔内大出血或腹膜后血肿，后者易造成腹腔内感染，引起腹膜炎。

（二）腹部损伤的病因

腹部闭合性损伤多由钝性暴力如高空坠落、塌方挤压、车辆碰撞或牛马踢踩等原因所致，又称钝性损伤。腹部开放性损伤多由锐性物体如刀、箭、枪弹等造成的穿透伤，均有伤口与外界相通。损伤的严重程度常与引起损伤的外界暴力的大小、重量、硬度、速度及着力部位和作用方向有密切的关系，同时与外力作用方式（直接受伤或间接受伤）及人体内在因素有关。如较猛烈的外力挤压上腹部，可造成肝、脾等易碎的实质脏器破裂或充盈的胃肠等空腔脏器破裂。当人体处于高速运动状态时，由于突然撞击、人体运动突然减速或停止运动，此时，身体虽然处于静止状态，但腹内活动性较大的脏器如脾蒂、小肠系膜、横结肠、十二指肠空肠曲等因受惯性作用继续运动，而使其易受损伤。

（三）腹部损伤的病理生理特点

腹部损伤无论开放与闭合，损伤范围可能仅局限于腹壁，也可能同时兼有内脏损伤，如并发内脏损伤，其伤情远较单纯腹壁损伤更为严重。尤其是闭合性腹部损伤，可能并发严重的腹内脏器损伤；有时腹壁损伤很轻微或无损伤痕迹，但内脏损伤却十分严重。腹内脏器损伤的严重程度还取决于患者腹壁的保护反应，当暴力作用于腹壁时，如腹肌反射性收缩，可防止或减轻腹内脏器的损伤；如腹肌未能及时收缩，则可出现严重的腹内脏器损伤。腹内脏器损伤的程度还受脏器解剖特点、功能状态及有无病理变化等内在因素的影响，如肝、脾组织结构脆弱，耐受压力的能力较低，在同样大小暴力作用下，比其他内脏更易破裂。如脏器原有病理改变，比正常脏器更易破裂。腹腔内较固定的脏器比活动、较游离的脏器更易受损。在脊柱前的脏器如胃窦、十二指肠第三段、胰腺比不在脊柱前的脏器更易受损。在充盈的空腔脏器（饱餐后的胃、充盈的膀胱）比空虚的脏器更易破裂。

腹部脏器损伤的主要病理变化是实质脏器损伤所致的内出血及空腔脏器损伤引起的腹膜炎，这二者均可并发休克。休克早期表现为烦躁不安、呼吸浅快、脉速弱、四肢冷厥、面色苍白，如休克症状持续加重，可出现唇指发绀、脉压缩小、血压下降，常表明有严重的腹内脏器损伤，特别是内出血的可能性大。上腹部损伤并发休克的发生率一般比下腹部损伤为多。如休克程度与腹部损伤的程度和体征不成比例，应进一步检查胸部、盆腔或脊柱、四肢有无多发性损伤。昏迷的患者往往不能提供腹部症状和体征，如同时并发休克者，应考虑还有胸、腹部损伤的可能。外伤性昏迷和创伤性休克的主要区别是，前者为有明显的头颅损伤，意识障碍较突出，常伴有肢体运动障碍、偏瘫和瞳孔大小不等的变化，而生命体征如体温、脉搏、呼吸及血压则相对稳定。后者以循环系统的改变如面色苍白、四肢冷厥、脉搏细弱、血压下降、脉压缩小为主，而意识障碍相对较轻。

（四）腹部损伤的判断

腹部闭合性损伤判断的关键是要确定有无内脏损伤。在一般情况下，多数伤员的临床表现典型，要判断有无内脏损伤并不困难。但对一些早期腹部闭合性损伤的伤员，由于腹部体征不明显，或腹壁软组织损伤很严重，或伤员同时伴有腹部以外的脏器损伤，如颅脑损伤、胸部损伤、外伤性窒息、骨盆骨折或四肢骨折，而掩盖了腹部损伤的临床表现。有时由于伤情紧急、严重，迫使医生收集了解受伤史和检查体征往往在边检查、边治疗的过程中穿插进行。为防止漏诊要注意以下几点：

（1）详细了解受伤史，包括受伤时间、地点、致伤条件、暴力性质、大小、方向、速度及作用部位，以及伤情变化和所采用的急救处理措施等。

（2）仔细观察全身情况，包括脉搏、呼吸、体温和血压的监测并作详细的记录，注意有无神志变化及休克征象，全身其他部位有无复合伤。

（3）进行全面而有重点的体格检查，注意腹部有无伤口、压痛、肌紧张、反跳痛及腹部体征的程度和范围，有无移动性浊音、肝浊音界变化，肠鸣音是否存在，直肠指检有无阳性体征。此外应注意腹部以外有无损伤，如火器伤、锐器伤的入口有时不在腹部，而伤道经过或通向腹腔，可导致严重的腹内脏器损伤。

（4）诊断有困难时可进行诊断性腹腔穿刺或腹腔灌洗，对早期诊断有无内脏损伤有着极其重要的临床意义。

腹腔穿刺：适用于腹部闭合性损伤疑有内脏损伤者，此法方便、迅速、经济、安全，其准确率可达90%以上。如腹部曾多次手术，曾患腹膜炎、肠粘者应禁忌。穿刺点可选在腹部任何一个象限或下腹正中线，一般根据受伤部位及腹部体征而定，但应避开手术或外伤瘢痕、肿大的肝或脾、充盈的膀胱或怀孕的子宫。有骨盆骨折者，应在脐平面以上穿刺，以免刺入后腹膜血肿而误为腹腔内出血。穿刺针一般选用18～20号粗针头。穿刺前先嘱病员向穿刺侧侧卧5～10min，然后在局麻下进行。针刺入腹膜后，有阻力突然消失感。如穿刺抽出0.1mL以上不凝固的血液，提示腹腔内出血，多为实质脏器或血管的损伤。如吸出物为胆汁或胃肠道内容物，提示有胆管或胃肠道损伤。如为尿液则提示膀胱损伤。抽吸时负压不能过大，否则可使大网膜、肠壁堵塞针头造成假象。如腹内液体未流至穿刺区，此时穿刺亦抽不出液体，但应改变穿刺针的方向、角度或深浅度，若仍无所得，可注入灭菌生理盐水50～100mL，停留片刻后再抽出送检，如为阳性，可有内脏损伤；如为阴性，则不能完全排除内脏损伤，需要严密观察病情，必要时可重复穿刺或改行腹腔灌洗术。

诊断性腹腔灌洗术：其诊断的阳性率达95%以上，既可连续观察病情变化，还可避免多处反复穿刺的痛苦。其方法是在脐中线处作一小切口或直接用套管针穿刺，将一侧有孔的塑料管插入腹腔20～30cm，如能顺利抽出10mL以上血性液，可确定有内脏损伤，如抽不出液体，则经塑料管注入生理盐水1 000mL（15～20mL/kg体重），然后将塑料管另一端接无菌瓶，放在床下，使灌洗液借虹吸作用缓慢流入无菌瓶中，流出灌洗液至少应在500mL以上。有以下情况之一即为阳性：①肉眼观察为血性、胆汁、胃肠液或检测为尿液；②镜下红细胞计数超过10×10^{12}/L；③白细胞计数大于500×10^9/L；④淀粉酶大于100单位/100mL（索氏）；⑤在灌洗液中找到细菌。

（五）腹部损伤的处理

1. 院前处理　凡腹部损伤伤员，无论开放与闭合伤，首先观察患者的神志、呼吸、脉搏及血压的状况。如神志、呼吸正常，则应观察有无腹内脏器的损伤，有休克者应立即建立静脉通道，快速输入平衡盐液或代血浆。腹壁伤口出血者，用消毒纱布或棉垫暂时加压包扎。腹腔内脏器外露者切不能现场回纳，暂时用盐水纱布覆盖保护。腹痛在原因未明确之前，禁用吗啡类止痛剂。对并发颅脑、胸部、脊柱或四肢骨折者。其院前处理参见有关章节。凡确定有腹内脏器损伤或怀疑有内脏损伤者，均应迅速转送有条件的医院或病室进行进一步的急救处理。在搬动或转送伤员时，应密切观察伤员生命体征的变化，每15～30min监测1次，每30min检查腹部1次，注意腹痛程度、范围、有无腹膜炎体征。任何检查操作均应轻柔、迅速，尤其并发休克者更应加强监护。

2. 急诊科处理　首先观察生命体征的情况，立即建立病例记录，详细记录患者受伤情况及伤后体征。并发休克者，立即查血红蛋白、细胞计数，抽血标本配血；对诊断不明者应同时进行诊断性腹腔穿刺，如能明确为腹内实质脏器出血，应立即与手术室联系，准备行手术探查止血。腹壁有伤口与腹腔不相通者，在急诊科行腹壁伤口的清创处理，并给予破伤风抗毒素或抗生素以预防感染。腹壁伤口与腹腔相通或观察已有脏器外露者，应立即送入病室或手术室处理。如证实腹内空腔脏器破裂，已形成腹膜炎者，一方面快速补液纠正伤员水电解质及酸碱平衡外，还应禁食、胃肠减压、使用抗生素。对诊断不明，腹穿为阴性，但伤员仍有腹痛者，切不可轻易放走，应留在急诊科继续观察，如出现以下情况，应立即转入病室和手术室作有关处理：①全身情况逐渐恶化，出现口渴、烦躁、脉搏加快变弱、血压下降或脉压差缩小；②逐渐出现面色苍白、血色素进行性下降；③腹痛逐渐加重、范围扩大；④腹胀明显、肠鸣减弱或消失；⑤腹部有固定压痛、反跳痛及肌紧张；⑥腹部移动性浊音阳性或肝浊音界消失；⑦再次腹穿抽出气体、不凝固血、胃肠内容物或胆汁等。

二、腹内常见脏器损伤的特点和处理原则

（一）脾破裂 （rupture of the splecn）

脾脏虽然在左季肋深部，但脾脏是一个高度血管化的器官，组织脆性大，在腹部闭合性损伤中，脾破裂几乎占首位，其发病率占腹部损伤40%～50%。若脾脏原有肿大或有病理性改变，则更易发生破裂。

1. 致伤原因

（1）外伤性脾破裂：外伤性脾破裂见于胸、腹部各种开放性、闭合性损伤，如挤压伤、肋骨折刺伤、刀伤、枪弹伤等。

（2）医源性脾破裂：医源性脾破裂见于胃大部切除、全胃切除、左半结肠切除等手术中牵扯或挤压伤。

（3）自发性脾破裂：自发性脾破裂多见于病理性脾如疟疾、伤寒、黑热病、单核细胞增多症、充血性脾肿大等。

2. 病理

（1）被膜下破裂：被膜下破裂为被膜下脾窦破裂出血，常在被膜下积血形成血肿，此时无内出血表现。如血肿张力过大或因患者活动，或左上腹轻微外伤均可导致被膜破裂，发

生腹腔内急性出血，多在初次受伤后 2 周左右发生，90% 发生在伤后 4 周内。如被膜下血肿小，日后逐渐吸收形成囊肿或机化为肿块。

（2）中央破裂：中央破裂为脾实质内的破裂，可致脾髓内血肿。血肿过大，压力增高，出血可自停；血肿小，日后机化吸收，临床上无出血征象。但多数中央破裂可发展为被膜下或完全破裂，此时可出现相应的临床症状。

（3）真性（完全性）破裂：真性破裂为脾实质与被膜同时破裂，伤后立即发生腹内急性大出血。此型临床上最常见，约占 85%。出血速度和量与破裂的深度、大小及部位有关。如为线形破裂，则出血速度慢、量少，临床上多表现为进行性贫血；如撕裂伤大或为脾门、脾蒂血管断裂，则临床表现为急性大出血、失血性休克，甚至短期内死亡。单纯脾破裂仅占 30%，约 70% 的患者常同时伴有左肋骨骨折，胸部损伤，腹内肝、胃、小肠、结肠、胰十二指肠损伤，颅脑损伤，左肾损伤或脊柱、四肢骨折，更增加病情的复杂性和治疗的难度。

3. 诊断　根据左上腹外伤史及内出血表现，再结合 B 超、化验、X 线检查、腹穿抽出不凝血，诊断外伤性脾破裂并不困难。但约有 15% 伤员为被膜下破裂，于 2~4 周才发生延迟性出血，或因休克、昏迷而掩盖了脾破裂的临床症状及体征，给正确诊断带来困难或造成误诊，延迟了治疗，给伤员带来生命威胁。因此，对受伤后发生左上腹痛或左侧腹痛而伴左肩部放射痛，尽管无内出血或失血性休克的表现，应作以下检查，有助诊断。

（1）定期复查血红蛋白、红细胞计数及红细胞压积，如有进行性下降，对诊断有帮助。

（2）进行 X 线检查，了解左膈有无升高、膈肌活动度是否受限、左膈下有无积血、脾影是否增大、胃及结肠有无推移、左肋骨有无骨折等改变。

（3）B 超可测定脾影有无增大、左膈下及腹腔内有无积血。

（4）如腹腔穿刺未抽出不凝血，可反复穿刺或变换体位、改变方向穿刺，如仍无所获，可进一步做腹腔灌洗或做腹腔镜检查。

4. 处理　按传统的概念，脾破裂一经确诊，原则上应急诊行脾切除术，因脾组织脆，破裂后止血、缝合、修补均有一定的难度，故脾切除治疗脾外伤是已被大家所接受的常规手术。近 20 多年来，随着现代医学的进展，对脾脏功能的研究有更新的认识，发现脾脏是一个功能复杂的器官，除对造血系统有调节作用外，还具有免疫、防止感染、抑制恶性肿瘤发生等重要功能。现代脾外科的观点是，对正常外伤脾施行保脾手术或对某些损伤轻的患者试用非手术疗法，已为广大医务工作者所关注。

（1）院前处理：首先应观察伤员生命体征的变化，如有休克应立即禁饮禁食，迅速建立静脉通道，必要时做静脉切开，补充平衡盐液，以改善组织灌注。并发肋骨骨折，可用胶布固定。对伤后循环稳定、诊断难以肯定者，应继续观察生命体征及腹部体征的变化。脉搏小于 100 次/min、血压大于 13kPa，不宜过早、过量补血。如需紧急手术者，在抗休克的情况下，立即将伤员转运到有条件的医院做进一步处理。

（2）急诊科处理：脾破裂一经确诊，应紧急手术治疗。术前禁食、备皮，立即建立静脉通道，快速补充平衡盐液，以尽早恢复组织灌注。对并发失血性休克者，要立即配血，快速输血，在抗休克的同时，行紧急手术止血。对并发多发伤的患者，在检查及抢救中应全面、仔细，尤其并发危及生命的复合伤者，应分轻重缓急进行处理。

（二）肝损伤（injury of liver）

肝大部分位于右季肋区和上腹区，小部分位于左季肋区，有肋弓保护，一般不易损伤，若肝脏有慢性病或肿大时，肝脏组织较脆，易受较强暴力损伤。肝损伤占腹部损伤的15%～20%，常并发胸部及邻近器官的损伤。死亡率达20%～25%。

1. 致伤因素

（1）开放性损伤：如锐性暴力的刀伤、刺伤及弹伤。

（2）闭合性损伤：如钝性暴力的坠落、挤压、撞击及车祸等。

2. 病理　根据受伤方式，开放性肝损伤分为刺入伤及贯通伤两类。根据致伤因素不同，闭合性肝损伤可分为：

（1）肝被膜下损伤：此损伤为肝实质表面破裂，肝被膜完整，血积聚在肝被膜下。血肿压迫肝组织可造成肝细胞坏死；血肿继发感染形成肝被膜下脓肿；血肿破裂转变为真性破裂。

（2）中央型肝损伤：肝表面组织完整，深层破裂，常致肝内巨大血肿，可压迫肝组织造成肝细胞坏死或继发感染形成肝内脓肿。

（3）真性肝损伤：真性肝损伤为肝实质及被膜均有损伤，多系肝右叶损伤，根据受伤程度，肝损伤可分为单纯性肝损伤和复杂性肝损伤；当门静脉、肝静脉损伤时，休克发生早而严重。当肝内较大胆管受伤时，胆汁外溢至腹腔可引起胆汁性腹膜炎。腹腔大量积血及胆汁性腹膜炎，加上破碎肝组织坏死、厌氧杆菌的繁殖，使肝组织本身分解产生组织胺等血管活性物质，加重周围循环衰竭，导致呼衰、肾功能衰竭等并发症，最后导致死亡。

3. 判断　凡有右上腹及右胸下份的外伤，伤后临床表现为腹腔内出血、休克和腹膜刺激症状，腹部有明显的压痛和反跳痛，肝区叩击痛，肝浊音界扩大，均应警惕肝损伤的可能；如同时有右胸第9～12肋骨后段骨折，更应想到肝损伤。腹腔内出血量大时，腹部移动性浊音明显，肠鸣音减弱或消失，查肛发现直肠膀胱陷凹丰满，有触痛。如为肝被膜下损伤，血肿形成，则腹部体征轻微，仅有右上腹压痛，摸及肿大肝脏或包块。若为肝中央型破裂，可因肝内血肿继发感染，形成脓肿，出现高热、畏寒等肝脓肿现象。当并发多发伤或脑外伤时，腹部体征常被掩盖，给早期诊断带来困难。对诊断困难的肝损伤，除继续观察腹部体征变化外，可做以下检查，以进一步确诊。

（1）腹腔穿刺、腹腔灌洗：这是一个简便、安全而有效的方法，腹穿对闭合性肝损伤的诊断率为80%～90%，可反复进行；穿刺前应排空小便，避开腹壁瘢痕组织，在腹直肌外侧上、下象限内穿刺，如抽出不凝固的血液，即为阳性。如多次腹穿为阴性，而临床上又高度怀疑内脏损伤，应做腹腔诊断性灌洗，其准确率可达93.4%～100%。但应注意，肝被膜下损伤及中央型破裂可出现假阴性，而医源性穿刺点出血，可出现假阳性结果。

（2）B超检查：B超检查对腹腔内出血、肝被膜下血肿或中央型破裂出血，均有诊断价值；因B超检查无损伤性，院内可以重复使用。

（3）X线检查：腹部平片上可显示右膈抬高，肝阴影增大、不清，右胸或右膈下积液，右结肠旁沟扩大等。但患者休克、病情危重者，不宜做此项检查。

（4）血管造影：对诊断困难的肝被膜下血肿或肝中央型破裂，可做选择性肝动脉或下腔静脉造影，还可注入栓塞剂以便止血，对危重患者选用此法应慎重。

（5）肝扫描、CT、MRI等检查：这些均有助于肝损伤类型、范围的诊断。

4. 处理　肝损伤一旦确诊，原则上应行紧急手术治疗，除个别症状不明显的肝被膜下小血肿，可密切观察或行肝动脉栓塞术等非手术治疗。

（1）院前处理：首先应观察生命体征的变化，若并发休克应立即输液、输血，迅速恢复有效血容量，积极改善组织灌注。同时急查血常规、出凝血时间、血糖、血淀粉酶、血电解质及血气分析等。并发肋骨骨折者暂用胶布固定；腹壁开放伤者，暂用无菌纱布包扎；经积极抗休克、休克好转后再手术比较安全。相反，经抗休克、大量输液、输血治疗后，血压不稳、脉搏加速者，应快速加压输血，立即转送手术室进行手术探查、控制出血。

（2）急诊科处理：凡需急诊手术者，术前均应禁食、备皮、安放胃管、预防性使用抗生素。并发休克者，应立即建立两路静脉通道，迅速补液、输血，必要时动脉加压输血。迅速送往手术室紧急手术。

（三）胰腺损伤（injury of the pancreas）

胰腺位于腹膜后，位置较深，一般不易受伤，但若致伤力强，除胰腺损伤外，常并发周围脏器损伤。胰腺损伤占腹部损伤的 1% ~2%，胰腺损伤常并发休克及胰瘘，故死亡率高达 14% ~31%，平均在 20% 左右。

1. 致伤因素

（1）钝性损伤：如汽车撞击、挤压、拳打足踢及高空坠落等，使胰腺实质被挤压在脊柱上发生挫伤或撕裂伤。

（2）穿透性损伤：如枪弹、弹片或刀刺伤等，常伴周围脏器如胃、十二指肠、脾、肝、胆管等损伤。

（3）医源性损伤：如行胃、胆管、脾脏手术时易使胰腺损伤。

2. 病理 胰腺开放性穿透伤少见，多为闭合性挤压伤。胰腺挫伤可引起胰腺水肿、出血、胰泡及胰管破裂，最后发生继发胰腺假性囊肿。裂伤可引起胰管破裂，胰液外溢，其中的胰蛋白酶被肠激酶激活后刺激腹膜发生胰源性腹膜炎。因腹膜充血、水肿，大量血浆渗出，可使血容量下降，导致有效循环量减少，发生休克。胰管断裂后，大量胰液持续性外溢，既可腐蚀皮肤，又可形成胰外瘘，引起水、电解质失衡。因小肠缺乏胰酶，使营养物质在小肠内消化、吸收发生障碍，患者逐渐出现营养不良、体重下降。

3. 判断 因胰腺在腹膜后，位置深，损伤后其临床症状常不明显或不典型，且常伴其他脏器的损伤，更易被这些脏器损伤的症状所掩盖。因此，凡上腹部或下胸部损伤，患者出现上腹疼痛、恶心、呕吐、进行性腹胀，查体时发现上腹部压痛、反跳痛、肌张力增加、肠鸣音减弱或消失等，应首先考虑有胰腺损伤的可能。做血、尿、腹腔液中淀粉酶测定，常明显增高，但也有患者血清淀粉酶并不升高，其值与胰腺损伤的严重程度并不成正比。然而血清淀粉酶升高，并不标志都是胰腺损伤，如胃、十二指肠及小肠损伤后，血清淀粉酶亦可升高。因此，胰腺损伤不能单凭淀粉酶的指标来判断，一定要结合其他检查，如 X 线、胰腺扫描、CT 及 MRI 等，对胰腺损伤及其并发症均有诊断价值。

4. 处理

（1）院前处理：因胰腺损伤除胰腺本身损伤外，常并发周围脏器或血管的复合伤，导致出血、休克及腹膜炎等。首先应禁食、补液、胃肠减压，积极纠正水电解质及酸碱失衡。在病情允许的情况下，应迅速查明有无其他脏器的复合伤。并可早期使用广谱抗生素如头孢类抗生素、灭滴灵等。休克者应先积极抗休克治疗，迅速建立两路静脉通道，补足有效循环量。

（2）急诊科处理：胰腺损伤诊断明确者或上腹部损伤后伴上腹痛、休克者，应早期进行手术治疗。手术方式取决于胰腺损伤的程度、部位、范围及患者的全身情况。手术原则是尽可能保留胰腺组织，恢复胰管的正常生理通道及胰组织的生理功能。

（四）十二指肠损伤（injury of the duodenum）

十二指肠大部分位于腹膜后，直接暴力引起的损伤少见，临床上多见于非穿透性暴力如强烈挤压或辗伤所致的十二指肠降部和水平部损伤；穿透性损伤可发生于十二指肠的任何部位。十二指肠损伤分开放性和闭合性两种，以后者常见。其发生率占腹部闭合性损伤的2.5%~5%。十二指肠损伤的死亡率高，一般文献报告为30%，近年来下降为10%~14%，如并发周围脏器损伤，其死亡率高达60%。

1. 致伤因素　引起十二指肠损伤的暴力主要为非穿透性腹部钝性损伤，如撞击、挤压、辗压及坠落伤。当腹壁被挤压向脊柱时，胰头和十二指肠降部及水平部被推向脊柱右侧，而胰体尾和十二指肠上部及升部被推向脊柱左侧，形成一剪切力。其次为手术所致的损伤，如胆管、结肠肝曲和右肾手术均可导致十二指肠损伤。直接穿透伤少见，且常并发其他脏器的损伤。根据致伤暴力的大小和方向，可导致十二指肠壁挫伤、穿孔、破裂和肠壁间血肿。

2. 病理　十二指肠属腹膜间位器官，部分在腹腔内，部分在腹膜后。如损伤发生在腹腔内的十二指肠，肠内的胰液和胆汁进入腹腔，可导致化学性腹膜炎。如损伤在腹膜后的十二指肠，早期临床表现隐蔽，不易发现，以后随着肠腔内空气、胰液、胆汁在腹膜后疏松组织内扩张，引起腹膜后严重感染和毒血症。此外，因大量体液丢失，而出现严重水电解质及酸碱失衡。

3. 判断　十二指肠损伤因部位和性质不同，其临床表现差异很大。如为腹腔内十二指肠损伤，主要表现为右上腹剧痛伴恶心、呕吐，后期随腹膜炎加重，腹胀更明显。如为腹膜后十二指肠损伤，早期症状隐晦、不明显，主要表现为右肩背部疼痛，腹膜炎的症状不突出。如十二指肠损伤伴发胰、肾、右肝、结肠损伤，使其诊断更加困难，必要时可做腹部 X线照片，了解有无气腹或游离气体存在。腹穿或腹腔灌洗对腹内十二指肠损伤有诊断价值。少数患者血淀粉酶可升高。对诊断不明，但又高度怀疑为十二指肠损伤者，应及时手术探查，以免延误治疗。

4. 处理

（1）院前处理：十二指肠损伤后，大量胆汁、胰液入腹或腹膜后间隙引起严重的炎症、感染。为尽量减少十二指肠液的外溢，应立即禁食、放置胃管、持续胃肠减压，同时静脉补液以纠正水电解质紊乱。为防止感染的扩散，应早期使用抗生素，如氨苄西林或头孢类抗生素。有失血者，如失血大于400mL，应输给全血。此外，应迅速查明有无肝、胆、胰、胃、结肠、右肾等脏器损伤。

（2）急诊科处理：十二指肠损伤诊断明确后，应早期送手术室手术，对高度怀疑的患者，应及时手术探查，以免漏诊。手术探查应仔细、全面，特别是腹膜后十二指肠，应切开侧腹膜或横结肠系膜根部之后腹膜，以便检查十二指肠降部和水平部。手术方式应根据十二指肠损伤的部位、范围、大小、邻近脏器情况、损伤距手术时间及局部血供和患者全身状况而定。

（五）结肠、直肠损伤

结肠是腹膜间位器官，部分位于腹膜后，一旦受伤，容易漏诊。直肠为胃肠道终末部分，位于骨盆内，一般不易受伤，若暴力过大，不仅导致直肠损伤，常并发周围组织器官如膀胱、尿道、子宫及阴道的损伤。结、直肠内粪便、细菌多，损伤后可导致腹、盆腔、腹膜后及直肠周围间隙的感染，更增加了处理的难度。

1. 致伤原因

（1）钝性损伤：为结肠损伤中最常见。如腹部撞击、挤压、辗压、坠落伤等。会阴部钝性暴力可致直肠损伤。

（2）穿透性损伤：如枪弹伤、刀刺伤及会阴部的锐器戳伤、异物刺伤等。

（3）医源性损伤：如纤结镜、乙状镜检查，息肉摘除或电灼，钡剂或空气灌肠，直肠活检等。亦见于胃、十二指肠手术，脾切除及盆腔、膀胱、子宫手术时损伤。

2. 病理　结肠位置较固定，活动度比小肠小，而受伤机会比小肠多。结肠壁薄，血运较差，一旦损伤，肠壁易发生破裂，破裂后的愈合能力远不如小肠。直肠损伤的程度取决于致伤的原因。暴力从外向内的损伤，其范围广、性质严重，尤其是枪弹或金属异物的穿通伤，常造成肠壁全层破裂，同时并发膀胱、小肠、肛管及阴道等损伤。暴力自内向外的损伤，其范围小、程度轻，多数为直肠黏膜损伤。结、直肠内细菌含量及种类均多，破裂后早期症状并不明显，后期感染蔓延。损伤在腹膜反折以上。可出现盆腔炎和腹膜炎，细菌种类除需氧菌外，还有厌氧菌，使感染更加复杂化。

3. 判断　结、直肠损伤多数都有腹痛、恶心、呕吐及便血，同时出现腹膜炎或盆腔炎。腹膜后结肠及腹膜外直肠损伤，一般无腹膜炎体征。如并发肠系膜血管破裂，可出现失血的症状和体征。如下腹部或盆底外伤后出现明显腹膜炎、盆腔炎和便血，首先应考虑结、直肠损伤，并尽早手术探查，以免延误治疗。一般可做腹部平片检查，均能发现腹腔内有游离气体、腹膜后积气，患侧腰大肌影像消失及肠麻痹等表现。如有腰椎及骨盆骨折，亦可提示结、直肠损伤。腹腔灌洗是诊断结、直肠损伤有力的措施。腹膜外直肠损伤可做直肠指检。指套上常染有血迹，或扪到损伤的破口。必要时可做直肠镜或乙状结肠镜检查，但不作为常规检查。

4. 处理

（1）院前处理：并发休克者应先抢救休克，尽快建立两路静脉通道，迅速恢复有效血循环量，最好是先补充晶体或平衡液，既有利于组织灌洗量的恢复，改善组织缺氧，又可降低血液黏稠度，提高血流速度，有利于休克的纠正。同时纠正患者的水、电解质及酸碱失衡，以提高患者的耐受力。在病情允许的情况下，应做有关检查，如腹部 X 线平片、腹腔穿刺或灌洗，以尽早明确诊断，进一步查明结肠、直肠损伤的部位、范围及创口大小，同时应了解有无并发腹腔内、盆腔内其他脏器伤。如为枪弹伤还应弄清枪弹入口和出口及受伤时患者的姿势。术前均应禁食、安放胃肠减压，休克者应置保留尿管，记出入量，定时监测生命体征及腹部体征的变化。

（2）急诊科处理：凡结、直肠损伤的诊断明确或高度怀疑时，均立即送手术探查，根据结、直肠损伤的部位和程度的不同，其处理方法亦有差异。

（刘晓鹏）

第八节　泌尿系损伤

一、肾损伤

肾脏位于脊柱两侧，紧贴腹后壁，位置隐蔽，周围有良好保护，一般不易受伤。然而肾脏为一实质器官，结构比较脆弱，当暴力正中肾区时可伤及肾脏。肾脏形态异常或病理情况下，受伤机会增加。肾损伤多见于20~40岁男性，左侧少于右侧。

（一）致伤因素及分类

直接暴力、间接暴力或肌肉强力收缩引起的外力撞击、挤压，突然减速或身体旋转及震波冲击可导致肾脏闭合性损伤。而开放性肾损伤多由弹片、枪弹或锐器刺伤所致。和平时期闭合性损伤占大多数。按损伤的病理改变可将肾损伤分为三类。

1. 肾实质损伤 根据损伤程度可分为三种。

（1）肾挫伤：肾实质挫伤，肾被膜及肾盂肾盏完整，可有局部瘀血或血肿形成，一般不产生肾脏外血肿及尿外渗。

（2）肾裂伤：肾损伤较重，发生裂口。若肾被膜破裂，可形成肾周血肿；若收集系统破裂，则出现肉眼血尿，若肾被膜及收集系统同时破裂，则形成肾全层裂伤，导致肾周血肿、尿外渗及肉眼血尿同时出现。

（3）肾粉碎伤：肾实质多处裂伤，使肾实质破碎成多块。常伴发严重出血和尿外渗。

2. 肾盂裂伤 多发生于锐器刺伤或弹片、枪弹伤，也可伴发于粉碎伤或严重肾裂伤。发生这类损伤时，常有大量尿外渗或肾周尿性囊肿形成。如腹膜有破裂，尿流进入腹腔，可发生尿性腹膜炎。

3. 肾蒂伤 肾蒂伤系指肾动、静脉主干或主要分支的撕裂或离断。若为肾动脉内膜断裂，可导致内膜下出血、血管管腔狭长或血栓形成，肾脏血供受阻；若为肾血管全撕裂伤或离断常导致迅猛出血，死亡率高。

（二）诊断

肾损伤诊断的主要依据包括受伤史、临床表现、尿液检查及特殊检查。大多数情况下根据受伤史和血尿即可做出初步判断。诊断中应注意对侧肾脏的形态及功能是否正常。

1. 外伤史 应尽可能详尽收集外伤史。如有上腹部或肾区受撞击或腰部挤压伤，应考虑肾损伤的可能性。伤后有无排尿及有无血尿对诊断有重要意义。

2. 临床表现 多数肾损伤患者有不同程度的血尿，其中肉眼血尿占多数，但有无血尿及血尿严重程度与肾损伤的程度不一定一致。血块通过输尿管时可发生肾绞痛。休克是肾损伤的重要表现，可为创伤性休克或（和）失血性休克。开放肾损伤多并发休克（85%）。闭合性损伤时，若血尿轻微而并发休克时应考虑严重肾损伤（包括肾蒂伤）或并发其他脏器损伤。闭合性损伤，须注意腹部、下胸及腰背部体表软组织损伤的痕迹，肾区及腹部有无包块、肿胀、肌张力增高及压痛等体征。开放性损伤，应注意伤口部位、伤道方向及深度、有无尿液溢出等。

3. 尿液检查 血尿是诊断肾损伤的重要依据。伤后不能自行排尿者，应予导尿收集标本送检。肾组织损伤后可释放大量乳酸脱氢酶，其值升高有助肾损伤的诊断。根据外伤史、临床表现及尿液检查即可对肾损伤做出初步诊断，然后进行有针对性的特殊检查和治疗。

4. 特殊检查

（1）B型超声波检查。

（2）X线检查：①腹部X线平片及静脉尿路造影。②肾动脉造影。③CT。

（三）处理

1. 院前处理　根据外伤史、临床表现及尿液检查初步诊断或疑有肾损伤者，应立即要求患者卧床，密切观察脉搏血压及局部体征变化，并转送医院做进一步诊治。损伤严重或伴有休克时应及早开始输液、输血等防治休克措施，尽快转送医院。

2. 急诊科处理　初步诊断有肾损伤而病情稳定者，在密切观察下，可行 B 超及 X 线检查。以明确损伤程度及类型，然后转入住院治疗。若伤情严重或伴有休克时，应立即给予输液、输血等抗休克措施，血压相对稳定后立即住院治疗。

二、膀胱损伤

膀胱挫伤一般不造成严重临床问题，不需特殊处理，具重要临床意义的是膀胱破裂。膀胱为盆腔内器官，一般不易受到损伤。膀胱充盈时损伤机会加大。经多次手术或放射治疗的膀胱及有结核、肿瘤等病理改变的膀胱，受伤机会远远大于正常膀胱。甚至在无明显外来暴力情况下发生破裂，称之为自发性膀胱破裂。按膀胱破裂部位有无腹膜覆盖，可分为腹膜内膀胱破裂与腹膜外膀胱破裂。前者尿液流入腹腔形成尿性腹膜炎，并易继发化脓性腹膜炎。同时大量尿液经腹腔吸收，血尿素氮迅速升高。腹膜外膀胱破裂多发生于耻骨骨折，外渗之尿液多一般积聚在盆腔内膀胱周围。

（一）致伤因素及分类

1. 闭合性损伤

（1）直接暴力：在膀胱处于充盈状态下，下腹受拳击、脚踢或钝器撞击可导致膀胱破裂。破裂部位多发生在最薄弱的腹膜覆盖的膀胱顶部，形成腹膜内膀胱破裂（图 16 - 7）。

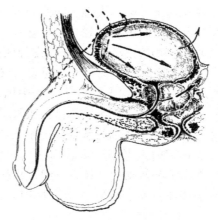

图 16 - 7　闭合性膀胱损伤

（2）间接暴力：暴力导致骨盆骨折时，骨折断端或骨片可刺破相邻的膀胱，多形成腹膜外膀胱破裂。

2. 开放性损伤　包括火器伤及锐器刺伤，常并发其他脏器损伤。

3. 医源性损伤　常见的有器械伤（如窥镜及尿道扩张器），经尿道膀胱肿瘤或前列腺切除时及下腹、腹股沟疝手术时误伤膀胱等。

（二）判断

根据外伤史、伤后无正常排尿及尿外渗或尿性腹膜炎的症状体征可得出膀胱破裂的初步印象，应进一步检查以确定诊断。

1. 导尿检查及注水试验　严格无菌条件下以软导尿管行导尿。如能引流出尿量不少于300mL，且清亮无血，可初步排除膀胱破裂。如导出尿量少或呈红色则应行膀胱注水试验。

方法为将膀胱内尿液尽量吸尽后，以无菌技术经导尿管注入无菌生理盐水300mL，停留5min，如能抽出等量或接近等量的液体，表明无膀胱破裂，如抽出液量显著少于注入量则提示有膀胱破裂。有疑问时，可重新注水试验1次。

2. 膀胱造影　经尿道放入导尿管，以70~80cm高度（距耻骨联合平面）缓慢注入无菌造影剂250mL。若有条件，应通过X线电视监视系统观察膀胱充盈过程，有无造影剂外漏，裂口部位及大小。否则应于造影剂注入前及注完后分别拍片观察。若250mL造影剂注入后未发现造影剂外漏，则可再注造影剂150mL进行观察，避免造影剂注入不充分所得的假阴性结果。

（三）处理

1. 院前处理　膀胱破裂常并发骨盆骨折或多器官损伤，伤员往往处于不同程度的休克状态，应注意全身情况的观察处理，尽早行抗休克及抗感染治疗。只要怀疑有膀胱破裂的可能，应尽早经尿道放入气囊导尿管引流尿液，减少或避免尿液继续外漏。然后尽快送医院治疗。骨盆骨折时可并发膀胱破裂或后尿道损伤，或二者皆有之。有后尿道损伤时，放置尿管常遭失败，此时不宜过多重复操作，以免加重损伤。

2. 急诊科处理　首先注意全身情况的观察处理，进行抗休克治疗。通过导尿法及膀胱注水试验初步确定有无膀胱破裂。导尿管一旦放入即应留置膀胱内，以引流膀胱。此期间必要时应通过B超、X线检查及腹腔穿刺等了解骨盆骨折及其他脏器损伤情况。必要时立即送手术室手术。

三、尿道损伤

尿道损伤是泌尿系统最常见的损伤，大多发生在青壮年男性，女性少见。男性尿道以尿生殖膈为界分为前尿道和后尿道。由于前、后尿道解剖部位的差异，其损伤的原因、类型、临床表现和处理方法有明显不同。尿道损伤后早期常引起排尿困难，损伤周围的血肿、尿外渗、继发感染和软组织坏死等，后期则出现尿道瘢痕性狭窄或闭锁。

（一）致伤因素及分类

1. 骨盆骨折致后尿道损伤　如房屋倒塌、矿井塌方、交通事故等导致骨盆挤压伤时，骨盆变形、骨折，后尿道受牵拉而撕裂或受骨折断端刺伤。最常见为尿道膜部或膜部与前列腺部交界处的撕裂或断裂。

2. 骑跨伤致尿道球部损伤　常发生在伤员从高处跌落时会阴骑跨于硬物上。尿道（主要是球部尿道）被挤压于耻骨联合与硬物之间，造成尿道挫裂伤，严重时尿道完全断裂造成尿外渗（图16-8~图16-10）。

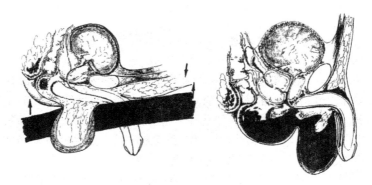

图 16 - 8　骑跨性尿道损伤

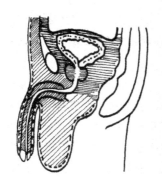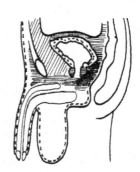

图 16 - 9　尿道损伤尿液外渗

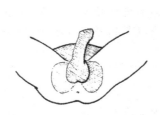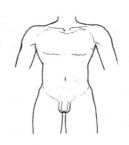

图 16 - 10　尿道球部尿道损伤尿外渗的范围

3. 开放性损伤　可发生于尿道器械伤，如不适当的尿道扩探及窥镜误伤等。多发生在尿道球膜部及前列腺尿道。

（二）诊断

尿道损伤的诊断应着重解决以下问题：①有无损伤及损伤的部位；②损伤的程度；③有无其他脏器损伤。

（1）根据受伤史、伤后排尿困难、尿道流血或血尿、尿外渗等表现，即应考虑尿道损伤的可能。尿道球部损伤病员行走无困难，有多尿、流血。会阴、阴囊甚至阴茎可能出现血肿或尿外渗。骨盆骨折伴后尿道损伤者多不能行走，骨盆挤压及分离试验阳性，血肿及尿外渗多聚积在盆腔内，前列腺膀胱周围。但尿生殖膈有明显破损时，血肿及尿外渗也可扩展至会阴及阴囊。此时若放置导尿管（尿管硬度适中）在球部或膜部受阻，或（和）尿管仅能引流出少量血性液体则可确立诊断。诊断困难时应在无菌技术下行尿道造影，确定有无损伤及其部位。

（2）尿道轻微挫伤可无明显排尿困难及尿外渗。若有尿道壁的全层裂伤多有排尿困难和不同程度的尿外渗。若是完全性尿道断裂则尿液不能排出，常有严重的尿外渗。若是后尿道断裂，肛门指检可发现前列腺"浮动"，位置升高，也可扪及前列腺周围有血肿。

（3）尿道损伤与膀胱损伤有时不易鉴别，有时并发发生。

（4）对并发其他脏器伤的判断对伤后早期处理十分重要。有挤压伤史，伤后不能行走，骨盆挤压及分离试验阳性等都有助于骨盆骨折的诊断。为准确了解骨盆骨折情况需行骨盆 X 光照片。对全身其他部位及脏器的损伤则应根据详细询问受伤史、仔细的查体及必要的特殊检查来判断。

（三）处理

1. 院前处理　尿道损伤本身在短时间内一般不会威胁患者生命，而并发的其他脏器损伤有时会直接危及患者生命。伤后即应全面估计伤情，尽早开始防治休克及抗感染等处理。对尿道的损伤不宜做过多干预，尽快送医院处理。对已有尿外渗或排尿有困难的患者，若需长途转送，可行膀胱穿刺引流尿液，限制患者经尿道排尿，以免加重尿外渗。并发骨盆骨折者应卧于平板上转送，避免骨折移位。

2. 急诊科处理　首先注意全身情况的观察及检查有无其他脏器有无损伤并做相应处理。根据外伤史、伤后排尿异常、尿外渗、会阴血肿及骨盆骨折的体征可初步诊断尿道损伤及其部位。有疑问时可试行导尿检查，尿管一旦放入膀胱内，则不应退出，留作引流膀胱之用。疑有骨盆骨折时应做骨盆 X 光照片证实。

（庞永诚）

第九节　四肢及骨盆骨折

骨折常发生在战争、自然灾害或交通事故。随着社会人口的老龄化，骨质疏松症的发病率增高，在日常生活中老年人摔倒所致的髋部骨折、腕部骨折也日益增多。早期的诊断、正确的处理，可以使骨折患者获得较好的功能恢复，减少骨折的致残率。如果处理不当可能出现严重的功能障碍甚至导致死亡。

一、骨折概论

（一）骨折的定义

骨皮质与骨松质的完整性和连续性中断。其成因可由创伤和骨骼疾病所致。

（二）骨折的常见类型

根据骨折部位是否与外界相通可将骨折分为开放性骨折和闭合性骨折。根据骨折的程度可分为完全骨折和不全骨折。完全性骨折根据骨折线的方向和形态又可分为横行骨折、短斜行骨折、长斜行骨折、螺旋骨折、T 型骨折、粉碎骨折、嵌插骨折和压缩骨折等。根据病因可分为外伤性骨折、病理性骨折和疲劳（应力性）骨折。

（三）临床表现

1. 全身表现

（1）失血性休克：骨折部位出血，特别是骨盆骨折、股骨骨折和多发性骨折，严重的开放性骨折或并发重要内脏器官损伤常常可导致失血性休克。

（2）发热：骨折后一般体温正常，出血量较大的骨折，如股骨骨折、骨盆骨折，血肿吸收时可出现低热。开放性骨折，出现高热时，应考虑感染的可能。

2. 局部表现

（1）局部疼痛、肿胀、局部皮肤青紫和肢体功能障碍。

（2）骨折的特有体征：①畸形：骨折段移位使患肢外形发生改变，表现为肢体缩短、成角或旋转畸形。②异常活动：正常情况下肢体不能活动的部位，骨折后出现不正常的活动。③骨擦音或骨擦感：骨折端相互摩擦时，可产生骨擦音或骨擦感。

（四）辅助检查

良好的 X 线或 CT 等影像学检查可以为诊断提供大量信息，骨折的 X 线检查一般应拍摄包括邻近一个关节的正、侧位片（图 16–11），某些特殊部位还应加摄一些特殊位置的 X 线片（图 16–12）。CT 三维成像技术，提供了直观的三维骨折影像，对治疗有很大的指导作用（图 16–13）。

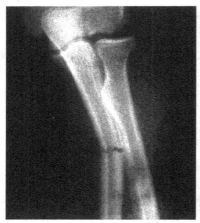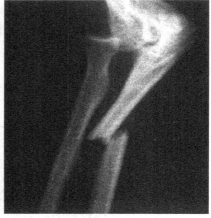

图 16–11　尺骨上段骨折并发上尺桡关节脱位正、侧位片

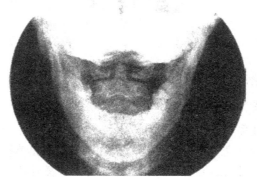

图 16–12　张口位片可以显示枢椎齿状突及环枢关节

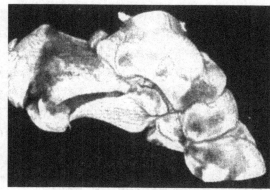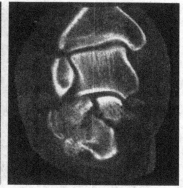

图 16 - 13　CT 三维重建显示跟骨骨折

（五）诊断

骨折诊断的基本要求是：尽早发现骨折，明确骨折的部位、类型、严重程度及其对周围组织的影响，并对伤员的全身情况做出判断，据此制定治疗决策和预后评估。多数情况下，骨折不难诊断，特别是移位明显的骨折，根据患者受伤时的病史，仔细体检和 X 线摄片，一般就能确定骨折是否存在。但在以下情况时，容易出现漏诊：①嵌插骨折和不全骨折，疼痛与畸形常不明显，X 线片有时也难以清楚显示。②并发其他脏器损伤时，有时只重视其他重要脏器损伤的诊治而遗漏了骨折。③多处、多段骨折，有时只注意了症状明显部位的骨折，而忽视了症状不明显处的骨折。④昏迷、醉酒、精神患者或智障人士、儿童、老年人、语言表达障碍的患者也容易造成漏诊。对于骨折的诊断，不应只限于骨折本身，同时应了解是否并发其他直接威胁患者生命的创伤。其次应了解骨折本身对患者全身情况的影响。骨折对周围组织损伤的原因有两种：①造成骨折的暴力同时引起的损伤。②骨折后骨折断端和骨折片造成的损伤。骨折周围软组织损伤中最严重的是重要血管、神经的损伤，必须仔细检查，及时发现。

（六）骨折的愈合过程

骨折后人体是以再生的形式修复，即骨折部最终能被新骨完全替代，恢复骨的原有结构和功能。和其他组织愈合不一样，骨折愈合后不会遗留瘢痕。骨折愈合是一个复杂的过程，受血供、力学环境等多种因素的影响，不同治疗方法和不同部位的骨折愈合过程各有特点。

1. 骨折的愈合方式

（1）间接愈合：在局部制动、不进行内固定、骨折端较稳定的情况下，骨折愈合经历其自然的发展过程。一般需先经过三个阶段：①血肿机化期。②原始骨痂形成期。③改建塑型期。最后才被骨完全替代，称为二期愈合。

（2）直接愈合：在完全解剖复位和绝对固定的条件下，骨折端之间发生直接愈合，或称一期愈合。X 线片上表现为没有外骨痂形成，骨折线逐渐消失。

2. 影响骨折愈合的因素

（1）全身因素：①年龄：不同年龄骨折愈合差异很大，如新生儿股骨骨折 2 周可达坚固愈合，成人股骨骨折一般需 3 个月左右。儿童骨折愈合较快，老年人则所需时间更长。②健康状况与伴发疾病，特别是患有慢性消耗性疾病者，如糖尿病、营养不良、恶性肿瘤及钙磷代谢紊乱，骨折愈合时间明显延长。

（2）局部因素：①骨折的类型和数量：螺旋形和斜形骨折，骨折断面接触面大，愈合较快。横形骨折断面接触面小，愈合较慢。多发性骨折或多段性骨折，愈合较慢。②骨折部位的血液供应：是影响骨折愈合的重要因素，如胫骨干中、下1/3骨折骨折愈合较慢；股骨颈囊内骨折，股骨头血液供应几乎完全中断，容易发生缺血性坏死。③软组织损伤程度：开放性软组织损伤骨折端的血液供应，影响骨折的愈合。④软组织嵌入：组织嵌入两骨折端之间，阻碍了两骨折端的对合及接触，骨折难以愈合甚至不愈合。⑤感染：局部感染可导致化脓性骨髓炎，出现软组织坏死和死骨形成，严重影响骨折愈合。

（3）治疗方法的影响：①反复多次的手法复位，可损伤局部软组织和骨外膜，不利于骨折愈合，应予避免。②开放复位时，软组织和骨膜剥离过多影响骨折段血供，可能导致骨折延迟愈合或不愈合，应在严格的手术指征情况下使用，并尽可能少地干扰和破坏局部血液供应。③开放性骨折清创时，过多地摘除碎骨片，造成骨质缺损，影响骨折愈合。④骨折进行持续骨牵引治疗时，牵引力过大，可造成骨折段分离，并可因血管痉挛而致局部血液供应不足，导致骨折延迟愈合或不愈合。⑤骨折固定不牢固，骨折处仍可受到剪力和旋转力的影响，干扰骨痂生长，不利于骨折愈合。⑥过早和不恰当的功能锻炼，可能妨碍骨折部位的固定，影响骨折愈合。

（七）并发症

1. 全身并发症

（1）休克：休克多见于多发性骨折、股骨骨折、骨盆骨折、脊柱骨折和严重的开放性骨折。患者常因广泛的软组织损伤、大量出血、剧烈疼痛或并发内脏损伤等引起休克。

（2）脂肪栓塞综合征：脂肪栓塞综合征是造成多发性骨折患者死亡的主要原因之一。它也可以发生在髓腔内应用任何外科器械的手术患者。脂肪栓塞综合征的发病机制以机械和化学的联合作用为主，即髓腔中的中性脂肪滴进入血液后引起一系列免疫反应，产生纤维蛋白和其代谢产物诱发的血管内凝血；同时白细胞血小板和脂肪滴互相聚集于肺部毛细血管而形成局部的机械性阻塞。另外入血的中性脂肪酸分解的游离脂肪酸使肺毛细血管通透性增加而产生急性肺间质水肿，从而使肺部损害进一步加重，最终导致呼吸衰竭。最常见的临床表现为呼吸急促、心动过速、发热和神志改变等。这些临床表现可在受伤后即刻出现，也可在于创伤后2~3d后出现。心动过速和呼吸急促是动脉低氧血症的直接表现。另可表现为嗜睡、烦躁、意识模糊直至昏迷。有部分患者可出现咯血。动脉低氧血症是其一个重要特征。在早期可出现血小板减少，血红蛋白下降。胸部X线片可出现暴风雪样肺部渗出阴影。心电图可发现明显的S波、心律失常、T波倒置及右束支传导阻滞。脂肪栓塞综合征的治疗一般应遵循下列原则：保持呼吸道通畅，恢复血容量，维持水、电解质平衡，避免不必要的输液及受伤肢体的制动等。

（3）挤压综合征：是一种肢体肌肉组织长时间受到持续挤压而造成的肢体肌肉局部缺血-再灌注损伤，临床上表现为一种以肌红蛋白血症、肌红蛋白尿症和高钾血症为特点的急性肾功能衰竭。本综合征多发生于地震、车祸、长时间应用抗休克裤、断肢再植术后失败、止血带应用时间过长、昏迷及骨筋膜间隔综合征减压以后等。在肢体受压解除后数小时内应在补液的同时使用甘露醇和碱性利尿剂，以维持尿量8L/d，尿pH＞6.5。防止急性肾功能衰竭。尿液碱化应一直持续应用到尿液中不再存在肌红蛋白为止。受压肢体局部的筋膜切开减压术具有重要的治疗作用。如全身中毒症状明显而危及生命时，则应及时进行截肢术。

（4）坠积性肺炎：多发于长期卧床的老年下肢骨折患者。由于长期卧床，胸部活动受限，加上卧位使肺部分泌物难以排出，易发生坠积性肺炎。

（5）泌尿系感染及结石：多见于脊柱骨折并发脊髓损伤引起的瘫痪患者。由于此类患者尿潴留及长期留置导尿，很容易产生泌尿系统感染及结石。

2. 局部并发症

（1）骨筋膜间室综合征：骨筋膜间室综合征是肢体骨筋膜室组织的微循环和功能受到骨筋膜室内持续增高的压力影响而发生的综合征。可以造成肢体残废，重者危及生命。小腿和前臂是发生骨筋膜室综合征最常见的部位。任何原因造成的骨筋膜室内压力增高，都可导致骨筋膜室综合征。常见为下列两大因素：

1）骨筋膜室容积减少：①筋膜缺损的修补术；②过紧的捆扎；③局部的压迫。

2）骨筋膜室内容物增加：①出血、大血管损伤或出血性疾病。②毛细血管通透性增加、缺血后肿胀、剧烈运动或骨科手术创伤等。③毛细血管压力增加、剧烈运动、静脉阻塞、长腿绷带包扎。④肌肉肥厚。⑤渗出性浸润。⑥肾病综合征。

引起骨筋膜间室综合征的主要原因是骨筋膜室组织压力骤增，导致骨筋膜室内的肌肉、神经出现缺血－水肿的恶性循环，最终导致肌肉、神经的不可逆的损害。典型的骨筋膜间室综合征的临床表现可归纳为：疼痛（pain）、苍白（pallor）、感觉异常（parenthesis）、瘫痪（paralysis）和无脉（pulselessness）。

骨筋膜间室综合征的临床诊断较困难，因此直接测量骨筋膜间室内压力成为一种有价值的临床诊断手段。在正常封闭的骨筋膜间室内的组织压为 0kPa。当组织压高于患者舒张压的 1.33～4.00kPa 时，骨筋膜间室内组织发生异常的灌注和相对的缺血。当组织压上升至 4.0～4.67kPa 时，即有切开减压的手术指征。当组织压等于或超过患者的舒张压时，骨筋膜间室内已完全丧失有效组织血液灌注，即使此时远端脉搏仍然存在，也必须急诊切开减压。但必须指出，虽然组织压测定和其他一些客观检测方法在诊断骨筋膜间室综合征中有重要参考价值，但仔细的物理检查及密切的观察在早期骨筋膜间室综合征的诊断和治疗中仍具有十分重要的临床意义。

一旦怀疑本综合征可能发生，应立即去除石膏、夹板等影响循环的外在压迫，同时患肢应放置于心脏水平位，密切观察室内组织压的变化及肢体其他的症状和体征。当组织压持续升高，患者的症状和体征不断加重时，应急诊进行筋膜切开减压术，其目的是抢救具有活力和功能的肢体，因此尽可能地充分减压，而不应该过多地考虑皮肤切口的长短。骨筋膜间室内的每块肌肉都应该仔细检查，肌外膜鞘也必须松解。根据减压当时神经损伤的程度决定是否需要神经的手术探查和减压。充分减压后，不缝合筋膜，如果肢体肿胀影响皮肤缝合，则敞开创口，待日后延期缝合或植皮。肢体切开减压后，肌肉缺血坏死过程中的代谢产物，如血红蛋白、肌红蛋白及其他酸性物质等可能进入血液循环，因此，必须严密观察可能出现的水与电解质紊乱、酸中毒、肾功能衰竭、心律失常及休克等并发症的发生，必要时予截肢以抢救生命。

（2）骨折的延迟愈合、不愈合及畸形愈合：骨折部位在应愈合的时间内未能愈合称为骨折延迟愈合。继续固定并加强功能锻炼，可望愈合。因固定不当，骨折局部经常活动，长时间后骨折修复活动停止，骨折端平滑，骨折间隙变宽，骨折端硬化形成假关节，骨髓腔闭塞，称为骨折不愈合。骨折未能通过复位达到解剖位置的愈合叫做畸形愈合。

（3）缺血性骨坏死：又称骨缺血性坏死，即骨折后因循环障碍引起骨质坏死，如腕舟状骨骨折后舟状骨坏死，股骨颈骨折后股骨头坏死及距骨骨折后距骨体坏死等。从病因学上，缺血性骨坏死可分为创伤性缺血性骨坏死和非创伤性缺血性骨坏死，但其发病机制基本相同，都是由于在骨的某一区域的血管发生栓塞，引起局部骨组织的血液灌注下降或闭阻而导致局部骨坏死。处理方法是早期复位，固定较长时间，在骨坏死现象消失前不负重。后期可考虑关节融合或人工关节置换术。

（4）周围神经损伤：对骨折伤员，都应检查患肢的运动和感觉，判断有无神经损伤。如肱骨干骨折，可损伤桡神经。肱骨内髁或内上髁骨折，可并发尺神经损伤。桡骨下端骨折可伤及正中神经。腓骨颈骨折可伤及腓总神经。骨折并发神经伤，应根据神经损伤的程度，决定进行神经探查或观察一段时间无恢复时再做探查手术。

（5）创伤性关节炎：涉及关节面的骨折可损伤关节软骨。一般认为损伤的关节软骨面之间的移位不应该超过关节软骨本身的厚度，否则将导致应力分布异常，骨折畸形愈合或关节周围软组织损伤或导致负重力线的改变。以上因素均可造成承受异常高应力的软骨磨损、软骨退变、软骨下骨硬化，最终导致创伤性关节炎的发生。因此，关节内骨折或关节周围骨折应强调早期解剖复位，恢复关节面平整。其他部位的骨折治疗时也应重视恢复肢体的负重力线，这对防止创伤性关节炎的发生有着十分重要的意义。一旦发生严重的创伤性关节炎，常需做人工关节置换术或关节融合术才能改善肢体的功能。

（6）迟发性神经炎：迟发性神经炎多继发于骨折畸形愈合、异位骨化或骨痂包绕压迫等。迟发性尺神经炎临床最常见，因为尺神经位于皮下容易损伤，并且位于骨性肘管内。当肘关节屈曲，特别在肘外翻时，肘管容积减少，神经受压更明显。迟发性神经炎的治疗主要是消除压迫神经的原因。

（7）创伤性骨化：关节创伤，特别是肘关节骨折脱位可引起关节附近软组织内出现广泛的钙化组织，严重的可影响关节活动。这种因创伤而导致的异位骨化称之为创伤性骨化，亦称为骨化性肌炎。创伤性骨化一般在创伤后 3 周才可在 X 线片上发现，但长达 1 年左右才成熟稳定。文献报道，放射、吲哚美辛（消炎痛）等治疗具有抑制异位骨形成的作用。一般在损伤后 6～12 个月后骨化范围已局限、骨化已成熟，而患者存在严重的关节功能障碍时，可行手术切除骨化部分，以改进关节的活动度。

（8）血管损伤：邻近骨折的大血管可被骨折端刺破或压迫，引起肢体循环障碍，如肱骨髁上骨折可损伤肱动脉；股骨下端骨折及胫骨上端骨折可损伤腘动脉；锁骨骨折可损伤锁骨下动脉。重要的动脉损伤可危及生命，引起肢体坏死或缺血挛缩。重要的静脉伤也可造成严重肢体肿胀等症状。对重要的血管损伤应及时发现和探查处理。

（9）脊髓损伤：脊柱骨折脱位常并发脊髓损伤，除脊髓本身在创伤时受到的损伤外，还可由于血肿、破裂的椎间盘、骨折碎片等的局部压迫，以及脊髓受伤后的水肿、出血、坏死等继发性改变造成脊髓的进一步损害。脊髓损伤后除造成损伤平面以下发生截瘫，还可由于患者长期卧床造成褥疮、泌尿系统感染、肺部感染及关节僵硬等。

（10）关节僵硬：关节僵硬是关节内、外组织反应性渗出水肿，引起关节内、外纤维粘连，同时关节囊、韧带及周围肌肉发生挛缩，而最终导致的关节功能障碍。通常引起关节僵硬的原因有肢体固定时间过长、缺乏及时和合理的肢体功能锻炼、关节内或经关节骨折和关节感染等。关节僵硬患者常伴有患肢肿胀、肌肉挛缩和局部骨质疏松，临床上将其称为"骨折病"。应积极鼓励患者进行积极的患肢早期功能锻炼，尽量减少不必要的制动时间，配合局部理疗，以预防"骨折病"的发生。严重的关节僵硬常需手术治疗。

（八）治疗原则

骨折治疗的基本要求是及时改善全身情况，妥善处理重要脏器和其他组织的并发损伤；骨折应早期复位、确切固定，立即开始并坚持功能锻炼，以保证骨折在适当的位置尽快愈合；同时防止骨折并发症，使患者尽快康复。

骨折的治疗必须在患者全身情况允许后进行，颅脑、胸腹和其他危及生命的损伤均应优先处理。在不影响抢救生命的前提下，对于开放性骨折、出血不止的患者，可以先进行简单的包扎止血，明显的大血管出血可先进行结扎止血。骨折部位可先用夹板或支具做临时固定，然后再做搬动和接受 X 线等其他检查，以减少患者痛苦和防止骨折断端造成进一步损伤。

骨折治疗的目标是使骨折在功能和外观都能满意恢复的位置上愈合，且愈合过程应尽可能地缩短，患者在该过程中的疼痛和不便应最大限度减少，尽可能地防止骨折的全身与局部并发症。

骨折治疗的方法有闭合治疗和开放治疗两种。开放治疗常应用于：①开放骨折。②多发性骨折。③骨折线经关节，引起关节面不平整的骨折。④骨折端间软组织嵌入。⑤病理骨折。⑥伴有血管、神经损伤的骨折。⑦闭合治疗失败的骨折。无论闭合还是开放治疗，骨折治疗的三大要素仍是复位、固定和功能锻炼。

在急诊创伤患者中，开放性骨折是临床最为常见的骨折。常按 Gustillo – Anderson 分类系统分为三型：Ⅰ型：低能量所致创伤，创口 <1cm，轻度软组织损伤。Ⅱ型：中等能量创伤，创口 >1cm，中度软组织损伤，无需植皮或用皮瓣移植就可闭合创口。Ⅲ型：高能创伤，骨折移位明显或有粉碎，广泛软组织损伤，污染严重。Ⅲa：软组织损伤广泛，但尚能覆盖骨组织。Ⅲb：软组织广泛损伤，污染重，骨膜撕裂，骨暴露，需皮瓣或游离组织移植覆盖创口。Ⅲc：伴有大血管损伤需及时修补，软组织覆盖差，通常需要皮瓣或肌皮瓣移植。

开放性骨折的治疗原则首先是通过彻底的清创将开放性创口变为闭合性创口，然后按照复位、固定、功能锻炼的原则处理。清创是治疗开放性骨折的关键步骤。伤后 6~8h 以内是清创成功的关键。清创的顺序是由浅入深，按皮肤、皮下组织、深筋膜、肌肉肌腱、神经血管、骨骼的顺序逐一进行。清创后应复位骨折和骨折的固定。固定的方法常采用石膏、牵引、内固定和外固定支架。清创和固定完成后，创口的闭合的方法：①一期缝合关闭创口。②用自体皮肤移植、局部或游离皮瓣肌皮瓣转移一期消灭创口。③不关闭创口，留待二期处理。

二、上肢骨折

（一）锁骨骨折

锁骨内端与胸骨相连构成胸锁关节，外侧与肩峰相连构成肩锁关节，横架于胸骨和肩峰之间，是肩胛带与躯干联系的支架。锁骨骨折多发生儿童及青壮年。间接暴力造成锁骨中段的斜形或横行骨折，直接暴力造成骨折多为粉碎或横型。幼儿多为青枝骨折。临床表现为局部肿胀，压痛或有畸形，可能摸及骨折断端。伤肩下沉并向前内倾斜，上臂贴胸不愿活动，X 线摄片可以明确骨折的类型。治疗：幼儿青枝骨折用三角巾悬吊即可。有移位的锁骨骨折，可在闭合复位后用"8"字绷带固定 4 周后了解骨折愈合情况。锁骨骨折并发神经、血管损伤，畸形愈合影响功能，不愈合或少数要求解剖复位者，可切开复位内固定。

（二）肱骨骨折

肱骨骨折可以分为肱骨近端骨折、肱骨干骨折、肱骨远端骨折。

1. 肱骨近端骨折　常发生在肱骨干皮质骨与肱骨头松质骨交接处，好发于中老年人。如果所受暴力大，骨折移位多，可损伤腋神经和臂丛神经，以及腋窝处动、静脉。临床表现为肩部疼痛、肿胀、皮下瘀血、肩关节活动受限。大结节下方骨折处有压痛。根据肩部正位 X 片可显示骨折的类型，必要时可行 CT 重建。无移位骨折无需固定，三角巾悬吊患侧上肢 4 周。移位骨折在麻醉下行手法复位，超肩关节夹板、石膏外固定。手法复位不成功，复位不满意，肱骨近端骨折并发神经血管损伤的患者可以行开放复位内固定。

2. 肱骨干骨折　肱骨外科颈以下至肱骨髁上为肱骨干。肱骨中下段骨折容易并发桡神经损伤。出现垂腕、拇指不能外展、掌指关节不能自主伸直等畸形。肱骨干骨折诊断容易。肱骨中、下段骨折应注意并发桡神经伤（图 16 – 14）。无移位肱骨干骨折可用夹板或石膏托固定，移位骨折行手法复位后采用外固定。神经血管损伤，可以行开放复位内固定。

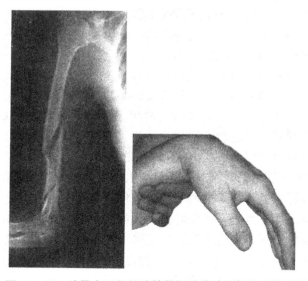

图 16 – 14　肱骨中下段粉碎性骨折致桡神经损伤垂腕畸形

3. 肱骨远端骨折　包括肱骨髁上骨折和髁间骨折。肱骨髁上骨折多发生 10 岁以下儿童，成年人很少见。

（1）伸直型：最多见，容易损伤正中神经和肱动脉（图 16 – 15）。

（2）屈曲型：较少见，肘关节在屈曲位跌倒，较少发生血管、神经损伤。

（3）肱骨髁间骨折，按骨折线形状可分 T 型和 Y 型或粉碎型骨折。

临床表现患者多系儿童。外伤后肿胀、疼痛、功能障碍并有畸形。在诊断肱骨髁上骨折同时要注意手部温度、脉搏、运动及感觉，以明确有无血管，神经损伤。肱骨髁上骨折一般采用手法复位超关节外固定治疗。当有血管、神经伤时，应考虑手术探查血管神经，骨折开放复位内固定。肱骨远端骨折在治疗后常可发生肘内翻畸形，一旦发生通过手术截骨矫正。

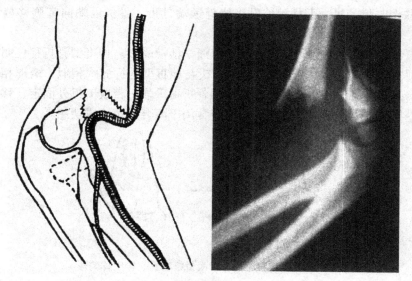

图 16 - 15　伸直型肱骨髁上骨折容易引起肘部血管神经损伤

（三）尺、桡骨骨折

常见，多发生青少年。暴力所造成的骨折常在同一个平面上，断端可有蝶形骨块。间接暴力所致骨折常不在同一平面，常见尺骨骨折面在远侧，桡骨骨折面在近侧。临床常见前臂明显的肿胀和疼痛、畸形、前臂活动丧失。易引起骨筋膜间室综合征。尺、桡骨双骨折是一种不稳定的骨折，不易复位，并且复位后易再移位。因此，有移位的骨折，以切开复位、内固定治疗为主。另外尺桡骨双骨折有下述2种特殊类型：

1. 尺骨上1/3骨折并发桡骨头脱位　1914年，意大利外科医生Monteggia最早报道了这种类型骨折，称孟氏骨折。孟氏骨折是一种复杂骨折，临床上须做到：①早期准确诊断。②坚强的尺骨固定。③桡骨头准确复位。④术后制动以利环状韧带修复。故常骨折开放复位、内固定，术中观察桡骨头复位及稳定情况，如不能复位或复位后不稳定应行环状韧带修复。

2. 桡骨中下1/3骨折并发下桡尺关节脱位　它常是腕关节桡背侧直接受力或跌倒时前臂旋前位撑地造成的，称Galeazzi骨折。Galeazzi骨折是不稳定的骨折，以切开复位、内固定为主。

（四）桡骨远端骨折

桡骨远端骨折常见。多发生于老年妇女、儿童及青年。骨折发生在桡骨远端2～3cm范围内，多为闭合骨折。

1. 伸直型骨折（Colles骨折）　最常见，多为间接暴力致伤。跌倒时腕背伸掌心触地，前臂旋前肘屈曲。骨折线多为横形。儿童可为骨骺分离，老年常为粉碎骨折。骨折远段向背侧，桡侧移位，近段向掌侧移位，可影响掌侧肌腱活动。暴力轻时可发生嵌入骨折无移位。粉碎骨折可累及关节，或并发下桡尺关节韧带断裂，下尺桡关节脱位，分离，或造成尺骨茎突撕脱。

2. 屈曲型骨折（Smith 骨折）　较少见。骨折发生原因与伸直型相反，故又称"反 Colles"骨折。跌倒时腕掌屈，手背触地发生桡骨远端骨折。骨折远端向掌侧移位，骨折近端向背侧移位。

桡骨远端骨折临床表现为：腕部肿胀，疼痛，活动受限。伸直型骨折移位明显时，可见餐叉状及枪刺样畸形（图 16-16）。屈曲型骨折与伸直型骨折症状相似，畸形相反，X 线片显示桡骨远端向掌侧移位。无移位的桡骨远端骨折可采取石膏或夹板外固定，移位的桡骨远端骨折，应尽早复位、固定，开放复位内固定常用于闭合复位不成功患者。

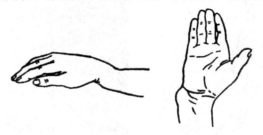

图 16-16　伸直型桡骨远端骨折餐叉、枪刺样畸形

三、下肢骨折

（一）股骨颈骨折

由股骨头下至股骨颈基底部之间的骨折称股骨颈骨折，是老年常见的骨折之一。尤以老年女性较多。按骨折部位分为：①头下型：全部骨折位于头颈交界处。②头颈型：骨折的外上部分通过头下，而内下方带有部分颈内侧皮质，此型最多见。③经颈型：骨折完全通过颈部。④基底型：骨折面接近转子间线。头下型、头颈型、经颈型均是关节囊内骨折，易发生骨折不愈合及股骨头缺血坏死，基底型系囊外骨折，骨折相对容易愈合。按骨折的稳定程度（Garden 分型）分为：Ⅰ型：无移位；Ⅱ型：轻度移位；Ⅲ型：骨折近端外展，骨折远端上移并轻度外旋；Ⅳ型：骨折远端明显上移并外旋。股骨颈骨折常见于老年人，外伤后髋部疼痛，出现患肢短缩、屈曲及外旋畸形。髋关节正、侧位 X 线片可确定骨折类型、部位、移位情况及治疗方法的选择。股骨颈嵌插性骨折和全身情况极差不能耐受手术的老年人可采用非手术治疗，对于移位的股骨颈骨折多需手术，常用闭合复位空心螺钉内固定（图 16-17），对于年龄较大的老年患者，股骨颈骨折不愈合者可行人工髋关节置换术（图 16-18）。

（二）股骨粗隆间骨折

股骨粗隆间骨折系指股骨颈基底至小粗隆水平之间的骨折，多见于老年人，属于关节囊外骨折。骨折多为间接暴力所致。因局部骨质疏松脆弱，骨折多为粉碎性。临床表现为有跌倒等外伤史，局部疼痛、肿胀、压痛和功能障碍均较明显，髋外侧可见皮下瘀血斑，患肢呈外旋畸形，X 线摄片可确诊。对于不能耐受手术的患者采用牵引以纠正下肢短缩，外旋和髋内翻畸形，治疗期间应积极预防卧床引起的一系列并发症。对于一般情况较好的老龄患者可积极手术治疗，常常采用闭合复位髓内钉固定，可以使患者早期离床活动，减少并发症发生。

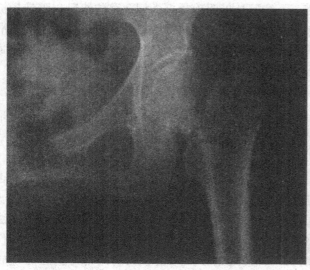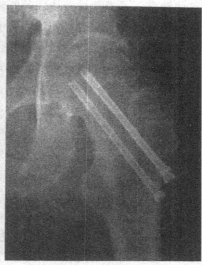

图 16 – 17 股骨颈骨折闭合复位空心螺钉内固定

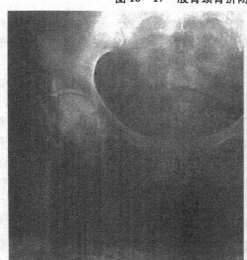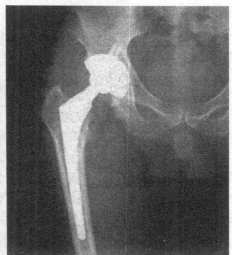

图 16 – 18 股骨颈骨折不愈和全髋关节置换

（三）股骨干骨折

股骨干骨折是指小粗隆下 2 ~ 5cm 至股骨髁上 2 ~ 5cm 的股骨骨折。致伤原因多是强大的暴力，可并发失血性休克者或开放性骨折。疼痛、胀肿、畸形和骨摩擦音和肢体短缩畸形较为明显，X 线照片可显示骨折部位、类型和移位方向。股骨干骨折，常有周围软组织严重挫伤，如急救输送时应临时固定伤肢，以防止骨折端移位损伤临近的股动、静脉、腘动静脉。对于股骨干骨折非手术治疗多采用骨牵引复位，6 ~ 8 周后改为石膏外固定，开放性骨折、股骨干骨折并发血管神经损伤，非手术复位不满意者常采取开放复位、内固定治疗。

（四）髌骨骨折

直接暴力如撞压、打击等可引起髌骨粉碎性骨折。间接暴力常为膝屈曲位，股四头肌突然强烈收缩而致髌骨横断或上、下极的撕脱。临床表现为：膝关节肿胀积血、疼痛，膝关节不能自动伸直，可摸及骨折块间的间隙。X线照片可明确骨折类型及移位情况。髌骨骨折治疗的目的是恢复关节面的平整，修补断裂的肌腱和破裂的关节囊，防止创伤性关节炎、滑囊炎的发生，恢复膝关节的功能。无移位性骨折，石膏托固定关节伸直位4周，逐渐练习膝关节屈曲活动。移位性髌骨骨折多采取开放复位、内固定治疗。

（五）胫腓骨骨干骨折

直接暴力多致横型或粉碎性骨折，软组织损伤常较严重，易造成开放性骨折。间接暴力多致斜型或螺旋型骨折。由于胫腓骨位置表浅，一般诊断不困难，常可在疼痛、肿胀的局部扪出移位的骨断端。重要的是要及时发现骨折是否并发胫前后动静脉和腓总神经的损伤，同时应该了解是否出现骨筋膜室综合征。将足背动脉的搏动、足部感觉、踝关节及拇趾能否背屈活动作为常规记录。X线检查可确定骨折的类型和移位情况，在摄片的同时应注意膝、踝关节有否骨折。无移位的胫腓骨骨折可采取非手术治疗。移位的闭合性胫腓骨骨折可手法复位、牵引复位、外固定治疗。开放性胫腓骨骨折、非手术治疗不成功和伴有血管神经损伤的胫腓骨骨折多采用开放复位、内固定或支架外固定治疗。无论小腿的闭合骨折还是开放骨折，若有筋膜间隙综合征的现象都应进行骨筋膜室切开减压术。

（六）踝部骨折

踝关节韧带损伤常称为踝关节扭伤。较大的暴力，可引起骨折。踝部骨折多由间接暴力引起。可产生外翻骨折和内翻骨折。

1. 外翻性骨折　暴力使踝关节极度外翻。可致内踝骨折，骨折线呈横形。若暴力持续，距骨将撞击外踝，造成外踝的斜形骨折或下胫腓韧带撕裂。

2. 内翻性骨折　踝部极度内翻，可引起外侧副韧带损伤伴有腓骨尖撕脱或外踝横形骨折，若暴力持续，距骨将撞击内踝，引起内踝斜形骨折。在上述暴力作用的同时，若踝关节处于内收跖屈位，则暴力可同时向后，引起距骨向后移位，撞击后踝，引起后踝骨折。若受伤时，踝关节处于背屈位，可引起胫骨前唇骨折。临床表现为踝部肿胀，呈外翻或内翻畸形，压痛和功能障碍。可根据X线片上骨折线的走向，分析骨折的发生机制，有助于正确复位。踝部骨折是关节内骨折，所以解剖复位、早期功能锻炼。无移位的骨折一般将踝关节外固定于中立位。4周后拆除外固定，开始行走。有移位的骨折在麻醉下，做手法复位和小夹板、小腿管形石膏外固定。手法复位失败者。踝部多处骨折并有胫腓骨下端分离、并发踝部神经、血管损伤或开放性骨折，多采取开放复位、内固定治疗。

（七）跟骨骨折

常由高处坠下或挤压致伤，常伴有脊椎骨折，骨盆骨折，头、胸、腹伤。跟骨骨折根据骨折是否进入关节面可分两类：

1. 骨折不影响关节面者　常见的有：①跟骨结节纵行骨折。②跟骨结节横形骨折。③载距突骨折。④跟骨前端骨折。⑤靠近跟距关节的骨折。

2. 骨折影响关节面者　①部分跟距关节面塌陷骨折：多系高处跌下，骨折线进入跟距关节，常因重力压缩使跟骨外侧关节面发生塌陷。②全部跟距关节面塌陷骨折：最常见，跟骨体完全粉碎，关节面中部塌陷，向两侧崩裂。

跟骨骨折患者多有典型的高处跌下、重物挤压等外伤史，伤后局部疼痛、肿胀、压痛明显，皮下瘀血，出现跟部的畸形，不能负重和关节活动受限等。X线照侧位与纵轴位片、

CT 三维重建成像对确定骨折类型及选择治疗方式有较大意义。对不影响关节面的骨折常以手法复位、管型石膏固定于轻度跖屈位 4～6 周，如手法复位失败，则可行切开复位、内固定治疗。对影响关节面的骨折可行切开复位、内固定治疗。

四、骨盆骨折

骨盆骨折是一种严重外伤，多见于交通事故和塌方，由直接暴力所致。多伴有并发症或多发伤。最严重的是失血性休克及盆腔脏器并发伤，救治不当有很高的死亡率。

（一）稳定性骨盆骨折

1. 骨盆边缘孤立性骨折　这类骨折多因外力骤然作用，使肌肉猛烈收缩或直接暴力造成，骨折发生在骨盆边缘部位。①髂前上棘或坐骨结节撕脱骨折。前者因缝匠肌，后者因腘绳肌猛力收缩所致。②髂骨翼骨折。骨折多因直接暴力（如侧方挤压伤）所致，发生在骨盆边缘，未波及骨盆环。骨折可为粉碎性，一般移位不大。③骶骨骨折或尾骨骨折脱位。多为直接暴力所致，不累及骨盆环。

2. 骨盆环单处骨折　骨盆是一闭合环，若只有单处骨折，骨折块移位较少，不致导致骨盆环的变形，故其稳定性尚可。①髂骨骨折。②一侧耻骨上下支骨折。③耻骨联合轻度分离。④骶髂关节轻度脱位。⑤髋臼骨折并发股骨头中心型脱位。

（二）不稳定性骨盆骨折

骨盆环遭受破坏，骨折移位和畸形严重，不仅可有骨盆环的分离，并并发骨折块的纵向移位。

（1）一侧耻骨上下支骨折伴耻骨联合分离。

（2）双侧耻骨上下支骨折。

（3）骶髂关节脱位伴耻骨上下支骨折或耻骨联合分离。

（4）髂骨骨折伴耻骨联合分离或耻骨上下支骨折。

骨盆骨折患者有严重外伤史，局部肿胀，在会阴部、耻骨联合处可见皮下瘀斑，压痛明显。骨盆挤压分离试验阳性。可出现患侧肢体缩短。如出现腹膜后血肿则可有腹痛、腹胀、肠鸣减弱及腹肌紧张等腹膜刺激的症状，应与腹腔内出血鉴别。并发泌尿系损伤患者可出现排尿困难、尿道口溢血现象。X 线摄片及骨盆 CT 三维重建，能明确骨盆骨折的类型（图16－19）。

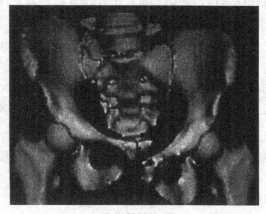

图 16－19　骨盆骨折的 CT 三维重建

骨盆骨折的治疗应首先对休克及各种危及生命的并发症进行处理。对稳定性骨盆骨折可采取卧床休息。骨盆兜带悬吊牵引、下肢持续牵引治疗。对不稳定的骨盆骨折可开放复位、内固定治疗。

（庞永诚）

第十节　手部创伤与断肢（指）再植

手部的结构复杂而精细，因此手部损伤多为综合性损伤，常包括皮肤、肌腱、血管、神经及骨骼等多个部分损伤，严重者可能出现完全或不完全性断指、断掌及断腕等。手是人体日常活动中使用频率最高的器官之一，人的双手具有灵巧、复杂的功能，手外伤患者手术后，手的功能恢复情况是评价手术是否成功的重要标志。手外伤的急症处理是手外科处理的关键，手外伤的急诊处理目标是早期清创，控制感染，保留和修复重要组织，妥善固定骨折与脱位，肌腱、神经、血管争取一期愈合，为手的功能锻炼创造条件，尽最大限度恢复手部功能。

一、损伤原因

（一）刺伤

手部软组织被尖锐物体刺入所导致的损伤，如钉、针、竹尖、小木片或玻璃碎片等刺伤，特点是进口小，损伤深，可污染及伤及深部组织，易导致异物存留及深部组织感染。

（二）锐器切割伤

手被锐利物体切割所导致的损伤，常见原因有刀、玻璃、罐头盒、切纸机、电锯伤或木工刨刀等，特点是伤口整齐，污染较轻，深浅不一。常造成肌腱、神经、血管切断，严重者导致指端缺损、断指或断肢。

（三）挤压伤

手或手指被重物压榨或机械挤压所造成的损伤，如铁锤、石块或门窗缝等可对手掌造成挤压伤，机械滚轮、压型机、电扇、搅拌机、压面机及车辆等可对手造成重度挤压伤，严重者可能导致皮肤撕裂或撕脱性损伤，损伤严重，多并发骨骼和血管神经损伤。

（四）碾压伤及撕脱伤

手卷入机器的滚轴、绞片之间或车轮下时，由于外力的作用皮肤及皮下组织从深筋膜深面或浅面强行剥脱，同时伴有不同程度软组织碾挫伤。常发生手指、手掌、手背甚至全手皮肤脱套状撕脱。皮肤远端虽然可能仍与手指相连，但血供多已经破坏中断，皮肤本身也有碾压挫伤，撕脱皮肤大多已失去活力，常导致大片皮肤坏死或感染。多需各种皮瓣手术修复。

（五）咬伤

咬伤多带有毒力较强的细菌或特异性细菌感染，一般不能缝合伤口。包括人咬伤和动物咬伤。

（六）火器伤

子弹、炸药、爆竹等爆炸所致，多有严重的软组织损伤和粉碎性骨折，伤口内外有弹片、泥土等异物存留，污染严重。

二、检查与诊断

手部损伤大多数是复合性的，可能有手部皮肤、骨骼、肌腱、神经、血管及其他部位的损伤。需详细询问病史，包括受伤时间、原因、处理方式及出血量等，多数手外伤从受伤机制可以对损伤的程度及部位做出初步判断。一般手外伤很少引起严重的全身症状，但有时可能并发身体其他部位损伤，所以检查时应先检查患者的全身情况，特别应注意检查可能危及患者生命的重要部位或脏器的损伤。

（一）皮肤损伤的检查

皮肤的检查应注意伤口的大小、方向与部位，有无缺损，并判断皮肤或皮瓣的活力。根据伤口的部位和性质可以初步推断皮下各种组织如肌腱、血管神经损伤的可能性。根据皮肤缺损的部位和范围大小可以判断能否直接缝合，直接缝合后是否会影响伤口愈合。是否需要植皮，采用何种方法植皮等。

皮肤活力的判断方法损伤的性质是影响皮肤活力的重要因素。如切割伤皮肤活力较好，易于存活。碾压伤尤其是撕脱伤可导致皮肤与皮下组织潜行分离，皮肤下血管广泛断裂，皮肤表面结构可能完整，但皮肤血液循环已中断，严重影响皮肤存活。

1. 皮肤的颜色与温度　如与周围皮肤颜色、温度一致则活力正常。如损伤局部呈苍白、青紫或变黑，皮温冰凉，表示活力不良。

2. 毛细血管回流试验　按压皮肤时皮肤颜色变白，松开手指后皮色很快恢复红润者表示活力良好。松手后皮色恢复缓慢或者不恢复者代表活力不良或无活力。

3. 皮瓣的活力判断　皮瓣是指具有血液循环的皮肤及其皮下脂肪组织与基底部深筋膜或肌肉层分离所形成的结构。一般宽蒂舌状皮瓣和双蒂的桥状皮瓣活力良好。窄蒂舌状皮瓣、分叶状或多角状皮瓣其远端部分活力较差，易发生尖端坏死。一般蒂在肢体近侧的顺行皮瓣活力优于蒂在远端的逆行皮瓣。

4. 皮肤边缘的出血情况　修剪皮缘时有点状鲜血流出表示皮肤活力良好，如皮肤边缘不出血或流出少量暗紫色血液代表其血供不佳，活力差。

（二）肌腱损伤的检查

肌腱断裂主要表现为手的休息体位改变及手指活动受限。手处于休息体位时，如屈指肌腱断裂时手指伸直角度加大，伸指肌腱断裂则手指屈曲角度加大。肌腱断裂时，该手指的主动屈伸功能丧失，还会出现一些典型畸形。

1. 屈肌腱检查方法　检查 2～5 指深屈肌腱时，固定伤指中节指骨，让患者主动屈曲远侧指间关节，若不能屈曲则为指深屈肌腱断裂。固定伤指外其他手指，让患者主动屈指，若远侧、近侧指间关节均不能屈曲，该手指处于伸直状态则为指深、浅屈肌腱均断裂。检查拇长屈肌腱时固定拇指近节指骨，让患者主动屈曲拇指指间关节，拇长屈肌腱断裂时拇指指间关节不能屈曲。应注意蚓状肌和骨间肌也有屈掌指关节的作用，即使指深浅屈肌腱均断裂时，也不影响掌指关节屈曲。

2. 伸肌腱检查方法　手背的伸肌腱断裂，不能伸直掌指关节，近节指骨背侧指伸肌腱断裂，近侧指间关节屈曲畸形，中节指骨背侧指伸肌腱断裂，不能伸直远侧指间关节，呈

"锤状指"畸形。拇长伸肌腱断裂，则不能伸直拇指指间关节。

（三）神经损伤的检查

手部的运动与感觉功能，分别来自臂丛神经发出的正中神经、桡神经及尺神经。支配手腕和手指活动的肌肉及其神经分布均位于前臂近端，所以手外伤所致的神经损伤主要表现在手部感觉功能异常及手固有肌功能障碍。

1. 正中神经　正中神经损伤主要表现在手外侧肌群功能障碍，对掌功能丧失及拇、食指捏物障碍。掌心及桡侧三个半手指掌面及其中远节指背皮肤感觉障碍。

2. 桡神经　腕部以下桡神经无运动支，桡神经损伤表现为手背桡侧及桡侧两个半手指近节背侧皮肤感觉障碍。虎口附近皮肤感觉仅由桡神经支配。

3. 尺神经　尺神经感觉支主要支配手掌及手背尺侧半及尺侧一个半指掌侧及背侧感觉。运动支主要支配骨间肌、小鱼际肌、拇收肌及尺侧两个蚓状肌。尺神经损伤主要表现为手指伸直位不能内收与外展，夹纸试验阳性，将一张纸放于两指之间，嘱患者用力夹紧，能轻易将纸抽出者为阳性。拇收肌无力，froment 试验阳性，让患者用拇指与食指伸直后对指夹紧，拇指指间关节屈曲，拇指远节不能伸直为阳性。骨间肌及蚓状肌麻痹导致不能同时屈掌指关节伸指间关节。

（四）血管损伤的检查

手部组织血供丰富，有桡动脉、尺动脉双重供血，桡尺动脉通过掌深弓、掌浅弓相互沟通，有丰富的侧支循环，所以桡动脉尺动脉单独损伤很少引起手部血液循环障碍。

Allen 试验可以检查尺动脉、桡动脉通畅及两者吻合情况。方法为让患者用力握拳，将血液驱至前臂，检查者用双手拇指用力按压腕部尺桡动脉，不让血液通过，让患者松开手指，此时手部苍白缺血。然后放开压迫的尺动脉，则全手迅速由尺侧向桡侧变红。重复上述实验然后放开压迫的桡动脉，全手迅速由桡侧向尺侧变红。若放开尺动脉或桡动脉后手部仍苍白，表示该段动脉断裂或栓塞。

（五）骨与关节损伤的检查

局部肿胀、疼痛、功能障碍者应怀疑有骨关节损伤。如手指明显短缩、旋转、成角、侧偏畸形或异常活动者可确诊为骨折或脱位。X 线片检查能明确诊断，一般需照正位及斜位片，必要时加照侧位片。

三、开放性手部损伤的处理

（一）现场急救

手外伤以开放性损伤居多，类型复杂，组织损伤重，现场急救目的是止血，减少伤口进一步污染，防止加重组织损伤和迅速转运。

1. 止血　局部加压包扎是手外伤时最简单有效的止血方法。即使尺桡动脉损伤，加压包扎一般也能达到止血的目的。一般不需使用止血带。

2. 包扎　用无菌敷料或清洁布类包扎伤口，防止创口进一步污染。创口内不要涂抹药水或撒敷消炎药粉。

3. 局部固定　转运过程中无论伤手是否骨折均应适当加以固定，以减轻疼痛，避免组织损伤进一步加重。固定范围应超过腕关节。

（二）初期外科处理原则

早期彻底清创，防止伤口感染，根据伤情及受伤时间尽量保留和修复损伤组织，最大限度的保留手的功能。

1. 早期彻底清创 清创的目的是清除异物，彻底切除被污染和遭受严重破坏失去活力的组织，使污染伤口变为清洁伤口，避免感染，争取达到一期愈合。清创要在伤后 6~8h 内进行，清创越早，感染机会越少，效果越好。清创应在良好的麻醉和气囊止血带控制下进行。单指外伤及手部较小伤口可用指根神经阻滞麻醉或局部浸润麻醉。损伤广泛、伤口较大，累及手掌手背或多指损伤时可做腕部神经阻滞或臂丛麻醉。清创时首先要做好伤口的清洗，是预防感染的第一步。遵循清创术的原则由外到里、由浅到深按解剖层次有计划的清创。创缘皮肤尤其手掌和手指处皮肤不宜修剪过多，避免缝合时张力过大。深部组织清创时，既要保证清创彻底，又要尽可能保留肌腱、神经及血管等重要组织。

2. 正确处理深部组织损伤 清创应尽可能恢复深部重要组织如肌腱、神经、血管及骨关节的连续性，以便尽早恢复手部功能。如创口污染严重，组织损伤广泛，伤后时间超过 12h 或缺乏必要的手术条件，可仅做清创后闭合创口，待创口愈合后二期修复。但骨折与脱位一般需立即复位固定，为软组织修复和功能恢复创造条件。影响手部血运的血管损伤也应立即修复。

（1）手部的骨折与脱位：治疗目的是保持和恢复关节活动功能。治疗原则是早期准确的复位和牢固的固定，闭合创口防止感染引起关节功能障碍，早期功能锻炼防止关节僵直。无论伤口情况和损伤的程度，骨折与关节脱位均应早期处理。关节脱位复位后应注意关节侧副韧带和关节囊的修复。掌骨及指骨骨折应立即手术复位，一般用克氏针交叉或斜形固定，克氏针固定时不能用单针超临近关节髓内固定，因可能损伤关节，不利于早期功能锻炼，且固定不良，可能引起旋转移位。末节指骨粗隆骨折，多系挤压伤或重物砸伤所致，一般对手指功能影响不大，无需进行固定。如伴有指甲下血肿或指甲甲床分离，可行指甲钻孔引流或拔甲术处理。

（2）肌腱损伤：肌腱是手部活动的传动装置，具有良好的滑动功能，肌腱损伤将导致手部严重的功能障碍，须尽量修复。肌腱损伤后一般争取一期修复，如果损伤超过 24h，污染重或者已经感染、火器伤、咬伤及有较大缺损者不宜一期修复。一般可 3~4 周后延迟一期或二期修复。在鞘管区比较整齐的切割伤，修复肌腱时应争取同时修复腱鞘。修复后的肌腱应置于健康组织，不可置于瘢痕组织中或贴于骨面。肌腱表面应有良好的皮肤覆盖，不可在肌腱表面游离植皮。肌腱修复后应在无张力位外固定 3~4 周。肌腱愈合后要进行早期功能锻炼，防止肌腱粘连，改善手指功能。肌腱缝合方法很多，如双十字缝合法、Bunnel 法、编制缝合法、钢丝抽出缝合法、Kessler 缝合法、Kleinert 缝合法、Beker 缝合法及田岛缝合法等。缝合方法的选择主要根据肌腱损伤的情况及术者的习惯及熟练程度。显微外科缝合方法断端对合好，对肌腱供血影响小，有利于肌腱愈合剂减少粘连，治疗效果较好。当肌腱损伤修复后严重粘连影响手部活动，通过一段时间功能锻炼不能改善时，应考虑行肌腱松解术。一般在肌腱修复后 4~6 个月、肌腱移植后 5~8 个月为宜。松解前要求各关节被动活动基本正常，肌腱表面有良好的皮肤覆盖。术中松解要彻底，分离肌腱与周围软组织的粘连，切除肌腱床瘢痕组织。肌腱松解后不用外固定，次日开始进行主动或被动功能锻炼及物理治疗。

（3）神经损伤：神经损伤修复越早效果越好，应尽量清创时一期修复。一般需应用显微外科技术修复。如果创伤污染重，受伤时间长，神经缺损多或缺乏神经修复技术条件时，可将两断端外膜固定于周围软组织，防止神经退缩，记录神经损伤情况，待伤口愈合、患者一般情况稳定后二期修复。

（4）血管损伤：手部组织有桡动脉、尺动脉双重供血，二者通过掌深弓、掌浅弓相互吻合，形成丰富的侧支循环，所以单根手部血管损伤一般不会引起组织缺血坏死。

3. 术后处理

（1）手部开放性损伤术后常规注射破伤风抗毒素 1 500U，注射前须做皮肤过敏试验，阳性者脱敏注射或注射破伤风免疫球蛋白。伤口污染明显者应用抗生素预防感染。

（2）包扎伤口时各指指缝间需填塞敷料将手指分开，避免汗液或分泌物浸泡皮肤发生糜烂。术后患肢应高于心脏，促进静脉回流，减轻局部肿胀。

（3）并发血管、神经、肌腱及骨折脱位者，术后患肢须石膏制动于手的功能位，手的功能位是手能够保持和发挥最大功能的体位。表现为腕关节背身 20°～25°，轻度尺偏，拇指处于对掌位，其他各指略微分开，掌指关节及近侧指间关节半屈曲，远侧指间关节微屈曲。在此位置固定伤愈，可以保持伤手最大的功能，如张手、握拳、对掌和捏物等。固定的时间，依受伤的严重程度及修复组织的性质而定；固定的位置，以修复组织无张力为原则。一般血管吻合固定 2 周，肌腱缝合固定 3～4 周，神经修复固定 4～6 周，关节脱位固定 3 周，骨折固定 4～6 周。

（4）术后 10～14d 拆线，组织愈合后尽早去除外固定，开始主动及被动功能锻炼，并辅助物理治疗，减少关节僵硬等并发症，促进功能早日恢复。

四、断肢（指）再植

外伤所致肢体从人体正常解剖部位离断，没有任何组织相连或虽有残留的损伤组织相连，清创时必须切除的称为完全性断肢。肢体骨折或脱位，伴有 2/3 以上软组织离断，主要血管断裂或栓塞，肢体远侧无血液循环或严重缺血，不修复血管远端肢体将发生坏死的称为不完全性断肢。

断肢再植的基础研究是从 20 世纪 60 年代初开始的。1963 年 1 月，上海第六人民医院成功地完成了世界首例断肢再植术，在当时被称为人类医学史上的奇迹。20 世纪 60 年代后期，技术操作更为精细的断指再植又获得成功。经过二十多年的努力，我国断肢、断指再植技术取得了一系列突破性进展，处于国际领先地位。目前的研究重点，是在继续提高再植成活率的同时，如何争取良好的功能恢复。在开展断肢、断指再植的基础上，显微外科技术得到不断发展，新手术、新技术不断涌现。1965 年，国外采用拇趾游离移植术重建缺损拇指获得成功。次年，上海华山医院首创第二足趾游离移植重建拇指术，使显微外科进入重建外科阶段。各种类型的带血管的游离皮瓣、肌皮瓣移植、骨与骨皮瓣移植、关节移植、神经移植、显微淋巴吻合等手术方法也逐渐发展，并取得了良好的效果。近年来，在开展单组织移植的基础上，对一些复杂病例还开展了，在同一供区部位取多种组织的复合组织移植和在不同供区部位取多种组织的组合组织移植，以达到修复受区缺失的组织，重建功能与外形的目的。目前，显微外科技术已广泛应用于外科的各个领域。

（一）断肢的急救

1. 现场急救 包括止血、包扎、保存断肢及迅速转运。完全性断肢的近端可用敷料加压包扎止血，尽量不用止血带。如出血不能控制而必须使用止血带时则计时并每小时放松一次。不完全性断肢应注意将断肢与伤肢近端用木板、夹板或石膏固定在一起，防止运送时断端活动引起再次损伤。如果肢体仍在机器中，应将机器拆开，取出断肢，切不可强行拉出断肢或将机器倒转，以免加重组织损伤。

2. 离断肢体的保存 离断下的肢体断面用无菌敷料覆盖包扎，减少污染。如受伤地点距离医院较近，短时间内能够到达医院，断肢不做特殊处理，与患者一起迅速送往医院。如距离较远，短时间内无法到达医院，需将断肢及时以干燥冷藏的方法保持。断肢可用无菌敷料包好后放入塑料袋，再放入加盖的容器保存，容器外周加冰块冷藏，但不能让断肢与冰块直接接触，也不能用任何液体浸泡断肢。

3. 急诊科处理 到达医院后首先应迅速了解受伤史，监测生命体征及进行全身和受伤局部检查，了解有无休克、活动性出血等情况，常规注射破伤风抗毒素。然后取出并检查断肢，用无菌敷料包好，放入无菌盘中，置入4℃冰箱内冷藏保存。不能放入冷冻层内，以免肢体冻伤。若为多个手指离断，应分别予以标记，按手术程序逐个取出，以缩短热缺血时间。

（二）适应证

断肢（指）再植的影响因素很多，应根据病例的具体情况，因时因地因人而异。原则是利用一切有利因素，积极创造条件，使可以再植的肢体都能够得到再植，并恢复肢体功能。双侧上肢或下肢，或多个手指离断，可组织两组人员同时进行。原则是先再植较轻的肢体，如有必要可行异位移植。多个手指离断应优先再植拇指，其余手指按其重要性依次再植。

1. 全身情况 全身情况良好是断肢再植的必要条件。若有重要器官损伤应优先抢救，将断肢放于4℃冰箱中保存，全身情况稳定后再植。

2. 肢体的条件

（1）离断的肢体必须具有相对的完整性才有可能再植。与受伤的性质有关，如锐器离断伤，组织损伤仅限于断面，远端肢体完整性好，再植成活率高，再植指征强。

（2）辗压伤如冲床、车轮辗压，受伤部位损伤严重，但切除辗压部位后可使断面变得整齐，将肢体一定程度缩短后再植成功率仍较高。

（3）撕裂伤、撕脱伤组织损伤广泛且有血管神经肌腱从不同平面撕脱，离断的远端肢体伴严重的挤压伤，组织内血管床广泛毁损，再植的成功率较低，功能恢复差，则不宜再植。撕脱性损伤所造成的断肢，再植的指征取决于能否有效重建功能。

（4）离断肢体的处置方式也影响再植的指征，正确的保存方法是将其干燥冷藏。如将离断的肢体长时间浸泡在各种高渗、低渗甚至是凝固性消毒剂溶液中，引起血管内膜损伤与组织细胞变性，则不宜再植。

3. 再植时限 再植的时限与断肢的平面有明显的关系。肌肉丰富的高位断肢，常温下肢体缺血超过6~8h，组织将发生不可逆的变性坏死，肌肉组织变性后释放出钾离子、肌红蛋白、肽类等有毒物质，再植后可能引起严重的全身中毒反应或肾功能衰竭，不适宜再植。断掌、断指、断足由于肌肉组织少，再植时限可适当放宽。一般以6~8h为限，如伤后早期正确保存时限可适当延长。上臂和大腿离断时限宜严格控制，断指再植可延长至 12～24h。断肢缺血时间越长，再植成活率越低，因此，一旦有再植指征应争分夺秒尽早手术。

4. 离断平面　目前断指再植已无明显的平面限制，手指末节离断或断成两段的断指亦可再植。同一肢体离断水平不同，再植后的功能恢复及截肢后安装假肢对肢体的代偿程度均有不同，再植的指征也有所差异，需综合考虑。一般地说，离断平面越高，再植肢体功能恢复越差，再植的指征越弱。上肢离断后再植的指征远远高于下肢。断腕及断指再植后一般功能恢复良好，预后优于任何假肢，尽量争取再植。肘关节以上离断时并发症风险加大，而功能恢复的可能性下降，再植需慎重。下肢肌肉丰富，膝关节以下小腿离断后假肢功能代偿能够接近正常，对于受伤时间较长，肌肉损伤重的断肢，再植的必要性值得探讨。

5. 年龄　年轻人出于生活和工作的需要，对断肢（指）再植要求强烈，应尽量设法再植。小儿修复能力和适应能力强亦应争取再植。老年人对断肢（指）功能需求较年轻人低，且多并发慢性器质性疾病，应根据患者意愿及经济条件等综合因素决定是否再植。

6. 预期功能效果　断肢（指）再植的目的是重建肢体功能。如果再植后肢体仅仅能够成活而没有功能，再植手术就谈不上成功，其再植的必要性也值得商榷。

（三）禁忌证

断肢（指）损伤并发以下情况时不宜再植：①患全身性慢性疾病，不允许长时间手术或有出血倾向者。②断肢（指）多发性骨折或严重软组织挫伤，血管床破坏严重，血管、神经、肌腱高位撕脱者。③断肢经刺激性液体或其他消毒液长时间浸泡者。④高温季节离断时间过长，断肢未经冷藏保存者。⑤患者精神不正常，本人无再植要求且不能合作者。

（四）断肢再植的手术原则

断肢再植手术由清创、骨支架重建、修复肌腱和神经、吻合血管、关闭创面等几个步骤组成。手术操作的顺序可根据术者习惯及受伤具体情况加以调整。如离断时间较短，可先修复深层组织再吻合血管，减少修复其他组织时对吻合血管的刺激。如离断时间较长，则应在骨支架修复后尽快吻合血管，恢复血液循环，缩短组织缺血时间。

1. 彻底清创　清创的目的是清除异物，切除被污染和失去活力的组织，为创口愈合创造条件。清创既是手术的重要步骤，又是对离断肢体组织损伤进一步了解的过程。一般分两组对肢体近端、远端同时进行，清创过程中要仔细寻找需要修复的重要组织如血管、神经、肌腱予以标记。肢体血液循环恢复后需再次对无供血的组织进行彻底切除。

2. 重建骨的连续性及支架结构　修整与缩短骨骼，其缩短的长度以血管、神经能够在无张力下缝合、肌腱和肌肉在适当张力下缝合、皮肤和皮下组织能够覆盖为标准。对骨骼内固定的要求是简单迅速，剥离较少，确实稳固，愈合较快。可根据情况选用克氏针、螺丝钉、钢丝、髓内针或钢板内固定。

3. 缝合肌腱　重建骨支架结构后先缝合肌腱再吻合血管。缝合的肌腱和肌肉应以满足手和手指主要功能为准，不必将所有的离断肌腱均缝合。如前臂远端可缝合拇长屈肌、指深屈肌、屈腕肌和拇长伸肌、指总伸肌、拇长展肌、伸腕肌等，其余肌腱可不予修复。断指再植时仅需吻合伸指肌腱及指深屈肌腱。

4. 吻合血管，重建血液循环　将动静脉彻底清创至正常部位，在无张力下吻合，如有血管缺损应行血管移位或移植。一般主要血管均应吻合，如尺动脉、桡动脉、双侧手指固有动脉。吻合血管数目尽可能多，动静脉比例以 1 ： 2 为宜。一般先吻合静脉，后吻合动脉。血管吻合最好在手术显微镜下进行。再植肢体血液循环恢复的征象为：吻合口远侧动脉可以看到和摸到搏动，吻合的静脉充盈，不断有血液回流；断肢近侧创面组织渗血；再植肢体皮肤红润，稳定逐渐回升。

5. 吻合神经　神经的修复是再植肢体功能恢复的基础。神经应尽可能一期缝合，并应保持无张力状态。可采用神经外膜或神经束膜缝合法。神经张力过高时不应勉强缝合，可以通过神经改道，游离远近两端或骨骼缩短等方法来降低张力。

6. 闭合创口　断肢（指）再植创面应尽可能一期完全闭合，不应遗留任何创面。这点在清创时应充分估计，以适当缩短骨骼来满足软组织修复的需要。关闭创面前应彻底止血，渗血多的部位放置引流，以免形成血肿压迫吻合的血管及神经。缝合时应避免在断面留下环形瘢痕，多采用 Z 成形术，使直线伤口变为曲线伤口。如果有皮肤缺损，可采用中厚或全厚皮肤覆盖植皮或局部皮瓣转移修复。

7. 包扎固定　温生理盐水洗去血迹，多层松软敷料包扎，指间分开，指端外露，便于观察血液循环。手、腕功能位石膏托固定。

（五）断肢（指）再植术后处理

1. 一般处理　病房应安静、舒适、空气新鲜，室温保持 20～25℃，严防寒冷刺激，严禁吸烟及他人在室内吸烟，防止发生血管痉挛。一般术后48h后可拔除引流条，渗出比较多的病例应及时更换敷料；局部加温烤灯照射，应注意照射距离，避免灼伤。抬高患肢，促进静脉回流。患肢应尽早开始被动活动和主动锻炼，辅助适当的物理治疗，有助于防止关节粘连，促进功能恢复。术后2周伤口愈合后拆线。外固定去除的时间取决于骨骼的固定方式及愈合情况。若有肌腱神经等需二期修复者尽早修复。因神经修复需要的时间长，再植肢体缺乏保护性感觉，术后康复锻炼时要注意保护，防止皮肤烫伤、压伤或其他意外损伤。

2. 密切观察全身情况　监测患者生命体征及全身情况，尤其要注意观察有无休克征象，有无因肢体肌肉缺血坏死毒性物质吸收导致的全身中毒症状，有无氮质血症、肾功能衰竭及其他脏器功能不全表现等。如出现持续高热、烦躁、昏迷、心率加快、血压下降、尿量减少及血红蛋白尿或无尿时应及时处理，处理后无好转或继续加重需截肢保全患者生命。

3. 定时观察再植肢体血液循环，及时发现和处理血管危象　再植肢体血循环需要观察的指标有：皮肤颜色、皮温、毛细血管充盈试验、肿胀程度、指（趾）腹张力及指（趾）端侧方切开的出血情况等。再植肢体血液循环正常的表现有：指（趾）腹皮肤颜色红润，早期颜色可能比健侧红，皮温较对侧稍增高，毛细血管回流良好，充盈时间正常（2s 左右），如果切开指（趾）腹侧方，1～2 秒内有鲜红色血液流出。应该每1～2h 反复观察上述各项指标，其中任何一项发生改变，都提示再植肢体血液循环障碍。一般术后48h 内易发生血管危象，如未能及时发现将危及再植肢体的成活。血管危象是由于血管栓塞或痉挛所致，一旦发现应解开敷料，解除压迫因素，应用解痉、改善周围循环等药物。经短时间观察仍未见好转者多为血管栓塞，应立即手术探查，去除血栓，切除吻合口重新吻合，重新恢复断肢血液循环。

4. 防止血管痉挛，预防血栓形成　除保温、止痛和禁止吸烟等外，应使用镇痛药物，缓解疼痛，防止血管痉挛。适量应用抗凝解痉及抑制血小板聚集药物，如低分子右旋糖酐、妥拉唑啉、肠溶阿司匹林片等，还可以适量应用复方丹参注射液、山莨菪碱等药物，一般不用肝素。

5. 其他　应常规应用抗生素预防感染。如有发热，首先应观察局部创口是否有感染。根据患者情况酌量应用白蛋白、复方氨基酸、能量合剂等加强全身营养支持，促进伤口早期愈合。吸氧能改善局部组织代谢，缓解断肢因缺血导致的局部缺氧及酸中毒等病变。如断肢缺血时间较长，重建血运后再植肢体肿胀明显，末梢循环差，可行高压氧治疗。

（刘晓鹏）

第十一节　脊柱脊髓损伤

随着经济及科技进步，交通、建筑及矿工企业等事业发展，现代交通工具普及，地震等自然灾害和事故多发等原因，急性脊柱、脊髓损伤发病率逐年上升。脊柱骨折及脊髓损伤伤情严重复杂，低位脊髓损伤常致患者瘫痪，高位脊髓损伤可致患者立即死亡，故脊柱、脊髓损伤救治难度大、死亡率高，后遗症及伤残率居高不下。脊柱、脊髓损伤一直是急诊救治的棘手病症，并且早期急救处置是否得当，对后期治疗及康复影响巨大。

一、脊柱脊髓解剖

（一）脊柱解剖

脊柱是躯干的中轴，上接颅骨，下联骨盆，由 7 个颈椎、12 个胸椎、5 个腰椎、骶骨和尾骨构成。脊柱除保护脊髓外，参与构成胸廓及骨盆。脊柱可以在三维空间内完成前屈、后伸、侧屈及旋转等活动。典型的椎骨包括：椎体是前方主要承重结构，后方椎管椎由外侧的一对椎弓根和后侧的一对椎板构成，脊髓走行于其中。两侧椎板在后侧连接在一起形成棘突。椎弓的两侧各有一个横突和一对关节突，相邻椎体的关节突构成滑膜关节。椎体间由椎间盘隔开，前、后方分别由前纵韧带和后纵韧带相连。

相邻椎体及其间椎间盘及其后方的椎间关节构成一个运动节段。椎间盘由相邻椎体上下透明软骨板、四周纤维环及其中的髓核组成，依靠终板血管的特殊网络的弥散作用来获得营养，脊柱屈曲时髓核后移，伸展时前移。

正常脊柱的稳定性外由腹、腰、背部肌肉主动调节，内由骨关节、韧带进行控制，椎骨间韧带也参与限制脊柱的过度前屈、后伸及侧屈。脊柱内外稳定结构的损伤及其对脊柱功能恢复的影响是选择治疗方式的重要依据。

（二）脊髓解剖

脊髓在枕骨大孔水平从延髓发出，在成人的第一腰椎水平终止于脊髓圆锥，腰－椎椎体水平以下为马尾神经。脊髓有 3 层保护：脊膜、蛛网膜和硬膜。在其内部有上行的感觉神经纤维和下行的运动神经纤维，这些传导束在颈髓部分位于中央、在胸腰段逐渐位于外周。脊髓有 3 个传导束的体征较容易进行临床评估：①皮质脊髓束。②脊髓丘脑束。③脊髓后束。每条传导束都是左右各 1 条，故损伤可只发生在一侧或双侧均有。皮质脊髓束位于脊髓的后外侧段，控制身体同侧的运动功能，其功能是否正常可由随意肌的收缩和对疼痛刺激的非自主反应测知。脊髓丘脑束位于脊髓的前外侧，传导身体对侧的温痛觉，可用针刺和轻触来检查其功能。脊髓后束传导身体同侧的位置觉（本体感觉）、振动觉和一些轻触觉，其功能可由手指和脚趾的位置觉来检查，或用音叉的振动来检查其振动觉。脊柱与脊髓长度不一致，脊髓较脊柱短，故脊髓节段和脊柱节段的平面不符合。一般来说，颈脊髓第四至第八的脊髓节比相应序数的脊椎高出一个椎体，上段的胸脊髓节比相应序数脊椎高出两个椎体，下段胸脊髓节比相应序数脊椎高出三个椎体。

二、脊柱脊髓损伤的急救

（一）脊柱脊髓损伤的病情评估

脊柱脊髓损伤是指暴力直接或间接作用于脊柱造成脊柱骨折或伴脱位，伤及脊髓导致瘫痪，甚至危及生命的一种常见损伤。急救现场正确判断患者伤情是脊柱脊髓损伤早期治疗的关键，在临床上，患者在到达急诊室之后才发现神经损害症状或原有神经损害症状加重，多为脊髓进行性水肿和缺血所引起的，也可能是不恰当的固定、搬运所致。只有早期判断患者伤情并使患者的脊柱得到足够的保护，才能避免脊髓损伤或加重损伤。由于大约有5%的脑损伤患者并发脊柱损伤，同时约有25%的脊柱损伤患者有至少轻微程度的脑损伤。在清醒患者身上判断是否发生脊柱损伤比较容易。如果是单纯脊柱骨折或脱位的临床表现为伤后局部疼痛、肿胀，脊柱后凸或侧凸畸形，局部压痛明显，不能站立、翻身等功能障碍。伴有脊髓损伤临床表现为损伤平面以下感觉、运动减弱或消失，大小便障碍等。

对高能量损伤，如严重车祸、高处坠落伤、重物砸伤等，患者往往并发颅脑、胸腹腔脏器损伤，四肢骨折、活动性出血等伤情。患者由于昏迷，休克等不能自诉伤情。因此，现场急救人员一定要考虑到有脊柱损伤可能，在受伤现场就地检查。首先要判断是否有脊柱损伤及损伤部位，如果患者清醒，要询问受伤机制，疼痛部位，检查颈、胸、腰椎棘突及椎旁有无压痛、肿胀、后凸或侧凸畸形；昏迷患者，应按压脊柱是否有后凸变形。其次要判断是否脊髓损伤及损伤部位，颈脊髓损伤导致四肢瘫痪，胸腰脊髓及马尾神经损伤导致下肢瘫痪，如患者清醒应询问患者四肢有无无力、麻木，并让患者活动四肢，如有四肢骨折可让患者活动手指和脚趾，昏迷患者应检查四肢的肌张力和反射。现场不能排除有脊柱脊髓损伤患者都按脊柱脊髓损伤的方法进行搬运。

在临床上，低能量导致的脊柱脊髓损伤，尤其是颈脊髓损伤越来越多，多见于中老人。主要是颈椎原发病变的存在，如颈椎间盘退行性改变及颈椎管狭窄是构成颈椎失稳、脊髓损伤的重要病理解剖学基础，颈椎管狭窄是颈脊髓损伤和受压的易感因素。颈椎过伸时颈椎管有效空间缩小使脊髓受到挤压，因此在颈椎过伸性损伤时常发生颈脊髓损伤。如颈椎间盘突出，后纵韧带、黄韧带骨化等造成颈椎管狭窄，平时无脊髓受压的表现，当步行跌倒，骑车摔伤，坐车急刹车等情况，因面部受到撞击颈部过伸，颈脊髓受到前方的突出椎间盘、骨化韧带，后方受突入椎管内黄韧带挤压而导致颈脊髓损伤。这类患者无骨折脱位或骨折较轻，临床表现局部症状不明显，颈脊髓损伤表现为不完全性损伤，多见于上肢重于下肢，部分患者还能行走，所以未经过训练的急救人员误认为是年老体弱、多病引起，容易误诊。还有老年骨质疏松、有结核病史等或者可能因骨质疏松、脊柱肿瘤、结核等发生病理性骨折，对于该类患者均需谨慎对待，对于这些患者一旦有四肢无力、麻木，均按脊柱脊髓损伤的方法进行搬运。

（二）现场急救与安全转运

现场急救是指在损伤发生地进行紧急救治和处理，并向医院运送做准备。对于急性脊柱脊髓损伤的患者必须就地处置，避免不必要的搬动和检查，应按照原则优先保障呼吸循环、抢救生命。凡怀疑有脊柱脊髓损伤者，一般常规按照有损伤处理，迅速将伤员撤离可能再次发生意外的创伤现场，避免重复或加重创伤。如伤者被压在土方下或卡在车内时，不要硬拉暴露在外面的肢体，应立即将压在伤者身上的东西移走，不要任意翻身、扭曲，以防加重脊柱脊髓损伤。搬动病员时，严禁使用一人托抱式的搬运，或采取一人抬伤者的腋窝，一人抬伤者的下肢的"吊车式"的错误抢救的搬运方式。轻者这些方法都会增加受伤脊柱的弯曲、扭曲，使脊柱损伤区脊髓受到挤压、拉伸，可导致脊髓损伤或使脊髓损伤加重，使脊髓由不全性损伤变成完全性损伤，重者可因高位颈脊髓损伤导致呼吸衰竭而死亡。正确的搬运方法：先使伤员平卧，双下肢伸直，双上肢置于身体两侧，将硬质担架放在伤员身体一侧，无条件可用门板或木板，一人在伤员头部，双手抓握伤员双肩、前臂夹住头部使头与肩保持一致，另两人在伤员同侧水平托起，轻轻放在担架上。对于有颈椎损伤的伤员至少需要三个人，动作要轻、稳和准，并协调一致。头部和颈部必须与躯体纵轴成一条线，要平抬平放。然后用颈托固定。脊柱脊髓损伤一旦确诊，应立即将伤员就近转运到有条件的能救治的大型综合医院。转运途中要注意：要将伤员全身固定在担架上，有颈椎损伤的要用颈托固定，或颈两旁塞以沙袋或衣物等，使头部不能左右旋转；确保呼吸道通畅，必要时吸痰，防止窒息；密切观察伤员生命体征，保持静脉通道通畅；脊髓损伤患者对温度的台阶能力差，夏天要注意降温，冬天要注意保温。

（三）入院后的急救与治疗

脊柱脊髓损伤患者被送到急诊室后，首先确定有无休克、颅脑和其他重要脏器损伤；有无其他部位骨关节并发伤，凡存在危及生命的并发伤，必须先做处理，绝不可延误时机；制动脊柱，固定其他部位骨折；保持呼吸道通畅并吸氧，如因颈脊髓损伤伴有呼吸肌麻痹或通气功能障碍，在现场行气管插管，最好是经鼻插管，颈髓损伤者应尽量避免行气管切开，因部分患者需行前路手术，手术切口靠近气管切开位置；维持血循环和有效灌注，有条件时行中心静脉置管和肺动脉楔压置管，以利血压监测；受伤在 8h 内的静脉应用甲基强的松龙。全身情况稳定后，进行脊椎 X 片、CT、MRI 检查，对于重危伤员需要有医护人员护送陪同下实施。如果需要特殊位置的摄片，必须医师协助进行。脊柱脊髓损伤的诊断明确后，又无其他需要紧急处理的并发伤，患者可转入病房做进一步的处理。

三、脊柱脊髓损伤诊断和治疗

（一）颈椎损伤

颈椎是最灵活、活动范围最大的节段，在颈椎骨折脱位中，颈脊髓损伤的发生率可达50%，因此对颈椎损伤必须予以高度重视。

1. 寰椎骨折

（1）临床表现和诊断：占颈椎损伤 2% ~ 4%。临床表现为枕下区域疼痛和颈部僵硬，头呈强迫前倾位，有时可出现咽后壁血肿。影像学检查：X 片包括张口位及侧位片，张口位显示寰椎侧块移位，测量侧块向外移位的距离，两侧块之和超过 6.9mm 表明寰椎横韧带断裂，导致寰枢椎不稳。侧位 X 片可见寰椎后弓双重影像。如果寰齿间隙大于 3mm，可能为寰椎骨折并发横韧带断裂。CT 常能显示寰椎骨折片分离状况，对确定其稳定程度有益。

MRI 用于伴有脊髓症状者，并可判断有无横韧带断裂。

（2）治疗：①保守治疗：过伸复位，颅骨牵引 3～4 周，复位后进行头颈胸支具固定 3～5 月。②手术治疗：为了获得永久性的寰枢椎稳定，主张手术治疗即寰枢间融合或枕颈融合。

2. 寰枢关节脱位

（1）临床表现和诊断：患者头颈部有外伤史，双侧前脱位患者，其头前倾，张口受影响。颈部僵硬，颈椎各方向活动受限。侧位 X 片能显示齿状突与寰椎前弓之间的距离变化。在正常情况下成人寰齿间距小于 3mm，儿童小于 4mm。必要时做 CT 检查。本病需与齿状突骨折、寰枢椎先天畸形、寰枢椎结核及寰枢椎肿瘤鉴别。

（2）治疗：①非手术治疗：诊断明确应立即牵引治疗，通常采用颅骨牵引或枕带牵引，重量 1～3kg，牵引 3～4 周后予头颈胸支具固定 3 月。②手术治疗：诊断明确的横韧带断裂；对牵引复位不满意者。采用颈后路寰枢间融合。

3. 枢椎齿状突骨折

（1）枢椎齿状突骨折类型：临床上常采用 Anderson - Dalonzo 分类，将齿状突骨折分为 Ⅰ，Ⅱ，Ⅲ型（图 16 - 20）。

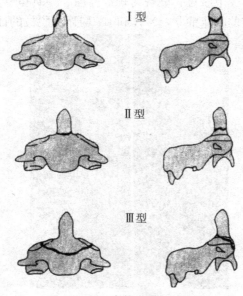

Ⅰ型

Ⅱ型

Ⅲ型

图 16 - 20 齿状突骨折的分型

Ⅰ型：又称齿状突尖骨折，为齿状突尖韧带和一侧的翼状韧带附着部的斜行骨折，约占 4%，为稳定型，并发症少，预后良好。

Ⅱ型：为齿状突与枢椎椎体间骨折，最为常见，约占 36%，骨折易移位，不稳定，且骨不连占 36%。

Ⅲ型：为枢椎体部骨折，骨折端下方有一大块松质骨基底，占 31%，骨折稳定，容易愈合，预后良好。

（2）临床表现和诊断：头颈部有外伤史，颈枕部疼痛，头部活动受限，早期神经症状多较轻，如未及时治疗或治疗不当，可出现进行性脊髓压迫症状。X 线和 CT 检查可明确诊断，MRI 检查可了解脊髓是否受压。

（3）治疗：对于Ⅰ型、Ⅲ型治疗意见比较统一，多数通过非手术治疗达到愈合，即牵引后外固定或 Halo - vest 支架固定。对于Ⅱ型齿状突骨折手术与非手术存在争议，认为手术优于 Halo - vest 支架保守治疗。Ⅱ型齿状突骨折无移位或牵引后复位者，可采用前路1~2枚中空螺钉固定，保寰枢关节的旋转运动，固定可靠，不需植骨等优点。Ⅱ型齿状突不愈合或并发寰枢关节不稳可经后路寰枢固定融合术。

4. 下颈椎（$C_3 \sim C_7$）损伤

（1）临床表现和诊断：①过伸性损伤：又称脊髓中央管综合征，临床特点：面部皮肤擦伤，颈部症状多不重，瘫痪症状上肢重于下肢，手重于臂部。X 或 CT 示椎前软组织阴影增宽，部分患者有后纵韧带或黄韧带骨化，MRI 可显示脊髓损伤程度、受压部位，为治疗方案提供依据。②椎体压缩性骨折：有外伤史，局部有压痛和运动受限，并发神经损伤者会出现相应的临床表现。X 片显示损伤椎体前部压缩，呈楔形变，有时可见小关节骨折。③爆裂性骨折：表现为颈部疼痛和运动功能丧失；神经根受压表现为肩臂部和手麻木、疼痛和感觉过敏；脊髓损伤表现为损伤平面以下感觉、运动和大小便部分或完全障碍。X 片显示椎体爆裂性骨折，正位片椎体压缩；CT 可显示椎体爆裂形态及分离情况；MRI 可显示脊髓损伤程度。④颈椎单侧或双侧小关节脱位：表现为颈部疼痛、颈肌痉挛，头颈部强迫体位。并发神经、脊髓损伤者出现相应的临床症状。X 片和 CT 均显示脱位的征象（图 16 - 21）。

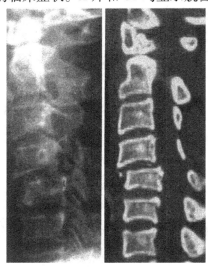

图 16 - 21　颈 4、5 椎体骨折脱位

（2）治疗：下颈椎骨折伴或不伴脊髓损伤，首先选用颅骨牵引，牵引重量根据损伤部位、程度而不同。不伴脊髓损伤者，牵引3~4周复位、椎体高度和序列恢复满意，可改用头颈胸支具固定3~4个月。对于伴有脊髓损伤者通过牵引复位不满意，脊髓受压，颈椎不稳等，可选择前路或后手术恢复正常颈椎序列，解除脊髓压迫，重建颈椎稳定性。

（二）胸腰椎损伤

1. 临床表现与诊断　1983 年，Denis 将胸腰椎前、中、后三柱，前柱包括前纵韧带、椎体的前1/2、椎间盘的前部，中柱包括后纵韧带、椎体的后1/2、椎间盘后部，后柱包括椎弓、黄韧带、椎间小关节和棘间韧带。脊柱的稳定性有赖于中柱的完整，当前柱遭受压缩暴力，导致椎体前方压缩者为稳定性骨折；而爆裂性骨折、韧带损伤及脊柱骨折脱位，因其三柱损伤，属不稳定性骨折。

由于损伤部位、程度、范围和个体特征的不同，临床症状和体征也有较大的差异。有严重的外伤史，局部剧痛，不能起立和翻身，搬动时疼痛加重；骨折部位有明显压痛或叩痛；腰背部活动受限，肌肉痉挛；腹膜后血肿刺激腹腔神经丛，导致肠蠕动减慢，引起腹胀、腹痛、便秘等。伴有脊髓、神经损伤，可出现损伤平面以下感觉、运动及大小便障碍。X 片可显示骨折脱位的部位、程度等，CT 可显示骨折部位，有无骨折块移位，可了解中柱损伤情况及椎管有无占位（图 16–22），MRI 检查能清楚显示骨折及脊髓损伤部位、程度。

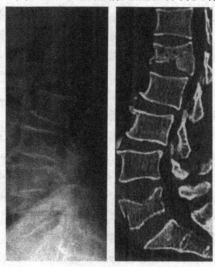

图 16–22　L1、L5 椎体爆裂性骨折

2. 治疗

（1）保守治疗：对于胸腰单纯压缩性骨折，以卧床休息、镇痛，并加强腰背肌功能锻炼。对于屈曲压缩性骨折，中柱完整，又属稳定性骨折，但有脊柱的后凸畸形，需采用过伸方法复位，石膏外固定 6~8 周。

（2）手术治疗：手术主要目的是解除对脊髓的压迫和恢复脊柱的稳定性。手术指征：①脊柱骨折脱位有关节突交锁者。②脊柱骨折复位不满意，存在脊柱不稳者。③影像学检查显示有骨折碎块或椎间盘组织凸入椎管内压迫脊髓者。④开放性脊柱损伤并有异物存在者。⑤椎管内活动性出血，截瘫平面上升，症状加重者。

（三）脊髓损伤

直接暴力或间接暴力作用在正常脊柱和脊髓组织，均可造成脊髓损伤。房屋倒塌、矿井塌方、高处坠落、交通事故等属于间接暴力，可引起脊柱骨折脱位而致脊髓损伤。重物砸伤脊柱等直接暴力直接作用于脊柱使之发生棘突或椎板骨折，也可致脊髓损伤，上两种暴力所致脊髓损伤为闭合性脊髓损伤。火器或刀刃所致脊髓损伤则为开放性脊髓损伤。

1. 临床表现和诊断

（1）完全性脊髓损伤：损伤平面以下感觉、运动完全丧失，在脊髓休克期表现为脊髓损伤平面以下表现为弛缓性瘫痪，运动、反射及括约肌功能丧失。2~4 周脊髓休克期过后逐渐演变成痉挛性瘫痪，表现为肌张力增高，腱反射亢进，出现髌阵挛、踝阵挛等病理征象。

（2）不完全性脊髓损伤：依脊髓损伤节段水平和范围不同有很大的差别，损伤平面以下常有感觉减退，疼痛和感觉过敏等表现。重者可仅有某些运动，而这些运动不能使肢体出现有效功能，轻者可以步行或完成某些日常工作，运动功能在损伤早期即可开始恢复，其恢复出现越早，预后越好。临床上有以下几型：①脊髓前综合征：颈脊髓前方受损严重，有时引起脊髓前动脉闭塞，出现四肢瘫痪，下肢瘫痪重瘫痪，但下肢及会阴部的深感觉、位置觉存在。②脊髓中央性损伤（中央管综合征）：多见发生于颈椎过伸性损伤。表现为损伤平面以下四肢瘫痪，上肢重于下肢，无感觉分离。③脊髓半侧损伤综合征（Brown – Sequard Syndrome）：表现损伤平面以下的对侧肢体痛、温觉消失，同侧肢体的运动及深感觉丧失。④脊髓圆椎损伤：表现为鞍区皮肤感觉缺失，括约肌功能丧失致大小便不能控制及性功能障碍。双下肢感觉及运动正常。

2. 治疗

（1）合适的固定：防止损伤部位移位加重脊髓损伤。

（2）减轻脊髓水肿和继发性损害：①地塞米松 10～20mg，静脉滴注，连续应用 5～7d。②20% 甘露醇 250mL，静脉滴注，每日 2 次，连续 5～7d。③甲泼尼龙冲击治疗：大剂量甲泼尼龙 30mg/kg，15min 静脉滴注完毕，间隔 45min，再以每 5.4mg/kg 维持 23h，在伤后 8h 内应用，可明显改善脊髓损伤患者神经恢复。④其他药物：有神经生长因子、神经节苷脂、氧化剂和氧自由基清除剂、阿片受体拮抗剂等。

3. 手术治疗　手术主要目的是解除对脊髓的压迫和恢复脊柱的稳定性，目前还无法使已损伤的脊髓功能恢复。目前脊柱内固定已得到普遍应用，手术的方式视骨折的类型和致压物的部位而定。手术时间一直无明确的标准，研究发现脊髓受压后神经功能恢复与压迫时间呈反相关性，多数学者倾向于早期减压，胸腰椎损伤应尽早进行，颈椎损伤根据病情 1 周内进行。

（刘晓鹏）

第十二节　创伤后应激障碍综合征

创伤后应激障碍（posttraumatic stress disorder，PTSD）是指人体遭遇到威胁性、灾难性事件时出现的延迟和（或）持续存在的精神障碍。其特征性的症状为病理性重现创伤体验、持续性警觉增高、持续性回避、对创伤经历的选择性遗忘及对未来失去信心等。PTSD 最先由美国精神病协会于 1980 年在《精神障碍诊断与统计手册》第三版（DSM – 11I）进行首次定义。PTSD 患者无法摆脱精神创伤的痛苦记忆，严重影响了患者的心身健康，其发病率高达 20%，约 1/3 的患者终生不愈，1/2 以上的患者常伴有物质滥用和其他精神障碍，自杀率是普通健康群体的 6 倍。PTSD 以其发病率、患病率高，慢性病程，疗效差等特点严重影响创伤救治和社会稳定，已成为政府和科学界重点关注的科学前沿问题。

一、病因与发病机制

PTSD 的病因复杂，包括遗传、神经生化及内分泌、社会心理等因素，发病机制不清楚。

（一）病因

不同寻常的威胁性、灾难性的创伤性事件是引起 PTSD 的必备条件；创伤性事件包括经历战争、自然灾害（如地震、海啸、火山爆发）、重大事故、重大手术、目睹亲人惨死、身受酷刑、恐怖事件和社会暴力等，是 PTSD 的必备条件，但并不是有了创伤就一定发展为创伤后应激障碍。

（二）易感因素

1. 遗传易感倾向性　遗传因素对所有 PTSD 相关症状均有影响，在 PTSD 发病中有重要作用。

2. 病前精神状况　病前某些人格障碍，如依赖型人格障碍、边缘型人格障碍及反社会型人格障碍等，均可影响个体正确应对创伤应激；病前患有焦虑谱系障碍的人群对 PTSD 高度易感。

3. 社会和家庭因素　儿童时期受遗弃、受虐待、被歧视或性创伤，以及父母离异、家庭暴力等，均可使 PTSD 患病率增高。

4. 创伤后因素　在创伤应激后，即使是相对较轻微的创伤应激，如不能得到及时有效的家庭和社会支持、早期心理干预，则受害者更易患 PTSD。

（三）PTSD 的认知理论

目前有多种认知理论解释 PTSD 发病机制，主要包括社会认知理论、信息加工理论、双重表征理论等。各种认知理论都有一些相同的基本假设，即个体预存的关于世界的信念和模型会介入创伤经验中。但是，在解释 PTSD 的临床特征，阐明 PTSD 严重程度和预后相关的影响因素，鉴别 PTSD 与其他相关疾病等方面尚有一定的局限，有待进一步验证与完善。

（四）神经生物学机制

1. 下丘脑－垂体－肾上腺轴功能紊乱　促肾上腺皮质激素是调节哺乳动物应激所致内分泌、自分泌和精神行为反应最重要的神经调质之一，糖皮质激素系统在 HPA 轴调控中亦有重要作用，其中皮质醇可能有明显的"抗应激"效应；虽然有关 PTSD 患者血浆皮质醇水平的变化存在一定争议，但越来越多的研究显示 PTSD 患者可能存在持续性低皮质醇反应，可与其他临床资料一起作为预警应激障碍和判断疗效的参考指标。

2. 神经递质与相关受体功能改变　儿茶酚胺类递质、5－羟色胺、乙酰胆碱、多巴胺、兴奋性氨基酸及 N－甲基－D 天冬氨酸受体、γ－氨基丁酸及其受体等均可能参与了 PTSD 的发病过程。儿茶酚胺是由肾上腺髓质和一些交感神经元嗜铬细胞分泌的一类非常重要的神经递质，也是重要的激素物质。在应激状态释放增多，能够帮助升高血压，加快心率，升高血糖，动员全身的储备物质，为机体与外界环境的抗争作好充分准备。儿茶酚胺一方面具有重要的代偿调节作用，但另一方面过多的儿茶酚胺特别是它的氧化产物，往往又成为对机体的有害产物。实验证明，大量的异丙肾上腺素、去甲肾上腺素、肾上腺素均能损伤细胞。在 PTSD 患者中经常发生并伴随多种的躯体生理反应，使患者感到痛苦的体验。

（五）脑组织结构的改变

PTSD 患者存在大脑形态结构（特别是海马结构、杏仁核等边缘系统）改变和脑功能发生异常，导致对创伤性记忆的抑制能力减弱，从而参与了 PTSD 的发病过程。

二、临床表现

创伤后应激障碍综合征多于创伤性事件后数日至 6 个月以内发病，病程多持续 1 个月以上，甚至数月或数年或终身不愈。其症状严重程度可有波动性，可出现应激性体验，部分可出现人格改变。

（一）再体验症状（病理性重现）

反复痛苦地回忆或梦及创伤事件，而不能控制，这种记忆的知觉体验类似于现实体验，与叙述故事间存在着本质的区别。

（二）回避与情感麻木

持续回避与刺激相似或有关的情境，如回避相关的活动、场所、地点、人物，部分出现选择性遗忘或对创伤期间发生的人和事有视旧如新感，同时伴情感麻木，患者表现淡然、冷漠，对周围环境反应性降低，爱好兴趣变窄，社会功能受损，甚至出现攻击、自伤或自杀行为。

（三）警觉性增高致易激惹症状

临床表现为难以入睡，易激惹或易发怒，难以集中注意力。在儿童、青少年中，特别是年纪较小的儿童，PTSD 的临床症状有别于成年人，害怕与父母分离，失去已掌握的技能，睡眠障碍和无法认知，强制性重复与创伤经历有关的情景，出现与创伤经历无关的恐怖、焦虑、疼痛、易激惹等症状。

（四）躯体反应症状

PTSD 常见的躯体反应症状有头痛、出汗、心悸、失眠、入睡困难、易惊醒、发抖、喉咙感觉梗死、恶心、反胃、腹泻、肌肉疼痛、月经失调等，严重者可伴有心绞痛、心肌梗死、心律失常、呼吸困难、血压增高和多种功能性消化不良症状。根据临床症状发生时间可将 PTSD 分为三型（表 16 - 5）：

表 16 - 5　PTSD 的临床分型

类型	发病情况
急性型	临床症状在 3 个月以内
慢性型	临床症状至少持续 3 个月以上
延迟型	创伤性事件发生至少 6 个月后，才出现临床症状

三、实验室和辅助检查

目前尚无确切的实验室和影像学检查用于 PTSD 的诊断。近年来，脑神经影像研究，功能神经影像技术（如功能磁共振成像，正电子发射断层扫描和单光子发射计算机体层扫描，）观察到创伤后应激障碍的功能脑区及神经环路的异常，创伤后 PTSD 患者双侧海马容积明显缩小，杏仁核边缘系统结构异常。

四、诊断与鉴别诊断

（一）PTSD 的诊断

PTSD 临床症状复杂，目前尚无单一有效的诊断方法。根据美国《精神障碍诊断与统计手册》（四版修订本，SM－IV－TR）、国际《疾病和有关健康问题的国际统计分类》（第10版修订本，CD－10－E）及《中国精神障碍分类与诊断标准》（第3版，CMD－3）的标准，提出创伤后应激障碍的6点标准：①暴露于某一创伤应激事件。②反复持续地重现创伤性体验。③回避及情感麻木的症状。④持续的警觉性增高。⑤症状持续时间至少3个月。⑥明显的痛苦或社会功能障碍。

（二）鉴别诊断

1. 应激适应障碍　部分患者在遭受重大创伤性事件后，有明显的精神症状和强烈的情感痛苦，但不完全符合 PTSD 的诊断标准；部分患者从症状、病程及严重度方面都符合 PTSD 的相应标准，但诱发事件属于一般应激性事件，如失恋或被解雇等。上述两种情况均不应诊断为 PTSD，而应考虑适应障碍的诊断。

2. 应激反应　应激反应均为严重创伤性事件后出现的异常反应，且二者的应激强度和性质相似。主要区别在于起病时间和病程不同，即急性应激反应在创伤性事件发生4周内，病程短于4周；临床特征不同，急性应激反应以精神运动性兴奋或抑制为主，而并没有特征性的 PTSD 综合征表现。

五、治疗

（一）心理干预

在经历创伤性事件后，越早发现症状，越早进行干预，效果会越好。早期干预的目标应针对不同的个体、社区、文化需要和特征而制定，主要包括：①供给食宿，有安全感等。②有助于对灾难的理解、减轻生理上的警觉和提供教育支持等心理上的援助。③监测援救和恢复的环境。④通过各种媒体传播关于创伤和康复的知识。⑤构建社区结构，加强家庭康复和社区安全。⑥通过集体干预或家庭干预帮助康复。⑦对幸存者进行评估，确定易感性、高风险个体及群体。⑧对是否还需要其他治疗进行评估，必要时通过认知疗法减轻症状、改善功能。

（二）心理治疗

最好的心理治疗是认知治疗并发行为治疗，而催眠治疗、精神动力学治疗、对焦虑的处理和集体治疗可使临床症状短期减轻。想象中的对创伤记忆的暴露和催眠技术更多影响 PTSD 的闯入症状，而认知和精神动力学方法对情感麻木和回避症状有良好作用。

1. 暴露治疗（prolong exposure，PE）　面对痛苦的记忆、感觉或情境，通过放松方法，让患者逐渐适应，及时疏导和缓解患者的痛苦。主要包括资料收集、呼吸训练、心理教育、视觉暴露及想象暴露5个步骤。

2. 认知加工治疗（cognitive processing therapy，CPT）　目的是让患者识别自己存在的不正确的认知，重建正确的认知系统；并通过认识的改变，以合理的理念代替消极观念，提高和恢复自信心，减轻症状，恢复社会功能。

3. 生物反馈治疗　通过传感器把所采集到的内脏器官活动信息（心率、血压、皮温、肌电等），及时转换成人们熟悉的视觉和听觉信号，并通过学习和训练，使患者学会在一定范围内对内脏器官活动的主动性控制，矫正偏离正常范围的内脏器官活动，恢复内环境的稳态，以达到防治疾病的目的。该疗法对 PTSD 躯体化症状疗效较好。

4. 神经动力学治疗　根据应激反应可分为初始、否认和闯入三个阶段而提出的一种治疗模型，主要针对患者的否认和闯入阶段，通过对创伤事件的重新解释，改变破坏性的归因方式并发展更现实的合理解释，以使不良应激反应的各阶段得到合理疏通。

5. 脱敏和再加工治疗　脱敏和再加工治疗是一种专门针对 PTSD 的心理治疗，其理论基础是创伤性事件破坏了大脑信息加工系统的平衡，干扰了信息加工系统原有的适应性处理功能，并把个体关于这一事件的感知"锁定"在神经系统中。而通过反复眼动，能活化大脑的自动信息处理系统，解除"锁定"，并通过再加工过程，产生认知重建，恢复大脑信息加工系统的平衡以达到治疗的效果。

（三）药物治疗

药物治疗是创伤后应激障碍的重要治疗手段之一，药物治疗能缓解某些症状，减少患者的痛苦体验，通常作为心理治疗的辅助措施。5 - 羟色胺再摄取抑制剂（SSRIs）作为一线药物，如帕罗西汀；三环类抗抑郁药多作为二线药物，如阿米替林、丙米嗪、氯丙米嗪；其他有单胺氧化酶抑制剂（monoamine oxidase inhibitors，MAOIs），如吗氯贝胺、苯乙肼，苯二氮䓬类（BZ），如阿普唑仑、艾司唑仑，非典型抗精神病药物，如奥氮平，以及抗惊厥药物（卡马西平、拉莫三嗪）和情感稳定剂类则可视病情及疗效变化而酌情选用，但服用药物会出现不同程度不良反应，需谨慎。

（刘晓鹏）

第十三节　肘部及前臂骨折

一、肱骨髁间骨折

（一）概述

肱骨髁间骨折是肘部严重损伤之一，常见于成年人，骨质疏松的高龄患者也时有发生。这种骨折常呈粉碎型，复位较难且不易固定，易发生再移位及关节粘连，常遗留关节僵硬。无论采用闭合手法复位，还是手术开放复位，其最终效果都不尽满意。

发病机制与类型：直接及间接暴力均可以引起肱骨髁间骨折。根据受伤机制及骨折端移位方向，分为伸展型和屈曲型。①伸展型：当跌倒时，肘关节处于伸展位，地面经手掌向上的反作用力，经尺骨近端向上撞击肱骨髁，造成肱骨髁上骨折，以及肱骨内、外髁分裂成 2 块或多块，并向后移位。骨折近端向前移位。②屈曲型：跌倒时肘关节在屈曲位直接受地面撞击或经尺骨鹰嘴像楔子样撞击内、外髁间的滑车沟，致两髁分裂并向前移位，而骨折近端向后移位。由于暴力作用于肘部多合并内翻应力，故临床所见骨折常合并远端内倾或向尺侧移位，据此分为伸展内翻和屈曲内翻 2 类。

肱骨髁间骨折按骨折线方向又可分为"T"形和"Y"型，有时肱骨髁部可分裂成 3 块以上，即属粉碎性骨折。

Riseborough 根据骨折移位程度将其分为 4 度：Ⅰ度：骨折无移位或轻度移位，关节面保持平整。Ⅱ度：骨折块有移位，但两髁无分离及旋转，关节面也基本平整。Ⅲ度：骨折块有分离并有旋转移位，关节面被破坏。Ⅳ度：肱骨髁部粉碎成 3 块，关节面被破坏严重。有时移位严重并可穿破皮肤，成为开放性骨折。

（二）诊断

肘关节外伤后有剧烈疼痛，广泛压痛，肿胀明显，可伴有皮下淤血。骨折移位严重者可有肱骨下端横径变宽；重叠移位重者可有上臂短缩畸形。肘关节呈半屈曲位，伸展、屈曲和旋转受限，前臂多处于旋前位，可触及骨折块活动及骨擦感，肘后三角形骨性标志紊乱。有时可合并神经、血管损伤，检查时应予以注意。肘部正侧位 X 线片可以显示骨折类型和移位程度，并有助于了解关节腔内有否小骨块嵌入。

（三）治疗

肱骨髁间骨折为关节内骨折，常伴有关节囊和周围软组织广泛撕裂，对骨折的整复既要达到解剖或接近解剖复位，保持关节面的平整，又要能早期进行功能锻炼，减轻关节周围的瘢痕形成，使肘关节功能得到良好的恢复治疗肱骨髁间骨折患者应及时就诊，以便确定治疗方案。

（1）无移位骨折：此类骨折为稳定型骨折，可应用长臂后侧夹板外固定，前臂保持在中立位，患肢悬吊并抬高，冰敷还可减轻水肿。2~3 周开始主动活动练习。

（2）无移位性、旋转型或粉碎性骨折：此类骨折虽然较少见，但治疗却较困难，应及早就诊，可先应用夹板固定和冰敷。

过去认为手术治疗的风险性较大，现在的观点认为手术是有效的方法。对存在手术禁忌证的患者，可应用鹰嘴牵引（图 16-23）等方法。总之，对治疗方式的选择，取决于骨折的类型、患者的运动强度以及医生的建议。手术切开复位内固定和骨牵引是最常用的两种方法。对老年重度粉碎性骨折，可实施肘关节置换。

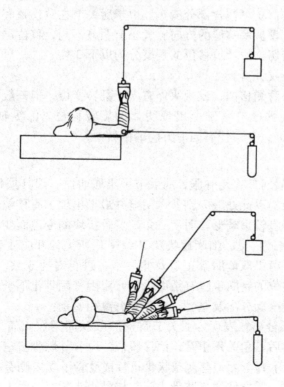

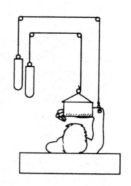

图 16 - 23　三种不同的尺骨鹰嘴骨牵引方法示意图

二、肱骨外髁及外上髁骨折

（一）概述

肱骨外髁及外上髁骨折是儿童肘部常见损伤，其发生率仅次于肱骨髁上骨折，多见于学龄前男性儿童，男女之比约为 3 ∶ 1。肱骨外髁骨折块包括肱骨小头、滑车桡侧壁、肱骨下端桡侧干骺端及肱骨外上髁骨骺。外髁表面骨质被肌群撕脱时，则称为肱骨外上髁骨折。

发病机制与分类：

除外上髁骨折多因前臂伸肌群突然猛烈收缩所致外，大部分病例多由间接暴力造成，摔倒时手掌着地，前臂旋前，肘关节稍屈，暴力经桡骨头撞击肱骨外髁而发生骨折，如尺骨冠状突也参加撞击，则骨折块可包含部分滑车。由于肘关节在致伤瞬间所处的位置不同，是否合并肘内或外翻应力，骨折块移位的方向和大小有明显不同，移位严重程度与外力和肌肉牵拉作用的关系也十分密切。按骨折移位的程度分为以下 3 度。

Ⅰ度：无移位的裂纹骨折。

Ⅱ度：骨折块向外后侧移位，或骨块伴有向下翻转变位，但一般不超过 30°。

Ⅲ度：骨块在侧方移位的基础上出现明显的旋转移位。沿纵轴向外翻转时，多超过 90°，个别病例可达 180°，并可伴有向后方向的翻转。

（二）诊断

1. 临床表现　伤后肘部疼痛肿胀，肘关节呈半屈曲位。因其损伤主要位于肱骨外髁或外上髁，自觉痛及压痛均以此处最为剧烈、明显并最早出现，有移位者可触及骨折块或有骨擦感；合并关节脱位者有较重畸形。肘后三角随着骨折块的变位而变形。

2. 诊断　主要依据外伤史、临床症状及 X 线平片所见，并应注意观察有无肘部其他伴发伤。少数诊断困难者可摄双侧肘部正位及侧位平片进行对比观察。成人 X 线片可清楚显示骨折线及类型，对移位的判断也较有帮助。但儿童因骨骺骨化不全，特别是 2 岁以下的幼儿，应注意与肱骨下端全骺分离及肱骨小头骨骺分离相鉴别：

（1）肱骨下端全骺分离：表现为肘关节普遍肿胀及周围性压痛，外形类似肱骨髁上骨折或肘关节后脱位，肘后三角关系正常；而伴脱位的肱骨外髁骨折三角关系失常。肱骨下端全骺分离者，X 线片显示其干骺端有薄条状骨折片或肱骨下端内侧有一三角骨片，肱骨外髁骨骺随同尺、桡骨向内、后方移位，肱骨小头与桡骨小头的对应关系正常。

（2）肱骨小头骨骺分离伴移位或旋转：其肱骨小头与桡骨头对应关系失常。进一步鉴别应做关节内造影，造影剂局限在肘关节腔内者为肱骨下端全骺分离。

（三）治疗

主要根据骨片的移位程度酌情处理。

1. 手法复位　Ⅰ度骨折患者将伤肘屈曲90°，前臂取略旋后位，用石膏托或超关节小夹板固定4周，以后除去外固定，做肘部功能锻炼；Ⅱ、Ⅲ度骨折宜首选手法复位，局麻下或无麻醉下，两助手分别把持伤肢上臂与前臂，取肘关节伸直内翻位使肘关节外侧间隙增大，前臂旋后位腕关节背伸使伸肌群松弛，无翻转移位者不需牵引，以防骨折块翻转。对向后外移位者，术者用拇指将骨折块向内或内前方推挤，向前外侧移位者则应向内后方推挤复位。对有翻转移位者应结合X线片摸清骨折块，患者前臂伸直旋后，患肘置于内翻位，先用拇指矫正旋转移位，然后推入关节内复位。摄片证实复位情况后，可用长臂石膏托或夹板固定4~6周。依据骨折复位后的稳定情况，于伸肘或屈肘位固定。伴肘关节侧方或后方脱位者应同时复位。本组绝大多数可获理想复位，需开放复位及内固定者仅属个别病例。若骨块难以固定或多次复位失败时，仍应及时改行手术治疗。

2. 手术治疗

（1）手术适应证

1）严重Ⅲ度骨折移位或翻转移位。

2）移位骨折，局部明显肿胀，影响手法复位或手法复位失败者。

3）某些陈旧性移位骨折。

（2）手术方法：臂丛麻醉或全麻，取肘外侧切口，由肱三头肌和肱桡肌及桡侧腕长伸肌之间暴露骨折端，清除关节内血肿，认清骨折块各个方位，与外髁骨质缺损部位形状是否相符。对单纯外上髁撕脱用10号线缝合1针即可。但应注意切勿使骨片碎裂，否则影响固定的牢度。对外髁骨折可将肘关节屈曲，用巾钳夹住骨折块，使其准确复位，用螺丝钉或2枚细克氏针交叉固定。克氏针应避开骨骺线，更不可进入关节腔。另外，也可用缝线固定。先用巾钳在肱骨下端桡侧缘与骨折块外侧各钳出一骨孔，以短粗针贯穿10号丝线或1号可吸收线，收缩结扎线时，要保持骨折块对位稳定，并用手指抵紧。结扎固定后轻轻伸屈肘关节，了解其稳定情况。如不满意，可在该缝合部的前、后各加强固定1针。术后用石膏托固定4周，其后进行肘部功能锻炼。

三、肱骨内髁及内上髁骨折

（一）概述

肱骨内上髁及内髁骨折均多发于少年和儿童。肱骨内上髁骨折是肘部常见的损伤之一，约占儿童全部肘关节骨折的10%，仅次于肱骨髁上骨折和肱骨外髁骨折。肱骨内髁骨折虽不多见，但其损伤范围波及整个肱骨滑车，对肘关节功能影响较大。前者属于关节外骨骺（内上髁）骨折，而后者是关节内骨骺骨折。肱骨内髁骨折块包括肱骨滑车，通常占肱骨下端尺侧关节面的2/3，有时骨折块为单纯滑车而不含内上髁。

发病机制与分类：肱骨内上髁主要有肘内侧副韧带及在其上方的前臂屈肌群起点附着。肘内侧副韧带分为2束，前束斜向止于冠状突，维持肘关节的稳定；后束呈扇形止于尺骨鹰嘴内侧。肱骨内上髁骨折常见于平地跌倒或投掷等运动性损伤。当肘关节处于伸直位以手掌撑地摔倒时，上肢处于外展位，体重以及肘关节正常的携带角，造成肘关节的外翻应力。在骨骺未闭合前，骺板是潜在的弱点，再加上处于紧张状态的前臂屈肌群的骤然收缩，导致内上髁骨折，内上髁被牵拉向前下并可旋转移位。此时如暴力持续增加，可出现一过性肘关节侧后方脱位，内侧关节间隙加宽而将撕脱的内上髁嵌夹于关节内，以致造成复位困难。

肱骨内髁骨折不但可因前臂屈肌群猛烈收缩引起撕脱性骨折，相反地，亦可由于从手掌向上传导的暴力偏向尺侧，以致肘关节趋向内翻状，致使尺骨鹰嘴撞击肱骨滑车而引起肱骨内髁骨折。

此组骨折的分度主要取决于骨块的移位程度。Ⅰ度指骨折块无明显移位者；Ⅱ度指骨折块仅有侧向移位，如系肱骨内上髁撕脱骨折，可伴有旋转移位但角度 <30°；Ⅲ度则指移位超过Ⅱ度以上者，包括肱骨内上髁嵌入关节内及因肱骨滑车变位所引起的肘关节半脱位等。

（二）诊断

1. 临床表现　伤后患侧肘关节出现剧烈疼痛及以内侧为主的肿胀，肘内侧压痛，可伴有瘀斑。在肘关节内侧可触及活动的骨折块或有骨擦感。由于前臂屈肌群受累，除肘关节一般功能障碍外，多同时伴有屈腕、屈指及前臂旋前等功能障碍。该处有尺神经绕过尺神经沟，多伴有尺神经损伤的症状，尤以肱骨内上髁撕脱者为多发。此外，肱骨内上髁嵌入关节内，则发生关节交锁症状，肘呈被迫体位，此时疼痛更为剧烈。

2. 诊断　根据外伤史、临床症状特点及 X 线平片所见，以及伴或不伴有尺神经症状等，一般诊断多无困难。X 线正位片可显示骨折线方向、骨折块大小和移位的程度，侧位片能提示骨折块向前方或后方移位。对小儿骨骺发育期，X 线平片上显示不清者，可拍双侧 X 线片对比观察。但对于经验丰富的临床医师，根据详细的临床检查完全可以判定。

（三）治疗

对无移位的骨折无需复位，仅用长臂石膏托或超关节小夹板固定 3～5 周，拆除石膏或夹板后进行功能锻炼；对Ⅱ度以上骨折宜首选手法复位，失败者再考虑手术。

1. 手法复位　局麻、臂丛麻醉或无麻醉下，对Ⅱ度骨折应将肘关节置于屈曲 90°～100°，前臂旋前，使前臂屈肌放松。术者用拇指推开血肿，将骨折片自下向上推按，使其复位。复位后再用鱼际肌抵住肘内侧，相当肱骨内髁部，并向桡侧上方推按加压保持复位，上肢用石膏加压塑形，以增强骨折复位后的稳定性，4～5 周后拆除外固定进行功能锻炼。如肱骨内上髁骨折块嵌入关节内，可先由助手将前臂外展、旋后，使肘关节外翻，使之将内侧间隙张开，然后伸腕、伸指，再过伸肘关节，即所谓"三伸"复位法，迅速将前臂屈肌拉紧，将骨折片拉出关节间隙之外，变成Ⅱ度骨折后，再按Ⅱ度骨折处理。除非有软组织嵌顿及伴有尺神经损伤症状需手术探查者，一般无须开放复位及做内固定术。

2. 经皮撬拨复位固定　如骨折片有旋转，手法难以复位或手法复位失败，可在 X 线机电视荧屏监视下，采用经皮钢针撬拨复位，用 1 枚克氏针从骨片的内上方经皮插入，针尖抵住骨片，纠正旋转移位及侧方移位，推骨片向外方直至解剖复位，并用 1～2 枚克氏针做内固定，将针尾折弯剪断埋入皮下或留于皮外，术后用石膏托或超关节小夹板外固定 3～5 周。此法失败者立即施行切开复位内固定。

四、桡骨头骨折

（一）概述

桡骨头骨折是临床上比较常见的肘部创伤之一，成人多见，青少年少见。桡骨颈骨折则儿童多见，属骨骺分离损伤。据统计资料显示桡骨头骨折约占全部肘部创伤的 11%、全身骨折的 0.8%，约 1/3 合并肘部其他部位的损伤。由于桡骨头切除后存在比较多的并发症，包括肘、腕部疼痛，肘及前臂活动范围受限，肘关节外翻不稳定，提携角增加，肌力及握力下降，下尺桡关节半脱位，异位骨化等。既往对桡骨头骨折大多进行简单的单纯桡骨头切除术，现在已经受到了严格限制。随着对肘关节功能解剖研究的进一步深入以及患者对肘部功能的要求越来越高，现在临床上更加重视维持肱桡关节的完整性，即尽最大努力恢复桡骨头的原始解剖形态，以维持肘部稳定性。

桡骨头位于尺骨近端的 "C" 形切迹中，在前臂旋转活动中始终保持与尺骨接触。在肘关节屈伸、前臂旋转的任何角度都有应力传导，完全伸直位桡骨头传导的应力最大，前臂旋前也增加了肱桡关节的接触和应力传导。桡骨头属关节内结构，参与肘关节屈伸、前臂旋转活动。与多数关节内骨折一样，切开复位内固定（ORIF）是其治疗原则。

病因及发病机制：桡骨头骨折常常发生在平地跌倒或体育运动伤，常因纵向传导的暴力引起。跌倒时上肢外展，肘关节伸直手掌着地，使肘关节置于强度的外翻位，由于提携角的影响使肘关节处于强大的外翻应力作用下，致使肱骨头撞击桡骨头而致其骨折。有时，这种类似暴力可能导致肱骨小头骨折或肘关节内侧损伤，如肱骨内上髁撕脱骨折。此外，任何可引起肘关节脱位的暴力均可引起桡骨头骨折。

分型：分型的主要目的是指导骨折治疗和客观评价愈后。目前临床上较为流行的分类方法是 Mason 分型。为了克服 Mason 分型对骨折的大小、移位的程度、合并伤认识的不足，诞生了改良的 Mason 分型法。

Ⅰ型：桡骨头或颈骨折，无或微小移位。①前臂旋转功能仅因急性期的疼痛和肿胀而受限。②骨折关节内移位 <2mm。

Ⅱ型：桡骨头或颈骨折，移位 >2mm。①机械性因素引起的运动受限及不协调。②骨折经切开复位内固定可修复。③骨折累及桡骨头关节边缘 2 处以上。

Ⅲ型：桡骨头和桡骨颈严重的粉碎性骨折。①骨折不可修复。②为恢复运动需行桡骨头切除术。

Ⅳ型：伴发肘关节脱位及前臂骨间膜损伤的 Mason Ⅲ型骨折称为 Mason – Johnston Ⅳ型。

（二）诊断

通常桡骨头骨折伤员均有明确的外伤史，主要临床表现是肘外侧局限性肿胀和压痛及肘关节功能障碍。尤其前臂旋后功能受限明显。拍摄肘关节前后位和侧位 X 线片和 CT（三维重建）可以诊断并能确定骨折类型。必要时可进行双肘对比摄片，以资鉴别。

临床上根据外伤史、局部症状体征、影像学改变即可明确诊断。

（三）治疗

1. 保守治疗 多用于 Mason Ⅰ型骨折的治疗。现多数学者已放弃早期石膏管型固定、制动 2 ~ 4 周的做法，而是采取早期活动（制动 3 ~ 5d），相信早期活动可以帮助塑形和调整轻度的运动不协调，而不会引发较大的骨折移位。急性期抽出关节内积血并注射局麻药物可减轻疼痛、辅助早期活动。多数 Mason Ⅰ 型骨折患者经 2～3 个月的功能锻炼愈后良好。伸肘轻度受限较为常见，部分患者偶有疼痛。但确有少数患者虽然骨折对位对线良好，却愈后较差，此种情况可能由关节软骨游离碎片嵌顿引起可能性大。

2. 切开复位内固定术（ORIF）　对于手术治疗适应证的掌握，各家的主张不同。一般认为下列几种情况应列为手术指征：①桡骨头颈部的粉碎骨折。②超过 1/3 关节面的边缘骨折，特别是累及尺桡关节的骨折。③骨折块嵌入肘关节间隙。④桡骨颈骨折有成角，影响前臂旋转功能者。切开复位内固定术多用于 Mason Ⅱ 型和 Mason Ⅲ 型移位骨折的治疗。手术在臂丛麻醉下，通常取后外侧入路，根据骨折情况选用交叉克氏针、微型螺钉、Herbert 螺钉或微型 "T" 或 "L" 型钢板固定。但既不影响近侧尺桡关节活动又要达到坚强的内固定却较困难。典型的 Ⅱ 型骨折 Herbert 螺钉固定可取得极佳的临床效果，手术可采用前侧、后侧或后外侧切口，固定螺钉的尾部及钢板应置于桡骨头的前外 1/3 安全区，以免在前臂旋转时撞击尺骨关节面致关节疼痛及旋转受限，当然有条件者亦可选用可吸收螺钉。术中应注意不要过分暴露桡骨颈远侧或过度牵拉旋后肌，以免损伤骨间背侧神经。切开复位内固定术禁用于老年患者及潜在骨性关节炎和肱骨小头损伤者。

3. 桡骨头切除术　对于不能够复位的严重粉碎 Mason Ⅲ 型骨折，多采用桡骨头切除术，以增加前臂的旋转和肘关节的伸屈功能以及减轻肘部的疼痛。但是现在对是否将其切除一直存在争议，因为桡骨头切除后必然影响肘关节的生物力学基础，临床上会出现多种远期并发症，如肘、腕关节疼痛、下尺桡关节脱位、肘外翻角增大。当桡骨头骨折不能达到稳定的骨性连接，而又无长期随访结果支持桡骨头假体置换时，应行桡骨头切除术。

4. 桡骨头切除假体置换术　多用于 Mason Ⅳ 型桡骨头骨折的治疗，即伴有肘关节不稳定因素的 Ⅲ 型骨折的治疗。许多 Ⅲ 型骨折稳定固定很难达到，为恢复肱桡接触，减少桡骨头切除术后远期并发症的发生，桡骨头假体置换应用于临床。但是假体置换本身也有其不能克服的缺陷。应用的硅假体效果不理想，有材料失效、假体脱位、微粒性滑膜炎等并发症。生物力学试验证明，硅假体在维持外翻应力、防止桡骨移位方面效果不佳，部分患者桡骨可继续移位。所以，对桡骨头粉碎骨折后，将桡骨头切除后是否行假体置换术一直存在争议。金属假体置换后虽可有轻度肘、腕关节功能障碍，但其远期效果良好。Harrington 建议不可重建的桡骨头骨折合并肘关节脱位、内侧副韧带损伤、尺骨近端骨折、冠状突骨折是金属假体置换的适应证。现临床上多用 Judet 假体，干长 5.5cm，颈干角为 15°，头壳有 35° 的转动弧，这样在肘关节活动时可以和肱骨小头和尺骨桡切迹更好地吻合，它的合理性在于假体头的自由转动，可以减少集中在假体和骨界面的应力，从而减少假体的松动和磨损。

五、尺、桡骨干双骨折

（一）概述

尺、桡骨干双骨折较为多见，占全身骨的 6% 左右，青少年和老年人占多数。由于解剖功能的复杂关系，两骨干完全骨折后，骨折可发生侧方、重叠、成角及旋转移位，复位要求较高，手法复位外固定治疗时，必须纠正骨折端各种移位，并保持骨折端整复后的对位，进行外固定直至骨折愈合。

病因：

1. 直接暴力　尺、桡骨干双骨折多为暴力或重物打击，两骨多在同一平面的横形骨折。枪弹伤致骨折为开放性碎性骨折，直接暴力所致骨折的局部软组织损伤较严重。由于此时的骨折为不稳定骨折，愈合和预后不良。

2. 间接暴力　跌倒时手掌着地，地面反作用力沿着腕 – 腕桡关节 – 桡骨下段向上传导，除桡骨中下段横形或者斜形骨折之外，暴力通过骨间膜传导到尺骨而出现尺、桡骨干双骨折。此类骨折软组织损伤一般不严重，儿童可发生青枝骨折，尺、桡骨干骨折端向掌侧成角移位，且有远侧骨折端的旋后移位。

3. 扭转暴力　运转的机器的转轮或皮带或向后跌倒，尺、桡骨相互扭转而产生骨折，两骨折成角相反，如桡骨向背侧成角，尺骨向掌侧成角，即两骨折方向不一致，使手法整复困难。

（二）诊断

患者均有外伤史，前臂伤后疼痛、肿胀及功能障碍，特别是前臂不能旋转活动，肢体骨折部位的压痛明显，且有肢体环形压痛，局部有明显变形，有时可听到骨擦音，即可诊断前臂骨折。通过 X 线片检查可以确诊，又可明确骨折类型、移位方向等，有助于手法复位外固定治疗；注意摄 X 线片应包括上、下尺桡关节，以免遗漏关节脱位。

（三）治疗

1. 手法复位外固定

（1）麻醉：臂丛神经阻滞麻醉，即可使患者完全无痛、前臂肌肉放松，便于手法整复骨折的移位。

（2）体位：患者仰卧位或背靠坐位，肩关节外展、肘关节屈曲，在对抗牵引下，纠正骨折端重叠、成角及旋转移位，再用手法整复侧方移位。

（3）牵引：将患者的体位和患肢以适中位放置后，用一条宽布带将肘关节固定，作为对抗牵引。助手一手握住伤肢拇指，另一手握住 2 ~ 4 指进行持续牵引。在持续牵引情况下，将前臂放在远侧骨折端对向近侧骨端所指的方向。若尺、桡骨在上 1/3 骨折，远侧骨折端应放在旋后位，因为旋后肌使桡骨近端旋后；若尺、桡骨在中 1/3 骨折，骨折线在旋前圆肌下方，桡骨近段处于中间位；应将远侧骨折端置于中间位后再以手法复位整复侧方移位。

（4）手法复位

1）牵引加压复位手法：术者立于患者伤侧，在持续牵引情况下，先用两手拇指及其他手指纠正两侧骨折端靠拢移位，再用两手掌对压两侧骨折端的侧方移位，即可使之复位。骨折移位整复后，在术者未放松加压复位力时，助手即放松一些牵引力，使骨折端相互抵紧，以防再移位，有利于外固定处理，此法适用于尺桡骨中 1/3 或下 1/3 部位的骨折移位的整复。

2）牵引成角复位手法：术者用两手拇指沿导致骨折的暴力的方向推顶骨折端，使得重叠移位的骨折两侧接触而纠正重叠移位，之后两拇指将两侧骨折端推顶平整，即将两侧骨折端迅速拉直即可使之复位，助手稍放松牵引力，使骨折端相互抵紧，以利于外固定处理。

（5）外固定方法

1）前臂夹板固定：在牵引情况下，前臂包薄棉垫，于尺、桡骨折部位的掌侧及背侧分别放 2 骨垫并用 2 条胶布固定，在上 1/3 和中 1/3 骨折时，于前臂背侧上下端各置放一纸压垫，掌侧骨折部位放置 1 块纸压垫，施行三点挤压维持尺桡骨干背弓的生理弧度，再将掌侧、背侧、尺侧及桡侧 4 块夹板放妥并用布带捆扎 3 道，使布带松紧适当。肘关节屈曲 90°于中立位，并用三角巾将患肢吊于胸前，时时观察，以防捆扎过紧产生缺血性肌肉坏死或者骨筋膜室间综合征。如前臂肿胀严重、皮肤条件不佳，可将患肢用石膏托固定，等肿胀消退，控制感染；及时复位，更换为前臂夹板固定。骨折复位后不论用何种外固定，均必须严密观察手的血运，注意手皮肤温度、颜色、感觉及手指活动情况等，如伤肢或手疼痛剧烈，肿胀严重，手皮肤青紫或苍白，手指麻木、不能活动和无脉搏，这是骨筋膜间室综合征的先兆，应立即放松外固定，必要时手术探查或切开减压处理。

2）上肢石膏：上石膏的同时，要在尺、桡骨前后塑型，使尺、桡骨向两侧撑开，以免骨折端发生再移位。石膏固定应注意避免发生血循环障碍。术后抬高伤肢，及早开始全身及伤肢功能锻炼。

（6）功能锻炼：骨折复位外固定后，早期及时锻炼可以防止关节活动障碍并可促进骨折愈合。全身及伤肢进行功能锻炼时要充分做手指的伸屈活动及肩关节的活动，并逐渐增加功能锻炼次数及活动量。尺、桡骨双骨折经手法复位加上肢石膏或者前臂夹板固定及功能练习，一般都可以达到满意疗效。

2. 手术切开复位内固定

（1）适应证：①开放性骨折伤后在 8h 以内，或软组织损伤严重者。②多发骨折，特别是一个肢体多处骨折者。③多段骨折或不稳定性骨折手法复位不满意或不能维持整复骨折端的对位者。④尺、桡骨上 1/3 骨折手法复位失败，或难以外固定者。⑤对位不良的陈旧性骨折。⑥火器性骨折，伤口愈合，骨折端移位未复位者。

（2）手术步骤（尺桡骨中 1/3 骨折为例）：①臂丛麻醉下，患者取仰卧位，上臂扎气囊止血带，伤肢放于胸前，肘关节屈曲，常规消毒，铺无菌巾。②先做尺骨骨折端开放复位固定，在尺骨的背侧面的尺侧做切口，切开皮肤、皮下组织和深筋膜，从尺侧腕屈肌和尺侧腕伸肌之间分开，显露尺骨两骨折端，将选好的髓内钉近侧骨折端逆行打入，从尺骨鹰嘴突顶部穿出皮肤之外，并在钉尖穿出处的皮肤做一小切口，继续使髓内钉打入，仅露出骨折近端 1cm，将骨折端复位并维持对位，检查尺骨骨折是否解剖对位，将髓内钉从近侧端倒打入远侧骨折端，使髓内钉在鹰嘴突顶点外仅留 0.3cm，剪除多余部分。③再做前臂桡侧的背侧切口，切开皮肤、皮下组织和深筋膜，分开桡侧腕短伸肌和指总伸肌，显露旋后肌，切开部分旋后肌，显露桡骨骨折端，将骨折端复位，注意切勿损伤从旋后肌中穿出的桡神经深支。再在桡骨远端背侧做斜切口，向两侧牵开肌腱，显露桡骨远端背侧，在距关节 1.5cm 处起一纵行狭长的倾斜骨槽，将选好的髓内钉打进骨槽内，并沿桡骨纵轴方向打进远侧桡骨骨折端的髓腔中，使前臂于中间位，将骨折端复位，使髓内钉通过两骨折端，继续打进近侧骨折端内，直到桡骨颈部为止，髓内钉尾留在骨外 0.3cm，剪除多余部分，注意骨折端复位对位不要发生旋转，检查骨折对位及髓内钉固定情况。④逐层缝合伤口，术后用上肢石膏将肘关节固定于功能位，抬高伤肢，活动手指，10 ~ 14d 拆除缝线，加强上肢功能锻炼。术后 8 ~ 12周拆除石膏；摄 X 线片，了解骨折愈合情况。骨痂过少者，还要继续固定牢固；骨折愈合后半年，可拔除髓内钉。

（刘晓鹏）

第十七章 多系统器官功能衰竭

第一节 概述

在严重创伤和感染时，局部炎症反应是一种生理性保护反应，失却这一局部反应或形成过度的激发反应，则可发生全身炎症反应综合征（systemic inflammatory response syndrome，SIRS）。届时机体出现代偿性抗炎症反应综合征（compensatory anti – inflammatory response syndrome，CARS）的防御反应与 SIRS 相对抗以求重建平衡，否则 SIRS 的过度激活必然导致多器官功能不全综合征（multiple organ dysfunction syndrome，MODS）和多系统器官功能衰竭（multiple systemic organ failure，MSOF）的发生，增加患者的死亡危险。由此可见，严重创伤、感染、休克与 SIRS、MODS 和 MSOF 之间密切相关。

MSOF 是外科危重患者死亡中一个主要原因，也是外科临床工作中一个值得重视的问题，有的作者也称之为多器官功能衰竭（MOF）。

有关 MSOF 的定义，是指严重创伤、感染、休克或大手术等 24 小时之后顺序出现两个或两个以上的系统/器官功能障碍，随之相继或同时发生功能衰竭。至于在发病 24 小时以内死亡者，属于复苏失败之例，应不包括在内。MSOF 不包括慢性器官功能衰竭，但对原有慢性器官功能不全由于外伤或感染等导致恶化而发生两个或两个以上的系统/器官功能衰竭者仍列入 MSOF 范畴。

鉴于篇幅有限，本章主要探讨急性呼吸衰竭、DIC、肝功能衰竭以及心功能衰竭。

一、诊断标准

临床诊断标准很多，其中以 Borzotta 提出的较为实用（表 17 – 1），其他均以此为基础进行修改或补充。

表 17 – 1　Borzotta 诊断标准

脏器	提示功能衰竭的指标
肺	应用辅助呼吸 5 天以上，$FiO_2 = 0.5$，PEEP > 0.784kPa
心血管	血压下降，CI < 1.5L/m²
肝	TB > 34μmol/L，SGPT 和 SGOT > 正常值两倍，难以控制的高血糖
胃肠道	内镜检查见黏膜溃疡，输血 >800ml，非结石性胆囊炎
肾	血清 Cr > 176.8μmol/L，尿量 < 500ml/d
神经系统	仅对疼痛刺激起反应
凝血系统	血小板数减少，PT 和 PTT 延长，纤维蛋白原下降，FDP↑（ > 10mg/L）

注：CI：心脏指数；TB：总胆红素；PT：凝血酶原时间；PTT：部分凝血酶时间；FDP：纤维蛋白原降解产物。

Fry 还将器官功能衰竭的程度分成功能不全（早期）和进行性衰竭（后期）两类（表

17 –2），更有利于早期认识和及时防治。

表 17 –2 器官功能衰竭的分期

脏器	器官功能不全	进行性器官功能衰竭
肺	缺氧，需辅助呼吸 3 天以上	进行性 ARDS
心血管	心射血部分减少，出现毛细血管渗漏综合征	低动力性反应，对增强收缩力治疗无效
肝	TB >34μmol/L，肝功能测定 >两倍正常值	黄疸明显，TB >136μmol/L
胃肠道	肠麻痹，不能忍受肠饲 5 天以上	应激性溃疡出血，需输血
肾	血清 Cr >176.8μmol/L，尿量 <479ml/d	需行透析
神经系统	精神错乱	进行性昏迷
凝血系统	血小板 <80×10^9/L，PT 和 PTT >正常值25%	DIC

1985 年美国外科感染学会在专题讨论会上通过了 MSOF 四期分类法：在初期，临床表现不明显，仅见轻度呼吸性碱中毒和早期肾功能改变，此时不易作出诊断。第二期，出现病态，内环境多欠稳定，有气急、缺氧、低碳酸血症，轻度氮质血症，代谢以分解为主，此时应提高警惕。第三期，临床表现明显，内环境不稳定，出现休克、心排出量减少、严重缺氧、氮质血症、代谢性酸中毒、高血糖、黄疸及凝血机制障碍，此时是抢救的关键时机。第四期，如任病情继续发展，出现濒死状态，心肌收缩无力、血容量超负荷、高碳酸血症、呼吸困难、少尿、重度酸中毒、肝性脑病和昏迷，终致死亡。

1987 年中华医学会专题讨论中提出 MSOF 轻、中度和重度两级分类，分别相当于 Fry 分类中的器官功能不全和进行性器官衰竭两期，对临床诊治更有参考价值（表 17 –3）。

表 17 –3 中华医学会 MSOF 分级

脏器	轻、中度	重度
肺	PaO$_2$ <7.33kPa，PEEP <0.78kPa	肺水肿，PEEP >0.78kPa
心血管	收缩压 <10.7kPa 1 小时以上	CI <2.2L/m^2，多巴胺用量≥10mg/（kg·min）
肝	TB >34μmol/L，SGPT >正常值两倍	肝性脑病
胃肠道	应激性溃疡，非结石性胆囊炎	胃出血或穿孔，急性胰腺炎
肾	血清 Cr >176.8μmol/L，尿量 <20ml/h	需要透析治疗
神经系统	Glasgow 评分 <7	脑死亡
凝血系统	血小板 <50×10^9/L，WBC <4×10^9/L，PT 和 PTT 延长	DIC

从表 17 –3 可以看出，轻、中度和重度 MSOF 分期分别相当于 Fry 分期中的器官功能不全和进行性器官功能衰竭，但我国的分类法更为具体，适合国内实际情况。

二、病因和发病机制

（一）发病原因

已如前述，严重创伤、感染和休克与 SIRS、MODS 和 MSOF 的发生密切相关。MODS 首由 Tilney 于 1973 年命名，次年又提出多器官功能衰竭（MOF）和 MSOF 的名称，后两者多数是由脓毒症引起，MODS 是生理紊乱的一个连续过程，而 MOF 或 MSOF 则是 MODS 继续发展的最终结果，鉴于这一结局不一定都是严重感染或脓毒症所引起，其中也可有非感染因素。于是在 1992 年，美国胸外科医师学院/重症监护医学学会（ACCP/SCCM）联席会议提出 SIRS 的概念。任何创伤、感染、自身免疫性反应、肝硬化和胰腺炎等可以引起局限性炎症反应，一旦丧失局部控制而激发全身反应，即称之为 SIRS。其发展过程分为三期，第 1 期是对损害的反应，局部环境生成细胞因子，从而激发炎症反应。第 2 期是少量细胞因子释放入血液循环而增强局部反应，募集巨噬细胞和血小板，生成生长因子，激起急性相反应，减少前炎症介质以及释放内源性拮抗剂。如这些调控功能丧失和内环境失衡，即进入第 3 期。此时出现大量全身性反应，细胞因子大量释出，此时其主要作用是破坏而不是保护，大量炎症介质激起许多体液连锁反应，激活单核 - 吞噬细胞系统，微循环的完整因之丧失而致各种远处器官受到损害，继之发生 MODS 甚或 MSOF。

在 SIRS 早期，大量白细胞黏附在激活的血管内皮细胞上，影响甚至阻断微循环血流。白细胞黏附部分地与内皮细胞黏附分子增多有关。肿瘤坏死因子（TNF - α）、白介素（IL）- 1 和许多其他炎症介质激发内皮细胞表达新的或更多的黏附分子。激活的白细胞可损害邻近的内皮细胞和血管外组织。TNF - α 和 IL - 1 既是原发性前炎症介质，又是激活继发性前炎症介质的趋化因子。激活的内皮细胞可表达组织因子、血小板 - 内皮细胞黏附分子和血栓素 A_2（TXA_2）等许多因子。TNF - α 经外在途径激活凝血级联反应，内毒素激发凝血和纤溶级联反应，因子Ⅻ对脓毒性休克的发生起重要作用，因子Ⅻa 经内在途径激活因子Ⅺ，激发内皮细胞和巨噬细胞生成组织因子。这些前凝血环境的改变以及内皮细胞的损害可诱发大量微血栓，进一步阻塞局部血流和加重器官功能不良。局部反应中的周围血管扩张和血管渗透性增加，以及全身反应中的白细胞 - 内皮细胞激活和微血栓形成，使得惯用的容量补充难以复苏这些已处于低血压的患者。

（二）发病机制

有关严重创伤、感染、脓毒症、休克、DIC 引起 MODS 的机制这里不作详述。这里重点介绍炎症介质在发病机制中的作用。

1. SIRS 的介质　TNF - α、IL - 1 和 IL - 6 是 3 个最有影响的介质，其中 TNF - α 和 IL - 6 血清绝对值更可用作预后判断指标。

（1）内毒素：G - 菌壁脂多糖（LPS）的类脂 A 区具有毒力的主要部分，与脂多糖结合蛋白（LBP）结合后，LPS 才能与 CD14 受体起作用，CD14 对 LPS - LBP 复合物的反应增强，存有低浓度内毒素时，LBP 的增强作用值得注意，阻滞 CD14 是提供控制细胞因子反应的另一个治疗选择。杀菌/渗透增加蛋白（BPI）结合 LPS，可以防止巨噬细胞活化，在致死性内毒素血症的啮齿类模型中起保护作用。

（2）TNF - α：由各种网状内皮细胞生成，在血液循环中半寿期短，仅 14 ~ 18 分钟，在肝、胃肠道和肾中降解，其特异性受体广泛存在于多种细胞，仅 5% 就能发挥最大的生物效应。通过直接释放其他可溶性介质而起作用，TNF - α 也促进单核细胞和巨噬细胞分化，刺激急性相蛋白的合成，激活凝血和补体系统的共同途径。TNF - α 诱发内皮细胞和巨噬细胞释放 IL - 1，后者又刺激其他细胞因子的生物合成。注入药理剂量的 TNF - α 可激发 SIRS 的病理生理表现。实验性应用 TNF - α 单抗有助于防止休克和死亡。

（3）白介素：IL - 1 主要来自单核细胞和巨噬细胞，有 α 和 β 两种，前者位于胞液和细胞膜，后者则由转换酶裂解而成，半寿期均较短，约 6 ~ 10 分钟。IL - 1 是粒细胞 - 巨噬细胞集落刺激因子（GM－CSF）、M－CSF 和肝急性相蛋白合成的诱导剂。大量 IL－1 释放可使大量活化中性粒细胞黏附在血管壁上，刺激内皮细胞前凝血质活性和增加白细胞结合，但减少硫酸乙酰肝素结合。与 TNF－α 不同，IL－1 不产生直接致死作用，但产生许多有关严重脓毒症的血液和代谢改变。IL－6 在损伤反应后 60 分钟内即快速释出，具有 B 细胞刺激因子、肝细胞刺激因子和细胞毒性 T 细胞分化因子等功能，与 IL－1 协同影响胸腺细胞增殖，与 TNF－α 一起增强 T 细胞增殖和促进多形细胞（PMN）的活化及积聚。IL－6 抑制 LPS 诱发的 TNF－α 生成和 TNF－α 诱发的 IL－1 生成。IL－4 和 IL－8 也参与损伤的反应。IL－4 协同增加内皮细胞的 TNF－α 或 IL－1 诱发的抗原表达，但抑制 TNF－α、IL－1 或干扰素（IFN）－γ 的黏附分子表达。IL－8 由内皮细胞生成，对中性粒细胞和淋巴细胞起趋化作用。抗 IL－8 抗体可防止中性粒细胞的组织浸润和损伤。IL－4 增强淋巴细胞黏附在内皮细胞上，调节 T 细胞的生长和分化。

（4）干扰素－γ（IFN－γ）：增强内毒素对巨噬细胞的作用而释放 TNF－α、IL－1 和 IL－8，从而增加 TNF－α 的黏附分子和细胞受体表达，TNF－α 与协同发挥细胞毒性和生长抑制作用，增强 IL－2 促进的 TNF－α 释放，激活 B 细胞而增加抗体生成。IFN－γ 增强内，皮细胞上的淋巴细胞来黏附，增强 PMN 的吞噬活力和巨噬细胞功能，还有对抗 GM－CSF 的作用。

2. 继发性炎症介质

（1）花生四烯酸代谢产物：花生四烯酸代谢产物，尤其是那些脂氧合酶和环氧合酶是 SIRS 重要的自分泌和旁分泌介质，LPS、TNF－α 和 IL－1 均诱导内皮细胞的前列腺素释放，其中主要为 PGI_2（一种强力的血管扩张剂）。PGI_2 浓度的升高与脓毒性休克的严重度相关。内皮细胞也生成少量 TXA_2。PGI_2 抑制血小板聚集和黏附，减少血栓形成，与 PGE_2 有协同增加血清素和缓激肽的作用。PGE_2 抑制 IL－1 的生成以及胸腺细胞对 IL－1 的反应性，低浓度 PGE_2 刺激 TNF－α 的释放，而高浓度则抑制 TNF－α 的生成。TXA_2 诱发血小板聚集和中性粒细胞积聚，增加血管渗透性。

（2）一氧化氮：一氧化氮（NO）的合成在急慢性炎症过程、SIRS 和脓毒症中占有重要作用。NO 增强血管扩张、水肿形成和感觉神经末梢调节。抑制 NO 合成即可减轻急性炎症的程度。NO 浓度升高可由活化血管细胞、中性粒细胞和巨噬细胞的综合作用所致，这些作用可用糖皮质激素和 NO 合成酶抑制剂防治。在内毒素性休克患者，NO 生成增加与低血压有关；在脓毒症患者，NO 合成酶活力也明显增加。

（3）反应性氧族：当组织被缺血或缺氧所损害时，控制氧代谢能力障碍，导致白细胞流入而生成更多的反应性氧族，后者通过主要细胞组成的氧化降解而直接损害细胞，也可通过改变细胞之间的蛋白酶－抗蛋白酶平衡而间接损害细胞，上调 IL－2、IL－6 和 TNF－α 等前炎症细胞因子以及 E－选择蛋白、细胞间黏着分子（ICAM－1）和血管细胞黏着分子（VCAM－1）等黏附分子，因此进一步激发和加剧炎症过程。

（4）血小板活化因子：内毒素诱导巨噬细胞、PMN、血小板和内皮细胞释放血小板活化因子（PAF），后者减弱心肌收缩力和降低动脉血压，它是一种磷脂类强力的炎症介质，增加细胞黏附，直接激活细胞，或通过氧自由基和花生四烯酸代谢产物的作用。PAF 刺激 TNF－α、白三烯和 TXA_2 的释放，促进白细胞黏附和后继的自由基形成。在微循环内，PAF 促进血小板聚集，导致血栓的形成并明显改变微血管渗透性。

3. 器官的损害 在 SIRS 的过程中，有内脏器官的损害。有关心肌、肺脏功能衰竭将在下几节详细讨论，这里重点介绍肠道在 MSOF 发生中的作用。

（1）肠道与 MSOF：过去由于缺乏连续监测肠功能的手段，肠道在 MSOF 中的作用一直未被重视，也不常提"肠功能衰竭"这一名称。近年有关肠道代谢和营养的研究提示，肠道在饥饿和应激情况下可以发挥重要的代谢作用，肠源性感染更与创伤性休克休戚相关，并是导致创伤性休克的不可逆性和 MSOF 的主要原因。已知除消化吸收功能外，肠道对腔内菌丛有屏障作用，可防止细菌入侵及其毒素的吸收。在不进食的危重患者，这种屏障功能不健全，细菌不断进入体内，导致 MSOF 的发生，Wilmore 称肠道为外科应激中一个中心器官，而 Carrico 声称胃肠道是导致 MSOF 的"动力部位"，也是 MSOF 的靶器官。这种肠道内生菌进入肠外组织，如肠系膜淋巴结、肝、脾和血液等过程称之为细菌移位。

细菌的存活性不是细菌移位的必要条件，因为输入死亡细菌后的移位结果与存活细菌者相同。此外，细菌固有的毒素或其他的毒性因子也不是透过肠壁移位必需的因素。近期研究证明肠道细菌的过度生长为细菌移位提供了前提，肠道屏障的破坏则为细菌移位提供了可能。如在缺血的肠黏膜区，细菌可在缺血 15 小时内透壁移动，先见金黄色葡萄球菌，接着是梭状芽孢杆菌，而后是肠杆菌科。在创伤或休克时，巨噬细胞分泌 PGE_2 增多，从而抑制 T 细胞的干扰素和 IL－2 的生成，并也抑制了 T 细胞和 B 细胞的繁殖，这一免疫功能抑制则为细菌移位的完成提供了条件。肠道巨噬细胞在肠道内吞食过度生长和黏附在肠黏膜上的细菌，然后移行至肠外组织再释放出来，在全身性潜能低下、免疫抑制、感染和创伤等应激情况下细菌移位可转化成肠源性感染，甚至导致 MSOF 的发生。

（2）MSOF 中各脏器间的相互影响：从临床表现看来，MSOF 时各个器官衰竭发生的先后常依循下列同一的顺序，即肺首先受累，肾次之，到较晚期才出现肝脏衰竭，而血流动力学和心脏衰竭常是 MSOF 的后期表现。中枢神经系统累及的时间早晚不一。器官发生衰竭的顺序当与某一器官原发病灶有关，如肾病患者的肾衰竭可先于肺功能衰竭之前出现。一个器官的功能损害可促发或加重另一个器官的功能损害，各脏器间存在着相互影响。如肺功能不全时，血氧张力降低，脏器组织缺氧，发生乏氧代谢和 ATP 缺乏，细胞膜电位差因之降低，氢离子进入细胞内，钾离子外溢，引起细胞水肿。肺功能不全时，很多血管活性物质不能被灭活，必然会引起其他脏器功能的改变。急性肺衰竭可导致右心后负荷增加和右心衰竭。又如肾功能不全时，血内含氮代谢产物增多，引起种种精神神经症状。由于水和电解质代谢紊乱，高钾血症可引起心肌功能障碍。体内尿素氮和水分过多又会引起肺水肿。

三、防治措施

严重创伤、休克、感染和大手术患者容易发生 MSOF，故对这些病因必须及时防治和控制。首先要保持充分的循环血容量，注意尿量和肾功能的保护。保持充分的心输出量。血气分析对监测危重患者的肺功能非常必要，使 PaO_2 保持于 12kPa。组织有广泛损伤时，抗生素的应用对感染的防治很有价值。在临床上刚出现一个器官功能衰竭的症状时，必须及时针对处理，否则就有可能序贯地引起第 2 个或第 3 个其他脏器的衰竭。

（一）循环系统及心脏的支持

监测血压、心率、中心静脉压、心排出量、肺动脉楔压（PAWP）和混合静脉血氧等，通过氧利用系数的计算以评估氧供满足组织氧耗的程度。有效地抗休克是防治 MSOF 的基础，及时恢复充分的循环容量以保证器官的灌注，同时纠正代谢性酸中毒。遇有血压不升可按不同情况选用合适的血管活性药物。保护心肌，应用大量维生素 C 及细胞代谢药物。如有心功能不全，可给正性肌力药。

（二）呼吸系统的支持

应用呼吸机支持呼吸功能是治疗 MSOF 的关键。反复测定血液气体分析，监测氧运输（心输出量与动脉血氧含量的乘积）和肺泡 – 动脉血氧分压差（P（A – a）O_2）。当 MSOF 患者循环不稳定时，往往出现低氧血症，呼吸急促，使用呼吸机可纠正低氧血症，减少呼吸做功和降低氧耗，有助于改善循环功能，防止 ARDS 的发生。如患者呼吸浅而快或自发呼吸消失，或患者呼吸与呼吸机对抗，给适量镇静药，选择间歇正压通气（IPPV）以维持正常呼吸。已发生 ARDS 时，选用呼气终末正压通气（PEEP），可以增加呼气末肺容量和功能残气量（FRC），膨胀原已萎陷的肺泡，肺顺应性也可因之增加。为防止气道内压增高，有利于分泌物的排出，防止误吸和减轻对心搏出量的干扰，可采用高频正压通气（HFPPV），对肺组织损伤小，能产生有效气体分布，也不影响自主呼吸。如呼吸衰竭仍不能改善者，可选用体外循环模式氧合通气（ECMO）。MSOF 患者准备停用呼吸机前，可改用持续气道正压通气（CPAP）或气道减压通气（APRV）作为过渡，后者可增加 CO_2 排出，升高潮气量和FRC，PaO_2 也可上升。

总之，当 PaO_2 继续下降至 < 8.0kPa 时，应行气管切开和呼吸机正压给氧。气道的充分湿化，对气管和支气管黏膜有保护作用。在雾化器中加入抗生素、糜蛋白酶等，有助于控制感染和排出分泌物。

（三）肾功能的支持

监测尿常规、血清肌酐、尿素氮、渗透压及电解质检查，用血管扩张药以增加肾血流量。对尿少者应用利尿剂。

（四）胃肠功能的支持

临床上常以畏食、瘀胆、肠麻痹、腹泻和消化道大量出血为监测胃肠功能的指标。使用完全胃肠外营养（TPN）因缺乏对肠道刺激而易发生瘀胆，如取总热卡 10% 由口服或肠饲补充，则可降低瘀胆的发生率，补充谷氨酰胺及早期进食对肠道的屏障机制具有保护作用。一旦出现胃肠道溃疡出血，可用胃肠减压、制酸剂以及 H_2 受体拮抗剂等治疗。

（五）代谢和营养的支持

代谢支持的新概念指明了从代谢水平处理 MSOF 的方向。归纳 MSOF 时的代谢改变主要表现为高代谢甚或超高代谢状态；其中有高血糖症，糖原异生，胰岛素作用降低，乳酸盐及丙酮酸盐值增加；血浆甘油三酸酯及脂肪酸值上升；脯氨酸、蛋氨酸、谷氨酸、鸟氨酸、苯丙氨酸、酪氨酸、色氨酸和丙氨酸值上升，BCAA（亮氨酸、异亮氨酸、缬氨酸）初期降低而后期上升，蛋白合成降低，蛋白分解增加；能量消耗增加，在器官衰竭时由葡萄糖和脂肪产生的能耗进一步减少，在晚期氧化燃料主要为氨基酸。根据上述改变的特点，代谢支持的重点在于支持器官的结构和功能，推进各种代谢通路，减少葡萄糖的负荷，增加脂肪和氨基酸的供应。营养支持不能采取惯用的 TPN 方案，否则 MSOF 反见恶化，CO_2 生成增加，呼吸通气负担加重，使得呼吸衰竭更加明显，过多的葡萄糖输入可损害肝功能，甚至出现高渗性非酮症性昏迷。每日给总热量 167 ~ 188J（40 ~ 45cal）/kg 为宜，其中非蛋白热卡的供应控制在 125 ~ 146J（30 ~ 35cal）/kg，与氮的比例为 418J：1g。葡萄糖的输入速度不宜超过 5mg/（kg·min）。应用脂肪作为非蛋白热卡的来源，可以减低呼吸商，减少 CO_2 的生成，减轻呼吸负担，目前认为以脂肪提供 40% ~ 50% 的非蛋白热卡是相当安全的，其中以中链脂肪酸的脂肪乳剂最为理想。在中、重度应激状态时，每日供应氨基酸 2 ~ 3g/kg 才能获得氮平衡。注意所使用的氨基酸液配方，因为在 MSOF 时芳香族氨基酸（AAA）不能被肝脏利用以合成蛋白质，因之其血中浓度升高；而支链氨基酸（BCCA）可被利用和消耗，BCCA/AAA 比率下降，故应增加 BCCA 和减少 AAA 的供应，输入含 45% BCCA 的氨基酸液可以取得改善营养的良好效果。

（六）清除炎性介质或阻断其生成

炎症反应原来是机体防御机制中的主要内容，如过度激活而致炎症失控时就会起有害的作用。近年来已注意到体液介质 - 细胞因子和氧自由基在 MSOF 发生中的作用，由此派生出一些新的治疗方法，有的已开始用于临床，有的尚需进一步总结。

1. 抗内毒素治疗 半乳糖有直接抗内毒素作用，脂多糖抗体可迅速降低血浆内毒素浓度，新近问世的 HA - IA（centoxin）是一种人体 IgM 单克隆抗体，可以选择地结合内毒素的脂质 - A 部分，临床报道可明显降低脓毒症患者的死亡率。

2. 抗氧化剂和氧自由基清除剂 目前正在广泛寻找各种抗氧化剂和氧自由基清除剂，为抗休克、缺血性损害和 MSOF 的治疗开创了广阔的前景。二甲基亚砜、过氧化氢酶、谷胱甘肽、β - 胡萝卜素、维生素 C、维生素 E、过氢化物歧化酶（SOD）和别嘌醇（allopurinol）均能防止或减轻组织缺血后再灌注损害，其中尤以对后两者的研究最多，并已应用于临床。

3. 介质抑制剂 目前最感兴趣的是黄嘌呤氧化酶抑制剂、TNF 单克隆抗体以及吲哚美辛和布洛芬等非甾类抗炎药，可以减少前列腺素的合成，己酮可可碱能拮抗包括 TNF 在内的一些介质，抗脂多糖单克隆抗体也能抑制感染早期血液循环中 TNF 的活性。

4. 免疫球蛋白 可以提供针对广泛微生物的抗体，加强对细菌的调理作用以利吞噬和杀灭细菌。给脓毒症患者静脉注射 IgG 60g，连续 2 天，可明显改善 MSOF，也有人认为 IgM 的作用可能更优于 IgG。

四、预后

MSOF 是一危重病症，预后差，其病死率随衰竭器官数的增多而上升，如 2 个器官衰竭的病死率为 10% ~ 17%，3 个器官衰竭的病死率则增至 83%，4 个或 4 个以上器官衰竭者几乎全部死亡。当出现一个器官衰竭的征象时，要及时予以控制。一旦出现 MSOF 时，不能简单地将各单一脏器的治疗原则相加，而特别要注意各衰竭器官间的相互影响，处理好治疗矛盾，避免医源性器官功能衰竭的发生。

（杨贤义）

第二节 急性呼吸衰竭

临床上许多重症疾病均可发生呼吸衰竭，呼吸衰竭是一个综合征，而不是一种疾病。急性呼吸衰竭是呼吸系统本身或其他系统器官的疾患所引起肺的通气和（或）换气功能严重障碍，以致不能进行有效的气体交换，导致机体缺氧伴（或不伴）二氧化碳潴留，从而引起一系列生理功能和代谢紊乱的临床综合征。临床表现为 $PaO_2 < 60mmHg$ 和（或） $PaCO_2 > 50mmHg$ 及 $pH < 7.35$。所谓急性呼吸衰竭是数分钟或数小时及数日内发生，不论其原发病的性质如何，一旦演变至急性呼吸衰竭，应立刻实施呼吸抢救，否则将危及患者生命。急性呼吸衰竭是外科常见并发症，也是手术后死亡的主要原因之一。由于创伤、感染、补液量或补液速度等突发因素，导致急性呼吸功能障碍。急性呼吸衰竭由于发病突然及医师不能及时认识，使治疗措手不及，后果严重。外科急性呼吸衰竭以急性呼吸窘迫综合征（ARDS）最为多见。根据国外资料，外科急性病例中的 ARDS 发病率为 6%～11%，术后有腹腔感染者为 30%～40%，伴膈下脓肿时高达 50%～90%。ARDS 的病死率较高，近年皆有所下降，但仍为 30%～40%。国内缺乏大样本的资料统计，但文献报道的结果与国外相似。

一、发病机制和分类

根据动脉血气可将急性呼吸衰竭分为：① Ⅰ 型呼吸衰竭：表现为低氧血症和低碳酸血症或正常碳酸血症；② Ⅱ 型呼吸衰竭：表现为低氧血症合并高碳酸血症。根据病因和病变部位不同，又可将呼吸衰竭分为：①换气性呼吸衰竭：因肺组织和肺血管病变所致，主要引起氧合功能衰竭；②通气性呼吸衰竭：因呼吸驱动力不足、呼吸运动受限或呼吸道阻塞等所致，主要引起通气功能衰竭。Ⅰ 型呼吸衰竭相当于换气性呼吸衰竭所致的氧合衰竭，Ⅱ 型呼吸衰竭相当于通气性呼吸衰竭合并氧合衰竭。

二、病因

诱发急性呼吸衰竭的病因很多，可以是外科本身情况，如各种组织创伤、手术创伤，也可以是麻醉药物对呼吸中枢的抑制作用，或术后并发症等，也可数项因素同时发挥作用。兹分别说明如下。

（一）直接外伤

1. 胸部创伤　如多发性肋骨骨折或胸廓成形手术后可破坏胸廓稳定性，出现反常呼吸运动，影响吸气和呼气潮气量，并可导致吸气或呼气在肺内分布的不均匀。加上疼痛，呼吸浅弱，咳嗽无力，痰液滞留，或并发血气胸，压迫肺脏等综合作用诱发呼吸衰竭。

2. 手术创伤　胸廓、肺脏手术对肺功能的影响可以理解。根据临床观察，剖胸手术开胸后即予关闭，术后肺活量、最大通气量均有明显减少，6 周后才逐渐恢复，但多不能回复至术前水平。术后伤口疼痛，及术后胸膜粘连增厚都是肺功能减损。

腹部手术影响膈肌活动，手术创伤、麻醉又可限制横膈升降幅度，降低潮气量；抑制咳嗽，导致呼吸道分泌物滞留等。按成人横膈面积 $270cm^2$ 计算，升降 1cm 的潮气量为 270ml。腹部手术后，伤口疼痛影响腹式呼吸，直接减少通气量。上腹部手术的影响较之中下腹更为明显。Churchill 等报道腹部手术后肺活量（VC）平均下降 25%～50%，上腹部手术一般下降在 55%；手术第 1、2 天下降最多，1～2 周后可恢复至术前水平。腹部手术后，由于深吸气受限制，肺泡萎缩不张，残气量（RV）减少约 13%、功能残气量（FRC）下降 20%。呼吸多呈浅速，一般在术后 24 小时潮气量减少 20%，呼吸频率增加 26%，每分通气量虽不变，但肺泡通气量减少，2 周后才恢复正常，所以手术后无论通气和换气功能都受到削弱。RV 和 FRC 在术后第 4 天达最低水平，然后逐渐回复。术后补呼气量平均减少 35%（下腹手术25%、上腹部达60%）也说明肺泡不张的存在。

（二）手术前、中、后药物的使用

术前镇静剂、术中麻醉药、肌松剂等都可能抑制通气，麻醉药物除有呼吸抑制作用外，对肺组织顺应性（C）、FRC等均有消极影响，使V/Q失调加重，静动脉分流量（Q_s/Q_t）增加。麻醉药还降低心脏输出量（CO），降低静脉血PO_2，间接降低PaO_2。术前和术中药物对呼吸的抑制作用，可被手术中使用通气支持和高浓度吸氧所掩盖，当这些措施在手术后中止时，就可能出现呼吸抑制的累积现象。加上术后镇痛、镇静药物使用不当，就会诱发呼吸衰竭。

（三）手术后并发症

感染和ARDS最常见，其中后者发病急骤，预后差。

1. 肺部感染　手术后由于麻醉、镇痛药物或伤口疼痛等原因抑制咳嗽反射或其他呼吸道的自然防御机制，常诱发肺部感染。肺组织炎症浸润、小气道和肺泡内渗出物阻塞等都可能引起通气和换气功能障碍；严重感染可导致Q_s/Q_t显著增加；加上伴随而来的毒血症、败血症增加机体代谢率，加重呼吸生理负担。此外，手术创伤或并发症等所致低血压、失血性休克、贫血等可降低血氧运输量。在呼吸功能损害的基础上，加重组织缺氧和CO_2潴留。

2. 急性肺损伤/急性呼吸窘迫综合征（ALI/ARDS）　ALI/ARDS是指急性非心源性肺水肿。是一种以进行性呼吸困难和顽固性低氧血症为主要特征，发病前心肺功能多属正常，ARDS的发病机制错综复杂，至今尚未完全阐明。1985年Deitch提出二次打击学说，认为严重创伤、感染、大手术、脓毒性休克、肠道细菌移位、失血后再灌注、大量输血等均可构成第一次打击，使机体免疫细胞处于被激活状态；如再出现第二次打击，即使程度并不严重，也可引起失控的炎症反应。首先由巨噬细胞释放大量的前炎症细胞因子，再激活中性粒细胞等效应细胞，引发瀑布效应，使全身炎症反应不断放大，并可能导致单个或多个器官功能不全或衰竭的发生，由SIRS发展为MODS。ARDS实际上就是MODS在肺部的表现。在此过程中，过度炎症反应激活大量效应细胞，并释放炎性介质参与了肺损伤。肺脏是唯一接受全部心排出量的器官，除了受到原位产生的炎症介质损伤外，还受到循环中由全身各组织产生的炎性细胞和介质的损伤。肺泡巨噬细胞不但释放一系列炎性介质，还产生大量局部趋化因子，引起中性粒细胞等在肺内聚集，造成损伤。此外肺有丰富的毛细血管网，血管内皮细胞在局部炎症反应中起着积极作用。因此在SIRS中，肺脏受损的时间早，程度重，发生快。在临床上有时ARDS成为MODS中最早或唯一出现的器官功能障碍。CT检查发现ARDS的病变分布有一定的重力依赖性，即下肺区和背侧肺区病变重，上肺区和前侧肺区病变轻微，中间部分介于两者之间。从肺前部到背部分为正常、陷闭和实变三部分，陷闭是指肺泡吸气期开放，呼气期闭合的状态，三者比例大体为30%～40%、20%～30%和40%～50%。其主要病理生理改变为肺内Q_s/Q_t增加、伴有V/Q失调和弥散功能减退，临床表现为进行性呼吸窘迫和顽固性低氧血症。对其发病原因和机制，可归纳为以下几个致病途径。

（1）肺血氧屏障直接损伤

1）吸入性损伤和吸入性肺炎：外科重症患者胃内容物误吸或反流入呼吸道、刺激性气体或烟雾吸入等都可直接损伤肺泡及肺泡血管壁，使血管壁通透性增加，血浆渗漏入间质或肺泡腔。吸入胃液的pH仅2.5，可使肺Ⅰ型细胞立即坏死、脱落，并延及肺毛细血管内皮细胞（pulmonary capillary endothelial cells，PCEC）。理化物质及渗漏肺泡的血浆成分等也可直接灭活肺泡表面活性物质（PS），增加肺泡表面张力，导致肺不张，加重水肿。

2）氧中毒：长期吸用高浓度氧可诱发 ARDS。氧损伤组织主要是通过氧自由基（oxygen radicals，OR）介导，OR 是氧的代谢产物，PO_2 愈高，其含量也愈多，一般氧浓度吸入，机体可借过氧化歧化酶等物质使 OR 代谢，但吸氧浓度（FiO_2）>50%，时间超过 14 小时，肺超微结构即显示改变，2～6 天后出现肺水肿，伴 I 型肺泡上皮细胞脱落和肺泡透明膜形成，超过 10 天可见间质纤维化。

（2）肺血氧屏障间接损伤：这是多数 ARDS 的发病机制，也是难以治愈的原因之一。

1）参与反应的细胞多形核白细胞（PMN）：正常情况下，PMN 在肺内仅占 1.6%。内毒素（LPS）、肿瘤坏死因子（TNF－α）、活化的补体 C5a 等均能激活 PMN，并导致 PMN 在肺毛细血管内被扣押、聚集。PMN 被激活后，可直接产生损伤作用。PMN 还可通过诱导释放炎症介质激活补体、凝血和纤溶系统，诱发其他炎症介质的释放，产生瀑布级联（cascade）反应，出现恶性循环。在 ARDS 发生和发展的过程中，PMN 发挥着中心作用。而当创伤或感染等产生的有害物质进入血液循环后，首先损伤 PCEC。有人认为 PCEC 自身产生较多 OR，对早期肺损伤的意义较大，PMN 产生的 OR 则在较晚的阶段才起主要作用。PCEC 损伤 2 小时后可出现肺间质水肿，严重肺损伤 12～24 小时后可出现肺泡水肿。肺巨噬细胞（PM）：包括肺泡巨噬细胞（AM）、肺间质和肺血管内巨噬细胞（PIM）。各部位的巨噬细胞被激活后，也和 PMN 一样，产生多种炎症介质，直接参与 ARDS 的发病过程；但更主要是释放白介素（ILs）、TNF－α 等炎症细胞因子，强烈趋化 PMN 在肺内聚集，刺激 PMN 和 PCEC 产生炎症介质。在 ARDS 的后期，巨噬细胞参与损伤肺组织的修复。

2）参与反应的介质氧自由基：氧自由基（OR）是一种具有氧合性质的氧不稳定代谢产物，可参与 ARDS 时的肺损伤。OR 的损伤作用广泛，损伤的机制亦较复杂，除直接损伤外，还与 AAM、PE 等起协同作用，造成 DNA 等物质的间接损伤，从而影响细胞代谢的各个方面。

3）肺表面活性物质：PS 是由肺泡 II 型上皮细胞合成的脂质，蛋白质复合物，对降低肺泡气液界面的表面张力，防止肺泡萎陷；保持适当的肺顺应性；防止肺水肿的发生具有重要作用。ARDS 患者因 II 型肺泡上皮细胞损伤和缺氧，PS 合成减少；或炎症细胞和介质的存在使 PS 消耗过多、活性降低、灭活增快等发生质变，使 PS 失去正常功能。PS 的缺乏和功能异常，可导致大量肺泡陷闭，加快血浆渗入肺间质和肺泡的速度，出现肺泡水肿和透明膜形成。PS 的异常是 ARDS 不断发展的主要因素之一。

4）神经因素：创伤、休克都可能通过兴奋自主神经而收缩肺静脉，导致肺毛细血管充血、高压和血管壁通透性增加。颅外伤伴发神经性肺水肿，在临床上亦不少见。颅内压增高常伴随周围性高血压，使肺脏血容量骤增，也是诱发肺水肿的原因。

三、临床表现

急性呼吸衰竭早期多表现为原发病和非特异性症状，如外伤、手术创伤、肺感染，干咳、呼吸频率稍快，心率增快，需强调干咳常常是肺间质水肿的最早症状。随后多在发病后 24～48 小时出现呼吸加快，伴有发绀。胸部可闻支气管呼吸音及细湿啰音。最终出现典型 ARDS 的症状，表现为进行性呼吸困难或窘迫，单纯高浓度吸氧也难以纠正的顽固性发绀。

PaO_2 进行性下降，胸片示两肺小片散在浸润并逐渐发展为大片实变。晚期表现为呼吸窘迫，患者疲劳不堪，发绀加重，神志淡漠或不清，胸片呈广泛毛玻璃样融合。若患者有慢性肺疾病，也可出现呼吸困难逐渐加重和高碳酸血症的表现。而在慢性肺部疾病的基础上合并 ARDS，表现更复杂，应注意鉴别。

四、诊断

由于对 ARDS 的发病机制尚未完全阐明，目前 ARDS 的临床诊断主要依据病史、呼吸系统临床表现及动脉血气分析等进行综合判断。1988 年我国在广州召开第二次 ARDS 专题讨论会，修订 ARDS 诊断标准（草案）。ARDS 定义为：ARDS 系多种原发疾病，如休克、创伤、严重感染、误吸等疾病过程中发生的急性进行性缺氧性呼吸衰竭。其病理生理的主要改变为弥漫性肺损伤，肺微血管壁通透性增加和肺泡群萎陷，导致肺内血液分流增加和通气/血流比例失调。临床表现为严重的不易缓解的低氧血症和呼吸频数、呼吸窘迫。1994 年欧美 ARDS 共识会议认为 ARDS 的诊断应符合以下要求：①$PaO_2/FiO_2 < 200mmHg$（不论是否使用 PEEP）；②胸部 X 线片示双肺浸润影，可与肺水肿共同存在；③肺动脉楔压 < $18mmHg$，或无左心房压升高的临床证据；如果患者居住在海拔较高地区，根据 PaO_2/FiO_2 可能无法评价患者的病情，可采用 PaO_2/PAO_2 比值，其较少受海拔高度的影响，$PaO_2/PAO_2 < 0.2$ 可代替 $PaO_2/FiO_2 < 200mmHg$ 作为第一项标准。但由于很多达到这一诊断标准的急性肺损伤仅代表最严重的临床表现，无法将较轻的肺损伤包括在内，不利于对这一综合征的早期治疗。为此，在这次会议上也就这一问题进行讨论，称之急性肺损伤（acute lung injury，ALI）。在 ALI 定义中除氧和损害较轻外 $PaO_2/FiO_2 < 300mmHg$，但 $> 200mmHg$，其余要求同 ARDS。这一标准具有较高的敏感性和特异性，一方面它阐明了 ALI 到 ARDS 为一连续的病理过程，其早期阶段为 ALI，重度 ALI 即为 ARDS，有利于患者的早期诊断和治疗。其次，这一标准易于为临床所接受。它排除了 PEEP 作为诊断依据，同时也不强调 PCWP 的测定，相应的临床证据即可作为诊断依据。

五、ARDS 的常规治疗方法

由于 ARDS 病因多样，发病机制尚未完全阐明，病理生理变化广泛而复杂，因此至今尚无特效的治疗方法，只是根据其病理生理改变和临床症状进行针对性或支持性的治疗。我们已经认识到 ARDS 并非只是一个独立的疾病，而是 MODS 在肺部的表现。因此，对于这样一种广泛的、全身性的疾病单单着眼于肺部症状的改善和支持是难以取得突破性进展的。目前治疗的主要原则是消除病因、积极治疗原发病、控制感染、改善通气和组织供氧，防止进一步的肺损伤。需强调 ARDS 发病骤急，病情发展迅速，待血气结果符合呼吸衰竭时，病情常恶化至难以控制。因此，1994 年美国胸科学会和欧洲急救医学会共同提出 ALI 和 ARDS 的概念，并把 ALI 作为 ARDS 的早期阶段，1999 年中华呼吸学会参考上述标准提出了新的诊断标准：①有发病的高危因素；②急性起病，呼吸频数和（或）呼吸窘迫；③氧合指数（PaO_2/FiO_2）≤$39.9kPa$（$300mmHg$）；④胸部 X 线检查双肺浸润阴影；⑤肺毛细血管楔压（PCWP）≤$2.4kPa$（$18mmHg$）或临床上能排除心源性肺水肿。符合上述标准为 ALI。若氧合指数≤$26.6kPa$（$200mmHg$）则为 ARDS。可以看出，一旦符合 ALI 的诊断标准［相当于吸空气时，$PaO_2 < 8.4kPa$（$63mmHg$）］，血气分析也就接近达到呼吸衰竭的诊断标准，临床

表现已经十分典型，所以也不能说是早期诊断了。因此，早期诊断的关键还在于思想上的高度警惕，应密切观察临床和动脉血气的变化规律。肺泡动脉血氧分压差（DA－PaO$_2$）较之PaO$_2$更能说明Q$_s$/Q$_t$大小。当高危患者一旦出现PaO$_2$进行性下降，伴PaCO$_2$降低、DA－PaO$_2$增大和Q$_s$/Q$_t$增加，即提示ARDS的发生，应给予适当治疗。即使血气改善，病情得到控制，还是不能放松临床和血气监护。ARDS的诱发因素没有消除，它就可能反复发生。最后，要提出术前肺功能检查的重要意义。术前肺功能检查，能够为确定手术指征、术中和术后心肺功能的维护提供参考依据。

六、预防

（一）术前肺功能检查

外科医师应根据肺功能测定数据，在术前改善肺功能，术中最大限度减少手术对呼吸功能的消极影响，术后维护肺功能。

（二）预防呼吸道和肺部感染

保护、改善呼吸道的防御功能。

1. 呼吸道的充分湿化、温化除了给予适当的补液维持每日出入液量的平衡外，每天应定期作雾化吸入。在作气管切开或气管插管的病例，温化、湿化更为重要。在10℃室温环境中，成人呼吸道每日蒸发水量达500ml；气管切开或插管后，湿化和温化功能丧失，下呼吸道大量失水，分泌物干结，纤毛活动受抑制，咳嗽无效，引流受阻，即可诱发感染。湿化法如蒸气、雾化、间断吸入等能补充部分失水量，但往往不能满足保护呼吸道防御功能的需要。气管内间断滴注生理盐水简单实用，24小时持续滴注效果更佳，一般成人每日需湿化液在250ml之上。如分泌物稠厚，有痂块时，滴液量更要相应增加。但总体上讲，现代呼吸机的湿化、温化功能良好，能满足大部分机械通气需要。

2. 鼓励深呼吸和咳嗽排痰　在湿化的基础上辅以深呼吸、有效咳嗽，既可改善分泌物引流，也能防止肺泡不张。每次吸气后宜屏气数秒钟，争取更多肺泡扩张。胸腹部束带不应太紧，以免限制呼吸幅度。如伤口疼痛不能有效锻炼者，可酌情使用镇痛药物。深呼吸可间隔2～3小时进行一次，每次8～10次为满意。体力衰弱、无力做深呼吸或疼痛难以忍受者，可借助简易呼吸囊加压吸气，进行被动深"吸"气，可取得相同，甚至更可靠的效果。加压吸气要与自主呼吸相配合，潮气量应接近术前深吸气量。深呼吸锻炼还要穿插主动咳嗽，提高引流和排痰效率。为取得病员的最大合作和配合，在手术前即应说明这项措施的意义和重要性，并开始示范训练。

（三）控制补液的量和速度

输液必须结合病情，合理谨慎，输液量要足够，但不能太多，更不要太快。中心静脉压（CVP）在心肺功能正常的患者中对判断有效循环血量有重要的参考意义。CVP一般为6～12cmH$_2$O，如大于12cmH$_2$O提示右心功能可能已不正常。应用漂浮导管监测PCWP对调节输液量更具价值。但应注意机械通气正压对CVP和PCWP的影响，为准确判断两者的数值，测定前应短暂停用呼吸机数分钟至20分钟，或停用PEEP后于呼气末观察。

（四）合理氧疗

氧疗与药物治疗一样，也有其特定的指征、剂量和疗程，高氧吸入除通过OR对肺气血屏障直接损伤外，还可以引起吸收性的肺微不张，产生肺内散在肺泡不张。在体力衰弱、咳嗽反射无力、痰液滞留、气道黏膜肿胀的病例中，更是加重静动脉分流和低氧血症的最常见原因。合理氧疗的指导原则是争取 $FiO_2 < 40\%$，保持 $PaO_2 \geqslant 8.0kPa$（60mmHg）。

七、治疗

急性呼吸衰竭多继发于基础疾患，所以治疗原则应针对基础疾患或诱发因素。但是急性呼吸衰竭本身直接威胁患者生存，因此，必须及时采取积极措施，缓解缺氧和 CO_2 潴留，为基础疾病和诱因的治疗争取时间。氧疗是纠正缺氧的重要措施，如发现氧疗中 CO_2 潴留加剧，则应考虑通气支持。若积极氧疗不能有效缓解缺氧，又没有通气不足的佐证，则要考虑急性呼吸窘迫症 ARDS，治疗的关键在于原发病及其病因，如处理好创伤，尽早找到感染灶，制止炎症反应进一步对肺的损伤；更紧迫的是要及时纠正患者严重缺氧，赢得治疗基础疾病的宝贵时间。在呼吸支持治疗中，要防止挤压伤，呼吸道继发感染和氧中毒等并发症的发生。

（一）呼吸支持治疗

1. 氧疗 纠正缺氧刻不容缓，可采用经面罩持续气道正压（CPAP）吸氧，但大多需要借助机械通气吸入氧气。一般认为 $FiO_2 > 0.6$，PaO_2 仍 $< 8kPa$（60mmHg），$SaO_2 < 90\%$ 时，应对患者采用呼气末正压通气 PEEP 为主的综合治疗。

2. 机械通气

（1）呼气末正压通气（PEEP）：1969 年 Ashbaugh 首先报道使用 PEEP 治疗 5 例 ARDS 患者，3 例存活。经多年的临床实践，已将 PEEP 作为抢救 ARDS 的重要措施。PEEP 改善 ARDS 的呼吸功能，主要通过其吸气末正压使陷闭的支气管和闭合的肺泡张开，提高功能残气（FRC）。PEEP 为 $0.49kPa$（5cmH₂O）时，FRC 可增加 500ml。随着陷闭的肺泡复张，肺内静动血分流降低，通气/血流比例和弥散功能亦得到改善，并对肺血管外水肿减少产生有利影响，提高肺顺应性，降低呼吸功。PaO_2 和 SaO_2 随 PEEP 的增加不断提高，在心排出量不受影响下，则全身氧运输量增加。经动物实验证明，PEEP 从零增至 $0.98kPa$（10cmH₂O），肺泡直径成正比例增加，而胸腔压力变化不大，当 PEEP $> 0.98kPa$，肺泡直径变化趋小，PEEP $> 1.47kPa$（15cmH₂O），肺泡容量很少增加，反使胸腔压力随肺泡压增加而增加，影响静脉血回流，尤其在血容量不足，血管收缩调节功能差的情况下，将会减少心输出量，所以过高的 PEEP 虽能提高 PaO_2 和 SaO_2，往往因心输出量减少，反而影响组织供氧。过高 PEEP 亦会增加气胸和纵隔气肿的发生率。最佳 PEEP 应是 SaO_2 达 90% 以上，而 FiO_2 降到安全限度的 PEEP 水平［一般为 $1.47kPa$（15cmH₂O）］。患者在维持有效血容量、保证组织灌注条件下，PEEP 宜从低水平 $0.29 \sim 0.49kPa$（3~5cmH₂O）开始，逐渐增加至最适 PEEP，如 PEEP $> 1.47kPa$（15cmH₂O）、$SaO_2 < 90\%$ 时，可在短期内（不超过 6h 为宜）增加 FiO_2，使 SaO_2 达 90% 以上。切记应当进一步尽快寻找低氧血症难以纠正的原因加以克服。当病情稳定后，逐步降低 FiO_2 至 50% 以下，然后再降 PEEP 至 $\leqslant 0.49kPa$（5cmH₂O），以巩固疗效。

（2）反比通气（IRV）：即机械通气吸与呼（I：E）的时间比 $\geqslant 1 : 1$（正常吸气与呼气的时间比为 1：2）。延长正压吸气时间，有利气体进入阻塞所致时间常数较长的肺泡使之复张，恢复换气，并使快速充气的肺泡发生通气再分布，进入通气较慢的肺泡，改善气体分布、通气与血流之比，增加弥散面积；缩短呼气时间，使肺泡容积保持在小气道闭合的肺泡容积之上，具有类似 PEEP 的作用；IRV 可降低气道峰压的 PEEP，升高气道平均压（MAP），并使 PaO_2/FiO_2 随 MAP 的增加而增加。同样延长吸气末的停顿时间有利血红蛋白的氧合。所以当 ARDS 患者在 PEEP 疗效差时，可加试 IRV。要注意 MAP 过高仍有发生气压伤和影响循环功能、减少心输出量的副作用，故 MAP 以上不超过 1.37kPa（14cmH$_2$O）为宜。应用 IRV，时，患者感觉不适难受，可加用镇静或麻醉药。

（3）机械通气并发症的防治：机械通气本身最常见和致命性的并发症为气压伤。由于 ARDS 广泛炎症、充血水肿、肺泡萎陷，机械通气往往需要较高吸气峰压，加上高水平 PEEP，增加 MAP 将会使病变较轻、顺应性较高的肺单位过度膨胀，肺泡破裂。据报道当 PEEP > 2.45kPa（25cmH$_2$O），并发气胸和纵隔气肿的发生率达 14%，病死率几乎为 100%。现在一些学者主张低潮气量、低通气量，甚至允许有一定通气不足和轻度的二氧化碳潴留，使吸气峰压（PIP）< 3.92kPa（40cmH$_2$O），必要时用压力调节容积控制（PRVCV）或压力控制反比通气压力调节容积控制［PIP < 2.94 ~ 3.43kPa（30 ~ 35cmH$_2$O）］。另外也有采用吸入一氧化氮（NO）、R 氧合膜肺或高频通气，可减少或防止机械通气的气压伤。

（二）维持适宜的血容量

创伤出血过多，必须输血。输血切忌过量，滴速不宜过快，最好输入新鲜血。库存 1 周以上血液含微型颗粒，可引起微栓塞，损害肺毛细血管内皮细胞，必须加用微过滤器。在保证血容量、稳定血压前提下，要求出入液量轻度负平衡（– 500 ~ – 1 000ml/d）。为促进水肿液的消退可使用呋塞米（速尿），每日 40 ~ 60mg。在内皮细胞通透性增加时，胶体可渗至间质内，加重肺水肿，故在 ARDS 的早期不宜给胶体液。若有血清蛋白浓度低则另当别论。

（三）肾上腺皮质激素的应用

它有保护毛细血管内皮细胞、防止白细胞、血小板聚集和黏附管壁形成微血栓；稳定溶酶体膜，降低补体活性，抑制细胞膜上磷脂代谢，减少花生四烯酸的合成，阻止前列腺素及血栓素 A$_2$ 的生命；保护肺 Ⅱ 型细胞分泌表面活性物质；具抗炎和促使肺间质液吸收；缓解支气管痉挛；抑制后期肺纤维化作用。目前认为对刺激性气体吸入、外伤骨折所致的脂肪栓塞等非感染性引起的 ARDS，早期可以应用激素。地塞米松 60 ~ 80mg/d，或氢化可的松 1 000 ~ 2 000mg/d，每 6 小时 1 次，连续用 2 天，有效者继续使用 1 ~ 2 天停药，无效者尽早停用。ARDS 伴有败血症或严重呼吸道感染忌用激素。

（四）纠正酸碱和电解质紊乱

与呼吸衰竭时的一般原则相同，重在预防。

（五）营养支持

ARDS 患者处于高代谢状态，应及时补充热量和高蛋白、高脂肪营养物质。应尽早给予强有力的营养支持，鼻饲或静脉补给，保持总热量摄取 83.7 ~ 167.4kJ（20 ~ 40kcal/kg）。

（六）其他治疗探索

1. 肺表面活性物质替代疗法　目前国内外有自然提取和人工制剂的表面活性物质，治疗婴儿呼吸窘迫综合征有较好效果，外源性表面活性物质在 ARDS 仅暂时使 PaO$_2$ 升高。

2. 吸 NO NO 即血管内皮细胞衍生舒张因子，具有广泛生理学活性，参与许多疾病的病理生理过程。在 ARDS 中的生理学作用和可能的临床应用前景已有广泛研究。一般认为 NO 进入通气较好的肺组织，扩张该区肺血管，使通气与血流比例低的血流向扩张的血管，改善通气与血流之比，降低肺内分流，以降低吸氧浓度。另外 NO 能降低肺动脉压和肺血管阻力，而不影响体循环血管扩张和心输出量。有学者报道，将吸入 NO 与静脉应用阿米脱林甲酰酸（almitrine bismyslate）联合应用，对改善气体交换和降低平均肺动脉压升高有协同作用。后者能使通气不良的肺区血管收缩，血流向通气较好的肺区；并能刺激周围化学感受器，增强呼吸驱动，增加通气；其可能产生的肺动脉压升高可被 NO 所抵消。目前 NO 应用于临床尚待深入研究，并有许多具体操作问题需要解决。

3. 氧自由基清除剂、抗氧化剂以及免疫治疗 根据 ARDS 发病机制，针对发病主要环节，研究相应的药物给予干预，减轻肺和其他脏器损害，是目前研究热点之一。过氧化物歧化酶（SOD）、过氧化氢酶（CAT），可防止 O_2 和 H_2O_2 氧化作用所引起的急性肺损伤；尿酸可抑制 O_2、OH 的产生和 PMNs 呼吸暴发；维生素 E 具有一定抗氧化剂效能，但会增加医院内感染的危险。其他治疗如应用前列腺素 E_1、E_2 改善微循环；肾上腺素能激动剂，如特布他林和多巴酚丁胺，促进肺泡水肿液吸收；上皮生长因子（EGF）、转化生长因子（TGF）促进肺泡上皮修复等方法，但多处于试验阶段。

（郝万明）

第三节　弥散性血管内凝血

弥散性血管内凝血（disseminated intravascular coagulation，DIC）是在许多疾病基础上，凝血及纤溶系统被激活，全身小血管内微血栓形成的疾病过程。因凝血因子在凝血过程中被消耗，并有继发纤溶亢进及多脏器栓塞，故临床常有微循环衰竭，全身出血，多脏器功能障碍和溶血等。是一种预后凶险，发展迅猛，常危及生命的综合征。有急性和慢性两类，以急性的常见；慢性的症状隐匿，临床不易发现。本病有不同的命名，如去纤维蛋白综合征，消耗性凝血病或血管内凝血等。

一、病因

（一）感染性疾病

占 DIC 的 31% ~ 43%。

1. 细菌感染 含内毒素的革兰阴性菌败血症引起的 DIC 最多见，如脑膜炎球菌、大肠埃希菌、铜绿假单胞菌等。其次革兰阳性菌如金黄色葡萄球菌感染等。

2. 病毒感染 流行性出血热、重症肝炎等。

3. 立克次体感染 如斑疹伤寒等。

4. 其他 如脑型疟疾、钩端螺旋体病、组织胞浆菌病等。

（二）恶性肿瘤

占 DIC 患者的 24% ~ 34%。如急性早幼粒白血病、淋巴瘤等血液肿瘤和前列腺癌、胰腺癌及其他广泛转移的晚期实体瘤。

（三）病理产科

占 DIC 的 4%～12%。见于羊水栓塞、感染性流产、死胎滞留、重症妊娠期高血压疾病、子宫破裂、胎盘早剥、前置胎盘等。

（四）手术及创伤

占 DIC 的 1%～5%。富含组织因子（TF）的器官如脑、前列腺、胰腺、子宫及胎盘等因手术及创伤等释放 TF，诱发 DIC。大面积烧伤、严重挤压伤、骨折及毒蛇咬伤也易致 DIC。

（五）医源性疾病

占 DIC 的 4%～8%。主要与药物、手术、放疗、化疗及不正常的医疗操作有关，其发病率日趋增高。

（六）全身各系统疾病

如恶性高血压、肺心病、巨大血管瘤、ARDS、急性胰腺炎、重症肝炎、溶血性贫血、血型不合输血、急进型肾炎、糖尿病酮症酸中毒、系统性红斑狼疮、中暑、移植物抗宿主病（GVHD）等。

二、病理及病理生理

病理变化包括：①全身微血管内有广泛的纤维蛋白沉着，形成微血栓，造成微循环障碍，红细胞机械性损伤及溶血。约 90% 的尸解中可发现有血管内微血栓形成或纤维蛋白沉着，以胃肠道、胰腺、肾上腺、肝、皮肤、肾脏、肺等部位常见。少数可仅在肾脏中出现。肾脏的病变可表现为局限的纤维蛋白块状沉淀及肾小管坏死。严重的有两侧肾皮质大量坏死。肺部可有非栓塞性内膜炎或肺部透明样变。②当微循环内发生凝血时，大量血小板和凝血因子被消耗，从而使高凝状态转变为低凝状态。③体内的继发性纤维蛋白溶解产生大量纤溶酶，使纤维蛋白（原）裂解成为裂解产物。这些纤维蛋白（原）裂解产物有抗凝作用，可加重出血。DIC 时除出血外，微循环内的血栓引起微循环阻塞，可导致肺、肾、肝、脑、心等器官的功能衰竭。所以 DIC 的预后很差，死亡率高达 60% 以上，死亡的主要原因为出血及微血栓。

正常人体内有完整的凝血、抗凝及纤维蛋白溶解系统。凝血与抗凝，保持着动态平衡。在正常人的血液中，如果有少量活性凝血中间产物形成，就迅速被单核－巨噬细胞系统消除，或被血液中的抗凝物质中和。纤维蛋白溶解系统能不断溶解在小血管破损处所形成的少量纤维蛋白。DIC 的发生是由于在各种致病因素的作用下，血液循环内出现了促进和激活凝血过程的物质，产生了过量的凝血酶，血液的凝固性过高，破坏了体内凝血与抗凝的平衡。据病理生理的进展，DIC 可以分为以下几个阶段。

（一）高凝期

系 DIC 的始动阶段，在各种病因作用下凝血系统被激活，血液呈高凝状态。其中由炎症等导致的单核细胞和血管内皮的组织因子（TF）过度表达及释放，某些病态细胞（如恶性肿瘤细胞）及受损伤组织等的 TF 异常激活及释放，是 DIC 最重要的始动机制。

1. 外凝的激活　组织损伤、感染、病理产科时含有组织因子凝血活性的羊水或胎盘组织、肿瘤溶解、严重或广泛创伤、大型手术等因素导致 TF 或组织因子类物质释放入血液循环，激活外源性凝血系统。蛇毒等外源性物质亦可激活此途径，或直接激活 F X 及凝血酶原。

2. 内凝激活　感染、炎症及变态反应、缺氧等引起血管内皮损伤，导致 F XII 激活及 TF 的释放，启动外源或内源性凝血系统。

3. 血小板损伤　各种炎症反应、药物、缺氧等可致血小板损伤，诱发血小板聚集及释放反应，通过多种途径激活凝血。

4. 纤溶系统激活　上述致病因素亦可同时通过直接或间接方式同时激活纤溶系统，形成 DIC 进一步发展的基础。

（二）消耗性低凝期和继发性纤溶亢进期

是 DIC 的发展阶段。在 DIC 的始动机制作用下，凝血酶通过内源性及外源性两种途径生成，作用于纤维蛋白原使之形成纤维蛋白，微循环出现微血栓。这是 DIC 的基本病理变化，主要为纤维蛋白血栓及纤维蛋白 – 血小板血栓。微循环内生成微血栓时，大量血小板和凝血因子被消耗，临床出现出血倾向，PT、APTT 等显著延长。称为消耗性低凝状态。肺、肾、脑、肝、心、肾上腺、胃肠道及皮肤、黏膜等部位形成微血栓时，临床上出现多器官功能衰竭。毛细血管微血栓形成常伴血管舒缩功能失调、血容量减少和心功能受损等，可造成严重的微循环障碍，临床上出现难治性休克。微血栓还可引起红细胞机械性损伤，造成微血管病性溶血。

DIC 后期，因纤溶酶不断被激活，纤维蛋白（原）降解。这些纤维蛋白（原）降解产物（FDP）有抗凝作用，可加重出血，甚至成为某些 DIC 的主要病理过程，此时进入继发性纤溶亢进期。

（三）DIC 发展的恶性循环

炎症因子加重凝血异常，如感染时蛋白 C 水平降低且激活受抑，使活化蛋白 C（APC）水平降低，导致抗凝系统活性降低。而凝血异常又可加剧炎症反应，炎症和凝血系统相互作用，形成恶性循环。

促进 DIC 发生的因素包括：①单核 – 巨噬系统受抑，吞噬及清除促凝物质，如凝血酶、纤维蛋白颗粒及毒素等功能减弱，容易发生或加重 DIC，见于重症肝炎、使用大剂量糖皮质激素等；②纤溶系统活性降低，见于抗纤溶药物使用不当；③高凝状态如妊娠等；④其他如缺氧、酸中毒、脱水、休克等。

三、临床表现

按病情轻重缓急，本病可分急性及慢性两类。常见的为急性 DIC，多发生于严重感染、败血症、产科意外、广泛手术及急性溶血等。急性 DIC 临床特点常是突然发生大量出血，伴有不同程度的休克，肾衰竭也常见。慢性少见，症状可被原发病掩盖，临床表现不典型，须实验室检查方能证实，容易误诊或漏诊。常见于免疫性疾病、血管性疾病及巨大血管瘤等。虽然 DIC 的病因可不同，但其临床表现则相似，主要有出血、休克、栓塞及溶血四个方面。

（一）出血

出血是最常见的临床表现，发生率为84%～95%。特点为自发性、多发性，出血部位可遍及全身。如牙龈及鼻黏膜出血、大片皮肤瘀斑可伴坏死、伤口及穿刺部位渗血不止或血不凝固；内脏出血，如咯血、呕血、尿血、便血、阴道出血等，严重者可发生颅内出血。

（二）休克或微循环衰竭

发生率约为30%～80%。以革兰阴性杆菌败血症最常见。为一过性或持续性血压下降，与出血量不呈比例。早期即出现肾、肺、大脑等器官功能不全，表现为肢体湿冷、少尿、呼吸困难、发绀及神志改变等。休克一旦发生后，会加重DIC，形成恶性循环。

（三）微血管栓塞

微血管栓塞发生率为40%～70%，分布广泛。浅层皮肤栓塞，多见于眼睑、四肢、胸背及会阴部。表现为皮肤发绀，出血性大泡，栓塞部位斑块状坏死或溃疡形成。肢体血管内栓塞可引起坏死或坏疽。黏膜损伤易发生于口腔、消化道、肛门等部位。器官栓塞、缺血，可导致器官功能障碍，甚至器官功能衰竭。肾微血管栓塞表现为腰痛、血尿、蛋白尿、少尿甚至发生急性肾衰竭。肺微血管栓塞时可引起呼吸困难、发绀、呼吸窘迫综合征和呼吸衰竭。脑微血管栓塞可有颅内高压综合征、意识障碍及昏迷等。

（四）微血管病性溶血

约见于25%的患者，因红细胞强行通过血管内纤维蛋白血栓的网状蛋白结构，受到机械损伤，周围血象中可见碎裂红细胞，红细胞可呈球形及其他各种畸形。少数急性发作时，出现溶血症状。可有高热、寒战、黄疸、血红蛋白尿，红细胞计数下降，网织红细胞增高。

四、实验室检查

实验室检查结果是诊断DIC的重要依据。经常进行的检查项目主要包括：血小板计数，血浆凝血酶原时间（PT）测定，活化部分凝血活酶时间（APTT）测定，凝血酶时间（TT）测定，血浆纤维蛋白原含量测定，纤维蛋白（原）降解产物（FDP）及血浆D-二聚体检查等。在急性的DIC中，几乎所有病例都有血小板减少。如果在怀疑为急性DIC的病例中，血小板的计数持续保持在正常的范围，则DIC的可能性不大。在革兰阴性细菌引起的急性DIC中，血小板减少常发生于凝血异常出现之后。在急性DIC早期或在一些慢性DIC中PT，APTT可正常，甚至缩短，这可能是由于凝血因子被激活后产生的促凝作用。通常在急性DIC发生后凝血因子迅速被消耗，同时受到FDP的影响，APTT、PT及TT均会延长。血浆中纤维蛋白原，因子Ⅴ及因子Ⅷ等都迅速有明显的下降，但凝血酶时间延长与纤维蛋白原含量减少可不呈比例。纤维蛋白溶解时间测定，临床上常采用的是优球蛋白溶解时间测定，由于在这项检验中血浆中除去了纤维蛋白抑制物，增加了纤维蛋白溶解的敏感性。正常值应超过2小时。如在2小时内溶解，表示纤维蛋白溶解亢进。FDP的检查以往采用的是乳胶颗粒凝集法不敏感，在有些十分典型的病例中，检查结果也可正常。因此临床上用纤维蛋白肽A（FPA）及纤维蛋白裂片如D-二聚体及E复合体等来替代，具有敏感性和特异性。血浆鱼精蛋白副凝固试验（简称3P试验）及乙醇胶试验是反映DIC血浆内可溶性复合体的一种试验，在DIC中FDP与纤维蛋白单体可结合成可溶性复合物，而加入鱼精蛋白或乙醇胶则可使复合物分离，析出纤维蛋白单体及FDP后自我聚合，形成沉淀，在这两种试验中，3P

试验的特异性差，假阳性多；乙醇胶试验较可靠，但阴性多。其他用于 DIC 诊断的实验室检查有血浆凝血酶－抗凝血酶复合物（TAT），血浆纤溶酶－抗纤溶酶复合物（PIC）、vWF 抗原、α_2－纤溶酶抑制物等。近 50% 的病例中，血象内可发现有碎裂的红细胞，表示在 DIC 中红细胞通过微血管内有纤维网堵塞所发生的碎裂，但化验中可并无其他溶血的表现。偶尔在有些病例中，血液内可出现有游离的血红蛋白，也可有血红蛋白尿。

五、诊断标准

1. 存在引起 DIC 的基础疾病　如严重感染、晚期肿瘤、产科意外、重大手术等。

2. 有下列两项以上临床表现

（1）多发性出血倾向。

（2）不易用原发病解释的微循环衰竭或休克。

（3）多发性微血管栓塞的症状、体征，如皮肤、皮下、黏膜栓塞性坏死及早期出现的肺、肾、脑等脏器功能衰竭。

（4）抗凝治疗有效。

3. 同时有下列三项以上实验检查指标异常

（1）血小板 $<100\times10^9/L$ 或进行性下降，肝病、白血病血小板 $<50\times10^9/L$。

（2）血浆纤维蛋白原含量 $<1.5g/L$ 或进行性下降，或 $>4g/L$；白血病及其他恶性肿瘤 $<1.8g/L$，肝病 $<1.0g/L$。

（3）3P 试验阳性或血浆 FDP $>20mg/L$，肝病 FDP $>60mg/L$，或 D－二聚体升高或阳性。

（4）PT 缩短或延长 3 秒以上，肝病延长 5 秒以上，APTT 缩短或延长 10 秒以上。

4. 疑难或特殊病例有下列一项以上异常

（1）纤溶酶原含量及活性降低。

（2）抗凝血酶（AT）含量、活性及 vWF 水平降低（不适用于肝病）。

（3）血浆因子Ⅷ：C 活性 $<50\%$（与严重肝病所致的出血鉴别时有价值）。

（4）血浆凝血酶－抗凝血酶复合物（TAT）或凝血酶原碎片 1＋2（F_{1+2}）升高。

（5）血浆纤溶酶－纤溶酶抑制物复合物（PIC）浓度升高。

（6）血（尿）纤维蛋白肽 A（FPA）水平增高。

六、治疗

（一）治疗原发疾病

如原发病得到控制，DIC 可能逆转。如对病因不能控制或不能去除的，也往往是治疗失败的主要原因。

（二）抗休克

扩张血容量，使用扩血管的药物，改善微循环的灌输。同时有效地纠正组织缺血、缺氧及酸中毒等。如感染－中毒休克已予有效抗感染治疗或并发肾上腺皮质功能不全时可考虑使用糖皮质激素治疗。山莨菪碱有助于改善微循环，DIC 早、中期可应用，每次 10～20mg，静脉滴注，每日 2～3 次。

（三）创伤或手术后的 DIC

以控制出血和补充各种凝血因子为主要治疗措施。为避免加重出血和微血栓栓塞，一般不同时使用肝素和抗纤溶的药物。

1. 控制出血 局部出血不止，可采用有效的血管结扎，伤口填塞，使用凝血酶或吸收性明胶海绵等。消化道出血可使用三腔管填塞，施他宁或奥曲肽一类的药物。咯血可使用垂体后叶素，子宫出血可使用缩宫素，必要时切除子宫。可选用的全身止凝血药物：卡巴克络有降低血管脆性的作用，维生素 K_1 和注射用血凝酶有加强凝血的作用。诺其是人基因重组的活化第七因子（rhⅦa），比较昂贵，但止凝血效果可靠。0.1mg/kg，注射用水稀释，缓慢静脉注射，数分钟到一小时后起效。

2. 补充被消耗的血小板及凝血因子 为在不增加心脏负担条件下达到补充的目的，必须使用各种浓缩的血制品。

（1）单采血小板悬液：每单元含血小板 $2 \sim 3 \times 10^{11}$，疑有颅内出血或其他危及生命之出血者，需输注血小板悬液，使血小板计数 $> 50 \times 10^9/L$。

（2）浓缩悬浮红细胞：每次 $800 \sim 1\,000ml$，全血输注近年已少用。

（3）新鲜血浆：凝血因子含量是全血的一倍。每次 $10 \sim 15ml/kg$。

（4）纤维蛋白原：每克可升高血纤维蛋白原 $250mg/L$。首次剂量 $2.0 \sim 4.0g$，静脉滴注。由于纤维蛋白原半衰期较长，如无明显的纤溶亢进，一般每 3 天用药一次。也可以输注冷沉淀物，每单位冷沉淀物约含纤维蛋白原 $250mg$（还含有Ⅷ，Ⅷ，vWF 和纤维结合蛋白，浓度为血浆的 $5 \sim 10$ 倍）。应注意大量补充纤维蛋白原有诱发血栓形成的危险。

（5）FⅧ及凝血酶原复合物（PPSB）：可作为补充凝血因子的浓缩血制品，PPSB 对伴肝病的 DIC 特别合适。

（6）换血或血浆置换成人一般不用，新生儿或婴儿病例有时有效。

为控制 DIC 需要大量输注血制品时，应注意：①根据补液的快慢和肝肾情况，每 $500 \sim 1\,000ml$ 血制品应补充 10% 葡萄糖酸钙 10ml，以避免因为低钙加重出血。②外科和产科有大量腹腔渗血时注意引流通畅，避免腹腔压力过高影响心肺功能。③防止补液过快引起左心衰竭。④做好大量血制品供应的准备，血制品加温到 37℃ 后输注。

（四）抗凝治疗

是终止 DIC 病理过程的重要措施。

1. 肝素治疗 肝素能结合抗凝血酶，迅速中和凝血酶，抑制因子Ⅸa 和 Ⅹa 的凝血作用，延迟和阻碍凝血酶的生成。适应证：①DIC 早期（高凝期）；②消耗性低凝期但病因短期内不能去除者，在补充凝血因子情况下使用。禁忌证：①手术后或损伤创面出血不止，近期有大咯血之结核病，大量出血之活动性消化性溃疡或颅内出血者；②蛇毒所致 DIC；③DIC 晚期，明显纤溶亢进者。

普通肝素：急性 DIC 每日 $50 \sim 200mg/d$，每 6 小时用量不超过 40mg，静脉点滴，根据病情可连续使用 $3 \sim 5$ 天。应尽量使用低分子肝素替代普通肝素。

低分子量肝素：与普通肝素相比，其抑制 FⅩa 作用较强，较少依赖 AT，较少引起血小板减少，出血并发症较少，半衰期较长。生物利用度较高。常用剂量为 $75 \sim 150IUAⅩa$（抗活化因子Ⅹ国际单位）／（kg·d），一次或分两次皮下注射，连续用 $3 \sim 5$ 天。

APTT 是最常用的肝素监护指标，正常值为 40±5 秒，延长 60%～100% 为肝素最佳剂量。如用凝血时间（CT）作指标，则不宜超过 30 分钟。肝素过量可用鱼精蛋白中和，鱼精蛋白 1mg 约可中和肝素 1mg。

2. 其他抗凝及抗血小板药物

（1）复方丹参注射液：20～40ml，加入 100～200ml 葡萄糖溶液中静脉滴注，每日 2～3 次，连续用 3～5 日。

（2）抗凝血酶（AT）：与肝素合用。但疗效不确切。

（3）噻氯匹定（ticlopidine）：通过稳定血小板膜抑制 ADP 诱导的血小板聚集。250mg，口服，每日 2 次，连续 5～7 天。

（4）重组人活化蛋白 C（APC）：国外报道可将重症败血症患者死亡率由 31% 降低至 25%。24μg/（kg·h·r），静脉输注 96 小时，严重血小板减少（$<3×10^9/L$）患者慎用。

（五）纤溶抑制药物

一般不主张使用，仅适用 DIC 的基础病因已控制，继发性纤溶亢进已成为迟发性出血主要原因的患者。为避免这类药物诱导微血栓发展，宜与肝素同时应用，少尿或肾功能不全时不用或慎用。抗纤溶芳酸（对羧基苄胺，简称 PAMBA）200～400mg/d 静脉点滴。

（六）溶栓疗法

主要用于 DIC 后期、脏器功能衰竭明显及经上述治疗无效者。可试用尿激酶或 t-PA。

（杨贤义）

第四节　肝功能衰竭

肝功能衰竭是临床常见的严重肝病综合征，病死率极高。目前对肝功能衰竭的定义、分类、诊断和治疗等问题尚无一致意见。根据中华医学会感染学分会和中华医学会肝病学分会制订的《肝衰竭诊疗指南》，肝功能衰竭的定义为多种因素引起的严重肝脏损害，导致其合成、解毒、排泄和生物转化等功能发生严重障碍或失代偿，出现以凝血机制障碍和黄疸、肝性脑病、腹水等为主要表现的一组临床综合征。肝脏本身疾病如肝硬化、肝炎、毒素等原因引起的肝功能衰竭和昏迷已被广泛研究，然而，人们对严重创伤、感染和休克后产生的急性肝功能衰竭的认识以及肝功能衰竭在 MSOF 进展中的地位认识不足。本节将重点讨论严重创伤、感染和休克后的急性肝功能衰竭。

一、分类

根据病理组织学特征和病情发展速度，肝功能衰竭可分为四类：急性肝功能衰竭（acute liver failure，ALF），亚急性肝功能衰竭（subacute liver failure，SALF），慢加急性（acute-on-chronic liver failure，ACLF）和慢性肝功能衰竭（chronic liver failure，CLF）。急性肝功能衰竭的特征始起病急，发病 2 周内出现以Ⅱ度以上肝性脑病为特征的肝功能衰竭综合征；亚急性肝功能衰竭起病较急，发病 15 天～26 周内出现肝功能衰竭综合征；慢加急性肝功能衰竭是在慢性肝病基础上出现的急性肝功能失代偿；慢性肝功能衰竭是在肝硬化基础上，肝功能进行性减退导致的以腹水或门静脉高压、凝血功能衰竭和肝性脑病等为主要表现的慢性肝功能失代偿。严重创伤、感染和休克导致的肝功能衰竭主要是指急性肝功能衰竭。

二、病因

在我国引起肝衰竭的主要病因是肝炎病毒（主要是乙型肝炎病毒），其次是药物及肝毒性物质（如乙醇、化学制剂等），包括严重感染、创伤和休克。在欧美国家，药物是引起急性、亚急性肝衰竭的主要原因；酒精性肝损害常导致慢性肝衰竭。儿童肝衰竭还可见于遗传代谢性疾病。

创伤后急性肝功能衰竭的致病因素较多，包括肝脏缺血、缺氧、内毒素、胆红素、心衰及细菌感染等。

三、发病机制

1. 肝脏缺血、缺氧　肝脏的血液循环由门静脉和肝动脉双重供应，其中75%的血液来自富含营养的门静脉，25%来自富含氧的肝动脉。休克时，门静脉系统的血流量比肝动脉减少得早且显著，此时肝脏更多的依靠肝动脉供氧。肝脏的上述病理特点造成了该脏器对缺氧的高敏感性。

2. 缺血、缺氧后，肝细胞内ATP生成减少，钠泵功能降低，造成细胞内钠离子和水增加，导致细胞水肿和细胞器改变。尤其是溶酶体破裂，释放出水解酶加重组织细胞的破坏。休克中、晚期，由于血管抑制物质的释放和（或）其被降解作用的减低等因素，造成肝静脉、门静脉阻力增加，导致肝瘀血，加重了缺血、缺氧性损害。因此，在休克和缺血、缺氧情况下，肝脏对蛋白、尿素合成，胆红素结合，乳酸的代谢，血糖的维持以及单核巨噬细胞系统的吞噬和解毒功能均受到不同程度的损害。

3. 氧自由基在肝细胞损伤中起着重要的作用。在生理状态下，氧自由基的生成与清除处于动态平衡。在病理情况下，尤其是在肝脏缺血再灌注后氧自由基生成明显增加，从而进一步加重了肝细胞的损伤。

4. 内毒素对肝脏的损害　创伤合并的低灌流状态可导致胃肠道黏膜屏障功能损伤，使胃肠腔内的细菌核毒素移位，同时单核巨噬细胞系统功能的下降则是形成内源性内毒素血症的原因。毒血症时肝脏损伤机制还不完全清楚，可能的机制包括直接损伤肝细胞，细胞因子或炎症介导肝损害以及肝脏血流动力学改变，肝血流量减少，导致肝细胞缺血等。

5. 胆红素负荷增多　创伤、感染、休克引起的持续低血压，使肝脏的血流灌注降低，肝脏缺血、缺氧，导致肝细胞受损，可以产生黄疸。抗休克治疗时输入的大量库血以及服用某些可以引起溶血的药物也是引起黄疸的原因之一。

6. 心、肺功能不全　ARDS并发的右心衰竭，以及血、气胸、人工辅助通气，尤其是呼气末正压（PEEP）等，均可增高肝静脉系统压力，极易导致肝组织细胞水肿，造成肝细胞损伤。

7. 感染　严重感染，除革兰阴性细菌产生的内毒素可引起肝细胞损伤外，革兰阳性细菌可以产生溶血性毒素，引起溶血。

8. 肝脏Kupffer细胞是全身单核巨噬细胞系统最大和最主要的部分，约占70%。严重休克时，不但肝细胞受到损伤，单核巨噬细胞系统的功能也下降，尤其在内毒素作用下，Kupffer细胞可产生大量的IL－1、TNF、PGE$_2$等介质，造成组织损伤或灌流障碍，影响蛋白质合成与能量代谢，最后导致 MSOF。

四、临床表现

1. 肝酶升高　肝功能衰竭早期临床症状多不明显。丙氨酸氨基转移酶（alamine aminotransferase，ALT）和乳酸脱氢酶（lactate dehydrogenase，LDH）在正常值上限的 2 倍以上。

2. 凝血功能异常　肝功能衰竭均有不同程度的凝血功能异常。早期凝血酶原活动度（prothrombin activity，PTA）≤40%，中、晚期 PTA≤20%，凝血酶原时间延长 4~6 秒或更长（INR≥1.5），全身出现出血点或瘀斑。

3. 黄疸　血清胆红素从开始的正常值逐渐升高，血清总胆红素超过 34.2μmol/L（2mg/dl），严重的超过 171μmol/L 或每日上升 17.1μmol/L。胆红素快速和进行性升高者预后不良。临床上有厌油、食欲缺乏、腹胀等症状。

4. 神经系统障碍　最早出现的多为性格的改变，如情绪激动、精神错乱、躁狂、嗜睡等，以后可有扑翼样震颤、阵发性抽搐和踝阵挛等，逐渐进入昏迷。晚期各种反射迟钝或消失、肌张力降低。

5. 低蛋白血症　肝功能衰竭时，进食减少以及肝细胞合成蛋白功能低下；同时内分泌失衡，蛋白分解加速，迅速形成程度不等的低蛋白血症。

6. 感染　肝细胞损害的同时，单核巨噬细胞系统也遭受损害，其吞噬、杀菌解毒功能均受到抑制，加上肝细胞合成蛋白功能低下，各类免疫球蛋白功能减退，患者极易感染。严重而难以控制的感染又会加重肝细胞损，加剧肝功能衰竭，甚至死亡。

五、诊断

急性肝功能衰竭的诊断标准尚无统一标准。美国肝病联合会（American Association for the Study of Liver disease，AASLD）推荐的诊断标准是起病 26 周内，以前无肝硬化病史，出现凝血功能异常（通常 INR≥1.5）和任何程度的神经系统的改变。而我国于 2006 年 10 月出台第一部有关肝衰竭的指南，指南指出肝衰竭的临床诊断需要根据病史、临床表现和辅助检查等综合分析而确定。急性肝衰竭是指急性起病，2 周内出现 Ⅱ 度以上肝性脑病（按 Ⅳ 度分类法划分）并有以下表现者。①极度乏力，并有明显畏食、腹胀、恶心、呕吐等严重消化道症状。②短期内黄疸进行性加深。③出血倾向明显，PTA≤40%，且排除其他原因。④肝脏进行性缩小。

六、鉴别诊断

黄疸是严重创伤、感染和休克后肝功能衰竭容易发现的症状，在诊断方面应与以下情况相鉴别。

1. 麻醉药和某些药物的不良反应　麻醉药在手术后可导致轻度的肝功能异常及短暂的轻度胆红素升高，可能与机体对麻醉和手术的应激反应有关。需要指出的是氟烷的过敏反应可导致严重的肝坏死。此外，磷中毒及某些抗生素、氯丙嗪等也可造成肝细胞损害，引起急性肝功能不全。

2. 肝外胆管阻塞　创伤或手术后并发的胆管周围感染、脓肿、肿大的淋巴结、血肿等对胆管的压迫，以及肝外胆管的狭窄、粘连等均可发生黄疸，这种黄疸是梗阻性的，一般肝细胞功能多属正常。此外，尚有相应的腹部症状可资鉴别。

3. 潜在的肝病和肝炎 创伤后由于休克、低灌流等，肝细胞遭受缺氧打击，使患者原有潜在的肝病恶化，或者以前感染的病毒性肝炎复燃。这两种情况较为少见，较多见的是由于输血和血浆制品所致的乙型肝炎或丙型肝炎，血清病原学标志检测阳性。

4. 胆红素负荷增多 主要是输注大量库血引起。由于库血中含有大量的胆红素，再加上创伤、休克、感染时肝功能已有一定抑制和损害，容易引起黄疸。此类患者血清酶少有变化，可以鉴别。

七、治疗

治疗肝功能衰竭的方法很多，但目前尚无特异性对肝脏有效的措施。原则上强调早期诊断、早期治疗，针对不同病因采取相应的综合治疗措施，并积极防治各种并发症。

（一）内科综合治疗

1. 补充有效循环血量，防治再灌注损伤 休克引起的组织低灌注状态可以导致肝脏缺血、缺氧，是创伤、休克后发生肝功能衰竭的最重要的原因。因此，积极防治休克，及早恢复门静脉系统的有效循环血量，以减少因胃肠道黏膜损伤引起的肠道细菌和内毒素移位造成肝脏的损害。复苏补液前或复苏的同时给予自由基清除剂或抗氧化剂，如大剂量维生素 E 和维生素 C 是有效的。

2. 保持正常的心、肺功能 创伤后并发的 ARDS 或右心衰竭均可增加肝静脉压力，引起肝细胞损伤。因此，积极防治心、肺功能不全十分重要。同时，应尽可能避免或去除一切可能增加中心静脉压、导致肝瘀血的因素，如 PEEP 的使用等。

3. 控制感染 防治全身感染，减少对肝细胞有害毒素的产生是保护肝脏的重要措施。预防性使用抗生素，对严重创伤，特别是开放性或合并空腔器官损伤时，在获得细菌学培养结果前，体表损伤用对革兰阳性菌作用较强的抗生素，合并内脏损伤的则可加强抗革兰阴性杆菌的抗生素，除非有明确指征，一般不宜常规使用抗厌氧菌的药物。

4. 纠正低蛋白 积极纠正低蛋白血症，补充白蛋白或新鲜血浆，并酌情补充凝血因子。

5. 加强全身营养支持，注意纠正水电解质和酸碱平衡 高碳水化合物、低脂、适量蛋白质饮食；进食不足者，每日静脉补给足够的液体和维生素，保证每日 6 272 千焦耳（1 500 千卡）以上总热量。尽可能早期胃肠内营养支持，一方面可保护肠黏膜屏障功能，减少细菌和内毒素移位对肝脏的影响；另一方面还可提供某些不能合成的必需氨基酸。

6. 避免应用肝毒性药物 尽量避免应用对肝脏有损害的抗生素或镇静麻醉药物。

（二）人工肝支持治疗

人工肝是通过体外的机械、物理化学或生物装置，清除各种有害物质，补充必须物质，改善内环境，暂时替代衰竭肝脏部分功能的治疗方法，能为肝细胞再生及肝功能恢复创造条件或等待机会进行肝移植。人工肝支持系统分为非生物型、生物型和组合型三种。

1. 非生物型人工肝 目前已在临床广泛应用并被证明确有一定疗效，包括血浆置换（plasmaexchange，PE）、血液灌流（hemoperfusion，HP）、血浆胆红素吸附（plasma bilirubin absorption，PBA）、血液滤过（hemofiltration，PDF）、血液透析（hemodialysis，HD）、白蛋白透析（albumin dialysis，AD）、血浆滤过透析（plasmadiafiltration，PDF）和持续性血液净

化疗法（continuous blood purification，CBP）等。由于各种人工肝的原理不同，应根据患者的具体情况选择不同方法单独或联合使用：伴有脑水肿或肾衰竭时，可选用 PE 联合 CBP、HF 或 PDF；伴有高胆红素血症时，可选用 PBA 或 PE；伴有电解质紊乱时，可选用 HD 或 AD。

　　2. 生物型和组合型人工肝　不仅具有解毒功能，而且还具备部分合成和代谢功能，是人工肝发展的方向，现在处于临床研究阶段。

（杨贤义）

第十八章　急危重症的急救护理

第一节　院前急救的护理

一、现场评估

在对急危重症患者进行病情评估的过程中必须树立"挽救生命第一"的观点，应强调"边评估边救治"的原则。

1. 病情评估的方法　病情评估时尽量不移动患者的身体，尤其对不能确定的创伤和心肌梗死患者。病情评估包括询问病史、了解症状以及对患者进行体格检查。

（1）病史：通过询问患者、目击者或家属可以了解事情发生经过。病史的询问务求简单明确，并且询问针对患者病情最关键之点。可能的话，应该在现场寻找药瓶或血迹等以使情况更加明确。

（2）症状：症状是指患者的感觉与体会，包括疼痛、麻木、失去知觉、眩晕、恶心和颤抖、抽搐等。

（3）体格检查：应迅速进行常规检查，从头沿着躯体到小腿和足。对急危重症患者的检查务求简单扼要、突出重点。主要依靠视、触、叩、听等物理检查，尤其侧重对生命体征变化的观察及发现可用护理方法解决的问题，检查患者的呼吸与脉搏，观察是否有严重的出血或体液丢失，观察躯体是否存在肿胀或畸形、语言的表达能力以及患者对伤情或症状的耐受程度等，及时发现危及生命的主要问题。

2. 现场病情判断

1）意识状态：呼唤轻拍推动，观察神志是否清醒，无反应则表明意识丧失，已陷入危险。

2）气道通畅：梗阻者不能说话及咳嗽。

3）呼吸：正常 12～18 次/分，危重者变快、变浅，不规则，表现为叹息样或停止。

4）循环体征：看皮肤、黏膜颜色是否苍白或青紫；数脉搏，正常 60～100 次/分，以判断有无心脏危险信号。

5）瞳孔大小及反应：判断有无颅脑损伤、脑疝、脑水肿或药物中毒。

6）检查头、颈、胸、腹、骨盆、脊柱和四肢有无开放性损伤、骨折畸形、触痛肿胀和活动性出血；有无表情淡漠、冷汗、口渴等。

二、现场分类

根据检伤的结果如患者的生命体征、受伤部位、出血量多少来判断伤情的轻重，对患者进行简单分类，并分别标识不同的醒目颜色，伤病情识别卡别在患者的左胸部或其他明显部位，便于医疗救护人员辨认，以便按先后予以处置，并采取针对性的急救方法。伤病员伤情划分等级。

（1）红色标签：重伤，即危重症患者，在短时间内伤情可能危及生命，需立即采取急救措施，并在医护人员严密的监护下送往医院救治，应优先处置、转运。如严重头颅伤、大出血、昏迷、各类休克、严重挤压伤、内脏伤、张力性气胸、颌面部伤、颈部伤、呼吸道烧伤、大面积烧伤等。

（2）黄色标签：中度伤，即重症患者，伤情重但暂不危及生命，可在现场处理后由专人观察下送往医院救治，次优先处置、转运。如胸部伤、开放性骨折、小面积烧伤等。

（3）绿色标签：轻伤，即轻症患者，伤情较轻，能行走，经门诊或手术处理后可回家休养，可延期处置、转运。如软组织挫伤、轻度烧烫伤、远端肢体闭合性骨折等。

（4）黑色标签：死亡，即濒死或死亡者，一般由其他的辅助部门处理，可暂不做处置。

（5）蓝色标签：与上述颜色同时加用，表示患者已被污染，包括放射污染及传染病污染。

在分类检伤中还应该掌握几个原则：①边抢救边分类。分类工作是在特殊而紧急的情况下进行的，不能耽误抢救。②指定专人承担。一般由医生担任，要求头脑冷静、目光敏锐、视野开阔，应由经过训练、经验丰富、有组织能力的人员承担。③分类依次进行。分类应依先危后重，再一般的原则进行。④分类应快速、准确、无误。评估人员要不断地走动，不要在一个地方停留过长时间，以发现更多的患者。

三、现场救护

做出初步评估后，护理人员应遵医嘱，配合医生对患者实施救护措施。这些救护措施的实施可穿插在评估和体检过程中，有的可由护理人员独立完成，有的则需要医护人员合作完成。

1. 现场救护的原则

1）保持镇定、沉着大胆、细心负责、理智科学地进行判断。

2）评估现场，应确保伤者和自身的安全。

3）分清轻重缓急，先救命，后治伤，先危后重、先急后缓的原则进行，果断施救。

4）尽可能采取减轻患者痛苦的措施。

5）充分利用可支配的人力物力，协助救护。

2. 现场救护的基本措施

（1）判断意识和病情轻重：立即呼救。

（2）摆好救护体位，注意保暖根据病情的轻重与不同，原则上在不影响急救处理的情况下，采取相适应的体位。心跳骤停者采用 CPR 位，即平卧位；昏迷者或舌后坠伴呕吐者应采用平卧位头偏向一侧或屈膝侧俯卧位；休克患者可取头和躯干抬高 20°～30°、下肢抬高 15°～20°的中凹位；患者面部朝下，必须要移动时，应整体翻转，即头、肩、躯干同时转动，始终保持在同一个轴面上，避免躯干扭曲；对于猝死、创伤、烧伤等患者要适当脱去某些部位的衣服，以免进一步污染，便于抢救和治疗。

（3）维持呼吸系统功能：护理措施包括吸氧、清除痰液及分泌物、进行口对口人工呼吸或配合医生进行气管插管及呼吸兴奋剂的应用，以保持呼吸道通畅。

（4）维持循环系统功能：护理措施包括测量生命体征，对于高血压急症、心力衰竭、急性心肌梗死或各种休克进行心电监护，必要时配合医生进行电除颤及体外心脏按压。对心脏、呼吸骤停者，应立即行胸外心脏按压。

（5）维持中枢神经系统功能：强调在现场急救实施基础生命支持时，即开始注意脑复苏，及早头部降温，以提高脑细胞对缺氧的耐受性，保护血-脑屏障，减轻脑水肿，降低颅内压，减少脑细胞的损害等。

（6）及时开放静脉：尽量选用静脉留置套管针，选择较大静脉穿刺，固定牢靠，使患者在烦躁或搬运时，针头不易脱出血管外或刺破血管，保证液体快速而通畅地输入体内，尤其对抢救创伤出血、休克等危重患者在短时间内扩容极为有利。

（7）对症处理：协助医生进行止血、包扎、固定及搬运，应用药物或其他方法，进行降温、引流、解毒、止痉、止痛、止吐、止喘、止血等对症处理。

（8）心理护理：对清醒患者不要反复提问，避免在患者面前讨论病情，给予安慰性语言，应尽量使患者能安静休息，并减轻其心理压力。大多数院前急救患者病情复杂、症状严重，对于遭受突然的意外伤害，缺乏思想准备，因此常表现为惊慌、焦虑和恐惧，此时患者及家属视医护人员为"救星"。因此，医护人员要有良好的应急能力、敏锐的观察力，既要沉着冷静，又要迅速敏捷，忙而不乱、急而有序的态度，熟练精湛的技术，以运用非语言交流手段给予患者及家属安全感和信任感。

（9）脱去患者衣服的技巧：在院外现场中处理猝死、窒息、创伤、烧伤等患者，为便于急救，均需要适当地脱去患者的某些衣服、裤子、鞋、帽等。需要掌握一定的技巧，以免因操作不当加重病情。

1）脱上衣法：解开衣扣，将衣服尽量向肩部方向推，背部衣服向上平拉。如为一侧上肢受伤，可遵循先健侧后患侧的原则，提起一侧手臂，屈曲健侧手臂，将肘关节和前臂及手从腋窝拉出，并脱下其衣袖，将扣子等硬物包在里面，打成圈状，从颈后或腰部平推至患侧，拉起衣袖，脱下患侧衣袖即可。如患者生命垂危，情况紧急或肢体开放性损伤，或者患者穿着套头式衣服较难脱出时，为避免医患纠纷，应快速征得患者或其家属同意后，可直接使用剪刀剪开衣服，为抢救争取时间。

2）脱长裤法：患者呈平卧位，解开腰带和裤扣，将裤子由腰部退至髋下，注意保持双下肢平直，切勿随意抬高或屈曲，将长裤平拉脱下。如确认无下肢骨折者，可以屈腿抬高将裤子脱下。病情危急者，同样可以选择剪刀剪开法。

3）脱鞋袜法：托起并固定踝部，以减少震动和旋转，解开鞋带，先向下再向前顺脚趾头方向脱下鞋袜。

4）摘头盔法：头部受伤患者因其所戴头盔妨碍呼吸或出现呕吐时，应及时去除头盔。去除头盔的方法是用力将头盔的边向外侧扳开，解除夹头的压力，再将头盔向后上方托起，缓慢脱出。整个动作注意要稳妥，不能粗暴，尤其考虑有颈椎创伤者，要与医生合作处理，避免加重伤情。

（10）保存断离的肢体：及时妥善处理好离断肢。如手指或肢体被截断时，将断离面用生理盐水冲洗后，用无菌纱布包好放入塑料袋内，同时将碎冰放在塑料袋外面，带到医院以供再植。注意不可将断离肢体直接放入碎冰中，因可使断离的黏膜组织无法修复再植。

四、转运与后送途中护理

由于现场环境恶劣、条件限制，不允许就地抢救大量患者，必须将患者转送至后方医院，方能实施有效救治。因此，做好转送途中的护理处置工作，对确保转送途中患者的安全，减轻患者的痛苦，预防和最大限度地减少并发症，降低伤残率和死亡率都有十分重要的意义。

1. 转运前的要求

1）根据不同伤情，转运前必须将患者进行大致分类，并对受伤部位做出鲜明的标志，以利途中观察与处置。

2）注意发现危及生命的伤病情，如出血、内脏穿孔、发热抽搐、呼吸道阻塞、骨折等，都应在转送前做紧急处理，以防转送途中病情恶化导致死亡。

3）对失血过多的患者，除止血包扎外，应给予静脉补液，或输注血浆代用品，纠正和预防失血性休克，以保证途中安全转运到目的地。

4）对接触的每个患者应做必要的检查，发现伤处注意保护。

5）在患者转送前应备齐医疗后送文件，如伤票、后送文件袋。

2. 运载工具的选择　运载工具的选择多数根据院前急救任务、患者的数量、性质、区域环境来确定。①一般个体或群发意外事故，现场急救多根据需要选择不同类型的救护车；②路途较远、现场环境较差等特殊情况可选择直升机和飞机；③沿海、岛屿等水域环境还可选择救护船艇；④距离医院较近的急性病患者，可选择方便的运送工具，如平板车、三轮车、担架、轮椅等，目的是为节省时间，将患者快速送到医院救治。

3. 搬运的要求

（1）担架搬运患者时：将患者头后脚前放置，利于后位担架员随时观察患者神志变化。长途搬运时，务必系好保险带，防止跌落摔伤。同时应该采取加垫、间接按摩等措施，防止出现局部压伤。担架员行进步调应一致，以减少颠簸。同时还要注意雨雪、雷电天气时，要做好遮雨、保暖和安全工作，避免人员遭受雷电袭击或淋雨挨冻等。

（2）救护车运送患者时：尽量选择近程路径、平整路面，少走弯路、减少颠簸，车辆行驶途中要避免急拐弯、急刹车等，以免增加患者不适、痛苦或加重病情。为保证患者安全，须妥善固定患者及车载担架，并酌情阶段缓行。

（3）火车运送患者时：一般比较平稳，多用于大批患者长距离转移。因此，患者分类标记务必清楚牢固，重伤患者应放置在下铺，容易观察治疗。长时间的运送，途中还需注意生活护理，要勤巡回、勤询问、勤查体、勤处理。

（4）船舶运送患者时：晕船容易引起恶心呕吐，可以造成患者窒息并严重污染船舱内环境。因此，提前用药防止晕船、及时发现呕吐者给予相应处理是非常重要的。呕吐物需及时清扫并适当通风换气，防止舱内污染和发生传染病。

（5）飞机运送患者时：同样存在晕机呕吐的现象，除此之外还要注意的是机舱内压力的变化可以影响患者的呼吸循环状态，导致颅、胸、腹及受伤肢体内压改变，引起一系列严重后果。所以尽量实行低空飞行，保持舱内压力恒定是非常重要的。使用高速喷气式飞机运送时，飞机的起飞降落时的加速运动和减速运动，可以直接影响患者的脑部血供。因此，应该尽量将患者垂直飞行方向放置或头后脚前位，防止飞机起飞时因惯性作用造成的患者一过性脑缺血引起晕机、恶心、呕吐等。

（6）对特殊患者应采取适当的防护隔离措施：如传染病和一些特殊中毒患者。工作人员接触和运送患者时，也应该做好自身的防护工作。对于有特殊需要的患者，应在途中采取避光、避声等刺激或防震的措施。

4. 转运途中护理

（1）体位：患者在途中的体位，应根据病情进行安置和调整。在不影响治疗、病情的前提下，应协助患者采取舒适、安全的体位，一般以患者舒适、利于治疗和观察为主。仰卧位是一般重症患者最常用的体位，颅脑损伤和呕吐患者头应偏向一侧，以免发生窒息。

（2）严密观察病情变化：如神志、血压、脉搏、心率节律、呼吸及口唇黏膜的颜色等，必要时使用监护仪器进行持续监测，对气管插管患者要保持气道通畅。运送途中动态检查和观察损伤和治疗措施的效果，如创面出血有无改善、止血措施是否有效、肢体末梢循环情况等。

（3）途中病情变化的处理：若呼吸、心跳突然出现危象或骤停，则应在救护车等环境中立即进行 CPR；如肢体包扎过紧，造成肢体缺血而使手指、足趾变凉发紫，则应立即调整包扎。远距离长时间转运患者，止血带需定时放松；患者频繁剧烈的抽搐、呕吐等，需立即作相应处理。

（4）记录：客观、准确做好抢救记录，内容包括患者症状、体征，所做抢救措施、用药名称、剂量、用后效果等，以备医护人员交班查询。

（曹美芹）

第二节　急腹症的急救护理

一、疾病介绍

急腹症（acute abdomen）是以急性腹痛为突出表现，需要早期诊断和紧急处理的急性腹部疾患的总称，包括内、外、妇、儿、神经、精神等多学科或各系统的疾病。外科急腹症具有起病急、变化多、进展快、病因复杂的特点，因此，及时、准确地对急腹症做出诊断和救护是非常重要的，一旦延误诊断，抢救不及时，就会给患者带来严重的危害，甚至危及生命。

1. 定义　急腹症（acute abdomen）是指腹腔内、盆腔和腹膜后组织和脏器发生了急剧的病理变化，从而产生以腹部的症状和体征为主，严重时伴有全身反应的腹部疾患的总称。

2. 病因

（1）功能紊乱：是指神经－体液调节失常而出现的脏器功能紊乱，临床表现为急性腹痛，但往往查不到形态学的改变。

（2）炎症病变：炎症是机体对于损伤的一种以防御保护为主的生物学反应，常有较明显的局部症状，全身则出现发热、白细胞计数增加以及随之而来的各系统功能变化。常见病包括：急性阑尾炎、急性腹膜炎、急性胆囊炎、输卵管炎、盆腔炎等。

（3）梗阻性疾病：梗阻是指空腔脏器及管道系统的通过障碍。急腹症中，以梗阻为主要病理变化的疾病如肠梗阻、胆道梗阻、尿路梗阻等。

（4）穿孔病变：穿孔是指空腔脏器穿破。常见的有急性胃十二指肠溃疡穿孔、肠穿孔、异物妊娠和卵巢破裂等。

（5）出血性疾病：腹内各脏器破裂出血。其机制主要是血管破裂，或毛细血管损伤而发生的渗血等。

3. 发病机制　腹痛的主要发病机制包括腹内空腔脏器阻塞、腹膜刺激、血管功能不全、黏膜溃疡、胃肠蠕动改变、包膜牵张、代谢异常、神经损伤、腹壁损伤或腹外脏器病变等。按病理生理机制主要分为3大类：内脏性腹痛、躯体性腹痛、牵涉痛，前两者是腹痛的基本原因。

（1）内脏性腹痛：大多由于空腔脏器或实质性脏器的包膜受牵张所致，其神经冲动由内脏传入纤维传入大脑中枢，产生痛感。内脏传入纤维为很细的无髓神经细胞纤维，传导速度慢，定位不准确，多为钝痛，伴反射性恶心、呕吐等特点。早期轻重不一，轻者可仅表现为含糊的不适感，重者可表现为剧痛或绞痛，可为持续性疼痛，也可为阵发性或间断性疼痛。如受累脏器与运动有关，疼痛多为间断性或阵发性、绞痛或痉挛性疼痛。为大多数内科疾病所致的急性腹痛的发病机理。

（2）躯体性腹痛：是由壁层腹膜受到缺血、炎症或伸缩刺激产生的痛感。由有髓传入纤维传导疼痛刺激至同一脊神经节段，与体表分布区相一致。因此，躯体性腹痛多可定位疼痛刺激的部位，疼痛剧烈，主要是锐痛、刀割样痛、持续性疼痛，咳嗽或活动可能会引起疼痛加重，疼痛持续时间较长。躯体性原因引起的腹痛体检时可出现压痛或触痛、反跳痛、肌紧张。阑尾炎的典型表现涉及内脏和躯体痛，早期表现为脐周痛（内脏性疼痛），但当炎症扩展至腹膜（躯体性疼痛）时，疼痛可准确定位在右下腹部。

（3）牵涉痛：又称放射痛或感应痛，是由于有些内脏传入纤维和躯体传入纤维共同使用同一神经元，使2个似乎不相干的部位同时感觉有疼痛。如胆道疾病（如胆囊炎）引起右肩背部牵涉痛；膈肌刺激（如脾破裂）产生肩痛；胸内疾病如急性下壁心肌梗死可伴上腹痛、恶心、呕吐等症状。

4. 临床表现

（1）腹痛：是急腹症的主要临床症状，其临床表现、特点和程度随病因或诱因、发生时间、始发部位、性质、转归而不同。

1）炎性腹痛：起病慢，腹痛由轻逐渐加重，以后呈持续性疼痛，有固定的压痛点，有的伴有全身症状，如体温升高，白细胞计数升高。主要是炎性物质渗出，刺激腹膜引起。此类多见于急性阑尾炎、急性胆囊炎和急性胆管炎、急性胰腺炎等疾病。

2）穿孔性腹痛：起病急，腹痛突然加重，呈持续性疼痛。同时伴有压痛、反跳痛、腹肌紧张等腹膜刺激征，肠鸣音减弱。全身症状有体温升高，脉搏增快，白细胞升高。临床上以急性阑尾炎、胃十二直肠穿孔最重，肠穿孔中毒症状较重，而疼痛较轻，更要重视。

3）腹腔内出血：常见于外伤性肝、脾及宫外孕破裂等病。特点是病情急而重，危急生命，以失血性休克为主，表现为头晕、烦躁、面色苍白、脉搏细速，血压下降甚至血细胞检查示急性贫血。若腹穿抽出不凝血，则为实质性脏器破裂出血，应该立即准备急诊手术。

4）急性梗阻：呈阵发性腹痛，间歇期仍有隐痛，伴有频繁呕吐。腹部检查主诉明显，但体征不明显。早期体温、血象一般无变化。胆管梗阻伴有黄疸、发热，尿路梗阻伴有血尿，肠梗阻肛门停止排便、排气。

5）缺血性腹痛：内脏急性缺血可产生剧烈腹痛，一般为持续性绞痛，阵发性加剧，有明显的腹膜刺激征，有时还可以扪及腹部包块。缺血性腹痛的原因主要有2类：①血管栓塞，如肠系膜动脉急性栓塞；②内脏急性扭转造成缺血，多见于肠扭转、肠套叠、卵巢囊肿蒂扭转等。

（2）伴随症状

1）恶心、呕吐：早期为反射性，是内脏神经受刺激所致。如阑尾炎早期，胃、十二指肠溃疡穿孔等。由于胃肠道通过障碍导致呕吐，称为逆流性呕吐，一般表现较晚、较重，如晚期肠梗阻。也有因毒素吸收，刺激中枢所致，晚期出现呕吐。呕吐物的性质对诊断有重要参考价值。

2）大便情况：询问有无排气及大便，大便性状及颜色。如腹痛发作后停止排气、排便，多为机械性肠梗阻。反之，若出现腹泻或里急后重，可能是肠炎或痢疾。柏油样便常为上消化道出血，小儿果酱样便应考虑肠套叠。

3）其他：绞痛伴有尿频、尿急、尿痛或血尿，多考虑泌尿系统感染或结石；腹痛伴有胸闷、咳嗽、血痰或伴有心律失常，应考虑胸膜、肺部炎症或心绞痛等；伴寒战、高热，可见于急性化脓性胆管炎症、腹腔脏器脓肿、大叶性肺炎、化脓性心包炎等；伴黄疸，可见于急性肝、胆道疾病，胰腺疾病，急性溶血等；伴休克，常见于急性腹腔内出血、急性梗阻性化脓性胆管炎症、绞窄性肠梗阻、消化性溃疡急性穿孔、急性胰腺炎、急性心肌梗死等；伴肛门坠胀感、阴道不规则流血、停经等见于妇科急腹症。

（3）辅助检查：如超声波，胸腹X线检查，心电图，血、尿、便三大常规检查，将结果综合分析，做出鉴别，以达到分诊准确，同时为医生的进一步诊断奠定基础。

1）血、尿、便的常规检查有助于诊断：是每个腹痛病人皆需检查的项目。血白细胞总数及中性粒细胞增高提示炎症病变，尿中出现大量红细胞提示泌尿系统结石、肿瘤或外伤，有蛋白尿和白细胞则提示泌尿系统感染，脓血便提示肠道感染，血便提示狭窄性肠梗阻、肠系膜血栓栓塞、出血性肠炎等。

2）血液生化检查：血清淀粉酶增高提示为胰腺炎，是腹痛鉴别诊断中最常用的血生化检查。血糖与血酮的测定可用于排除糖尿病酮症酸中毒引起的腹痛。血清胆红素增高提示胆道疾病。肝、肾功能及电解质的检查对判断病情亦有帮助。

3）X线检查：腹部X线平片检查在腹痛的诊断中应用最广。膈下发现游离气体，胃肠道穿孔几乎可以确定。肠腔积气扩张、肠中多处液平面则可诊断肠梗阻。输尿管部位的钙化影可提示输尿管结石。腰大肌影模糊或消失的提示后腹膜炎症或出血。X线钡餐造影或钡灌肠检查可以发现胃、十二指肠溃疡，肿瘤等，但疑有肠梗阻时应禁忌钡餐造影。胆囊、胆管造影，内镜下的逆行胰胆管造影及经皮穿刺胆管造影对胆系及胰腺疾病的鉴别诊断甚有帮助。

4）B超检查：主要用于检查胆道和泌尿系结石、胆管扩张、胰腺及肝脾肿大等。对腹腔少量积液、腹内囊肿及炎性肿物也有较好的诊断价值。

5）内镜检查：可用于胃肠道疾病的鉴别诊断，在慢性腹痛的患者中常有此需要。

6）CT检查：CT对急腹症的诊断与B超相似，且不受肠内气体干扰，常应用于某些急腹症的诊断和鉴别诊断。

7）腹腔穿刺：腹痛诊断未明而发现腹腔积液时，可考虑做腹腔穿刺检查。穿刺所得液体应送常规及生化检查，必要时还需做细菌培养。

8）心电图：对年龄较大者，应做心电图检查，以了解心肌供血情况，排除心肌梗死和心绞痛。

5. 治疗要点

根据患者病情的轻重缓急而采取不同的救治方法。通过检查探明病因，标本兼治（表18－1）。

表18－1　各类急腹症临床特点及处理原则比较

疾病原因	临床特点	处理原则
血管堵塞、腹腔大出血、脏器穿孔、急性胰腺炎	突然发作的剧烈持续性疼痛、腹肌紧张迅速出现休克	积极液体复苏，支持治疗，纠正休克尽快手术（急性胰腺炎多采用非手术治疗）
梗阻类疾病（肠梗阻、胆道梗阻、尿路结石梗阻）	剧烈的阵发性疼痛，伴有胃肠道症状	积极配合诊断，可允许一定时间的观察治疗。但是梗阻如果血运受到影响，则很快发展到坏死、休克（绞窄性梗阻），需尽快手术胆道、尿路结石可先给予止痛剂、解痉剂等保守治疗，观察
腹腔各部位炎症	炎症变化从几小时至几天，没有治疗，腹痛会逐渐加剧，部位更加局限，并有发热白细胞计数升高，进一步发展出现腹膜炎	在诊断明确之前，或决定手术之前，不要给予止痛剂。积极抗炎治疗，根据病情发展情况决定是否手术
糖尿病酮症酸中毒、铅中毒等	有时会有腹痛	对症病因治疗而无需手术

（1）一般处理

1）体位：在无休克的情况下，急腹症患者宜采用半卧位或斜坡卧位，可使腹肌松弛，改善呼吸、循环，减轻腹胀，控制感染等。合并休克者需采用休克卧位。

2）饮食：未明确诊断的患者，应当禁食。对病情较轻，确定采用非手术治疗者，可给流质或易消化的半流质饮食，但需要严格控制进食量。对于胃肠穿孔，已出现肠麻痹等病情较重者，必须禁食。疑有空腔脏器穿孔、破裂或腹胀明显者，应禁食水并放置胃肠减压管。

3）纠正水、电解质紊乱和酸碱失衡：防止休克，建立静脉通路，补充血容量，并应用抗生素防治感染，为手术治疗创造条件。

4）观察期间应避免使用掩盖病情变化的药物和处置：严禁使用麻醉类镇痛药物。禁用泻药及做灌肠处理，以免刺激肠蠕动，使炎症扩散或诱发穿孔。必要时可用解痉剂来缓解疼痛。

5）对症治疗：根据不同病因、病情，采用相应的对症处理。

（2）非手术治疗适应证

1）急性腹痛好转或疼痛＞3d而无恶化。

2）腹膜刺激征不明显或已局限。

3）有手术指征但患者不能耐受手术者，在积极采用非手术治疗的同时，尽量创造条件，争取尽早手术。

非手术治疗必须在严密观察病情及做好手术准备的情况下进行，若经短期非手术治疗后急腹症的症状、体征未见缓解反而加重者，应及时采用手术疗法。

（3）手术治疗的适应证

1）诊断明确，需立即处理者。如急性化脓性阑尾炎、异位妊娠破裂等。

2）诊断不明，但腹痛和腹膜炎体征加剧，全身中毒症状加剧者。

3）腹腔内脏器大出血。

4）急性肠梗阻疑有绞窄坏死者。

二、护理评估及观察要点

1. 护理评估

（1）病史

1）年龄与性别：儿童腹痛，常见的病因是蛔虫症、肠系膜淋巴结炎与肠套叠等。青壮年则多见溃疡病、肠胃炎、胰腺炎。中老年则多胆囊炎、胆结石，此外还需注意胃肠道疾病、肝癌与心肌梗塞的可能性。肾绞痛较多见于男性，而卵巢囊肿扭转、黄体囊肿破裂则是妇女急腹症的常见病因，如系育龄期妇女，则宫外孕应予以考虑。

2）既往史：有些急腹症与过去疾病密切相关。如胃、十二指肠溃疡穿孔史，腹部手术、外伤史，胆道疾病，泌尿道结石，阑尾炎，女性患者月经史、生育史等。

3）腹痛：询问过往有无腹痛的经历，此次腹痛有无前驱或伴随症状，如发热、呕吐等，起病的缓急、症状出现的先后；腹痛的最明显的部位有无转移和放射；腹痛的性质为持续性、阵发性或者持续疼痛伴有阵发性加重；疼痛的程度；诱发和缓解因素。

4）起病急剧而一般情况迅速恶化者，多见于实质性脏器破裂、空腔脏器穿孔或急性梗阻、急性出血坏死性胰腺炎、卵巢囊肿蒂扭转、宫外孕破裂等；开始腹痛较轻而后逐渐加剧者多为炎症病变，如阑尾炎、胆囊炎等。

（2）身体评估

1）全身状况：有无痛苦表情，生命体征是否平稳。

2）腹部检查：触诊时从不痛部位逐渐检查至疼痛部位，手法要轻柔（冬季手要温暖）以免引起腹肌紧张，而影响判断，同时了解腹部有无压痛、反跳痛、肌紧张及有无移动性浊音，肠鸣音等，观察患者面色，精神和意识的变化。

2. 观察要点

（1）生命体征的变化：定时测量体温、脉搏、呼吸、血压，观察神志变化。注意有无脱水、电解质失衡及休克表现。

（2）消化道功能状态：如饮食、呕吐、腹泻、排气、排便，以及腹痛的部位、性质和范围的变化。

（3）腹部体征的变化：如腹胀、肠蠕动、压痛、反跳痛、肌紧张、肝浊音界以及移动性浊音等。

（4）重要脏器：如心、肝、肺、肾、脑等功能的变化。

（5）加强病情的动态观察，注意新的症状和体征。

（6）保持输液管道及各导管的通畅，准确记录出入量。

三、急诊救治流程

急腹症急诊救治流程详见图18-1。

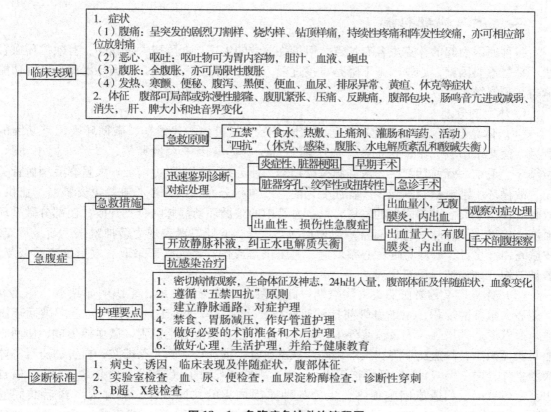

图18-1　急腹症急诊救治流程图

（曹美芹）

第三节　休克的急救护理

休克（Shock）即由于各种严重创伤、失血、感染等导致神经体液因子失调，心输出量及有效循环血容量不足，微循环灌注量明显下降，因而无法维持重要生命脏器的灌流，以致缺血、缺氧、代谢紊乱等引起一系列病理、生理变化的综合征。休克的原因很多，有效循环血容量锐减是其共同特点。

一、休克分类

休克可因病因不同分为以下6种。

（1）低血容量休克：包括失血、失液、烧伤、过敏、毒素、炎性渗出等。

（2）创伤性休克：创伤后除血液丢失外，组织损伤大量液体的渗出，毒素的分解释放、吸收，以及神经疼痛因素等，都可导致休克。

（3）感染性休克：多见于严重感染，体内毒素产物吸收所致等。

（4）心源性休克：见于急性心肌梗死，严重心肌炎，心律失常等。

（5）过敏性休克：为药物或免疫血清等过敏而引起。

（6）神经源性休克：见于外伤，骨折和脊髓麻醉过深等。

二、休克病理机制

各种原因引起的休克虽各有特点，但最终导致的生理功能障碍大致相同，有效循环血容量不足是重要因素，心输出量下降是直接过程，血管床的容积扩大，微循环淤血，器官功能障碍是最终结果。

1. 休克的分期

（1）休克早期又称缺血性缺氧期：此期实际上是机体的代偿期，微循环受休克动因的刺激，使儿茶酚胺、血管紧张素、加压素、TXA 等体液因子大量释放，导致末梢小动脉、微循环、毛细血管前括约肌、微静脉持续痉挛，使毛细血管前阻力增加，大量真毛细血管关闭，故循环中灌流量急剧减少。上述变化使血液重新分布，以保证心脏等重要脏器的血供，故具有代偿意义。随着病情的发展，某些血管中的微循环动静脉吻合支开放，使部分微循环血液直接进入微静脉（直接通路）以增加回心血量。此期患者表现为精神紧张，烦躁不安，皮肤苍白、多汗，呼吸急促，心率增速，血压正常或偏高，如立即采取有效措施容易恢复，若被忽视，则病情很快恶化。

（2）休克期又称淤血期或失代偿期：此期系小血管持续收缩，组织明显缺氧，经无氧代谢后大量乳酸堆积，毛细血管前括约肌开放，大量血液进入毛细血管网，造成微循环淤血，血管通透性增强，大量血浆外渗，此外，白细胞在微血管上黏附，微血栓形成，使回心血量明显减少，故血压下降，组织细胞缺氧及血管受损加重。除儿茶酚胺，血管加压素等体液因素外，白三烯（LTS）纤维连接素（Fn），肿瘤坏死因子（TNF），白介素（TL），氧自由基等体液因子均造成细胞损害，也为各种原因休克的共同规律，被称为"最后共同通路"。临床表现为表情淡漠，皮肤黏膜发绀，中心静脉压降低，少尿或无尿，及一些脏器功能障碍的症状。

（3）休克晚期又称 DIC 期：此期指在毛细血管淤血的基础上细胞缺氧更重，血管内皮损伤后胶原暴露，血小板聚集，促发内凝及外凝系统，在微血管形成广泛的微血栓，细胞经持久缺氧后胞膜损伤，溶酶体释放，细胞坏死自溶，并因凝血因子的消耗而播散出血，同时，因胰腺、肝、肠缺血后分别产生心肌抑制因子（MDF）、血管抑制物质（VDM）及肠因子等物质，最终导致重要脏器发生严重损伤，功能衰竭，此为休克的不可逆阶段。

三、主要临床表现

（1）意识和表情：休克早期，脑组织血供尚好，缺氧不严重，神经细胞反应呈兴奋状态，患者常表现为烦躁不安。随着病情的发展，脑细胞缺氧加重，患者的表情淡漠，意识模糊，晚期则昏迷。

（2）皮肤和肢端温度：早期因血管收缩口唇苍白，四肢较冷、潮湿。后期因缺氧或淤血口唇发绀，颈静脉萎缩，甲床充盈变慢。

（3）血压是反映心输出压力和外周血管的阻力，不能代表组织的灌流情况。在休克早期，由于外周血管阻力增加，可能有短暂的血压升高现象，此时舒张压升高更为明显，心输出量低，收缩压相对减低，因而脉压减小，这是休克早期较为恒定的血压变化，只有代偿不全时，才出现血压下降。

（4）脉搏：由于血压低，血容量不足，心搏代偿增快，以维持组织灌流，但由于每次心搏出量都较少，这样更加重心肌缺氧，心肌收缩乏力，所以在临床常常是脉搏细弱。

（5）呼吸：多由缺氧和代谢性酸中毒引起呼吸浅而快，晚期由于呼吸中枢受抑制，呼吸深而慢甚至不规则。

（6）尿量：早期是肾前性，尿量减少反映血容量不足，肾血灌注不足，后期有肾实质性损害，不但少尿，重者可发生无尿。

以上为各类休克共同的症状和体征，临床上战创伤休克突出的表现有"5P"。即皮肤苍白（pallor），冷汗（prespiration），虚脱（prostration），脉搏细弱（pulselessness），呼吸困难（pulmonary deficiency）。

四、病情评估

评估的目的是根据临床各项资料，及早发现休克的前期表现及病情的变化情况，为休克的早期诊治争取有利时机。

1. 病情判断

（1）病史收集：重点了解休克发生的时间、程度、受伤史、伴随症状；是否进行抗休克治疗；目前的治疗情况等。

（2）实验室检查：需测量以下数据

1）测量红细胞计数，血红蛋白和血细胞比容，可了解血液稀释或浓缩的程度。

2）测量动脉血气分析和静脉血二氧化碳结合力，帮助了解休克时酸碱代谢变化的过程和严重程度。

3）测定动脉血乳酸含量，反映细胞内缺氧的程度，也是判断休克预后的一个重要指标，正常值为 1.3mmol/L。

4）测定血浆电解质，有助于判断休克时机体内环境与酸碱平衡是否稳定。

5）测定肝、肾功能，有助于了解休克状态下肝肾等重要脏器的功能。

6）测定血小板计数，凝血酶原时间与纤维蛋白原以及其他凝血因子等，有助于了解是否有发生 DIC 的倾向。

（3）失血量的估计可通过以下 3 种方法估计

1）休克指数：脉率／收缩压，正常值 0.5 左右。休克指数为 1，失血量约 1 000ml；指数为 2，失血量约 2 000ml。

2）收缩压 10.7kPa（80mmHg）以下，失血量为 1 500ml 以上。

3）凡有以下一种情况，失血量约 1 500ml 以上：①苍白口渴。②颈外静脉塌陷。③快速输入平衡液 1 000ml，血压不回升。④一侧股骨开放性骨折或骨盆骨折。

（4）休克程度估计临床上可将休克分为轻、中、重三度（表 18-2）。

表 18 - 2 休克的程度估计

休克程度	估计出血量（ml）（占全身血容量%）	皮肤温度	肤色	口渴	神志	血压（mmHg）	脉搏（次/分）	血细胞比容	中心静脉压	尿量（ml）
休克前期	760（<15%）	正常	正常	轻	清楚	正常或增高	正常或略快	0.42	正常	正常或略少	
轻度休克	1 250（15%~25%）	发凉	苍白	轻	神志清楚，精神紧张	90~100/60~70	100~120	0.38	降低	少尿
中度休克	1 750（25%~35%）	发凉	苍白	口渴	神志尚清楚，表情淡漠	60~90/40~60	>120	0.34	明显降低	5~15
重度休克	2 250（35%~45%）	冷湿	发绀	严重口渴	意志模糊，甚至昏迷	40~60/15~40	>120	<0.3	0	0

（5）休克早期诊断：休克早期表现为：①神志恍惚或清醒而兴奋。②脉搏 >100 次/分，或异常缓慢。③脉压 2.6~4.0kPa（<20~30mmHg）。④换气过度。⑤毛细血管再充盈时间延长。⑥尿量 <30ml/h（成人）。⑦直肠与皮温差 3℃以上。若以上一项须警惕，两项以上即可诊断。

有明确的受伤史和出血征象的伤员出现休克，诊断为休克并不困难。对伤情不重或无明显出血征象者，可采用一看（神志、面色），二摸（脉搏、肢温），三测（血压），四量（尿量），等综合分析。

2. 临床观察

（1）神志状态：反映中枢神经系统血流灌注情况，患者神志清楚，反应良好表示循环血量已能满足机体需要。休克早期可表现为兴奋状态，随着休克程度的加重，可转为抑制状态，甚至昏迷。

（2）肢体温度、色泽：肢体温度和色泽能反映体表灌流的情况，四肢温暖，皮肤干燥，轻压指甲或口唇时局部暂时苍白而松压后迅速转为红润，表示外周循环已有改善，黏膜由苍白转为发绀，提示进入严重休克；出现皮下瘀斑及伤口出血，提示 DIC 的可能。

（3）体温不升或偏低：但发生感染性休克时，体温可高达 39℃。

（4）脉搏：休克时脉搏细速出现在血压下降之前，是判断早期休克血压下降的可靠依据。

（5）呼吸浅而快，伴有酸中毒时呼吸深而慢。晚期可出现进行性呼吸困难。

（6）尿量：观察尿量就是观察肾功能的变化，它是反映肾脏毛细血管灌注的有效指标，也是反映内脏血流灌注情况的一个重要指标。早期肾血管收缩，血容量不足，可出现尿量减少；晚期肾实质受损，肾功能不全，少尿加重，甚至出现无尿。

（7）血压与脉压差，观察血压的动态变化对判断休克有重要作用。休克早期由于外周血管代偿性收缩，血压可暂时升高或不变，但脉压差减小；失代偿时，血压进行性下降。脉压差是反映血管痉挛程度的重要指标。脉压差减小，说明血管痉挛程度加重，反之，说明血管痉挛开始解除，微循环趋于好转。

五、治疗

由于休克可危及生命，应紧急采取有效的综合抢救措施以改善血管的组织灌流，防止生命攸关的器官发生不可逆的损害，其治疗原则必须采取综合疗法，尽早去除病因，及时、合理、正确地选用抗休克药物，以尽快恢复有效循环血量，改善组织灌流，恢复细胞功能。

1. 紧急处理和急救　对心跳、呼吸停止者立即行心肺复苏术。对严重的战创伤者采取边救治边检查边诊断或先救治后诊断的方式进行抗休克治疗。同时采取：

1）尽快建立2条以上静脉通道补液和血管活性药。

2）吸氧，必要时气管内插管和人工呼吸。

3）监测脉搏、血压、呼吸、中心静脉压、心电图等生命体征及测量指标。

4）对开放性外伤立即行包扎、止血和固定。

5）镇痛，肌注或静注吗啡 5～10mg，但严重颅脑外伤，呼吸困难，急腹症患者在诊断未明时禁用。

6）尽快止血：一般表浅血管或四肢血管出血，可能采用压迫止血或止血带方法进行暂时止血，待休克纠正后再行根本性止血；如遇内脏破裂出血，可在快速扩容的同时积极进行手术止血。

7）采血标本送检，查血型及配血。

8）留置导尿管监测肾功能。

9）全身检查，以查明伤情，必要时进行胸、腹腔穿刺和做床旁B超，X线摄片等辅助检查明确诊断，在血压尚未稳定前严禁搬运患者。

10）对多发伤原则上按胸、腹、头、四肢顺序进行处置。

11）确定手术适应证，作必要术前准备，进行救命性急诊手术，如气管切开，开胸心脏按压，胸腔闭式引流，剖腹止血手术等。

12）适当的体位，取休克位即头和腿部各抬高30°，以增加回心血量及减轻呼吸时的负担，要注意保暖。

13）向患者或陪伴者询问病史和受伤史做好抢救记录。

2. 液体复苏

（1）复苏原则：休克液体复苏分为3个阶段，根据各阶段的病理、生理特点采取不同的复苏原则与方案。

第一阶段为活动性出血期，从受伤到手术止血约8h，此期的重要病理生理特点是急性失血（失液）。治疗原则主张用平衡盐液和浓缩红细胞复苏，比例为2.5：1，不主张用高渗盐液，全血及过多的胶体溶液复苏，不主张用高渗溶液是因为高渗溶液增加有效循环血容量升高血压是以组织间液、细胞内液降低为代价的，这对组织细胞代谢是不利的，不主张早期用全血及过多的胶体是为了防止一些小分子蛋白质在第二期进入组织间，引起过多的血管外液体扣押，同时对后期恢复不利，如患者大量出血，血色素很低，可增加浓缩红细胞的输注量。

第二阶段为强制性血管外液体扣押期，历时1～3d。此期的重要病理生理特点是全身毛细血管通透性增加，大量血管内液体进入组织间，出现全身水肿，体重增加。此期的治疗原则是在心肺功能耐受情况下积极复苏，维持机体足够的有效循环血量。同样此期也不主张输注过多的胶体溶液，特别是清蛋白。此期关键是补充有效循环血量。

第三阶段为血管再充盈期，此期集体功能逐渐恢复，大量组织间液回流入血管内。此期的治疗原则是减慢输液速度，减少输液量。同时在心肺功能监护下可使用利尿剂。

（2）复苏液体选择：一个理想的战创伤复苏液体应满足以下几个要素：①能快速恢复血浆容量，改善循环灌注和氧供。②有携氧功能。③无明显副作用，如免疫反应等。④易储存、运输，且价格便宜。

1）晶体液：最常用的是乳酸钠林格液，钠和碳酸氢根的浓度与细胞外液几乎相同，平衡盐溶液和生理盐水等也均为常用。

扩容需考虑3个量，即失血量，扩张血管内的容积，丢失的功能细胞外液，后者必须靠晶体纠正，休克时宜先输入适量的晶体液以降低血液黏稠度，改善微循环。但由于晶体液的缺陷在于它不能较长时间停留在血管内以维持稳定的血容量，输入过多反可导致组织水肿，故应在补充适量晶体液后应补充适量的胶体液如清蛋白、血浆等。

2）胶体液：常用的有706代血浆，中分子右旋糖酐，全血，血浆，清蛋白等，以全血为最好。全血有携氧能力，对失血性休克改善贫血和组织缺氧特别重要。补充血量以维持人体血细胞比容0.30左右为理想，但胶体液在血管内只维持数小时，同时用量过大可使组织间液过量丢失，且可发生出血倾向，常因血管通透性增加而引起组织水肿。故胶体输入量一般为1 500～2 000ml。中度和重度休克应输一部分全血。右旋糖酐40也有扩容，维持血浆渗透压，减少红细胞凝聚及防治DIC的作用。但它可干扰血型配合和凝血机制，对肾脏有损害，且可引起变态反应，故不宜大量应用，每天500～1 000ml即可。晶体液体和胶体液他们有各自的优势，也有自己的不足（表18-3）。

表18-3　几种复苏液体的优劣

种类	常见液体	适应症	优点	不足
晶体液	生理盐水林格氏液 7.5%NaCl溶液	低血容量休克，脱水	等渗，易储存，价格便宜	输入量多，为失血量的3倍，易发生血液稀释，水肿、凝血功能障碍，过量使用有高氯血症危险
		失血性休克	小量高效，有增加心肌收缩力作用，作用时间长于生理盐水	
高渗盐胶体混合液	高渗盐右旋糖酐（HSD）、高渗盐羟乙基淀粉	失血性休克	小量高效，有增加心肌收缩力作用，作用时间长于生理盐水，高渗盐羟乙基淀粉小量高效	过量使用有高氯血症危险，影响凝血功能，有过敏反应，影响配血
胶体液	清蛋白、右旋糖酐、6%羟乙基淀粉、明胶基质液	失血性休克	扩容作用强，1：1替代血液，作用时间较长	清蛋白过量使用，漏入组织，影响组织功能；其他影响凝血功能，有过敏反应，影响配血
血液	出血		携氧	储存，血型，交叉配血，输血反应，感染，免疫原性
人造血	血红蛋白溶液、氟碳代血液	出血	易储存，无血型	仅在实验阶段

（3）液体补充量：常为失血量的2～4倍，不能失多少补多少。晶体与胶体比例3：1。中度休克直输全血600～800ml，当血球比积低于0.25或血红蛋白低于60g/L时应补充全血。

（4）补液速度：原则是先快后慢，第一个30min输入平衡液1 500ml，右旋糖酐500ml，如休克缓解可减慢输液速度，如血压不回升，可再快速输注平衡液1 000ml，如仍无反应，可输全血600~800ml，或用7.5%盐水250ml，其余液体在6~8h内输入。在抢救休克患者时，不仅需要选择合适的液体，还需以适当的速度输入，才能取得满意的效果，然而，快速输液的危险性易引起急性左心衰竭和肺水肿，故必须在输液的同时监测心脏功能，常用的方法是监测中心静脉压（CVP）与血压或肺动脉楔压（PAWP）。

（5）监测方法：临床判断补液量主要靠监测血压、脉搏、尿量、中心静脉压、血细胞比容等。有条件应用Swan-Ganz导管行血流动力学监测。循环恢复灌注良好指标为尿量300ml/h；收缩压>13.3kPa（100mmHg）；脉压>4kPa（30mmHg）；中心静脉压为0.5~1kPa（5.1~10.2mmHg）。

3. 抗休克药物的应用

（1）缩血管药物与扩血管药物的应用：缩血管药物可以提高休克伤员的血压，以受体兴奋为主的去甲肾上腺素3mg左右或间羟胺（阿拉明）10~20mg，加在500ml液体内静脉滴注，维持收缩压在12~13.3kPa（90~100mmHg）左右为宜，如组织灌注明显减少，仅为权宜之计，仅用于血压急剧下降，危及生命时，应尽快输血输液恢复有效血容量。

扩血管药物可在扩容的基础上扩张血管以增加微循环血容量，常用的有：异丙肾上腺素，多巴胺，妥拉唑啉，山莨菪碱，硝普钠等，尤其适用于晚期休克导致心力衰竭的伤员。

血管活性药物必须在补足血容量的基础上使用，应正确处理血压与组织灌注流量的关系。血管收缩剂虽可提高血压，保证心脑血流供应，但血管收缩本身又会限制组织灌流，应慎用。血管扩张剂虽使血管扩张血流进入组织较多，但又会引起血压下降，影响心脑血流供应。在使用时应针对休克过程的特点灵活应用。例如使用适量的阿拉明等既有α受体，又有β受体作用的血管收缩剂，维持灌流压，同时使用小剂量多巴胺维持心、脑、肾血流量是较为合理而明智的。

（2）肾上腺皮质激素：肾上腺皮质激素可改善微循环，保护亚细胞结构，增强溶酶体膜的稳定性，并有抗心肌抑制因子的作用，严重休克时主张大剂量、早期、静脉、短期使用肾上腺皮质激素。常用甲基强的松龙，每次200~300mg；地塞米松，每次10~20mg；氢化可的松，每次100~200mg，隔4~6h静脉注射1次。应注意的是大剂量糖皮质激素会使机体抗感染能力下降，延迟伤口愈合，促进应激性溃疡的发生，故应限制用药时间，一般为48~72h，有糖尿病或消化道溃疡出血危险者应慎用。

（3）盐酸钠洛酮盐酸钠洛酮具有阻断β内啡呔的作用，可使休克时血压回升，起到良好的抗休克作用。此外，它还能稳定溶酶体膜，抑制心肌抑制因子，增加心输出量。其主要的副作用为疼痛，一定程度上限制了休克的治疗。

4. 纠正酸中毒和电解质紊乱　酸中毒贯穿于休克的始终，因此，应根据病理生理类型结合持续监测的血气分析，准确掌握酸中毒及电解质的异常情况，采取措施。

（1）代谢性酸中毒缺碱HCO_3^->5mmol/L时，常非单纯补液能纠正，应补充碱性药物，常用的药物为碳酸氢钠，乳酸钠和氨丁三醇。

（2）呼吸性酸中毒合并代谢性酸中毒：一般暂不需要处理，若同时伴有血中标准碳酸盐（SB）和pH值增高时则需要处理。对气管切开或插管的患者，可延长其外管以增加呼吸道的无效腔，使PCO_2增至4kPa（30mmHg）以上以降低呼吸频率。

（3）呼吸性酸中毒常为通气不足并发症进行性充血性肺不张所致。应早清理气道以解除呼吸道梗阻，及早行气管切开术，启用人工呼吸器来维持潮气量 12～15ml/kg，严重时应采用呼气末正压呼吸（PEEP）。

休克时酸中毒重要是乳酸聚积引起的乳酸性酸中毒，故二氧化碳结合力作为判定酸中毒和纠正酸中毒的指标可能更为合理，也可采用碱剩余计算补碱量，计算公式如下。

所需补碱量 =（要求纠正的二氧化碳结合力 – 实测的二氧化碳结合力）×0.25×千克体重

所需补碱量 =（2.3 – 实测碱剩余值）×0.25×千克体重

由于缺氧和代谢性酸中毒，容易引起细胞内失钾，尽管血钾无明显降低，但机体总体仍缺钾，因此应在纠酸的同时补钾。

5. 对症治疗

（1）改善心功能：由于各类休克均有不同程度的心肌损害，除因急性心肌梗死并发休克者外，当中心静脉压和肺动脉楔压升高时可考虑使用洋地黄强心药，并应注意合理补液，常用药为毛花甙 C（西地兰）0.2～0.4mg 加入 25% 葡萄糖液 20ml 内，静脉缓慢推注。

（2）DIC 的防治：DIC 的治疗原则以积极治疗原发病为前提，改善微循环应尽早使用抗凝剂以阻止 DIC 的发展。常用的药物为肝素。此药物可阻止凝血酶原转变为凝血酶，从而清除血小板的凝集作用，DIC 诊断一经确定，即应尽早使用，用量为 0.5～1mg/kg，加入 5% 葡萄糖液 250ml 中，静脉滴注每 4～6h 1 次。以便凝血时间延长至正常值的 1 倍（即 20～30min）为准。

（3）氧自由基清除剂：休克时组织缺氧可产生大量氧自由基（OFR），它作用于细胞膜的类脂，使其过氧化而改变细胞膜的功能，并能使中性白细胞凝聚造成微循环的损害。在休克使用的 OFR 清除剂有：超氧化物歧化酶（superoxide dismutase，SOD），过氧化氢酶（CAT），维生素 C 和 E，谷胱甘肽与硒等。

（4）抗休克裤：它能起到"自身输血"作用，自身回输 750～1 000ml 的储血，以满足中枢循环重要脏器的血供。同时还有固定骨折、防震，止痛及止血的作用，一般充气维持在 2.7～5.3kPa（20～40mmHg）即可，是战时现场休克复苏不可缺少的急救设备。

（5）预防感染：休克期间人体对感染的抵抗力降低，同时还可以发生肠道细菌易位，肠道内的细菌通过肠道细菌屏障进入人体循环引起全身感染等。对严重挤压伤或多处伤，合并胸腹部创者应在抢救开始即开始早期大剂量应用抗生素，预防损伤部位感染。

六、监护

1. 一般情况监护　观察患者有无烦躁不安，呼吸浅快，皮肤苍白，出冷汗，口渴，头晕，畏寒，休克的早期表现，加强体温，脉搏，呼吸，血压的监护，尤其要重视脉压的变化。

2. 血流动力学监测

（1）心电监测：心电改变显示心脏的即时状态。在心功能正常的情况下，血容量不足及缺氧均会导致心动过速。

（2）中心静脉压（CVP）监测：严重休克患者应及时进行中心静脉压的监测以了解血流动力学状态。中心静脉压正常值为 0.49～1.18kPa（5～12cmH$_2$O），低于 0.49kPa

（5cmH$_2$O）时常提示血容量不足；＞1.47kPa（15cmH$_2$O）则表示心功能不全，静脉血管床收缩或肺静脉循环阻力增加；＞1.96kPa（20cmH$_2$O）时，提示充血性心力衰竭。在战伤休克情况下，应注意中心静脉压和动脉压以及尿量三者的关系，决定血容量补足与否，扩容速度快慢，右心排血功能，是否应该利尿。中心静脉压是休克情况下补液或脱水的重要指标。

（3）肺动脉楔压（PAWP）及心排量（CO）监测：肺动脉楔压有助于了解肺静脉，左心房和左心室舒张末期的压力以此反映肺循环阻力的情况；有效的评价左右心功能。为使用心肌收缩药，血管收缩剂或扩张剂等心血管药物治疗提供依据及判断疗效。肺动脉楔压正常值为0.8～2kPa（6～15mmHg），增高表示肺循环阻力增高。肺水肿时，肺动脉楔压大于3.99kPa（30mmHg）。当肺动脉楔压升高，即使中心静脉压无增高，也应避免输液过多，以防引起肺水肿。

心排量一般用漂浮导管，测出心血排量。休克时心排量通常降低，但在感染性休克有时较正常值增高。

（4）心脏指数监测：心脏指数指每单位体表面积的心输出量可反映休克时周围血管阻力的改变及心脏功能的情况。正常值为3～3.5L/（min·m^2）。休克时，心脏指数代偿性下降，提示周围血管阻力增高。

3. 血气分析监测　严重休克由于大量失血，使伤员处于缺氧及酸中毒状态，如伴有胸部伤，可以导致呼吸功能紊乱。因此，血气分析监测已成为抢救重伤员不可缺少的监测项目。随着休克加重，会出现低氧血症，低碳酸血症，代谢性酸中毒，可以多种情况复合并发出现，故而需多次反复监测血气分析才能达到治疗的目的。

4. 出凝血机制监测　严重休克时，由于大量出血，大量输液，大量输注库存血，常导致出血不止，凝血困难，出现DIC。故应随时监测凝血酶原时间，纤维蛋白原及纤维蛋白降解产物等，帮助诊断。

5. 肾功能监测　尿量反映肾灌注情况的指标，同时也反映其他血管灌注情况，也是反映补液及应用利尿，脱水药物是否有效的重要指标。休克时，应动态监测尿量，尿比重，血肌酐，血尿素氮，血电解质等，应留置导尿管，动态观察每小时尿量，抗休克时尿量应＞20ml/h。

6. 呼吸功能监测　呼吸功能监测指标包括呼吸的频率，幅度，节律，动脉血气指标等，应动态监测。使用呼吸机者根据动脉血气指标调整呼吸机使用。

7. 微循环灌注的监测　微循环监测指标如下：①体表温度与肛温。正常时两者之间相差0.5℃，休克时增至1～3℃，两者差值越大，预后越差。②血细胞比容。末梢血比中心静脉血的血细胞比容大3%以上，提示有周围血管收缩，应动态观察其变化幅度。③甲皱微循环。休克时甲皱微循环的变化为小动脉痉挛，毛细血管缺血，甲皱苍白或色暗红。

七、预防

1）对有可能发生休克的伤病员，应针对病因，采取相应的预防措施。活动性大出血者要确切止血；骨折部位要稳妥固定；软组织损伤应予包扎，防止污染；呼吸道梗阻者需行气管切开；需后送者，应争取发生休克前后送，并选用快速而舒适的运输工具，运送途中注意保暖。

2）充分做好手术患者的术前准备，包括纠正水与电解质紊乱和低蛋白血症；补足血容量；全面了解内脏功能；选择合适的麻醉方法。

3）严重感染患者，采用敏感抗生素，静脉滴注，积极清除原发病灶，如引流排脓等。

（曹美芹）

第四节　急性脑出血的急救护理

一、疾病介绍

1. 定义　脑出血是指脑内动脉、静脉、毛细血管破裂引起的脑实质内的一种自发性脑血管病。是中、老年人常见的急性脑血管病，亦称急性脑出血，具有发病急、变化快、死亡率高等特点。脑出血在 50~60 岁人群发病最多，死亡率高，严重地影响着人类的健康。高血压和动脉硬化是脑出血最常见、最重要的原因。

2. 病因　因长期慢性高血压使脑内小动脉发生动脉硬化和透明样病变，尤其老年人血管本身就脆性强，当遇到外界刺激时，血压骤然升高，血管壁难以承受升高的压力，发生破裂出血。

3. 发病机制　比较公认的是微动脉瘤学说，一般认为单纯的血压升高不足以引起脑出血，脑出血常在合并脑血管病变的基础上发生。

（1）微动脉瘤破裂：因脑内小动脉壁长期受高血压引起的张力影响，使血管壁薄弱部位形成动脉瘤，其直径一般为 $500\mu m$。高血压患者的脑内穿通动脉上形成许多微动脉瘤，多分布在基底核的纹状动脉、脑桥、大脑白质和小脑中直径为 $100~300\mu m$ 的动脉上，这种动脉瘤是在血管壁薄弱部位形成囊状，当血压突然升高时，这种囊性血管容易破裂，造成脑出血。

（2）脂肪玻璃样变或纤维坏死：长期高血压对脑实质内直径为 $100~300\mu m$ 小穿通动脉管壁内膜起到损害作用，血浆内的脂质经损害的内膜进入内膜下，使管壁增厚和血浆细胞浸润，形成脂肪玻璃样变，最后导致管壁坏死，当血压或血流急剧变化时容易破裂出血。

（3）脑动脉粥样硬化：多数高血压患者的动脉内膜同时存在多样病变，包括局部脂肪和复合糖类积聚出血或血栓形成，纤维组织增长和钙沉着，脑动脉粥样硬化患者易发生脑梗死，在大块脑缺血软化区内的动脉易破裂出血，形成出血性坏死病灶。

（4）脑动脉的外膜和中层在结构上薄弱：大脑中动脉与其所发生的深穿支——豆纹动脉呈直角，在用力、激动等因素使血压骤然升高的情况下，这种解剖结构使该血管容易破裂出血。

4. 临床表现

（1）突然神志丧失：突然神志丧失是脑出血最主要的症状。多数患者起病急骤，一般在数分钟至数小时内达到高峰；一些患者昏迷往往一开始即非常严重；少数患者可渐进发展，逐渐加深，提示预后不良。

（2）头痛、呕吐：患者因颅内压增高导致剧烈头痛、频频呕吐，呕吐物可以是胃内容物，也可以是咖啡样液体，是胃内发生应激性黏膜破溃出血所致。

（3）血压增高：绝大多数脑出血发作时面色红润、血压增高，收缩压超过 26.7kPa，典型的脑出血患者舒张压也升高。

（4）鼾声大作：患者软腭麻痹，舌向后拉，引起呼吸道不畅，导致打呼噜。此时如将头部后仰，下颚向前推，鼾声呼吸即可明显减轻。

（5）其他症状：猝然倒地，很快出现言语不清、唾液外流；昏睡、昏迷、大小便失禁、人事不省、脉搏缓慢、充实有力；四肢肌肉迟缓，半身不遂。

5. 诊断要点

1）常于体力活动或情绪激动时发病。

2）气候骤变、用力排便、饮酒、洗澡常为发病的诱因。

3）发作时首先感到剧烈的头痛、反复呕吐和血压升高。

4）病情进展迅速，常出现意识障碍、偏瘫和其他神经系统局灶性体征。

5）多有高血压病和动脉硬化或糖尿病史。

6）腰穿脑脊液多为血性，并且压力增高。

7）头颅 CT 或 MRI 检查可明确诊断。

8）预后白色团块显示出血灶脑出血死亡率和致残率相当高，预后不良。

6. 治疗要点

（1）现场急救：到达现场后，快速询问病史，并配合医师立即进行必要的体格检查，密切监测生命体征及病情变化情况，注意有无头痛、呕吐、颅内血压增高等症状。脑出血患者易因体位的变化致颅内出血而压迫心脑血管、呼吸中枢引起心跳呼吸突然骤停，因此对急性脑出血患者可以取平卧位、头偏向一侧或头部抬高 30°，有利于减轻脑水肿和防止窒息，保持呼吸道通畅，并由专人保护和固定头部。

（2）内科治疗

1）一般治疗：①安静卧床，床头抬高，保持呼吸道通畅，定时翻身、拍背，防止肺炎、压疮。②对头痛、烦躁者应用镇静、止痛药物，癫痫发作者给予抗惊厥药。③头部降温，用冰帽或冰水以降低脑部温度，降低脑代谢，有利于减轻脑水肿。

2）调整血压：血压过度升高者可口服或鼻饲降压药物，紧急情况下可静脉点滴降压药，同时监测血压，使血压维持在 20～21.3/12～13.3kPa（150～160/90～100mmHg）为宜。降低颅内压：约有 2/3 的脑出血患者发生颅内压增高，积极降低颅内压极为重要。

（3）脱水、利尿治疗迅速建立静脉通道，遵医嘱用药

1）脱水剂：20% 甘露醇 125～250ml 快速静脉滴注，视病情每 6～8h 1 次，应用 7～15d。心、肾功能不全者可选 10% 甘油果糖 125～250ml 缓慢静脉滴注，每 8～12h 1 次。

2）利尿剂：呋塞米（速尿）20～40mg 静脉注射，每 8～12h 1 次。若有凝血机制障碍或合并消化道出血，可应用止血药。

（4）做好急诊监护：严密观察患者的脉搏、呼吸、血压、体温、神志、瞳孔等的变化，其中瞳孔的变化尤为重要，它是观察脑出血患者病情、出血部位的一项重要指征。对伴有上消化道出血的患者，每半小时或 1h 测生命体征一次。对疑有休克的患者，应留置导尿管，测每小时的尿量，应保持每小时尿量 >30ml，还应定时查血分析，以了解出血是否停止。

（5）手术治疗：年龄 <65 周岁、有明确血肿形成、脑疝发生前期或 CT 证实血肿直径在 3cm 以上的脑出血患者，常被列为手术适应证，对此类患者应做好急诊手术准备。

二、护理评估与观察要点

1. 护理评估

（1）意识状态意识改变往往提示病情变化，应定时观察和判断意识情况。出现以下征象应警惕病情恶化：①神志清醒转变为嗜睡状态。②对疼痛反应趋向迟钝。③原躁动不安突然转向安静昏睡或昏睡中出现鼻鼾声。④在清醒状态下出现小便失禁。

（2）生命体征：

1）体温：发病早期体温正常，数日逐渐升高。常提示合并感染。

2）脉搏和心率：注意观察脉搏的速率、节律、强弱等。脉搏缓慢是颅内压增高的表现；脉搏增强提示血压升高；脉搏细弱有循环衰竭的趋势。

3）呼吸：观察呼吸频率、节律和深浅等。脑桥、中脑受损时可出现中枢性过度呼吸，呼吸可加快至 70~80 次/分；颅内压增高可导致脑疝而使呼吸减慢或突然停止；呼吸不规则或出现叹息样呼吸、潮式呼吸提示病情危重。

4）血压：颅内压增高时常引起血压增高。特点是收缩压增高。

（3）瞳孔：观察患者双侧瞳孔是否等大及对光反应的灵敏度。双侧瞳孔大小不等，对光反应迟钝或消失，提示脑干损伤；双侧瞳孔缩小呈针尖样，并伴有高热，是原发性脑桥出血特征之一；一侧瞳孔进行性散大伴对光反应消失，意识障碍加重，频繁呕吐，颈项强直，则揭示小脑幕裂孔疝形成。

（4）癫痫：脑出血可引起癫痫发作。注意观察抽搐发生的部位、次数、持续及间隔的时间、发作时有无大小便失禁及瞳孔对光反应是否存在等。

（5）出入量的观察及记录：脑出血患者多应用脱水药降颅压，减轻脑水肿。因此，正确记录出入量尤为重要，可以及时反映患者的肾功能情况和脱水效果。

2. 观察要点

（1）现存问题观察：脑出血的患者多半伴有头痛、呕吐、血压升高、突然神志丧失等症状，病情严重者将严重危及患者的生命，因此密切观察患者神志、瞳孔、生命体征的变化，并每 15~30min 记录一次，意识和瞳孔的变化是提示病情轻重的重要指标。血压越高，越会加重脑出血，必须及时观察血压。详细记录 24h 的出入量。

（2）并发症的观察

1）脑疝：脑疝是指颅内疾病引起颅内压增高以及颅内压增高加剧的一种严重危象。急性期患者绝对卧床休息，床头抬高 15°~30° 以利于静脉回流，减少脑血流量，降低颅内压。也可根据病情，将首次翻身时间延长到 12h 后进行。除呼吸、进食、排泄外，其他活动需严格禁止。严密观察患者有无剧烈头痛、喷射性呕吐、躁动不安、血压升高、脉搏减慢、呼吸不规律、一侧瞳孔散大、意识障碍加重等脑疝的先兆表现，一旦出现，应立即报告医生，配合抢救。

2）上消化道出血：消化道出血是脑出血常见并发症，多发生于脑出血后 5~7d。应密切监测血压和脉搏，观察血压的动态变化，必要时记录出入水量。监测大便性质、颜色、量，进行大便隐血试验检查，及时发现有无隐血。观察患者有无头晕、黑便、呕血等失血性休克表现。胃管鼻饲患者应注意回抽胃液。

3）肺部感染：有意识障碍的患者或因偏瘫卧床的患者，因为不能及时地清理呼吸道分泌物或者呕吐物，易引发肺部的感染。要保持室内空气的清新，给患者持续吸氧或间断吸氧；还要及时吸痰，保持呼吸道的通畅；密切监测体温的变化；预防性使用抗生素。

4）应激性溃疡：脑出血患者颅内高压状态影响下丘脑及脑干功能，导致自主神经功能紊乱和肾上腺皮质激素分泌增多，增强迷走神经兴奋性，使胃酸分泌增多，导致胃黏膜糜烂、坏死，溃疡形成，引起消化道出血。应预防性使用西咪替丁，它能有效减少胃酸分泌，减轻胃黏膜损害，降低应激性溃疡的发生率。并发应激性溃疡时应禁食，给予止血药。

5）泌尿系感染：多见于女性和留置导尿管者。对尿失禁的患者应及时更换尿垫，保持会阴及床单的整洁和干燥。定时检查尿常规，必要时做中段尿培养。留置导尿者应做好导尿管的护理。

三、急诊救治流程

脑出血急诊救治流程图详见图 18 - 2。

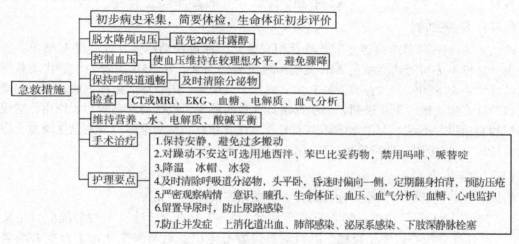

图 18 - 2　脑出血急诊救治流程图

（曹美芹）

第五节　急性心肌梗死的急救护理

一、疾病介绍

（一）定义

急性心肌梗死（acete myocardial infarction，AMI）是在冠状动脉粥样硬化的基础上，由持久的严重的急性心肌缺血所引起的部分心肌坏死。临床上有剧烈而较持久的胸骨后疼痛、发热、白细胞增多、血清酶活性增高及心电图系列演变等表现，可伴有心律失常、休克或心力衰竭。

本病在欧美常见，20 世纪 50 年代美国病死率 >300/10 万人口，20 世纪 70 年代以后降到 200/10 万人口以下。在我国本病远不如欧美多见，但有逐年增多的趋势。

（二）病因

1. 基本病因　本病是因冠状动脉粥样硬化（偶有冠状动脉痉挛、栓塞、炎症、先天畸形）、外伤、冠状动脉阻塞所致，造成管腔狭窄和心肌供血不足，而侧支循环尚未建立。在此基础上，若出现粥样斑块破裂、出血，血栓形成或持续痉挛，使管腔完全闭塞，即导致心肌梗死。休克、失血、脱水、严重心律失常、重体力活动、情绪激动或血压剧升也可促使心肌细胞急性缺血、缺氧，甚至坏死。一旦冠状动脉供血进一步急剧减少或中断 20 ~ 30min，使心肌严重而持久地急性缺血达半小时以上，即可发生心肌梗死。另外，心肌梗死发生严重心律失常、休克、心力衰竭，均可使冠状动脉血流量进一步下降，心肌坏死范围扩大。

2. 诱因　AMI 在春、冬季发病较多，与气候寒冷、气温变化大有关。发病时大多无明显诱因，常在安静或睡眠时发病。部分患者则发病于剧烈体力劳动、精神紧张或饱餐之后。此外，休克、出血、心动过速、用力大便亦可诱发。因此，护理人员应加强对冠心病患者的健康教育，减少或避免诱发的因素，有助于降低 AMI 的发病率。

（三）发病机制

绝大多数 AMI 的基本病因为冠状动脉粥样硬化。在冠状动脉粥样硬化的基础上，血小板聚集、血栓形成与冠状痉挛是 AMI 发病中最重要的因素。在 AMI 患者中，冠状动脉粥样斑块破溃发生率 >90%，并在破溃处有大量的血小板聚集，进而形成血栓，这些变化均能引起冠状动脉痉挛。粥样斑块破溃，血小板聚集及血栓形成，冠状动脉痉挛相互作用，造成管腔狭窄和心肌供血不足，而侧支循环尚未充分建立，导致心肌严重而持久地急性缺血，当心肌缺血持续 1h 以上时，即可发生 AMI。

（四）临床表现

临床表现与梗死面积大小、梗死部位、侧支循环情况密切相关。

1. 先兆　AMI 患者 15% ~ 65% 有前驱症状。凡 40 岁以上，遇有下列情况应及早疑及 AMI，及时住院并按心肌梗死处理，同时动态观察心电图及血清酶变化：①首次心绞痛发作，持续 15 ~ 30min 或更久，硝酸甘油治疗效果不佳者。②原为稳定型劳累性心绞痛，近日疼痛次数、持续时间及程度均明显加重者。③疼痛伴有恶心呕吐、面色苍白、大汗、头晕、心悸者。④发作时伴有血压剧增或骤降，或伴有心律失常、左心功能不全者。⑤疼痛伴 ST 段明显抬高或压低，T 波高尖或冠状倒置者。发现上述梗死先兆，如及时处理，有可能使部分患者避免发生心肌梗死。

2. 症状

（1）疼痛为最早出现的症状：疼痛的特点包括：①诱因，无明显诱因，且常发作于安静时（体力劳动、情绪激动、饱餐和寒冷诱发）。②部位：典型的疼痛部位为胸骨体上段或中段的后方，也可在心前区，疼痛范围大小如手掌，常放射至左肩，沿左肩前内侧直至小指、无名指，也经颈部、下颌及咽部，至左肩胛区或上腹部，并伴有消化道症状。③性质：多为压迫、紧缩，有濒死感，疼痛程度可轻可重，表情焦虑，面色苍白，出汗，停止动作，直至症状缓解。④持续时间：程度较重，持续时间长，有长达数小时甚至数天。

（2）全身症状发热、心动过速、白细胞增高、红细胞沉降率增快，由坏死物质引起。一般在疼痛 24 ~ 48h 出现，程度与坏死范围呈正相关。

（3）胃肠道症状：疼痛可伴有恶心、呕吐、上腹胀痛，与迷走神经受坏死物质刺激和胃肠组织灌注不足有关。

（4）心律失常 24h 内出现最多，以室性心律失常最多。

（5）休克：20% 患者在数小时至 1 周内发生。主要原因：心肌受损，左心室输出量急剧下降；剧烈胸痛引起神经反射性血管扩张；因呕吐、大汗、摄入不足导致血容量不足。

（6）心力衰竭：主要是急性左心衰竭。

（五）治疗要点

1. 现场急救

1）就地平卧，绝对休息，用最短的时间检测患者的生命体征，包括血压、脉搏、呼吸，初步判断有无心律失常、心力衰竭或休克。

2）高流量吸氧。

3）切实迅速止痛，常用吗啡 5 ~ 10mg 皮下注射，或哌替啶（杜冷丁）50 ~ 100mg 肌内注射，必要时 2 ~ 4h 重复 1 次。

4）防治心律失常。如心率 > 70 次/分，有室性早搏或短阵室速，则立即用利多卡因 50 ~ 100mg + 葡萄糖液 20ml 静脉注射，然后按 1 ~ 4mg/min 静脉滴注；如无室早，则一开始即按 1 ~ 4mg/min 静脉滴注，再护送入院。如心率 < 50 次/分，且有低血压或室性早搏，可静脉或肌内注射阿托品 0.5 ~ 1.0mg，再护送入院。

5）低血压或休克者，给予多巴胺 5 ~ 10mg/（kg·min），静脉滴注。

6）如心脏骤停，则立即就地心肺复苏。措施得当，成功率很高。待心律、血压、呼吸稳定后再转送入院。

7）转送途中应连续心电监护，备好抢救药品及除颤装置，争取在发病后 1 ~ 3h 迅速送入急诊室、心脏监护室或心导管室，以便及早进行冠状动脉造影或溶栓治疗。

2. 入院后治疗

（1）一般监护及治疗

1）休息：卧床休息，保持安静，必要时给予镇静药。

2）吸氧：持续吸氧。

3）监测：在 CCU 进行生命体征的监测，监测血压、心率、心律，观察患者的胸痛状态和患者的呼吸状态。

4）疼痛：尽快止痛，可用强力止痛药。

（2）溶栓的治疗

1）溶栓药物：目前，早期溶栓重建血供是缩小梗死范围最有效的一种积极治疗方法。常用溶栓药物有尿激酶、链激酶、重组组织型纤溶酶原激活剂（rt‐PA）等。

2）盐酸肾上腺素：心跳收缩力增加，增加冠脉、脑血管血供，可使细颤变为粗颤，易于电除颤。本药作为触电后心脏骤停心肺复苏时的首选药物。

3）利多卡因：为治疗室性异位心律的首选药物，室颤时首次用量为 1mg/kg，稀释后静脉缓慢注射。

4）溴卞胺：用于顽固性室颤，上述药物及胸外电除颤无效时可作为辅助电除颤。

5）胸外电除颤：胸外直流电除颤是室颤最有效的治疗方法。

（3）密切观察病情变化

1）出血倾向：出血是溶栓治疗最主要的并发症。在溶栓治疗期间，由于溶栓、抗凝、抗血小板药物的应用，抑制凝血功能，促进纤维蛋白溶解，可引起其他部位的出血。应注意观察有无皮肤、黏膜、消化道、泌尿道、呼吸道及颅内出血征象，监测凝血功能。溶栓次日应复查血小板、纤维蛋白原和凝血酶原时间，3d 内每天查尿常规、便隐血，用肝素者需监测凝血时间（试管法）、APTT。

2）低血压状态：溶栓治疗中出现低血压现象者占 7.7% ~16%。出现低血压状态时，应暂停溶栓治疗。对一般状况好的患者，可采用抗休克体位，加快输液速度，情况严重者应使用血管活性药物，首选多巴胺。

3）再灌注性心律失常：为冠脉再通的间接征象之一。多表现为胸痛明显缓解后出现短暂的加速性自主心律，下壁心肌梗死出现一过性窦性心动过缓、窦房阻滞等，也可发生致死性室性心律失常。再灌注性心律失常出现突然，严重者可致猝死，故应加强监护，并做好电复律准备。

4）再通指标的观察和判定：冠脉再通的直接指标为冠脉造影显示冠脉远端血流达 TMI 的 II ~ III 级。临床主要观察其间接指标：①心电图抬高的 ST 段在输注溶栓剂开始后 2h 内，在抬高最显著的导联 ST 段迅速回降 >50%。②胸痛自输入溶栓剂开始后 2~3h 内基本消失。③输入溶栓剂 2~3h 内，出现加速性室性自主心律，房室或束支阻滞突然改善或消失，或者下壁梗死患者出现一过性窦性心动过缓、窦房阻滞伴有或不伴有低血压。④血清 CK - MB 酶峰提前在发病 14h 以内或 CK 峰值在 16h 以内。具备上述 4 项中 2 项或以上者考虑再通，但② + ③不能判定为再通。对发病后 6~12h 溶栓者暂时应用上述间接指征，④不适用。

5）梗死后心绞痛的观察：发生梗死后心绞痛提示患者病情不稳定，有再次发生心肌梗死的可能。应注意观察记录患者再发心绞痛的时间、部位、性质以及心律失常和心电图表现等。

（4）经皮冠状动脉腔内成形术（PTCA）：PTCA 已经被公认为一种目前最安全有效的恢复心肌再灌注的手段。急诊 PTCA 及支架术是目前有条件医院治疗 AMI 的首选方法。

1）补救性 PTCA：经溶栓治疗，冠状动脉再通后又再堵塞，或再通后仍有重度狭窄者，如无出血禁忌，可紧急施行 PTCA，随后再安置支架。可预防再梗和再发心绞痛。

2）直接 PTCA：不进行溶栓治疗，直接进行 PTCA 作为冠状动脉再通的手段，其目的在于挽救心肌。

适应证：①对于有溶栓禁忌证或不适宜溶栓的患者，以及对升压药无反应的心源性休克患者，应首选直接 PTCA。②对有溶栓禁忌证的高危患者，如年龄 >70 岁、既往有 AMI 史、广泛前壁心肌梗死以及收缩压 <13.3kPa（100mmHg）、心率 <100 次/分或 Killip 分级 > I 级的患者，若有条件最好选择直接 PTCA。

（5）控制心律失常

1）室性期前收缩或室性心动过速：立即利多卡因 50~100mg 静脉推注，5~10min 重复一次，至期前收缩消失或总量已经达到 300mg，继续以 1~3mg/min 微泵维持，待情况稳定后改为美西律 150mg，每日 4 次口服。

2）发生心室颤动：尽快非同步直流电除颤。室性心动过速药物无效应，及早用同步直流电复律。

3）缓慢心律失常：阿托品 0.5~11mg 肌内注射或静脉推注。

4）有二度以上房室传导阻滞：用临时人工心脏起搏器，待传导阻滞消失后撤除。

5）室上性快速心律失常：可应用洋地黄制剂及维拉帕米，药物不能控制者，可考虑同步直流电复律。

（6）控制休克最好根据血流动力学监测结果用药

1）补充血容量：估计血容量不足，中心静脉压下降者，用低分子右旋糖酐、10% 葡萄糖 500ml 或 0.9% 生理盐水 500ml 静脉滴入。输液后中心静脉压 > 1.76kPa（18cmH$_2$O），则停止补充血容量。

2）应用升压药：补充血容量后血压仍不升，而心输出量正常时，提示周围血管张力不足，此时可用升压药。多巴胺或间羟胺微泵静脉使用，两者亦可合用；亦可选用多巴酚丁胺。

3）应用血管扩张药：经上述处理后血压仍不升，周围血管收缩致四肢厥冷时可用硝酸甘油。

4）其他：纠正酸中毒，保护肾功能，避免脑缺血，必要时应用糖皮质激素和洋地黄制剂。

5）主动脉内球囊反搏术：上述治疗无效时可考虑应用，在主动脉内球囊反搏术辅助循环下行冠脉造影，随即进行 PTCA。

（7）加强急诊监护

1）心电监护：AMI 患者心律失常以发病的最初 24h 内发病率最高，以后则逐渐减少。故一般 AMI 患者在冠心病监护病房监测 3d。

2）血压监测：疼痛期中 AMI 患者常见血压下降，未必是休克，护士应注意分析判断。

3）血流动力学监测：通过血流动力学监测，以评估左、右心功能，并及时指导治疗。

4）心肌酶监测：AMI 时血清酶均成倍增高，峰值可高达正常的几十倍，其中肌酸磷酸激酶（CPK）的同工酶 CPK－MB 和乳酸脱氢酶（LDH）的同工酶 LDHI 诊断特异性最高，其增高程度能较准确地反映梗死的范围。

5）其他实验室检查：如电解质，肾功能，出、凝血时间，血糖，血脂，血气分析及血尿便常规等。

（8）其他治疗有助于挽救濒死心肌，防止梗死扩大，缩小缺血范围，根据患者具体情况选用。

1）β 受体阻滞药、钙通道阻滞药、ACE 抑制药的使用：改善心肌重构，防止梗死范围扩大，改善预后。

2）抗凝疗法：口服阿司匹林等药物。

3）极化液疗法：有利于心脏收缩，减少心律失常，有利于 ST 段的恢复。极化液具体配置方法：10% KCl 15ml + 胰岛素 8U + 10% 葡萄糖 500ml。

4）促进心肌代谢药物：维生素 C、维生素 B$_6$、1，6－二磷酸果糖、辅酶 Q$_{10}$等。

5）右旋糖酐 40 或淀粉代血浆：降低血黏度，改善微循环。

二、护理评估与观察要点

1. 护理评估

（1）疼痛情况及伴随症状，是否有放射痛，服用硝酸甘油类药物是否缓解。

（2）对有关疾病知识的了解程度。

（3）血压、脉搏、心率、心律变化。

（4）各项检查及实验室检查结果，如血常规、血清心肌酶、凝血功能、心电图 S－T 段变化。

（5）药物治疗的效果及副作用，如溶栓治疗。

（6）患者及家属对疾病的认知程度。

2. 观察要点

（1）现存问题观察：心肌梗死患者表现为胸骨后剧烈疼痛，伴有烦躁不安、出汗、恐惧或有濒死感。急性期嘱咐患者绝对卧床休息，严禁探视，避免精神紧张，一切活动包括翻身、进食、洗脸、大小便等均应在医护人员协助下进行。心肌梗死时由于持续的心肌缺血、缺氧，代谢物堆积或产生多肽类致痛物质等，刺激神经末梢，经神经传导至大脑产生痛觉，而疼痛使患者烦躁不安、情绪恶化，加重心肌缺氧，影响治疗效果。若胸闷、疼痛剧烈或症状不缓解、持续时间较长，氧流量可控制在 $5\sim6L/min$，待症状消失后改为 $3\sim4L/min$，一般不少于 72h，5d 后根据情况间断给氧。

观察患者的神志状态、脉搏、面色、皮肤色泽及尿量等，是否有心源性休克的发生。

（2）并发症的观察

1）栓塞：溶栓或抗凝治疗。

2）心脏破裂：乳头肌断裂、VSD 者手术治疗。

3）室壁瘤：影响心功能或引起严重心律失常者手术治疗。

4）心肌梗死后综合征：可用糖皮质激素、阿司匹林、吲哚美辛等。严重电击伤后，深部受损组织特别是坏死肌肉可释放大量毒性物质和异性蛋白（血红蛋白和肌红蛋白），可刺激肾血管引起痉挛，并在酸性环境下沉淀而阻塞肾小管，引起急性肾功能衰竭。严密观察尿量、尿色、性状、尿比重以及电解质、肌酐、尿素氮的变化。

5）心源性休克：与心肌梗死、心输出量减少有关；严密观察神志、意识、血压、脉搏、呼吸、尿量等情况，并做好记录；观察患者末梢循环情况，如皮肤温度、湿度、色泽；注意保暖；保持输液通畅，并根据心率、血压、呼吸及用药情况随时调整滴数。

6）心律失常：与心肌缺血、缺氧、电解质失衡有关；给予心电监护，监测患者心律、心率、血压、脉搏、呼吸及心电图改变，做好记录。嘱患者尽量避免诱发心律失常的因素，如情绪激动、烟酒、浓茶、咖啡等。向患者说明心律失常的临床表现及感受，若出现心悸、胸闷、胸痛、心前区不适等症状，应及时告诉医护人员。遵医嘱应用抗心律失常药物，并观察药物疗效及副作用。备好各种抢救药物和仪器，如除颤仪、起搏器、抗心律失常药及复苏药。

三、急诊救治流程

AMI 急诊救治流程图详见图 18－3。

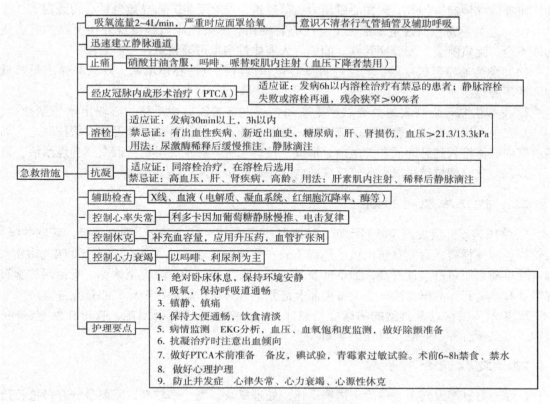

图 18 – 3　AMI 急诊救治流程图

（曹美芹）

第六节　急性心力衰竭的急救护理

一、定义

急性心力衰竭（acute heart failure）：急性的严重心肌损害或突然对心肌加重的负荷，使正常心功能或处于代偿期的心脏在短时间内发生衰竭或慢性急剧恶化，心输出量显著降低，导致组织器官灌注不足和急性淤血综合征称为急性心力衰竭。以急性肺水肿、心源性休克为主要严重表现，是心血管内科常见急症之一。

二、病因与发病机制

1. 病因　心脏解剖或功能的突发异常，使心输出量急剧降低和肺静脉压突然升高均可发生急性左心衰竭。急性右心衰竭比较少见，多由大块肺栓塞引起，也可见于右室心肌梗死。

（1）急性弥漫性心肌损害：如急性心肌炎、急性广泛性心肌梗死等，可致心肌收缩无力。

（2）急性机械性阻塞：如严重的二尖瓣或主动脉瓣狭窄、左室流出道梗阻、心房内球

· 611 ·

瓣样血栓或黏液瘤嵌顿等，致使心脏压力负荷过重，排血受阻，而导致急性心力衰竭。

（3）急性容量负荷过重：常见于急性心肌梗死、感染性心内膜炎或外伤所致的乳头肌功能不全、腱索断裂、瓣膜穿孔等。静脉输入液体过多也可导致急性左心衰竭。

（4）急性心室舒张受限：如急性大量心包积液所致急性心包填塞，导致心输出量减低和体循环静脉淤血。

2. 发病机制　心脏收缩力突然严重减弱，或左室瓣膜急性反流，心输出量急剧减少，左室舒张末压迅速升高，肺静脉回流不畅，导致肺静脉压快速升高，肺毛细血管压随之升高使血管内液体渗入到肺间质和肺泡内，形成急性肺水肿。肺水肿早期可因交感神经激活，血压升高，但随病情持续进展，血管反应减弱，血压逐步下降。

三、临床表现与诊断

1. 临床表现　突发严重呼吸困难，呼吸频率可达 30 ~ 40 次/分，端坐呼吸，频频咳嗽，咳粉红色泡沫样痰，有窒息感而极度烦躁不安、恐惧。面色灰白或发绀，大汗，皮肤湿冷。肺水肿早期血压可一过性升高，如不能及时纠正，血压可持续下降直至休克。听诊两肺满布湿啰音和哮鸣音，心率增快，心尖部可闻及舒张期奔马律，肺动脉瓣第二心音亢进。

2. 诊断　根据患者典型的临床症状和体征，如突发急性呼吸困难、咳粉红色泡沫痰，两肺满布湿啰音等，一般不难作出诊断。

四、急救配合与护理

急性心力衰竭发病急且凶险，进展迅速，处理复杂，死亡率较高，需要争分夺秒抢救治疗。抢救过程中护理人员应及时、果断、有效地配合抢救与护理。

1. 积极治疗原发病，消除诱因　应迅速开始有效的治疗，同时全面评估患者，首先应从可引起呼吸困难和低氧血症的病因作出较正确判断，因急性心力衰竭有许多促发因素，针对特定促发因素的治疗是最有效的。

2. 紧急处理

1）体位：立即协助患者取坐位，双腿下垂，以减少静脉回流，减轻心脏负荷。有人统计双下肢下垂 20min 可减少回流心脏血量 400ml 左右，必要时进行四肢轮流绑扎，以减少回心血量。

2）氧疗：通过氧疗将血氧饱和度维持在 95% ~ 98% 是非常重要的，以防出现脏器功能障碍甚至多器官功能衰竭。首先应保证有开放的气道，立即给予 6 ~ 8L/min 的高流量鼻导管吸氧，病情特别严重者可予面罩给氧或采用无气管插管的通气支持，包括持续气道正压通气（CPAP）或无创性正压机械通气（NIPPV）。

一般措施无法提高氧供时才使用气管插管。给氧时在氧气湿化瓶加入 50% 的乙醇，有助于消除肺泡内的泡沫。如果患者不能耐受，可降低乙醇浓度至 80% 或给予间断吸入。

3）迅速开放两条静脉通道，遵医嘱正确服用药物，观察疗效与不良反应。

3. 药物治疗

（1）吗啡：可使患者镇静，降低心率，同时扩张小血管而减轻心脏负荷。吗啡静脉注射时要缓慢，并注意观察患者有无呼吸抑制、恶心、心动过缓、血压下降等，若有颅内出血、神志不清、呼吸中枢衰竭、慢性肺部疾病、支气管痉挛、休克、低血压者慎用。

（2）快速利尿剂：急性左心衰竭伴急性肺水肿时首选快速利尿剂。速尿最常用，静脉注射 20～40mg。使用时，应记录尿量，同时监测电解质钠、钾的变化。

（3）血管扩张剂：可选用硝普钠、硝酸甘油或甲磺酸酚妥拉明（利其丁）静脉滴注，严格按医嘱定时监测血压（如每 5min 测量 1 次），有条件者用输液泵控制滴速，根据血压调整剂量，维持收缩压在 13.3kPa（100mmHg）左右，对原有高血压者血压降低幅度（绝对值）以不超过 10.7kPa（80mmHg）为度。

1）硝普钠：为动、静脉血管扩张剂。硝普钠见光易分解，应现配现用，并标明配制时间，避光静脉滴注。因其含有氰化物，连续用药时间不得超过 24h。

2）硝酸甘油：可扩张小静脉，降低回心血量。

3）甲磺酸酚妥拉明：为受体阻滞剂，以扩张小动脉为主。

4）洋地黄类药物：严格按时间、剂量服用并注意剂量个体化；给药前监测心率；密切观察疗效、心电图及血药浓度，注意询问患者不适，一旦发现中毒表现要及时通知医师。

5）氨茶碱：静注时要缓慢，注意观察有无不良反应，如休克、低血压、室性心律失常等，因氨茶碱可增加心肌耗氧，心肌梗死、心肌缺血者不宜使用，肝、肾功能不全者酌情减量，应用时密切注意滴数、浓度。

4. 病情监测　严密监测血压、呼吸、血氧饱和度、心率、心电图，检查血电解质、血气分析等，对安置漂浮导管者应监测血流动力学指标的变化，记出入量。观察呼吸频率和深度、意识、精神状态、皮肤颜色及温度、肺部啰音的变化。

5. 心理护理　患者发生急性心力衰竭时，病情重，且伴有濒死感，会变得恐惧或焦虑，可导致交感神经兴奋性增高，使呼吸困难加重。医护人员在抢救时必须保持镇静、操作熟练、忙而不乱，使患者产生信任与安全感，避免在患者面前讨论病情，以减少误解。护士应多与患者交流，消除其紧张心理。保持室内安静，减少刺激。

6. 日常护理　做好基础护理与日常生活护理。

五、常见护理问题与措施

1. 气体交换受损　与心输出量急剧降低有关。

（1）休息：患者有明显呼吸困难时应卧床休息，以减轻心脏负荷，利于心功能恢复。如果发生了端坐呼吸，需加强生活护理，注意口腔清洁，协助大小便。

此外，应保持病室安静、整洁，利于患者休息，适当开窗通风，每次 15～30min，但注意不要让风直接对着患者。患者应衣着宽松，盖被松软，以减轻憋尿感。

（2）体位：根据患者呼吸困难的类型和程度采取适当的体位，如给患者 2～3 个枕头、摇高床头。严重呼吸困难时，应协助取端坐位，使用床上小桌，让患者扶桌休息，必要时双腿下垂。半卧位、端坐位可使横膈下移，增加肺活量，双腿下垂可减少回心血量，均有利于改善呼吸困难，要使患者体位的舒适与安全，可用枕或软垫支托肩、臂、骶、膝部，以避免受压或下滑，必要时加用床栏防止坠床。

（3）氧疗：纠正缺氧对缓解呼吸困难、保护心脏功能、减少缺氧性器官功能损害，有重要的意义。氧疗包括鼻导管吸氧、面罩吸氧、无创正压通气吸氧等。

（4）心理护理：呼吸困难患者常因影响日常生活及睡眠而心情烦躁、痛苦、焦虑，应与家属一起安慰、鼓励患者，帮助树立战胜疾病的信心，稳定患者情绪，以降低交感神经兴奋性，有利于减轻呼吸困难。

（5）输液护理：控制输液量和输液速度，防止加重心脏负荷，诱发急性肺水肿。

（6）病情监测：密切观察呼吸困难有无改善，发绀是否减轻，听诊肺部湿啰音是否减少，监测血氧饱和度、血气分析结果是否正常。若病情加重或血氧饱和度下降到94%以下，应报告医生。

2. 活动无耐力　活动无耐力与呼吸困难所致能量消耗增加和机体缺氧状态有关。

（1）评估活动耐力：了解患者过去和现在的活动形态，确定既往活动的类型、强度、持续时间和耐受力，判断患者恢复以往活动形态的潜力。

（2）指导活动目标和计划：与患者和家属一起确定活动量和活动的持续时间，循序渐进地增加活动量。

（3）监测活动过程中的反应：若患者活动中出现明显心前区不适、呼吸困难、头晕眼花、面色苍白、极度疲乏时，应停止活动，就地休息。若休息后症状仍不能缓解，应报告医生，协助处理。

（4）协助和指导患者生活自理：患者卧床期间加强生活护理，进行床上主动或被动的肢体活动，以保持肌张力，预防静脉血栓形成。在活动耐力可及的范围内，鼓励患者尽可能生活自理。教育家属对患者生活自理给予理解和支持，避免患者养成过分依赖的习惯。护士还应为患者的自理活动提供方便和指导；抬高床头，使患者容易坐起；利用床上小桌，让患者坐在床上就餐；指导患者使用病房中的辅助设备如床栏杆、椅背、走廊、厕所及浴室中的扶手等，以节省体力和保证安全；将经常使用的物品放在患者容易取放的位置；教给患者保存体力，减少氧耗的技巧，如以均衡的速度进行资料活动或其他活动，在较长活动中穿插休息，有些自理活动如刷牙、洗脸、洗衣服等可坐着进行。

（5）出院指导：出院前根据患者病情及居家生活条件如居住的楼层、卫生设备条件以及家庭支持能力等进行活动指导，指导患者在职业、家庭、社会关系等方面进行必要的角色调整。

（6）评价

1）患者呼吸困难减轻或消失，夜间能平卧入睡，发绀消失，肺部无啰音，血气分析恢复正常。

2）能根据自身耐受能力，完成活动计划，诉活动耐力增加，活动时无明显不适且心率、血压正常。

（曹美芹）

第七节　急性重症哮喘的急救护理

一、疾病介绍

1. 定义　急性重症哮喘（acute severe asthma）是指哮喘持续发作，出现急性呼吸困难，用一般支气管舒张剂无效，引起严重缺氧，导致血压下降、意识障碍甚至昏迷、死亡。严重的哮喘发作持续24h以上者称为哮喘持续状态。急性重症哮喘病死率高达1%～3%，近年来有逐年增高趋势。

2. 急性重症哮喘的病因

（1）遗传因素：遗传因素在哮喘的发病中起重要作用，具体机制不明确，可能是通过调控免疫球蛋白 E 的水平及免疫反应基因发挥作用，二者互相作用、互相影响，导致气道受体处于不稳定状态或呈高反应性，而使相应的人群具有可能潜在性发展为哮喘的过敏性或特应性体质。

（2）外源性变应原

1）吸入性变应原：一般为微细颗粒，如衣物纤维、动物皮屑、花粉、油烟，空气中的真菌、细菌和尘螨等，另外还有职业性吸入物如刺激性气体。

2）摄入性变应原：通常为食物和药物，如海鲜、牛奶、鸡蛋、药物和食物添加剂等。

3）接触性变应原：外用化妆品、药物等。

3. 发病机制

1）进行性加重气道炎症。

2）气道炎症持续存在且疗效不佳，同时伴有支气管痉挛加重。

3）在相对轻度炎症状的基础上骤发急性支气管痉挛。

4）重症哮喘导致气道内广泛黏液性形成。

4. 临床表现

（1）主要表现

1）呼吸困难：严重喘憋、呼吸急促、呼气费力、端坐呼吸，出现"三凹"征，甚至胸腹矛盾运动。

2）精神及意识状态：焦虑恐惧、紧张、烦躁，重者意识模糊。

3）肺部体征：胸廓饱满呈吸气状态，呼吸幅度减小，两肺满布响亮哮鸣音，有感染时可闻及湿啰音；亦可因体力耗竭或小气道广泛痰栓形成而出现哮鸣音明显减弱或消失，呈"寂静肺"，提示病情危重。

4）脉搏：脉率常 >120 次/分，有奇脉；危重者脉率可变慢，或不规则，奇脉消失。

5）皮肤潮湿多汗，脱水时皮肤弹性减低。危重者可有发绀。

（2）患者主诉：患者出现严重的呼气性呼吸困难，吸气浅，呼气时相延长且费力，强迫端坐呼吸，不能讲话，大汗淋漓，焦虑恐惧，表情痛苦，严重者出现意识障碍，甚至昏迷。

5. 治疗要点

（1）吸氧：低氧血症是导致重症哮喘死亡的主要原因。如果患者年龄在 50 岁以下，给予高浓度面罩吸氧（35% ~40%）。给氧的目的是要将动脉血氧分压至少提高到 8kPa，如果可能应维持在 10 ~14kPa。入院后首次血气分析至关重要，并应严密随访，以了解低氧血症是否得到纠正，高碳酸血症是否发生，从而相应调整吸氧浓度和治疗方案。

（2）药物治疗：首先要建立静脉通道，遵医嘱用药。

1）肾上腺皮质激素：皮质激素为最有效的抗炎药。急性重症哮喘诊断一旦成立，应尽早大剂量使用激素，一般选用甲泼尼龙 40 ~125mg（常用 60mg），每 6h 静脉注射 1 次或泼尼松 150 ~200mg/d，分次口服。

2）β 受体激动剂：沙丁胺醇（舒喘灵）和特布他林（博利康尼）是目前国内外较为广泛使用的 β 受体激动剂，能迅速解除由哮喘早期反应所致支气管平滑肌痉挛，但对支气管黏膜非特异性炎症无效。在治疗急性重症哮喘时，多主张雾化吸入或者静脉注射。雾化装置以射流雾化器为佳，用氧气作为气源。超声雾化器对于严重缺氧患者可以进一步加重低氧血症，推荐剂量沙丁胺醇或特布他林溶液 1ml（5mg）+生理盐水 4ml 雾化吸入，氧流量 8～10L/min，嘱咐患者经口潮气量呼吸，每 4～6h 重复 1 次。静脉注射沙丁胺醇 1mg 溶于 100ml 液体内，在 30～60min 内滴完，每 6～8h 重复 1 次。

3）茶碱：具有舒张支气管平滑肌作用，并具有强心、利尿、扩张冠状动脉作用，此外还可兴奋呼吸中枢和呼吸肌，为常用平喘药物。一般用法为氨茶碱+葡萄糖液稀释后缓慢静脉注射或静脉滴注，首剂量 4～6mg/kg，继而以每小时 0.6～0.8mg/kg 的速度做静脉滴注以维持持续的平喘作用。应注意药液浓度不能过高，注射速度不能过快（静脉注射时间不得少于 10min），以免引起严重毒性反应。

4）抗生素：在哮喘的急性发作期应用抗生素并非必要，但患者如有发热、脓痰，提示有呼吸道细菌继发感染时需应用抗生素，如静脉滴注哌拉西林每次 3～4g，1 次/2h。或头孢呋辛，静脉滴注每次 1.5g，1 次/8h。或根据痰涂片和细菌培养，药敏试验结果选用。

（3）机械通气：重症哮喘常因严重的支气管痉挛、黏膜充血水肿及黏液大量分泌，使气道阻力和内压骤增，引起严重的通气不足，导致严重的呼吸性酸中毒和低氧血症，最终可造成机体多器官功能衰竭而死亡。如不能短时间内控制病情进展，病死率极高。患者经过临床药物治疗，症状和肺功能无改善，甚至继续恶化，应及时给予机械通气。其指征主要包括：意识改变、呼吸肌疲劳、$PaCO_2 \geq 6kPa$（45mmHg）等。可先采用经鼻（面）罩无创机械通气，若无效应，及早行气管插管机械通气。

机械通气注意事项：①注意观察、调节、记录呼吸器通气压力的变化，以防止气胸等并发症。②根据 $PaCO_2$ 数值调节呼吸器通气量。③意识清醒者需要全身麻醉，以配合气管插管和呼吸协调。使用呼吸器时可给予适量镇静剂或麻醉药。④注意气道湿化。⑤每隔 3～4h 充分吸痰一次，吸引时间勿超过 15s，以防缺氧。吸痰前后要密切观察病情，严防因积痰大量上涌或脱管等引起窒息。⑥吸痰时注意无菌操作，以减少呼吸道感染。

（4）做好急诊监护

1）对危重患者应持续心电监护，定时进行动脉血气检查，需要时胸部摄片。注意观察血压，有无吸停脉及意识状态的改变。酌情测定中心静脉压、肺动脉压及嵌顿压。为了判断气道阻塞程度及治疗效果，酌情进行简便肺功能测定。

2）感染的预防及处理：感染是哮喘患者发作加重的重要因素。在实际工作中对治疗装置进行严格消毒、灭菌处理，及时更换呼吸管路，倾倒集液瓶内雾化液，吸痰、鼻饲的无菌操作，气囊的空气密闭气道都可以极大避免交叉感染和医院感染。病情允许时应及时翻身，以利痰液流出。

二、护理评估与观察要点

（一）护理评估

1）既往史及有无哮喘家族史。

2）发病的诱因及是否接触致敏原。

3）咳嗽，痰液的颜色、性质、量和黏稠度。

4）生命体征、意识状态。

5）各项检查结果，如肺功能测定、痰液检查、动脉血气分析等，

6）药物治疗的效果及副作用，如各种吸入剂及糖皮质激素的应用。

7）心理状况。

（二）观察要点

1. 现存问题观察　重症哮喘患者多表现为极度呼吸困难，焦虑不安，大汗淋漓，明显发绀，心动过速（心率可达 140 次/分），甚至出现呼吸障碍而危及患者的生命，因此必须严密观察病情变化，准确监测体温、血压、脉搏、呼吸、意识等生命体征。观察氧疗效果：指（趾）甲、口唇、耳垂颜色变化情况。观察心率、心律变化，注意有无奇脉。在临床工作中，特别要注意以下几点：①患者呼吸频率 >35 次/分，则是呼吸衰竭的先兆，其呼吸衰竭特征是呼吸频率突然由快变慢，吸呼比延长；②对于病情危重则哮鸣音消失，并不是病情好转的征象，而是一种危象；③如呼吸音很弱或听不到，则说明呼吸道阻塞严重，提示病情十分危重，有可能危及生命。

2. 并发症的观察

1）肺炎、肺不张或支气管扩张症：哮喘常因感染而诱发，又因气道痉挛、痰液引流不畅使感染迁延不愈，造成恶性循环。除合并支气管炎外，因痰栓也可致肺段不张与肺炎。反复发生肺炎的部位可有支气管扩张。

2）自发性气胸：一旦发生气胸，往往可导致死亡。当哮喘患者突然发生严重的呼吸困难时，应立即做胸部 X 线检查，以确定是否合并气胸，如患者主诉胸闷不适，有憋气感，同时发现有呼吸急促、烦躁不安、血氧饱和度下降、冷汗、脉速，伴随胸痛出现，经医生确诊后，立即于患侧第二肋间行胸腔闭式引流，及时处理。观察呼吸的频率、节律、血氧饱和度。

3）肺气肿、肺源性心脏病：经常发作哮喘持续状态，易出现肺气肿，进而发展成肺源性心脏病。这可能是因为低氧血症累及小血管，使小血管痉挛而造成肺动脉高压，逐渐成为肺源性心脏病。严密观察患者神志、精神、呼吸频率、节律，定期监测血气分析，观察生命体征的变化。

4）呼吸衰竭：严重哮喘时，由于气道阻塞，发生严重通气障碍，使 PaO_2 明显降低，$PaCO_2$ 升高，发生呼吸衰竭。密切观察病情，监测呼吸与心血管系统，包括观察全身情况、呼吸频率、节律、类型、心率、心律、血压以及血气分析结果，观察皮肤颜色、末梢循环、肢体温度等变化。

5）电解质紊乱与酸碱失衡：哮喘持续状态时，由于通气功能发生明显障碍，可引起高碳酸血症和低氧血症。临床表现为呼吸性酸中毒和缺氧状态，特别是由于黏液栓堵塞气道，严重时可以发生呼吸暂停。经积极抢救又可能由于吸氧过多，换气过度，产生呼吸性碱中毒，血气分析可出现低 $PaCO_2$ 和高 PaO_2 的情况。一般建议 pH 值 <7.25 以下时可应用 5% 碳酸氢钠溶液 100～150 毫升/次静脉滴注。由于进食欠佳及缺氧所造成的胃肠道反应，患者常有呕吐，从而出现低钾、低氯性碱中毒，应予以及时补充，及时抽血查血电解质。

三、急诊救治流程

急性重症哮喘急诊救治流程详见图 18-4。

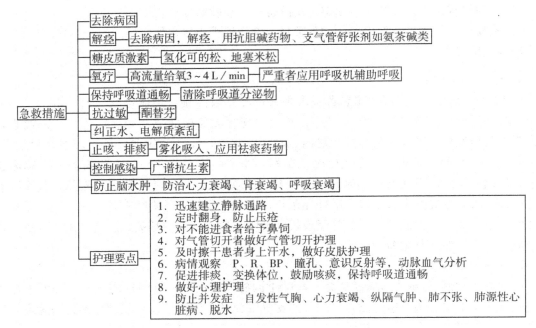

图 18-4 急性重症哮喘急诊救治流程图

（曹美芹）

第八节 急性呼吸衰竭的急救护理

一、定义

急性呼吸衰竭（acute respiratory failure）是各种原因引起的肺通气和（或）换气功能严重障碍，以致不能进行有效的气体交换，导致缺氧伴（或不伴）二氧化碳（CO_2）潴留，从而引起一系列生理功能和代谢紊乱的临床综合征。在海平面大气压下，于静息条件下呼吸室内空气，并排除心内解剖分流和原发于心输出量降低等情况后，动脉血氧分压（PaO_2）<8kPa（60mmHg），或伴有二氧化碳分压（$PaCO_2$）>6.65kPa（50mmHg），即为呼吸衰竭（简称呼衰）。因起病急骤，病变发展迅速，机体未能有很好的代偿，如不采取及时而有效的抢救，会危及患者生命。

二、病因与发病机制

1. 病因 引起呼吸衰竭的病因很多，参与肺通气和肺换气的任何一个环节的严重病变，都可导致呼吸衰竭。

（1）各种导致气道阻塞的疾病：如急性病毒或细菌性感染或烧伤等物理、化学性因子等造成的上气道急性梗阻，异物阻塞也是一项引起急性呼吸衰竭的原因。

（2）肺实质病变：各种类型的肺炎包括细菌、病毒、真菌等引起的肺炎，误吸胃内容物，淹溺或化学毒性物质以及某些药物也可引起严重肺实质性炎症而发生急性呼吸衰竭。

（3）肺水肿：由各种严重心脏病（如心肌梗死、二尖瓣或主动脉瓣疾患等）、心力衰竭引起的心源性水肿。非心源性水肿，有人称之为通透性肺水肿如急性高山病、复张性肺水肿、成人呼吸窘迫综合征（ARDS）。

（4）肺血管疾患：肺血栓栓塞，空气、脂肪栓塞等。

（5）神经肌肉系统疾患：脑血管疾病、脊髓颈段或高位胸段损伤、重症肌无力等。

（6）胸壁与胸膜疾病：胸壁外伤、自发性气胸或创伤性气胸、大量胸腔积液等。

2. 发病机制　当上述各种原因导致肺通气或（和）肺换气功能受损时，即可导致低氧血症和高碳酸血症，从而导致急性呼吸衰竭。

（1）肺通气功能障碍：正常人在静息状态呼吸空气时，总肺泡通气量约为 4L/min 能维持正常肺泡 PaO_2 和肺泡 $PaCO_2$。有效肺泡通气需要完整的解剖生理链来保证，包括脑桥和延髓呼吸中枢与胸部神经肌肉的有机连接、胸廓和呼吸肌状态、气道通畅和肺泡的完整性。上述任何一环节受损即会导致肺泡通气不足。肺泡通气量减少会引起 PaO_2 下降和 $PaCO_2$ 升高。

（2）肺换气功能障碍：肺的气体交换是指肺泡内气体与肺泡毛细血管血液中气体的交换，主要是氧和二氧化碳的交换。肺气体变换主要取决于通气/血流灌注比值（V/Q）与弥散功能。

1）通气/血流比例失调：正常人在静息状态下，肺通气/血流比例约为 0.8。当通气量大于肺血流量时，通气/血流 > 0.8，此时进入肺泡的气体不能完全充分地与肺泡毛细血管内血液接触，从而得不到充分气体交换，造成无效腔通气，即无效腔样通气。临床上见于肺气肿，肺栓塞等。当肺血流量比肺泡通气量增加时，通气/血流 < 0.8，此时静脉血流经通气不良的肺泡毛细血管未经充分氧合返回左心，形成了动脉血内掺杂静脉血。临床上见于重症慢性阻塞性肺病、肺不张等。

2）弥散功能障碍：肺泡和肺毛细血管间气体交换是通过肺泡毛细血管膜进行的，凡能影响肺泡毛细血管膜面积、肺泡毛细血管床容积、弥散膜厚度以及气体与血红蛋白结合的因素，均能影响弥散功能。但是氧和二氧化碳通过肺泡毛细血管膜的弥散能力不同，二氧化碳通过肺泡毛细血管膜的能力是氧的 2 倍，所以弥散功能障碍主要影响氧的交换而致低氧血症。在临床实践中，弥散功能障碍极少是唯一的病理因素，往往是弥散功能障碍与通气/血流比例失调同时存在。

三、临床表现与诊断

1. 临床表现　除呼衰原发疾病的症状、体征外，主要为缺氧和二氧化碳潴留所引起的低氧血症、高碳酸血症或二者兼有，主要表现为呼吸困难和多脏器功能障碍。

（1）低氧血症：神经与心肌组织对缺氧十分敏感，缺氧时常出现中枢神经系统和心血管系统功能异常的临床征象，如判断力障碍、运动功能失常、烦躁不安等中枢神经系统症状。严重缺氧时，可表现为精神错乱、狂躁、昏迷、癫痫样抽搐。在心血管系统方面表现为血压下降、心律失常、心脏停搏等。缺氧患者的呼吸系统表现也是一项重要的临床征象，可表现为呼吸急促、辅助呼吸肌活动加强、鼻翼扇动、发绀、呼吸节律紊乱等。

（2）高碳酸血症：由于急性呼吸衰竭时二氧化碳的蓄积不仅程度严重且发生时间短促，因此可产生严重的中枢神经系统和心血管功能障碍。心血管方面表现为外周体表静脉充盈、皮肤充血、多汗、球结膜充血、血压升高、心率加快等。中枢神经系统出现先兴奋后抑制的现象，兴奋时表现为失眠、烦躁、躁动等，而后出现昏睡甚至昏迷等。

（3）其他重要器官功能受损：严重缺氧和二氧化碳潴留可导致肝、肾或胃肠功能障碍。部分患者可出现黄疸、肝功能异常；尿中可出现蛋白、红细胞和管型，血浆尿素氮、血肌酐增高。另外，也可能表现为应激性溃疡而致上消化道出血。

（4）水、电解质和酸碱平衡的失调：缺氧和二氧化碳潴留均伴随着酸碱平衡失调。因缺氧而通气过度可发生急性呼吸性碱中毒；急性二氧化碳潴留则表现为呼吸性酸中毒。严重缺氧时无氧代谢引起乳酸堆积，肾功能障碍使酸性物质不能排出，二者均可导致代谢性酸中毒。代谢性和呼吸性酸碱失衡又可同时存在，表现为混合性酸碱失衡。在酸碱平衡失调的同时，还可发生体液和电解质的代谢障碍。

2. 诊断　有导致呼吸衰竭的病因或诱因；有低氧血症或伴高碳酸血症的临床表现；在海平面大气压下，静息状态呼吸空气时，$PaO_2 < 8kPa$（60mmHg），或伴 $PaCO_2 > 6.67kPa$（50mmHg），并排除心内解剖分流或原发性心输出量降低时，呼吸衰竭的诊断即可成立。

四、急救配合与护理

1. 急救处理　急性呼吸衰竭作为临床常见危重症，直接危及伤病员的生命，只有采取及时有效的抢救措施，为原发病的治疗争取时间和创造条件，才能降低病死率。急性呼吸衰竭的治疗原则是：首先在保持呼吸道通畅条件下，迅速纠正缺氧、二氧化碳潴留、酸碱失衡和代谢紊乱，防治多器官功能受损；其次是明确病因、治疗原发病及严密监测病情的发展，预防和治疗并发症。

（1）保持呼吸道通畅：保持呼吸道通畅是进行各种呼吸支持治疗的必要条件，是急性呼吸衰竭处理的第一步。在重症急性呼吸衰竭尤其是意识不清的患者，显得尤为重要。

（2）氧疗：缺氧是引起急性呼吸衰竭的直接原因，任何类型的呼吸衰竭都存在低氧血症，故积极纠正缺氧是治疗急性呼衰患者的重要措施，但不同类型的呼吸衰竭其氧疗的指征和给氧的方法不同。原则是Ⅱ型呼吸衰竭应给予低浓度（<35%）持续吸氧；Ⅰ型呼吸衰竭则给予较高浓度（>35%）吸氧。国外氦－氧混合气已较广泛地用于治疗呼吸系统疾病，可增加肺泡有效通气量，降低气道阻力，降低呼吸功耗，增大呼气流速，减少肺过度充气，促进二氧化碳的排出，减轻呼吸衰竭症状，但在国内广泛应用还存在一定的问题。

（3）增加通气量，减少二氧化碳潴留

1）呼吸兴奋剂：呼吸兴奋剂通过刺激呼吸中枢或外周化学感受器，增加呼吸频率和潮气量，改善通气，但是会同时增加呼吸做功，增加氧耗量和二氧化碳的产生量。所以必须在保持气道通畅的前提下使用，否则会促发和（或）加重呼吸肌疲劳，加重二氧化碳潴留。主要用于以中枢抑制为主所致的呼吸衰竭，不宜用于以换气功能障碍为主所致的呼吸衰竭。常用药物有尼可刹米、洛贝林、多沙普仑等，以尼可刹米最常用，既能改善通气，还有一定的苏醒作用。多沙普仑除直接兴奋中枢外，还可刺激末梢化学感受器，反射性兴奋中枢，作用强，安全范围大。

2）机械通气：对于呼吸衰竭严重，经上述处理不能有效地改善缺氧和二氧化碳潴留时，需考虑机械通气。

（4）控制感染：控制感染是急性呼吸衰竭治疗的一个重要方面，感染时需合理选用抗生素。抗生素的选择应根据细菌培养结果选用敏感抗生素。但临床上，首先根据病情，经验性选用抗生素，以免延误治疗。

（5）纠正酸碱平衡失调：急性呼吸衰竭患者常容易合并代谢性酸中毒，且多为乳酸性酸中毒，缺氧纠正后即可恢复。必要时可给予5%碳酸氢钠纠正酸中毒，但如果合并呼吸性酸中毒时不宜使用，因碳酸氢钠分解后形成二氧化碳，可使二氧化碳进一步增高。呼吸性酸中毒多通过改善通气促进二氧化碳的排出来纠正，在纠正呼吸性酸中毒的同时需给予盐酸精氨酸和氯化钾，以防止代谢性酸中毒的发生。

（6）病因治疗：由于引起急性呼吸衰竭的原因很多，因此在解决其本身造成危害的同时，须采取适当的措施消除病因，此乃治疗急性呼吸衰竭的根本所在。

（7）一般支持治疗：在ICU的患者需进行严密监测，预防和治疗肺动脉高压、肺源性心脏病、肺性脑病、肾功能不全和消化道功能障碍，尤其要注意防治多器官功能障碍综合征（multiple organ dysfunction syndrome，MODS）。

2. 护理

（1）正确的体位：对急性呼吸衰竭的患者立即将头部取侧卧位，颈部后仰，抬起下颌。此种体位可以解除部分患者上气道的梗阻。

（2）保持气道通畅：协助患者咳痰，给予雾化吸入，湿化气道，使痰液稀释易于咳出。以负压吸引清除堵塞于呼吸道内的分泌物，血液或误吸的呕吐物，淹溺时的淡、海水等，通过气管内负压吸引有时可立即解除梗阻，改善通气。

（3）氧疗：急性呼吸衰竭重症，可用面罩法或经气管内插管、气管切开给予高浓度（＞50%）吸氧，但不可长期使用严防氧中毒。

（4）建立静脉通道：迅速建立静脉通道，用于药物治疗。

（5）监测和记录液体出入量：根据情控制液体入量，需要时，应予记录出入量或填写护理记录单。注意电解质尤其是血钾的变化。

（6）监测呼吸、脉搏、意识状态等体征的变化：通过物理检查手段对患者临床情况进行仔细检查和连续观察是最简单、最基本和有价值的监测方法，任何先进监护仪往往也无法取代。

（7）监测动脉血气分析值的变化：动脉血气分析是诊断急性呼吸衰竭的关键，对指导机械通气和酸碱失衡的治疗具有重要意义。PaO_2对诊断缺氧和判断缺氧程度有重要价值。$PaCO_2$是判断肺通气功能的重要参数。在开始机械通气15~30min后复测血气分析，可了解治疗效果。根据动脉血气分析结果可对通气方式、通气量、吸入氧气浓度和呼气末正压等进行适当调整。病情稳定后可每天测定1~2次。

（8）气道口护理：观察呼吸频率、呼吸深度和节律。记录气道分泌物的量、性状及颜色。检查气管造口伤口有无出血、渗出、皮下气肿和腥臭气味。保持伤口敷料清洁、干燥。每日更换或消毒内套管1~2次。更换套管或气管内抽吸时均应遵循无菌操作原则。

（9）湿化气道：应对放置人工气道或呼吸机治疗患者的吸入气体进行加温和湿化，避免气管内干燥、纤毛运动障碍、痰痂形成或气道阻塞、感染加剧及肺不张发生。

（10）心理护理：对急性呼吸衰竭的患者不仅要注意躯体功能的改变，也要重视心理情绪的变化。患者常对病情和预后有顾虑、心情忧郁、对治疗丧失信心。护理人员应经常巡视，积极采用语言与非语言的沟通方式，及时满足其需求。并教会患者自我放松等各种缓解焦虑的办法，以缓解呼吸困难，改善通气。

五、常见护理问题和护理措施

（1）气体交换受损与呼吸道痉挛、换气功能障碍有关

1）环境与休息：提供安静舒适、空气洁净的环境，温度和湿度要适宜。

2）病情观察：观察患者呼吸状况，判断呼吸困难类型。有条件可监测血氧饱和度、动脉血气变化，及时发现和解决患者异常情况。

3）心理护理：呼吸困难可引起患者烦躁不安、恐惧，不良情绪反应可进一步加重呼吸困难；因此，医护人员应陪伴患者身边，安慰患者，使其保持情绪稳定，增强安全感。

4）保持呼吸道通畅。

5）用药护理：遵医嘱应用支气管舒张剂、呼吸兴奋剂等，观察药物疗效和不良反应。

6）氧疗和机械通气的护理：根据呼吸困难类型、严重程度不同，进行合理氧疗或机械通气，以缓解症状。

（2）活动无耐力与呼吸功能受损导致机体缺氧状态有关

1）休息和活动：合理安排休息和活动量，调整日常生活方式，如病情许可，有计划地增加运动量和改变运动方式，如室内走动、室外活动、散步、快走、慢跑、太极拳、体操等，逐渐提高肺活量和活动耐力。

2）舒适体位：患者采取身体前倾坐位或半卧位，可使用枕头、背靠架或床边桌等支撑物，以患者自觉舒适为原则。避免紧身衣服或过厚盖被而加重胸部压迫感。

3）呼吸训练：指导患者做缓慢深呼吸、腹式呼吸、缩唇呼吸等，训练呼吸肌，延长呼气时间，使其能完全呼出。

（曹美芹）

第九节　急性肾衰竭的急救护理

一、定义

急性肾衰竭是指肾脏功能急骤、进行性减退以致衰竭而出现的临床症候群。主要表现为肾小球滤过率明显降低所致的进行性氮质血症，以及肾小管重吸收和排泄功能低下所致的水、电解质紊乱和酸碱失衡。根据尿量减少与否分为少尿型（＜400ml/d）和非少尿型（＞400ml/d）。

二、病因与发病机制

1. 肾前性肾衰竭

1）低血容量：由于严重的外伤、烧伤、挤压综合征、大出血、外科手术、脱水、呕吐、腹泻或大量使用利尿剂等所致。

2）低血压：败血症、休克、应用血管扩张剂或麻醉药等所致。

3）心力衰竭。

4）肝功能衰竭。

2. 肾性急性肾衰竭

1）急性肾小管坏死：长时间缺血，肾毒性物质，如重金属、氨基糖苷类抗生素及造影剂。

2）小动脉损伤：如恶性高血压、血管炎、微血管病变（如血栓性血小板减少性紫癜、溶血尿毒综合征等）。

3）急骤进展性或急性肾小球肾炎。

4）急性间质性肾炎。

5）尿酸盐在肾内沉积或骨髓瘤细胞在肾内浸润。

6）胆固醇栓塞，尤其在动脉扩张术后。

3. 肾后性肾衰竭

（1）输尿管梗阻：如血凝块、结石、肿瘤、坏死的肾乳头及肾外压迫等。

（2）膀胱出口梗阻：如神经源性膀胱、前列腺肥大、癌症、结石、血凝块或尿道狭窄等。

三、临床表现

（1）少尿或无尿：少尿期一般持续 7～14d。少尿期愈短，预后愈好。

（2）水中毒：这是少尿期的一种严重并发症，其临床表现为全身软组织水肿、急性肺水肿和脑水肿。肺水肿时早期仅有肺底部啰音及呼吸音减低，严重时全肺满布水泡性呼吸音，并有呼吸困难，口唇青紫等。脑水肿时头痛、呕吐、神志不清和抽搐。因此，水中毒是急性肾衰竭的主要死亡原因之一。

（3）电解质紊乱：高钾血症、高磷血症、高镁血症、低钠血症、低钙血症、代谢性酸中毒、氮质血症。

（4）高血压、心力衰竭：急性肾衰竭患者中，约有 2/3 病例出现不同程度的高血压，其原因主要是肾脏缺血而产生过多的升压物质。心力衰竭是少尿期的主要并发症之一，常发生于肺水肿和高血压之后，应严加注意。

（5）出血倾向、贫血：急性肾衰竭时由于血小板的缺陷、毛细血管脆性增加，凝血酶原的生成受到抑制，可有明显的出血倾向，主要表现为鼻衄、皮下瘀斑、口腔齿龈及消化道出血。

四、急救配合与护理

（一）肾前性肾衰竭的处理

（1）血流动力学监测：定期检查血压、脉搏、皮肤皱褶和温度，以评价血容量状态，必要时采用中心静脉压或 Swan-Ganz 导管侵入性监测。

（2）补液试验：对容量不足、少尿患者，以 500～1 000ml 生理盐水在 30～60min 内快速静脉滴注，应使尿量增加。如无利尿反应，补液后用 100～400mg 速尿静脉注射，以促进利尿。如尿量增加，在容量补足的情况下，可重复使用速尿。为防止速尿引起的听力损害，可用 20% 甘露醇输入，速率 10～20ml/min，在甘露醇开始输入的 6h 之内，可产生利尿作用，如输注 12h 后无利尿作用，应停止使用。

（3）多巴胺：可扩张肾血管，利钠、利尿。以每分钟小于 3μg/kg 剂量持续静滴，在开始治疗的 6～12h 内，通常有利尿反应。仍然无尿，应停用。

（二）肾性急性肾衰竭的处理

1. 保守治疗

（1）一般处理：患者每天称体重，准确记录每天液体出入量，至少隔日检测一次血钾、钠、氯、钙、磷、镁、尿素氮和肌酐。

（2）液体摄入量：非透析患者每天液体摄入量等于非显性丢失（不出汗患者为 500ml/d）加尿量和其他引流液丢失量，非少尿患者或透析患者液体量可适当放宽。

（3）营养：每日蛋白摄入应限制在 0.6g/kg，总热量摄入应保证 35～50kcal/kg，盐的摄入限制在 2～4g，应避免摄入含镁化合物。

（4）血压：根据患者血容量，决定使用容量扩张或血管收缩物质，及时纠正低血压。积极处理高血压，不降低肾血流量的抗高血压药物（如可乐定、哌唑嗪）或钙通道阻滞剂为首选。高血压危象需静脉滴注硝普钠，剂量为每分钟 0.25μg/kg。或用 Labetalol 静滴，剂量 0.5～2.0mg/min。

（5）磷和钙：高血磷口服氢氧化铝凝胶每次 15～30ml，一日 3 次，随三餐同服。当血磷降至正常时，可用碳酸钙口服每次 0.5～1.0g，一日 3～4 次，随三餐同服。

（6）高尿酸血症：别嘌呤醇口服每次 100mg，一日 1 次。

（7）高钾血症轻度（血钾 <6mmol/L），采用饮食限制，降钾树脂口服每次 15g，一日 3 次。有心电图和神经肌肉异常表现的高钾血症，需立即药物治疗，10% 葡萄糖酸钙 10ml，在 2～5min 内缓慢静脉注射，如无反应，5min 后再给一次，剂量同前；44.6mmol 碳酸氢钠（7.5% 50ml）缓慢静脉注射 5min，如心电图未恢复，10～15min 重复一次；10% 葡萄糖溶液加普通胰岛素 10U，在 60min 内静脉滴注，或在 5min 内静脉注射。药物不能纠正的高钾血症，可采用血液透析治疗。

（8）代谢性酸中毒：轻度酸中毒（血清碳酸氢浓度≥16mmol/L）不需要治疗；较重的酸中毒，使用碳酸氢钠口服每次 0.5～1.0g，一日 3 次；严重失代偿酸中毒（血 pH 值 <7.2）需要静脉滴注 5% 碳酸氢钠 150～250ml；药物难以纠正的酸中毒应行血液透析治疗。静滴碳酸氢钠纠正酸中毒时，谨防容量负荷过重和低钙血症引起的肌痉挛。

（9）药物剂量调整：经肾脏排泄的药物需根据肾功能作相应剂量调整。

（10）感染：为急性肾衰竭死亡的主要原因之一。首选不经肾脏排泄的抗生素，如药物敏感试验结果需用肾毒性药物，特别氨基糖苷类时，应根据肾衰竭程度，延长给药时间或减少每次给药剂量。

（11）消化道出血：根据出血程度，给予适当处理。

（12）贫血：通常由于血容量扩张、红细胞产生减少和失血等因素所致。活动性出血或贫血症状明显的患者需输血治疗。

2. 透析治疗

（1）透析指征：①严重高钾血症、酸中毒、容量负荷过重等药物难以纠正者；②出现尿毒症心包炎、脑病者；③BUN >35.7mmol/L 和（或）Scr >600μmol/L 者；④高分解代谢者（每日血 BUN 升高 >8.9mmol/L，肌酐升高 >176.8μmol/L，血钾升高 >1.0mmol/L，HCO_3^- 下降 >2.0mmol/L），需要高营养治疗者。

（2）透析方法的选择：病情危重，高分解型急性肾功能衰竭，血流动力学稳定，腹腔广泛粘连，肺功能不全、呼吸困难者，腹部脏器损伤或近期手术、腹部皮肤感染、无法置管者，进行血液透析；非高分解型，血流动力学不稳定，建立血管通路困难，有活动性出血，全身肝素化有禁忌，老年患者，宜选腹膜透析；血流动力学不稳定，毒素潴留不严重，但以容量负荷过重为主，宜选持续动静脉血液滤过。

（三）肾后性肾衰竭的处理

1）临时性膀胱插管可评价和解除下尿路梗阻。

2）肾脏超声检查评价有无上尿路梗阻。

3）根据梗阻病因尽早解除梗阻。

4）梗阻解除后，出现梗阻后利尿，引起血容量和电解质的不适当丢失。因此，需根据每天体重、尿量、血压、血清及尿电解质浓度变化，调节输液量和成分，以保证正常血容量及电解质平衡。

（四）恢复期的处理

1）仔细监测血电解质、血容量状态、尿量和尿电解质。根据具体情况，给予适当处理。

2）肾小球功能在短期内恢复，而肾小管功能需要几周，甚至几个月才能恢复。部分老年、糖尿病、严重高血压患者及少尿时间长者，肾功能可迁延不恢复，甚至转为慢性肾衰竭。

五、常见护理问题与措施

（1）排尿异常：与肾缺血继发于败血症、休克或严重的血容量不足等；肾毒素引起肾小管变性、坏死；溶血反应；肾血管损伤有关。

1）绝对卧床休息，可减少代谢产物生成。

2）准确记录24h尿量，并观察尿的颜色，留置导尿管患者监测每小时尿量并监测尿比重。

3）指导患者正确留取尿标本。

4）遵医嘱使用利尿剂，并观察治疗效果及副作用。

（2）体液过多：与肾小球滤过率降低，摄入过多有关。

1）限制摄入：水：前1d尿量再加500ml；钠：每日不超过3g；钾：尿少者严格限制钾的摄入。

2）监测体重每日2次。

3）准确记录24h出入水量。

4）遵医嘱使用利尿剂，并观察尿量变化及药物的副作用。

5）尽量避免肌内或皮下注射。

（3）潜在并发症：高钾血症与肾小球滤过率降低，酸中毒，摄入过多有关。

1）严密观察病情变化，测血压、脉搏、呼吸，每2h1次，有条件者可行床旁心电监护。

2）提供低钾饮食。

3）不输库存血，及时纠正酸中毒。

4）发现患者有恶心、手麻木或脉搏慢等现象，应立即抽血监测血钾，如血清钾浓度在 6.0mmol/L 以上者，立即遵医嘱做处理：①静脉给钙剂或 5% 苏打；②静脉给高渗糖水加胰岛素；③联系血液透析。

（4）潜在并发症：急性肺水肿与体液过多，输液速度过快有关。

1）严格控制输液量和速度，有条件者可监测中心静脉压。

2）备齐急救药品及物品。

3）经常巡视病房，密切观察病情变化，如发现患者有呼吸急促等临床表现时，应立即通知医师，同时做好处理：①协助患者端坐位，双腿下垂于床沿，以减少静脉回心血量；②高浓度给氧；③给予心痛定 10mg 或硝酸甘油 0.5mg 舌下含服；④建立静脉通路，按医嘱正确使用扩血管剂，并根据病情调节滴速；⑤痰多者应吸痰，保持呼吸道通畅。

（曹美芹）

第十节 急性上消化道出血的急救护理

一、疾病介绍

急性上消化道出血是急诊和危重症病科室常见的消化系统急症之一。在我国急性上消化道出血的最常见的"三大"病因依次是消化性溃疡、急性胃黏膜病变和食管－胃底静脉曲张破裂。患者以呕血和（或）黑便为主要症状，病情严重者，如不及时抢救，可危及生命。血流动力学不稳定、反复呕血或者便血、无法胃内灌洗、年龄 60 岁以上和合并多器官系统疾病等因素与死亡率增加有相关性。

1. 定义 上消化道出血是指屈氏韧带以上的消化道包括食管、胃、十二指肠、胆管及胰管的出血，也包括胃－空肠吻合术后的空肠上段出血。大量出血是指在短时间内出血量超过 1 000ml 或达到血容量 20% 的出血。

2. 病因 上消化道出血的最常见的病因依次为：消化性溃疡、急性胃黏膜病变、食管－胃底静脉曲张破裂出血、肿瘤所致的出血等。非甾体抗炎药引起的胃出血日益增多，少数病例的消化道出血可能是全身性疾病在消化道局部的表现。根据病变部位分类，引起出血的疾病主要包括以下几种。

（1）食管疾病：如食管炎、食管癌、食管酸碱化学伤、食管黏膜撕裂综合征、异物或放射性损伤等。

（2）胃、十二指肠疾病：消化性溃疡、糜烂出血性胃炎、胃癌、胃血管畸形、血管瘤、肿瘤、胃黏膜脱垂等。

（3）门静脉高压：食管胃底静脉曲张破裂出血、门脉高压性胃病。

（4）其他：胆道出血、胰腺疾病累及十二指肠、主动脉瘤破裂（破入食管、胃或十二指肠）、纵隔肿瘤或脓肿破入食管、全身性疾病出血（过敏性紫癜、白血病、DIC 等）、血液病、尿毒症、结缔组织病、急性感染（流行性出血热、钩端螺旋体病）、应激性胃出血等。

3. 病理生理

（1）循环血容量减少：在老年人中多有心、脑、肾等重要器官的动脉硬化，不太严重的循环血容量减少即可引起这些重要器官明显的缺血表现，甚至加重原有基础疾病，引起一个或多个重要器官的功能异常甚至衰竭，大量出血则更易导致周围循环衰竭和多器官功能衰竭。

（2）血液蛋白分解产物吸收：肠道中血液的蛋白质经肠道吸收可引起肠源性氮质血症。

（3）发热：以往认为血液分解产物吸收可引起"吸收热"，现认为消化道出血后的发热与循环血容量减少引起体温调节中枢功能障碍有关。

（4）机体的代偿与修复

1）循环系统：心率加快，周围循环阻力增加，以维持重要器官的血流灌注。

2）内分泌系统：醛固酮和垂体后叶素分泌增加，减少水分丢失以维持血容量。

3）造血系统：骨髓造血活跃，网织红细胞增多，红细胞和血红蛋白量逐渐恢复。

4. 临床表现　典型的临床表现为呕血、黑便或血便，常伴失血性周围循环衰竭。

（1）呕血：为上消化道出血的特征性症状，呕吐物的颜色主要取决于出血量的大小和是否经过胃酸的作用。出血量小，在胃内停留时间较长，呕吐物多棕褐色呈咖啡渣样；出血量大、出血速度快、在胃内停留时间短，呕吐物呈鲜红或有血凝块。有呕血者一般都伴有黑便，通常幽门以上大量出血表现为呕血。

（2）黑便或便血：上、下消化道出血均可表现为黑便。黑便色泽受血液在肠道内停留时间长短的影响。通常黑便或柏油样便是血红蛋白中的铁经肠内硫化物作用形成硫化铁所致；出血量大、速度快、肠蠕动亢进时，粪便可呈暗红色甚至鲜红色，类似下消化道出血。有黑便者不一定伴有呕血。通常幽门以下出血表现为黑便。如果幽门以下出血量大、出血速度快，血液反流至胃，可兼有呕血；反之，如果幽门以上出血量小、出血速度慢，可不出现呕血仅见黑便。

（3）失血性周围循环衰竭：程度轻重与出血量及速度有关。

少量出血可因机体的自我代偿而不出现临床症状。中等量以上的出血常表现为头昏、心悸、冷汗、恶心、口渴；体检可发现面色苍白、皮肤湿冷、心率加快、血压下降。大量出血可出现黑矇、晕厥，甚至休克。

（4）其他

1）发热：出血后24h内常出现低热，持续数日至1周。少数大量出血的患者可出现难以控制的高热，提示病情严重。原因不明，可能与失血后导致体温调节中枢的功能障碍有关。

2）氮质血症：分为肠源性、肾前性和肾性：24～48h达高峰，一般不超过14.3mmol/L（40mg/dl，3～4d降至正常。若同时检测血肌酐水平正常，出血后血尿素氮浓度持续升高或一度下降后又升高，常提示活动性出血或止血后再出血。

3）贫血和血常规变化：急性大量出血后均有失血性贫血，但在出血早期，血红蛋白浓度、红细胞计数与血细胞比容可无明显变化。上消化道大量出血2～5h，白细胞计数升高，止血后2～3d可恢复正常。但肝硬化患者如同时有脾功能亢进，则白细胞计数可不增高。

5. 治疗要点

（1）严密监测病情变化：患者应卧位休息，保持安静，保持呼吸道通畅，避免呕血使血液阻塞呼吸道而引起窒息。

（2）积极抗休克：尽快补充血容量是最主要的措施。

1）应立即配血。

2）有输血指征时，即脉搏＞110次/分，红细胞＜3×10^{12}/L，血红蛋白＜70g/L，收缩压<12kPa（90mmHg）可以考虑输血。

3）在输血之前可先输入生理盐水、林格液、右旋糖酐或其他血浆代用品。

4）输液速度和种类最好根据中心静脉压和每小时尿量来调节。

（3）控制出血

1）提高胃内pH值：常用的药物有组胺H_2受体拮抗剂，如雷尼替丁、法莫替丁、西咪替丁等，以及作用更强的质子泵抑制剂，如奥美拉唑、泮托拉唑肠溶片（潘妥洛克）等。

2）局部止血措施

A. 胃内灌洗：10～14℃水反复灌洗胃腔，可使胃血管收缩，血流减少并使胃分泌和消化液受抑制，胃纤维蛋白溶解酶活力减弱，从而达到止血目的。

B. 口服止血剂：去甲肾上腺素8mg加于生理盐水或冰盐水150ml，分次口服（老年人勿用），凝血酶分次口服。

C. 内镜止血：局部喷洒或注射止血药物；凝固止血法，常用YAG激光、微波、热探头和高频电凝；机械止血法：如球囊压迫或结扎法。

D. 三腔二囊管压迫止血：用于食管一胃底静脉曲张破裂出血。成功的关键在于放管位置要准确；充气要足，胃囊充气150～200ml，食管囊压力维持在6.7kPa（50mmHg）；牵拉固定要确切；定时放气和抽吸胃内容物和食管囊上方的分泌物。止血后放气管观察1天，总插管时间控制在3～5d，不宜过长。

E. 减少内脏血流量及门静脉压力的药物：生长抑素类，如奥曲肽、施他宁；垂体后叶素和血管加压素。生长抑素对食管静脉曲张破裂出血有迅速止血作用，近期疗效与硬化剂注射、三腔二囊管压迫相似，且副作用较少，患者易于耐受。

（4）手术治疗：在出血原因和出血部位不明确的情况下，不主张盲目行剖腹探查，若有下列情况可考虑剖腹探查：严重出血经内科积极治疗24h仍不止血，或止血后短期内又再次大出血，血压难以维持正常；年龄50岁以上，伴动脉硬化，经治疗24h出血不止；以往有多次大量出血，短期内又再出血；合并幽门梗阻、穿孔，或怀疑有恶变。诊断为胃底-食管静脉曲张破裂出血，应尽量避免手术。

二、护理评估与观察要点

1. 护理评估

（1）病史评估：询问有无食管、胃、十二指肠、肝胆胰等消化性疾病史；判断病情严重程度及病程长短，有无剧烈呕吐、饮食失调、情绪不安、疲劳过度等诱发因素；观察有无上腹部不适、恶心、呕吐等前驱症状；询问呕血的颜色及量等。

（2）再出血或继续出血的评估：如出现以下症状则应怀疑有继续出血或者再出血。

1）呕血或者黑便次数增加，呕出的血液转为暗红色。

2）持续腹胀，肠鸣音亢进。

3）血压、脉搏不稳定，中心静脉压暂时恢复而又下降者。

4）经补足血容量，休克表现未见好转而又恶化者。

5）血红蛋白浓度、红细胞计数、血细胞比容等继续下降，网织红细胞升高。

6）补液量与尿量足够的情况下，血尿素氮继续升高或再次升高。

（3）出血量的评估：由于出血大部分积存在胃肠道，单凭呕血或排出血量估计出血量可能相差甚远。临床经验表明，以下指标对临床估计出血量是可行的：出血在 5ml 以上，便可产生粪隐血试验阳性；上消化道出血约 50ml 以上可出现黑便；300ml 以上可致呕血；400ml 以下常无周围循环衰竭的临床表现；出血在 500～1 000ml 时可产生循环代偿现象（如心悸、脉快有力、血压正常或收缩压偏高）；出血量在 1 000ml 以上或失血量达循环血量 20% 以上时，常有循环失代偿的表现。病史上如有晕倒、直立昏厥、呕吐物含血凝块、黑便频繁或较暗红者为大出血征象。体征上如有四肢湿冷、苍白、心率加速、血压下降等休克或代偿性表现亦为大出血表现。

2. 观察要点

1）记录呕血、黑便和便血的频度、颜色、性质、次数和总量。

2）观察意识状态、血压、脉搏、肢体温度、皮肤和甲床色泽、周围静脉充盈情况、尿量等，意识障碍和排尿困难者需留置尿管。大出血时，每 15～30min 测量一次脉搏、血压，病情严重者常需心电、血氧饱和度和呼吸监护。危重大出血者必要时进行中心静脉压、血清乳酸测定。

3）注意腹部情况，记录黑便或便血次数、数量，定期复查血红蛋白、红细胞计数、红细胞比容、尿常规、血尿素氮、肌酐、电解质、肝功能等。

4）有头晕、心悸、出冷汗等休克表现时，报告医师对症处理并做好记录。

三、急诊救治流程

急性上消化道出血急诊救治流程详见图 18－5。

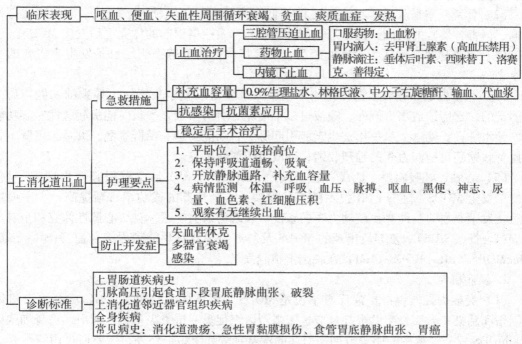

图 18－5　急性上消化道出血急诊救治流程图

（曹美芹）

第十一节　多器官功能障碍综合征的急救护理

一、定义

多器官功能障碍综合征（multiple organ dysfunction syndrome，MODS）是指机体遭受严重创伤、休克、感染及外科大手术等机械损伤24h后，2个或2个以上的器官或系统同时或序贯发生功能障碍或衰竭，不能维持自身的生理功能，从而影响全身内环境稳定的临床综合征群。本综合征在概念上强调原发致病因素是急性的，器官功能不全是多发的、进行的、动态的，器官功能障碍是可逆的，可在其发展的任何阶段进行干预治疗，功能可望恢复。

二、病因与发病机制

1. 病因　任何可引起全身炎症反应的疾病均可发生MODS，如严重创伤、心脏骤停复苏后、严重急腹症、脓毒血症、妇科急症等。患者如患有冠心病、肝硬化、慢性肾衰竭、糖尿病、系统性红斑狼疮、营养不良等时，更易发生MODS；输血、输液、用药或呼吸机使用不当也是MODS的诱因。

（1）严重创伤：严重的创（烧、战）是诱发MODS的基本因素之一。严重创伤、大面积烧伤和侵袭性大手术、冻伤、挤压综合征导致的组织损伤常引起急性肺、心、肾、肝、消化道和凝血等脏器、系统功能衰竭。

（2）休克：各脏器常因血流不足而呈低灌流状态，组织缺血、缺氧、毒性物质蓄积等影响、损害各器官的功能，尤其是创伤大出血和严重感染引起的休克更易发生MODS。

（3）严重感染：败血症时菌群紊乱、细菌移位及局部感染病灶也是发生MODS的主要因素之一。

（4）大量输血、输液及药物使用不当：大量输血后微小凝集块可导致肺功能障碍，凝血因子的缺乏能造成出血倾向；输液过多可使左心负荷增加，严重时能引起急性左心功能衰竭、肺水肿；长期、大量使用抗生素能引起肝、肾功能损害、菌群紊乱；大量去甲肾上腺素等血管收缩药可引起血管的强烈收缩，造成组织灌注不良。

（5）心脏、呼吸骤停：造成各脏器缺血、缺氧，而复苏后又可引起"再灌注"损害，这样可发生MODS。随着CPR技术的不断发展，心肺复苏的成功率日渐提高，自主循环恢复后常发生心血管功能和血流动力学的紊乱，表现为低血容量休克、心源性休克和全身炎症反应综合征（SIRS）。复苏后出现的MODS及复苏后多器官功能障碍综合征（post‐resuscitationMODS，PR‐MODS/PRM）在临床上也越发常见。

2. 发病机制

（1）炎症失控假说：炎症反应学说是MODS最基本的发病机制。MODS是由于机体受到创伤和感染刺激而发生的炎症反应过于强烈以至促炎‐抗炎失衡，从而损伤自身细胞的结果。MODS发病过程中除感染或创伤引起的毒素释放和组织损伤外，主要通过内源性介质的释放引起全身炎症反应，目前把这些统称为SIRS。

（2）缺血‐再灌注损伤与自由基学说：缺血再灌注和自由基损伤是MODS的重要机制之一。近年来，人们在缺血‐再灌注损伤学说中，又引入了内皮细胞与白细胞相互作用引起器官实质细胞损伤的观点，即血管内皮细胞（EC）能通过多种凝血因子和炎症介质，与多形核白细胞（PMN）相互作用，产生黏附连锁反应，导致器官微循环障碍和实质器官损伤。

（3）肠屏障功能损伤及肠道细菌移位：胃肠道是创伤、急腹症及大手术患者等危重患者并发脓毒血症的重要细菌和（或）内毒素来源，是 MODS 中始动器官之一。由于禁食、制酸剂、抗生素等的不合理应用，肠道菌群失调，肠道屏障功能破坏，通透性升高，动力丧失，细菌移位，均成为 MODS 患者菌血症来源。

（4）应激基因理论：应激基因反应是指一类由基因程序控制，能对环境应激刺激作出反应的过程，如热休克反应、氧化应激反应、紫外线反应、急性期反应等。应激基因反应能促进创伤、休克、感染、炎症等应激打击后细胞代谢所需的蛋白合成。应激基因引起的细胞功能改变的最终后果，是导致机体不再能对最初或以后的打击作出反应，而发生 MODS。

（5）两次打击和双击预激假说：最早的严重损伤可被视为第一次打击，在该次打击时，可使全身免疫系统处于预激状态，此后，如果病情平稳，则炎症反应逐渐消退，损伤的组织得以修复。当受到再次打击时，全身炎症反应将成倍扩增，可超大量地产生各种继发性炎症介质。

三、临床表现与诊断

1. 临床表现　主要临床表现为各系统器官的功能变化。肺脏是衰竭发生率最高、发生最早的器官。肠黏膜屏障功能在 MODS 发病过程中较早受损或衰竭，特别是在严重创伤合并休克和再灌流损伤时表现突出。由于胃肠道是人体内最大的细菌和内毒素库，肠屏障受损能引起肠道细菌移位和门静脉内毒素血症，从而激活肝脏单核－巨噬细胞系统，启动全身炎症反应。随着 MODS 的进展，常可出现肝肾衰竭及胃肠道出血，而心血管或血液系统通常是 MODS。

2. 诊断　MODS 的主要诊断依据包括：①存在诱发 MODS 的病史或病症；②存在全身炎症反应综合征和（或）代偿性抗炎反应综合征的临床表现，脓毒血症或免疫功能障碍的表现及相应临床症状；③存在 2 个或 2 个以上系统或器官功能障碍。

四、救护原则

对于 MODS 目前尚缺有效治疗方法。一旦发生 MODS，病死率极高，处理 MODS 的关键是预防。因此应尽早识别 MODS 的高危因素，如原发疾病的严重性、严重创伤、脓毒症或严重感染等，进行动态观察和监测。对高危患者早期给予免疫治疗、抗炎药和其他支持疗法。MODS 发生后，应以维持内环境稳定、纠正低氧血症和低蛋白血症，提供充分营养代谢支持，予以救治。对 MODS 应积极寻找感染灶，选用高效广谱抗生素控制感染。

五、救护措施

（一）预防

目前对 MODS 的治疗主要是进行综合治疗和器官功能的支持。因对其病理过程缺乏有效的遏制手段，一旦发生 MODS，病死率极高，处理 MODS 的关键在于预防。预防 MODS 的基本要点主要包括以下几点。

1）提高复苏质量，重视患者的循环和呼吸，尽可能及早纠正低血容量，组织低灌流和缺氧。现场急救和住院治疗过程中，应及时处理失血、失液、休克、气道阻塞、换气功能低下等。各项措施都要强调时间性，因为组织低灌流和缺氧的时间愈久，组织损害就愈重，缺血的再灌注损伤也更严重。

2）防治感染是预防 MODS 极为重要的措施。明确的感染灶必须及时引流，彻底清除坏死组织。尽可能使感染病变局限化，减轻毒血症。应根据致病菌和药物敏感试验选用有效抗生素。

3）尽可能改善全身情况，如体液、电解质和酸碱度的平衡、营养状态等，酸中毒可影响心血管和肺；碱中毒可影响脑；营养不良可降低免疫功能、消耗肌组织等。

4）及早治疗任何一个首先继发的器官功能障碍，阻断病理的连锁反应，以免形成 MODS。临床经验证明，治疗单一器官功能障碍，胜过治疗 MODS。早期识别器官功能障碍，就可做到在出现明显的器官衰竭以前进行早期治疗干预。

5）处理各种急症时应有整体观点，尽可能达到全面的诊断和治疗。诊断不但要明确主要的病变，还要了解主病以外其他重要器官的功能有无改变。治疗要根据具体病情的轻重缓急采取措施，首先是抢救患者生命。要全面考虑不能顾此失彼而诱发 MODS。

（二）治疗

1. 病因治疗，控制感染　积极治疗原发疾病，避免和消除诱发因素，清除病灶，彻底排脓，早期细致清创。如感染诱发者，根据感染部位、致病菌流行病学与培养、药敏试验结果选用广谱有效抗生素控制感染；腹腔脓肿者，积极引流和进行腹腔冲洗。

2. 对抗炎症介质　目前应用较广泛的有抗氧化药，如维生素 A、维生素 C、维生素 E、辅酶 Q_{10} 和半胱氨酸等。还有肿瘤坏死因子 a 单克隆抗体、黄嘌呤氧化酶抑制药也已应用于临床，尚能改善 MODS 患者的预后。

3. 营养和代谢支持　MODS 患者的代谢特点是处于持续的高分解代谢状态、耗氧量增加，胰岛素阻抗，葡萄糖的利用受到限制，蛋白质的急性丢失使器官功能受损，严重的营养不良导致免疫功能低下。营养支持的目的是：①补充蛋白质及能量的过度消耗；②维持或增强机体抗感染能力；③维持器官功能和创伤后期组织修复的需要。代谢支持治疗目标包括：①纠正代谢功能紊乱；②提供合理营养底物；③通过特殊营养物调节机体免疫反应。代谢支持的着眼点在于保持正氮平衡，而非普通热能平衡。合理的代谢支持，可提供足够的热量，减少氨基酸作为能量的消耗，减少肌肉蛋白质分解，促进蛋白质的合成。

4. 中和毒素　内毒素血症是 MODS 的主要始动因素，应积极清除，从而阻断疾病进展。常用的方法有控制感染、防止肠道细菌和内毒素易位等。

5. 器官功能支持　对于 MODS 由于缺乏特殊治疗，因此器官功能支持可以说是最基本的治疗，使受累的器官能度过危险期而趋向恢复，保护尚未受累的器官免受损害。

（1）心脏和循环的支持：维持有效循环血容量，保证重要器官灌注。必要时应用血流导向气囊导管（Swan – Ganz 导管）监测心输出量和肺毛细血管楔压，据此调整输液速度、种类和指导血管活性药（多巴胺、多巴酚丁胺和酚妥拉明）的应用。根据心律失常类型应用相应抗心律失常药物，有心功能不全者可使用正性肌力药物去乙酰毛花苷（西地兰）。

（2）肺的支持：肺是最敏感的器官。MODS 时肺是最早受累器官，表现为 ARDS。积极控制和治疗 ARDS 是治疗 MODS 的关键。维持呼吸道通畅，吸痰、雾化吸入，必要时气管切开吸痰；据情况给予面罩或鼻导管给氧；难治性低氧血症者行高频通气，必要时机械通气。

但在吸氧治疗中必须注意防止氧中毒。

（3）肾的支持：保证和改善肾脏灌注，维持尿量在 30ml/h 以上。应用多巴胺和酚妥拉明保护肾脏，防止肾功能恶化，避免应用肾脏毒性药物。少尿者应用呋塞米。经适当补液和应用利尿药后仍持续少尿或无尿时，及时采取血液净化技术。伴有急性肾衰竭、严重高钾血症和代谢性酸中毒的 MODS 患者，首选血液透析。

（4）肝的支持：补充足够的热量及能量合剂（辅酶 A／ATP），维持正常血容量，纠正低蛋白血症。应用适量葡萄糖液，防止低血糖。并发肝性脑病者，应用支链氨基酸，纠正氨基酸代谢紊乱。适量补充新鲜血浆，加强单核 - 吞噬细胞功能。

（5）胃肠道的支持：应激性溃疡出血是 MODS 常见的胃肠功能衰竭症状。临床常规应用抗酸药（H_2 受体阻断药、胃黏膜质子泵抑制药）、胃黏膜保护药（硫糖铝、生长抑素）和止血药（凝血酶）。MODS 患者胃黏膜 pH 值升高，应用抗酸药可促使肠道细菌繁殖、黏膜屏障破坏、毒素吸收、细菌易位，加速 MODS 的发展。可选用中药大黄。

（6）血液系统支持：主要治疗 DIC。早期及时应用抗凝、溶栓治疗。抗凝药常选用肝素、双嘧达莫（潘生丁）、阿司匹林等；溶栓药有尿激酶、链激酶及重组组织型纤溶酶原激活剂（rt‑PA）。纤溶期时，在肝素治疗基础上配合应用抗纤溶药，如 6‑氨基乙酸和氨甲环酸等。根据病情输注血小板悬液、凝血酶原复合物和各种凝血因子。

（7）中枢神经系统支持：纠正低血压，改善脑血流。头部局部采用低温疗法，降低脑代谢率。选用甘露醇、呋塞米、地塞米松等防治脑水肿，可交替使用或联用。应用胞二磷胆碱、脑活素等促进脑代谢。

（三）监测

1. 血流动力学监测　监测血压、中心静脉压、肺毛细血管楔压和心输出量。

2. 呼吸功能监测　MODS 时肺脏常是最先受累的器官。监测呼吸功能有助于及时发现肺脏功能障碍。

（1）严密观察呼吸频率、节律和幅度：呼吸频率超过 35 次／分，伴有呼吸困难者，应考虑机械呼吸。

（2）呼吸机械力学监测：包括监测潮气量（V_A）、功能残气量、每分钟通气量（V_E）、肺泡通气量、气道压力、肺顺应性、呼吸功、肺泡通气血流之比（V_A/Q）等。肺顺应性低于 50ml／kPa 时必须使用呼吸机。

（3）动脉血气分析：包括动脉血氧分压（PaO_2）、动脉二氧化碳分压（$PaCO_2$）、pH 值、BE 等。吸入氧浓度为 50% 时，如 PaO_2 低于 8.0kPa（60mmHg），应行机械通气支持。

（4）肺毛细血管嵌压监测：呼气末正压通气（PEEP）时监测肺毛细血管嵌压（PC‑MP）。

（5）胸部 X 线检查：显示肺野点状阴影，提示散在肺泡内渗出。

3. 肾功能监测

（1）尿液监测：包括尿量、尿比重、尿钠、尿渗透压、尿蛋白等。其中尿量是监测肾功能最简单和敏感的指标。应精确记录每天尿量。

（2）生化检查：尿素氮、肌酐、渗透清除量等。当血尿素氮 > 17.8mmol/L，血肌酐 > 177～381.2μmol/L，并有逐渐增高趋势时，或原有肾脏病史，血肌酐增加 2 倍以上者，考虑急性肾功能障碍，必要时进行血液透析治疗。

4. 肝功能监测　前清蛋白、视黄醇结合蛋白、胆红素的亚成分、吲哚花氰绿清除试验、苯丙氨酸以及酮体比例是肝功能的临床监测指标。

5. 凝血功能监测　主要包括血小板计数、凝血时间、纤维蛋白原、凝血因子Ⅶ、凝血因子Ⅴ、凝血酶原等，动态测定这些指标有利于早期发现和处理凝血功能障碍。

6. 中枢神经系统功能监测　包括神志、神经系统定位体征。重症患者可以有嗜睡甚至昏迷。

（四）护理重点

1. 了解 MODS 发生病因　尤其是了解严重多发伤、复合伤、休克、感染等是常见发病因素，做到掌握病程发展规律性并有预见性地护理。

2. 了解系统脏器衰竭的典型表现和非典型变化　如非少尿性肾衰竭、非心源性肺水肿、非颅脑疾病的意识障碍、非糖尿病性高血糖等。

3. 加强病情观察

（1）体温：MODS 多伴各种感染，一般情况下血温、肛温、皮温间各差 0.5～1.0℃。当严重感染合并浓毒血症休克时，体温可高达 40℃ 以上，而当体温低于 35℃ 以下，提示病情十分严重，常是危急或临终表现。

（2）脉搏：观察脉搏快慢、强弱、规则情况和血管充盈度及弹性，其常反映血容量和心脏、血管功能状态；注意交替脉、短绌脉、奇脉等表现，尤其要重视细速和缓慢脉象其提示心血管衰竭。

（3）呼吸：观察呼吸的快慢、深浅、规则情况等，观察是否伴有发绀、哮鸣音、"三凹"征（胸骨上窝、锁骨上窝、肋间隙）、强迫体位及胸腹式呼吸等，观察有否深大 Kussmaul 呼吸、深浅快慢变化的 Cheyne - Stokes 呼吸、周期性呼吸暂停的 Biot 呼吸、胸或腹壁出现矛盾活动的反常呼吸以及点头呼吸、鱼嘴呼吸等，这些均属垂危征象。

（4）血压：血压能反应器官的灌注情况，尤其血压低时注意重要器官的保护。MODS 时不但要了解收缩压，亦要注意舒张压和脉压，因其反映血液的微血管冲击力。重视测血压时听声音的强弱，此亦反映心脏与血管功能状况。

（5）意识：注意观察意识状况及昏迷程度。MODS 时，脑受损可出现嗜睡、朦胧、谵妄、昏迷等，观察瞳孔大小、对光和睫毛反射。注意识别中枢性与其他原因所造成的征象。

（6）心电监测：密切观察心率、心律和心电图（ECG）变化并及时处理。尤其心律失常的心电图表现。

（7）尿：注意尿量、色、比重、酸碱度和血尿素氮、肌酐的变化，警惕非少尿性肾衰竭。

（8）皮肤：注意皮肤颜色、湿度、弹性、皮疹、出血点、瘀斑等，观察有无缺氧、脱水、过敏、DIC 等现象。加强皮肤护理，防治压疮发生。

（9）药物反应：注意观察洋地黄中毒、利尿剂所致电解质紊乱，降压药所致晕厥，抗生素过敏等药物反应。

4. 特殊监测的护理　MODS 的患者多为危重患者，较一般普通患者有特殊监测手段，如动脉血压的监测、中心静脉压监测，在护理此类管道时严格无菌操作原则；保证压力传感器在零点；经常肝素化冲洗管路，保证其通畅；随时观察参数变化及时与医生取得联系。

5. 保证营养与热量的摄入　MODS 时机体处于高代谢状态，体内能量消耗很大，患者消瘦，免疫功能受损，代谢障碍，内环境紊乱，故想方设法保证营养至关重要。临床上常通过静脉营养和管饲或口服改善糖、脂肪、蛋白质、维生素、电解质等供应。长链脂肪乳剂热量高但不易分解代谢，对肺、肝有影响，晚期应用中长链脂肪乳剂可避免以上弊端。微量元素（镁、铁、锌、硒等）和各种维生素的补充亦应予以一定重视。

6. 预防感染　MODS 时机体免疫功能低下，抵抗力差，极易发生感染，尤其是肺部感染，应予高度警惕。压疮是发生感染的另一途径。为此，MODS 患者最好住单人房，严格执行床边隔离和无菌操作，防止交叉感染。注意呼吸道护理，定时翻身拍背，有利于呼吸道分泌物排出和 ARDS 的治疗，室内空气要经常流通，定时消毒，医护人员注意洗手，杜绝各种可能的污染机会。

7. 安全护理　MODS 患者病情危重，时有烦躁，再加上身上常带有许多管道，所以要注意保护好管道，防止管道脱落和患者意外受伤显得非常重要，尤其在 ICU，没有家属的陪伴，应根据病情给予患者适当的约束，注意各种管道的刻度和接头情况。

8. 人工气道和机械通气的护理　保持呼吸道通畅，及时吸取气道分泌物，掌握吸痰时机和技巧；注意呼吸道湿化，常用的方法有呼吸机雾化、气道内直接滴住、湿化器湿化等；机械通气时注意血气分析结果调整呼吸机参数。

9. 心理护理　心理护理强调多与患者交流，了解其心理状况和需求后给予相应的护理措施，建立良好的护患关系；护士要具备过硬的业务技术水平和高度的责任心，能获得患者的信任，使患者树立战胜疾病的信心，积极配合治疗和护理。

（曹美芹）

第十二节　急性一氧化碳中毒的急救护理

一、疾病介绍

（一）定义

急性一氧化碳中毒（acute carbon monoxide poisoning）是指人体短时间内吸入过量 CO 所造成的脑及全身其他组织缺氧性疾病，严重者可引起死亡。

（二）病因

（1）职业性中毒：如矿山采掘放炮、煤矿瓦斯爆炸、火灾现场、钢铁冶炼、化肥生产、制造甲醇、丙酮等都可产生大量的一氧化碳，若通风防护不当，吸入可致中毒。

（2）生活性中毒：日常生活中，煤炉产生的气体中一氧化碳含量达 6% ~ 30%，室内门窗紧闭，火炉无烟囱或烟囱堵塞、漏气都可引起一氧化碳中毒。

（三）发病机制

一氧化碳被人体吸入进入血液后，85% 与血红蛋白（Hb）结合形成稳定的碳氧血红蛋白。由于碳氧血红蛋白的亲和力是氧合血红蛋白比氧大 240 倍，而碳氧血红蛋白解离却比正常 Hb 慢 3 600 倍，因此，血液中一氧化碳与氧竞争 Hb 时，大部分血红蛋白成为碳氧血红蛋白。碳氧血红蛋白携氧能力差，引起组织缺氧，而碳氧血红蛋白解离曲线左移，血氧不易释放更加重组织缺氧。此外，一氧化碳还可与还原型细胞色素氧化酶的二价铁结合，抑制该酶活性，影响组织细胞呼吸与氧化过程，阻碍对氧利用。脑和心脏（对缺氧最敏感的器官）最易遭受损害。脑内小血管迅速麻痹扩张。脑内 ATP 无氧情况下耗尽，钠泵运转不灵，钠离子蓄积于细胞内而诱发脑细胞内水肿。

（四）临床表现

一般有明确的一氧化碳吸入史，中毒的程度与吸入时间的长短、吸入的浓度、机体对一氧化碳的敏感性、耐受性密切相关。一氧化碳急性中毒的临床表现根据碳合血红蛋白形成的程度可分为 3 级：

（1）轻度中毒：血液中碳合血红蛋白占 10% ~ 20%，患者有头痛、眩晕、心悸、恶心、呕吐、四肢无力，可有短暂的晕厥，还可诱发心绞痛发生，及时吸入新鲜空气后症状会迅速消失。

（2）中度中毒：血液中碳合血红蛋白占 30% ~ 40%，除上述症状外，患者还可昏睡或浅昏迷，瞳孔对光反应迟钝，皮肤和黏膜出现典型樱桃红色，及时抢救，呼吸新鲜空气或氧气后可较快清醒，各种症状数小时内消失，一般不留后遗症。

（3）重度中毒：血液中碳合血红蛋白达到 50% 以上，患者呈深昏迷，各种反射消失，瞳孔散大，血压下降，呼吸不规则，皮肤黏膜苍白或发绀，中毒性肝炎、休克、急性肾功能不全，最终呼吸空气，患者可数小时甚至数天不能清醒，死亡率高。

（4）迟发性脑病（神经精神后发症）：急性 CO 中毒患者在清醒后，经过 2 ~ 60d 的"假愈期"，可出现下列临床表现：①精神意识障碍，出现幻视、幻听、忧郁、烦躁等精神异常，少数可发展为痴呆。②锥体外系神经障碍，出现震颤麻痹综合征，部分患者逐渐发生表情缺乏，肌张力增加，肢体震颤及运动迟缓。③锥体系神经损害及大脑局灶性功能障碍，可发生肢体瘫痪、大小便失禁，失语，失明等。

（五）治疗要点

（1）现场急救

1）迅速脱离中毒现场：迅速将患者转移到空气新鲜的地方，卧床休息，保暖；保持呼吸道通畅。

2）转运：清醒的患者，保持无障碍呼吸，有条件者应持续吸氧；昏迷中的患者，除持续吸氧外，应注意呼吸道护理，避免呼吸道异物阻塞。

（2）院内救护：纠正缺氧：迅速纠正缺氧状态。吸入高浓度氧气可加速 CO Hb 解离，增加一氧化碳的排出。目前高压氧舱治疗效果最好。呼吸停止时，应及早进行人工呼吸，或用呼吸机维持呼吸。危重患者可考虑血浆置换。

（3）进一步治疗：首先建立静脉通道，遵医嘱用药，防止并发症的发生。

1）20% 甘露醇：严重中毒后，脑水肿可在 24 ~ 48h 发展到高峰。脱水疗法很重要。目前最常用的是 20% 甘露醇静脉快速滴注，也可注射呋塞米脱水。

2）能量合剂：常用药物有三磷酸腺苷、辅酶 A、细胞色素 C 和大量维生素 C 等，促进脑细胞功能恢复。

3）血管扩张剂：常用的有 1% 普鲁卡因 500ml 静脉滴注，川芎嗪注射液 80mg 溶于 250ml 液体内静脉滴注等，防治迟发性脑病。

（4）做好急诊监护

1）应密切观察患者的生命体征，包括体温、脉搏、呼吸、血压、面色、神志、瞳孔的变化，尤其是中、重度中毒以呼吸困难、呼吸肌麻痹为主者，所以需要密切观察患者呼吸的频率、深浅度的变化；严密观察患者有无呕吐现象，观察患者的血压、神志意识及瞳孔的变化，监测水、电解质平衡，纠正酸中毒，并预防吸入性肺炎或肺部继发感染。

2）防治并发症和后发症，加强昏迷期间的护理。保持呼吸道通畅，必要时行气管切开。定时翻身以防发生压疮和肺炎。注意营养，必要时鼻饲。高热者可采用物理降温方法，如头部用冰帽，体表用冰袋，使体温保持在 32℃ 左右。如降温过程中出现寒战或体温下降困难时，可用冬眠药物；严重中毒患者清醒后应继续高压氧治疗，绝对卧床休息，密切监护 2~3 周，直至脑电图恢复正常为主，预防迟发性脑病。

二、护理评估与观察要点

（一）护理评估

1）病史评估：一氧化碳接触史。

2）身体评估：生命体征、意识状态、瞳孔大小、头痛程度。

3）实验室及其他检查：脑电图可见弥漫性低波幅慢波，与缺氧性脑病进展相平行。

4）高压氧治疗的效果。

5）有无焦虑等心理改变。

（二）观察要点

（1）现存问题观察：CO 中毒的后果是严重的低氧血症，从而引起组织缺氧，吸入氧气可加速 HbCO 解离，增加 CO 的排出。严密观察患者意识、瞳孔变化，生命体征，重点是呼吸和体温，缺氧情况，尿量改变，准确记录出入量。氧浓度过高肺表面活性物质相对减少，易出现肺不张。应严格执行给氧浓度和给氧时间，根据病情随时调整用氧流量，清醒者可间歇给氧。CO 中毒 6h 内给予高压氧治疗，可减少迟发性病的发生，并能促进昏迷患者觉醒。

（2）并发症的观察

1）吸入性肺炎及肺水肿：常于中毒 2~4d 发生肺水肿、肺炎、清除呼吸道分泌物及呕吐物，严密观察体温、心率、血压等变化，应用抗生素控制感染，合并肺水肿时，控制液体滴速，给予强心利尿，准确记录出入液量。

2）脑水肿：中毒严重者，脑水肿一般在 24~48h 发展到高峰，应密切观察患者有无呕吐现象，呕吐时是否为喷射状，并及时认真听取患者的主诉，一旦发现患者瞳孔不等大，呼吸不规则，抽搐等提示脑疝形成，应给予及时抢救处理。输液过程中密切观察体液的速度和量，观察是否有药液外渗，避免输液量过快、过多、防止发生急性脑水肿。应用脱水剂后观察膀胱充盈情况，对于昏迷不能自行排尿者，给予留置导尿，并要准确记录出入量，注意尿量及颜色的变化。

3）心律失常：保证持续氧气吸入，纠正缺氧状态，应用抗心律失常药及营养心肌药物，严密监测心率（律）、血压变化，迅速处理危急情况。

4）急性肾衰竭：严密观察尿量及液体出入量，纠正休克及缺氧，必要时给予利尿药，血液透析时做好相应护理。

三、急诊救治流程

急性一氧化碳中毒急诊救治流程详见图 18 - 6。

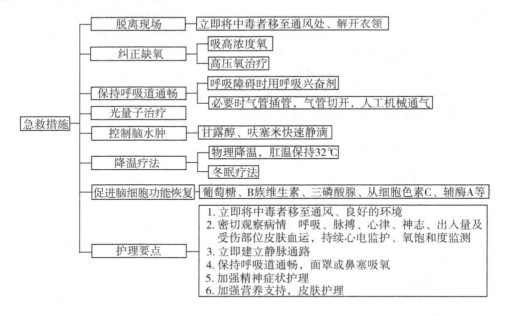

图 18 - 6　急性一氧化碳中毒急诊救治流程图

（曹美芹）

第十三节　有机磷农药中毒的急救护理

一、疾病介绍

有机磷杀虫药是一种被广泛地应用于农、林业的主要农药之一，工作中防护不当、农作物残留、污染食物和意外服用均可导致急性中毒。我国每年农药中毒患者在 5 万 ~ 10 万之间，其中有机磷农药中毒占 70%，死亡率在 10% 左右。有机磷农药中毒是医院急诊科的一种常见急症，病情危重、变化快、并发症多、死亡率高。

（一）定义

有机磷农药中毒是短期内大量有机磷农药进入人体，抑制了胆碱酯酶的活性，造成组织中乙酰胆碱大量积聚，出现以毒蕈碱样、烟碱样和中枢神经系统症状为主要表现的全身性疾病。

按有机磷农药对人体的毒性可分四类：①剧毒类，如甲拌磷（3911）、对硫磷（1605）、内吸磷（1059）等。②高毒类，如敌敌畏、甲基对硫磷、氧乐果、甲胺磷等。③中毒类，如乐果、敌百虫、乙硫磷等。④低毒类，如马拉硫磷、辛硫磷等。

有机磷农药是目前农业使用最广的杀虫药，对人畜具有一定毒性，大多呈油状（敌百虫为白色结晶），淡黄或棕色，有大蒜味，不溶于水而易溶于有机溶剂中，在碱性或高温条件下易分解失效。但敌百虫易溶于水，在碱性溶液中则变为毒性更强的敌敌畏。

（二）病因

（1）生产性中毒：生产过程中，操作者手套破损，衣服和口罩污染，或生产设备密闭不严，化学物质泄露，杀虫药经皮肤或呼吸道进入人体引起中毒。

（2）使用性中毒：喷洒杀虫药时，防护措施不当致使药液污染皮肤或吸入空气中杀虫药而引起中毒。另外，配药浓度过高或用手直接接触杀虫药原液也可引起中毒。

（3）生活性中毒：主要由于误服或自服杀虫药，饮用被杀虫药污染的水源或食入污染的食品所致。滥用有机磷杀虫药治疗皮肤病或驱虫也可发生中毒。

（三）发病机制

有机磷农药主要是抑制神经系统胆碱酯酶活性，使乙酰胆碱大量堆积，作用于效应细胞的胆碱能受体，产生相应的临床表现。此外，有机磷农药亦直接作用于胆碱能受体。有的毒物经氧化后毒性增强，如对硫磷（1605）氧化为对氧磷，其抑制胆碱酯酶的活性增强300倍，内吸磷氧化为亚砜，其抑制胆碱酯酶的活性增强5倍；敌百虫侧链脱氧化后为敌敌畏。毒物及其代谢产物排泄较快，多在24h内排泄。主要经尿液以代谢产物排出，少数以原药排出。

（四）临床表现

（1）病史：生产性中毒，接触史较明确，非生产性中毒有的隐瞒服农药史，有的为误服，有的间接接触或摄入，要注意询问陪伴人员：患者近来情绪、生活、工作情况，现场有无药瓶、呕吐物气味等。

（2）症状和体征：有机磷的毒性强，吸收后6～12h血浓度达最高峰，病情发展迅速，表现复杂。

1）毒蕈碱样症状：主要是副交感神经末梢兴奋所致，表现为平滑肌收缩和腺体分泌增加。临床表现有恶心、呕吐、腹痛、多汗，尚有流泪、流涕、流涎、腹泻、尿频、大小便失禁、心跳减慢和瞳孔缩小。支气管痉挛和分泌物增加、咳嗽、气急，严重患者出现肺水肿。

2）烟碱样症状：又称N样症状，是由于乙酰胆碱在横纹肌神经肌肉接头处过度蓄积，持续刺激突触后膜上烟碱受体所致。临床表现为：颜面、眼睑、舌、四肢和全身横纹肌发生肌纤维颤动，甚至强直性痉挛，伴全身紧缩和压迫感。后期出现肌力减退和瘫痪，严重时并发呼吸肌麻痹，引起周围性呼吸衰竭。乙酰胆碱还可刺激交感神经节，促使节后神经纤维末梢释放儿茶酚胺，引起血压增高、心跳加快和心律失常。

3）中枢神经系统表现：中枢神经系统受乙酰胆碱刺激后可出现头晕、头痛、疲乏、共济失调、烦躁不安、谵妄、抽搐、昏迷等症状。

4）中毒程度分级可分为：①轻度中毒：有头痛、头晕、恶心、呕吐、腹痛、胸闷、乏力、出汗、视力障碍。全血胆碱酯酶活力降低至正常值的50%～70%。②中度中毒：除上述症状外，尚有肌束颤动、瞳孔中度缩小、呼吸困难、精神恍惚、语言不清。血胆碱酯酶活力降低至正常值的30%～50%。③重度中毒：瞳孔极度缩小、心率快、呼吸困难、口唇发绀、肺水肿、呼吸衰竭、二便失禁、血压下降、抽搐、昏迷。血中胆碱酯酶活力在30%以上。

为便于掌握上述分度的重点，一般以只有轻度副交感神经兴奋症状和中枢神经症状者列为轻度中毒，有肌肉束颤动即属中度中毒；出现肺水肿、昏迷或呼吸抑制时则属重度中毒。若诊断有困难，可用阿托品作诊断性治疗；阿托品1mg加于50%葡萄糖液20ml静脉注射。若是有机磷农药中毒，症状有所好转；若不是，则出现颜面潮红、口干、口渴等不适感觉。

（五）治疗要点

（1）现场急救：迅速协助患者迅速脱离中毒环境，脱去被污染的衣服，如病情及条件许可时，抢救人员可用肥皂水或清水清洗被污染的皮肤、毛发、指（趾）甲，忌用热水。如是敌百虫中毒者禁用肥皂水，眼部污染者可用2%碳酸氢钠（敌百虫除外）或生理盐水或清水连续冲洗日。现场还应注意搜查患者周围有无药瓶及其药物名称。对于神志不清的患者，在抢救的同时，应向第一个发现患者的人了解当时的情况，主要是了解中毒情况。

（2）院内急救

1）洗胃：洗胃是有机磷农药中毒患者抢救的关键。洗胃时应注意的几个问题：①洗胃的时间和原则。急性有机磷口服中毒者，洗胃必须遵循及早洗、充分洗、彻底洗的原则。不应该受洗胃4~6h排空时间的限制。超过洗胃时间者，仍应争取洗胃。因有机磷农药中毒后，使胃排空时间延缓，但由于吸收入血的有机磷农药仍不断弥散到胃肠道，故洗胃仍有效。②胃管的选择及插管方法。插管前应清除口腔内异物，采用经口插粗胃管，以利于灌洗。此方法减少痛苦，同时防止了鼻黏膜出血。在确认胃管在胃内以后，首先抽净高浓度毒液，然后灌洗。③洗胃液的选择。先采用温清水洗胃，待确认毒物后再选择合适的洗胃液。但要注意，服用敌百虫的患者不能用碳酸氢钠溶液洗胃，会增强毒性。乐果、1059、1650等中毒禁用高锰酸钾溶液洗胃，因可被氧化成毒性更强的物质。④体位与灌洗胃。洗胃采用左侧头低位，以利于毒物排出，每次灌洗胃以300~500ml为限，如灌入量过多，液体可以从口、鼻腔内涌出，有引起窒息的危险。同时还易产生胃扩张，使胃内压上升，增加毒物的吸收。突然胃扩张又易兴奋迷走神经，引起反射性心跳骤停的危险。因此要掌握好每次的灌入量。最后以洗出液无色、无有机磷气味和进出液颜色一致为标准。

2）对所有中毒的患者尽早建立静脉通道，遵医嘱尽早使用解毒剂：①抗胆碱药：阿托品是目前最常使用的抗胆碱药，具有阻断乙酰胆碱对副交感神经和中枢神经系统毒蕈碱受体的作用，能缓解毒蕈碱样症状，对抗呼吸中枢抑制有效。及早、适量、反复、正确使用阿托品是抢救成功的另一关键。用量应根据患者病情和个体差异。原则是早期、足量、反复和快速达阿托品化。②胆碱酯酶复能剂：临床常用解磷定、氯磷定，足量重复使用复能剂是逆转呼吸肌麻痹的关键，早期用药，抢救过程中应边洗胃边应用，24h内给药为黄金时间。复能剂与阿托品有协同作用，合用时阿托品用量减少，同时要警惕过量中毒的问题。

（3）血液灌流的护理对服毒量大，而且时间长者，经过一般抢救处理后仍昏迷或清醒后再度出现嗜睡甚至昏迷者，应尽早进行血液灌流。血液灌流除了可吸附毒素外，还可通过对炎症介质的清除作用，起到有效防治急性有机磷农药中毒的目的。血液灌流时，护理应加强生命体征监测，监测水、电解质、酸碱平衡状态和血糖等变化，合理应用肝素，观察有无出血征象，监测凝血功能，同时要防止空气栓塞发生。

（4）做好急诊监护

1）抗休克补液：密切监测血压、心率等生命体征变化及周围循环状态。严格记录液体出入量，动态监测中心静脉压。对低血容量患者，使用输液泵保持匀速。观察患者的尿量、颜色，对意识障碍患者，监测意识、呼吸、瞳孔、定向力及情绪变化。

2）肺水肿的预防及处理：中毒患者需要输液，在输液过程中要观察患者的各种生命体征是否发生变化，注意患者的呼吸节律变化，控制输液的流速，防止肺水肿等并发症的发生。

二、护理评估与观察要点

（一）护理评估

1）意识状况，生命体征，皮肤黏膜，瞳孔，循环，泌尿，血液，呼吸系统等症状。

2）毒物的接触史：详细询问患者及陪同人员，明确毒物的种类、剂量、中毒的途径及时间。对意识障碍的患者，应询问陪同人员发现时间、当时情况以及身边有无其它异常情况（如药瓶等）。

3）中毒的相应症状，有无出现中毒综合征：毒蕈碱样症状，烟碱样症状，中枢神经系统症状。

4）各项检查及化验结果，如血常规、电解质、动脉血气分析、凝血功能检测等。

5）药物治疗的效果及不良反应。

6）洗胃的效果及不良反应。

7）心理及社会支持状况。

（二）观察要点

（1）现存问题观察：有机磷农药可通过皮肤、黏膜、消化道、呼吸道侵入人体，中毒机制是抑制胆碱酯酶活性，造成组织中乙酰胆碱积聚，而产生中毒症状，有机磷农药中毒病情变化极快。因此，严密观察病情和生命体征，特别是要注意患者的神志、瞳孔、心率、呼吸、血压的变化，保持呼吸道通畅，注意观察患者颜面、皮肤、口唇的颜色变化，加强口腔、皮肤的护理，严密观察有无阿托品化和阿托品中毒的现象。

（2）并发症的观察

1）阿托品中毒：急性有机磷农药中毒在治疗过程中容易出现阿托品中毒，尤其是从基层医院转运来的急性有机磷农药中毒患者多见。均因阿托品用药不合理所至。有机磷农药中毒致死有60%是阿托品中毒引起的，所以护理人员严密观察托品化指标和中毒症状。阿托品化指标为口干、皮肤干燥、心率80~100次/分。如出心动过速（≥120次/分）、烦躁、谵妄、手有抓空感、高热，重者甚至昏迷，应考虑有阿托品中毒。在护理作中要注意阿托品注射后症状、体征的观察，并详细记录。

注：阿托品化：患者瞳孔较前散大，皮肤干燥、口干、颜面潮红、肺部湿啰音消失及心率加快。

阿托品中毒：患者出现瞳孔散大、神志不清、烦躁不安、抽搐、昏迷和尿潴留等症状。

2）中间综合征（IMS）：患者出现以呼吸肌麻痹致呼吸衰竭为主的症候群，称为中间综合征。中间综合征患者往往在短时间内出现呼吸衰竭、呼吸骤停而死亡。因此一旦出观中间综合征，应立即报告医生，及时准确给药、呼吸气囊手法通气或人工呼吸，做好气管插管、连接呼吸机等准备。观察痰液的颜色、量，吸痰时严格执行无菌技术。同时要注意观察患者的一般情况，如生命体征、血气分析、通气指标改变的影响。

3）反跳现象：患者病情好转，神志清醒后，因某种原因使患者病情忽然加重，神志再次转为昏迷、心率降低、出汗、瞳孔缩小，即出现反跳现象。在治疗过程中，应观察患者的皮肤湿润度、瞳孔及心率的变化。

4）急性呼吸衰竭：重度有机磷农药中毒者出现口唇发绀、呼吸浅短或牙关紧闭，即出现了急性呼吸衰竭中毒。要及时应用抗胆碱药和复能剂，在洗胃中严密观察患者生命体征，心率、呼吸、经皮血氧饱和度等情况，若出现呼吸浅短，应停止洗胃，立即应用特效解毒剂阿托品和复能剂，待心率、呼吸平稳后再洗。如果呼吸已停止，应立即行气管插管、机械通气后再用小型胃管经鼻腔插胃管洗胃。

5）肺部感染：急性有机磷农药中毒患者因腺体分泌物增多致坠积、洗胃时造成误吸，可导致肺部感染。因此洗胃时灌入胃的洗胃液不超过300ml，以免引起呕吐，吸尽胃管内液体后再拔出胃管，以免将胃内容物漏出于口腔及咽部。吸痰时，吸口腔、咽喉部、气管的吸痰管分开。定期给患者翻身拍背，对清醒患者鼓励咳嗽、排痰，防止肺部再感染。

三、急诊救治流程

有机磷农药中毒的急诊救治流程详见图18－7。

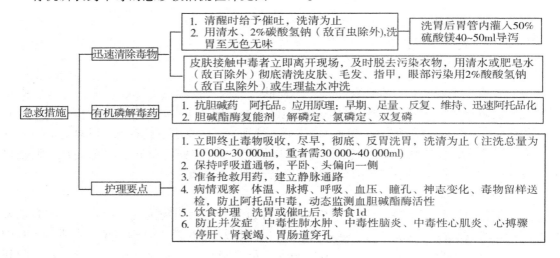

图18－7　有机磷农药中毒的急诊救治流程图

（曹美芹）

第十四节　颅脑损伤的急救护理

一、疾病介绍

（一）颅脑创伤

颅脑创伤（craniocerebral trauma，head injury）的定义：指暴力作用于头颅引起的创伤。占全身损伤的15%～20%，常与其他部位的损伤合并存在，包括头皮损伤、颅骨损伤和脑损伤。其中脑损伤后果最为严重，应特别警惕。

（二）颅脑创伤的病因

颅脑创伤的病因主要是意外交通事故、工矿作业伤，其他如火器操作、爆炸、锐器、高空坠落等也是其病因所在。

（三）颅脑创伤的发病机制

颅脑创伤始于致伤外力作用于头部所导致的颅骨、脑膜、脑血管和脑组织的机械形变（mechanical distortion）。损伤类型则取决于机械形变发生的部位和严重程度。原发性脑损伤主要是神经组织和脑血管的损伤，表现为神经纤维的断裂和传出功能障碍，不同类型的神经细胞功能障碍甚至细胞的死亡。继发性脑损伤包括脑缺血、脑血肿、脑肿胀、脑水肿、颅内压升高等，这些病理生理学变化是由原发性损伤所导致的，反过来又可以加重原发性脑损伤的病理改变。

（四）临床表现

临床主要表现为意识障碍、瞳孔及生命体征变化、颅内高压等。

（1）头皮损伤：主要为头皮血肿、头皮裂伤和头皮撕脱伤，其头皮撕脱伤最为严重，表现为剧烈疼痛及大量出血，可引发疼痛性休克及失血性休克。

（2）颅骨骨折：主要为颅盖骨折和颅底骨折。

1）颅盖骨折：表现为线性骨折和凹陷性骨折，其线性骨折发生率最高，局部压痛、肿胀；凹陷性骨折多为全层凹陷，局部可扪及局限性下陷区，损伤严重者可出现偏瘫、失语等。

2）颅底骨折：可出现脑脊液鼻漏和耳漏，据骨折部位不同可分为颅前窝骨折、颅中窝骨折和颅后窝骨折。

（3）脑损伤：主要为脑震荡、脑挫裂伤和颅内血肿等。

1）脑震荡：表现为伤后立即出现短暂的意识障碍、持续数秒或数分钟，一般不超过30min。同时患者可出现皮肤苍白、出汗、血压下降和呼吸微弱等，常表现为逆行性遗忘，出现头痛、头昏、恶心和呕吐等症状，清醒后，大多忘记受伤前及受伤时的情况。

2）脑挫裂伤：常表现为意识障碍、头痛、呕吐、抽搐、偏瘫、颅内压增高和脑疝等，其意识障碍是最突出的表现。

3）颅内血肿：包括硬脑膜外血肿、硬脑膜下血肿和脑内血肿，其硬脑膜外血肿表现为意识障碍、颅内压增高（头痛、恶心、呕吐）及脑疝表现；硬膜下血肿表现为中间清醒期及颅内压增高的表现；脑内血肿主要表现为进行性加重的意识障碍，严重者可出现偏瘫、失语、癫痫等症状。

（五）治疗要点

（1）现场急救

1）迅速将伤员脱离危险环境。

2）保持呼吸道通畅，及时清除口腔及呼吸道分泌物、血块等，必要时行气管插管或气管切开术。

3）妥善处理伤口，进行止血包扎，外露的脑组织用优拓覆盖，严禁回纳，以免加重损伤及污染伤口。

4）呼吸、心跳停止者，应立即行心肺复苏。

（2）急诊治疗

1）迅速建立静脉通路。

2）气道管理：吸氧，保持呼吸道通畅，必要时行气管插管、气管切开，进行机械通气。

3）体位：头高位，抬高15°，避免颈部扭曲，以利于颅内静脉回流，从而减轻脑水肿，降低颅内压。

4）手术治疗：开放性颅脑创伤，应行清创缝合术，如患者伤后迅速出现再昏迷加深，一侧或两侧瞳孔散大者，应立即行手术减压，一般常用的手术方式有开颅清除血肿术、去骨瓣减压术及钻孔引流术。

5）控制脑水肿，应用20%甘露醇250ml快速静脉滴注，必要时也可加用呋塞米20～40mg静脉推注；激素治疗，用地塞米松5～10mg静脉推注；应用冰帽，以降低脑组织代谢、减少耗氧量、减轻脑细胞损害，以预防及控制脑水肿。

6）预防并发症：加强呼吸道、泌尿系统及皮肤等护理。

二、护理评估与观察要点

（一）护理评估

（1）患者一般情况：年龄、性别、婚姻、职业、饮食及睡眠等。

（2）受伤史：评估患者意识、瞳孔，了解患者受伤过程，如受伤原因和暴力大小、方向、性质、速度、受伤时间、患者当时有无意识障碍，其程度及持续时间，有无逆行性遗忘，受伤当时有无口鼻、外耳道流血或脑脊液鼻漏、耳漏现象，以及是否出现头痛、恶心、呕吐，现场是否采取急救措施，效果如何，转运途中情况等。

（3）既往史：了解患者有无呼吸系统疾病、营养不良等疾病，有无吸烟及酗酒史等。

（4）身体状况：头部有无破损、出血；患者有无颅内压增高的表现，如头痛、呕吐等，生命体征、意识、瞳孔及神经系统体征的表现。

（5）了解头颅CT、头颅MRI的检查结果，以判断脑损伤的严重程度及类型。

（6）心理和社会支持情况：了解患者及家属的心理反应，如有无焦虑、恐惧、担心颅脑损伤后遗症及是否会影响日常工作、生活等，另外，还要了解家属对于患者的关心、支持能力和程度。

（二）观察要点

（1）现存问题观察：观察患者神志、瞳孔、生命体征、神经系统病征、有无脑脊液耳漏、鼻漏、头痛、呕吐、呕吐物的性质、量及血氧饱和度等变化，如发现患者伤后一侧瞳孔进行性散大，对侧肢体瘫痪，意识障碍，提示脑疝发生；如患者突然出现呼吸停止，提示可能发生枕骨大孔疝。

（2）其他并发症的观察

1）蛛网膜下隙出血：多因脑挫裂伤所致，患者表现为头痛、脑膜刺激征等。

2）癫痫：表现为抽搐发作，以局限性发作和全身性发作最为多见。

3）肺部感染：观察患者有无咳嗽、咳痰，血常规及X线摄片。

4）泌尿系统感染：观察患者有无尿频、尿急、尿痛，尿常规检查等。

5）压疮：观察患者皮肤情况，尤其是尾骶部、足跟等骨隆突部位。

6）废用综合征：脑损伤患者因神志不清或肢体功能障碍，可发生关节挛缩和肌萎缩。因此，应保持患者肢体处于功能位，防止足下垂。

三、急诊救治流程

颅脑创伤急诊救治流程详见图 18－8。

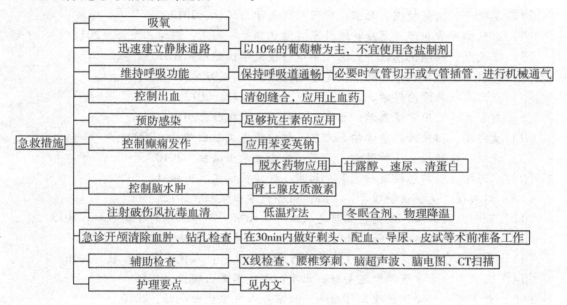

图18－8　颅脑创伤急诊救治流程图

颅脑创伤护理要点详见图 18－9。

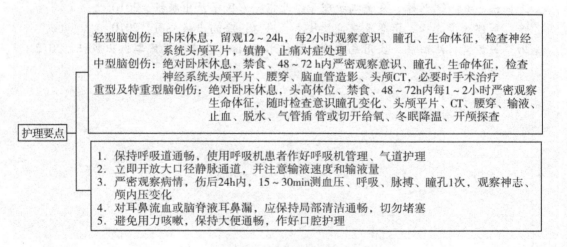

图18－9　颅脑创伤护理要点流程图

（曹美芹）

参考文献

［1］ 李明子．急救护理．北京：中国人民大学出版社，2013.

［2］ 张凤梅，贾丽萍．急救护理技术（案例版）．北京：科学出版社，2011.

［3］ 张焱焱．规范化急救．武汉：华中科技大学出版社，2013.

［4］ 敖薪．急救护理学．北京：高等教育出版社，2012.

［5］ 张文武．急诊内科学．北京：人民卫生出版社，2012.

［6］ 刘大为．实用重症医学．北京：人民卫生出版社，2010.

［7］ 黄祥成．临床外科急诊学．北京：科学技术文献出版社，2009.

［8］ 许铁，张劲松．急救医学．南京：东南大学出版社，2010.

［9］ 张海涛．院前急救流程预案．北京：科学技术文献出版社，2009.

［10］ 刘书祥．急重症护理学．上海：同济大学出版社，2012.

［11］ 孙刚，刘玉法，高美．院前急救概要．北京：军事医学科学出版社，2013.

［12］ 冯庚．院前急救时气管插管术的应用．世界急危重病医学杂志，2011.

［13］ 北京儿童医院．急诊与危重症诊疗常规．北京：人民军医出版社，2016.

［14］ 宗建平．急诊医师规范手册．北京：人民军医出版社，2016.

［15］ 史冬雷．急诊科护理工作指南．北京：人民卫生出版社，2016.

［16］ 杨丽丽，陈小杭．急重症护理学．北京：人民卫生出版社，2012.

［17］ 杭燕南．当代麻醉学．第二版．上海：上海兴界图书出版社，2011.

［18］ 王志红，周兰妹．危重病护理学．北京：人民军医出版社，2010.

［19］ 解建，李志强．急危重病抢救技术．海口：海南出版公司，2010.

［20］ 吴恒义，池丽庄．实用危重症抢救技术20讲．北京：人民军医出版社，2012.